U0267112

不孕不育诊断与治疗丛书·第一辑
BUYUN BUYU ZHENDUAN YU ZHILIAO CONGSHU·DIYIJI

名誉主编◎刘以训　丛书主编◎熊承良

MIANYIXING BUYUNBUYU DE ZHENDUANYUZHILIAO

# 免疫性不孕不育的诊断与治疗

主编◎廖爱华

长江出版传媒　湖北科学技术出版社

**图书在版编目(CIP)数据**

免疫性不孕不育的诊断与治疗 / 廖爱华主编. —武汉：
湖北科学技术出版社，2020.1

（不孕不育诊断与治疗丛书 / 熊承良主编. 第一辑）

ISBN 978-7-5706-0742-6

Ⅰ.①免… Ⅱ.①廖… Ⅲ.①不孕症－诊疗

Ⅳ.①R711.6

中国版本图书馆 CIP 数据核字(2019)第 155664 号

策　　划：冯友仁

责任编辑：徐　丹　李　青　程玉珊　　　　　　　　　　封面设计：胡　博

出版发行：湖北科学技术出版社　　　　　　　　　　电话：027－87679454

地　　址：武汉市雄楚大街 268 号　　　　　　　　　邮编：430070

　　　　　（湖北出版文化城 B 座 13－14 层）

网　　址：http://www.hbstp.com.cn

印　　刷：湖北恒泰印务有限公司　　　　　　　　　　邮编：430223

787×1092　　　　　1/16　　　　30.25 印张　　　6 插页　　　696 千字

2020 年 1 月第 1 版　　　　　　　　　　　　　2020 年 1 月第 1 次印刷

定价：180.00 元

# 《免疫性不孕不育的诊断与治疗》

## 编 委 会

**主　编**　廖爱华

**副主编**　段永刚　章慧平　曾　勇

**编　委**（按姓氏拼音排序）

　　　陈　现　胡　廉　黄春宇　黄东晖　李玉叶　连若纯

　　　卢永宁　王　明　吴　莉　夏　伟　谢青贞　杨一华

　　　张　涛　赵　凯

**编　者**（按姓氏拼音排序）

　　　陈　现　（深圳中山泌尿外科医院）

　　　段永刚　（香港大学深圳医院）

　　　郭通航　（中国科学技术大学附属第一医院）

　　　胡　廉　（美国 Shady Grove Fertility）

　　　黄春宇　（深圳中山泌尿外科医院）

　　　黄东晖　（华中科技大学同济医学院生殖健康研究所）

　　　冀金璐　（华中科技大学同济医学院生殖健康研究所）

　　　金仁桃　（中国科学技术大学附属第一医院）

　　　李　娜　（华中科技大学同济医学院生殖健康研究所）

　　　李　颖　（华中科技大学同济医学院生殖健康研究所）

　　　李玉叶　（深圳中山泌尿外科医院）

　　　李智会　（华中科技大学同济医学院生殖健康研究所）

　　　连若纯　（深圳中山泌尿外科医院）

　　　廖爱华　（华中科技大学同济医学院生殖健康研究所）

林嘉音　（深圳中山泌尿外科医院）

卢永宁　（复旦大学附属中山医院）

马丽娜　（华中科技大学同济医学院生殖健康研究所）

梅春蕾　（华中科技大学同济医学院生殖健康研究所）

梅忆媛　（武汉大学人民医院）

饶　猛　（华中科技大学同济医学院生殖健康研究所）

宋　苏　（武汉同济生殖医学专科医院）

苏钰芳　（华中科技大学同济医学院生殖健康研究所）

王　明　（郑州大学第一附属医院）

王昊昱　（中国科学技术大学附属第一医院）

王婉雪　（桂林医学院附属医院）

魏家静　（华中科技大学同济医学院生殖健康研究所）

吴　莉　（中国科学技术大学附属第一医院）

夏　伟　（华中科技大学同济医学院生殖健康研究所）

谢楠玉　（深圳中山泌尿外科医院）

谢青贞　（武汉大学人民医院）

谢易冉　（桂林医学院附属医院）

杨一华　（广西医科大学第一附属医院）

曾　勇　（深圳中山泌尿外科医院）

张　涛　（香港中文大学威尔斯亲王医院）

张永红　（华中科技大学同济医学院生殖健康研究所）

章慧平　（华中科技大学同济医学院生殖健康研究所）

赵　凯　（华中科技大学同济医学院生殖健康研究所）

钟方圆　（武汉大学人民医院）

周小丹　（武汉大学人民医院）

**秘　书**　夏　伟

# 序　言

　　古人云："不孝有三，无后为大。"随着现代社会工作、生活节奏的日趋加快，加上环境污染问题严重，人类生殖能力受到不同程度的影响，不孕不育患病率呈上升态势。不孕不育问题关系到社会稳定、家庭和睦。很多的家庭为了能够生育，到处求医，研究和解决不孕不育问题迫在眉睫。

　　现代医学不断发展，关于不孕不育研究和诊疗技术也随之发展，如不孕不育免疫机制研究、男性不育机制研究、女性不孕机制研究、不孕不育心理问题研究、环境因素与不孕不育、中医对不孕不育的研究，以及微创技术、辅助生殖技术等新技术在不孕不育方面的研究都取得了长足的进步。但是不孕不育的机制究竟如何，诊断和治疗技术如何发展，孕育受阻，如何科学诊治，事关重大，尚需进一步探究。随着二孩生育政策的放开，希望生育二孩的家庭日趋增加，但是不孕不育成为障碍，尤其是大龄生育者更为焦虑。目前的图书市场上，以"不孕不育"为主题的专业著作数量不多，品质也良莠不齐，因此，组织不孕不育权威专家编写一套实用的不孕不育诊断和治疗技术相关的图书，为专业医生提供理论支持和技术上的参考，很有必要，具有极高的社会价值和现实意义。

　　"不孕不育诊断与治疗丛书"由华中科技大学同济医学院生殖医学中心专科医院院长、国家生育调节药物临床试验机构主任、中华医学会计划生育学会第八届主任委员、中国医师协会生殖医学专委会副主任委员熊承良教授牵头组织，由长期工作在不孕不育专业科研和临床一线的专家共同撰写。本丛书分别从不孕不育的免疫理论、环境因素、心理问题、男性不育、女性不孕、微创技术、辅助生殖、中医药、中西医结合及典型医案等方面，详细全方位解读不孕不育的有关问题。这些都是不孕不育基础理论和临床工作者必须面对和需要解决的问题，相信本丛书的出版，必将推动我国不孕不育的科学研究和临床生殖医学的发展，为优生优育作出贡献。

　　有鉴于此，我乐意将本丛书推荐给广大读者，是为序。

2019 年 7 月

# 前　言

不孕不育已成为全球性的医学和社会问题。近年来,不孕不育患病率在发达国家及发展中国家均持续上升。不孕不育患病率的增加与性传播疾病增加、肥胖、婚育年龄延迟及生活方式改变等因素有关。不孕不育是一个涉及多学科的疾病,导致不孕不育的因素众多,其中,免疫学因素是重要病因之一,免疫性不孕不育是临床工作中遇到的常见疾病。

尽管免疫性不孕不育在疾病的诊断和治疗方面仍处于起步阶段,但仍取得了长足的发展。本书组织生殖妇科专家、生殖免疫学专家和泌尿男科专家,按照女性不孕、男性不育和实验室诊断技术三个部分编写免疫性不孕不育在诊断和治疗中的应用及最新进展。在编写过程中,相关编写者不仅查阅和借鉴国内外相关专业的文献,而且结合自身临床和科研经验,尽量使编撰的内容既能代表当前国际前沿水平,又能结合临床实际,使读者获得对免疫因素在不孕不育发病机制、诊断和治疗中的作用更为直观的认识,以达到进一步普及和不断更新免疫性不孕不育知识的目的。

本书参考了大量的国内外研究资料和文献,力求系统、全面、深入反映免疫性不孕不育研究的最高水平。内容包括配子抗原性、生殖道免疫特性、免疫相关妇科疾病(女性不孕、子宫内膜异位症、卵巢功能早衰、多囊卵巢综合征)、免疫相关病理妊娠(复发性自然流产、子痫前期、妊娠期糖尿病)及免疫性男性不育疾病(男性免疫性不育、睾丸炎、附睾炎、前列腺炎)的免疫机制与治疗,还涉及病原微生物免疫、免疫相关疾病及实验室生殖相关抗体检测等内容,均为近年来免疫因素造成的不孕不育领域的焦点问题。各章节之间既有独立性和特殊性,又有相互联系和必要的重复。书中除了呈现有关的免疫学基础理论及其进展之外,还详细介绍了近年来大量国内外有关免疫性不孕不育基础与临床研究进展、最新研究热点和发展趋势,以及急需解决的重要问题,以供广大读者思考。

本书内容丰富、全面,是一部免疫性不孕不育高级参考书,读者对象主要是医学院校的学生、医院和研究机构中从事不孕不育相关工作的医务工作者和研究人员。

编写本书的专家教授们在日常的医疗、教学、科研工作十分繁忙的情况下,不辞辛劳,为本书的出版付出了辛勤的汗水。正是由于他们的付出,才使得本书在两年内完稿。在此,对为本书编写和出版付出辛勤劳动的专家教授及其他关心和帮助过本书出版的所有人们致以诚挚的谢意!

限于我们的知识水平、认识程度和理解程度,书中难免有不尽如人意之处,诚请各位读者宽容指正,我们将不胜感激。

编者

2019 年 7 月

# 目 录

## 第 二 篇

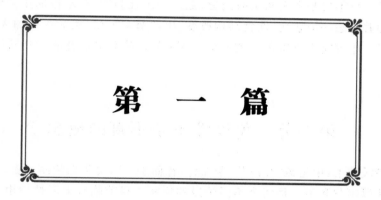

第 一 篇

# 第一章　免疫性不孕不育概述

　　不孕不育是受到全世界关注的生殖健康问题,是21世纪影响人类生活与健康的三大主要疾病之一。因此,随着医学科学的进步,不孕不育作为生殖健康缺陷的重要分支,日益引起广大医学工作者和科研人员的高度关注。与其他临床疾病不同,不孕不育的发生不仅由生理因素引起,而且还可能由心理因素造成,对人们的家庭生活和社会生活带来严重的影响。因此,不孕不育不仅是个人和家庭问题,更是一个社会性、全球性的生殖健康问题。尤其是近年来,随着生态环境恶化、饮食结构改变、生活节奏加快、生活压力加大,以及人们生育观念的转变等,生育能力下降的问题日渐凸显,人们对不孕不育的诊疗防治需求也日益迫切。

## 第一节　免疫性不孕不育的概念

　　南北朝《褚氏遗书》中记载"交而孕,孕而育,育而生子",说明先孕而后育,孕和育是两个不同的阶段,所以不孕和不育是两个不同阶段的疾病。目前临床上习惯把由女性原因引起的不孕叫女性不孕症,简称不孕症;由男性原因引起配偶不孕者叫男性不育症,简称不育症。

　　世界卫生组织(WHO)《不育夫妇标准检查与诊断手册》将不孕症定义为育龄夫妇有正常、规律性生活至少1年,未采取任何避孕措施而未受孕。也有学者认为婚后有正常性生活至少两年未避孕而未受孕者为不孕症。如果女方不孕是由男方因素造成的,则称为男性不育。

　　不孕症的发病率近年有上升趋势,可能与晚婚晚育、人工流产、性传播疾病等因素的增加有关。世界卫生组织于20世纪80年代在25个国家33个中心的调查结果显示,发达国家有5%～8%的夫妇受到不孕症的影响,发展中国家一些地区不孕症的患病率可高达30%,我国为6%～15%。全世界的不孕患者人数为0.8亿～1.1亿人。现今人们的生活习惯和工作方式有较大变化,人体正常生物活动规律受到了一定程度的干扰和影响,如大气污染、噪声、放射性物质、化学毒物等,均可损害男性的生殖细胞,影响男性的生殖功能。而吸烟、吸毒、酗酒、性传播疾病等导致了人体内环境的紊乱,生殖腺、生殖道损害,导致男性不育症的增多。男性不育症不断受到重视,并已逐渐形成医学的一个分科。

　　导致不孕不育的因素众多,其中约10%的不孕不育与免疫因素相关,称为免疫性不孕不育。免疫性不孕不育有狭义和广义之分。通常所述的免疫性不孕不育是狭义而言,是指不孕患者排卵及生殖道功能正常,无致病因素发现,配偶精液常规检查在正常范围,但有生育免疫异常证据存在,是由于生殖系统抗原的自身免疫、同种免疫或子宫内膜局部免疫异常引起的。广义的免疫性不孕不育除狭义外,还包括机体对下丘脑-垂体-卵巢(睾丸)轴任一组织抗原产生免疫,女性可表现为无排卵,男性可表现为精子减少或精子无力等。人类生殖系统受神经-内分泌-免疫网络的调控。免疫系统是一个极为复杂的系统,生殖内分泌影响免疫系统的发育;免疫学因素同样可以影响生殖内分泌。生殖免疫学认为,人类的生殖腺与生殖细胞及其所产生的激素都具有抗原性,可以导致免疫反应,调控生殖过程的各个环节;生殖过程中存在着复杂的免疫调控,若其中任何一个环节出现异常,均可以引起异常免疫反应,包括自身或同种免疫、全身或局部免疫而导致免疫性不孕(或不育)。免疫性不孕不育的病因机制十分复杂,目前尚未完全阐明。

同种免疫:男方的精子、精液作为抗原物质,在被阴道及子宫内膜上皮吸附后,经过免疫反应系统,在女方体内产生同种抗精子抗体,使精子凝集或使精子失去活力而影响精卵结合,或受精卵的着床,从而导致不孕,称为同种抗精子免疫不孕。此外,从免疫学角度讲,正常妊娠可以被看作是一种半同种移植。生殖免疫学观点认为,母体免疫系统对胚胎所携带的父系抗原(相对于母体而言是外来抗原)识别所产生的反应,是免疫营养和免疫防护而非免疫攻击,表现为一种特殊类型的外周免疫耐受即妊娠免疫耐受。妊娠免疫耐受的形成涉及多种机制,如母胎间存在解剖和免疫屏障、胚胎滋养细胞表面缺乏经典的人类白细胞抗原-Ⅰ、白细胞抗原-Ⅱ类分子的表达,而有非经典的 HLA-G 分子表达、孕妇外周血和母胎界面出现特异或非特异的免疫抑制因子、Treg/Th17 免疫平衡等。母胎界面的免疫活化与抑制之间的平衡调控对胚胎及胎儿的生长发育起着至关重要的作用。各种免疫因素通过有机协调形成网络,达到母胎间免疫关系的平衡,从而使得妊娠得以维持。如果这种免疫平衡遭到破坏,则胚胎将遭受免疫攻击而流产,从而导致不孕不育的发生。

现在生殖免疫学认为,妊娠是成功的半同种移植过程,在母体免疫功能正常时,免疫系统既能保护母体不受外来微生物的侵犯,又对宫内胚胎抑制物不发生免疫排斥反应。这种母胎免疫关系的平衡表现为免疫排斥反应的减弱和免疫保护作用的增强。封闭抗体被认为是维持妊娠所必需的保护性抗体,可以与母体的细胞毒性淋巴细胞结合,封闭其细胞毒作用,阻止对胎儿的杀伤。另一方面封闭抗体与胚胎上的抗原结合,从而阻断母胎之间的免疫识别和免疫反应,使母胎耐受。封闭抗体还可以保护和刺激胎盘细胞生长、分化。反复自然流产患者缺乏封闭抗体使得免疫系统容易对胚胎发生免疫攻击,最终导致流产。因此,封闭抗体是人类成功妊娠不可缺少的保护性抗体。

蜕膜是孕卵着床的部位,是母体免疫细胞与胎儿抗原密切接触、产生免疫应答的场所。现研究发现,人类蜕膜组织中存在大量淋巴细胞,主要是 NK 细胞和 T 细胞,在正常情况下这些免疫细胞的免疫活性受到抑制,但当这些淋巴细胞受到某种细胞因子的刺激后发生免疫职能细胞亚群格局异常、Th1/Th2 细胞因子平衡失调等情况,即可对滋养层细胞产生潜在的细胞毒性,影响胚胎正常发育,导致流产。

自身免疫:自身免疫性不孕不育多由于男性精子、精浆或女性卵子、生殖道分泌物、激素等溢出生殖道进入自身的周围组织,造成自己身体的免疫反应,在体内产生相应的抗体物质,影响精子的活力或卵泡成熟和排卵。目前与不孕有关的自身抗体分两种——非器官特异性自身抗体和器官特异性自身抗体。前者指的是存在于不同组织的共同抗体,如抗心磷脂抗体(ACA)、抗核抗体、抗 DNA 抗体等;后者指只针对某个特异性器官组织自身抗原的抗体,如抗精子抗体(AsAb)、抗透明带抗体(AZpAb)、抗卵巢抗体(AovAb)、抗滋养层抗体(ATAb)、抗子宫内膜抗体(EMAb)、抗绒毛膜促性腺激素抗体(AhcgAb)等。此外国外报道还有抗幽门螺杆菌抗体,含有幽门螺杆菌抗体的卵泡液容易与精子发生免疫反应致不孕。

精子作为一种独特抗原,与机体免疫系统接触后可引起自身或同种免疫反应,产生 AsAb。在生育力正常的男性和女性中 AsAb 的阳性率仅为 2%,在不孕患者中阳性率为 10%～30%。在 10% 不育男性的血清和精浆中可以发现 AsAb,在不育妇女的血清和(或)宫颈黏液中存在抗精子抗体。精子对于男性虽为自身抗原,但由于它直到青春期才出现,因而对自身免疫系统而言仍然是"异己"的。正常情况下,血生精小管屏障阻碍了精子抗原与机体免疫系统的接触,不会产生抗精子抗体,男性 AsAb 的产生条件:①生殖道免疫屏障的破坏。②生殖道内淋巴细胞的改变。③精浆中免疫抑制位置的失效。通过性活动,男性生殖道反复接触数以百万计的精子,尽管对女性而言精子是异己的,但仅有少数敏感的女性产生 AsAb。生殖道感染或患性传播疾病可产生 AsAb,在生殖道黏膜破损的情况下性生活可使精子抗原通过女性生殖道破损的黏膜上皮屏障进入上皮下的 B 淋巴细胞,产生 AsAb。另外,某些助孕技术如直接腹腔内人工授精可导致大量精子进入腹腔,被腹腔中的巨噬细胞吞噬后将精子抗原传递至盆腔淋巴内的辅助性 T 淋巴细胞,从而引发抗精子的免疫反应。AsAb 的抗生育机制可能是:①阻止精子穿过宫颈黏液。②影响精子酶的活力,抑制透明带和放射冠的分散作用。③封闭顶体膜上的抗原位点,抑制精子对透明带的附着与穿透。④影响精卵融合。⑤影响胚胎的发育。AsAb 的免疫复合物可激活补体,与细胞结合促进吞噬,发生抗体依赖性细胞介导的细胞毒作用,导致精细胞的损伤,形成免疫复合物可在特定部位的沉积造成损伤,导致不孕。

# 第二节　免疫性不孕不育的研究进展

近年来,免疫性不孕不育的医学研究成为备受关注的热点,在病因、防治和辅助生殖方面的研究取得了良好的进展。

## 一、病因研究进展

同种免疫和自身免疫是导致免疫性不孕不育的两大病因。近年来,随着"地球村"概念的提出,病原微生物导致的疾病呈全球蔓延趋势,生殖道感染与免疫性不孕不育的发生密切相关,如 TORCH、HIV、衣原体、支原体、结核杆菌和寨卡病毒逐渐成为引起免疫性不孕不育的重要因素。衣原体感染是男性尿道炎最常见的病因,未经治疗者多数转变为慢性,周期性加重,或可被合并附睾炎、前列腺炎等。随着对生殖系统微生物学的研究,发现男性较不育与衣原体、支原体、解脲支原体、解脲衣原体感染有密切关系。支原体、衣原体感染是发病率较高的性传播疾病之一,常无任何症状,呈慢性过程。研究发现,衣原体感染可造成生精细胞病理损害,可能是启动生精细胞凋亡机制来实现男性生殖道的各种损伤和感染,是破坏了血-睾屏障导致精子自身免疫的主要原因。造成男性生殖道感染的病原体很多,其中衣原体感染已日益受到重视。TORCH 感染呈世界性分布,孕妇感染 TORCH 后可能会患TORCH 综合征,威胁胎儿和新生儿健康,感染途径主要通过胎盘、产道、母乳感染三种。如果孕妇早期感染则易发生流产、死胎、胎儿畸形等。中晚孕期感染可导致不同程度胎儿畸形和脏器损伤等。此外,由原发疾病产生的特异性抗体也发现与免疫性不孕不育相关,如腹泻流行地区血清抗谷氨酰胺转移酶抗体阳性患者、抗酵母菌抗体阳性的慢性炎症性肠病的患者和抗幽门螺杆菌抗体阳性患者多伴有不孕。因此,免疫性不孕不育病因学的发展要求制定出更为全面的诊断和防治策略。

### 二、防治研究进展

免疫性不孕不育是相对的,概念是指免疫使生育力下降。不孕状态是否能够持续取决于免疫力与生育力之间的抗衡。若前者强于后者,不孕发生;相反则妊娠发生。因此,免疫性不孕不育的治疗,重在制衡患者过强的免疫力。因此,许多免疫治疗方法应运而生,如糖皮质激素类药物、父系淋巴细胞主动免疫治疗、脂肪乳和免疫球蛋白等。此外,更多特异性的治疗方式因其较小的副作用逐渐崭露头角,如抗肿瘤坏死因子抗体、粒细胞集落刺激因子和粒细胞-巨噬细胞集落刺激因子。近几年来,一些免疫抑制剂也逐渐用于不孕不育的免疫治疗,如他克莫司和环孢素,旨在抑制和调控母体免疫系统、抑制免疫排斥。尽管如此,仍有部分患者未能得到有效治疗,如抗透明带免疫的治疗尚属空白。因此,未来应注重生殖道局部抗生育免疫,特别是抗生育细胞免疫的研究。此外,病原微生物感染与不孕不育的关系日益密切。因此,在治疗感染导致的不孕不育时,男女双方均应接受及时、合理的抗菌消炎治疗,一方有感染,夫妇双方要同时治疗,这对维持生殖道功能及防止不孕不育的发生具有积极意义。

### 三、中医学对免疫性不孕不育的研究

现代医学的免疫学观点与中医学的"邪正相争"发病学说可能有着密切的关系,免疫性疾病可由免疫缺陷、紊乱所致,这与中医的"邪之所凑,其气必虚"的观点吻合。中医认为免疫性不孕不育的原因是机体的正气虚弱,其中尤以肝肾阴虚或脾肾阳虚为主,因肾主生殖,为孕育之本;部分患者加之经行、产后不慎或房事不洁感染邪毒,邪热内侵而湿热蕴结胞宫冲任,或者经行产后余血未经时交合,此时血室正开,易致经血内攻,瘀滞胞脉胞络,导致脏腑阴阳气血乖和、冲任胞宫失调,男女两精不能相搏而难以成孕。结合中医理论,本病的病因病机倾向于肾虚为本,瘀血、湿热(毒)为标,临床证型每多虚实夹杂,以肾虚为主,涉及肝、脾,其中以肾阴虚火旺为多见,夹瘀或夹湿(浊)为患。因此,要充分发挥中医辨证和辨病相结合的优势,正确运用中医标本缓急的治疗原则,结合"中医周期疗法",在妇科临床辨证调理冲任助孕的基础上,结合中草药物调节免疫功能的实验研究,证病结合寻求有效方药。

### 四、免疫因素对体外受精及胚胎移植效果的影响

同种精子抗体是免疫性不孕不育的重要因素。有些患者经避孕套、免疫抑制剂及宫腔

内人工授精等长期治疗仍未奏效,体外受精显然是有效的治疗手段。研究发现,血清及滤泡中存在抗精子头部同种精子抗体的妇女,接受体外受精及胚胎移植的受精卵明显受损,而且抗精子头部的精子抗体与卵裂减少明显相关。但抗精子尾尖的精子抗体并不影响受精。此外,血清和(或)宫颈黏液中含有滴度精子抗体的妇女,在无血清培养基中受精结果与精子抗体部位及抗体水平均无关。因此,对那些用其他治疗方法无效的长期同种免疫性不孕不育患者,应在供者血清培养条件下进行体外受精及胚胎移植予以治疗。另外,精液中或精子表面存在自身精子抗体的免疫性不孕不育患者,治疗效果往往不理想。体外受精及胚胎移植已成为长期不孕症患者有效的治疗手段,尤其是在用体外受精及胚胎移植处理精液中含有自身抗体的免疫性不孕症患者时,将其精液或精子处理后再引入体外受精,将提高疗效。然而,对于抗透明带免疫研究较晚,有关体外受精及胚胎移植在透明带免疫性不孕不育中的应用尚未起步。随着体外受精及胚胎移植等辅助生殖技术的深入开展,将使免疫与生殖关系的研究不断深入。

## 第三节　免疫性不孕不育防治前景与展望

免疫性不孕不育是近 20 年来遇到的新问题。此外,由于导致免疫性不孕不育发病的多种病理因素的增加和影响,特别是人工流产术后的感染及性传播疾病所致的盆腔炎症是引起免疫性不孕症发病率呈明显上升趋势的主要原因。逐渐上升的发病率对广大育龄妇女的身心健康和家庭和睦造成了较大的影响和威胁,这当引起我们的高度重视。尽管还有许多抗生殖抗体的致病机制没有完全搞清楚,但随着免疫学研究的深入与发展,这些问题最后必定会被揭开"神秘的面纱",并为人类所了解。

目前,对免疫性不孕不育的治疗,国内外主要应用类固醇免疫抑制法、避孕套隔离法、防凝法、夫妻间血液注射免疫法及精子洗涤后人工授精等方法治疗,但疗效并不理想。因此,如何应用现代免疫学诊断技术,从多学科、多层次来探讨其发病机制,寻找高效的治疗策略,仍是当今免疫性不孕不育研究的主要课题。相信不久的将来,人们终将彻底揭示免疫性不孕不育的发病机制,并寻找出根治的方案。同时,免疫避孕为生育调节及控制人口发展开拓了新的前景。此外,免疫性不孕不育的诊疗将逐渐由治疗为主转变为预防和治疗相结合的诊疗模式,同时将生物和心理治疗与家庭和社会关怀相结合,共同促进免疫性不孕不育疾病的治疗学发展。

（张永红　廖爱华）

# 第二章 女性生殖系统与免疫概述

生殖免疫学是一门新型交叉学科。它是研究高等动物和人类生殖过程中的免疫现象，并利用免疫学的原理和技术，来探讨控制生育新途径的一门理论和应用学科。近几十年来，我国生殖免疫学取得了较大进步，也受到越来越多的生殖医学专家的关注。

## 第一节 女性生殖道的免疫学特点概述

女性生殖免疫学包括生殖道黏膜免疫调节、生育免疫调节、母胎免疫调节三个方面。

### 一、生殖道黏膜免疫调节

女性生殖道（female reproductive tract，FRT）因其结构及功能的特殊性，形成了一个独特的黏膜免疫微环境。女性生殖道黏膜免疫系统作为生殖道局部和外界环境之间的第一道保护屏障，在抗性传播病原菌感染及保护同种异体胚胎发育过程中发挥着举足轻重的免疫作用。由于长时间周期性地暴露于性激素，并受性激素调节的影响，女性生殖道黏膜免疫系统相较于胃肠道、呼吸道等黏膜免疫系统更加精细和复杂。在 FRT 中，上皮细胞、基质细胞、免疫细胞、共生菌、生殖道黏液及黏液中存在的抗菌物质、细胞因子、趋化因子等均参与生殖道黏膜免疫反应，并且受性激素的精确调控。可将其分为先天性免疫系统和适应性免疫系统。在此，主要讨论女性生殖道先天性黏膜免疫机制，它包括紧密的上皮屏障、相关先天性免疫细胞的参与，以及各种抗菌肽、细胞因子和趋化因子的分泌。

#### （一）女性生殖道黏液

女性生殖道黏液主要成分是黏蛋白类超家族，生殖道不同组织上皮细胞至少分泌 13 种黏蛋白。大量的糖基化蛋白质，可阻挡大颗粒病原菌如细菌等对阴道壁的渗透，避免阴道上皮细胞、子宫等组织与病原菌的直接接触。黏液的特征随月经周期而呈现规律性的改变：增生期分泌增加，质稀薄；分泌期分泌减少，质浓稠。阴道黏液屏障主要在排卵期和黄体期形成，在雌激素刺激下，即使是含水量高的黏液，也可以阻止抗原肽的渗透；宫颈黏液中 IgG、IgA 的含量在排卵期下降，在增殖期和分泌期上升；在月经周期的不同阶段，阴道黏液可能会引起阴道免疫应答的显著变化，显示免疫调节特性。阴道黏液包含两种关键炎性细胞因子拮抗剂：IL-8 和 IL-1，它们都参与吞噬细胞和炎症细胞的再循环，月经中期阴道黏液对 IL-4 和免疫球蛋白 IgA 和 IgG 的生物活性有显著影响。所以阴道黏液可能是通过物理和生物化学机制调节女性生殖道免疫。

## (二)FRT 上皮细胞

FRT 上皮细胞构成抗菌的物理屏障,由于结构不同,下生殖道的机械屏障作用强于上生殖道。除了物理屏障功能外,子宫和阴道上皮细胞还表达模式识别受体,包括 Toll 样受体(toll-like receptors,TLRs)和 NOD 样受体(NOD-like receptors,NLRs)。模式识别受体与病原微生物表面的病原体相关分子模式(pathogen-associated molecular patterns,PAMPs)的相互识别和作用是启动先天性免疫应答的关键。最近的研究显示,Toll 样受体的激活在受精和着床失败中发挥重要作用。激活的 Toll 样受体通过启动先天性免疫系统降低精子活力、诱导精子凋亡及减少滋养层细胞对子宫内膜细胞的黏附。此外,上皮细胞还能转运免疫球蛋白(IgA、IgG),分泌抗菌多肽,能够通过分泌细胞因子和趋化因子,诱导固有免疫和适应性免疫细胞的募集和活化。

## (三)先天性免疫细胞

先天性免疫细胞主要包括巨噬细胞、树突状细胞、自然杀伤细胞、中性粒细胞等,以下分别对此进一步介绍。

### 1. 巨噬细胞

巨噬细胞约占 FRT 免疫细胞数量的 10%。在上生殖道,这些细胞数量受性激素影响较大。月经期,在子宫内膜基质和肌层交界处巨噬细胞含量最多。巨噬细胞遍布于人和其他哺乳动物的子宫内膜基质和结缔组织,并可表现出活跃的游走性。在人类增生期的子宫内膜,CD14$^+$巨噬细胞占基质白细胞总数的 33%,分泌期末(月经第 26 天)巨噬细胞数量显著增加。大量研究表明,雌激素可促使子宫内膜上皮细胞分泌多肽生长因子,其中包括 M-CSF、TGF-β$_1$、GM-CSF 和 TNF-α。巨噬细胞对这些因子均表现为趋化性,特别是 GM-CSF 对巨噬细胞有很强的吸引力。子宫内巨噬细胞具有免疫学和非免疫学两方面的功能。前者包括抗原呈递、抵御感染和免疫抑制等,后者包括抵御滋养层细胞侵入、分泌细胞因子和调节子宫肌层等。

在宫颈和阴道中,巨噬细胞含量在月经周期中相对稳定,主要分布在上皮层,细胞突起相连成网,上达表皮层,下达基底膜,大量分布在毛细血管或淋巴细胞聚集体周围。此外,蜕膜组织中的巨噬细胞在妊娠的许多过程中发挥作用。巨噬细胞按照其表型和分泌的细胞因子可以分为两种极化类型,即 M1 型、M2 型,它们分别参与炎症反应过程和母胎界面的免疫耐受。

### 2. 树突状细胞(dendritic cells,DCs)

在 FRT 中,DCs 定居在子宫内膜上皮下基质层,以朗汉(Langerhans)细胞形式定居在阴道上皮细胞层。在子宫内膜,整个月经周期中未成熟 CD1a$^+$DC 的数量始终多于成熟的 CD83$^+$DC,成熟的 DCs 数量相对恒定。DCs 在活化和记忆淋巴细胞的归巢和激活记忆 T 细胞中扮演重要角色。病原菌的暴露及吞噬作用诱导 DCs 成熟及摄取提呈抗原给初始 T 细胞,诱发连锁的适应性免疫应答。

### 3. 自然杀伤细胞(natural killer cell,NK 细胞)

FRT 中 NK 细胞占淋巴细胞的 10%～30%,数量相对稳定。在月经期期间,NK 细胞在子宫内膜的数量可高达淋巴细胞总数的70%。作为重要的先天性免疫细胞,NK细胞通过多种效应机制促进宿主防御,分泌杀伤介质和细胞因子清除病毒感染细胞和肿瘤细胞。和血液NK细胞不同,女性生殖道NK细胞表达CD9。而在女性生殖道中的不同部位,NK细胞又表现出不同的表型,例如宫颈内膜和子宫内膜中的NK细胞均表达CD69和CD94,而宫颈阴道部的NK细胞均不表达。和血液NK细胞类似,子宫NK细胞可产生多种细胞因子,如IFN-γ、GM-CSF、IL-10、TGF-β₁和IL-8,促进炎症反应,诱导巨噬细胞的活化和细胞毒性T细胞的增殖。另外,子宫NK细胞还产生血管生长因子和白血病抑制因子(leuke-mia inhibitory factor,LIF)。LIF被认为是小鼠胚泡着床过程中的重要细胞因子。

**4. 中性粒细胞**

中性粒细胞普遍存在于女性的生殖系统,在输卵管中数量最多,从上生殖道至阴道,其数量逐渐减少。中性粒细胞数在月经周期中相对恒定,但子宫内膜的中性粒细胞数在月经期显著升高,IL-8是中性粒细胞的主要趋化剂。在月经期,中性粒细胞释放的弹性蛋白酶激活基质金属蛋白酶,从而协助子宫内膜的崩解。受精过程引起大量中性粒细胞进入子宫腔,清除微生物和多余的精子,这一过程伴随巨噬细胞、DCs和淋巴细胞在子宫内膜基质的积聚,从而维持子宫的无菌状态。除了吞噬作用和合成各种杀菌物质,中性粒细胞还通过形成中性粒细胞外杀菌网络(neutrophil extracellular traps,NETs)捕杀入侵的微生物。近来有研究推测NETs参与妊娠过程的多个环节,可能与不孕、子痫前期和复发性流产的发生有关。

**(四)天然抗菌肽**(natural anti-microbial peptides,NAPs)

FRT内生性的抗菌物质包括防御素α、防御素β、趋化因子、抗蛋白酶及其他各种酶类,能有效抑制革兰阴性菌、革兰阳性菌(如金黄色葡萄球菌、淋病奈瑟菌、沙眼衣原体)及真菌(白念珠菌)和HIV-1感染。抗菌多肽通过直接或间接作用机制阻碍病原菌的生长和杀菌,以阻止和(或)减少感染,如人β-防御素2(human β-defensin 2,Hβ-D2)通过在病原菌细胞膜上穿孔而直接杀伤细胞。除直接抗感染作用,某些抗菌剂有趋化作用,招募固有免疫和适应性免疫细胞至FRT,参与免疫反应。尽管抗菌谱广,抗菌多肽并不抑制正常的共生菌的作用。

**(五)细胞因子和趋化因子**

细胞因子是一类具有广泛生物学活性的小分子蛋白质,通过结合特定的受体发挥免疫调节等功能。趋化因子是能使细胞发生趋化运动的小分子细胞因子。许多研究证明子宫、宫颈和输卵管的极化上皮细胞分泌多种细胞因子,包括GM-CSF、G-CSF、TNF-α、IL-1、IL-6、LIF和TGF-β,以及多种趋化因子如MIP-1β、MCP-1和IL-8。MCP-1和MIP-1β分别是单核细胞和T细胞的趋化剂。子宫上皮细胞分泌的IL-8诱导中性粒细胞穿越上皮屏障。除了趋化作用外,IL-8还参与分泌期早期至中期的细胞增殖和血管生成,以及月经期的细胞凋亡。除了受自分泌和旁分泌调节外,细胞因子和趋化因子的分泌还受性激素的直接或间接的调节。例如,孕激素的撤退导致子宫内膜IL-8、MCP-1和COX-2的上调;用雌激素处理后的子宫基质细胞上调肝细胞生长因子(hepatocyte growth factor,HGF)的分泌,从而调节子宫上皮细胞 TNF-a 和 MIP-3a/CCL20 的分泌。子宫上皮细胞的细胞因子和趋化因子的分泌可能与某些病理妊娠有关,如自发性早产伴羊膜腔感染患者的羊水和宫颈分泌物中的 IL-6、IL-8 和 MCP-1 升高。此外,子宫内膜腺上皮和基底细胞均能合成和分泌集落刺激因子(CSF),其含量和血液中的 P 水平呈正相关,分泌期较增生期明显升高,妊娠后子宫内膜分泌 CSF 的量增加数倍。在子宫内膜的腺上皮也发现有 CSF 受体的表达,推测 CSF 可能通过自分泌的形式作用于子宫内膜,参与子宫内膜的增生和分化。子宫内膜的腺上皮和基底膜中均有 TNF-α mRNA 及其蛋白的表达,并与月经周期有关。由于 TNF-α 具有多种生物活性,它可能参与子宫内膜的发育及功能,如吸引中性粒细胞、巨噬细胞至子宫内膜局部,促进细胞分裂增生及维持子宫内膜组织内环境稳定等。

### (六)其他

但在女性生殖道,其免疫应答除了涉及对细菌、病毒等病原体的抵御,还涉及同种异体的精子、胎儿的耐受,因此有其特殊性,甚至由于在无菌的上生殖道和有菌的下生殖道提供的免疫监视环境不同,生殖道黏膜上皮细胞对病原体的反应亦不相同。此外,乳酸杆菌作为人体的正常菌群,可在黏膜局部持续表达抗原而诱发特异性免疫应答。

## 二、生育免疫调节

几十年来,人们通过各种物理和化学的方法,如节育器械、药物、外科节育术等来干扰生殖过程中的某些环节,而达到控制生育的目的。我国免疫避孕疫苗的研究始于 20 世纪 70 年代初,由于其具有抗生育作用但不干扰其他生殖生物学功能,因此具有潜在的独特优越性。生殖免疫这门学科就是针对这些要求而进行研究的。由于免疫学基础理论及生殖内分泌研究的迅速发展,把生殖生育免疫学的研究工作推进了一步,尤其在卵巢抗原、精子抗原及激素的免疫研究等方面,已取得了不错的成绩。目前避孕疫苗的研究主要集中在 3 类靶抗原,即卵透明带抗原、精子抗原和生殖激素抗原。

### (一)卵透明带抗原

卵巢可作抗原,能诱发机体产生多种抗体,达到控制生育的目的。这些抗体存在于卵子表面、卵泡内膜及闭锁卵泡内。研究证实,卵表面透明带是一层包绕卵母细胞与着床前孕卵的明胶样酸性糖蛋白的外壳,形成于卵泡发育早期,其结构随卵子的发育而复杂化。透明带在精卵结合及保护早期孕卵发育方面具有重要作用。研究表明,透明带抗原可刺激同种或异种机体产生免疫反应,抗透明带抗体与透明带结合能干扰卵子与卵泡细胞间的信号交流,导致卵泡发育闭锁。抗透明带抗体除卵巢与透明带外,与机体其他组织并不产生免疫反应。抗透明带抗体主要分布在卵巢,在其他组织中水平极低。抗透明带抗体不会与其他器官发生交叉反应,故没有引起其他组织器官损害的副作用。经抗透明带抗体处理的卵子失去与同种精子的结合能力。抗透明带抗体干扰受精过程可能有如下两个环节:①抗透明带抗体遮盖了精子受体,阻断了精子与卵子结合的过程。②抗透明带抗体能使透明带表面的结构稳定,进而减少了精子顶体酶的消化作用,使精子不能穿透。如果已经受精,由于透明带的结构稳定也可使胚泡难以从透明带孵出,从而影响胚泡着床。抗透明带抗体在体内还能干扰孕卵脱壳而妨碍着床。近年来成功地利用卵表面抗原的抗体,阻止了在体外人的精卵结合。

### (二)精子抗原

精子是一种特殊类型的组织细胞,临床上大部分免疫性不孕症由自发产生的抗精子抗体引起。睾丸生殖细胞及精子是机体内其他组织所不具有的独特细胞,具有特殊功能。精子抗原相当复杂,就其不同部位,亦存在各自的一系列抗原物质,如质膜抗原(含精子制动抗原、H~Y抗原等),顶体抗原物质(含顶体酶、透明质酸酶、神经胺酶等),核部抗原物质(含精蛋白),中段抗原物质(含乳酸脱氢酶-X、PGK-6)等。精浆抗原是睾丸、附睾、输精管和附属腺体产生的各种抗原成分的复合体。精浆抗原十分复杂,目前已知的抗原成分多达20余种,常将其分为两类,即精子膜抗原和可溶性抗原,前者包括 ABO 血型抗原、HLA 抗原、乳铁蛋白及糖蛋白 SCA 等,后者包括红细胞抗原、转铁蛋白、白蛋白、α-球蛋白、β-球蛋白、γ-球蛋白及一些酶类等。精子抗原与精浆抗原的成分不同,作用亦有差异。在绝大多数哺乳动物中,精子首先须在女性生殖道中获能后方能受精,获能过程可能与精子在雌性生殖道中除去膜抗原有关。人类及大部分哺乳动物的精浆均能使已经获能的精子除能。附睾及其腺体的分泌物中含有除能因子。获能精子与卵子在受精部位相遇后,精子仍不能立即与卵子结合,这是因为卵子外围有3道保护层,即卵丘、放射冠、透明带。精子顶体中存在顶体酶系统,当精子与卵子相遇,精子的顶体膜破裂,释放出一系列酶,以溶解卵子的保护层,使精子穿入卵子结合,此为顶体反应,即受精第一阶段。已知卵丘、放射冠和透明带均为生物大分子,前两者含丰富的黏多糖,透明带则由糖蛋白组成。精子顶体中含有3种特殊酶,可以溶解消化这些物质。用人类精子特异性抗原免疫女性后,女性生殖器官并不产生病理变化。性交后,抗体攻击的靶子是进入生殖道中的精子。每次性交进入生殖道中的精子可以作为一种自然的增强刺激剂,能够使抗体维持在高水平。这表明,性交时的微量精子抗原可以被阴道吸收。如果机体早已被精子抗原致敏,则性交就成为一种加强的刺激。精子在女性生殖道中产生的免疫效应可以引起精子死亡、固定,干扰精子的运转、白细胞增生及增加对精子的吞噬作用和干扰精子的正常功能,其中包括精子与卵子结合并穿透卵子的功能。当精子与女性生殖道中的特异性抗体接触时,由于精子不能接触,附着于卵子或穿透卵子,从而抑制受精。子宫分泌的 IgA 抗精子抗体能与胚泡发生反应并引起胚泡退化,这种抗体反应发生在分裂球的膜上,并贯穿整个胚泡阶段。一般认为,生殖道内部的抗体干扰生殖过程的机制是:①抗体能促进巨噬细胞的吞噬功能,以便从生殖道清除精子。②在适当补体的存在下,抗体对精子具有细胞毒性。③局部抗体能干扰精子在生殖道内的能量。④局部抗体能与卵母细胞成分发生交叉反应,抑制其发育。⑤正常情况下,局部抗体在选择精子中起重要作用。

### (三)hCG 抗原

hCG 是妊娠期由胎盘合体滋养细胞合成分泌的糖蛋白激素,是孕早期黄体功能及胎盘生物学功能必不可少的妊娠特异性激素。其 β 亚单位及其羧基末端35肽几乎与 TSH、LH、FSH 不同源,已成为免疫避孕研究的重点。在妊娠初期,主要作用是维持黄体继续发育,成为妊娠黄体。黄体的继续发育能使子宫内膜发育成为蜕膜,并保证受精卵的发育与妊娠继续。通过激素免疫受孕时,血液中产生特异性的抗 hCG 的抗体,从而中和了机体的 hCG 的生物效应,使黄体不能继续发育,失去其生理活动功能,因而月经来潮,受孕中断。全身免疫接种后,抗体渗透子宫液内,产生抗 hCG 的抗体,这些抗体与胚泡种植前其滋养细胞产生的 hCG 相结合,对胚泡直接起到一种细胞毒性作用或包围在胚泡表面,从而使受精卵在子宫种植前中断妊娠。hCG 能明显抑制植物血凝素的刺激而引起淋巴细胞增生,从而抑制淋巴细胞的增生,主要使胚胎不受免疫的排斥,得到保存。当进行激素免疫后,由于高滴度的抗 hCG 抗体存在,与 hCG 结合,从而使机体丧失了对胚胎的保护作用,而遭到母体的免疫排斥。上述这些作用机制,仍有待进一步研究。

## 三、母胎免疫调节

### (一)胎儿的免疫学特征

胎儿的免疫学特征主要与胚胎组织表达的抗原特性、胎儿的细胞免疫与体液免疫特性及胎儿的补体系统组成等方面有关。

**1. 胚胎组织表达的抗原**

胚胎组织表达的抗原包括胚胎血型抗原、人白细胞抗原及甲胎蛋白。

(1)胚胎血型抗原。胎儿的血型由父母双方的血型基因所决定。胚胎血型抗原主要有 A、B、O 和 Rh 抗原,它们在妊娠第 6 周可出现在大部分胚胎组织中。随妊娠的发展,此类抗原在胚胎组织中逐渐减少,至第 12 周仅表达于胚胎的红细胞膜表面。

(2)人白细胞抗原(HLA)。胎儿的 HLA 基因分别来自父母双方。自妊娠第 10~26 周,各种胎儿组织陆续表达 HLA 抗原。HLA 在维持妊娠中具有一定的作用。一般认为,带有 HLA 抗原的脱落滋养层细胞可能进入母体血循环,并可刺激母体产生相应的抗 HLA 抗体(封闭抗体)。后者与滋养层细胞表面的 HLA 抗原结合,可覆盖来自父方的 HLA 抗原,从而使胎儿免受母体的免疫排斥。

(3)甲胎蛋白(AFP)。AFP 主要由胚胎的卵黄囊和肝脏合成,此外胎盘及其他胎儿组织也可合成。正常胎儿血清中 AFP 浓度为 1 mg/ml;羊水中的浓度为 10 g/ml。在妊娠第 10 周时胎儿血清和羊水中的 AFP 浓度最高,其后随妊娠的发展而逐渐降低。AFP 可通过胎盘进入母体血液循环,但无论母胎间 AFP 的浓度多大,每日进入母体的 AFP 均少于 450 ng/ml。妊娠第 6 周,母体血清中开始出现 AFP;第 22 周 AFP 的浓度达到最高峰,200~300 ng/ml;分娩后,AFP 水平迅速下降,血浆浓度一般为 2~10 ng/ml。AFP 还是一种母体免疫抑制剂。已发现,当体内 AFP 浓度超过 30 ng/ml 时,人体将处于明显的免疫抑制状态。在生殖过程中,AFP 可抑制胎儿血浆中成熟淋巴细胞对植物血细胞凝集素(PHA)的应答,并参与维持母体对胎儿的免疫耐受。

**2. 胎儿的体液免疫**

妊娠第 9 周已在胎儿肝脏出现并表达膜表面免疫球蛋白的 B 细胞。在妊娠的第 12~31 周,胎儿组织可产生免疫球蛋白,各类免疫球蛋白产生的先后顺序为 IgM—IgG—IgA。IgM 从妊娠的第 20 周开始合成,但也有研究发现,约在妊娠的第 10 周时胎儿体内已有 IgM,该发现支持人体免疫球蛋白是从合成 IgM 开始的观点。胎儿 IgM 主要在胎儿肝脏合成,因为此时胎儿肝脏中即有能够分泌 IgM 的前期 B 细胞,随着 B 淋巴细胞的发育成熟,IgM 开始分泌,在妊娠 4 个月时胎儿血清中 IgM 含量为母体血清中 IgM 含量的 5％～10％,胎儿脐血中 IgM 含量极为微量。IgG 从妊娠的第 12 周开始合成,约妊娠第 38 天胚胎血液中检出微量 IgG,认为是由母体血液中的 IgG 经母胎血液循环通过胎盘进入胎儿体内的,且胎盘对此种免疫球蛋白的传递功能随着妊娠的发展和胎儿的发育而逐渐增长;在妊娠 4 个月时胎儿血清中 IgG 浓度为母体血清中 IgG 浓度的 5％～8％,而到妊娠 6 个月左右时胎儿血清中 IgG 浓度几乎与母体中的浓度一样。在妊娠第 8 周时胎儿肺脏已能合成分泌型的 IgA,在妊娠的第 8～22 周时,胎儿的其他组织也开始合成分泌型 IgA。在妊娠最后 3 个月时,胎儿 B 细胞可合成 IgE 和 IgD,但含量仅为成人的 10％。

**3. 胎儿的细胞免疫**

在胚胎发育的第 6 周,胸腺开始形成。胸腺的淋巴细胞最初来源于胎肝,至妊娠第 9 周时随血循环到达胸腺。至妊娠第 15 周,胸腺细胞开始表现出 T 淋巴细胞的特征。

**4. 胎儿的补体系统**

胎儿体内补体水平仅为母体血清的 50％～80％。出生后补体水平明显升高;至产后 3 个月,婴儿体内的补体水平已接近成人。

综上所述,胚胎发育过程中其免疫系统逐渐形成并成熟,并具备一定的应答能力。但由于在妊娠过程中胎儿始终位于子宫内,并存在由子宫、胎膜和胎盘所构成的隔绝屏障,接触抗原刺激的机会较少,且胎儿还可以从母体获得 IgG 类抗体,故胎儿的免疫功能被抑制,一般不对外来抗原产生应答。只有在某些特殊情况下,如母体患自身免疫病或妊娠期病毒感染时,胎儿才可产生针对这些病因的免疫应答。

**(二)妊娠期母体的免疫学特征**

妊娠期,携带父系 HLA 抗原的胚胎与其母体的免疫关系是同种异基因移植物与其受者的关系。由于机体免疫系统强大的排除异己成分的能力,母体本应对胎儿产生免疫排斥反应。但正常情况下,孕妇的免疫系统发生一系列调整,以适应胚胎发育的需要,使胎儿得以在母体内生长、发育,直至足月分娩。

**1. HLA-G 抗原与妊娠**

HLA-G 抗原是一种非经典 MHC-Ⅰ类分子,仅高表达于母胎界面的绒毛膜外细胞滋养层细胞,而该部位不表达经典 MHC-Ⅰ及 MHC-Ⅱ类分子。这种局部限制性的表达提示 HLA-G 在母体对半异体胎儿的免疫耐受中可能起重要的作用。HLA-G 基因位于人第 6 号染色体 MHC-Ⅰ类基因区域内,具有有限多态性,已发现 7 个 HLA-G 等位基因。HLA-G 蛋白产物以两种形式存在,即表达于细胞表面的膜结合型(mHLA-G)及存在细胞内胞浆的可溶型(sHLA-G)。除 mHLA-G 外,sHLA-G 也存在于整个妊娠期母胎接触面及母体血循环中,被认为可能是妊娠期特异性免疫抑制分子。HLA-G 通过以下途径发挥免疫抑制作用:①胎儿细胞表面 HLA-G 分子可通过与母体 NK 细胞表面杀伤细胞抑制受体(KIR)结合,抑制 NK 细胞杀伤活性,从而诱导母体对胎儿产生免疫耐受。②sHLA-G 可通过诱导母体活化的异体反应性 T 细胞的凋亡来参与和维持妊娠免疫耐受。③HLA-G 可调节细胞因子的分泌,同时其表达也受细胞因子的调节。外周血单个核细胞与表达 HLA-G 的靶细胞共同培育时可增加 IL-3 及 IL-1β 的量,而减少 TNF-α 的释放量,IL-10 能选择性地诱导滋养层细胞及单核细胞表达 HLA-G 蛋白。另外,HLA-G 的表达还能避免由 IL-2 介导的对滋养层细胞的损伤。

**2. Th1/Th2 平衡与妊娠**

根据 CD4$^+$ Th 细胞分泌的细胞因子的不同及参与免疫反应格局的不同,将人 CD4$^+$ Th 细胞分为 Th1 和 Th2 两个亚群。Th1 细胞主要合成分泌 IL-2、IFN-γ、TNF-α、TNF-β 等细胞因子,可以增强杀伤细胞的细胞毒性作用,介导细胞免疫反应;Th2 细胞主要合成 IL-4、IL-5、IL-6、IL-10 等细胞因子,促进抗体的产生,介导体液免疫应答,并将由 Th1/Th2 型细胞因子介导的免疫反应分别称为 Th1/Th2 型免疫反应,正常状态下机体 Th1 和 Th2 反应处于动态平衡,当这一平衡失调或发生漂移时则导致疾病。越来越多的证据表明正常妊娠时母体细胞免疫功能受到抑制,免疫反应以体液免疫为主,发生由 Th1 向 Th2 型反应漂移现象。母胎界面免疫微环境中以 Th2 型细胞因子 IL-10、IL-4 为主。IL-10 能有效地抑制 Th1 型细胞因子 IL-2、IFN-γ、TNF-α 的产生,从而选择性地抑制 Th1 型细胞免疫反应。并且 IL-10 通过抑制 IFN-γ 的产生,间接地促进 Th2 型细胞的增殖。另外 IL-10 还具有神经内分泌活性,可通过诱导产生促肾上腺皮质激素(ACTH)而间接地抑制免疫应答。母胎界面的 IL-4 能够促进未接触抗原的 Th 细胞向 Th2 细胞分化,促进 Th2 型细胞因子分泌的同时,明显抑制 Th1 型细胞的增殖,下调 Th1 介导的细胞免疫反应,拮抗多种 Th1 型细胞因子的作用。IL-4 能够调节胎盘的生长,抑制 IL-2 诱导的 NK 细胞激活及其对滋养层的损伤。因此,Th2 型细胞因子在维持正常妊娠免疫耐受中起着重要的作用。妊娠期间,当母体免疫平衡被打破,由偏向 Th2 型反应漂移向 Th1 型反应,则导致流产。Th1 型细胞因子 IL-2、IFN-γ、TNF-α 可通过直接的胚胎毒性作用或通过损伤胎盘滋养层导致流产。

**3. 激素与妊娠**

妊娠期间,母体循环中多种激素水平发生改变,主要激素有绒毛膜促性腺激素、孕激素、雌激素等。

(1)hCG(绒毛膜促性腺激素)。hCG 由胎盘绒毛产生,主要存在于孕妇血清和尿液中,属于糖蛋白。由于 hCG 中含有大量糖分子,可吸附于细胞表面,故可阻止胎儿滋养层细胞与母体血清中的抗体结合或被母体淋巴细胞识别,对胎儿有保护作用。此外,hCG 可刺激甾体激素的产生,从而间接抑制母体的免疫功能,使胎儿免遭排斥。hCG 还可抑制淋巴细胞转化。

(2)孕激素。孕早期孕激素由妊娠黄体和胎盘产生;孕 3 个月后逐渐成熟的胎盘合体滋养层细胞成为孕激素的主要来源。整个妊娠期孕激素始终维持较高水平,而胎盘局部的孕激素水平明显高于母血。孕酮主要在局部发挥免疫调节作用,是母体-胎盘界面的重要免疫抑制因子,可抑制淋巴细胞的细胞毒活性,防止母体对胎儿的免疫排斥反应。

(3)雌激素。妊娠期的雌激素主要来自滋养层细胞,且胎盘局部的浓度远高于母体血清浓度。雌激素具有一定的免疫抑制作用,但其机制尚未完全清楚。

(4)人胎盘泌乳素(HPL)。HPL 是一种不含糖的蛋白质,主要由胎盘的合体滋养层细胞产生。一般在妊娠第 5 周即可在孕妇血清中检出 HPL,至第 39~40 周其浓度达最高峰,并维持到分娩,产后 HPL 水平迅速下降。HPL 具有类似于 hCG 的免疫抑制作用。

(周小丹　谢青贞)

## 第二节　子宫内膜容受性与免疫

自从 1978 年世界上首例"试管婴儿"经体外受精-胚胎移植（in vitro fertilization-embryo transfer，IVF-ET）诞生后，辅助生殖技术（ART）已成为一种治疗不孕不育的有效手段。决定辅助生殖技术能否成功妊娠的因素主要包括两个方面，一是胚胎发育的质量，二是子宫内膜对胚胎的容受性。随着辅助生殖技术的不断改进，很多患者都可以得到优质的胚胎，然而临床妊娠率仍不是特别高，为 20%～30%。究其原因，是由于在辅助生殖过程中促排卵药物的使用，会直接影响内源性激素对子宫内膜的生理性调节作用，导致子宫内膜的形态学、受体和相关因子的表达发生变化，影响着床子宫内膜的容受性，从而降低妊娠率。因此如何评估子宫内膜容受性是改善妊娠结局的重要环节，对临床选择胚胎移植时机，提高妊娠率尤为重要。

子宫内膜容受性是指子宫内膜处于一种允许胚胎定位、黏附、侵入并诱导内膜间质发生改变从而允许胚胎着床的状态；正常的子宫内膜容受性，受严格的时间限制。在正常的月经周期中，只有在周期第 20～24 天（排卵后 6～9 d）子宫内膜才具备对胚胎的接受能力，这个时期是子宫内膜容受性最好的时期，称为胚胎着床的"种植窗期（implantation window）"。"种植窗期"仅在月经周期的短期内开放，允许胚胎植入，之后及时关闭，不再接受胚胎的植入。因此，对子宫内膜容受性进行正确的评估与合理的干预、改善是生殖医学界研究的热点。然而子宫内膜容受性由于缺乏良好的临床观测指标，其调控机制又十分复杂，因而至今仍是生殖医学领域中尚未解决的问题。近年来，国内外学者已经从内膜细胞形态学、组织学、分子生物学等各个层次针对子宫内膜容受性做了大量研究，但这些标志物用于指导临床实践的可行性仍有待进一步的研究评估。目前已有多种评估内膜容受性的方法和手段，如子宫内膜超声学形态学、血流量，组织形态学，雌激素和孕激素，分子生物学、基因学方面和蛋白质学评价等。近年来免疫因素在子宫内膜容受性的调控中发挥重要作用，越来越多研究表明妊娠失败的发生与多种免疫细胞和细胞因子平衡的紊乱有关。在围着床期，子宫内膜中起重要调节作用的自然杀伤细胞（NK 细胞）、T 细胞（包括 Th1/Th2 和 Th17/Treg 细胞等）、树突状细胞（DC 细胞）和巨噬细胞等免疫细胞或具有免疫潜能的细胞及其分泌的相关细胞因子如肿瘤坏死因子 α（TNF-α）、干扰素-γ（IFN-γ）、白介素-1/6/10（IL-1/6/10）、白血病抑制因子（LIF）等共同参与了母胎对话。这些免疫细胞在特定时空数量和功能的相对稳定及其分泌的细胞因子的相对平衡可维持母体对胚胎的免疫耐受及调节子宫内膜的容受性，对于胚胎种植和妊娠的维持至关重要。

在胚胎着床和妊娠期间，由于类固醇激素等影响，外周血和子宫内膜免疫细胞的数量、比例、活性异常及相关细胞因子的分泌失衡可能直接引起子宫内膜容受性降低，母体对胎儿产生异常排斥，导致妊娠失败的发生。

### 一、自然杀伤细胞

自然杀伤细胞（natural killer cell，NK 细胞）属于淋巴细胞谱系的细胞群，也称大颗粒淋巴细胞。人类 NK 细胞主要分布在外周血中,占外周血淋巴细胞数量的 10%～15%,可以随血循环游走至各组织发挥效应,由于解剖结构和局部受体等影响可使其在靶器官聚集定位而发挥作用。非妊娠时期子宫 NK 细胞(uterine NK cell,uNK 细胞)数量随月经周期的不同阶段而变化(图 2-1)。在增殖期数量很少,排卵后迅速增加,分泌晚期达高峰。种植期和早孕期间,uNK 细胞是子宫上最主要的淋巴细胞群体,占子宫内膜免疫细胞的 60%～70%。妊娠后,uNK 细胞将持续存在于孕早期蜕膜中,尤其在底蜕膜上含量最为丰富,但妊娠 10周后蜕膜中 NK 细胞数量明显减少,至孕晚期完全消失。

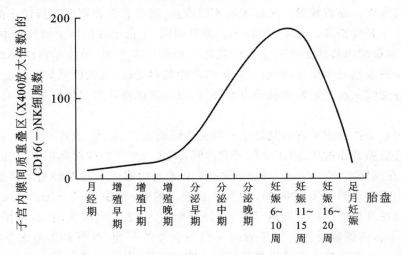

图 2-1　uNK 细胞数量在月经周期及妊娠期的变化

　　由于分布和作用器官的不同,NK 细胞在功能和表型上存在较大的差异。绝大多数 NK细胞表现为缺乏 CD3 分子,但表达 CD56 抗原。根据其表面 CD56 分子表达水平的不同主要分为 $CD56^{dim} CD16^+$ 和 $CD56^{bright} CD16^-$ 两个 NK 细胞亚群。外周血中约 90% 的 NK 细胞为 $CD56^{dim} CD16^+$ NK 细胞,其余为 $CD56^{bright} CD16^-$ NK 细胞。$CD56^{dim} CD16^+$ NK 细胞几乎不分泌 NK 细胞源性的细胞因子,而高表达穿孔素和颗粒酶,并且介导抗体依赖性细胞毒性反应(ADCC)、LAK 反应和自然细胞毒性反应,对同种异体抗原具有杀伤作用,可在绒毛间隙中直接与绒毛接触杀伤胚胎;这些细胞是有效的杀伤细胞,比其他的 NK 细胞亚群毒性更强,即使在静息状态下 $CD56^{dim} CD16^+$ NK 细胞的毒性都比 $CD56^{bright} CD16^-$ NK 细胞的毒性强。而女性生殖道(包括子宫内膜、宫颈和输卵管)中的 NK 细胞主要为 $CD56^{bright}$ $CD16^-$ NK 细胞亚群。$CD56^{bright} CD16^-$ NK 细胞被视为 NK 细胞源性的细胞因子的主要来源,也是重要的炎性和调节性亚群。

　　妊娠早期蜕膜含有丰富的 $CD56^{bright} CD16^-$ NK 细胞,在性激素的影响下,其大多数不行使免疫杀伤功能,而具有免疫防护和免疫营养功能,并可通过分泌大量细胞因子促进细胞分裂和生长。相较于 $CD56^{dim} CD16^+$ uNK 细胞,$CD56^{bright} CD16^-$ uNK 细胞分泌的白介素-10(interleukin-10,IL-10)多 25 倍,这有助于胚胎发育免疫耐受环境的形成。更有研究发现 $CD56^{bright} CD16^-$ uNK 细胞是一系列促血管生成因子的重要分泌来源,有助于诱导蜕膜上血管的生成,为胚胎的发育提供营养。IFN-γ 是 uNK 细胞分泌的重要细胞因子,促使血管重构,以及正常内膜的蜕膜化变化。此外,uNK 细胞还分泌其他几种重要的血管生成因子,如血管内皮生长因子(vascular endothelial growth factor,VEGF)、血管蛋白-2(angioprotein-2,Ang-2)和胎盘生长因子(placental growth factor,PGF)。

成功妊娠的发生,需要一个充足的需氧环境满足胎盘的形成、早期胚胎生长和胎儿发育,妊娠期间 uNK 细胞的主要功能是支持子宫螺旋动脉的重构,通过调节滋养层细胞侵入生长而促使胎盘形成。研究发现,在妊娠早期,胎儿绒毛外滋养层细胞(EVT)和 uNK 细胞的相互作用有助于蜕膜动脉血管的重塑,以保证提供足够的血容量给胎儿。胎儿滋养层细胞可分泌可溶性的 HLA-G(sG),sG 通过与 uNK 的受体 KIR2DL4 识别后经内吞作用而被内体吞噬,从而引起持续性的促炎和促血管生成反应,进一步促使血管重构(图 2-2,彩图见附录 1-1)。同时,由于 uNK 细胞能够与胎儿滋养层细胞直接接触作用,一旦子宫内局部环境改变或者发生炎症反应,uNK 细胞可能从保护性作用转化为毒性杀伤作用,亦可能成为胚胎损伤的致命因素。

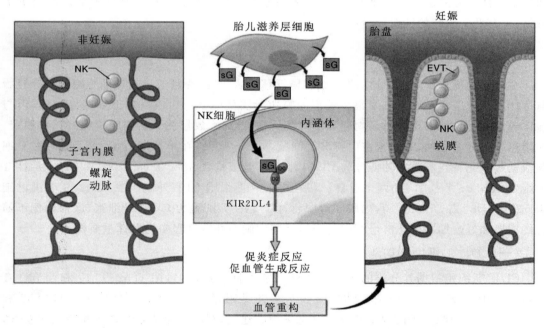

**图 2-2　妊娠早期 uNK 细胞对血管重构的调节作用**

妊娠可上调 uNK 细胞抑制受体的表达。1997 年,King 和 Hing 研究了蜕膜 NK 细胞在着床期对滋养层的侵入调控,提出 NK 细胞表面所表达的 KIR/KAR 和 CD94/NKG2 能识别 HLA-G、HLA-C,为 NK 细胞调控滋养层细胞侵入提供了一种可能的机制。鉴于滋养层细胞不表达经典 MHC-Ⅰ类抗原(HLA-A 和 HLA-B 抗原),而绒毛外滋养细胞(侵入蜕膜层中的滋养叶细胞,EVT)表达非经典 MHC-Ⅰ类抗原 HLA-G、HLA-E 及少量 MHC-Ⅰ类经典抗原 HLA-C。EVT 细胞上父系 HLA-C 分子的出现,使得这些细胞可能成为同种异体免疫反应的潜在攻击目标。但在正常妊娠中 HLA-C 和 HLA-G、HLA-E 都可以被 NK 细胞上的 MHC-Ⅰ类特异性抑制受体识别,而免受攻击。EVT 细胞能够被 uNK 细胞上的多种抑制性受体识别,如 KIR2DL2/3 与 KIR2DL1、免疫球蛋白样转录体 2(ILT2)和 CD94/NKG2A 等,这些受体也分别是 HLA-C、HLA-G 和 HLA-E 的特异性受体,组成不同的 HLA/KIR 配对,并影响 NK 细胞的分泌功能。不同的 HLA/KIR 配对作用,维持了 uNK 细胞的活化程度平衡。缺乏抑制性受体信号时,NK 细胞的活化增加;而抑制性受体过多,则可导致抑制性信号占主体地位,uNK 细胞会表现出低反应性,以致胎盘形成不良,引发流产。

正常妊娠的维持是母胎免疫耐受的结果,不良妊娠结局是免疫耐受机制被破坏的结果,NK 细胞的失衡是这种免疫病理损伤的重要原因之一。在妊娠过程中,uNK 细胞与胎儿滋养层细胞直接接触,如果大量聚集、失衡,也会造成不良妊娠结局的发生。大量的文献报道高水平外周血 NK 细胞数量及细胞毒性与反复流产女性再次流产相关,而通过免疫治疗如丈夫和/或第三方淋巴细胞皮内注射及静脉注射免疫球蛋白制剂可显著降低 NK 细胞比例和细胞毒性。外周血 NK 细胞的数量/比例和毒性的检查对免疫性不孕不育的诊断提供了依据,也有助于后续的针对性治疗。

## 二、T 淋巴细胞

在哺乳动物着床时期,母体的 T 细胞能迁移进入子宫,并且通过表达细胞因子诱导胚胎与母体的免疫应答。T 淋巴细胞在子宫内膜功能层呈单个分布或呈淋巴细胞聚结体,但与腺体或血管无关。在正常月经周期和早孕期,T 淋巴细胞数量在子宫内膜中保持相对稳定。在增殖期和分泌早期,T 细胞占内膜淋巴细胞 40%～50%;在早孕期占 10%。效应性 T 细胞根据其分化特点和效应功能分为 CD4$^+$ 辅助性 T 细胞(helper T cell,Th)和 CD8$^+$ 毒性 T 细胞(cytotoxic T cell,Tc)两个亚群。和外周血中 T 细胞不同(外周血中 CD4$^+$ 占 T 淋巴细胞 65%,CD8$^+$ 占 35%),子宫内膜间质中超过 2/3 的 T 细胞为 CD8$^+$ T 细胞,这种比例不随月经周期和妊娠期而变化。已有研究报道这些细胞在妊娠过程中均发挥重要作用。

### (一)CD4$^+$T 细胞的功能

CD4$^+$T 细胞根据其分泌的细胞因子和功能不同,可分为 Th1、Th2、Th17 和调节性 T 细胞(regulatory T cell,Treg)亚群(图 2-3,彩图见附录 1-2),妊娠中母体内 Th1/Th2 和 Treg/Th17 型细胞因子的改变和新的动态平衡的建立,有利于受精卵的着床和胎儿的发育,使妊娠正常进行。

在妊娠初期,Th 细胞分泌的细胞因子以 Th1 型为主。Th1 细胞分泌 IL-2、IFN-γ 及 TNF-α 等,Th1 型细胞因子的调控作用表现在参与细胞免疫、可激活迟发型变态反应,同时能激活单核巨噬细胞、自然杀伤细胞(NK 细胞),诱导单核细胞因子的产生,参与炎症反应的发生,促使蜕膜螺旋动脉血管的重构、胎盘血管的生成等。另外,Th1 型细胞因子还具有抑制人绒毛膜促性腺激素(human chorionic gonadotropin,hCG)的分泌、蜕膜蛋白的合成,诱导滋养层细胞凋亡的功能,过度的 Th1 型细胞因子的存在将直接或间接损害胎盘组织及胎儿。因此妊娠中应保持适度的 Th1 型细胞因子,以调节胎盘的正常生长及维持妊娠的继

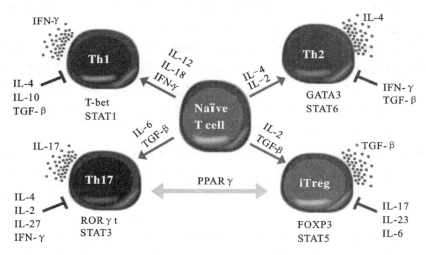

图 2-3 CD4$^+$ T 细胞的分化

续进行。

研究证明,分布在蜕膜的 Th2 细胞的数量在妊娠的头 3 个月急剧升高。Th2 细胞分泌 IL-4、IL-5 和 IL-10 等,主要介导体液免疫反应。研究发现,Th2 型细胞因子有利于妊娠。胎盘组织产生的 IL-4 调节胎盘生长,抑制 IL-2 诱导的 NK 细胞活化,防止对滋养层的损伤,抑制蜕膜、羊膜分泌前列腺素 E(prostaglandin E,PGE),从而防止由于子宫收缩引起的流产、早产,促进 IL-1 受体拮抗剂(IL-1Ra)的产生;IL-10 可以选择性抑制 IL-2、IFN-γ、TNF、GM-CSF 等细胞因子的合成,从而使细胞免疫力下降,降低巨噬细胞、NK 细胞活性,降低淋巴毒素作用,使胚胎逃逸母体免疫,母体对胎儿免疫耐受,利于妊娠。

细胞因子生物学活性的多样性和它们之间的网络性决定任何一种细胞因子在不同的浓度、不同的妊娠阶段对不同细胞都可能产生不同的甚至截然相反的影响。妊娠有益与有害因子可能相互转化。无论是何种细胞因子,只要它改变一定妊娠阶段形成的细胞因子网络的平衡状态都可能产生不利的影响。Th1 型细胞因子有利于妊娠初期胎儿滋养层细胞迅速侵入子宫壁中破坏子宫螺旋动脉使其转化成窦状有利于供养。Th2 型细胞因子在妊娠早期和中期,有利于母胎免疫耐受的形成。Th1 型细胞因子的过量表达会导致滋养层细胞的侵入不受限制进而造成严重的后果,Th2 型细胞因子的过量表达如 IL-10 的过度活动限制了滋养层细胞的侵入;反之,Th1 型细胞因子的表达不足,则会导致胎盘和血管生成受限,Th2 型细胞因子的表达不足,则会导致母胎界面的细胞活化,攻击和杀伤滋养细胞,使母体对胎儿产生免疫排斥。可见,妊娠过程中 Th1/Th2 之间的动态平衡在维持母胎免疫耐受中起重要作用,打破这种平衡将会导致各种各样的病理性妊娠。

调节性 T 细胞(regulatory T cell,Treg)在调控免疫应答方面的作用也引起学者的兴趣和关注。其中 CD4$^+$CD25$^+$ Treg 被认为是机体调节外来抗原应答、维持免疫系统自稳状态的主要细胞。Treg 细胞分泌转化生长因子-β(transforming growth factor-β,TGF-β),主要参与免疫抑制作用。近年来研究发现 CD4$^+$CD25$^+$ Treg 可能在妊娠免疫耐受中发挥极其重要的作用,其平衡的失调可能将影响妊娠的结局。研究发现,孕期 $CD4^+$ $CD25^+$ Treg 的绝对数量增多,且在整个妊娠期呈现动态变化。妊娠期外周血 $CD4^+$ $CD25^+$ Treg 占外周 $CD4^+$ T 细胞的 $8.9\%$,比非妊娠女性高 2 倍。不同妊娠时期 $CD4^+$ $CD25^+$ Treg 的比例有很大的不同。早孕外周血中的 $CD4^+$ $CD25^+$ Treg 的比例($6.7\%$)高于非孕女性。随着妊娠的继续,$CD4^+$ $CD25^+$ Treg 比例不断升高,孕中期随着滋养细胞侵入到蜕膜,该细胞达到峰值($10.9\%$),以后逐渐下降。产后 6~8 周($7.5\%$)比晚期妊娠($8.9\%$)明显减少,但仍然高于非妊娠期。在子宫蜕膜中,$CD4^+$ $CD25^+$ Treg 占早孕蜕膜 $CD4^+$ T 细胞的 $10\%$、足月蜕膜 $CD4^+$ T 细胞的 $14\%$,不同部位的蜕膜分布不同,包蜕膜的细胞比例水平高于底蜕膜。在正常妊娠蜕膜中,$CD4^+$ $CD25^+$ Treg 被活化,表达的 CTLA-4 水平远高于外周血,提示蜕膜 $CD4^+$ $CD25^+$ Treg 在蜕膜局部、母胎界面发挥着比外周 $CD4^+$ $CD25^+$ Treg 更重要的免疫调节作用。

已证实早期人类妊娠蜕膜中含有大量 $CD4^+$ $CD25^+$ Treg,通过抗 CD3 刺激介导对 T 细胞增殖的强有力抑制,而且有剂量依赖性。Sasaki 等研究显示自然流产患者蜕膜 $CD4^+$ $CD25^+$ Treg 的数量与正常人流患者蜕膜中的相比显著降低。这些结果提示蜕膜 $CD4^+$ $CD25^+$ Treg 在母体对胚胎抗原免疫耐受的机制中起作用,也可能在妊娠维持的机制中起作用。$CD4^+$ $CD25^+$ Treg 还对 $CD8^+$ T 细胞、免疫记忆细胞、抗原提呈细胞(antigen presenting cell,APC)等均有广泛的抑制作用。动物实验显示 $CD4^+$ $CD25^+$ Treg 能溶解激活的抗原提呈 B 细胞和多克隆 B 细胞,并且这种作用是 Fas/FasL 依赖的。而 Fas/FasL 系统对免疫耐受的调节有重要的作用。Cosmi 等发现 $CD4^+$ $CD25^+$ Treg 对 Th1 细胞增生的抑制作用明显强于 Th2 细胞,Treg 作为 Th1 和 Th2 细胞调控者的作用逐渐浮出水面。据此,$CD4^+$ $CD25^+$ Treg 对 Th1/Th2 调节力度的差异可能是母胎耐受时 Th1/Th2 平衡的关键所在。Treg 可能通过减少 Th1 细胞因子的产生,间接发挥对细胞毒性细胞的抑制。

Treg 细胞通过其表面 CTLA-4 与 DC 表面的 B7 分子(CD80/CD86)相互作用,抑制包括树突状细胞(DCs)在内的 APCs 的功能,但却能够刺激 DC 分泌 IFN-γ,在 IFN-γ 作用下 DCs 产生吲哚胺-2,3-双氧酶(indoleamine-2,3-double oxygen enzyme,IDO),IDO 可以限制效应 T 细胞中色氨酸的降解,进而抑制其增殖,抑制其对同种异体胚胎的杀伤。然而 $CD4^+$ $CD25^+$ Treg 在妊娠中的作用研究刚起步,有诸多问题都有待进一步的深入研究。

Th17 细胞是不同于 Th1 和 Th2 的新型辅助 T 细胞亚群,以分泌 IL-17 为主要特征,在防御细菌感染的免疫应答、介导慢性炎症和自身免疫性疾病的发病机制中发挥重要作用。近年来研究表明,促炎症 Th17 细胞与免疫抑制性 Treg 之间的平衡紊乱在打破母胎免疫耐受及导致病理妊娠过程中发挥关键作用。研究报道,Treg 有利于妊娠耐受成功,Th17 细胞分泌的 IL-17 和 IL-22 具有促炎症作用,诱导促炎细胞因子(如 IL-6、TNF)、趋化因子(如 MCP1 和 MIP2)和基质金属蛋白酶(MMP)的表达,引起组织细胞浸润和组织破坏,同时也参与中性粒细胞的增殖、成熟和趋化,对 T 细胞的活化起协同刺激作用,并能促进树突状细胞的成熟而导致妊娠免疫耐受失败,发生自发性流产。不明原因复发性流产(unexplained recurrent miscarriage,uRM)患者外周血及子宫蜕膜中 Th17 细胞表达明显增加,与 Treg 细胞表达呈负相关。已有学者提出,应用 Th17 抑制剂是控制初始炎症反应、恢复 Treg 细胞功能的一种途径。重建母胎界面 Th17/Treg 免疫平衡,进而维持母胎免疫耐受,促进良好妊娠结局将是值得进一步深入探索的方向。

### (二)CD8$^+$ T 细胞的功能

效应性 CD8$^+$ T 细胞主要亚群是 CD8$^+$ 细胞毒性 T 细胞(cytotoxicity T cell,Tc)。Tc 可通过自身 TCR 识别靶细胞表面抗原肽-MHC 类分子复合物而发挥特异性杀伤效应。其机制是向靶细胞中释放穿孔素和颗粒酶等。穿孔素是分子量为 60 kD 的具有杀伤功能的蛋白质。穿孔素单体在钙离子存在下,可以结合到靶细胞膜上,形成多聚体跨膜通道,导致靶细胞死亡。而 King 等发现,表达穿孔素的细胞可以杀伤对其敏感的 K562 肿瘤细胞,而对滋养层细胞杀伤力较弱。Croy 推测,早孕蜕膜组织中穿孔素的大量产生可能在子宫内膜局部发挥作用,它可直接杀伤子宫间质细胞,为滋养层细胞的侵蚀开创路径。蜕膜组织中的穿孔素阳性细胞经 IL-2 活化后对滋养层细胞瘤的细胞毒性高于对正常滋养层细胞,因此认为,穿孔素阳性细胞可以监视滋养层细胞的过度侵蚀,保证胎盘的正常形成。

近年来研究发现 Tc 不仅具有细胞毒性作用,还发挥免疫抑制的作用。CD8$^+$ Tc 如同 CD4$^+$ T 细胞一样,可分化为 Tc1 和 Tc2 两个功能性亚群,并可调节 Th1/Th2 细胞亚群的平衡。Tc1 分泌 IFN-γ、IL-2 等,可抑制 CD4$^+$ T 细胞向 Th2 细胞分化。Tc2 分泌 IL-4、IL-5、IL-6 等,可抑制 CD4$^+$ T 细胞向 Th1 细胞分化。同样,Tc1 和 Tc2 识别靶细胞均具有细胞毒性作用,均可通过分泌穿孔素和表达凋亡相关因子配体(FasL)发挥杀伤作用。Tc2 细胞与 Th2 细胞一样,在发生蜕膜化的子宫中增多。通过比较妊娠过程中的外周血和蜕膜中的 T 细胞发现,子宫蜕膜主要为 Th2 和 Tc2 细胞,其数量远远大于外周血。Lachapelle 等人发现复发性流产(recurrent miscarriage,RM)患者蜕膜中 CD8$^+$ 细胞减少,CD4$^+$/CD8$^+$ 的比值明显增加,从而确定了 CD8$^+$ T 细胞在妊娠中的重要作用。而经过有效治疗后患者体内 CD8$^+$ T 细胞百分率升高,CD4$^+$/CD8$^+$ 比值下降,调节母体环境有利于妊娠。

### 三、树突状细胞

妊娠免疫是一个复杂的生理状态。一方面,母体的免疫系统需要保持警惕状态以提防有害抗原入侵;另一方面,含有一半父方抗原的胎儿,又能逃逸母体免疫系统的识别。这种免疫平衡是正常妊娠的关键,同时也要求抗原提呈细胞在识别抗原的时候具有极高准确性,错误的识别引起的免疫级联反应就会导致疾病的发生。树突状细胞(dendritic cell,DC)是目前已知功能最强大的专职抗原提呈细胞(professional antigen presenting cell,PAPC),是连接抗原刺激和免疫反应的桥梁,在诱导免疫应答、T 细胞分化及免疫耐受形成中均起重要作用。DC 对母胎免疫耐受的调控不仅发生在母体全身免疫系统,而且也发生在妊娠子宫局部。

DC 是指呈典型树突状或伪足状突起、膜表面高表达 MHC-Ⅱ类分子、能移行至次级淋巴器官和刺激初始型 T 细胞(naïve T cells)增殖活化,并具有一些相对特异性表面标志的 PAPC,主要分布于胸腺髓质和周围淋巴器官的胸腺依赖区,但全身各个脏器除脑和睾丸外都有自己的 DC,数量极少。外周血中 DC 仅占单个核细胞的 0.1%～0.5%,而在妊娠蜕膜期 DC 占蜕膜细胞总数的 1%。

机体内存在不同类型的 DC 亚群,负责不同的功能。体内 DC 均起源于多能干细胞,根据其来源的不同主要分为髓样 DC(myeloid DC,mDC)和浆细胞样 DC(plasmacytoid DC,pDC)。mDC 分泌 IL-12,作用于 Th0 细胞使之向 Th1 细胞分化,诱导 Th1 细胞产生大量的 IFN-γ 和少量的 IL-4 与 IL-10,介导 Th1 免疫反应;pDC 分泌 IL-4,作用于 Th0 细胞使之向 Th2 细胞分化,刺激 Th2 细胞产生大量的 IL-4、IL-5、IL-10 和少量的 IFN-γ,不但介导 Th2 免疫反应,还通过抑制 mDC 前体细胞分化发育而负向调控 Th1 免疫反应。此外,根据在免疫反应中作用和发育状态不同,DC 又分为未成熟 DC 和成熟 DC,未成熟 DC 诱导免疫耐受,而成熟 DC 则激活效应性 CD4$^+$ 和 CD8$^+$ T 细胞,从而激发免疫排斥反应。

DC 在外周的免疫耐受作用主要表现在对 T 细胞的免疫耐受。一方面 DC 介导 T 细胞的克隆清除:T 细胞的克隆清除是免疫系统对特异性免疫耐受的一个重要机制,DC 在摄取抗原后,可将该抗原呈递给特异性 T 细胞克隆,并诱导其死亡。DC 通过交叉呈递的方式将自身的抗原呈递给 CD8$^+$ T 细胞,并接到了自身反应性 T 细胞克隆的清除。这种效应是与诱导凋亡的 Bim 蛋白相关和依赖于 Fas 与 FasL 之间的作用。另一方面,在妊娠的各个时期,母体的外周血和蜕膜中都有 Treg 细胞,DC 可能通过对 Treg 细胞的调控来抑制母体对胎儿的同种移植排斥反应,而在母胎免疫耐受中发挥重要作用。

近年来 DC 细胞在母胎免疫耐受中的作用逐渐引起人们的关注。Kammerer 等人对蜕膜中 DC 细胞的表型和分布进行研究,发现早孕期蜕膜中存在 HLADR$^+$ Lin$^-$ 的非成熟型 DC 细胞,免疫组化显示 DC 散在分布在蜕膜中,在种植部位可见其与滋养细胞很接近。将蜕膜 DC 细胞分离,发现其能够吞噬抗原,但却不能刺激初始型 T 细胞。Biolis 等对孕鼠子宫局部及外周血中的 DC 细胞在孕期的变化进行研究,发现 DC 细胞在孕 5.5 d 开始上升,8.5 d 达高峰,9.5~17.5 d 为平台期。在子宫局部只有小于 30% 的 DC 细胞表达 MHC-Ⅱ 类分子,表明大部分 DC 细胞处于非成熟状态,并且在孕 5.5~8.5 d,MHC-Ⅱ 类分子的表达明显下降。Plaks 等应用基因敲除技术在胚胎种植期清除孕鼠子宫局部 DC 细胞,结果导致蜕膜化失败和流产。Miyazaki 等证明在正常妊娠过程中 DC 调节 Th1/Th2 平衡向 Th2 为主的模式转化,使 TNF-α、IFN-γ 和 IL-1 等促炎因子表达下调,IL-10 和 IL-6 等抑炎因子表达上调,造成机体对异物的低敏感性,炎症反应受到抑制,形成母体对胚胎的正常免疫耐受。而且,研究表明人的 DC 可以通过 IDO 限制色氨酸的降解导致 T 细胞的增殖和活性受到抑制,介导母胎界面的免疫耐受;并且,研究发现在 RM 中 DC 的 IDO 表达量明显降低。另外,DC 的耐受性分子 CD200/CD200R 在受到刺激时下调其表达,通过类似于 CTLA-4-B7 的分子机制来抑制 T 细胞的增殖,而先兆子痫患者中 DC 的 CD200/CD200R 的表达要高于同孕周的正常妊娠组。由此可见,DC 细胞在胚胎种植和妊娠维持的过程中起重要作用。

DC 细胞除了对母胎界面具有免疫耐受作用之外,也参与妊娠期间子宫内膜的蜕膜化和血管新生。Riboldi 等证明人 DC 表达 VEGF、TGF-β$_1$ 和 IL-6 等促血管新生因子;同时,DC 可以分泌 IL-12、可溶性 VEGFR 和可溶性 FMS 样酪氨酸激酶 1(soluble FMS-like tyrosine kinase 1,sFlt1)等抑制血管新生因子。Barrientos 等研究人员证明在种植窗期前,小鼠子宫内血管周围有可以分泌 VEGF 和 TGF-β$_1$ 的 DC 存在;并且,Krey 等人进一步证明在种植窗期前去除 DC,胎盘发育受到影响并伴随着周围新生血管紊乱,最终导致胚胎着床失败。

## 四、巨噬细胞

巨噬细胞（macrophage cell，Mφ 细胞）具有非常重要的生物学作用，不仅参与非特异性免疫防御，而且是特异性免疫应答中一类关键的细胞，其广泛参与免疫应答、免疫效应与免疫调节。妊娠后血中高水平的雌激素可促进子宫内膜上皮细胞分泌集落刺激因子-1（colony stimulating factor-1，CSF-1），诱导巨噬细胞向子宫内膜的趋化及聚集。分泌期及妊娠早期受高水平激素的影响，子宫内膜巨噬细胞数量从增生期的 10％～15％ 增加至 20％～25％，同时分泌多种细胞因子，这些因子参与子宫局部细胞因子的网络形成，调节细胞的代谢、生长、分化，尤其是协助滋养细胞的功能、抑制免疫反应，松弛子宫平滑肌等，从而影响胚胎的着床及其后的生长发育。巨噬细胞在母胎界面的免疫耐受形成中起枢轴作用。

外周血中的单核细胞，被趋化因子趋化到子宫内膜中，在局部微环境的刺激下，分化为巨噬细胞。巨噬细胞的极化分型按照功能不同分为 M1 型和 M2 型巨噬细胞。以分泌促炎因子为主，发挥促炎功能的巨噬细胞称为 M1 型巨噬细胞，常见的 M1 型巨噬细胞的表面标志有 HLA-DR、CD197 等，可分泌 ROS、TNF-α、IL-4、IL-12、IL-23 和其他趋化因子；以抑制促炎反应、发挥组织修复功能为主的巨噬细胞称为 M2 型，常见的 M2 型巨噬细胞的表面标志有 CD209、CD206 和 CD301 等，可分泌 TGF-β、VEGF、EGF 等因子，同时，此类巨噬细胞固有免疫的受体和精氨酸酶活性上调。研究证明，在子宫内膜中，巨噬细胞以 M2 型为主。此外，M2 型巨噬细胞上调 IL-1R 拮抗物的分泌，进而参与妊娠过程的组织重构和免疫耐受。

根据已有文献总结，在正常妊娠期间，活化的巨噬细胞的功能如下。

（1）能有效地清除微生物和凋亡及异常细胞，保护胎儿免受感染。

（2）激活 Treg 细胞，具有分泌 PGE2 的功能。同时产生各种细胞因子，如 IL-1、IL-6、CSF-1、TGF-β、TNF-α、PGE2 和 NO 等，这些因子调节滋养细胞的代谢及其侵蚀性，维持局部的免疫抑制状态，从而影响胚胎的发育、着床。并可表达黏附分子素 αLαM、β₂ 亚单位，此外还可产生多种蛋白酶，如胶原酶、弹性蛋白酶和 NO 诱生酶等，前两种酶有利于胚胎生长的组织重建；NO 诱生酶则诱导产生 NO，NO 是一种重要的信使分子和生物活性物质，是目前已知双向调节血管新生与发育最主要的细胞因子。

（3）抑制 T 细胞增殖。研究发现，M-CSF 诱导的巨噬细胞能够通过诱导 IDO 抑制 T 细胞增殖。

（4）分泌细胞因子使 Th2/Th1 比值上升。

（5）抗原呈递功能下降。研究发现，妊娠期间，胎盘中巨噬细胞低表达与细胞免疫激活有关的细胞表面标志物 CD86、HLA-DR，几乎不表达 CD80、CD83，表现为抗原呈递功能下降，以维持正常妊娠。

巨噬细胞的功能异常是导致母胎耐受失常，发生 uRM 的重要原因之一。动物实验发现，巨噬细胞被过度活化后可导致流产。Gil 等报道，uRM 患者妊娠时，蜕膜巨噬细胞的特征为：分泌的细胞因子 Th1 型上升，Th2 型下降；不能及时清除凋亡的滋养细胞，凋亡细胞的蓄积促使胎儿抗原"泄漏"，引发针对胎儿抗原的免疫攻击，影响细胞因子的合成、释放，促进 Th1 作用，抑制 Th2 反应，并可进一步增加细胞凋亡。Gorczynski 等报道，巨噬细胞表面协同刺激分子 CD80、CD86 表达上升,抗原呈递能力增加,可刺激 Th1 型细胞介导的细胞免疫,引发母胎间免疫攻击,导致流产概率增加。

## 五、B 淋巴细胞

在外周血中,B 细胞占淋巴细胞总数的 10%～15%。而在子宫内膜中,B 细胞虽然数量稀少,仍然发挥着重要作用。体液免疫主要由 B 细胞承担,反映体液免疫的指标有 B 细胞分泌的免疫球蛋白或自身抗体、补体等。Mosmann 等通过细胞克隆技术证实,正常妊娠时,母体的生理现象以体液免疫为主,而封闭抗体作为一种体液免疫因素,被认为是妊娠成功的一个重要因素。目前部分学者认为封闭抗体是 HLA、滋养层及滋养叶淋巴细胞交叉反应抗原(TLX)等刺激母体免疫系统所产生的一类 IgG 抗体;它能抑制混合淋巴细胞反应,并与滋养细胞表面的 HLA 结合,覆盖来自父方的 HLA,从而封闭母体淋巴细胞对滋养层细胞的细胞毒作用,保护胚胎或胎儿免受排斥。研究表明,在妊娠初期的血清中可检测到封闭抗体,在妊娠晚期下降,分娩后 3～6 周又上升。如果封闭抗体产生不足,将引发母体对胎儿产生强烈的排斥现象,发生于孕早期可出现复发性流产,孕晚期则可出现妊娠高血压综合征、胎儿宫内生长迟缓,甚至出现胎死宫内。而国内外研究均表明:封闭抗体产生不足的患者,可有效通过丈夫和(或)第三方淋巴细胞皮内注射,刺激患者免疫系统使其产生封闭抗体,当患者再次妊娠时,所产生的封闭抗体便能识别胚胎半异体抗原,并与之结合,继而产生封闭作用,使胚胎得以正常生长发育。

而过度的 B 细胞活化也会影响正常妊娠。研究表明,子宫内膜异位症患者血中的免疫球蛋白升高、多克隆 B 细胞活化、出现多种自身抗体,抗子宫内膜、抗卵巢组织的自身抗体及抗组蛋白、抗磷脂及抗多核苷酸抗体效价都明显升高。

自身抗体是 B 细胞针对自身抗原成分所产生的对自身组织或器官起反应的抗体,正常人体血液中可以有低滴度的自身抗体,但不会发生疾病,即生理性自身免疫现象,主要功能是清除降解自身抗原和体内衰老、凋亡或畸变的细胞成分,并调节免疫应答平衡,从而维持机体的自身稳定。如果自身抗体和/或自身反应性 T 细胞攻击自身组织、细胞,导致其产生病理改变和功能障碍时,即为病理性自身免疫,形成自身免疫病。而自身免疫性疾病与妊娠失败有密切的关系。自身免疫性疾病患者体内 Th1/Th2 细胞比例失衡,Treg 细胞对 Th17 细胞的调节功能降低,各种炎性因子分泌增加,自身免疫耐受降低,这些因素的共同作用可能是导致妊娠失败的病因基础。

## 六、细胞因子

细胞因子(cytokines)是由免疫细胞(如单核、巨噬细胞、T 细胞、B 细胞、NK 细胞等)和某些非免疫细胞(内皮细胞、表皮细胞、纤维母细胞等)经刺激而合成、分泌的一类具有广泛生物学活性的小分子蛋白质。与生殖免疫相关的细胞因子包括白细胞介素(IL)、干扰素(IFN)、生长因子(GF)、肿瘤坏死因子(TNF)、细胞集落刺激因子(CSF)、趋化因子和黏附分子等。这些不同细胞因子之间相互协同、依赖又相互拮抗构成复杂的细胞因子网络,参与免疫调节,同时通过旁分泌或自分泌和内分泌因子调控一系列细胞功能,参与调节胚胎的着床、发育、影响子宫内膜的容受性和滋养层的黏附性等过程。

## (一)白介素

目前对白介素(interleukin,IL)的研究较多,其中子宫内膜表达多种白介素,如 IL-1～IL-7、IL-10 等。其中与胚胎着床关系较为密切的是 IL-1 和 IL-6。IL-1 的一种亚型 IL-1β 是着床必需因子,它可与其 I 型受体 IL-1R 结合,介导胚泡与子宫内膜上皮初次接触,并可刺激胚泡滋养层增殖。IL-1R 能促进胚泡着床,体外实验中,使用该受体的拮抗剂处理内膜后,着床率显著下降。另外研究发现,IL-1 能诱导 T、B 淋巴细胞增殖分化,促进细胞、体液免疫应答;同时它又是重要的炎症介质,能诱导单核细胞和多核粒细胞趋化浸润到炎症部位,使其参与炎症反应。IL-6 具有直接调节胚泡穿过上皮细胞基底层的能力;还能刺激子宫内膜软骨素硫酸多糖蛋白的合成和分泌,以调节胚泡的生长和胚胎的着床。

IL-1～IL-4、IL-7 可使子宫内膜出现类炎症反应,而有利于胚胎着床。IL-2 由活化的辅助性 T 细胞产生,是保障正常免疫功能的必要因子,具有免疫杀伤作用。在种植窗期(implantation window)子宫内膜 IL-2 分泌水平较低,下调 T 细胞增殖和分化,细胞免疫杀伤作用大大降低,从而有利于子宫内膜接受胚胎。IL-6 和 IL-10 有免疫营养作用,有利于妊娠及正常胎盘生长发育,它们在种植窗期的子宫内膜中分泌水平较高,此时抑制细胞免疫反应的细胞因子发挥主导作用。研究发现 IL-10 可通过抑制 p53 介导的凋亡信号途径从而抑制缺氧导致的滋养细胞凋亡而发挥效应。

IL-18 是由激活的巨噬细胞、上皮细胞和树突细胞等产生的 Th1 型细胞因子,是唯一能够依据免疫微环境刺激 Th1 或 Th2 细胞分化的细胞因子。一方面它能促进 T 细胞增殖,增强调节子宫局部 NK 细胞毒性;另一方面能单独或协同 IL-12 持续诱导 Th1 细胞的分化成熟并增强机体的细胞免疫反应,从而影响 Th1/Th2 平衡。另外,过量的 IL-18 可以导致母胎界面的血管发生病变。研究发现,在 RM 患者中,子宫 Th1 细胞明显增多,在高水平的 IL-18 及其他细胞因子的共同作用下,Th1 细胞对同种异体抗原的胎儿的免疫排斥作用进一步增强。

## (二)干扰素

干扰素-γ(interferon-γ,IFN-γ)是 Th1 型细胞因子,在体内主要由 T 细胞和 NK 细胞产生,具有抗肿瘤及免疫调节作用。在子宫内膜中,IFN-γ 还来自胎盘滋养层细胞及绒毛间质细胞,但其在胎盘上的受体主要分布于细胞滋养层,研究发现 IFN-γ 能够抑制滋养层细胞的生长。结果证实,高浓度的 IFN-γ 可能通过多种途径导致流产,一方面与 TNF-α 协同,使胚胎和胎儿的生长发育受到抑制;另一方面增强 TNF-α 诱导滋养层细胞的凋亡;同时 IFN-γ 及 TNF-α 可诱导滋养细胞、内皮细胞及上皮细胞表面特定黏附分子的表达,进而促进白细胞的黏附和激活,造成滋养细胞受损。Yang 等发现 RM 患者外周血 IFN-γ 水平显著高于正常未孕妇女。李昭荣等对 54 例 RM 患者血清及蜕膜组织中 IFN-γ 含量的测定结果表明,RM 患者血清及蜕膜组织中 IL-2 及 IFN-γ 的水平均高于正常对照组,进一步说明 IFN-γ 的水平升高与 RM 的发生有关。

然而,适量 IFN-γ 对于维持蜕膜的完整性和促进螺旋动脉血管的重建是必需的。研究发现,IL-18 单独或协同 IL-12 能够诱导 IFN-γ 的产生,而在子宫内膜也发现 IL-18 结合蛋白(IL-18BP)的大量表达,IL-18BP 能够抑制 IFN-γ 的大量产生,以维持子宫内膜 Th1/Th2 细胞因子的平衡。

### (三)生长因子

**1. 表皮生长因子(epidermal growth factor,EGF)**

调节细胞生长、增殖和分化。其家族包括 EGF、TGF、双调蛋白(amphiregulin)和肝素结合表皮生长因子(heparin binding-epidermal growth factor,HB-EGF)等。其中,只有 HB-EGF 和 TGF-β 对胚胎着床有直接作用。HB-EGF 主要由子宫内膜上皮产生,它可与胚泡滋养层细胞表面 EGF 受体和硫酸乙酰肝素蛋白多糖(HSPG)相结合,参与胚泡与内膜初次接触的调节。它可促使胚泡黏附于内膜上皮,并促进胚泡滋养叶的生长与入侵。TGF-β 存在于子宫蜕膜中,通过刺激滋养层诱导的着床位点黏附蛋白的表达,调节胚泡滋养层的分化,有助于滋养层的黏附。EGF 本身对着床作用不大,但它可调节胎盘的分泌功能,EGF 缺乏可导致胎盘功能不足而发生宫内发育迟缓。

**2. 白血病抑制因子(leukemia inhibitory factor,LIF)**

LIF 通过抑制分化影响细胞生长。当 LIF 水平下降时,细胞开始分化。研究发现,LIF 是一种控制胚胎着床的糖蛋白。LIF 存在于妊娠妇女的子宫内膜上皮、内膜肌层和内膜腺体中。在黄体期其分泌量明显高于增殖期,在妊娠早期人子宫内膜和蜕膜中表达量仍较高。有关 LIF 调节胚胎着床的直接证据来源于 LIF 基因突变的小鼠。利用同源重组方法获得 LIF 缺陷的纯合子小鼠,雌鼠能产生成活胚泡,但不能着床并进一步发育。当将这些胚胎移植到野生型小鼠子宫后,则可正常着床并发育成熟。这一实验证实,母体 LIF 的表达对于小鼠胚泡着床是十分必要的。LIF 很可能对人胚泡着床也是必需的,其作用主要表现在两方面:一是调节胚泡分化,并维持胚泡的多功能状态,使之与子宫内膜分化同步,利于着床。二是调节子宫内膜,为胚泡黏附、入侵做准备;在胚泡植入后,可激活金属蛋白酶、纤维溶酶原激活因子,以保持滋养层细胞的浸润能力,并有利于内膜蜕膜化反应。

**3. 转化生长因子-β(transforming growth factor-β,TGF-β)**

研究发现,子宫内膜的腺体及基质中均分布有 TGF-β,其表达水平与月经周期有关。TGF-β 的增加会抑制着床部位免疫反应,这是阻止母体对胚胎产生免疫排斥反应的重要机制。TGF-β 主要由 Treg 细胞分泌,亦可表达于子宫内膜和早期妊娠蜕膜内。它不但可以明显抑制 T 细胞增生及 NK、Tc 的活性,减少胚胎毒性,而且可以下调黏附分子水平,抑制白细胞附着到内皮细胞,并在其他抑制分子的参与下,使某些免疫豁免部位和重要器官维持在免疫耐受状态。

**4. 血管生成因子、成纤维细胞生长因子和促血管生成素**

胚胎形成时,胎儿绒毛外滋养细胞侵入子宫蜕膜,取代子宫螺旋动脉血管内皮细胞,完成血管重铸,以降低动脉血管压力,为胎盘提供丰富的血液供应。因此,母胎界面的血管生成在胎盘化过程中是一个受到精密调控的重要过程,有血管生成相关因子的参与,如 VEGF 家族和趋化因子家族的某些成员。

现认为参与血管生成的细胞因子大多数参与胎盘血管重铸,它们包括血管内皮生成因子(VEGF)、成纤维细胞生长因子(fibroblast growth factor,FGF)和促血管生成素(angio-poietins,ANG)家族及其相关受体,而 VEGF 和 FGF 是调控胎盘血管生成的主要细胞因子。VEGF 能够促进内皮细胞的有丝分裂,产生内皮细胞水解酶,刺激血管的渗透作用,所有这些都是血管生成的关键。在整个妊娠期间,VEGF 和 VEGFR mRNA 在胎儿胎盘组织都有表达。妊娠早期较多表达于胎盘的胎儿面,妊娠晚期 VEGF mRNA 在胎盘瘤和胎盘胎儿面绒毛间高度表达。妊娠早期 VEGF 蛋白主要表达于发育中的绒毛内毛细血管,妊娠晚期 VEGF 主要表达在胎盘母面的绒毛和胎盘子面的动脉上。

体内和体外实验都发现 FGF 能刺激子宫动脉、胎盘动脉、内皮细胞增殖。在调节血管生成的细胞因子中,FGF 是仅有的多功能因子,不但促进血管的生成发育,而且促进多种器官组织的发育和分化,如 bFGF(FGF-2)是最主要的卵巢血管生成因子,它刺激卵泡及黄体细胞的生长发育,促进黄体产生孕酮。FGF 还可以促进胚胎分化,尤其是中胚层的分化。整个妊娠期间均可在胎盘组织测到 FGF 的表达,FGF 在胚胎分化发育和血管生成过程中有极重要的作用,联系着胚胎发育与血管生成的同步性,妊娠早期 FGF 减少可造成胎盘和胚胎血管发育异常和早期流产。

VEGF 和 FGF 也参与调节胎盘的血流量。卵巢切除术后的山羊,雌激素治疗后,检测到子宫内膜的 VEGF 和 FGF mRNA 表达强烈上调,并且新生血管增多,血流量增加。同时,VEGF 和 FGF 可刺激内皮细胞产生 NO(一氧化氮,局部的血管扩张因子),NO 会继而调节 VEGF 和 FGF 的表达。

促血管生成素(angiopoietins,ANG)也是胎盘血管生成因子,其主要受体 Tie-2 在血管内皮细胞上,ANG2 是 Tie-2 的拮抗剂,与血管的退化有关,很可能是一个血管生成拮抗因子。ANG1 是 Tie-2 的激动剂,实验证明当胚胎缺少 ANG1 时将造成严重的心血管障碍,在妊娠中期造成胚胎死亡。虽然 ANG1 没有刺激内皮细胞增生,但在血管结构的改良及加强内皮细胞的活性方面有重要作用。与 VEGF 相同,ANG1 主要由近内皮细胞产生,辅助 VEGF 促进血管生成。

### (四)集落刺激因子

集落刺激因子(colony stimulating factor,CSF)可刺激不同的造血干细胞在半固体培养基中形成细胞集落,对不同发育阶段的造血干细胞起促增殖分化的作用,是血细胞发生必不可少的刺激因子。研究证明巨噬细胞集落刺激因子(M-CSF)由子宫内膜巨噬细胞和内膜基质细胞分泌,可调节小鼠子宫内膜蜕膜化,通过旁分泌方式调节子宫内膜基质细胞活化数目,使子宫内膜蜕膜化,但高水平的 M-CSF 可抑制蜕膜化过程中基质细胞的活化,抑制子宫内膜蜕膜化。膜结合性 M-CSF 存在于子宫内膜上皮,可与胚泡滋养细胞表面的 M-CSF 受体结合;可溶性 M-CSF 通过旁分泌作用,共同参与胚胎发育的调节;M-CSF 缺陷则孕卵不能着床。另外,研究发现粒细胞集落刺激因子(GM-CSF)可由雌激素激活,同时子宫局部产生的 GM-CSF 具有调节胚胎着床和胎盘生长发育的作用。

### (五)趋化因子

趋化因子(chemokine)是指由白细胞和某些基质细胞分泌的,可结合在内皮细胞表面,对中性粒细胞、单核细胞、淋巴细胞具有趋化和激活作用的细胞因子。趋化因子分为 4 类：①CX 亚族，由激活的单核细胞或巨噬细胞产生，主要促进中性粒细胞游走和趋化，包括 CX-CL8/IL-8、黑素瘤生长活性因子（GRO）、干扰素诱导蛋白（CXCL10/IP-10）和基质衍生因子（CXCL12/SDF-1）等。②CC 亚族，主要由活化 T 细胞产生，成员有单核细胞趋化蛋白（CCL2/MCP-1）、巨噬细胞炎性蛋白-1（MIP-1）和 T 细胞激活上调性表达分泌因子（RAN-TES）等，主要作用于单核细胞和淋巴细胞。③C 亚族，成员为淋巴细胞趋化蛋白（XCL1/lymphotactin）。④CX3C 亚族，成员是 Fractalkine，也称为神经趋化蛋白。趋化因子受体因配体的不同而相应地分为 4 组：CXCRC、CRC、X3CRX 和 CR。它们与配体结合后引发胞内复杂的信号转导级联反应，调节细胞功能。

研究发现，子宫内膜的趋化因子主要在分泌中期表达，包括 CC8（MCP-3）、CX3C1、CC4 和 CC14，而且此类趋化巨噬细胞的趋化因子大多数表达于腺体和腔上皮细胞、免疫细胞和蜕膜化的子宫内膜间质，提示这些趋化因子可能与胚胎植入有关。Dominguez 等使用 real-time PCR 证实，正常妇女子宫内膜趋化因子受体 CXCR1、CCR2B、CCR5 的表达在黄体期出现明显的上调，而 CXCR4 则在分泌中期的表达有显著上调，提示在植入窗口期的表达显著上调与胚胎的植入相关，推测这些趋化因子受体可能在较高的黄体水平基础上促进胚胎植入。

子宫内膜分泌的 CXCL1，在蜕膜化过程中水平明显升高，尤其是蜕膜间质成纤维细胞可高表达 CXCL1、CXCR2，CXCL1/CXCR2 表达于早孕滋养细胞前体上，它们是最先介导滋养细胞与蜕膜细胞相互作用的趋化因子的受体。CXCL9-11 与滋养细胞表面的 CXCR3 结合，能上调滋养细胞与子宫内膜的粘连。CX3CL1 和 CCL14 在子宫内膜脉管系统和蜕膜组织表达，滋养细胞上有其相应的受体 CX3CR 和 CCR1。体外实验证实：用 CX3CL1 和 CCL14 处理 AC1M-88 型滋养细胞，细胞内的 ECM-1、SPP1、TTGA6、MMP12 和 TTGB5 基因发生改变，导致滋养细胞与粘连蛋白的黏附作用增强，有利于滋养细胞迁至子宫基底膜上；同时滋养细胞可产生 CCL7、CX3CL1、CXCL3 和 CCL20-22。滋养细胞均表达 CCR1，其配体是 CCL1、CCL14、CCL16 和 CCL4，它们可由内膜上皮、蜕膜间质和血管内皮细胞产生。CX3CR1 特异表达在绒毛外滋养细胞上；也有人认为，CX3CL 和 CCL4 能部分阻止趋化因子对滋养细胞的募集作用。另外还观察到滋养细胞能分泌一些物质，上调蜕膜间质细胞 CXCL1、CXCL2、CCL8 和 CXCR4 的表达。蜕膜间质能高表达 CCR2、CCR5、CCR10，中度表达 CCR1、CCR3、CCR4、CCR6、CCR7、CCR9 和 CXCR6，不表达 CX3CR1 和 XCR1。母体细胞产生的多种趋化因子可与滋养细胞上相应受体结合，以自分泌或旁分泌的形式调节滋养细胞的迁移、侵蚀及增殖分化过程。

如果早孕期绒毛外滋养细胞的侵袭功能失调，将出现胎盘血管形成不足；在妊娠晚期将引发胎儿宫内发育迟缓，最终导致胎儿成年后罹患心血管疾病、糖尿病等多种健康问题，还将使孕妇面临严重的妊娠并发症。研究发现，滋养细胞依赖自分泌的趋化因子 CXCL12 和 CXCL16 促进其增殖，分泌的 CXCL16 也促进其向绒毛外滋养细胞分化，侵袭能力显著提高。

研究发现，趋化因子 CXCL8、CXCL1-3、CXCL5、CXCL6 和 CXCL7 能直接趋化内皮细

胞,促进血管的生成。趋化因子 CXCL4、CXCL10、CXCL9、CXCL12 对血管的生成起抑制作用。这两种类型的趋化因子均表达在母胎界面的子宫壁上。例如,抑制血管新生的 CX-CL12 选择性表达在子宫血管内皮细胞和血管内滋养细胞上,另一种具有抑制血管新生作用的趋化因子 CXCL11 广泛表达于蜕膜间质;而促进血管生成的趋化因子 CXCL2 和 CXCL1 的表达与 CXCL11 交错存在。母胎界面的血管生成促进因子和抑制因子同时存在,彼此间可能形成动态平衡以调控胎盘血管生成。

### (六)肿瘤坏死因子

肿瘤坏死因子(tumor necrosis factor-α,TNF-α)是单核-巨噬细胞、内皮细胞分泌的一种重要免疫活性物质。实验结果证明 TNF-α mRNA 表达水平在早期妊娠妇女外周血单核细胞中的表达受抑制,到妊娠 8 个月后才会有显著增高。另外研究发现,低浓度的 TNF-α 能促进妊娠妇女能量代谢及胚胎发育,提高孕激素及绒毛膜促性腺激素的合成,并且能刺激细胞滋养层生成尿激酶型血浆素原激活剂(uPA),有利于蜕膜细胞外基质降解及胎盘植入,对维持妊娠有重要作用。然而,高浓度的 TNF-α 可能通过多种途径导致流产:促进滋养细胞凋亡;提高 PGE2 合成,兴奋子宫平滑肌;激发 Th1 型免疫反应,排斥胚胎组织;激活凝血系统,促进胎盘滋养血管血栓形成等。

### (七)黏附分子

胚胎的着床过程,从生物学角度看来,应包括胚胎滋养细胞与子宫内膜上皮接触、黏附,继而滋养细胞侵入即与内膜间质黏附。这一生理过程主要涉及黏附分子与其配体相结合。黏附分子有四大类,钙调素家族、黏合素家族、选择素家族及免疫球蛋白超家族,其中与胚胎着床关系较大的是黏合素及钙调素。目前的研究发现,子宫内膜上皮于黄体期周期有 3 种黏合素,即 $\alpha_1\beta_1$、$\alpha_4\beta_1$ 和 $\alpha v\beta_3$ 的周期性表达,而内膜间质中也存在一些相应的配体。在胚胎滋养层中也有黏合素 $\alpha_4\beta_3$ 及其配体表达。所以,滋养细胞与内膜黏合素通过相互识别、相互连接,从而使内膜对胚胎具有"容受性",支持着床和早期妊娠。如果黏合素表达异常可导致着床失败、不孕或流产。研究表明,有的不孕症患者的内膜黏合素 $\alpha_4\beta_1$ 表达缺陷,部分黄体功能不全患者内膜黏合素 $\alpha v\beta_3$ 表达缺陷等。

越来越多的证据表明免疫细胞分泌的细胞因子可以影响子宫内膜的免疫活动,同时,子宫内膜中的一些细胞对免疫细胞合成和分泌因子也具有调节作用。这些都对妊娠期感染的防止及胚胎着床、生长、发育、早期胎盘形成起了重要作用。

(李玉叶)

# 第三节 卵 巢 免 疫

最早在 20 世纪 50 年代有人提出女性不孕似乎与卵巢免疫有关。近年来大量研究工作证实了卵巢的特异性抗原,并且指出,对卵巢所产生的自身抗体可以导致不孕,提示了通过卵巢免疫来阻断生殖过程的可能性。

## 一、卵巢结构与功能

卵巢主要由外层的皮质、内部的髓质和卵巢门三部分组成。卵巢门是卵巢与卵巢系膜的连接部分,内含神经和血管。卵巢具有生殖作用和内分泌作用。皮质的外层为卵巢白膜,其表面被覆一层立方上皮,称为生殖上皮,卵泡位于皮质的深层,包埋在基质中,基质是由结缔组织和间质细胞组成,后者来源于间(充)质细胞,能对 LH 和 hCG 起反应而产生雄激素。卵巢的髓质主要来自中肾细胞。卵巢中卵泡的生长是连续的过程,卵泡由一个卵母细胞和包绕在其周围的许多卵泡细胞组成。在青春期约有 4 万个。从青春期开始,卵巢在垂体周期性分泌的促性腺激素影响下,每 28 d 左右有一个卵泡发育成熟,并排出一个卵子。从青春期至绝经期有 400～500 个卵泡发育成熟并排卵,其余大部分卵泡退化成为闭锁卵泡。绝经期后,卵巢内几乎已不见卵泡。人类在 8 周龄胚胎卵巢开始出现生殖细胞或卵原细胞的有丝分裂。在 20 周龄的胎儿卵巢中卵原细胞已从 6 万个增殖至 700 万个,出生后 15 周胎儿的卵细胞开始闭锁。卵原细胞进入首次减数分裂转变成原始卵子,并停留于减数分裂前期。此时,粒层细胞前体围绕于原始卵子形成早期卵泡。性成熟时卵子数减少至 30 万～40 万个。在卵巢生长过程中卵子退化或闭锁是自然发育现象。成熟前卵巢衰竭与卵子成熟前闭锁及不孕症直接相关。目前卵巢早衰越来越年轻化,其人群也在不断扩大,而卵巢又是与女性生殖直接相关。引起卵巢衰竭的病因很多,染色体异常、酶和促性腺激素受体效应及环境因素均可在卵巢发育的任一阶段引起卵巢衰竭。其基本发病机制是生殖细胞减少,卵泡闭锁加快,生殖细胞破坏。卵巢产生类固醇能力下降导致一系列内分泌变化。近年来有报道认为抗卵巢自身免疫病可导致早期卵巢衰竭发生。影响卵巢功能的免疫病理机制与自身免疫性卵巢炎的发病机制相同。有研究报道,39% 的不孕患者与自身免疫有关,需进一步研究证实抗卵巢内生殖细胞、粒层细胞、膜细胞和透明带的自身抗体的存在。动物实验证明人卵巢具有特异性抗原,抗卵巢免疫具有显著的抗生育效应。抗卵巢免疫可引起卵巢衰竭。抗卵巢免疫的抗生育作用机制值得进一步探讨。由于受到用于生化和免疫化学研究的人类卵巢的来源限制,对目前发现的卵巢自身抗体所识别的抗原研究很少。这些抗原本质特性的研究对进一步阐明抗卵巢免疫与卵巢衰竭及不孕症的关系有重要意义。

## 二、卵巢抗原

在相关研究中发现卵巢具有特异性抗原,并且推论无排卵症的发生与自身免疫有关。很多学者对抗原在卵巢内存在的部位及自身免疫产生的机制进行了多方面的探讨。目前一致认为,人类卵巢特异性抗原的性质为以下几点:①与血清蛋白不同。②与其他动物的卵巢在免疫学上可能有交叉反应。③在免疫电泳中,存在于 β 球蛋白区。卵巢抗原成分有颗粒细胞、黄体细胞、透明带、甾体激素产生细胞、卵细胞和内皮细胞等。已知在全部卵巢抗原中,以透明带的免疫性最强。透明带抗原可刺激同种或异种机体产生免疫反应,抗透明带抗体与透明带结合能干扰卵子与卵泡细胞间的信号交流,导致卵泡和卵子的闭锁。经抗透明带抗体处理的卵子失去与同种精子的结合能力。抗透明带抗体在体内还能干扰孕卵脱壳而妨碍着床。

### 三、抗卵巢抗体及其他抗体

自 1966 年首次报道在卵巢早衰（POF）妇女血中找到抗卵泡抗体后,人们开始注意到免疫学因素对卵巢功能的影响。近年来,越来越多的研究表明免疫系统直接或间接地参与卵泡的发育与闭锁过程,影响着卵巢的功能。正常妇女体内存在一定量的非致病性抗卵巢抗体（AoAb）,这可能与清除体内衰老组织细胞有关。免疫细胞的异常引起卵巢损伤或排卵细胞入血,引发自身免疫反应,导致某些相对分子质量的 AoAb 产生增多或产生新的异常 Ao-Ab,作用于上述卵巢抗原的特异性靶细胞,引起过度的抗原抗体反应,导致卵巢细胞的病理性损伤,使卵泡过度闭锁,影响卵巢生殖内分泌功能,从而发生 POF 及不孕。有报道称 POF 患者血清中 AoAb、抗透明带抗体（anti-zona pellucida antibody,AZpAb）均比正常妇女组高,有资料表明 ELISA 检测 AoAb 可以代表 POF 诊断确切的标记。AZpAb 近年来亦受到重视。有研究者早期用间接免疫荧光技术检测到 POF 患者血中的 AZpAb,提出生育年龄妇女排卵过程中反复的透明带破裂及吸收,使机体处于抗原刺激的敏感状态而产生 AZ-pAb。部分研究认为 Zp3Ab 和 T 淋巴细胞的应答可能是自身免疫性卵巢炎的致病机制,而最主要的致病机制是 T 细胞所调节。现已发现人类 Zp3 基因和 Zp3 蛋白的主要结构,这有助于对人自身免疫性卵巢炎及 POF 的研究。抗体的分类证明,各组抗体以 IgG 为主,IgA、IgM 也有一定的比例。卵巢包含有处于不同发育时期的卵细胞、透明带、颗粒细胞等多种组织成分,每种成分都可能因其抗原的异常表达而引起 AoAb 的产生。而抗原、抗体的免疫反应可导致卵巢的病理损伤。卵细胞的损伤,导致自然受孕率降低以致不孕。透明带的损伤可影响卵子的排出、精子穿入和胚胎着床。颗粒细胞的损伤可影响雌孕激素的产生,从而降低卵巢的生殖内分泌功能。

### 四、外周血淋巴细胞

外周血淋巴细胞主要包括 T 细胞和 B 细胞,我们将从以下几个方面进行论述免疫细胞与生殖系统疾病发生的关系。

#### （一）CD4+、CD8+ T 细胞

对卵巢免疫的研究报道多集中于卵巢中淋巴细胞和浆细胞的浸润、外周血 T 淋巴细胞分布及卵细胞或颗粒细胞自身抗体的产生。近年来,越来越多的报道表明细胞免疫对卵巢早衰及不孕起着至关重要的作用,而 CD4+ 和 CD8+ T 细胞是细胞免疫中的主要免疫细胞。CD4 是一种单链糖蛋白,结构与免疫球蛋白相似,主要表达于部分外周血成熟的 T 细胞和胸腺细胞上,亦可见于单核-巨噬细胞和某些树突细胞表面。CD8 分子由 $\alpha$ 和 $\beta$ 链组成二聚体,分子结构与免疫球蛋白具有同源性,主要表达于 T 细胞、胸腺细胞和某些 NK 细胞上。CD4 和 CD8 分子是 T 细胞的辅助受体,能分别与 MHC-Ⅱ类和 MHC-Ⅰ类分子结合,增强 T 细胞与 APC 或细胞毒性 T 细胞与靶细胞的相互作用,并辅助 T 细胞受体（TCR）识别结合抗原肽。CD4+ T 细胞在外周淋巴组织中约占成熟 T 细胞的 65%,其 TCR 识别由 13～17 个氨基酸残基组成的抗原肽,由 MHC-Ⅱ类分子呈递。CD4+ T 细胞能促进 B 细胞、T 细胞和其他免疫细胞的增殖与分化,协调免疫细胞间的相互作用。CD8+ T 细胞在外周淋巴组织

中约占成熟 T 细胞的 35%,其 TCR 识别由 8～10 个氨基酸残基组成的抗原肽,由 MHC-Ⅰ 类分子呈递。CD8$^+$ T 细胞可特异性杀伤靶细胞,是免疫应答的主要效应细胞,在抗病毒、抗肿瘤免疫和移植排斥反应中起着重要作用,同时也有多种免疫调节作用。同时,由于 T 细胞表达和分泌细胞因子,后者可直接作用于 B 细胞,产生抗体,从而破坏卵泡。当机体免疫异常,卵巢抗原启动 CD4$^+$ T 细胞,使 CD4$^+$ T 细胞的数量增加、功能增强。Th 细胞的表型为 CD4$^+$ 细胞,根据分泌细胞因子和所介导功能的差异分为 Th1 和 Th2 两个亚型。Th1 细胞主要分泌 IL-2、IFN-γ 和 TNF-β,介导迟发型变态反应( delayed type hypersensitivity, DTH)和巨噬细胞活化等细胞免疫应答;Th2 细胞分泌 IL-4、IL-5、IL-6 和 IL-10,介导体液免疫应答。Th1 和 Th2 细胞是一对重要的调节细胞,同时又相互抑制,它们的失调与感染性疾病和自身免疫性疾病相关。例如,有文献报道,许多器官特异性自身免疫疾病的发生与 Th1、Th2 亚群的变化有关。在正常卵巢周期中,因排卵及卵泡闭锁导致的卵泡衰竭一般发生于 45～50 岁的妇女。在 POF 中,Th1 细胞占优势,可能与其分泌的细胞因子 IL-2、INF-γ 等诱导颗粒细胞及黄体细胞 MHC-Ⅱ类抗原的表达有关,诱发自身免疫应答,使颗粒细胞和卵泡受到破坏,从而发生 POF。卵巢功能减退闭经时,CD8$^+$ 增加是自身免疫性卵巢炎在外周血的反映。报道称在 POF 患者体内,CD8$^+$ 细胞明显增加。在自身免疫疾病中,常出现 CD4$^+$ 细胞调节功能上升,CD8$^+$ 细胞调节功能下降,当 CD8$^+$ 细胞作为一个整体,虽然其数量是增加的,但其调节功能下降,机体的自身免疫反应亢进。随着年龄增大,受胸腺控制的 T 细胞功能及其产生的细胞因子水平下降,受骨髓调控的 B 细胞功能及其分泌的免疫因子,各类免疫球蛋白分子亦下降,个体免疫功能下降,与机体衰老呈平行关系。CD4$^+$/CD8$^+$ 细胞两者比例明显下降,患者出现的闭经、衰老及体内存在的免疫异常,不仅与细胞的相对数量有关,还与其调节功能有关,即与淋巴细胞亚群失衡有关。正常外周血 CD4$^+$/CD8$^+$ 细胞比例恒定,POF 者外周血 CD8$^+$ T 细胞明显升高,CD4$^+$/CD8$^+$ 细胞的比值下降,与血清雌二醇水平相关,如果用结合雌激素及二甲脱氢孕酮周期替代治疗后,外周血 CD8$^+$ T 细胞下降,CD4$^+$/CD8$^+$ 细胞比值恢复,说明雌激素下降是妇女自身免疫性疾病发病率高的重要因素之一。

### (二)CD16$^+$ 细胞

在 CD16$^+$ 亚群淋巴细胞中,主要起作用的是自然杀伤(NK)细胞。NK 细胞是一种不需抗原致敏的非特异性的自然杀伤细胞,年轻妇女 NK 细胞数高于老年人;POF 患者外周 CD16$^+$ 细胞比健康育龄妇女显著升高。CD16$^+$ 细胞数增高是免疫功能亢进的一种表现,可能引起自身免疫性卵巢炎,成为卵巢早衰的一个发病原因。

### (三)B 细胞

由于 CD4$^+$ T 细胞能广泛表达和分泌细胞因子,如 TNF-γ 等。这些细胞因子可直接作用于 B 细胞,促进 B 细胞增殖、分化和分泌免疫球蛋白,同时 B 细胞也可诱导 CTL、NK 和 LAK 等多种杀伤细胞分化和发挥效应,导致卵巢的抗原靶细胞损伤或凋亡。卵巢的过度损伤及凋亡,造成卵泡闭锁,排卵障碍,最后发生 POF,直接导致不孕。

## 五、细胞因子

细胞因子是一类具有广泛生物活性的激素样多肽。近年来,细胞因子对卵巢功能的作用日益被人们所认识和关注,成为一个新的研究领域。TNF-α、IL-1、IL-6、IL-8、IFN-γ、GM-CSF 等多种细胞因子可参与卵巢功能的调节。这些细胞因子在免疫系统与内分泌系统之间起着信息传递的作用,当卵巢功能下降时,细胞因子活动也发生相应的变化。

### (一)IFN-γ

IFN-γ 是激活的 T 淋巴细胞的产物,由卵巢剩余的巨噬细胞和颗粒细胞分泌。其破坏后,则发生自身免疫应答,诱导细胞 MHC-Ⅰ、MHC-Ⅱ类抗原的表达,从而抑制细胞增长,诱导细胞分化及某些肿瘤细胞凋亡。IFN-γ 刺激颗粒细胞 MHC-Ⅱ类抗原的表达,而 MHC-Ⅱ类抗原与自身诱导细胞 MHC-Ⅱ类免疫反应有关。当颗粒细胞表达 MHC-Ⅱ类抗原时,则可刺激免疫应答,导致卵泡破坏。当卵巢内所有卵泡都破坏时,则发生卵巢早衰(POF)。根据有关研究报道,卵巢闭锁是由 IFN-γ 开始并激活一系列细胞因子而引起。当机体免疫异常时,卵巢抗原激活 $CD4^+$ T 细胞,使 $CD4^+$ 的细胞数量增加或功能增强,因此 $CD4^+$ T 细胞表达和分泌细胞因子如 IFN-γ 数量增加,这些细胞因子可直接作用于 B 细胞,促进 B 细胞增殖、分化和分泌免疫球蛋白,也可诱导 CTL、NK 和 LAK 等多种杀伤细胞分化和发挥作用,导致卵巢的抗原靶细胞损伤或凋亡(如颗粒细胞、黄体细胞、卵细胞)。由卵巢的过度损伤及凋亡,造成卵泡过度闭锁,排卵障碍,最后发生不育及 POF。

### (二)IL-1

IL-1 系统在卵泡发育、排卵和黄体功能调节等方面均具有重要作用。当机体内的 IL-1 下降时,卵泡的发育及闭锁受到影响,从而出现排卵障碍,分泌雌、孕激素下降,卵泡闭锁加速等。

### (三)IL-6

IL-6 是一种具有广泛作用的细胞因子,人 B 细胞、成纤维细胞和巨噬细胞可产生 IL-6。IL-6 可控制未成熟卵泡的发育和优势卵泡的选择并促进卵泡闭锁。在正常情况下,局部产生的 IL-6 可影响下丘脑-垂体和内分泌腺体的激素分泌。IL-6 下降时,出现激素分泌的异常,从而发生 POF,直接造成女性不孕。

### (四)其他

如 IL-8 是中性粒细胞趋化吸附/激活因子和血管生成因子。在卵巢功能活动中,IL-8 可能是一种重要的白细胞趋化因子。GM-CSF 是由被激活的白细胞分泌的具有多种功能的免疫介质,近年来发现它对卵巢功能的调节具有一定的作用。

## 六、补体

由于补体系统活化后可裂解多种细胞,其中肥大细胞和血小板等可释放生物活性物质,增加血管通透性,具有白细胞趋化作用,参与炎症的介质作用,引起机体损伤。研究表明:在 POF 患者中,补体 C3 稍高于健康育龄妇女,补体 C4 明显高于健康育龄妇女;在总补体溶血活性(CH50)方面,卵巢早衰患者明显高于健康育龄妇女,提示卵巢早衰可能是外周血 CH50 增高引起卵巢局部的自身免疫性卵巢炎,可造成女性不孕。

总之,抗卵巢免疫在不孕中起到一定作用,抗卵巢免疫可引起卵巢衰竭,导致成熟前卵泡闭锁和卵子退化,直接造成女性不孕。但到目前为止,对卵巢免疫的相关研究还处于初步阶段,还有很多不确定的影响因素,期待在未来研究中,有更多人能进一步加强该方面研究,从而进一步理解并能解决因免疫造成的不孕疾病,包括卵巢早衰。

(周小丹　谢青贞)

## 第四节　女性神经-生殖内分泌-免疫调节

神经-生殖内分泌-免疫调节是近代医学宏观调控理论的一大发展,将机体作为一个大的循环池,着眼于解析各个系统及其组织细胞间的相互联系,生殖内分泌-免疫调节网络是其重要组成部分。大量研究集中于神经-生殖内分泌与免疫系统之间的联系机制,二者之间的共同化学语言如共同分享配体与受体更受到普遍的关注和研究。神经-生殖内分泌系统产生的肽类激素、神经递质及某些细胞因子,也可由免疫系统产生,由于共享配体及受体,使二者之间得以相互影响、相互调节。这一发现使神经-生殖内分泌的经典作用机制进一步深入和拓宽,形成了一个复杂的神经-生殖内分泌与免疫系统的作用网络,调节着人体的多种功能,特别是女性神经-生殖内分泌-免疫调节方面。

### 一、免疫细胞产生神经内分泌激素

免疫细胞可通过产生神经内分泌激素如促肾上腺皮质激素(ACTH)、促甲状腺激素(TSH)、促性腺激素、催乳素、生长激素、下丘脑释放激素来影响生殖系统。

#### (一)免疫与 ACTH

1980 年发现感染病毒的淋巴细胞可产生一种与 ACTH 具有共同抗原特性和生物活性的蛋白质,此物质局限在垂体及大脑内,相继大量实验研究报道人类及鼠的淋巴细胞产生一种肽类物质,称为阿黑皮素原(proopi-omelancortin, POMC),以后证实 POMC 即为 ACTH 的前体,且进一步证实淋巴细胞内含 POMC mRNA,淋巴细胞可形成 POMC 合成物,此合成物缺乏外显子 1 及外显子 2,但却合成全部外显子 3,而外显子 3 可被皮质激素释放激素(CRH)调节,糖皮质激素可抑制此作用。进一步研究发现 CRH 可刺激巨噬细胞产生 IL-1,进而诱发 B 淋巴细胞产生具有生物活性的 POMC。将淋巴细胞与肾上腺细胞联合培养,发现由肾上腺细胞分泌的糖皮质激素可被淋巴细胞分泌的 ACTH 所刺激,此作用可被抗 ACTH 抗体所抑制,进一步验证了 IL-1 与 ACTH 之间的相互影响,说明激活的淋巴细胞可表达 POMC,即免疫细胞可产生 POMC。

#### (二)免疫与 TSH

在人及鼠体内发现一种与促甲状腺素 B(TSHB)有关的 RNA。在人类周围循环中葡萄球菌肠毒素 A，一种可使 T 淋巴细胞分裂的毒素，可促进 TSH 亚单位特异性的免疫荧光反应。此外，在 T 淋巴细胞 Hut-78 瘤株上，发现与垂体 TSH 同样大小的 TSH，也受促甲状腺素释放激素（TRH）的刺激和三碘甲状腺素的抑制，说明免疫细胞在特定条件下也可产生与垂体 TSH 相似的 TSH。

### （三）免疫与促性腺激素

淋巴细胞可对黄体生成激素释放激素（LHRH）的刺激发生应答而分泌一种免疫反应产物，即黄体生成素（LH），它与垂体所分泌的 LH 具有同样结构的 β 亚单位。此外，经 T 细胞激活的小鼠淋巴细胞可反应性地产生两种促卵泡素（FSH），一种分子量与垂体 FSH 相同，而另一种则分子量较大。此外，发现脾脏与骨髓中含有抑制素（inhibin）及激活素（activin），至于这两种激素是否对淋巴细胞所产生的 FSH 起作用，则尚有待于进一步阐明。

### （四）免疫与催乳素及生长激素

研究发现激活的淋巴细胞内含有与催乳素（PRL）和生长激素（GH）相同的 mRNA，推测淋巴细胞可能也是这两种激素的来源。由淋巴细胞所产生的 PRL 分子量大于垂体 PRL，前者比后者长 150 个核苷酸，经严格控制的对照研究发现二者异源性蛋白大小范围为 11～36kD 及 46～60kD。此差异与蛋白溶解、糖基化及凝集等翻译后的修饰有关，PRL 在淋巴细胞中的基因调控可能包括了糖皮质激素和激活淋巴细胞的分子及某些未知因素。免疫学及生物学技术研究还发现人及鼠的淋巴细胞可以产生 GH，它具有与垂体 GH 相同的生物活性。现已克隆出与垂体 GH 相似的 cDNA。促生长激素释放激素可促使其分泌增加，而 IGF-1 和生长激素释放激素抑制素（SOM）则抑制其分泌。

### （五）免疫与下丘脑释放激素

根据免疫细胞可产生神经内分泌激素，同时，释放激素（releasing hormone，RH）对免疫细胞可发生作用，推测免疫系统也可能产生释放激素。在小鼠胸腺及脾脏中和人淋巴细胞中所得的 CRH 分子结构与下丘脑 CRH 相似，但其调节功能不同。淋巴细胞所产生的 CRH 对垂体细胞有生物活性，经 CRH 刺激后的淋巴细胞可产生 POMC 等事实，提示淋巴细胞除具有直接的免疫调节作用外，还可通过诱发 POMC 间接影响免疫功能。GHRH 为发现的第二个免疫细胞产生的释放激素，小鼠淋巴细胞所产生的 GHRH 与下丘脑所产生的 GHRH 分子量相同，抗体亲和色谱分析后作分子量大小分离显示，新合成的峰值（5kD）的 GHRH 可与垂体 GHRH 受体结合，并使垂体和淋巴细胞中的 GHRH mRNA 合成增加。此外，还发现 GHRH 对具有与垂体细胞上相同的 GHRH 受体的白细胞及免疫细胞也有生物作用。以上结果有力地说明免疫系统与神经-内分泌系统之间的双向作用。

## 二、神经-内分泌系统对免疫系统的影响

生殖内分泌系统主要通过激素来调节免疫功能。影响细胞生长和代谢的任何内分泌腺，都可能对免疫细胞增生和蛋白合成具有非特异性的作用。

### （一）末梢效应激素

末梢效应激素直接作用于有关细胞，影响其代谢和功能。相关末梢效应激素有性激素、

肾上腺皮质激素、甲状腺素、前列腺素（PG）等,其中性激素主要以雄激素、雌激素及孕激素的作用最为明显。

### 1. 雄激素

睾酮具有免疫抑制作用,能延长去势动物的移植排斥。胸腺细胞上有雌激素及睾酮受体,可使淋巴组织成熟。雄激素的免疫抑制作用在于改变基因的活性而影响结构。

### 2. 雌激素

因使用剂量不同,具有免疫抑制及免疫刺激的双重作用。一般大剂量雌激素抑制免疫功能,小剂量时则起促进作用。正常月经周期及妊娠时淋巴细胞反应随雌激素的变化而波动。雌激素对体液免疫亦具有抑制及促进双重效应。雌二醇还能极大地增强对脂多糖刺激的前列环素生成反应。在卵泡期进行的交配行为,可能把带有脂多糖的细菌带入子宫,这时正是雌二醇分泌的高峰期;前列环素的血管扩张性,应能在子宫颈管黏液屏障薄弱时,增加子宫动脉的血流量,因而具有明显的保护性意义。

### 3. 孕激素

孕激素在妊娠相当的浓度下影响啮齿动物和人的免疫应答,通过孕激素受体发挥转录因子的作用。在生理浓度下孕激素就能抑制脂多糖（LPS）诱导的前炎性细胞因子 TNF-α 和 IL-1 的产生。孕激素对前炎性细胞因子的抑制作用不如地塞米松。孕激素受体和糖皮质激素受体拮抗剂米非司酮能逆转孕激素对 LPS 诱导的 TNF-α 和 IL-1 的抑制作用,还能部分拮抗地塞米松的抑制作用,表明孕激素的调节作用与它们的受体有关。

### （二）肾上腺皮质激素

肾上腺皮质激素是一种常用于临床的免疫抑制剂,药理剂量时可抑制免疫应答,而有些则需大剂量才起抑制作用。其抑制细胞免疫的机制:①抑制 T 细胞向抗原沉积处移动。②阻止淋巴因子释放。③干扰淋巴细胞引起的靶细胞溶解。④减少参与非特异反应的单核细胞数。⑤阻断淋巴细胞和单核细胞包括巨噬细胞在局部的相互作用。⑥减少血清免疫球蛋白。肾上腺皮质网状带可以分泌性甾体激素,其分泌的性激素以雄激素为主,主要为脱氢表雄酮;也分泌少量雌激素,主要是雌二醇。

### （三）甲状腺素

甲状腺素在个体发生阶段中对于维持免疫系统功能是必不可少的:人淋巴细胞有 T3 受体。适量的甲状腺素可促进 T 细胞从胸腺流向外周血,有利于 T 细胞和 B 细胞的分化。它还能恢复甲状腺功能,减弱小鼠产生抗体的能力,也能促进受辐射后的豚鼠胸腺再生,但大剂量则起相反作用,导致胸腺退化。

### （四）前列腺素（PG）

前列腺素是一种强有力的局部免疫调节剂。一方面,前列腺素 E（PGE）可通过增加细胞内 cAMP 的含量而起作用,是 T 细胞转化的强抑制剂,并能抑制 B 细胞产生抗体和巨噬细胞的吞噬功能。另一方面,免疫活性细胞在免疫应答中能释放 PG。

### （五）下丘脑促垂体激素释放激素

促垂体激素释放激素如促甲状腺激素释放激素（TRH）、促肾上腺皮质激素释放激素

（CRH）、促性腺激素释放激素（GnRH）及生长激素释放激素（GHRH），对免疫系统的影响是通过各种靶腺所分泌的激素在外周血中水平变化而间接体现的。下丘脑分泌的生长抑素（GIH）可阻滞内毒素引起的白细胞增多，抑制 T 细胞释放骨髓克隆刺激因子。此外，还存在促肾上腺皮质激素释放因子（CRF），它是下丘脑分泌的一种生物活性物质，它能使血浆中的 ACTH 和 β-内啡肽浓度增加 5～20 倍。机体进行免疫应答时能提高下丘脑的活动，使有活性的释放激素分泌增加，特别是 CRF 有明显增加。在免疫反应中产生的 IL-1 作用于下丘脑 CRF 合成神经元上，能促进 CRF 的合成和分泌。CRF 主要通过以下几方面来影响生殖的功能：首先 CRF 含量的增加能诱发 ACTH 和皮质酮水平的增加，现已证实 ACTH 能抑制 LH 和 FSH 对 GnRH 的反应性；其次，研究表明 CRF 不但能降低血浆 LH 的含量，而且能抑制 GnRH 的释放，同时还能抑制排卵。CRF 在下丘脑通过抑制 $K^+$ 诱导 irGnRH（immuns reactive GnRH）免疫反应性，促性腺释放激素的释放而影响血浆中 LH 含量及排卵。内源性 CRF 能调节下丘脑-垂体-性腺轴的活动，而与性腺轴的功能状态无关。CRF 抑制 LH 分泌可能通过下丘脑 β-内啡肽分泌活动而起作用。

GHRH 对免疫系统也有调节作用，GHRH 可刺激白细胞中的 GH mRNA 合成，刺激淋巴细胞增生和抑制 NK 细胞的活性及趋化性反应。

### （六）垂体合成的激素

垂体合成的激素包括 TSH、ACTH、LH、卵泡刺激素（FSH）、GH 及催乳素（PRL）可调节免疫系统功能，通过影响细胞生长和代谢的任何内分泌腺，从而可能影响生殖功能。

**1. TSH 对免疫系统作用**

首先从无胸腺的小鼠身上发现甲状腺功能低下，因而推测甲状腺与免疫系统有关。TSH 可与中性粒白细胞、单核白细胞及 B 细胞结合，鼠脾脏 TSH 受体对 B 淋巴细胞有特异性作用。此外，还发现鼠脾细胞含有丰富的 T 细胞及 B 细胞，但却未能测出 TSH 受体，而经 LPS 刺激后表现出具有高亲合力的 TSH 受体。TSH 的免疫性还可从它可促进 T 细胞抗体的产生这一现象中得到证实，在培养抗体的培养液中，必须有 TSH 才能表现出抗体的应答，TRH 还诱导脾细胞产生 TSH，以上结果提示垂体对免疫系统可起到自分泌和（或）旁分泌的调控作用。

**2. ACTH 对免疫系统作用**

机体受到抗原刺激时，免疫细胞分泌的某些细胞因子能迅速激活下丘脑-垂体-肾上腺皮质轴，促进 ACTH（促肾上腺皮质激素）和糖皮质激素的大量分泌和释放。具有一定片段的 ACTH 分子（ACTH-1～ACTH-39）能影响促性腺激素的分泌。ACTH 能降低 LH 对内源性 GnRH 的反应性。近期研究证实 ACTH 对促性腺激素的调控是直接作用，ACTH 直接介入了垂体促性腺激素分泌的调控，ACTH 能明显抑制促性腺激素的分泌，使 LH 和 FSH 分泌呈抑制状态。ACTH 对生殖功能的影响有待更加深入的认识。

**3. LH 及 FSH 作用**

有关这方面的研究较少，有报道 T 淋巴细胞有 LH 受体，LH 可调节小鼠细胞因子与 γ-球蛋白的分泌，同时，不同浓度的 LH 受体可增加小鼠对促细胞分裂剂的增殖效应。由此推测，LH 可能对体液与细胞免疫均有调节作用。此外，由垂体释放的调控 FSH 的抑制素与激活素可以调节淋巴细胞的功能,如抑制素可诱发单核细胞的趋化性,且呈剂量相关性,激活素则促进单核细胞的移行活性;抑制素还可降低 IFN-γ 的产生,而此作用可为激活剂所抑制。以上结果表明,抑制素和激活素可影响免疫系统的某些参数,参与细胞介导的免疫功能。

**4. GH 及 PRL 作用**

已知淋巴细胞含有 GH 及 PRL 受体,GH 及 PRL 对免疫应答有强大的调节作用,GH 及 PRL 受体高于淋巴造血系统所分泌的细胞因子受体的超家族成员。有研究表明 PRL 在细胞内与受体结合,也具有自分泌的作用,此作用较之细胞表面受体的作用大。细胞因子可在神经内分泌激素的作用及其受体表达中起作用。对 GH 受体的分子结构的认识已获得较大的进展,迄今已克隆出 GH 受体及其序列。GH 受体激活后可使酪氨酸激酶活性增强,与其他激素一样,其作用受 GH 结合后的影响。大量资料表明 GH 对免疫系统有重要作用,体外研究发现 GH 的免疫调节作用表现在:①可刺激正常及去垂体大鼠脾及胸腺中 DNA 及 RNA 的合成。②刺激中性白细胞分化、红细胞生成、骨髓细胞增殖。③影响胸腺的发育。④对 T 细胞和 NK 细胞起作用,切除垂体后 NK 细胞的溶细胞活性降低,但给予 GH 后活性可部分恢复。⑤刺激巨噬细胞产生过氧化离子。T 细胞被 GH 刺激后可诱发 IGF-1 受体表达,表明 IGF-1 在激活 T 细胞中有重要作用。GH 可刺激局部 IGF-1,从而通过自分泌或旁分泌形式刺激组织生长。白细胞的许多功能可被 GH 激活,同样也可为 IGF-1 激活,提示 GH 对免疫细胞的作用受 IGF-1 的调节。体内 GH 对免疫细胞的影响还表现在当给小鼠注射 GH 抗体时可导致胸腺退化,无 GH 的侏儒小鼠合成抗体的功能下降。注射 GH 可使胸腺增大和胸腺细胞增生。GH 还可刺激胸腺素(thymatin),IL-1、2,TNF-a 诱发 NK 细胞的细胞毒活性。由此可知,GH 对胸腺的作用呈基因多效性。此外,内源性 GH 在白细胞诱发 IGF-1 过程中起重要作用,表现在抗 GH 抗体可抑制 IGF-1 的产生。因此,GH 的功能呈自/旁分泌网络,体内及体外研究均证实由淋巴细胞诱发的 GH 对免疫系统有重要免疫调节作用。

## 三、免疫系统对神经-生殖内分泌系统的影响

神经系统和内分泌系统关系密切复杂,免疫系统可通过活性因子和免疫物质影响神经-生殖内分泌系统进而影响生殖功能。

### (一)免疫活性因子

白细胞介素-1(IL-1)是一种具有广泛生物学活性的多肽。IL-1 与神经-内分泌免疫调节环路的作用:IL-1 被认为是免疫系统和神经-内分泌系统之间相互作用的化学信使,在生殖过程中,体内产生的 IL-1 可抑制下丘脑分泌 LHRH,LHRH 减少抑制垂体分泌 LH 和 FSH,从而引起性腺减少分泌雌激素和孕激素等,影响 IL-1 的生成。IL-1 还可以通过下丘脑-垂体-肾上腺(HPA)轴等环路影响生殖功能。在性腺水平 IL-1 能抑制睾丸间质细胞和卵泡内膜细胞雄激素的分泌来抑制其生殖活动,甚至能直接影响生殖细胞的生长和发育。

### (二)精浆免疫物质

关于精浆免疫抑制物质已被大量报道,精浆中的免疫抑制物质主要来自前列腺、精囊等

一些附属性腺精浆中的免疫抑制物质,可能包括 Zn（或和肽、蛋白质的结合物）,子宫珠蛋白,转谷氨酰胺酶等。精浆中的免疫抑制物质的抑制作用是多方面的,它们能抑制淋巴细胞,巨噬细胞和多形核白细胞的功能,并同样具有抑制补体和抗体的作用。有研究报道精浆中也含有大量免疫促进性成分。在猪的精浆中,占有总蛋白半数以上的蛋白质是猪精浆蛋白（PSP）,包括 PSP-1 和 PSP-2,以及包括 PSP-1 和 PSP-2 杂合二聚体,PSP-2 可促进混合淋巴细胞反应中的淋巴细胞增殖。近年来的研究发现,PSP-1 和 PSP-2 增强刀豆球蛋白（Co-nA）诱导的淋巴细胞增殖。

### （三）子宫、输卵管特异性免疫调节物质

辅助性 T 细胞主要包括 1 型 T 细胞和 2 型 T 细胞。由 2 型 T 细胞产生的细胞因子称作 2 型细胞因子。啮齿类动物妊娠过程中,胎盘主要产生 2 型细胞因子。在附睾、睾丸、卵巢及男女生殖道内,存在大量巨噬细胞,这类细胞通过对生殖细胞的直接作用或分泌细胞因子,调节配子细胞的成熟和性激素的分泌。

免疫系统是一个极为复杂的系统,在维持机体的稳态和健康方面起着重要的作用。免疫系统本身有着非常精细的调节机制,它的各个部分在功能上相互依赖、相互制约、相互协调。然而,和其他系统一样,免疫系统在体内也不是一个"孤立、自主"的系统。大量事实证明,免疫系统受神经和内分泌系统的调控,反过来,免疫系统也调节着神经和内分泌系统,形成一个神经-生殖内分泌-免疫调节网络。

（周小丹　谢青贞）

# 第三章 卵子抗原

早在 20 世纪就有人提出女性不孕症似乎与卵细胞免疫有关。随后有研究发现了抗卵巢抗体，该抗体能损伤卵巢组织进而引起卵巢早衰，这一过程属于抗卵巢的自身免疫反应。由此推测体内可能存在卵细胞特异性抗原。自 70 年代开始，人们对透明带（zone pellucida，ZP）抗原进行了大量研究，并由此而派生出针对 ZP 的免疫避孕和与此相关的不孕症病因探讨。本章将重点介绍卵子抗原及相应抗体引起的生殖免疫疾病。

## 第一节 卵子抗原的理化性质

为方便理解卵子抗原的理化性质，首先需了解卵子的生长发育过程及结构组成。所以在论述卵子抗原的形成、分型及抗原抗体免疫等核心知识之前，以下将介绍卵子的发育相关基础理论知识。

### 一、卵子的发生

#### （一）卵子发育过程

**1. 概述**

卵泡发育主要包括卵巢周期前卵泡形成与发育和卵巢周期中卵泡发育与成熟。胎儿出生时卵巢有 15 万～50 万个卵泡，后经过一系列的生理变化，数目大量减少。到青春期以后卵母细胞的数量逐渐减少至 3 400 个左右。而在育龄妇女，只有 300～400 个卵母细胞发育成熟，并经排卵过程排出，剩余的以卵泡闭锁的形式消退。在妇女一生中，始基卵泡成批地、连续不断地发育一直到绝经，在此发育过程中，卵泡内部会发生一系列的分子与细胞结构的变化。

**2. 始基卵泡**

在胚胎早期，人类卵巢中就开始形成卵原细胞和初级卵母细胞。胚胎 16 周至生后 6 个月，单层梭形前颗粒细胞围绕着停留在减数分裂期的初级卵母细胞形成始基卵泡（primordial follicle），这是女性的基本生殖单位，也是卵巢储备的唯一形式。卵泡自胚胎形成后即进入自主发育和闭锁的轨道，这一过程并不依赖于促性腺激素。

进入青春期后，卵泡由自主发育推进至发育成熟的过程则依赖于促性腺激素的刺激。育龄期每月发育一批卵泡，经过募集、选择，一般只有一个优势卵泡可达到完全成熟，并排出卵子，其余卵泡自行退化，称卵泡闭锁。始基卵泡到初级卵泡的转化即启动募集（initial recruitment）。

### 3. 窦前卵泡（初级与次级卵泡的分化）

始基卵泡的梭形前颗粒细胞分化为单层立方形细胞后称为初级卵泡（primary follicle）。初级卵泡内的初级卵母细胞体积增大，核大呈泡状，核仁深染，胞质内高尔基复合体、粗面内质网、游离核糖体等均增多。与此同时，初级卵母细胞和颗粒细胞合成并分泌黏多糖，在卵母细胞周围形成一层含糖蛋白的嗜酸性膜，称透明带（zona pellucida，ZP）。

初级卵泡颗粒细胞的增殖使细胞的层数增至 6～8 层（600 个细胞以下），卵泡进一步增多并进入卵巢髓质，称为次级卵泡。次级卵泡出现卵泡刺激素（follicle-stimulating hormone，FSH）、雌激素（estrogen，E）和雄激素（androgen，A）受体，具备了对上述激素的反应性。

### 4. 窦卵泡

在雌激素和 FSH 的协同作用下，颗粒细胞间积聚的卵泡液增加，最后融合成卵泡腔，卵泡直径进一步增大，称为窦状卵泡（antral follicle）。窦状卵泡经过周期募集、选择，并形成优势卵泡。同时，颗粒细胞内出现 LH 受体和催乳素（prolactin，PRL）受体，具备了对 LH、PRL 的反应性。

### 5. 成熟卵泡

成熟卵泡又称排卵前卵泡（preovulatory follicle），是卵泡发育的最后阶段。窦状卵泡体积增大，直径达 18～23mm。核呈空泡状，染色质较少，核仁明显，胞浆内富于卵黄颗粒，并且积累了大量的腔液，为排卵做好准备。

### 6. 排卵

卵细胞和它周围的一些卵丘颗粒细胞一起被排出的过程称为排卵（ovulation）。排卵过程包括卵母细胞完成第一次减数分裂和卵泡壁胶原层的分解、排卵小孔的形成和小孔形成后卵子的排出活动。LH 峰是即将排卵的可靠标志，出现在卵泡破裂前 36 h。LH 峰使初级卵母细胞排出第一极体完成第一次减数分裂成为次级卵母细胞。次级卵母细胞随即进行第二次减数分裂，并停留于第二次减数分裂的中期（metaphase Ⅱ，MⅡ），MⅡ卵为具备受精能力的成熟卵子。

### 7. 黄体形成及退化

排卵后卵泡液流出，卵泡腔内压较前明显下降，卵泡壁塌陷后形成许多皱壁，残留在卵泡壁卵泡颗粒细胞及内膜细胞开始向内侵入，周围仍有结缔组织的卵泡外膜包围，共同形成了黄体（corpus luteum）。卵泡颗粒细胞和卵泡内膜细胞在 LH 排卵峰的作用下进一步黄素化，形成黄体细胞。

若排出的卵子得以受精，黄体则在胚胎滋养层细胞分泌的人绒毛膜促性腺激素（human chorionic gonadotropin，hCG）的作用之下增大而转变为妊娠黄体，到妊娠 3 个月末才退化。此后胎盘形成并分泌甾体激素而继续维持妊娠。若排出的卵子未能成功受精，则黄体在排卵后的 9～10 d 开始退化，黄体功能仅限于 14 d。

### （二）卵子结构

卵子呈球体型，中心是含有核的原生质，外面是固有的卵黄膜，在卵黄膜的外侧由透明带包围着刚排卵的卵子，在透明带周围还有放射冠围绕。

**1. 放射冠**

紧贴卵母细胞透明带的一层卵丘细胞呈放射状排列,称之为放射冠。放射冠细胞的原生质形成突起,伸进透明带,与卵母细胞本身的微绒毛相互交织。排卵后的数小时,输卵管黏膜分泌纤维分解酶使放射冠细胞脱落,卵子便裸露出来。

**2. 卵膜**

卵子表面有明显的两层膜,即卵黄膜和透明带。卵黄膜相当于普通细胞的细胞膜,它是卵母细胞的皮质分化物,它与体细胞的原生质膜的结构和性质是基本相同的。卵黄膜为典型的双层膜结构,膜上有微绒毛,排卵后微绒毛逐渐减少或者消失。透明带,是一均质而明显的半透明的膜样结构,一般认为它是由颗粒细胞和卵母细胞形成的细胞间质。在电镜下观察,卵母细胞的微绒毛和放射冠细胞的突起伸入透明带,特别是后者,有一部分可以贯穿整个透明带,以给卵母细胞供应营养物质。卵黄膜和透明带之间形成卵周隙,卵母细胞成熟分裂产生的极体即存在于卵周隙中。卵膜的作用是保护卵子,且受精时对精子有选择作用,阻滞多精子入卵,使受精过程正常进行。

**3. 细胞质**

卵细胞内含 RNA、蛋白质、脂质、糖原等物质。在次级卵母细胞内,细胞核的周围密布线粒体、多泡小体及高尔基体等细胞器,当进入生长期,这些细胞器则分散到整个细胞质中,并且数量也增加。高尔基体移向表层,这与透明带和皮质颗粒的形成相关,皮质颗粒内容物释放至卵周隙中,可引起卵黄膜和透明带反应,阻止多精子入卵。

**4. 细胞核**

据观察,兔和人的初级卵母细胞具有大而圆的卵母细胞核,核膜上有许多核孔,染色质分散于核质中,此外还有 1～2 个高密度纽扣状核仁。次级卵母细胞的核仁较小,为圆形,核质呈细小粒均匀分布,核孔比初级卵母细胞明显,呈有规则的排列。

## 二、免疫抗原

凡是能刺激机体产生抗体和致敏淋巴细胞,并能与之结合从而发生特异性免疫反应的物质称之为抗原(Ag)。刺激机体产生抗体和致敏淋巴细胞的特性称为免疫原性;与相应抗体结合后发生反应的特性称为反应原性或免疫反应性。1969 年,Sela 对抗原的主要功能提出了如下定义:免疫原性即引起免疫应答的能力,可以用特异性抗体的形成和(或)特异效应淋巴细胞的产生来衡量;抗原与特异性抗体和(或)细胞受体相结合后发生反应的能力,即反应原性或免疫反应性。

在抗原的概念中,除了免疫原性和反应原性外还加入变应原性和耐受原性,这使得对抗原的理解更为全面。变应原性是指引起具有特异性和(或)效应淋巴细胞致敏的动物产生一种变态反应和组织损伤的能力;耐受原性是指引起具有特异性免疫无反应的能力,包括抗体形成或细胞免疫。

既具有免疫原性又具有抗原性者称为完全抗原(complete antigen),只有抗原性而没有免疫原性者称为不完全抗原(incomplete antigen),也称之为半抗原(hapten)。完全抗原有两个基本特性,一是它能刺激动物机体产生抗体或者使淋巴细胞被致敏,即免疫原性;二是能在体内或者体外(或试管内)与这些物质相结合发生反应,即抗原性。我们常提及的各种微生物、疫苗及血清都是完全抗原。不完全抗原(半抗原)即是凡是不能单独刺激机体产生免疫应答,即无免疫原性,与蛋白原结合后才具有免疫原性,但单独能与相应抗体相结合的物质。例如类固醇激素、cAMP、cGMP 等都是需要与载体结合后才具有免疫原性。

现代免疫学的观点认为,免疫是指生物体能够"识别异己"和"排斥异己物质"的功能。随着免疫学基础理论研究的深入,以及其他相关学科发展的推动,目前免疫学研究范围有所扩大,并渗透到各个医学领域。生殖免疫学的研究最早是在低等动物中进行,认为受精是受抗原、抗体样反应规律所控制的现象,随后人们又进一步研究高等生物中的免疫反应与生殖的关系。早在 1921 年,就有人认为不明原因的不孕症有可能与免疫因素的影响有关。直到60 年代初,生殖免疫学才有新的发展,广泛认为人类的性腺与生殖细胞及所产生的激素均具有抗原性,可以导致免疫反应,进而对生殖过程中的各个环节产生影响。其中在卵子的发生、发育、受精,乃至受精卵的植入、胚胎的发育及分娩等一系列生殖过程中,母胎之间存在着极其复杂的免疫学问题。本章主要介绍卵子相关抗原及抗原抗体反应介导的生殖功能障碍。

## 三、卵细胞的抗原类型

有研究将卵子分离为透明带和去除透明带的卵细胞质两部分,分别作为抗原进行实验。用除去透明带的卵细胞质作为抗原所获得的抗体,发现该抗体对卵子受精能力无明显阻碍作用,但对精子受精能力形成阻碍。然而,用卵子的透明带作为抗原所获得的抗体,对精子受精能力无明显阻碍,但对卵子的受精能力形成阻碍。说明卵子确实存在特异性抗原组织,其抗原性在透明带和卵细胞质有所不同,这些不同的抗体或成为阻碍同种和异种动物受精的主要原因。

与卵母细胞相关抗原的信息相对较少。目前研究较为广泛的有 ZP 抗原,即卵透明带抗原。ZP 是一种高度组织化的动态结构,对卵子发生、受精和早期胚胎发育至关重要。早在70 年代末,就相继在豚鼠、大鼠、小鼠、兔、猪和人等 ZP 上证实有特异性抗原存在。

### (一)ZP 抗原组成

ZP 是卵泡发育过程中由卵子合成和分泌的一种透明的糖蛋白基质,外层是卵泡细胞分泌的酸性糖胺多糖,内层是卵母细胞分泌的中性糖胺多糖。

一般来说,哺乳动物的 ZP 基质多由 3 个或 4 个糖蛋白组成。在小鼠中,ZP 由 3 种糖蛋白组成,分别为 ZP1、ZP2 和 ZP3,ZP4 是假基因。猪、牛和狗的 ZP 基质也由 3 个糖蛋白组成,但没有 ZP1,而是由 ZP4 取代。大鼠和猴的 ZP 包含所有 4 种糖蛋白,即 ZP1、ZP2、ZP3和 ZP4。

生化分析表明,ZP 有 18 种氨基酸,碳水化合物的主要成分为 N-乙酰葡萄糖胺、半乳糖与唾液酸。目前认为透明带抗原决定簇部位中糖蛋白内的糖分子可以与抗透明带抗体特异性结合。不同动物之间 ZP 的组成不同。在猪体内,ZP 糖和蛋白的比例为 29% 和 71%;而在小鼠中二者的比例则为 70% 和 30%。

### (二)ZP 抗原超微结构

在人类中,ZP 厚度从 10 $\mu m$ 到 31 $\mu m$ 不等。成熟人类卵母细胞的 ZP 外表面由互相连接的细丝形成的网状结构组成,每个网状结构均由 ZP2 和 ZP3 通过非共价键结合,并与 ZP1 交联形成。成熟卵子 ZP 基质外表面的孔隙比内表面大,呈海绵状外观,可促进精子的穿透。相比之下,未成熟或闭锁的人卵母细胞的 ZP 基质的超微结构更紧凑,显示出更少的精子可穿透性。因此,在受精过程中,ZP 对精子与卵细胞间的相互识别和特异性结合具有重要意义。

用小鼠模型研究了 ZP 的合成及分泌,发现在卵母细胞表面和周围卵泡细胞之间存在着不均匀分布的 ZP 糖蛋白。在卵母细胞早期生长阶段,ZP 糖蛋白呈六角形排列,孔大小均匀。随着卵母细胞的生长和体积的增大,ZP 糖蛋白在卵母细胞周围形成一层均匀的膜,同时卵泡细胞的长突起可穿越透明带与卵母细胞膜接触,在卵泡细胞和卵母细胞突起间或卵泡细胞之间以桥粒和缝隙连接相连。这些结构有利于卵泡细胞将营养物质输送给卵母细胞及细胞间离子、激素和小分子物质的交换、信息沟通、功能协调。

### (三)ZP 的生物学功能

精子与卵子结合必须先与 ZP 上的特定部位接触、黏附,并发生反应,精子只有穿过透明带方能到达卵子与其结合。ZP 不仅存在于卵泡内的卵细胞表面,也存在于受精后体胚。因此 ZP 在识别同种精子受精,阻止多精子穿入和保护着床前受精卵等方面有重要作用。

多数哺乳动物的 ZP 由 3 类糖蛋白构成,即 ZP1、ZP2 和 ZP3。其中 ZP3 最重要,因为 ZP3 具有精子受体的活性。以下介绍哺乳动物中普遍存在的 ZP2 和 ZP3。

#### 1. ZP2

在 ZP2 缺失的小鼠中,卵泡早期的薄透明带基质不能维持到排卵前。将 ZP2 缺失的雌性小鼠与正常雄性小鼠交配后未发现二倍体胚胎,表明 ZP2 在受精和胚胎早期的发育过程中发挥了重要作用。

#### 2. ZP3

利用胚胎干细胞通过同源基因重组使小鼠 ZP3 基因发生断裂而不能正常表达 ZP3,产生的纯合子阴性(ZP3-/-)雌鼠没有生育能力。并且,该类小鼠卵母细胞(包括生长卵母细胞)均完全缺乏 ZP,而杂合子(ZP3+/-)雌鼠卵母细胞 ZP 厚度只有正常的一半。

在顶体酶的作用下,精子穿过放射冠,并与透明带上精子受体糖蛋白分子 ZP3 相作用,使精子释放顶体酶,穿过透明带进入卵子内。受精开始时,人精子头侧面赤道部的胞膜与卵细胞膜接触,随即精子的细胞核和细胞质进入卵内。精子进入卵子后,卵子浅层细胞质内的皮质颗粒立即释放其内容物到卵膜周围间隙中,引起了透明带中 ZP3 糖蛋白分子变化,使透明带失去接受精子穿越的功能,与此同时,随着皮质颗粒的膜与卵细胞膜融合使细胞表面负电荷随之增多,从而制止精子质膜与卵膜的融合,称为皮质反应(cortical reaction)。透明带结构发生变化,称为透明带反应(zone reaction)。此时,透明带对精子的结合能力下降,防止了多精子受精的发生,保证了人类单受精的生物学特性。皮质颗粒的内容物(一种胰酶样蛋白酶)除能破坏或灭活透明带上与精子结合的受体,还能使透明带中肽链间的交联增加,对顶体蛋白酶的敏感性减弱,制止精子穿透。通常情况下,虽然有数个精子穿越透明带,但只有一个精子进入卵细胞内,使之受精。在异常情况下,可以有两个精子参与受精,即双精受精。两个精子同时进入卵子形成三倍体细胞的胚胎,此种胚胎均流产或出生后很快死亡。

受精后 30 h,受精卵借助输卵管蠕动和输卵管上皮纤毛推动,向宫腔方向移动。同时开始进行有丝分裂,称为卵裂(cleavage),形成多个子细胞,称为分裂球(blastomere)。受透明带限制,子细胞虽增多,并不增大,以适应输卵管狭小的空间,方便移动。受精后 50 h 为 8 细胞阶段,至受精后 72 h 分裂为 16 个细胞的实心细胞团,称为桑葚胚(morula),随后早期胚泡形成。受精第 4 日早期胚泡进入宫腔。受精第 5～6 日早期胚泡的透明带消失,总体积增大,继续分裂发育形成晚期胚泡并被子宫内膜覆盖,这一过程称为受精卵着床(implantation),也称为受精卵植入(imbed)。

综上,哺乳动物卵子透明带生理功能:①保护卵巢中的卵子。②在受精的起始阶段与精子识别并结合。③在透明带穿入反应后协助并阻止多精子受精。④调节卵子及发育中胚泡的渗透压。⑤保护输卵管及子宫中运行的卵子或胚泡。⑥在着床前散开,以使胚胎游出并着床。

### 四、卵子抗原与生殖免疫

能诱导宿主发生自身免疫应答的物质称为自身抗原。正常情况下免疫系统不会将自身抗原作为外来物,但当机体受到外伤或感染等刺激,就会使隐蔽的自身抗原暴露或改变自身的抗原结构,或者当免疫系统本身发生异常,免疫系统将自身物质当作抗原性异物来识别,诱发自身免疫应答,引起自身免疫疾病。

#### (一)抗 ZP 抗体与生殖功能

在卵巢自身免疫性炎症的动物模型中,向小鼠体内注射透明带抗原,可以检测到小鼠的卵巢功能改变、卵巢炎症发生和出现透明带抗体。Papale 等人对 11 例不明原因的不孕或输卵管病变的患者的卵泡液进行检测,发现在同一卵巢内,卵泡液中含有 ZP 抗体的卵子受精失败,提示可能与自身免疫反应有关。ZP 抗原诱导的免疫应答以体液免疫为主,亦即引起抗体产生与分泌。与其他抗原一样,当它们进入体内后,迅速集中在局部淋巴结,3～5 周后产生的抗体效价达到最高峰,以后逐渐下降。

ZP 具有很强的抗原性,主动或被动免疫动物均可诱发产生抗体。此外,ZP 还具有异种交叉免疫应答特性,如猪 ZP 与人卵的 ZP 之间有交叉抗原性。1977 年,Shivers 等用猪的 ZP 抗原进行间接免疫荧光技术,首次检测出人血清中抗 ZP 抗体。随后,借助于特异、敏感的酶联免疫吸附测定技术,发现有 15%～20% 不明原因不孕妇女血清中存在抗 ZP 抗体,随着年龄的增长,其抗 ZP 抗体阳性率有升高趋势。

抗 ZP 抗体的产生机制尚不清楚,一些学者认为可能是机体在每次排卵后局部反复吸收 ZP 抗原,其免疫应答方式为免疫耐受,但当机体遭受与 ZP 有交叉抗原性的其他抗原刺激后,产生的各种致病因子可使 ZP 变性,体内免疫识别功能发生障碍导致免疫调节功能失调,使机体对 ZP 正常免疫应答而产生抗 ZP 抗体。

抗 ZP 抗体与透明带抗原结合后在透明带表面形成沉淀带可干扰精卵的识别而阻止受

精。体外实验表明,抗透明带抗体阻止受精可能有两个机制:①抗体遮盖了精子受体,从而阻止了精子和卵子的识别与结合。②抗体可使透明带结构稳定化以抵抗精子顶体酶的消化作用,从而阻止了精子的穿透。即使受精过程得以进行,由于透明带结构改变,也可使胚泡被禁锢在透明带内而不能着床。至于抗体如何改变透明带结构的分子机制还不完全清楚,很可能是抗体与透明带表面寡糖链的糖基特异性结合,形成交叉的网格结构。这种广泛的交联可使透明带结构改变,进而使得精子不能再识别透明带表面精子受体的空间结构,无法再溶解结构已改变的透明带。

### (二)抗卵巢抗体与生殖功能

研究发现,部分卵巢早衰(premature ovarian failure,POF)患者的卵巢和卵母细胞自身抗体均阳性,而部分患者只有一种自身抗体呈阳性。在动物实验中,将诱导卵巢自身免疫性炎症的 T 细胞转移到正常小鼠体内时,未出现卵巢抗体的小鼠卵巢功能正常,而在存在卵巢抗体的情况下,卵巢功能发生障碍。这些发现提示卵巢抗体在卵巢自身免疫性疾病的病理过程中起着间接的作用。

目前将患者卵巢组织作为抗原而引起的自身免疫反应定义为自身免疫性卵巢炎,自身免疫性卵巢炎是自身免疫性不孕的重要原因之一。卵巢中卵泡的发育、成熟、排卵及分泌雌、孕激素是一个复杂的生理过程,一些不明因素导致卵巢内组织抗原特性的改变或体内其他组织可能存在与卵巢相近的抗原,使机体产生了抗卵巢抗体(anti-ovarian antibodies,AOA)。AOA 以卵母细胞、颗粒细胞等的胞质成分为靶抗原,可位于卵巢颗粒细胞、卵母细胞、黄体细胞和间质细胞内。AOA 阳性与低妊娠率及高 POF 风险密切相关。在感染及创伤等情况下大量卵巢抗原释放,可刺激机体产生抗原抗体的局部反应,导致 AOA 的产生。近年来的研究认为,AOA 的产生大致源于以下原因:①自身免疫功能异常。②感染、手术等原因导致卵巢抗原增加。③与体外人工受精时多次穿刺取卵有关。

AOA 影响不孕可能是多方面的:① AOA 通过与卵巢和子宫内膜结合,发生抗原抗体反应,影响胚胎的植入。② 针对卵泡颗粒细胞 FSH、LH 受体、透明带、卵细胞,从而阻碍卵泡发育、成熟、排卵及性激素分泌。③ 在补体作用下,产生细胞毒作用,破坏卵巢细胞,还能干扰孕卵破壳而妨碍着床。④使 T 淋巴细胞浸润导致卵巢促性腺样物质增多,引起下丘脑垂体卵巢轴功能紊乱,间接影响卵泡发育,继而导致不孕。

总之,配子的免疫学问题十分复杂,有很多问题目前还不是十分清楚,随着免疫技术及基因工程等相关技术的不断发展和完善,人们对精卵的免疫学特性及功能会逐渐明了,有希望在配子免疫性不孕症的治疗和免疫性避孕方面取得突破性进展。

# 第二节 自身免疫性卵巢炎

## 一、自身免疫性卵巢炎概述

卵巢自身免疫的概念自 50 多年前卵巢早衰患者体内抗卵巢抗体的发现而提出。

　　自身免疫性卵巢炎(autoimmune oophoritis)是指卵巢组织作为抗原引起的自身免疫性疾病,与卵巢早衰、多腺体自身免疫综合征和多囊卵巢密切相关,表现为卵巢萎缩、局部炎性细胞浸润、无排卵等。患者外周血中抗卵巢抗体滴度升高,活化的 T 淋巴细胞百分比增加。卵巢中卵泡发育和成熟障碍,闭锁卵泡增多,颗粒细胞层有大量淋巴细胞浸润,以 T、B 淋巴细胞、巨噬细胞和 NK 细胞为主。短期内给予大剂量免疫抑制剂治疗有助于恢复卵巢功能,辅助生殖技术可提高妊娠率。

### (一)发病机制

#### 1. T 淋巴细胞亚群异常

　　T 淋巴细胞亚群之间相互影响与免疫耐受有关。病理情况下,抑制性 T 淋巴细胞($CD8^+$)减少、辅助性 T 淋巴细胞($CD4^+$)增加将导致自身免疫性疾病的发生。动物实验中,T 淋巴细胞的抑制作用减弱可导致自身免疫性卵巢炎。在临床病例的研究中也发现了自身免疫性卵巢炎患者的外周血中活化的 T 淋巴细胞比例升高,亚群比例改变。

#### 2. B 淋巴细胞功能异常

　　表现为多种抗卵巢抗体的表达增加。抗卵巢抗体包括抗卵子抗体、抗透明带抗体、抗卵泡膜细胞抗体,抗颗粒细胞抗体和抗 FSH 受体抗体等。B 淋巴细胞需在辅助性 T 淋巴细胞和单核-巨噬细胞的帮助下成熟,CD4 细胞数量和功能的亢进及 MHC-Ⅱ类抗原使 B 淋巴细胞分泌过量的自身抗体,形成抗原抗体复合物,可产生细胞毒作用,从而破坏卵细胞、影响精卵结合、干扰受精卵脱壳而妨碍着床,影响卵巢的生殖和内分泌功能。50%～70%卵巢早衰和少许多囊卵巢患者体内自身抗卵巢抗体阳性。

#### 3. 自身抗原的影响

　　将小鼠的卵巢组织匀浆后免疫同基因型动物,可导致自身免疫性卵巢炎,提示卵巢抗原在自身免疫性卵巢炎中发挥作用。另外,病理性特异性 T 淋巴细胞可同时识别非卵巢性肽链和透明带(zona pellucida,ZP)ZP3 肽链,发生交叉反应,导致自身免疫性卵巢炎的发生。

#### 4. MHC 抗原的表达

　　自身免疫性疾病均可表现为 MHC 的过量表达。正常 MHC-Ⅱ抗原存在于活性 T 淋巴细胞、成熟的 B 淋巴细胞和呈递抗原的树突状细胞表面,通过识别靶抗原调控免疫反应。在人自身免疫性卵巢炎的颗粒细胞中发现致密的 MHC-Ⅱ抗原存在。

#### 5. 细胞因子的作用

　　异常的免疫反应可导致某些细胞因子分泌失常。MHC-Ⅱ抗原、IL-2 的表达增加可导致 T 淋巴细胞功能失调;IL-6 可促进 B 淋巴细胞成熟和分泌过量的自身抗体。

### (二)病理改变

#### 1. 卵巢的病理改变

　　受累卵巢呈多个滤泡的囊性改变,少部分表现为双侧卵巢萎缩。淋巴细胞浸润于卵泡内膜和颗粒细胞,单核细胞浸润于各级卵泡、闭锁卵泡、黄体、白体等。镜下可见核固缩的坏死颗粒细胞,黄体被大量浆细胞浸润后形成狭窄的波状带。

**2. 免疫细胞的改变**

巨噬细胞、树突状细胞等非特异性免疫细胞在自身免疫性卵巢炎的抗原处理、细胞毒作用方面发挥重要作用,在卵巢组织中呈现浸润状态。卵巢组织中 B 淋巴细胞浸润,提示体液免疫在自身免疫性卵巢炎中发挥作用。卵巢组织中 T 淋巴细胞数量增多,尤其是 Th 淋巴细胞占优势,增加对 B 淋巴细胞的辅助作用,促进抗体的分泌。目前的观点认为免疫活性细胞还具有内分泌功能,Th 淋巴细胞浸润后导致卵巢局部促性腺样物质的增多,下丘脑-垂体-卵巢(H-P-O)轴反馈功能紊乱,影响卵泡的发育。

**3. 抗卵巢抗体(anti-ovarian antibodies,AOA)的改变**

自身免疫性卵巢炎患者外周血 AOA 多为阳性,卵巢早衰患者 AOA 阳性率高达 70%。其他免疫性疾病、闭经等也可伴 AOA 滴度升高,免疫抑制剂治疗后可以恢复月经周期,但 AOA 滴度并不发生改变。AOA 阳性提示有免疫反应异常,并且从多个方面影响卵巢功能。AOA 抗体包裹卵细胞,影响排卵、阻止精子的穿透。抗透明带抗体可以在补体的作用下直接产生细胞毒作用,破坏卵子透明带或者干扰受精卵脱壳导致着床失败。抗颗粒细胞抗体可导致内分泌功能失调,使促性腺激素 FSH 和 LH 升高,雌激素水平下降。另外,FSH 受体、LH 受体及受体激素复合物均可作为抗原与 AOA 形成抗原抗体复合物,导致免疫反应的病理改变。

胸腺切除的新生小鼠卵巢组织上可见正常原始卵泡,随着卵泡发育,大量单核、巨噬细胞、淋巴细胞和浆细胞浸润在卵泡的颗粒细胞、卵泡内膜和卵泡周围,检测出卵细胞浆抗体、抗透明带抗体、抗类固醇生成细胞抗体,说明其有自身免疫卵巢炎存在,从而影响卵母细胞发育,卵巢萎缩。

**(三)临床表现**

主要发患者群为育龄期女性,大部分患者可有正常月经、妊娠甚至分娩史,可逐渐出现月经稀发、经量减少和不孕,可导致 40 岁前绝经,伴有潮热、烦躁等围绝经期症状,可伴有阴道、阴唇萎缩等体征。临床上多因年轻患者闭经而诊断为卵巢功能早衰或者早期绝经综合征,事实上,自身免疫性卵巢炎是早期绝经综合征的原因之一。

**(四)实验室检查**

**1. 外周血激素测定**

FSH、LH 水平升高,雌激素水平下降。

**2. 外周血免疫细胞和抗体测定**

流式细胞仪测 CD4/CD8 比例,免疫组化法或 ELISA 检测抗卵巢抗体的滴度,有时外周血抗卵巢抗体可表现为阴性。外周血中可发现抗肾上腺皮质抗体、抗甲状腺球蛋白抗体、抗胃壁细胞抗体等。

**3. B 超检查**

子宫大小正常或缩小,卵巢可囊性增大或萎缩,没有正常卵泡的发育。

**4. 染色体检查**

外周血染色体核型分析用于排除染色体异常导致的闭经。

### （五）治疗原则

自身免疫性卵巢炎也可伴有其他自身免疫性疾病，运用糖皮质激素治疗可促使月经周期恢复正常，对于有生育要求的自身免疫性卵巢炎患者，主要治疗目的是恢复排卵。

**1. 去除诱因**

控制感染，停用某些可能导致免疫功能紊乱的药物。

**2. 免疫抑制治疗**

免疫抑制剂治疗对自身免疫性疾病患者有一定疗效。自身免疫性卵巢炎的早期免疫改变主要影响生长中的卵泡，而原始卵泡受累较小，及时应用免疫抑制剂，同时促进卵泡生长和成熟，是使卵巢功能恢复的理论基础。

糖皮质激素可抑制巨噬细胞和树突状细胞的细胞毒作用、抑制 T 淋巴细胞的靶细胞杀伤作用，抑制 B 淋巴细胞产生抗体。口服泼尼松后活性 T 淋巴细胞百分比下降，月经周期恢复正常，卵泡发育，外周血雌激素水平升高。大剂量泼尼松（25 mg/次，4 次/d，共 2 周）治疗卵巢早衰，部分患者月经可恢复至正常，血清雌激素水平增高，B 超提示卵泡生长。

**3. 促排卵药物**

HMG-hCG 或 GnRH-a-HMG-hCG 联合促排卵有望提高患者排卵率和妊娠率。先前报道的对 15 例自身免疫亢进的卵巢早衰患者进行 GnRH-a-HMG-hCG 联合促排卵方案治疗，同时强的松每日 50mg 剂量口服，用药 7～10 d，排卵率达 87%，妊娠率达 40%。治疗效果与卵巢损伤程度有关，病程较短的患者治疗效果相应较好，闭经 2 年内进行治疗，疗效也较明显。

**4. 辅助生殖**

促排卵效果差者可人工补充性激素，促进子宫内膜生长，体外受精-胚胎移植（IVF-ET）技术可达到较满意的妊娠结局。

**5. 激素替代治疗**

青春期前小剂量雌激素替代治疗可使内生殖器官、第二性征的发育和身高达到正常成人水平。病程长，卵巢萎缩且无生育要求者，可行激素替代治疗，减轻围绝经期不适症状，有利于提高患者生活质量。

综上所述，自身免疫性卵巢炎使体液免疫和细胞免疫紊乱，导致卵巢生殖和内分泌功能受损，是卵巢早衰等疾病的原因之一，可伴随病程的发展，同时发生多腺体自身免疫综合征（如自身免疫性甲状腺炎等）。临床上对此类疾病应进行重视，尽早诊治。

## 二、自身免疫性卵巢早衰

### （一）自身免疫性卵巢早衰概述

卵巢早衰（premature ovarian failure，POF），指月经初潮年龄正常或青春期延迟，第二性征发育正常的女性在 40 岁前出现闭经，黄体生成素和卵泡刺激素升高，雌激素水平降低。自身免疫异常占卵巢早衰的 20%～35%，是重要的病因之一。除了卵巢的自身抗体外，POF 可作为自身免疫疾病的证据有：卵巢组织中浆细胞、淋巴细胞等浸润；POF 和某些自身免疫性疾病有密切关系,如常伴有1、2型多腺体自身免疫综合征疾病;针对某些POF患者的糖皮质激素治疗后可恢复排卵。几种形式的自身免疫异常可导致卵巢早衰,如肾上腺自身免疫疾病、甲状腺自身免疫疾病、胰岛素依赖型糖尿病和重症肌无力中的乙酰胆碱受体抗体相关的疾病。卵巢是免疫和内分泌系统共同作用的主要部位,二者相互作用保证卵巢功能的正常,任何一方异常均可导致卵巢功能异常乃至衰竭。

**1. 分类**

POF中自身免疫性疾病可以分为两大类:一类是卵巢早衰合并自身免疫性肾上腺皮质功能不全,另一类则是卵巢早衰合并其他自身免疫性疾病。约10%的POF病例与肾上腺皮质功能减退和肾上腺自身免疫有关。

(1)卵巢早衰合并自身免疫性肾上腺皮质功能不全。此自身免疫性POF的病因是自身免疫性卵巢炎,伴肾上腺皮质功能不全。少数情况下,可伴重症肌无力、特发性血小板减少性紫癜、类风湿关节炎、白斑和自身免疫溶血性贫血。46%的患者POF可以先于肾上腺功能不全发生,有研究发现POF可能在肾上腺功能不全出现前的8～14年发生。POF先于肾上腺自身免疫异常的间隔时间长,肾上腺自身抗体在诊断POF时可表现为阴性,导致诊断自身免疫性POF存在困难。

(2)卵巢早衰合并其他自身免疫性疾病。约40%的POF患者有自身免疫疾病。导致POF的自身免疫疾病如甲状腺疾病、糖尿病、系统性红斑狼疮(SLE)、干燥综合征、风湿性关节炎和重症肌无力等。其非器官特异性抗体如抗核抗体、抗dsDNA抗体、抗平滑肌抗体和类风湿因子;器官特异性自身抗体如胃壁细胞自身抗体、胰岛抗体、抗肾上腺抗体、抗甲状腺抗体可阳性。当不合并肾上腺自身免疫疾病时,POF最常与自身免疫性甲状腺炎相关,其次是胃壁细胞抗体、胰岛素依赖型糖尿病和重症肌无力中的乙酰胆碱受体抗体。这些疾病在POF女性患者的患病率比普通人群高,对POF患者应注意检查多腺体的功能和各类自身免疫抗体。

甲状腺疾病与POF有普遍联系,甲状腺功能亢进、甲状旁腺炎、甲状旁腺功能减退常与POF同时存在。抗甲状腺抗体是甲状腺自身免疫性疾病的预测因子,超过20%的POF患者会出现抗甲状腺抗体阳性。若甲状腺过氧化物酶抗体阳性,应该每年检测促甲状腺素水平以评定甲状腺功能,若该抗体阴性,则应该每5年筛查一次。血清钙/磷比和电解质测定可以估计甲状旁腺的功能。

对可疑的自身免疫疾病POF患者应检查自身抗体,但须对试验结果进行辩证的解读,因为自身抗体间通常存在交叉反应,且应考虑患者的个体差异性。对POF及自身免疫疾病的关系仍有待进一步研究。

**2. 病理改变**

单核细胞浸润于始基卵泡和初级卵泡。免疫反应使产生类固醇激素的细胞功能发生障碍,雌激素生成减少,导致FSH升高,抑制素B水平升高。初级卵泡的减少表明自身免疫性卵巢炎患者生育能力下降,大多数卵泡遭到破坏,最终进展为POF,伴有自身免疫性阿狄森氏病(Addison disease),也将导致卵巢萎缩。

### （二）与卵巢早衰相关的自身免疫性抗原抗体

#### 1. 抗透明带抗体

透明带（zona pellucida, ZP）是由 ZP1、ZP2 和 ZP3 三种糖蛋白组成，由卵细胞及外周卵泡细胞分泌而来。卵子 ZP 是卵巢独有的强抗原性抗原，在卵子发生和发育，受精和胚胎植入等过程中起重要作用。其中 ZP3 对受精作用最大，能特异性地与具有完整顶体的精子结合。POF 患者 ZP 抗体的阳性率为 5.6%。用 ZP3 免疫新生小鼠可以产生抗 ZP3 抗体，T、B 淋巴细胞免疫应答出现，可导致小鼠卵巢早衰。

纯化的 ZP 组织可产生异种免疫性，若用猪透明带免疫兔，可产生抗透明带抗体，与 ZP 形成抗原抗体免疫复合物沉淀于卵巢表面，导致精子对透明带的黏附和穿透作用减弱而干扰受精。抗透明带抗体还可抑制卵巢功能，表现为垂体促性腺激素水平升高，卵母细胞数量减少，卵泡发育异常、闭锁，黄体功能不全等。POF 患者外周血抗透明带抗体呈阳性，导致卵泡闭锁，透明带功能的破坏。

（1）透明带的生物学作用。透明带（zona pellucida, ZP）是卵母细胞外的一层结构，生理情况下，精子头部需先附着于 ZP 特异受体结合位点，精子与 ZP 结合后，精子顶体酶系统使 ZP 溶解后精子穿入，随后 ZP 恢复完整，可保护受精卵在输卵管向宫腔的运送。

1）ZP 的性质：电镜下观察哺乳动物的 ZP 是由一层由卵母细胞或其他细胞分泌的糖蛋白，外层具有微小孔隙，内层光滑，其通透性与分子量大小无关，而与物质的功能有关。

2）ZP 的生化性能：ZP 为唾液酸和复杂的硫酸化合物，中性黏多糖等以双硫键结合形成糖蛋白。

3）ZP 的免疫性能：卵巢蛋白为免疫活性物质提供了来源。暴露在异体卵巢抗原的动物可产生大量特异性抗体。每 5 g 猪卵巢组织含有 16 μg 透明带蛋白，如果人类与猪的 ZP 蛋白相似，人类的 ZP 蛋白量为 3～4 μg。免疫应答依赖于 ZP 蛋白含量及预处理时 ZP 的可溶性。

4）ZP 抗原和抗体对生殖的作用：ZP 抗原含量虽少，可刺激卵巢组织产生特异性抗体，通过抑制精子与 ZP 的结合，从而干扰受精。

（2）抗 ZP 抗体对生殖功能的影响。ZP 上特异性精子受体能防止同种多精子和异种精子受精，在保护早期受精卵发育也具有重要作用。ZP 抗原可诱发 B 淋巴细胞产生抗 ZP 抗体。抗 ZP 抗体与 ZP 抗原结合形成抗原抗体复合物，干扰卵母细胞与卵泡之间的信息传导，导致卵泡闭锁。抗 ZP 抗体处理后卵子失去与精子结合的能力。抗 ZP 抗体还能干扰受精卵脱壳而妨碍着床。

1）抗受精作用：ZP 抗原与抗 ZP 抗体结合，形成抗原抗体复合物，覆盖于 ZP 上，从而阻止精子通过 ZP，导致精卵结合障碍。

2）干扰着床：抗 ZP 抗体加固 ZP 的结构，受精卵被包裹在坚固的 ZP 内，不能脱壳，导致着床失败。

研究 ZP 相关的自身免疫反应对生育力的影响，使人们认识到有相当一部分不明原因的不孕症可能属于 ZP 免疫异常范畴。这为不明原因性不孕女性提供了又一可供选择的治疗机会。随着对 ZP 免疫检测方法不断改进和 IVF-ET 技术的普及应用，免疫生育调节使得更多不孕女性有妊娠的可能。

**2. 卵子特异性抗原 Nlrp5**

Nlrp5(NLR family,pyrin domain containing 5),又称 Nalp5、PAN11、OP1,属于 NLRP 家族蛋白,主要在卵细胞胞浆表达。Nlrp5 基因敲除的小鼠的受精卵发育停滞在二细胞期,细胞线粒体库过早激活造成线粒体损伤。Nlrp5 的免疫反应性在 POF、自身免疫性多腺体综合征、自身免疫性阿狄森氏病中均可检测到。Nlrp5 蛋白引发的免疫反应可使卵巢组织淋巴细胞浸润、抗卵巢抗体增加。

**3. 抗类固醇生成细胞抗体**

抗类固醇生成细胞抗体(steroid producing cell antibody,SCA)是非器官特异性抗体,其对性腺和肾上腺细胞的交叉反应使 POF 患者常伴发免疫性肾上腺炎或阿狄森氏病。有阿狄森氏病而没有 POF 的患者中 10%～43%SCA 阳性,这些患者中将有 40%会发展成 POF。POF 伴发阿狄森氏病的患者 78%SCA 阳性,故血清中 SCA 可作为诊断 POF 和阿狄森氏病的依据之一。

**4. 其他与卵巢早衰相关的抗原抗体**

阿狄森氏病患者的血清对体外培养的卵巢颗粒细胞具有细胞毒活性,导致颗粒细胞分泌孕激素减少,可能与 POF 的发生有关。阿狄森氏病肾上腺功能不全的特殊表现可以提示可能 POF 相关的肾上腺自身抗体。肾上腺自身免疫最敏感的指标是肾上腺皮质抗体(ACA)。可通过间接免疫荧光检验法测定肾上腺皮质细胞胞质,其他还有 21α 羟化酶(CYP21)抗体、肾上腺抗体(包括 CYP17A1、CYP21)都是自身免疫性卵巢炎的良好标志。

硒结合蛋白(selenium-binding protein 1,SBP1)是分子量 56kD 的蛋白质,广泛存在不同组织中,POF 患者中阳性检测率为 60%。乙醛脱氢酶 1(ALDH1A1)在 POF 患者中阳性检测率为 80.7%,与自身免疫性卵巢疾病也密切相关。

## 三、青少年型自身免疫性卵巢炎

### (一)青少年型自身免疫性卵巢炎概述

多腺体自身免疫综合征(autoimmune polyendocrine syndromes,APS)分为 4 型(APS1～APS4),青少年型自身免疫性卵巢炎一般发生在 APS1 型和 APS2 型。APS3 包括自身免疫性甲状腺炎和其他自身免疫性疾病,但不包括甲状旁腺功能减退和 1 型糖尿病,APS3 与自身免疫性卵巢炎无关。APS4 指涉及联合有两个及两个以上器官的自身免疫性疾病。

APS1 或自身免疫性多内分泌腺瘤-念珠菌病-外胚层发育不良综合征在童年患有皮肤黏膜念珠菌病患者的发生率为 75%,伴甲状腺功能减退的患者为 89%,60%～79%的患者伴有肾上腺皮质功能不全,60%的患者伴有 POF。APS1 现被认为是 21 号染色体自身免疫的调控基因突变引起。

APS2 可发生在自身免疫性阿狄森氏病、自身免疫性甲状腺炎或 1 型糖尿病患者。典型的 APS2 在成年期发病,少数出现在童年晚期。约 25%的 APS2 患者出现闭经,10%的 APS2 合并 POF。

### (二)青少年型自身免疫性卵巢炎的筛查

青少年中 APS1 较普遍,APS2 在童年时代罕见。APS1 的患者的筛查应该包括每半年一次的如下检查:口腔念珠菌的培养、电解质(钙、磷、镁)、碱性磷酸酶、肝功能、$HbA_1c$、ACTH、TSH、肾素活性、血小板计数等;抗体筛查包括谷氨酸脱羧酶(糖尿病)、ACA、CYP21、色氨酸羟化酶(嗜络细胞瘤)、胃 $H^+/K^+$-ATP 酶(壁细胞抗体)、内因子(恶性贫血)、甲状腺过氧化物酶(甲状腺疾病)、胰岛素抗体。APS2 的患者建议筛查与腹部疾病相关的谷氨酰胺转移酶抗体、甲状腺疾病相关的促甲状腺激素和甲状腺过氧化物酶抗体、血清维生素 $B_{12}$ 水平、糖尿病相关的抗胰岛抗体。

同时出现卵巢早衰和肾上腺功能减退需要评估肾上腺自身免疫抗体和检查是否有肾上腺功能不全。所有 APS1 患者均应检查肾上腺抗体,其阳性可预测小于 16 岁的青少年将罹患临床型肾上腺功能减退。APS1 患者若肾上腺自身免疫抗体呈阴性需间断重复检测,定期随访。

卵巢的生殖功能和内分泌功能受神经内分泌系统的调节作用,而免疫功能亦可直接或间接地影响卵泡生长、发育和成熟。异常的免疫反应可使卵巢性激素分泌发生失常,临床表现为月经紊乱、继发闭经、不孕等。辅助检查常见外周血中多种抗体异常升高。抗卵巢抗体和抗 ZP 抗体作为卵巢免疫反应中的主要抗体,在卵巢自身免疫疾病导致生育能力下降中起着重要作用。综上所述,自身免疫性卵巢炎是一种病理上非常明确的免疫性疾病,可导致自身免疫性不孕、卵巢早衰等疾病。系由机体体液免疫和细胞免疫反应过强,导致卵巢卵泡发育障碍,内分泌功能紊乱。由于检测手段的限制,未对其机制进行彻底研究。随着自身免疫学的发展,临床医生将更加重视这类疾病,及时给予治疗,使患者有机会恢复卵巢功能。

(梅忆嫒　钟方圆　谢青贞)

# 第四章　胚胎抗原性

## 第一节　概　　述

　　胚胎是专指有性生殖而言,是指雄性生殖细胞和雌性生殖细胞结合成为合子之后,经过多次细胞分裂和细胞分化后形成的有发育成生物成体能力的雏体。胚胎发育指的就是有性繁殖发展形成过程的最初阶段,从受精卵开始第一次分裂,到下一阶段发展开始前,是发育生物学最早的阶段。

### 一、胚胎的发育过程

　　一般来说,卵子在受精后的 2 周内称孕卵或受精卵;受精后的第 3～8 周称为胚胎。卵细胞受精以后即开始分裂、发育,形成胚胎。先形成的胚胎为桑葚胚(胚胎的形状像桑葚),然后形成囊胚(胚胎呈囊状),并且植入子宫内膜中,吸取母体的营养,继续发育。囊胚壁为滋养层,囊中有内细胞群。胚胎继续发育,内细胞群的一部分发育成外胚层、内胚层和中胚层这三个胚层,再由这三个胚层分化发育成人体的所有组织和器官。

　　受精后 26～30 h 开始卵裂,每 10～12 h 进行一次卵裂,有 16～32 个细胞时开始称为桑葚胚,此时开始到达子宫腔。第 4～5 天时,形成早期胚泡,透明带溶解消失,胚泡开始侵入子宫内膜,11～12 d 完成植入。胚泡滋养层细胞迅速增殖,由单层变为复层,外层细胞融合形成合体滋养层,深部的一层细胞界线明显,称细胞滋养层。植入后,滋养层向外长出许多指状突起,称绒毛,逐渐发育、分化形成胎盘。滋养层直接从母体血液中吸取营养供胚胎发育所需。

### 二、胚胎的植入

　　胚泡逐步埋入子宫内膜的过程称植入(implantation),又称着床(imbed)。着床是哺乳动物特有的生殖活动。植入于受精后第 5～6 天开始,第 11～12 天完成。研究表明,胚泡产生的层粘连蛋白(laminin)和子宫内膜上的受体蛋白促使胚泡黏附在子宫内膜,胚泡与子宫内膜随即形成微绒毛交错现象,滋养层细胞和内膜上皮细胞间形成桥粒等细胞连接结构。植入时,内细胞群侧的滋养层先与子宫内膜接触,并分泌蛋白酶,消化与其接触的宫内膜组织,胚泡则沿着被消化组织的缺口逐渐埋入子宫内膜功能层。经过着床,原来漂流的胚泡紧密附着于子宫壁,进而埋入子宫壁中,从而取得母体营养和保护,建立起母子间结构上的联系。

　　植入是一个深刻变化过程,母子双方暂时地结合,是将两个在基因型上和在发育阶段上不同的个体统一起来,两者既紧密联系又保持各自的独立。从某种意义上来说,胚泡着床与同种异体移植过程十分类似。子宫对胚泡这个"异体"不仅不排斥,反而能够容纳并保护其正常发育,直至分娩。因此妊娠免疫耐受最重要的是胚胎移植物和母体之间的相互作用,最初的免疫应答应发生于胚胎着床前,受精后透明带的快速形成直到胚胎到达种植内膜局部开始溶解,被局部母体免疫细胞所包围,将受精的信息传输给母体。主要的问题是母体与胚胎发生这种交互对话是在什么时候发生及如何发生,母体如何识别妊娠的发生。在接下来的一节当中将详细讨论,此外,我们将着重讨论胚胎植入前因子,是存活胚胎分泌的一种肽,其在妊娠中发挥重要的作用,促进胚胎发育,子宫生长,滋养细胞的侵袭及系统的免疫调节。

# 第二节　母胎对话机制

## 一、母体-胚胎的识别启动早于胚胎种植期

　　1973 年,Beer 和 Billingham 教授从事哺乳动物妊娠免疫识别机制,认为母体系统在早期胚胎形成的时候就已经发现了胚胎的存在,而且启动积极的反应。这种有关母体和胚胎在遗传上差异的认识令人惊讶,并且与当时的普遍观点是相反的,当时学术界认为滋养层是低抗原性且受到母体免疫的保护。他们同样认为独一无二的人类白细胞抗原(HLA),基于这种抗原的反应在妊娠的建立及维持发挥重要的作用。10 年后,他们认为在胎盘局部,细胞发挥免疫抑制和免疫保护活性作用。他们进一步认为母体与丈夫 HLA 相似程度很高,不能刺激母体产生维持妊娠所需要的保护性抗体,母体免疫系统容易将胎儿作为异物排斥而造成流产。

　　Hansel 和 Hickey 通过检测家禽在妊娠中可能被母体识别的各种化合物,发现几种蛋白包括胚胎来源的血小板活化因子(derived platelet activating factor,PAF)及滋养细胞蛋白具有抗黄体溶解作用。关于母胎界面识别的进一步发展,Weitlauf 发现与对照培养液或由母体蜕膜分泌的培养液(非妊娠环境)相比,胚胎培养液对兔的子宫发挥特定的作用。有力的证据显示在胚胎植入前,胚胎和母体之间存在信号通信,但是具体的机制尚不确定。

　　尽管植入有各种多样性,哺乳动物在胚胎植入前普遍具有以下特点:卵子与精子的融合,受精胚胎到囊胚期的逐步发育。Moffet 和 Loke 认为妊娠过程中胚胎产生的特定分子及免疫细胞表面表达的相应受体还需要进一步研究验证,以便更好地理解胚胎与母体之间独一无二的相互作用。

### (一)妊娠母体识别基因组成分

　　近期数据显示在两细胞阶段胚胎开始表达基因组,因此从母体角度来看,胚胎在发育的早期阶段已经变成部分自我或者全部非自我。因此,具有保护作用的透明带的发育,在对抗母体的排斥作用中显得尤为重要。最近的研究观察发现相对于未受精卵子,种植前胚胎相关基因下调,通过基因下调降低胚胎被母体识别的可能性,从而保护胚胎不受排斥。此外,

一些基因上调可能发挥重要的生理学作用,诱导妊娠耐受;非常早期表达的新基因也可能诱导早期母体识别妊娠并避免被母体排斥的发生。

### (二)胚胎耐受性如何发展

成熟卵子释放到受精部位,没有受精的情况下只能存活 12～24 h,这些卵子有 1/3 的机会发生受精。一旦精子与卵子结合形成受精卵,就不被母体系统识别。只要卵子膜表面没有表达外来的抗原,精卵融合就不会引起母体免疫排斥反应。而一旦受精卵表达外来抗原,其表面会快速地被透明带包裹,透明带是一种坚不可摧的外壳,它可以防止受精卵被母体免疫细胞攻击;母体卵丘细胞可提供进一步的免疫保护,防止母体免疫细胞直接对胚胎发挥作用。然而,在受精后卵丘细胞仅仅存活几天,它的主要作用就是保护胚胎从输卵管运输到宫腔内。卵丘细胞具有免疫细胞功能并分泌细胞因子,作为第一传递系统,传递胚胎衍生信号。

### (三)通过辅助生殖技术对胚胎耐受性分析

利用哺乳动物供体胚胎和跨物种胚胎移植都会获得成功妊娠及活产,这两个处理过程证实了胚胎的自我驱动观点。妊娠成功依赖于有效的胚胎驱动信号,及适当的母体性反应。受精后,胚胎的活性信号被呈递给母体系统,准确定位信号启动及了解他们的具体机制目前正在研究中。当然,信号必须在胚胎基因组激活之前发生,而在自然怀孕中,精子及其免疫激活化合物的存在对母体生物体的作用是显而易见的。当辅助生殖技术被使用时,这些化合物与母体生物体的作用是不相关的。胚胎移植后,4～5 d 直到胚胎植入发生,提示胚胎呈现和母体接受存在一个滞后现象。这种延后被认为是准备最好的内膜和建立母胎耐受,使母体做好迎接和容纳即将到来的胚胎的准备。在非生殖助孕妊娠的过程中,也有相类似的延迟(5～7 d)。在这两种情况下,前提是胚胎驱动的信号使母体机体对胚胎存在做出反应。

此外,随着移植供胚(基因异质)已显示出较高的着床和临床妊娠成功率,进一步提示胚胎在母体识别过程中的作用。胚胎种植也可能发生在子宫外的部位,包括输卵管、卵巢,甚至盆腔内(很少)。异位妊娠的发生强烈表明母亲对妊娠的认识必须是系统性的,而不仅仅局限于子宫。因此,他们必须是胚胎驱动。然而,子宫内膜在成功妊娠中的作用仍然是至关重要的,因为大多数成功的妊娠都是宫内的。

胚胎自分泌信号取决于最初的一个卵细胞和精子都是染色体正常的,且成功融合。在试管或者非试管过程中,母体诱导化合物促进了精子的发育并穿透透明带,但是他们对受精卵有轻微影响,对胚胎本身影响很有限。因此,胚胎发出的信号比它收到的信号更有利于胚胎细胞和滋养层细胞自我发展和分化。在不同的实验模型中证实胚胎源性自分泌信号的重要性,利用无生长因子培养媒介中,胚胎可以自我发育,且轻松达到高级囊胚阶段。几种培养模型已被用来评估各种化合物对胚胎发育的影响,寻找母体或非胚胎特有的营养化合物。胚胎胰岛素样生长因子(insulin-like growth factors,IGF)和配体通过胚胎胰岛素样生长因子结合蛋白-3(insulin-like growth factors binding protein,IGFBP-3)发挥营养作用和调节作用。

## 二、参与子宫内膜引发免疫耐受的免疫物质

植入失败经常发生,破坏了子宫内膜上皮层即将成为蜕膜和胚胎之间的微妙平衡,研究

发现子宫内膜对即将种植的胚胎具有适应性。确定子宫内膜是否作为传感器来清除异常胚胎,或者异常胚胎是否能为有效植入创造必要的信号是非常重要的。新的证据表明,后一种情况可能更准确。而且现在认为,当移植两个胚胎时,一个胚胎可以支持另一个可能质量较低的胚胎着床。这些数据提出了一种双重观点,即子宫内膜和胚胎本身都积极参与胚胎成功着床的过程。

### (一)母胎界面表达的细胞因子诱导母胎免疫耐受

母胎界面表达的细胞因子有多种来源,其中子宫 NK 细胞(uNK)在母胎界面中占细胞总数的 70% 左右,uNK 细胞分泌多种细胞因子,如转化生长因子-β(TGFβ)、肿瘤坏死因子-α(TNF-α)、干扰素-γ(INF-γ)、白介素-10(IL-10)、白血病抑制因子(LIF)、GMCSF、血管内皮生长因子(VEGF)诱导妊娠免疫耐受,利于胚胎种植,促进滋养细胞浸润和子宫螺旋动脉的重塑,诱导子宫内膜蜕膜化。在妊娠过程中,由胚胎诱导 Th2 型细胞因子,增加 IL-4、IL-5 和 IL-10 分泌,同时降低 Th1 型细胞因子的分泌包括 IL-2、IFN-γ 和 TNF-α,Th1 细胞参与细胞介导免疫、巨噬细胞(Mφ)及 NK 细胞活化,可抑制滋养细胞生长,诱导其凋亡,进而损害着床与胚胎发育,过度表达 Th1 型细胞因子与妊娠失败及复发性流产密切相关。正常妊娠中 Th17/Treg 细胞处于平衡状态,一旦平衡打破,Th17 细胞相关炎症作用增强则导致流产发生。同时研究显示淋巴细胞主动免疫治疗后改变了复发性流产患者体内两组细胞的失衡状态,降低了 Th17 细胞相关炎症因子的表达可能是其发挥疗效的机制之一。

Th1、Th2、Th17 等 T 细胞,NK 细胞,NKT 细胞,树突及单核细胞等多种免疫细胞的活性和功能均受到表达 CD4、CD25 的调节性 T 细胞(Treg)调节。目前主要认为 Treg 细胞通过以下几种方式发挥免疫抑制的作用:①细胞直接接触。主要通过 Treg 细胞表面的膜表面抑制分子,Treg 细胞可直接抑制靶细胞的活化、增殖和分化。Treg 细胞表面的膜表面抑制分子主要包括细胞毒性 T 淋巴细胞相关抗原-4(CTLA-4)、糖皮质激素诱导的肿瘤坏死因子受体(GITR),另外,表达于 Treg 细胞表面的黏附分子 LAG-3,与 CD4 分子同源,和 MHC-Ⅱ类分子结合的亲和力强。未成熟的树突细胞表面的 MHC-Ⅱ类分子与 LAG-3 结合后可抑制树突细胞成熟和共刺激的能力。广泛参与自身免疫耐受、移植类似同种异体移植及肿瘤免疫调节,维持机体内环境的稳定。②分泌抑制性细胞因子。Treg 细胞可以分泌 IL-10、TGF-β、IL-35 等具有免疫抑制作用的细胞因子,间接发挥免疫抑制功能,利于胚胎生长。③竞争性抑制和诱导细胞凋亡。CD25(即 IL-2 受体 α 链)不仅组成性高表达于 Treg 细胞表面,也表达效应 T 细胞表面。IL-2 是体内细胞增殖的重要信号,Treg 细胞可竞争性消耗 IL-2,使效应 T 细胞得不到充足的 IL-2 而不能增殖,并诱导其凋亡。

### (二)母胎界面表达的趋化因子诱导母胎免疫耐受

趋化因子(chemokine,chemoattractant cytokine,CK)是指由白细胞和某些基质细胞分泌的、可结合在内皮细胞表面,对中性粒细胞、单核细胞、淋巴细胞具有趋化和激活作用的小分子细胞因子,因其具有定向细胞趋化作用而得名,是一组相对分子质量为 8 000~10 000 的小分子细胞因子亚家族蛋白。趋化因子分为四种类型 CC 型、CXC 型、C 型及 CX3C 型;它们的受体分别为 CC 型趋化因子受体(CC chemokine receptor,CCR)1~10、CXC 型趋化因子受体(CXC chemokine receptor,CXCR)1～7、C 型趋化因子受体(C chemokine receptor,XCR1)和 CX3C 型趋化因子受体(CX3C chemokinereceptor,CX3CR1)亚家族。

母胎界面是母胎间互相识别和传递信息的重要部位,其细胞来源可分为母体来源的蜕膜基质细胞和蜕膜免疫细胞(NK 细胞、巨噬细胞、DC、T 细胞);胚胎来源的绒毛滋养层细胞。这些细胞及其产生的各种细胞因子、生长因子、激素等共同构成了母胎界面特殊的免疫微环境。其中,蜕膜免疫细胞在母胎界面免疫耐受微环境的形成和维持过程中发挥重要作用。

**1. 免疫细胞的募集、蜕膜化反应和相关细胞因子的合成分泌**

在胚胎植入和胎盘形成的早期阶段,CCL2、CCL5、CXCL2、CXCL3、CXCL8 都参与调控单核-巨噬细胞的趋化和激活。子宫内膜上皮细胞分泌的 CCL2 可将巨噬细胞募集到内膜组织中;由巨噬细胞合成分泌的白介素-1β(interleukin-1,IL-1β)或肿瘤坏死因子 α(tumor necrosis factor-α,TNF-α)可通过 NFκB 或 JNK/MAPK 信号途径促进蜕膜组织中 CCL2、CCL4、CCL5、CXCL8 的表达,其中,肿瘤坏死因子-α(TNF-α)主要通过 MAPK 途径,诱导滋养层细胞合成分泌 CCL2 和 CCL5,从而募集到更多的巨噬细胞和 DC。早期妊娠蜕膜基质细胞共同表达 CCL2 和 CCR2,以自分泌形式通过 CCL2/CCR2 的相互作用,促进其自身增殖和生长。蜕膜基质细胞还表达 CCR3,与滋养细胞分泌的 CCL24 结合后,可促进蜕膜细胞的增殖、生长和分化。

母胎界面 Th1 和 Th2 细胞之间的平衡对于母胎间免疫耐受状态的建立非常重要。人蜕膜组织中表达 CCL3 和 CXCL12。CXCL12/CXCR4 信号途径促进蜕膜免疫细胞中 Th2 型细胞因子 IL-4 和 IL-10 的表达分泌,抑制 Th1 型细胞因子干扰素-α(IFN-α)和 TNF-α 的合成分泌。CCL2 也有同样的作用,而超过 50% 的蜕膜 NK 细胞、CD4$^+$ T 细胞、CD14$^+$ 单核细胞都表达 CCL2 的受体 CCR2。此外,母胎界面的调节性 T 细胞(Treg)能抑制母胎间的免疫排斥反应,而 Treg 细胞表达 CXCL12 的特异性受体 CXCR4,因此,CXCL12 能诱导 Treg 细胞的迁移。人蜕膜基质细胞合成分泌的 CXCL13 能激活 B 细胞,并抑制 B 细胞的凋亡,但对其生物学效应尚不清楚。

**2. 滋养层细胞的迁移和侵入及蜕膜螺旋小动脉重铸**

在胚囊植入前,子宫内膜局部首先分泌大量趋化因子,并且直接影响胚囊的黏附、植入及滋养层的增殖、分化。在此过程中,趋化因子及其受体不仅招募免疫细胞到胚囊植入位点,而且引导滋养层细胞迁移到蜕膜组织中的母体血管周围。母体蜕膜基质细胞也可产生大量趋化因子,包括 CCL2～5、CCL7、CCL11、CCL14、CCL16、CCL21～22、CXCL1、CXCL6、CXCL8、CXCL10、CXCL11、CXCL14、CX3CL1;而胚胎滋养层细胞表达多种趋化因子受体,包括 CCR1、CCR3、CCR5、CXCR2、CX3CR1。体外细胞迁移实验结果表明,滋养层细胞的迁移活性受到 CCL4、CCL14 和 CX3CL1 的调节,并呈剂量效应。在胚胎植入部位,CXCL12、CXCL16 和 CCL12 可以显著诱导滋养层细胞的侵袭活性。CXCL12 与 CXCR4 结合后,能增强滋养层细胞的侵袭性,诱导蜕膜基质细胞表达 CD82,如果阻断 CXCL12/CXCR4 信号通路,会导致滋养层细胞的侵入性下降,而 CD82 对 CXCL12/CXCR4 信号通路具有负反馈作用,从而下调滋养层细胞的侵袭性,以防止过度侵入。同时,趋化因子通过调控绒毛外滋养细胞（EVT）参与了蜕膜母体血管重铸的过程。CCL11、CCL24 和 CCL26 能通过增强 MMP2 的活性、促进 EVT 与胶原蛋白的结合，而促进 EVT 的迁移和侵入。同时，滋养层细胞中表达量呈现上升趋势的 CXCL6 能通过抑制 MMP2 的活性，限制人滋养层细胞的迁移和侵入。由此，通过不同趋化因子的作用，保证了滋养层细胞对蜕膜的可控性侵入。蜕膜免疫细胞通过分泌炎症因子或趋化因子，调控滋养层细胞的迁移性，例如，IFN-γ 可以通过诱导 CXCL9、CXCL10 和 CXCL11 的合成分泌，提高滋养层细胞的迁移能力；而蜕膜 NK 细胞表达分泌 CXCL8、CXCL10，可以促进滋养细胞的迁移与侵袭作用。考虑到蜕膜 NK 细胞一般聚集于血管周围，由其所分泌的趋化因子可能有利于滋养细胞在蜕膜中的侵袭，并促进血管重铸过程。

在母胎界面，来自胚胎的滋养细胞、母体的蜕膜基质细胞和蜕膜免疫细胞都能合成分泌不同的趋化因子，并表达不同的趋化因子受体。通过趋化因子及其特异性受体的相互作用，形成了母胎界面各种细胞间的交互作用网络，调控免疫细胞的募集、蜕膜化反应、滋养层细胞侵入和血管重铸的关键环节，促成了局部免疫耐受状态的建立和维持，以及母胎间的血管交通和物质交换，保证了妊娠过程的顺利进行。因此，如果在妊娠早期母胎界面的趋化因子及其受体的功能发生异常，就可能造成局部免疫耐受状态的失衡，以及胚胎或胎盘发育障碍，从而导致流产等不良妊娠结局的发生。

### （三）母胎界面 IDO 来源及诱导母胎免疫耐受

吲哚胺-2,3-双加氧酶（indoleamine-2,3-dioxygenase，IDO）是一种含亚铁血红素的酶，1963 年首次发现于兔的肠道组织，广泛分布于人体多种组织和细胞内，是肝脏外唯一可以催化色氨酸分子中吲哚环裂解的限速酶。早期研究发现，在母胎界面中胚胎来源的滋养细胞及母体来源的单核-巨噬细胞均可表达 IDO，IDO 通过耗竭免疫微环境中的色氨酸，使 T 细胞饥饿，诱导免疫耐受。滋养细胞表达 IDO 可直接诱导 T 细胞向 Th2 型细胞分化，研究中应用 IDO 抑制剂抑制滋养细胞 IDO 的活性，发现 T 细胞向 Th1 型细胞转化。蜕膜 NK 细胞可通过分泌 IFN 诱导 CD14$^+$ 单核巨噬细胞分泌 IDO，进而诱导调节性 T 细胞分化，诱导免疫耐受的发生。母胎界面胚胎来源及母体来源的 IDO，通过诱导 Treg 及 Th2 型细胞免疫状态，参与建立母胎界面免疫耐受微环境，维持正常妊娠发挥重要作用。

泌乳素在妊娠后分泌量明显增加，能够抑制母体对胎儿的排斥，但其如何介导这种免疫抑制还未知，有研究报道 PRL 可以诱导单核细胞表达 IDO，在低浓度 IFN-γ 刺激下使其表达上调，但 PRL 触发单核细胞表达 IDO 在 IFN-γ 信号之前，而不是通过 IFN-γ 的协同作用诱导 IDO 表达。雌激素孕酮及绒毛膜促性腺激素能够上调树突状细胞 IDO 的表达。糖皮质激素能够增强 IFN-γ 介导的 IDO 的表达，研究发现胎盘组织中分离出间充质干细胞，在体外与淋巴细胞共培养，证实 IDO 介导其免疫抑制作用。

此外 IDO 分解色氨酸代谢时，能够利用分子氧和超氧阴离子，产生抗氧化效应。研究发现蜕膜和合胞体的 IDO 可能通过调节色氨酸代谢参与胎盘形成。胎儿内皮细胞 IDO 的表达，阻止或者减轻血管收缩，维持血管舒张，而血管舒张是晚期胎盘血管的一大特征，对胎儿氧供至关重要。提示 IDO 在胎儿的生长发育过程中具有重要作用。越来越多的证据提示 IDO 在母胎免疫中发挥重要作用。

### （四）母胎界面免疫微环境协同刺激信号

**1. 协同刺激信号 CD80/CD86-CD28/白细胞毒性 T 淋巴细胞相关抗原-4**

协同刺激信号 CD80/CD86-CD28/白细胞毒性 T 淋巴细胞相关抗原-4（CTLA-4）在 T 细胞活化、增殖及辅助性 T 细胞的分化中发挥重要作用。干预协同刺激信号是目前诱导抗原特异性免疫耐受及调控 Th 细胞分化的重要手段之一，在抗原致敏期干预协同刺激信号可成功诱导抗原特异性免疫耐受。APC 细胞表达的协同刺激分子 CD80/CD86 在 T 细胞活化、增殖及辅助性 Th 细胞的分化过程中起重要调节作用。干预协同刺激信号是目前诱导抗原特异性免疫耐受和诱导 Th 细胞分化的重要手段。研究发现孕早期干预协同刺激信号能够使自然流产模型母胎界面的 Th1 型免疫向 Th2 型免疫偏移而产生母胎免疫耐受。此外，孕早期干预协同刺激信号，降低了 T 细胞 CD28 的表达，增加了 CTLA24 的表达。同样作为 B7 的配体，与 CD28 相比，CTLA24 与 B7 具有较高亲和力。而且 CD28 与 B7 结合提供协同刺激信号，以激活 T 细胞，而 CTLA-4 与 B7 结合抑制 T 细胞活化，使 T 细胞无能。如果 Th 细胞识别低表达 B7 分子的 APC 细胞，CTLA-4 则以更高的亲和力结合 B7，从而导致 T 细胞不能正常活化。CTLA-4 是维持 T 细胞反应动态平衡所必需的活化分子，它的活化和交联能够阻断 IL-2 的生成，CTLA-4 同 CD28 竞争性地与 B7 结合，进一步阻断协同刺激信号，有助于实现母胎免疫耐受。

**2. PD-1/PD-L1**

程序性细胞死亡受体 1（programmed cell death 1，PD-1）及其配体（PD-L1 和 PD-L2）介导的信号通路在调控机体免疫稳态，尤其是 T 细胞免疫应答和 T 细胞免疫稳态中发挥重要作用。PD-1 是一个免疫抑制性受体，属于 I 型跨膜蛋白，表达在活化的 T 细胞、B 细胞、巨噬细胞和骨髓细胞中；其结构类似于 CTLA-4，但缺乏 B7-1、B7-2 联结要求的 MYPPPY 基序，和 CTLA-4 有 23% 的同一性。PD-1 和 CTLA-4 提供的信号抑制 T 细胞活化，下调免疫反应，在维持 T 细胞稳态方面起关键性作用。PD-1 的配体已被证明有两个，分别为 PD-L1（又称 B7-H1）和 PD-L2（又称 B7-DC），这些配体不和 CD28、CTLA-4 或共刺激分子联结。

蜕膜基质细胞（decidual stromal cell，DSC）是母体子宫蜕膜最主要的细胞亚群，在胚胎着床和胎盘形成过程中，DSC 与母体淋巴细胞密切接触，提示 DSC 在母胎免疫耐受中发挥一定的作用。DSC 表达 MHC-I 类分子，在促炎因子作用下还可表达 MHC-II 类分子，因此，DSC 具有抗原提呈作用，DSC 缺乏共刺激分子 B7-1 和 B7-2 表达，却表达 PD-L1 和 PD-L2。研究认为，DSC 通过 PD-L1 和 PD-L2 抑制同种异体 $CD4^+$ T 细胞分泌 IFN-γ、TNF-α 和 IL-2 等促炎因子，阻断 PD-L1 和 PD-L2 信号传导，明显增强 T 细胞分泌细胞因子水平。因此，PD-L1 和 PD-L2 信号通路可能是 DSC 参与母胎免疫耐受的重要作用机制。DSC 通过 PD-L1 和 PD-L2 通路对蜕膜 $CD4^+$ T 细胞分泌作用产生调控作用，有利于调控母胎界面局部细胞因子分泌平衡，同时在建立有利于在胎儿生长、控制病原体和妊娠维持的免疫环境中发挥关键作用。

人胎盘滋养细胞均表达 PD-L1，在合体滋养层细胞表达尤为明显，从妊娠第 4 个月开始，PD-L1 表达水平明显增强，并且受胎盘血氧浓度的调节，转染 PD-L1 的绒毛膜癌细胞与 $CD4^+$ T 细胞共培养，可以明显下调 $CD4^+$ T 细胞分泌 Th1 型细胞因子的水平，促进 Th2 型细胞因子分泌。尽管合体滋养细胞可以表达大量 PD-L1,但几乎不表达 MHC 分子,因此,T 细胞在体活化所依赖的 MHC 分子不可能来源于合体滋养层细胞,然而,与其他滋养层细胞不同,绒毛外滋养层细胞可以表达一类特殊的 MHC 分子——HLA-G。侵袭性合体滋养层细胞和绒毛膜均可表达 PD-L1 和 HLA-G。因此,滋养细胞上 PD-L1 与 T 细胞上 PD-1 结合产生抑制效应可能是作用于滋养层细胞而不是 T 淋巴细胞,PD-1/PD-L1 信号通路可能是免疫细胞调控滋养细胞侵袭性的重要作用机制。

PD-1/PD-L1 信号通路参与了蜕膜巨噬细胞和 T 细胞的交互作用。巨噬细胞(decidual macrophage,DM)是人子宫蜕膜最主要的专职 APC,占子宫蜕膜白细胞总数的 20%～30%。研究发现,早孕期 DM 表达 PD-L1,并且 IFN-γ 可以上调 PD-L1 在 DM 的表达,提示 IFN-γ 是调控子宫蜕膜中 PD-L1 表达的关键因素。反过来,DM 可以通过 PD-1/PD-L1 信号通路相互作用机制抑制 T 细胞分泌 IFN-γ。DM 通过 PD-L1 介导的抑制性信号有助于调控母胎界面 $CD4^+$ T 细胞分泌 IFN-γ 水平,进而调控母体对胎儿抗原的免疫应答。此外,PD-1/PD-L1 信号通路调控母胎界面 Th1/Th2/Th17/Treg 免疫稳态,调控母体 T 细胞增殖和凋亡。

## 三、独特现象需要独特信号

为了半同种或完全外来胚胎(甚至跨物种移植)植入和成功妊娠,必须有独特的胚胎源信号。然而,免疫耐受是有条件的,因为母体的排斥反应可能发生在分娩前的任何时候。为了发出这样特定的信号,胚胎必须是存活的,并且是母体系统可接受的。信号在胚胎发育早期表达并有效,并且对母体免疫系统和子宫内膜有特定的作用位点。胚胎信号早期表达发生在所有的哺乳动物,因此这种特点同样适用于大多数哺乳动物(物种间多样性仅仅发生在着床期)。

这样的信号有什么属性?它会调节母体免疫系统,而不会抑制它。在妊娠期间这是至关重要的。母体暴露于病原体,母体通过保持有效的免疫系统来抵抗疾病对于母体和胚胎生存都是必需的。因此,信号会促进母体免疫功能,对抗病原体,同时维持对胚胎的耐受性。信号强度不应过大,有阻碍母体识别并排斥缺陷胚胎或严重感染胚胎的能力。信号会使子宫内膜发育且形成利于胚胎发育的子宫环境。最后母胎界面的交互作用变成直接的动态变化;多重信号诱导妊娠耐受维持,而不是免疫排斥,这是本章的主题。

有研究表明,胚胎的培养液具有免疫抑制特性,这表明胚胎可能在免疫识别方面起着积极作用。然而,主要发挥免疫抑制作用的相关化合物尚未得到充分证实。

人类妊娠的主要诊断标志物是绒毛膜促性腺激素(hCG),但它不反映妊娠活力,后来在胚胎培养基中被检测到,甚至在妊娠结束后仍然长期出现在血循环里,因此极大地限制了它的临床应用。hCG 在维持黄体中具有重要作用,在随后种植过程中,hCG 通过作用于特异性结合位点(CG/LH-R)参与改变子宫内膜细胞的生化指标和形态。局部免疫作用也被归因于 hCG。然而,hCG 并不是妊娠特异性的,它是人类独有的,但是在一些癌症中 hCG 也有明显的发现。大多数 hCG 作用包括支持胚胎植入及其后妊娠维持。

### (一)血小板激活因子(platelet activating factor,PAF)

PAF 是一种在人类和啮齿类动物胚胎中表达的乙酰化磷酸甘油酯。它的作用主要是在输卵管内,帮助胚胎进入子宫。然而,在早期妊娠中传递胚胎和母体之间信号。其他物种体内也存在相应的化合物,也发挥类似的作用。例如,在马中,前列腺素 E 是由桑葚胚分泌的。PAF 对胚胎也有营养作用。PAF 不是妊娠所特有的因子,同样存在于血小板、白细胞和内皮细胞中,因此 PAF 不能成为妊娠耐受的独有信号。

### (二)早期怀孕因子(early pregnancy factor,EPF)

早期怀孕因子已被确定为分子伴侣蛋白 10,一个 12 kD 蛋白。种植前就可以在母体血循环检测到这种因子。EPF 通过结合 T 细胞、NK 细胞和单核细胞,来影响免疫效果调节抑制效应。EPF 受体不是伴侣蛋白 10 的相同功能的同源体。血清中 EPF 活性是通过一种烦琐的生物测定方法,即通过降低玫瑰花环形成测定的。马和牛血清中的存在类似作用的因子(26 kD 蛋白有关),与人伴侣蛋白分子不同。此外,EPF 并不是妊娠特异性的;它也存在于一些非妊娠组织,包括卵巢癌患者血清中。

### (三)人类白细胞抗原

#### 1. HLA 分类

人类主要组织相容性复合体就是 HLA 基因系统,其定位于第 6 号染色体短臂上。是人类基因组计划完成并公布的人体中最复杂的免疫复合体,它具有种族、民族的特异性及基因多态性,是人体在遗传学方面重要的标志。HLA 基因根据其编码分子的分布与功能不同分为 3 个区,即 I、II、III 类基因区。HLA-I 类区域分子由两条多肽链组成,其中包括 α 链和 β 链。可分为 HLA-A、HLA-B、HLA-C 三个经典基因,主要与内源性抗原递呈和免疫调节有关;HLA-E、HLA-F、HLA-G 非经典基因参与免疫调控;以及部分功能基因和假基因相关的 MIC 基因。HLA-II 类区域分子由 α 和 β 链组成的糖蛋白组成,主要有 HLA-DR、HLA-DQ、HLA-DP 亚区,参与外源性抗原的递呈和免疫调控,TAP 和 LMP 区域参与内源性抗原的加工。HLA-III 类基因区包括补体基因、21-羟化酶基因及炎症相关基因区,位于 HLA-I 类和 HLA-II 类区之间。在正常妊娠过程中,胎儿绒毛外滋养细胞低或不表达经典 HLA-I、HLA-II 类分子,特异性高表达非经典 HLA-I 类分子 HLA-E、HLA-F、HLA-G,对母胎界面免疫耐受的维持及调节发挥着关键作用。HLA-G 抗原是第一个被证实在滋养细胞表达的 HLA-I 类抗原。由于滋养细胞层细胞分泌的 HLA-G 分子量低,同时仅与特定 W6/32 和 β2 m 不与其他 HLA-I 抗原结合,因此早期一直未被发现,人们据此推测胎儿不被排斥是由于滋养细胞层不表达 HLA 抗原。直到 1986 年,Ellis 等证实绒毛外滋养细胞表面确实存在一种非典型 HLA-I 类抗原,也就是目前所指的 HLA-G。

#### 2. HLA-G

整个妊娠过程中的胚胎、母胎界面绒毛外滋养细胞、羊膜内皮细胞及胎儿血管壁内皮细胞表面均有 HLA-G 分子表达。HLA-G 分子包括 4 种跨膜型(mHLA-G,从 G1 至 G4),3 种可溶型(sHLA-G,从 G5 至 G7),与典型的 I、II 类 HLA 抗原免疫原性较强不同,HLA-G 具有弱免疫原性且多态限制性。孕酮通过与 HLA-G 启动子区域一个孕酮反应元件结合,孕酮浓度升高可能上调母胎界面 HLA-G 的表达。HLA-G 受体包括免疫球蛋白样转录物 2(ILT2)、免疫球蛋白样转录物 4(ILT4)、杀伤细胞免疫球蛋白样受体 2DL4(KIR2DL4)。

ILT2 表达在所有单核细胞、树突状细胞和 B 细胞及部分 T 细胞和 NK 细胞表面；ILT4 仅分布在单核细胞和 DC 等髓样细胞表面；KIR2DL4 主要表达在 CD56$^{bright}$ NK 细胞亚群。

HLA-G 是一种免疫抑制分子，能够诱导活化的 CD8$^+$ T 细胞表达 FasL，从而增加 FasL 途径介导的 CTL 细胞凋亡，阻止了母体细胞毒性 T 淋巴细胞（CTL）对同种异体胚胎的识别。它还有下调 CD4$^+$ T 细胞增殖，调节 NK 细胞分泌细胞因子的作用，有助于在妊娠期调节胎盘局部的免疫。同时，绒毛外滋养细胞表达 HLA-G 抗原能够保护胚胎免受 NK 细胞介导的溶细胞作用的威胁。HLA-G 与巨噬细胞的 LILRB1、NK 细胞 KIR2DL4 结合，调节 IL-6、IL-8 和 TNF 等细胞因子表达，调控天然免疫和获得性免疫反应，参与促进免疫耐受形成。

胚胎和滋养细胞均可表达非经典分子的 HLA-G，可以保护它们免受 NK 细胞介导的裂解，并通过 Fas 配体诱导细胞毒性 CD8$^+$ T 细胞凋亡。但 HLA-G 阴性时胚胎可能会植入，因此 HLA-G 对移植并不重要。最近的数据显示，在蜕膜中占主导地位的 NK 细胞表达了与 HLA-G 相互作用的 KIR2DL2 受体；然而一个多产的妇女缺乏这种受体，她仍可以正常妊娠。此外，在复发性自然流产中 HLA-G 多态性已被证实，但在正常育龄期妇女及流产倾向的人群之间没有发现差异。在人类胚胎培养基中可通过特异性免疫方法检测出 HLA-G。在没有 HLA-G 存在的情况下，妊娠也可以发生。当 HLA-G 存在时，妊娠率较高，它的检测已经被用来确定在试管助孕时应该移植哪些胚胎。然而，这些可溶性的形态并不是由滋养层分泌，而是由膜结合的 HLA-G1 裂解。因此，HLA-G1 可能是必要的，但肯定不足以引发孕妇对妊娠的耐受性。

**3. sHLA-G**

在胎儿血浆、羊水和脐带血中存在着分泌型 HLA-G（sHLA-G）分子，这些分子和膜抗体一样抑制 CD8$^+$ 淋巴细胞增殖、抑制 NK 细胞游走及其杀伤活性，从而进一步抑制 NK 细胞的细胞毒性作用。HLA-G 形成的先导序列多肽可与 HLA-E 组成复合体，上调胎盘组织 HLA-E 的表达。HLA-E 可与 NK 细胞受体结合，抑制 NK 细胞毒活性。HLA-G 可能与子宫 NK 细胞局部富集、定位有关，并诱导子宫螺旋动脉重建。同时，HLA-G 还可以通过调节巨噬细胞分泌 IL-6、CXCL8 和 TNF-α，激活子宫 NK 细胞介导血管重建。另外，最近对蜕膜浸润 CD4$^+$ 细胞研究表明，大约 20％细胞为 CD4$^+$ HLA-G$^+$ T 细胞，具体作用有待阐明。

除了对免疫的抑制作用以外，HLA-G 在胚胎着床过程中还具有其他的作用。sHLA-G 水平与受精后的胚胎分裂有重要的联系，可能与种植潜能呈正相关，推测可能高浓度 sHLA-G 增强 Th2 细胞转化，而低浓度则增强 Th1 细胞偏移。但由于 sHLA-G 缺乏纯合子也可以成功妊娠，因此这种理论也存在质疑。滋养细胞分泌的 sHLA-G 也能与自身受体结合，通过增强尿激酶型纤溶酶原激活物及基质金属蛋白酶表达，促进内膜细胞外基质重建。同时诱导滋养细胞侵入蜕膜，促进血管形成因子分泌，参与组织重建，有利于胚胎植入。

复发性流产患者与 HLA 的相关研究表明，滋养细胞 HLA-G 表达降低，可能与不良妊娠结局相关，包括复发性流产或先兆子痫。但 HLA-G 基因多态性数目、特性和多态性分布频率在不同人种或不同地区，存在明显差异。

**4. HLA-E**

HLA-E 是非经典 HLA-Ⅰ类分子，多态性很低及具有高度保守性，几乎在所有组织和细胞中均广泛分布,在不同细胞表面也存在表达,但普遍表达水平较低,仅在羊膜和滋养层细胞表面高表达。其组织特异性高表达有赖于 HLA-A、HLA-B、HLA-C、HLA-G 先导肽的参与。HLA-E 抑制细胞毒性 T 细胞,也可通过与 NK 细胞的抑制性受体 CD94/NKG2A 结合传递抑制性信号。另外,HLA-E 与 HLA-A、HLA-B、HLA-C、HLA-G 先导肽结合形成 HLA 先导肽/HLA-E 复合体,使杀伤性细胞的活性受到抑制。而且对于 HLA 同类先导肽/HLA-E 复合体,其与抑制性受体 CD94/NKG2A 结合的亲和力显著高于活化性受体 CD94/NKG2C。因此,在正常妊娠环境下,HLA-E 分子识别 CD94/NKG2 后能诱导 NK 细胞及 CTL 细胞功能处于抑制状态,从而维持母体对胎儿的免疫耐受。此外,滋养细胞上的 HLA-E 可被 γδT 淋巴细胞上的 CD94/NKG2A 受体识别,有效抑制 Th1 型细胞因子的产生;与 NK 细胞受体结合,可刺激其分泌 INF-γ、G-CSF 等多种细胞因子,参与调节滋养细胞入侵及子宫胎盘血管形成。尽管 HLA-E 分子在母胎界面免疫调节中的作用已明确,滋养细胞 HLA-E 分子的表达变化与反复妊娠丢失的关系并未阐明。滋养细胞 HLA-E 表达下降,可能更容易受到母体免疫系统的攻击,进而引发复发性流产;同时可能减弱绒毛外滋养层细胞对子宫血管的侵蚀能力,阻碍子宫螺旋动脉重塑,影响正常妊娠进程。

### 5. HLA-F

HLA-F 基因在哺乳动物中高度保守,多态性有限,有细胞内和细胞外两种表达形式。主要与 β₂ 微球蛋白结合形成稳定的二元复合物,以胞内形式表达而不结合抗原多肽。HLA-F 除表达于胎盘外,在脾脏、肝、肾、皮肤等组织也存在。但大部分组织细胞表面均不表达,在妊娠后期的滋养层细胞表面明显检测到 HLA-F 蛋白分布。证据表明,HLA-G 和 HLA-E 共定位于植入前胚胎。HLA-F 可能影响这些细胞免疫效应功能的发挥,是否参与母胎免疫耐受调节尚待进一步研究,但 HLA-F 在妊娠免疫耐受中的作用尚不明确。

### (四)胚胎植入前因子

早期的研究表明,人类和兔子的胚胎培养基中均含有未知的免疫调节化合物。这种免疫混合物在 PIF 的存在下诱导 CN2MAb 的出现,这是一种低分子量的多肽,增加供者淋巴细胞和血小板之间的花环形成。与免疫分析不同的是,生物实验是一种生物学现象的反映,它引导我们研究胚胎培养基中存在的化合物是否也存在于母体循环中。利用 PIF 生物测定法结合亲和层析法,采用双步高效液相色谱法和质谱法鉴定,分离和表征了一种 9-15 aa 肽,共 9 个氨基酸。

由于肽复制了生物测定结果,随后合成了它,复制了原生生物活性。随后,产生了多克隆和小鼠单克隆抗体,对胚胎衍生肽的诊断和治疗潜力进行了详细的研究。Barnea 研究小组报告说,PIF 仅由可存活的胚胎分泌,可以在短暂受精后两个细胞阶段的胚胎培养基检测到。有了它的多靶点效应,PIF 在调节母体状态成功妊娠的过程中起着至关重要的作用。将胚胎视为一个自我驱动的实体,使自己能够控制自己的命运,PIF 可以在这个过程中扮演重要角色。

#### 1. 植入前因子(preimplantation factor A,PIF)胚胎耐受性生物标志物

在鼠、牛和人类胚胎中,研究发现 PIF 可能在胚胎命运中发挥决定性的作用。证据发现 PIF 与胚胎活力及胚胎移植成功的妊娠结局密切相关。最近一项研究显示为成功的妊娠结

局依赖于人胚胎培养液中 PIF 的存在提供了进一步的证据。通过分析发现胚胎培养液中缺乏 PIF,与随后胚胎移植发生妊娠失败 100% 相关。

β-绒毛膜促性腺激素(β-hCG)妊娠标志物是公认的,当胚胎在基因组的时候就开始分泌,胚胎植入后几天,β-hCG 就可以在母体的外周血循环中检测出来。但是检测出 β-hCG 不代表就已经成功妊娠,生化妊娠也经常可见。PIF 可能成为相对于 β-hCG 更有价值的生物标志物。当具有复发性流产风险的患者进行一系列 PIF 生物学检测,检测出 β-hCG 水平的下降及临床自然流产症状,发现早在 2~3 周前母体循环中没有检测到 PIF 的存在。此外,所有这些患者,母体血循环中可以检测到 hCG,生化妊娠同样 hCG 是阳性的,而 PIF 却不是。同样,移植后 4 d 母体血循环中检测到 PIF 的水平与 71% 活产率密切相关,相比较没有检测出 PIF 水平活产率仅为 3%。通过特定的酶联免疫法可以检测出妊娠妇女外周血中 PIF 水平,PIF 在妊娠早期是增高的,妊娠中期达到平台期,妊娠晚期开始下降。牛的妊娠模型与人类妊娠有些相似性。文献报道宫腔内人工授精后 10 d,检测出 PIF 则活产率达 91%,在 20 d 检测出活产率达到 100%。因此,PIF 检测与好的妊娠结局密切相关。种植前 PIF 来源于胚胎,而种植后 PIF 来源于胚胎或者胎盘,通过免疫组织化学和抗 PIF 抗体研究来证实。

**2. 植入前因子促进胚胎发育并防止复发性流产血清诱导胚胎死亡**

胚胎存活率依赖于 PIF,在抗 PIF 单克隆抗体的存在下,胚胎死亡率高,且胚胎死亡率呈剂量依赖性。文献报道 PIF 在具有活力的胚胎(鼠、牛、马)中发挥 PIF 自营养作用。用耐寒的牛作为试管模型,将胚胎在不含 PIF 的培养液中培养,很少的胚胎发育成囊胚,如果在胚胎培养液中加入 PIF 后,刺激胚胎发育,克服其他阻止胚胎发育的障碍。

在一个潜在的不利的环境中,PIF 的保护作用帮助胚胎存活。在复发性流产中,胚胎暴露于血循环中毒素、抗体和氧自由基等。由于 PIF 直接作用于胚胎,将 PIF 加入胚胎培养液中,可抑制胚胎死亡,并呈一定的剂量依赖性。PIF 与胚胎相互作用,针对特定位点发挥促进生长和保护性能。通过 10 日龄小鼠胚胎提取物鉴定特定的 PIF 靶标,应用 PIF 亲和层析后进行定量质谱鉴定。研究证实鉴定了许多类蛋白质,这些主要与氧化应激(蛋白质二硫键异构酶硫氧还蛋白)、热休克蛋白和肌动蛋白细胞骨架/微管蛋白/血管/神经主干相关,防止蛋白质错误折叠。在小鼠妊娠第 10 d(相当于人类妊娠的 8~9 周),由于胎盘的形成胚胎从一个缺氧过渡到有氧环境下,PIF 的出现对于胎盘也发挥重要的保护作用。

**3. 植入是胚胎驱使母体反应的一个过程**

成功种植需要启动滋养细胞和蜕膜间的直接对话,复发性流产患者子宫内膜的启动往往是失败的。PIF 通过与下游表达分子协同作用,为子宫内膜创造有利的环境,可以增加子宫容受性。

研究 PIF 是否可以影响 β 整合素——在子宫内膜种植窗期,表达的一种主要蛋白。在上皮细胞,但不是在间质细胞,加入 PIF 可上调 β 整合素的表达。

使用雌激素和孕激素诱导胚胎干细胞模型,利用全基因组和蛋白分析,检测 PIF 对于种植的影响。子宫内膜受到刺激后,胚胎移植后种植率增加,而且,PIF 促进黏附分子表达,黏附分子促进胚胎在子宫内膜的黏附,同时调节细胞凋亡,这些对于种植是至关重要的。PIF

可清除凋亡细胞,通过调节 TLRs(Toll 样受体),从而防止植入失败。

值得注意的是,PIF 在 HESC 中,促进神经相关蛋白表达来保护第一胚胎结构(脊索)。总之,PIF 可能防止不良母体环境导致胚胎损伤。前期研究在子宫内膜培养中,PIF 通过降低 PGF2a 分泌和循环孕激素水平相关,促进细菌脂多糖诱导的炎症反应。因此,PIF 在生殖最脆弱的时期可能防止植入失败。利用培养液中的培养蜕膜细胞检测 PIF 对其的影响,发现其促进基因表达参与抵御恶劣的环境的作用。在复发性流产中,大部分的胚胎丢失发生在妊娠早期。如果胚胎正常,蜕膜部位滋养细胞获得 PIF 的支持可能有助于减少对胎儿的不良影响。

**4. 研究发现,PIF 促进滋养细胞的侵袭转化**

最近的研究表明,PIF 也促进原代人滋养层细胞侵入,PIF 可通过基质金属蛋白酶(MMP)和金属蛋白酶抑制因子 1(TIMP)/整合素的比值,通过高度特异性通路影响滋养细胞入侵。进一步的数据表明,胚胎植入后不久(5 周以上)PIF 短暂表达在滋养细胞上,和高度定位于绒毛外滋养细胞(侵袭性)。连续的体外分析表明 PIF 由滋养层细胞分泌,纳入 uNK 细胞作为小鼠妊娠 10 d、12 d、14 d 评价指标。然而,14 d uNK 细胞释放 PIF+ 颗粒,从而在妊娠期间 uNK 的排斥作用被控制。而在准备分娩阶段,PIF 水平下降,使所需的"排斥"现象发生,诱导分娩。不同孕龄的 PIF 表达不同(足月胎盘 PIF 低表达,早产胎盘不表达)支持 PIF 的表达依赖孕龄大小的假说。

**5. 植入前因子在全身免疫调节中的作用**

免疫驱动生殖而不是反之亦然。全身免疫功能改变不久后受精。在胚胎植入前就可在母体循环中检测出 PIF 的表达,研究表明 PIF 具有免疫调节特性。PIF 有重要的作用,调节母体的免疫耐受同时保持完整的母体防御。PIF 作用于特定的免疫细胞,影响细胞因子和基因的表达。PIF 结合于初始 CD14+ 单核细胞、中性粒细胞,一旦被激活,B 细胞和 T 细胞促进所需的 Th1 和 Th2 型细胞因子的表达及比例变化。在初始及抗 CD3/CD28 抗体诱导的外周血单核细胞中,PIF 促进与耐受相关的 HLA 型基因表达。在初始细胞,PIF 促进抗菌基因表达与巨噬细胞和 NK 细胞的作用有关。在适应性免疫中,PIF 控制基因参与氧化应激蛋白的错误折叠和血小板活化。因此,胚胎是一个小小的抗原,只产生有限的信号,正因为 PIF 的存在,发挥调节母体免疫,以便胚胎被母体接受。然而,母体在不利的情况下,必须有 PIF 双重的保护作用,首先,PIF 支持胚胎存活,其次,PIF 可能支持母体免疫系统对抗病原体和疾病。PIF/蛋白相互作用的多靶点作用检查发现其辅助肽的高度灵活的折叠结构。

在复发性流产中,全身免疫中起着重要的作用,尤其是过度反应的 NK 细胞。研究发现,不论在血循环中 NK 细胞数量升高或在正常范围内,PIF 可显著降低 NK 细胞毒性。免疫球蛋白和脂肪乳已被建议用于复发性流产的治疗。应用高剂量的免疫球蛋白和脂肪乳及并行使用低剂量 PIF 治疗复发性流产,检测显示抑制效果类似。PIF 的影响是间接的,影响 NK 细胞 CD69+ 的表达,CD69+ 是 NK 细胞活化主要标记。因此,在复发性流产中,通过阻断血清和 NK 细胞的细胞毒作用保护胚胎,随后防止进一步的妊娠丢失。为了进一步验证 PIF 在控制全身免疫反应中可能发挥的作用。文献对有＞10 次流产和没有活产的患者进行研究,外周血单核细胞(PBMC)中 PIF 的结合作用和其对细胞因子的调节,与健康对照组相比,在 PIF 的作用下,复发性流产组细胞因子分泌有显著差异。因此,PIF 改变可以提示患者免疫反应的改变,进一步提示可能会导致复发性流产。

**6. 植入前因子疗效的经验教训(在非妊娠免疫疾病模型)**

由于妊娠是复杂模型,故应用非妊娠健康模型检测 PIF 的作用效果。最近观察到几种自身免疫性疾病在妊娠期间有所改善(除了非常严重情况)。同时发现,PIF 对大约 20 种不同的非妊娠自身免疫性/移植模型有效。PIF 在全身和局部均发挥免疫调节作用,PIF 可能影响其他自身免疫过程。在青少年糖尿病和神经源性炎症模型中,发现具有靶器官保护作用——胰腺和脊髓,作用于循环细胞因子和免疫表型的影响。在妊娠过程中,保护中枢机制、减少氧化应激反应及蛋白质错误折叠和控制巨噬细胞。半同种间质干细胞被转移到免疫细胞完全被辐射破坏的小鼠体内,PIF 治疗长期防止或逆转皮肤、肝和结肠损伤。PIF 对胚胎的耐受性,不引起不利的免疫抑制作用,在生殖过程中是必不可少的。PIF 还可以防止一个完全异体移植预防移植物抗宿主病(GVHD)的发展。供体胚胎基因不匹配,因此 PIF 在母体耐受性发展中发挥重要作用。PIF 也促进间质干细胞自体移植中移植物的植入。因此,PIF 可能在促进胚胎植入时有类似的作用。总的来说,非妊娠模型研究发现 PIF 已经被证实其具有多方面的潜能作用,确保妊娠成功。

总的来说,胚胎和其独特的分泌产物 PIF 在生殖及妊娠成功中发挥重要作用。①胚胎,半/异质实体,必须在不利的环境维持自己。胚胎具有先天的自我毁灭潜能,因为质量差的胚胎大多不能发育。胚胎也具有自养的特性。②子宫启动并为胚胎创造了良好的生长环境。③促进滋养层细胞侵袭,保证胚胎与母体有效的相互作用。④机体免疫调节具有双重作用:保护自身和帮助母体机体抵御疾病。了解这些基本过程将为开发有效的诊断和治疗手段降低复发性流产提供坚实的基础。最后,将妊娠视作胚胎中心和非母体中心,这样将提高管理复发性流产的能力和管理其他妊娠期病理情况的能力。

(吴莉　金仁桃)

# 第五章　胎　盘　免　疫

　　胎盘是妊娠期胎儿与母体间所形成的一种临时性附属器官,由羊膜、叶状绒毛膜和底蜕膜共同构成。胎盘是一个多功能器官,具有物质交换、防御、内分泌及免疫等多种功能。尽管胎盘在母胎健康中扮演着至关重要的角色,但它却是人类最不了解的器官之一。胎盘内有母体和胎儿两套血液循环,二者之间隔以由胎盘绒毛中的血管壁、绒毛间质、基底膜和绒毛上皮共同构成的机械性屏障,具有选择性通透作用,同时,胎盘的滋养层和底蜕膜上富含众多免疫因子,可使胎儿逃避母体的免疫攻击。由于胎儿的染色体有半数来源于父体,胎儿和胎盘对母体宿主而言实际上是同种异体移植物,但在正常情况下母体对半异体的胎儿表现为免疫耐受;为何妊娠过程中表现为特殊的免疫状态,其机制十分复杂,还存在着许多问题亟待阐明。现有研究提出多种假说,如免疫促进学说、母体免疫惰性学说、胎儿抗原不成熟学说、滋养层-淋巴细胞交叉抗原免疫保护学说及胎盘屏障学说等。

　　越来越多的研究发现,胎盘结构和功能异常将影响母体的健康,如妊娠高血压、滋养细胞疾病、习惯性流产、胰岛素抵抗、子痫前期等疾病,据此提出"成人疾病胎盘起源"这一概念。本章将以胎盘屏障学说为例,阐述胎盘免疫的概念与特点及妊娠相关疾病。进一步理解胎盘的结构功能及抗原性,有利于指导妊娠相关疾病的预防和治疗,降低临床上不良妊娠结局的发生率。

# 第一节　胎盘的结构及功能

## 一、胎盘的结构

　　胎盘是妊娠第 6～9 周开始形成的圆盘状结构,由羊膜、叶状绒毛膜和底蜕膜共同构成,缺乏自主神经支配,是妊娠期母体与胎儿之间所形成的一种临时的多功能器官。健康的足月胎盘重量 500～600 g,直径 16～20 cm,其中 1/3 附着于子宫前壁,2/3 附着于子宫后壁。人类胎盘主要由 3 部分构成,组织来源于母体和胎儿两部分,分别由母体的基蜕膜和胎儿的丛密绒毛膜构成。最外层靠近母体面包括系膜侧的子宫蜕膜细胞和血管;胎盘的母体面较为粗糙,分布有 15～30 个胎盘小叶;中间层为胎儿和胎盘的连接区域,内含浸润到子宫壁的滋养层细胞;最内层靠近胎儿面为迷路区域。胎儿面较为光滑,表面覆有羊膜,下与绒毛板疏松结合。绒毛膜有 40～60 根绒毛干,并再次分支出许多绒毛,绒毛间质的细胞滋养层细胞几乎消失,仅由合体细胞层覆盖,部分绒毛进入 Nitabush 纤维层成为固定绒毛,部分则为游离绒毛,该纤维层是母体与胎儿组织间的过渡层。绒毛干之间为绒毛间隙,底蜕膜形成的短隔深入绒毛间隙内，成为胎盘隔。胎盘隔将 1～4 根绒毛分到胎盘小叶之中。子宫螺旋动脉开口于绒毛间隙，绒毛浸于母血之中，从而大大提高了胎盘绒毛树与母血进行物质交换效率。此种漂浮绒毛是由内层的细胞滋养层细胞和外层的合体滋养层细胞共同组成的。这两类滋养层细胞可分泌大量与胚胎发育和妊娠维持有关的细胞因子与激素，如 hCG、孕酮、泌乳素（PRL）、抑制素和激活素等。

胎盘的发育起源于受精后 4～5 d，此时胚胎着床形成了绒毛阶段的胎盘。滋养层细胞分化为绒毛膜滋养层和合体滋养层细胞，前者侵入底蜕膜完成螺旋动脉重塑后最终定植在母体子宫肌层。这一过程有助于高效的母胎循环建立。

胎盘的血供来自母体和胎儿两套血液循环，两者互不相混，各成一体，但可以通过胎盘屏障进行物质交换。胎血循环血流量大、血管阻力低，依赖血管活性物质维持此低张状态。胎血循环的途径为脐动脉-绒毛内毛细血管-脐静脉；母血循环的途径为子宫动脉-螺旋动脉-绒毛间隙-子宫静脉。胎血与母血进行物质交换的结构称为胎盘屏障，早期由合体滋养层、细胞滋养层和基膜、绒毛内结缔组织、毛细血管基膜和内皮构成。晚期合体滋养层变薄，细胞滋养层细胞几乎消失，此时胎盘屏障更有利于进行物质交换。

## 二、胎盘的功能

众多研究表明，胎盘是一个多功能器官，主要介导母体与胎儿之间的正常交换功能，包括物质交换、内分泌、排泄、防御及免疫等。在妊娠维持的过程中发挥着重要作用。

母体与胎儿之间的物质交换是胎儿正常发育的关键。通过胎盘屏障进行营养物质及代谢废物的交换，是胎儿生长发育的"化学加工厂"。自妊娠中期开始，合体滋养层细胞成为物质交换的主要屏障。胎儿在宫内没有自主呼吸，仅靠胎盘完成肺部的气体交换。物质交换取决于：①物质的分子量、离子数、浓度及交换通道。②胎盘的血流量。③胎盘的面积。④胎盘的通透性。氧气、二氧化碳等小分子物质通过简单扩散的方式进行物质交换，而营养性大分子物质，如水、氨基酸、葡萄糖、蛋白质、无机盐和维生素等则通过主动转运和吞饮方式摄取。上述任何物质转运异常都会导致胎儿生长发育异常甚至胎死宫内。

研究发现，胎盘作为一个临时的内分泌器官，在机体其他部位可以合成的激素都可以在胎盘中找寻到踪迹。因含有类固醇激素和相应的激素转换酶，其合体滋养层细胞可分泌多种激素、生长因子及细胞因子等，对维持妊娠具有重要作用。例如，妊娠第 2 周时人绒毛膜促性腺激素（hCG）已开始分泌，到妊娠第 2 个月分泌达到高峰，其与黄体生成素共同促进妊娠黄体的发育。从妊娠第 8 周开始，人胎盘泌乳素（HPL）开始分泌，并在妊娠第 8 个月达到分泌高峰，除促进胎儿发育之外也可促进母体乳腺的发育。妊娠第 4 个月胎盘开始分泌雌、孕激素以替代母体的黄体功能。不过，进入胎血循环的类固醇量却很少，这种现象使得胎儿的发育不受母体高类固醇浓度的影响。除了胎盘固有激素之外，胎盘还合成并分泌其他许多物质代谢有关的肽类。

胎盘还具有类似肾脏的排泄功能，胎血中的代谢废物，如尿素、尿酸等物质通过胎盘循环进入母体而排出。除此之外，胎盘的防御功能可以阻挡大分子物质（如细菌）进入胎血循环中。胎盘还是胎儿逃避母体免疫攻击的保护性器官，机械性的胎盘屏障具有选择性通透作用,滋养层和底蜕膜上富含众多免疫因子,可保护胎儿不受母体的免疫攻击。

在临床上,胎盘功能检测日益受到重视,通过血清学、B超及MRI等影像学手段对胎盘功能进行评估,从而早期干预和纠正异常宫内微环境。

血清学检测是评估胎盘功能的经典手段。主要检测的是血清雌三醇($E_3$)和胎盘泌乳素(HPL)水平。胎盘分泌的雌激素在妊娠晚期排出量为非孕时的1 000倍,其中90%为血清雌三醇($E_3$)。其生成有许多途径,主要经胎儿的肝脏和肾上腺由胎盘合成,母体的胆固醇在胎盘内转换为孕甾烯醇酮后,在胎体脱氢酶的作用下变为$E_3$的前体物质——脱氢表雄酮(DHEA)。DHEA在胎儿肝脏经16α羟化后至胎盘内芳香化生成雌三醇。因此检测其水平可以反映胎儿健康状况和胎盘功能;胎盘泌乳素则由胎盘的合体滋养层细胞分泌而成,是维持胎儿及胎盘发育的必须物质,其水平也可间接反映胎盘功能和胎儿发育状况。

影像学检查相较血清学检测更为直观,其中B超检查无创易行。通过观察胎儿呼吸、肌张力、胎动及羊水量等判断胎盘的成熟度并进行生物物理评分。其中上述4项评分在6～8分为正常,≤5分提示预后不良。除此之外,必要时可以行磁共振扩散加权成像,通过观察胎盘形态学改变、血流改变早期发现胎盘受损,也可反映胎盘和母体子宫壁之间的关系。

# 第二节　胎盘免疫屏障的特点

对于妊娠期间母胎免疫耐受的现象,过去大部分研究认为,母血循环与胎血循环被胎盘机械性阻隔,两者虽然相近但却互不相通,且绒毛表面的合体滋养层细胞作为物理屏障,从而使得母体与胎儿的免疫活性细胞不至广泛、直接接触,这有利于保护胎儿不受免疫排斥。但随着研究不断深入,现已证明胎血可进入母血循环的总量为0.1～0.3 ml,胎儿的滋养层细胞、淋巴细胞、粒细胞、有核红细胞等也会进入母血循环;母体的淋巴细胞也可进入胎儿体内,并可持续存活2年。一些小分子的营养物质、免疫球蛋白(IgG)同样可以通过胎盘,然而大分子的免疫球蛋白和细胞则不能通过,这也有效避免了相互间的免疫反应。

介于母体与胎儿之间的胎盘也是一个生理性的免疫屏障,阻止母体免疫活性细胞或分子进入胎儿体内,从而保证胎儿生长发育不受母体免疫攻击。这种屏障的作用机制至今尚未完全阐明,但目前公认的主流学说有以下两大部分。

## 一、机械性的物理屏障

过去研究认为,母胎之间完全隔开且互不干扰的两套血液循环系统是构成胎盘免疫最重要的天然屏障。近年来有关分子生物学研究发现,尽管两套血液循环各成系统,但是一些小分子的物质、气体甚至免疫球蛋白(如IgG)依旧可以透过胎盘。母体与胎儿接触面主要是合体滋养层,这层巨大的合胞体具有选择性通透作用,是一道天然的物体屏障,因此对胎儿生长发育起着重要作用。滋养层的纤毛上皮具有极强的凝血功能,当合体细胞滋养层的浆膜完整性受到破坏时,组织凝血质大量释放,纤毛即被类纤维蛋白堵塞,从而防止胚胎抗原进入母体,也避免母体的体液因子攻击胚胎组织。研究还发现,合体滋养层细胞上没有主要组织相容性抗原和血型抗原存在。据此有学者认为存在 HLA 抗原的滋养层细胞往往位于母胎非接触部位,这部分滋养层上的抗原可吸收来自母体的抗体,从而使其不能通过胎盘屏障进入胎血循环。也有学者认为滋养层细胞长出绒毛穿过内膜与母体血管接触的过程中容易脱落形成血管栓塞,但因其不具有抗原性不会引起免疫反应,栓塞还可以机械性地阻挡母胎接触。

同时,一些研究发现环滋养层细胞上含有唾液黏蛋白成分,其可封闭移植抗原的免疫作用;且实验去除这部分唾液黏蛋白后,母体的淋巴细胞即可进入胎盘屏障并破坏滋养层细胞。这类物质中的唾液酸含有带负电荷的游离羧基,其与同样带有负电荷的淋巴细胞发生静电排斥,从而有效地阻止了滋养层细胞与淋巴细胞接触产生细胞免疫反应。同样,人类滋养层细胞可以分泌大量高浓度的绒毛膜促性腺激素(hCG),其末端也含有大量呈负电荷的唾液酸,由于电荷排斥作用也可起到保护胎儿抗原不受母体的淋巴细胞识别和接触的“前哨”作用。有动物实验研究还发现,滋养层细胞悬液移植到豚鼠的皮肤下可以存活 25 d 以上,且经 hCG 处理后的胎儿皮肤细胞移植到豚鼠的皮肤下也可以长时间存活。这些说明 hCG 能够有效保护滋养层细胞免受外源环境的免疫攻击。合体滋养层还可能产生一种抗原-抗体复合物,同时也存在着这种复合物的溶解系统将其分解成无毒物质。当抗原-抗体复合物过量时会导致细胞损伤,细胞滋养层则会形成新的合体滋养层来修复损伤。

还有不少学者研究认为,母胎之间的排斥反应取决于杀伤细胞活性(NKCA)。妊娠期 NKCA 能被滋养层细胞所抑制,说明胎盘血清中含有能够抑制 NKCA 的免疫调节因子可以阻断母胎免疫排斥;此外,胎盘蛋白(PP)中存在具有免疫抑制活性的因子,也参与阻止母体与胎儿之间的免疫反应;孕妇的外周血淋巴细胞(PBL)中含有孕激素受体可诱导受体阳性细胞产生分子量为 34 000 的免疫调节蛋白,抑制杀伤细胞的活性并降低细胞毒活性,从而进一步抑制局部免疫反应。

上述结论表明滋养层表面存在非细胞性的天然屏障,有助于正常妊娠的维持。

## 二、非抗原性细胞屏障

胎盘的最外层为滋养层,面积为 10～15 $m^2$,分为内外两层,内层为朗汉细胞层,外层则为合体细胞层。滋养层细胞外的间质则可作为屏障阻挡胎盘抗原进入母体。合体滋养层与母体血液大面积地直接接触,其表面带有负电荷,通过静电排斥起到保护作用。而细胞滋养细胞分为 3 层:①绒毛部分在绒毛内,与合体滋养层细胞相邻。②绒毛外部分沿植入的胎盘绒毛侵入子宫内膜。③血管部分侵入子宫动脉蜕膜内皮而塑形。

早在 20 世纪,Witebsky 研究团队未发现滋养层中含有主要组织相容性抗原和血型抗原这些与移植免疫密切相关的抗原,并提出“如果人类胎盘滋养层细胞无抗原性,则胎盘可能起屏障作用”的假说。随后针对滋养层细胞有无抗原性的机制研究大量涌现,认为胎盘屏障作用可能由于滋养层上的抗原被封闭,也可能由于其上缺乏抗原或免疫原性较弱,与母体免疫耐受有关。

然而,随着研究的深入,现已证明胎盘滋养层细胞存在抗原物质。从遗传免疫学角度讲,淋巴细胞主要参与受体对移植物之间的排斥反应,且反应强度取决于两者之间的抗原差异性。人类体细胞上存在具有抗原性的表面结构,即一组至少由 4 个基因所决定的膜抗原——主要组织相容性复合物(MHC)。MHC 是在脊椎动物中发现的可编码免疫球蛋白样受体的多态性基因群,其产物分布于各种体细胞表面。该结构提现了不同种属、同种异体及同一个体不同组织间的差异,所以当异基因移植后机体便产生致敏和免疫反应。人类 MHC 也称作人类白细胞抗原(HLA),其上含有 D、B、C、A 及 DR 五个组织相容性座位。根据结构和功能的不同,分为 Ⅰ 类和 Ⅱ 类两种。HLA-Ⅰ 类抗原包括经典和非经典两种,其中 A、B、C 三个位点编码的分子统称为经典的 HLA-Ⅰ 类分子,广泛表达于各类有核细胞表面;而 E、F、G 等位点所编码的则属于非经典的 HLA-Ⅰ 类分子,其蛋白抗原只存在于某一特定组织。在不同的个体之间,HLA 在遗传和抗原上是有差异的,因此同时含有母系和父系遗传特性的胚胎对于妊娠母体而言是一种同种异体移植物,理论上胎盘滋养层上应有 HLA,从而产生强烈的免疫排斥。然而,胎儿却能在母体子宫内不受免疫攻击而正常生长发育。

动物实验中静脉注射父系 MHC 单克隆抗体后,抗体与胎盘 MHC 抗原迅速结合,数小时后达到高峰,随后被细胞消化下降。一部分以失活片段释放至母血,另一部分则成为胎儿必需氨基酸。由此可见,合体滋养层的抗原抗体复合物溶解系统也可以保护胎儿不受抗体免疫攻击。有实验研究从不含母血和胎血的人胎盘制备的细胞浆膜中发现人类白细胞抗原(HLA)的 A、B 两个位点所控制的抗原和 $\beta_2$ 微球蛋白。还有研究发现葡萄胎患者的体内含有 HLA 抗体,由于葡萄胎中仅有滋养层而不含胎儿组织,因此可以认为滋养层组织中存在移植抗原。

随后有研究通过分子杂交手段测量发现正常人类细胞滋养细胞含有极少量的 HLA-A、HLA-B 和 HLA-C 等抗原。另有研究表明,正常妊娠胎盘缺乏 Ⅱ 类 HLA 抗原,而流产胎盘中则可发现,因此推测妊娠的正常维持应与胎盘组织中不含 Ⅱ 类 HLA 抗原有关。也有研究认为,正常妊娠过程中 HLA-Ⅱ 类抗原表达是具有时序性的,如妊娠早期不表达经典的 MHC-Ⅱ 类抗原,而分娩前期则均表达这类 MHC-Ⅱ 类抗原。基于上述研究结论,有研究团队在体外培养滋养层细胞提示有表达 HLA 和 MHA 等抗原的能力,证明体内滋养层细胞确实含有上述抗原的遗传物质。因此,胎盘屏障可视为非抗原性的细胞屏障维持免疫耐受,从而阻止母胎之间的免疫反应。

# 第三节　胎盘的抗原性

胚胎对母体来说类似于同种异体的移植物。MHC 是与移植物存亡有重要关系的抗原。组织相容性是指器官移植时,移植物与受者相互适应的程度。在人类亦称为 HLA。人类 HLA 抗原完全按照孟德尔共显性原理遗传。一个个体基因型包括两个单倍型,分别来自父亲和母亲。因此子代个体细胞表面有两个单倍型表达的抗原。Ⅰ 类 HLA 抗原为 HLA-A、HLA-B、HLA-C,存在于除红细胞外的成熟细胞上。由一条分子量为 45kD 的重链和分子量为 12kD 的蛋白组成,Ⅱ 类 HLA 抗原为 HLA-DP、HLA-DR、HLA-Dq,主要分布在 B 淋巴细胞、巨噬细胞等免疫细胞上。另一研究较多的抗原是血型抗原。由于胎盘结构的特点,学者们将研究的重点放在合体滋养层上。

## 一、绒毛滋养层细胞 MHC 抗原的表达

由于胎盘含多源性细胞,一般采用免疫组织学方法研究滋养层细胞抗原的表达。目前大多数学者认为合体滋养层细胞无 MHC 抗原的表达。Faulk 系统地观察了从妊娠早期至足月妊娠的胎盘合体滋养层细胞,未发现该细胞上有 HLA 抗原和 $\beta_2$-微球蛋白。Galbraith 扩展了上述的研究,发现合体滋养层细胞无 HLA-A、HLA-B、HLA-C、HLA-DR,$\beta_2$-微球蛋白和 H-Y 抗原。Goodfellow 报道,用抗体结合胎盘绒毛膜制剂的方法,发现有非常低度的 HLA 抗原表达。Paul 证实在培养中的活的合体滋养层细胞不能刺激同种异体淋巴细胞 DNA 的合成。在鼠胎盘滋养层,也缺乏 I 类 HLA 抗原决定簇。以上观察说明,在合体滋养层无 MHC 抗原存在。

cDNA 探针的问世使滋养层细胞分子生物学的深入研究成为可能。采用抗滋养层单克隆抗体和荧光细胞分离技术,Kawata 分离出绒毛滋养层细胞,提取这些细胞的全部 RNA,用 Northen 印迹技术和 RNA 分子杂交技术检测 HLA-A、HLA-B、HLA-C 和 $\beta_2$-微球蛋白的 mRNA 水平。该研究还发现,绒毛滋养层细胞几乎不含 HLA-A、HLA-B、HLA-C,但与淋巴细胞相比含有较多的 $\beta_2$-微球蛋白。这有力地说明了绒毛滋养层细胞缺乏 HLA 抗原的确是由于其本身不存在 HLA 抗原,而不是由于 HLA-A、HLA-B、HLA-C 中的两条链之一 $\beta_2$-微球蛋白的原因。滋养细胞 MHC 抗原不表达的机制可能是由于滋养层细胞系选择性地抑制了 HLA 分子的转录水平。

## 二、绒毛外滋养层细胞 MHC 抗原的表达

多数学者认为滋养层细胞缺乏 MHC 抗原的表达,但 Sunderland 不同意以上观念。他发现在绒毛外滋养层,即细胞滋养层细胞有 I 类 HLA 抗原阳性染色。绒毛外滋养层直接与母体蜕膜层细胞相接触,那么这些阳性染色的细胞究竟是属于母体的还是滋养层的? 多数研究还是认为其来自滋养层。因为阳性染色细胞不仅存在于螺旋小动脉内壁上的滋养层细胞,也存在于螺旋小动脉内的滋养层细胞。所以在人类胎盘界面,在动脉侧母体血液与 I 类 HLA 抗原阳性的细胞滋养层细胞相接触;而静脉侧母体血液则与 HLA 抗原阴性的合体滋养细胞相接触。甚至在输卵管妊娠时,胚胎种植部位的细胞滋养层细胞也表达 HLA 抗原。

## 三、胎膜 MHC 抗原的表达

胎膜由绒毛膜和羊膜组成。胎膜与绒毛滋养层细胞同为不表达型。胎膜的细胞滋养层和羊膜上皮细胞均缺乏 HLA-A、HLA-B、HLA-C、HLA-DR,$\beta_2$-微球蛋白的表达。接受羊膜细胞移植者不发生排斥反应。由于羊膜组织无移植抗原且可合成多种酶,将新鲜羊膜组织转入到患者体内以治疗遗传性酶缺陷疾病。羊膜上皮还可促进伤口愈合和治疗烧伤及慢性皮肤溃疡,这些应用都提示羊膜组织无抗原表达。

## 四、绒毛间质的 MHC 抗原的表达

在绒毛间质细胞有 HLA 和 $\beta_2$ 微球蛋白阳性表达。绒毛间质细胞与母体组织和母体血液都无直接接触。

## 五、滋养层细胞膜血型抗原的表达

Theide 曾采用免疫荧光实验证明人类胎盘缺乏血型抗原。但采用同样技术和其他更为新型的技术，许多学者相继发现胎盘绒毛其实有血型抗原的表达。用抗 D 抗体发现绒毛滋养层细胞膜和细胞浆有 Rh-D 抗原。但与红细胞不同，Rh-D 阳性染色在越成熟的胎盘反而越弱。这些阳性表达的发现可能由于母血污染了绒毛，也可能确实存在数量甚少的血型抗原表达，只有采用高亲和力、高效价的抗体才能识别。

## 六、滋养层细胞和淋巴细胞交叉抗原

滋养层细胞和淋巴细胞交叉抗原（trophoblast lymphocytecross active antigen，TLX），动物试验发现 TLX 可抑制与 HLA 抗原和血型抗原无关的淋巴细胞细胞毒性。母体识别滋养层细胞上不相容的 TLX 抗原可产生保护因子，可能为封闭抗体，有助于胎儿的存活。

## 七、胎盘免疫抑制因子

### （一）滋养层免疫抑制因子

**1. hCG**

hCG 是第一个被发现的胎盘激素，其本质是一种糖蛋白。在合体细胞糙面及内质网内均有 hCG。故认为合体细胞是合成 hCG 的部位。hCG 在妊娠中的免疫作用为人们重视。用鼠的皮肤进行同种异体移植，发现移植的皮肤在注射过 hCG 的动物存活时间明显延长。将 hCG 加入淋巴细胞培养基内，可抑制由植物血凝素引起的淋巴细胞转化。hCG 在生理浓度通过结合辅助细胞和释放前列腺素抑制丝裂原引起的淋巴细胞增殖。hCG 在合体滋养层细胞表面浓度很高，说明它可能有重要的局部保护作用。hCG 为涎糖蛋白，使滋养层细胞膜带很强的负电荷，母体淋巴细胞也带负电荷，故可通过同种电荷排斥反应来阻断淋巴细胞和滋养层细胞的接触。此外，hCG 作为滋养层细胞产生的免疫抑制因子，可保护滋养层细胞免受母体的攻击。

**2. 妊娠特异性 B1-球蛋白（pregnancy specific B1 globulin，PSB1G）**

由胎盘合体滋养层分泌。与 hCG 一样，当孕卵植入时，PSB1G 就进入了母体循环，对胚胎起免疫保护作用。与 hCG 不同的是 PSB1G 水平在孕 10 周后并不下降，反而其在母体血浆的浓度随胎盘的生长而升高。因此，PSB1G 对整个妊娠都有重要的作用。虽然 PSB1G 由合体滋养层产生，但它不是胎儿抗原，母体不会发生免疫识别，滋养层可能是分泌 PSB1G 至母体循环的唯一组织，妊娠时可达到很高的浓度，故有理由认为 PSB1G 是某些重要的滋养层信号之一。PSB1G 因其可抑制母体淋巴细胞的转化，所以被认为是一种免疫抑制因子。目前，有学者还发现体外成纤维细胞、脑细胞和非滋养细胞的肿瘤都可产生 PSB1G。

### 3. 人胎盘泌乳素（human placamtal lactogen，HPL）

人胎盘泌乳素在母血循环中出现的时间较 hCG 和 PSB1G 晚，在孕 6 周左右。HPL 是滋养层细胞的免疫保护因子，其免疫保护的机制与 hCG 和 PSB1G 不同。有研究表明，HPL 诱导母体 IgM 抗体形成，但由于胎盘滋养层细胞可将其吸收，故母血中 IgM 抗体浓度并不高，但产后母血中 IgM 抗体的浓度很高。HPL 的免疫保护作用可能有两方面：①刺激 IgM 抗体形成，IgM 抗体与滋养层细胞结合从而保护滋养层。②HPL 是合体滋养层细胞浆的产物，免疫球蛋白可穿透滋养层细胞膜并与胞浆内的抗原结合，当胚胎碎片释放到母体血循环时，是以免疫复合物而不是胎儿抗原的形式，故不会发生免疫反应。也有实验证实 HPL 可抑制 PHA 引起的淋巴细胞转化。

### 4. 妊娠伴有的血浆蛋白 A（pregnancy associated plasma protein A，PAPP-A）

妊娠伴有的血浆蛋白 A 与其他滋养层免疫抑制因子不同，是大分子蛋白（820kD），较其他胎盘蛋白重得多。其大小、结构和体外活性均类似于血浆蛋白 α2-巨球蛋白。α2-巨球蛋白是丝氨酸蛋白酶抑制剂，提示 PAPP-A 也是通过抑制蛋白水解酶系统而产生免疫抑制功能的。PAPP-A 可能是全身的蛋白酶的抑制剂。其不仅由滋养层细胞产生，还由子宫内膜和生殖道的其他组织产生。Bischof 发现 PAPP-A 对血凝系统的蛋白水解酶有作用。有关 PAPP-A 在淋巴转化方面的作用目前还存在着争论。PAPP-A 的免疫保护功能可归纳为 3 个方面：①在滋养层和母体免疫识别系统之间形成纤维蛋白封闭屏障。②通过抑制淋巴细胞的转化而抑制细胞应答。③通过防止补体结合而抑制体液免疫。

### 5. 胎盘蛋白 5（placenta protein 5，PP5）

PP5 是新发现的一种胎盘蛋白。由合体滋养层产生并分泌到母体循环。与 PAPP-A 一样，是一种水解蛋白抑制剂。其免疫抑制作用主要通过促使纤维蛋白覆盖滋养层，防止母体的免疫攻击。

### 6. 孕激素

妊娠早期，孕激素由妊娠黄体和胎盘产生。孕 3 个月后，孕激素主要由合体细胞滋养层分泌。胎盘局部的孕激素水平明显高于母血。孕酮能迅速地从胎盘进入母体循环，大部分孕酮与蛋白结合。孕酮是母体胎盘界面处的重要免疫抑制因子，可防止免疫排斥反应。用孕酮处理可延长移植物在鼠子宫内的存活期。实验证明，孕酮可抑制淋巴细胞细胞毒性，并可增强抑制性 T 淋巴细胞的活性。生理浓度的孕酮可抑制淋巴细胞反应，其活性与前列腺素有关，用孕酮处理的淋巴细胞释放可溶性因子可抑制 PGF2，从而促进 PGE 的合成，PGE 可抑制 NK 细胞活性并通过白介素-2 抑制母体 T 淋巴细胞的反应。孕酮是一种局部的免疫抑制物，在母体胎盘界面发挥着免疫保护作用。

### 7. 雌激素

妊娠期的雌激素大部分来自滋养层细胞。胎盘局部的雌激素浓度明显高于母体循环中的浓度。对雌激素在妊娠期的免疫调节中的作用的研究尚无较大进展。有学者认为它有免疫抑制功能，可使移植物的存活时间延长，并对骨髓干细胞具有明显的抑制作用。人淋巴细胞和单核细胞上有雌激素受体，这些受体与雌激素对免疫系统的抑制作用有关。生理浓度的雌二醇可抑制正常人单核细胞 HLA-Dr、HLA-Dq 抗原的表达。

**8. 胎盘碱性磷酸酶**

碱性磷酸酶在体内分布广泛。胎盘源碱性磷酸酶较其他来源的 PLAP 更耐热,故有利于分离提纯。PLAP 是抗滋养层细胞抗体的靶细胞。故对滋养层细胞起保护作用。

**9. 涎糖蛋白**

在鼠的滋养层表面有一层涎糖蛋白封闭滋养层细胞抗原。由于涎糖蛋白与母体淋巴细胞带同种电荷,故可通过排斥作用使滋养层细胞免受母体免疫攻击。

**10. α-巨球蛋白**

在孕妇血清和滋养层上清液中发现免疫抑制因子 α-巨球蛋白,称为前列腺素的拮抗物质。可能由滋养层细胞产生,能抑制淋巴细胞和靶细胞的相互作用,也可抑制白细胞的运动。

**11. 转铁蛋白受体**

转铁蛋白受体位于合体滋养细胞膜上,该受体还存在于肿瘤细胞膜和某些细胞内层,故这些部位对转铁蛋白有交叉反应。此抗体的表达可能与细胞增殖有关,其反应对铁的需要增加。合体滋养层细胞上转铁蛋白受体有两种功能:①将铁从母体转送到胎儿。②母体转铁蛋白与滋养层受体结合,从而消耗绒毛间隙的转铁蛋白。淋巴细胞增殖也需要铁,铁的不足会使母体淋巴细胞不能对滋养层细胞起反应。而母体转铁蛋白结合到合体滋养层细胞表面可造成假象,逃避免疫识别。

**(二)蜕膜细胞抑制因子**

免疫组织学研究证明,妊娠早期,蜕膜层有许多子宫内膜颗粒细胞。这些细胞出现于月经周期的分泌期,妊娠早期增多,妊娠 3 个月后消失。子宫内膜颗粒细胞可能就是蜕膜抑制因子。蜕膜层产生这些因子对妊娠早期正常妊娠的维持起重要作用。其机制可能为抑制母体淋巴细胞对合体滋养层细胞的反应,并可防止蜕膜层细胞的免疫识别。

## 八、胎盘免疫抑制因子

过去认为,胎儿处于免疫无力状态,现在的研究证实胎儿阶段存在免疫应答。由于胎盘屏障作用,胎儿接触的非己抗原很少,但并非完全不接触外来抗原。母体的细胞可进入胎儿体内,这些细胞携带着与胎儿不同的母体抗原,包括 HLA 抗原。胎儿免疫系统对这些非己抗原主要表现为免疫耐受,而不是排斥。这可能与抗原数量极微有关。已证明某些病毒可通过胎盘引起胎儿宫内感染。与成人不同,胎儿对这些外来抗原不能发生特异性免疫反应,而产生免疫耐受,使这些病毒长时间存在于胎儿机体内,影响胎儿的正常生长和发育。胎儿免疫耐受的机制还不清楚,是否与胎盘功能,尤其是免疫功能有关,有待深入研究。

# 第四节　胎盘免疫与妊娠相关疾病

## 一、胎盘免疫与妊高征

妊娠高血压综合征(pregnancy induced hypertension syndrome,PIH)简称妊高征,是孕

期特有而又常见的疾病,至今仍严重威胁着母胎健康,是造成围生期死亡的主要产科并发症。本病常发生于妊娠 20 周以后,是以临床上出现高血压、水肿、蛋白尿为主,并伴有全身某些重要脏器损害的综合征。严重时可出现抽搐(子痫)、昏迷、肾功能和心功能衰竭、胎盘早剥及弥散性血管内凝血,威胁母胎生命健康。

子宫胎盘缺血学说在妊高征发病中的重要意义,已受到学者们的普遍关注。Young(1914)年首先提出了该学说。此后,Morris 等利用放射性钠研究发现,子宫血流的减少与本病的严重程度呈正比。Bieniarz 通过妊娠期的动脉造影术证明妊娠子宫的血液是通过丰富的血管——扩张的子宫、卵巢及其旁系动脉来供应的。而在妊高征患者中,血液供应则明显不足。Maurice 在其对孕狗 PIH 的实验中,以其简明的实验手段、准确的实验数据和珍贵的病理学资料,进一步证实了子宫胎盘缺血在本病发病中的重要作用。他对孕狗的主动脉下段在分娩前 1~3 周进行缩窄手术,结果产生高血压、蛋白尿、液体潴留及胎仔生长缓慢。在光学显微镜、电子显微镜和免疫荧光检查中,肾小球表现了不同程度的损害。在胎盘、肝脏的病理学检查中,也出现了类似于妊高征患者的改变。而在非孕狗或假手术(主动脉管腔只做了轻度缩窄)的对照狗中,没有发现任何同样的变化。在这之后,有人用不同动物进行了类似的实验亦得到了相同结论。这说明妨碍子宫胎盘的血液供应,是本病发病的一个重要因素。至于缺血的部位主要在子宫还是在胎盘,学者们从多胎妊娠、葡萄胎均易并发妊高征的临床表现中得到启示,因而推断,滋养层细胞缺血可能是子宫胎盘缺血的关键所在。近年来的研究认为滋养层细胞缺血与早孕期子宫胎盘血管发育受阻有关。Genbacev 等 1996 年通过创立滋养叶细胞分化和浸润的实验模型,证实了滋养叶细胞在缺氧情况下(200 氧张力),虽仍可正常增殖,但却丧失了正常浸润活力,形成胎盘浅着床。提示早期滋养叶细胞缺氧,可能是子宫胎盘血管床发育受阻的重要原因。妊高征时,滋养叶细胞不能完成其正常妊娠时的血管重铸功能,其浸润螺旋动脉的深度仅达蜕膜段,且对少数血管不产生血管重铸,因而造成胎盘缺血,继发 PIH 的一系列病理改变。

很多学者认为,由于缺血所造成的胎盘功能低下,可以引起母体的一系列病理改变,在这方面积累了不少研究资料,指出了由于胎盘缺血、功能低下所导致的胎盘激素减少与肾素、血管紧张素、醛固酮、前列腺素系统失调之间的相互关系。然而,这一学说并不能解释全部妊高征病例的发展过程,在具有这一因素的所有孕妇中,也有不少不发病的病例。患妊高征的孕产妇伴有子宫血流量减低者占 40%~60%,所以子宫胎盘缺血究竟是本病的起因,还是后果,尚待进一步探讨。

在妊娠期间,母胎之间的某些物质是可以相互交换的。胎儿的 HLA 抗原以可溶形式或附着于某些媒介物上通过胎盘进入母体刺激母体产生相应抗体(抗 HLA 抗体),可通过胎盘进入胎儿,与胎儿组织细胞的表面抗原结合,形成抗原-抗体复合物,激活补体,吸引中性白细胞,破坏血管内皮,使血小板聚集,纤维素沉积。既往的研究中已经发现蜕膜血管床中有纤维素样物质的沉积,这种改变可以导致胎盘血流灌注减少,进而引起胎儿生长迟缓,甚至胎死宫内,从而完成母体对胎儿的排斥。在此期间,胎儿的受体——母体作为移植器官也发生一系列的病理改变。

## 二、胎盘免疫与滋养细胞疾病

妊娠滋养细胞疾病（gestational tiophublastic diseases，GTD）是一组与妊娠密切相关的疾病，包括葡萄胎、侵蚀性葡萄胎、绒毛膜癌和胎盘部位滋养细胞肿瘤；葡萄胎又有部分性和完全性之分。GTD 的共同特征是滋养细胞异常增生和浸润。滋养细胞根据其功能和分布部位不同可分为细胞滋养细胞、合体滋养细胞和间质滋养细胞即绒毛外滋养细胞。细胞滋养细胞是一种干细胞，最终分化成合体细胞，成熟的合体细胞可以合成和分泌多种胎盘激素，间质滋养细胞具有浸润性，可以浸润子宫蜕膜、肌层及螺旋小动脉。这种浸润生长行为与肿瘤浸润机制相似，主要通过自身分泌多种蛋白酶、黏附分子和生长因子等来完成。在正常妊娠过程中，见到的滋养细胞浸润生长行为是一种自限性的正常妊娠生理现象；然而，在GTD 过程中，所见到的异常浸润和转移则是一种肿瘤生物学行为。

滋养细胞并不表达 MHC-Ⅰ类抗原，因此母体免疫系统就难以识别和杀伤滋养细胞。而 HLA-G 是一种新发现的非经典 HLA-Ⅰ类抗原，它位于 HLA 远端 300bp 以内，并且与 HLA-Ⅰa 类抗原有较高的同源性。HLA-G 被证实了滋养细胞表面确实存在一种非典型 HLA-Ⅰ抗原，即现在所指的 HLA-G 抗原。1990 年发现它在绒毛远端的细胞滋养层特异表达。它属于非经典的 HLA-Ib 分子。与经典的 HLA-Ia 的不同之处主要是：① HLA-G 为单态性，1995 年 WHO 组织的 HLA 命名大会报道，HLA-G 只有 G＊01011、G＊01012、G＊0102、G＊0103 四个等位基因。② HLA-G 分子结构上，分子胞内段很短，并且由于其 mRNA 的选择性剪切，产生不同的分子异构体为 HLA-G1、HLA-G2、HLA-G3、HLA-G4、HLA-G5。③ HLA-G 选择性地在胎盘表达，而 HLA-Ⅰa 及 HLA-Ⅱ分子不在胎盘表达。因此，有人认为，HLA-G 的表达可以保护胚胎免受母体淋巴细胞的攻击。体外混合淋巴细胞培养表明，胚胎滋养层细胞不能刺激母体蜕膜 NK 细胞的增殖。有假说认为，HLA-G 能与母体蜕膜 NK 细胞的抑制性受体结合，并传入抑制性信号，从而抑制了母体蜕膜 NK 细胞的活性，造成母体对胚胎抗原的免疫耐受，而胎盘 HLA-G 表达的下降会造成病理性妊娠。目前，对 HLA-G 的作用还不十分清楚。有动物实验证明，滋养细胞 MHC-Ⅰ抗原的基因可能存在印迹现象。

## 三、胎盘免疫与习惯性流产

导致习惯性流产的原因主要有胚胎因素、母体因素、免疫因素和损伤几方面。与胎盘免疫因素有关的主要有以下几种。

（1）封闭抗体不足。封闭抗体是母体免疫系统识别胚胎的抗原而产生的。封闭抗体能与母体的细胞毒淋巴细胞结合，封闭其细胞毒作用，从而保护胎儿不受损伤。此外，封闭抗体与胚胎细胞上的抗原结合，阻断了母体的淋巴细胞接触到胚胎细胞的通路。当母体免疫系统对胚胎抗原的识别能力和免疫应答能力低下时，便不能产生封闭抗体，就不能保护胚胎免遭排斥而引起流产。

（2）自身免疫损伤。某些自身免疫性患者，如系统性红斑狼疮、磷脂抗体综合征等，可产生抗核抗体、抗心磷脂抗体等自身抗体。高滴度的自身抗体可在胎盘血管内皮聚集，形成抗原-抗体复合物，引起前列腺素 I2（PGI2）与血栓素（TXA2）的比例改变，导致血管栓塞、胎盘梗死而引起流产。

（3）激素分泌异常。妊娠期胎盘产生各种激素，hCG 是滋养层细胞分泌的糖蛋白激素。研究表明 hCG 有免疫抑制作用，它在滋养层表面浓度很高，可以起到免疫屏障作用，阻止母体对滋养层的免疫攻击。妊娠 3 个月后，胎盘合体滋养层可以合成孕酮，胎盘表面存在高浓度的孕酮，研究证实孕酮是母胎界面关键性的免疫抑制因子，能抑制人类各种免疫活性细胞的功能，抑制淋巴细胞转化率，调节蜕膜中前列腺素的分泌。妊娠 6 周后，雌激素主要来源于合体滋养层细胞。一般认为，低浓度的雌激素可以增强免疫反应，而高浓度的雌激素可以抑制细胞免疫反应。如妊娠时，上述激素浓度异常可以引起母体免疫反应增强而导致妊娠失败。

（4）早孕因子。早孕因子是一种妊娠特异性蛋白质，由 EPF-A 和 EPF-B 两个亚基组成。早孕因子抑制细胞免疫，体外实验表明，早孕因子抑制混合淋巴细胞反应和淋巴细胞转化。早孕因子通过母胎界面的高浓度聚集发挥其免疫抑制作用。有实验证实，早孕因子浓度下降可导致流产。

（杨一华　王婉雪　谢易冉）

# 第六章　女性不孕相关抗体

## 第一节　器官特异性自身抗体在女性不孕症中的研究

不孕不育是当前生殖医学研究的一个热点。据调查,在我国已婚夫妇中,10%～15%的人因为各种原因导致不孕不育,其中30%～40%与免疫性抗体有关。机体的生殖免疫是免疫学上的独特反应系统,它从各个不同的环节使机体的免疫系统对精子、卵子、受精卵及胚胎等发生排斥反应,以保证整个妊娠过程的成功。无论任何环节发生异常,均会发生免疫病理反应,从而杀伤精子、卵子、受精卵或胚胎,最终导致不孕、流产。目前免疫性不孕已成为医学的研究热点和难点。研究发现与不孕有关的自身抗体分为非器官特异性自身抗体和器官特异性自身抗体两类。本节我们主要介绍器官特异性自身抗体在女性不孕中的作用。女性中相关的器官特异性抗体主要包括抗甲状腺抗体(anti-thyroid antibody,ATA)、抗卵巢抗体(anti-ovary antibody,AoAb)和抗子宫内膜抗体(anti-endometrial antibody,EM-Ab),它们不同程度地影响着女性的生殖与健康。

### 一、抗甲状腺抗体

1957年,在桥本氏(hashimoto's thyroiditis)患者体内发现的一种甲状腺抗原,被认为是甲状腺微粒体,其抗体被称为抗甲状腺微粒体抗体。近年来,已证实甲状腺过氧化物酶是甲状腺微粒体的主要成分,抗体称为抗甲状腺过氧化物酶抗体(antithyroidperoxidase antibodies,TPOAb)。TPO是一种含血色素辅基底膜结合糖蛋白,位于甲状腺滤泡上皮顶端细胞膜上,是甲状腺激素合成过程中的关键酶,具有特殊的免疫学活性。当甲状腺发生病变时,滤泡细胞结构受到破坏,TPOAb由甲状腺滤泡细胞边缘向外周溢漏,作为自身免疫性甲状腺疾病(AITD)的一种重要的自身抗原刺激补体和抗体依赖性细胞介导的细胞毒性作用对甲状腺造成免疫性损伤。甲状腺球蛋白(TG)抗原由甲状腺上皮细胞产生并贮存于甲状腺滤泡中,分子量为660 kD,由两个完全相同的亚单位组成。正常情况下TG在甲状腺细胞内循环,病理状态下分泌或溢漏到血液中产生aTG,aTG主要属于IgG,其亚类有IgG1、IgG2、IgG3、IgG4,小部分为IgA和IgM。aTG与TG结合后导致甲状腺细胞破坏。这两种自身抗体是反映自身免疫性甲状腺疾病的特异指标。甲状腺自身免疫(thyroid autoimmunity,TAI)是女性中最常见的自身免疫紊乱之一,影响5%～20%的育龄女性,但是TAI与不孕女性之间的临床相关性仍存在争议。主要特征是血清中存在多种甲状腺自身抗体。抗甲状腺抗体(antithyroid antibody,ATA)主要分为3种,包括抗甲状腺过氧化物酶抗体(antithyroidperoxidase antibodies，aTPO）、抗甲状腺球蛋白抗体（antithyroglobulin antibodies，aTG）和抗促甲状腺素受体抗体（antithyroid stimulating hormone receptor antibodies，aT-SHR），其中与生殖障碍关系密切的为前两种。

ATA 可出现于健康人群中，更常见于生育期女性。近年来，随着 ATA 检测的普及，临床发现一些患者有甲状腺疾病或没有明显甲状腺异常的育龄期女性 ATA 明显增高，尤其是 aTPO 的异常更加突出。Unuane 等研究显示，在不孕人群中 aTPO 和 aTG 的阳性率比正常人群的阳性率高 2 倍。1996 年 Geva 等首次描述了 ATA 与体外受精（in vitro fertilization，IVF）失败的相关性。aTPO 滴度的增加可增加 IVF 流产的风险，而这一影响独立于其他器官特异性抗体。甲状腺功能正常的反复 IVF 失败的患者其发生 TAI 的风险也相应的增加。然而，目前关于 ATA 与 IVF 或卵胞浆内单精子注射（intracytoplasmic sperm injection，ICSI）妊娠结局还存在一定的争议性。2012 年一篇关于 676 例不孕女性的队列研究发现，与 ATA 阴性的女性相比，ATA 阳性的女性其受精率（64.3% 比 74.6%）、种植率（17.8% 比 27.1%）和妊娠率（33.3% 比 46.7%）显著降低。相反，Tan 等研究表明，对于 835 例甲状腺功能正常的女性，aTPO 和 aTG 阳性对 IVF-ICSI 的妊娠结局的影响并不显著。随后 Chai 等学者的研究也证实其结果。而且最近的一篇 meta 分析对 5 286 不孕女性的研究也表明，在甲状腺功能正常的女性中，其临床妊娠率在 ATA 阳性和阴性两组之间无显著差异。

虽然目前大量的文献报道不孕不育与 aTPO 和 aTG 的水平存在一定的关联，但 ATA 导致不孕的机制尚不清楚，而与不育中的反复流产的研究机制存在两种假说。其一是人的胎盘产生多种促甲状腺素样激素，可能是这些激素与增多的 ATA 发生生物化学相互作用而导致流产；另一假说认为 ATA 是自身免疫亢进的继发标志，而不是导致妊娠失败的直接因素，ATA 只反映导致妊娠失败的异常免疫反应。现第二种假说被多数学者所接受，并且认为 ATA 的存在标志着流产的危险性增加，ATA 是检测复发性流产女性妊娠结局的有效指标。因此，对不孕不育妇女进行甲状腺抗体功能检测十分必要，它可帮助临床进一步确定不孕的病因，并可以对治疗提供重要的参考依据而采取相应的治疗手段。

## 二、抗精子抗体

精子内与精子表面有许多抗原，对于女性来说，精子是外来同种免疫原，每一次性交都相当于一次免疫接种。正常女性一生中约要接受多达 1 万亿以上的精子，却只有极少部分人产生抗精子抗体（anti-sperm antibody，AsAb），这是因为精浆中酶及一系列免疫抑制因子包括女性生殖道某些蛋白成分包裹精子，产生保护和抑制作用，以及女性生殖道局部免疫系统的共同作用所致。

AsAb 引起不孕的作用是肯定的、明显的，对生殖过程的干扰，可能与 AsAb 在精子表面的结合数量、相应精子膜抗原功能和定位及抗体自身的免疫球蛋白类型有关。刘继红等研究发现阳性不孕患者辅助和抑制细胞功能明显降低，而淋巴细胞功能则显著增强，淋巴细胞功能的增强也说明此类患者易于产生。由于对精子及受精过程的影响比较复杂，不同类抗体的作用途径也不同，主要有 3 种，即 IgG、IgA、IgM，偶尔为 IgE，血清中抗体多为 IgG，宫颈黏液中主要是 IgA。胡承阅等学者认为循环抗体主要是 IgG、IgM 类,少见 IgA 类,而局部抗体通常只是 IgA 和 IgG 类。免疫标记的方法已进行了精子表面结合抗体的分类和定位研究,附着于精子头部的抗体为 IgA 或 IgG,精子尾部的结合抗体多为 IgG,但其干扰生育的具体环节还不完全清楚,综述国内外相关报道就其可能环节总结如下:①精子头部结合的抗体可干扰精子获能及头粒反应,阻断精卵结合,并可引起补体介导的受精卵的溶解,导致不孕。②抗精子尾干的抗体抑制精子活动,使之在阴道内不能活动或发生凝集,致使精子活力减弱或完全制动而丧失穿透宫颈黏液的能力。③AsAb 的 Fc 段与宫颈黏液糖蛋白结合,从而干扰精子穿过排卵期宫颈黏液,造成不孕。④直接作用于顶体外膜透明带识别分子的精子抗体或顶体内膜卵细胞膜作用部分的精子抗体,以及与毗邻分子作用构成识别障碍的精子抗体,可能直接阻断受精过程。⑤可抑制精子的顶体反应,使精子膜发生变化,影响顶体释放透明质酸,从而使精子失去溶解卵膜的作用,阻碍精子与卵细胞结合。⑥精子抗体的黏附作用可使精子黏附于宫颈,阻止妊娠的发生。⑦精子抗体能抑制精子内酶的活性,使精子细胞退化变性而不能受精。⑧女性生殖道有活化补体的功能,精子表面补体调节蛋白功能低下,精子抗体通过活化补体介导吞噬细胞对精子的吞噬,细胞调理和补体介导作用使精子破坏、死亡率增高,降低进入受精部位的精子数。⑨生殖道局部升高,使精子的活力、存活率受影响,从而干扰受精。⑩精子抗体的调理作用可武装巨噬细胞,促使或增强生殖道局部吞噬细胞对精子的吞噬作用,加速精子在女性生殖道内的清除过程,其结果使进入受精部位的精子数减少,甚至不能到达生理受精部位。⑪细胞毒抗体在补体协助下使精子细胞膜损伤,精子死亡,甚至造成胚胎的死亡或早期夭折。⑫抗体与精子结合后,可激活补体系统进而杀伤精子,同时,还可引起机体的炎症反应。⑬抗体可能通过损害胚胎植入及前期胚胎的发育而导致早期流产的发生。⑭AsAb 也许能抑制合子细胞分裂,受精卵细胞膜为精子膜与卵细胞膜的融合产物。精子膜 CS-1 抗原为合子细胞分裂提供最基本的膜蛋白讯号,抗 CS-1 抗体抑制受精卵细胞的分裂,而 CS-1 在精子表面的出现时间尚不清楚,因此抗 CS-1 免疫在不孕中的意义仍无法肯定。

总之,全身和局部影响生育的结论是毋庸置疑的,就其免疫机制,浦天益等认为抗精子免疫包括抗精子体液免疫和抗精子细胞免疫,在正常性生活中,精液介导女性生殖道类似组织移植所激起的免疫应答可能以细胞免疫为主。崔运河也认为精液的细胞免疫主要表现为细胞介导免疫。黄平治认为生殖道局部的可能起着关键作用,认为精子表面和宫颈黏液中的较男女血清中的对生育影响大,而且血清中的与生殖道分泌物中的抗体量之间无恒定关系。目前国外强调女性生殖道局部抗体可能是原因不明的不孕症患者的主要原因之一,可能是因为生殖道局部直接与精子接触,对精子的影响更大、更直接,因此更值得重视。

目前对 AsAb 是否影响 IVF-ET 的成功率,意见尚不一致。Acosta 在 1994 年做了一项回顾性的对照研究,选 29 例 AsAb 阳性不孕患者行 IVF-ET 治疗,另选 29 例 AsAb 阴性者行 IVF-ET 为对照组。结果显示:AsAb 阳性组的受精率明显低于对照组,其足月妊娠率也低于对照组,但无统计学意义,由此认为 AsAb 的存在影响了 IVF-ET 的效果。另有研究认为女性血清中的 AsAb 或所授精子上结合自身抗体对 IVF-ET 过程影响不显著。Pagidas

将研究组分为两组：A 组 15 对夫妇，为女方 AsAb 阳性；B 组 16 对夫妇，为男方活动精子的抗精子自身抗体阳性，对照组为 312 对输卵管因素不孕的夫妇，均行 IVF-ET 治疗。结果平均受精率 A 组、B 组及对照组分别为 59%、62%、52%（$P>0.05$），种植率分别为 20%、14%、10%。Culligan 的研究结果也表明 IVF-ET 治疗时 AsAb 阳性者受精率（66.6%）与 AsAb 阴性者受精率（62.8%）比较，二者无显著差异，他认为在 IVF-ET 前做 AsAb 试验以预测不受精或低受精敏感性，价值不大，所以对免疫性不孕患者，IVF-ET 仍是一可行的方法。但 IVF-ET 技术要求高，过程复杂，费用昂贵，而其成功率较低。同时 IVF-ET 技术也存在一些问题，如果取出的卵子周围留有 AsAb，在体外受精培养期间，精子仍有与抗体结合的可能；精子抗原进入卵子，受精卵移植于子宫腔之后，仍会受到 AsAb 的影响，所以应用不广泛。而 ICSI 则为严重精子自身免疫不育症患者提供了一种有效的方法，选择 39 对男方强阳性的夫妇作为研究组，进行胞浆内精子注射治疗。并随机选择 140 对 AsAb 阴性的夫妇作为对照组。所选患者≥80%活动精子包被 IgA 或 IgG 抗体。两组正常受精率为 62%和 58%，临床妊娠率为 19%和 12%，均无统计学意义；两组分娩率和晚期妊娠率亦无差别；但研究组中不正常受精率明显减少，组间早期自然流产率及胚胎质量没有差异。结论认为，治疗精子自身免疫不孕患者后，胚胎质量没有全面下降，不增加早孕丢失率，增加了治疗自身免疫性不孕症的概率，是治疗严重 AsAb 所致不孕的首选方法。

由于 AsAb 所致免疫性不孕的研究在我国起步较晚，目前的研究还多局限于一般的临床观察，临床样本较小，方法各异，重复性差，且多为回顾性报道，前瞻性研究较少。另外对本病尚缺乏统一的诊断、分型及疗效判断标准，为临床诊治本病带来较大困难。因此，有必要进行深入的研究，以及进一步提高 AsAb 所致免疫性不孕的治疗效果。

## 三、抗卵巢抗体

抗卵巢抗体（anti-ovary antibody，AoAb）最早是从阿狄斯病或多种内分泌缺陷的患者中检测到的，后在卵巢早衰、内膜异位、患有系统性红斑狼疮的不孕症患者中也观察到。AoAb 是一种以卵巢的卵母细胞，颗粒细胞等胞浆成分为靶抗原的自身抗体。其对卵巢功能有多方面影响，包括：①包裹卵巢细胞，影响其排出或阻止精子穿入。②AoAb 在补体作用下产生细胞毒作用，破坏卵巢细胞，还能干扰孕卵破壳而妨碍着床。③AoAb 可以引起孕酮分泌减少，影响卵巢内分泌功能。④使 T 淋巴细胞浸润导致卵巢局部类促性腺样物质增多，引起下丘脑-垂体-卵巢轴功能紊乱，间接影响卵泡发育。孕育一个胎儿首先要有健康的卵巢，排出健康的卵子，形成受精卵后，受精卵的着床、植入、发育都有赖于孕激素的作用，孕激素的分泌又有赖于下丘脑-垂体-卵巢轴的功能，而这每一个环节都可以受到 AoAb 的影响，故 AoAb 对不孕症的影响不可小视。

近年来的研究认为，AoAb 的产生大致源于以下几个原因：①自身免疫功能异常。②感染、手术等原因导致卵巢抗原增加。③与体外人工授精时多次穿刺取卵有关。AoAb 中有多种抗体成分，如抗透明带抗体、抗卵质抗体、抗膜细胞抗体和抗黄体抗体等。正常女性体内存在一定量的非致病性 AoAb，这可能与清除体内衰老组织细胞有关。一旦关于某些原因导致某些分子量的 AoAb 产生增多或产生新的异常 AoAb 则可作用于相应的靶细胞,发生过度的抗原抗体反应,引起卵巢损伤,从而影响雌激素和孕激素的分泌,导致卵泡发育、成熟及排除障碍,引起不孕或流产。

研究发现女性不孕患者中 AoAb 阳性率为 6.38%,明显高于正常对照组,说明 AoAb 与女性不孕存在一定关系。早期的研究报道,AoAb 的表达水平在卵泡穿刺前后显著变化。而且,首次行 IVF 治疗或经多次穿刺的女性,在 hMG 诱导的卵巢刺激后的第 8 天,其 AoAb 的表达水平显著增加,而在第二次取样后的第 15～21 天,AoAb 的浓度不变或降低。因此有学者提出假说,认为激素刺激可诱导 AoAb 的产生。以上的研究提示:卵泡穿刺可能触发了抗卵巢相关的免疫反应。另外,也有研究发现 AoAb 与 IVF 妊娠结局有一定的相关性,其结果显示 AoAb 阳性可显著降低卵子数量和临床妊娠率。尽管没有直接证据证实,但这些结果也说明 AoAb 可能干扰了卵泡或卵子成熟。有趣的是,目前还没有研究报道高浓度的 AoAb-IgG 或 AoAb-IgA 与受精卵数存在相关性,这可能是因为成熟的卵子在体外与来自丈夫或供体的精子受精而并没有直接与女性免疫系统反应。

## 四、抗子宫内膜抗体

1982 年 Mathur 首先发现子宫内膜异位症(内异症)患者血液、宫颈黏液和子宫内膜处均有抗子宫内膜抗体(anti-endometrium antibody,EMAb)的存在。此后,许多学者陆续报道用不同的方法测得内异症患者血液中含有 EMAb,其敏感性为 56%～75%,特异性为 90%～100%。EMAb 是针对子宫内膜组织为靶抗原并可以引起一系列免疫反应的自身抗体,是子宫内膜异位的标志性抗体。一般情况下体内不会产生 EMAb,当女性发生子宫内膜炎、子宫内膜异位症、流产刮宫等情况,子宫内膜就可以转化成抗原并刺激机体产生 EMAb。Chihal 等认为 EMAb 的产生是自身免疫的一种表现,在腹腔种植的异位子宫内膜细胞,出血灶中的蛋白成分被腹腔液中的巨噬细胞作为“异物”吞噬,并刺激机体产生 EMAb。而 EMAb 可与子宫内膜的腺上皮细胞胞浆内分子量为 26～40kD 的孕激素依赖性蛋白抗原特异性结合。抗原-抗体结合物沉积于子宫内膜和异位病灶处,再通过激活补体系统,释放炎症介质,引起局部免疫病理损伤而破坏子宫内膜结构。电镜下可见到内异症患者子宫内膜发育不良,内膜腺体和基底膜细胞发生有丝分裂,细胞基底膜出现空泡,纤毛与非纤毛比值降低和子宫内膜分泌不足等改变,这些改变可影响孕卵着床和胚囊发育,导致不孕。马芳芳等研究显示不孕患者 EMAb 阳性率为 10.25%,明显高于对照组的 0.35%。而且,近年来王惠等研究证实了 EMAb 与女性不孕相关。沙爱国等对 EMAb 阳性的内异症患者的 IVF 妊娠结局的研究显示,EMAb 阳性的内异症患者其 IVF 妊娠率低于 EMAb 阴性的内异症患者。由此提示子宫内膜局部的改变可能是使妊娠率降低的原因之一,但影响子宫内膜异位症不孕患者 IVF 结局的具体环节及因素仍有待进一步探讨。

综上所述,器官特异性抗体的存在可能对配子的生成与成熟、精卵结合(受精)、胚胎着床和妊娠有一定的影响。因此,这些抗体对女性不孕不育检测有着重要的临床研究意义,具有较好的实际价值,值得进一步推广和普及。

## 第二节 非器官特异性自身抗体在女性不孕症中的研究

随着生殖免疫学的发展,人们逐渐认识到不孕不育与自身免疫有关。上一节我们主要阐述了器官特异性自身抗体在女性不孕症中的研究,那么,这一节我们将重点介绍非器官特异性自身抗体在女性不孕不育中的作用。现代研究已证明,与女性不孕不育密切相关的非器官特异性自身抗体主要包括抗磷脂抗体(antiphospholipid antibodies,aPL)和抗核抗体(antinuclear antibody,ANA)这两大类。现就这两类抗体与女性不孕不育关系的研究进展作一概述。

### 一、抗磷脂抗体

1986 年,Hughes 等首先提出了抗磷脂抗体综合征(antiphospholipid syndrome,APS)的概念,临床症状包括动静脉血栓形成、血小板减少、不孕等,血清中 aPL 阳性。其不孕症作为症状之一而被提出,在妇产科领域也是一重要的综合征,因而日益引人注目。aPL 是一组针对各种带负电荷磷脂及其结合蛋白成分而产生的异质性自身抗体的总称,目前已发现的 aPL 有 20 余种,主要包括抗心磷脂抗体(anticardiolipin antibody,ACA)、抗 $\beta_2$ 糖蛋白 I 抗体(anti-$\beta_2$ glycoprotein I antibody,a$\beta_2$GPI)、抗磷脂酰丝氨酸抗体(antiphosphatidylserine antibody,aPS)、狼疮抗凝因子(lupus anticoagulant,LAC)和胎盘抗凝蛋白(annexin V)等。

现代研究表明,不明原因的不孕症、反复种植失败、复发性流产、胎儿宫内发育迟缓、先兆子痫、死产及栓塞性疾病等与 aPL 密切相关。正常人群中 aPL 的阳性率为 1%～5%。资料显示,aPL 在不孕妇女(22%)和反复种植失败妇女(30%)中的阳性率均明显高于正常可孕妇女(1%～3%)。Gleicher 等对不明原因的不孕和妊娠失败的患者进行了研究,发现不孕症患者抗心磷脂抗体(anticardiolipin antibody,aCL)和狼疮抗凝因子(lupus anticoagulant,LAC)阳性率分别为 42.3% 和 7.7%,妊娠失败患者 aCL 和 LAC 阳性率分别为 12.5% 和 8.3%。Fisch 等研究 IVF 过程中卵巢过度刺激与 aPL 中循环抗体的关系,结果表明,aPL 的浓度随着雌激素含量的变化而变化,在月经中期(E2 高峰期)和排卵后 14 d(早期囊胚期),aPL 水平显著增高,并认为卵巢过度刺激并不是自身抗体水平增高的原因,而是 IVF 患者在接受移植前高水平自身抗体的一种表现。

现已证实 aPL 主要是通过血栓形成和非血栓形成这两种作用机制而导致妊娠失败的。aPL 诱导血栓形成的机制主要通过以下途径(图 6-1,彩图见附录 1-3)。①干扰 $\beta_2$GPI 的抗凝血活性。$\beta_2$GPI 是一种带负电荷的磷脂结合蛋白,可与血小板结合,抑制血小板凝血酶原活性,在二磷酸腺苷诱导的血小板聚集中抑制血小板释放反应,还能抑制内源性凝血途径的接触激活。aPL 与 $\beta_2$GPI 结合后,可干扰 $\beta_2$GPI 的抗凝血功能。②作用于血管内皮上的磷脂成分,抑制血管内皮细胞释放花生四烯酸及前列腺素,同时损伤血管内皮,使血小板黏附聚集,释放血栓素 A2(TXA2),使前列环素 PGI2/TXA2 比例失衡,导致血管收缩。③作用于血小板的磷脂成分,诱导血小板聚集、黏附和活化。④影响胎盘抗凝蛋白在绒毛细胞的转运。胎盘抗凝蛋白(PAP1)是一种钙离子依赖的磷脂结合蛋白,与磷脂具有高度亲和力,二者结合后可抑制磷脂依赖的凝血因子的活化。aPL能影响胎盘绒毛表面的PAP1的表达,使胎盘局部抗凝能力下降,易于形成血栓。⑤刺激滋养层细胞合成血栓素,促进血栓形成。⑥导致纤溶系统受损、损害激活的蛋白C的活性,抑制磷脂酶2的活性、抑制血管内皮细胞表面硫酸乙酰肝素的抗凝作用。

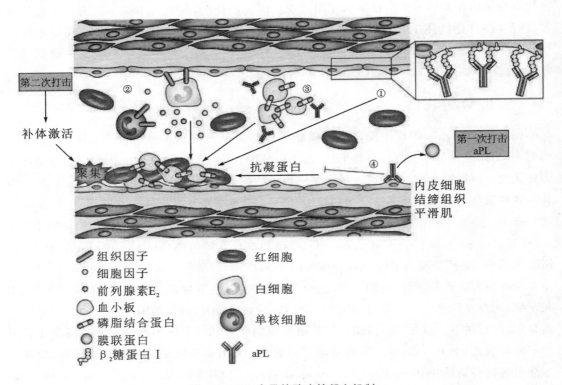

图 6-1　aPL 介导的致病性凝血机制

aPL除了影响患者的凝血功能外,还发现与其导致血栓形成无关的致病机制:①干扰滋养层细胞功能(图6-2,彩图见附录1-4)。aPL可与表达在滋养层细胞上的β₂糖蛋白结合,二者的结合可下调hCG的分泌和降调基底膜的侵入能力,干扰滋养层细胞整合素和钙黏素的表达,抑制滋养层细胞的增殖和生长,促进滋养层细胞的凋亡,并降低肝素结合表皮生长因子的表达,最终形成有缺陷的胎盘。②诱发炎症反应。aβ₂GPI可与蜕膜细胞发生反应,诱导母体子宫内膜促炎性状态的发生,产生IL-8、IL-1和MCP-1等促炎细胞因子,干扰正常生理功能上的胚胎着床,导致半胱氨酸天冬氨酸蛋白酶介导的滋养层细胞死亡,而引起妊娠失败。

根据最新的aPL检测国际共识指南,临床上对aPL的检测需要间隔12周后进行复查,若两次检查结果均为阳性,临床上才可确诊为aPL阳性。aPL阳性是抗磷脂综合征(antiphospholipid syndrome,APS)的主要表现,资料显示,大约50%的APS孕妇可出现妊娠并

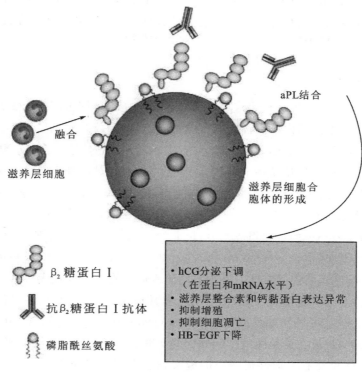

图 6-2　aPL 对滋养层细胞的影响

发症,因此,在不孕患者中检测血清 aPL,对 APS 等自身免疫性疾病的预警、早期诊断与鉴别诊断及病情评估有着重要的价值。

APS 的基本治疗原则为抑制抗体的产生,清除已存在的血清中抗体,改善凝血功能异常,防止血栓及流产的再发。具体治疗包括应用抗凝剂、抗血小板药物及免疫抑制剂。低分子肝素联合小剂量阿司匹林治疗是目前较为提倡的治疗方案。除抗凝作用外,肝素还能竞争性抑制 $\beta_2$GPI 与 aPL 的结合,保护妊娠的继续,减少炎症,促进植入,抑制补体的激活。阿司匹林能有效地抑制血栓 A2 的生成,从而缓解血管收缩,降低血栓形成。此外,阿司匹林可提高白介素-3(interleukin-3,IL-3)的血清水平,有助于滋养细胞增生和侵蚀。因此,肝素和阿司匹林的应用不仅能针对血栓形成,也可广泛地改善 APS 患者症状,尤其是 APS 孕妇及其胎儿的状况。近年来,国外报道少数危重病例采用大剂量丙种球蛋白(IVIG)[(400~1 000 mg/(kg·d)]治疗有效,并主张治疗后给予短期环磷酰胺治疗,以防止 aPL 的反弹。对于 APS 妊娠的患者,在肝素和阿司匹林的基础上家用 IVIG 是否能明显提高妊娠成功率尚需大样本的随机对照研究,但目前研究显示 IVIG 较其他治疗方法至少可降低母婴并发症,如妊娠期糖尿病、妊娠期高血压、早产、胎儿生长迟缓等。目前治疗难点在于常规治疗无效的 APS 及非血栓表现的 APS 如心脏瓣膜病变或神经病变。现认为每天 0.2~0.4 g 的羟氯喹可减少 aPL 的生成,并有抗血小板聚集作用,故可用于对常规治疗无效的患者。随着对 APS 的深入研究,$\beta_2$GPI 及其抗体在其病理机制中,特别是血栓形成中的重要作用越来越受到关注。目前研究显示 $a\beta_2GPI$ 在多个环节参与了 APS 发病。但 APS 的病因及发病机制尚不完全清楚,还需深入研究及进一步开展前瞻性大样本临床试验,为防治 APS 提供积极有效的方法。

## 二、抗核抗体

抗核抗体(antinuclear antibodies,ANA)传统定义是指抗细胞核抗原成分的自身抗体的总称,现代定义是指抗细胞内所有抗原成分的自身抗体的总称,对 ANA 靶抗原的理解已从传统的细胞核扩大到整个细胞,包括细胞核、细胞浆、细胞骨架、细胞分裂周期等。因此 ANA 鉴别诊断在对个别风湿疾病的确认上十分必要,而且对自身免疫性疾病的进一步诊断也很有价值。根据细胞内靶抗原分子理化特性和分布部位可将 ANA 分类:抗 DNA 抗体,包括抗单链 DNA 抗体(ssDNA)和抗双链 DNA 抗体(dsDNA);抗组蛋白抗体,组蛋白是染色质的基本结构及核小体的重要组成部分;抗非组蛋白抗体,包括抗 ENA 抗体和抗着丝点抗体;抗核仁抗体;抗其他细胞成分抗体,有高尔基体、中心体、纺锤体、线粒体、溶酶体、肌动蛋白、Vimentin、细胞角蛋白等抗体。在凋亡细胞表面结构上可发现大多数常见的细胞核抗原,这些分子可诱导自身免疫反应,导致 ANA 异常地表达。ANA 在风湿科病学研究中受到了长期关注,其除了可诱发如系统性红斑狼疮(systemic lupus erythematosus,SLE)等自身免疫性疾病之外,最近在生殖免疫学领域中的研究表明 ANA 可能与女性不孕不育有关。

文献报道,ANA 在有习惯性流产史的健康妇女中阳性率为 8%～50%,在子宫内膜异位症患者血清中的阳性率高达 29%～47%。早期的研究也发现 ANA 与女性卵巢功能失调有关,在卵巢早衰(premature ovarian failure,POF)患者中有 24% 的 ANA 阳性,而正常对照组仅有 5%。Ticconi 等研究结果显示 ANA 在不明原因不孕的患者中阳性率为 10%,正常妊娠女性仅为 3%。而日本的学者报道在不明原因的不孕患者中 ANA 的阳性率为 28%。由于感染、外伤、流产等原因导致免疫屏障破坏,淋巴细胞活化,这些活化的淋巴细胞和染色质是诱导 ANA 产生的免疫原,由于异常抗原的发生,免疫调节失调而引起超出正常限度的免疫反应的结果。

大量研究表明 ANA 与妊娠失败有关,可能是由于抗着丝粒抗体(anti-centromereantibody,ACA)的存在干扰了细胞的分裂过程,从而干扰了卵子成熟,损伤胚胎卵裂潜能,进而降低胚胎质量影响胚胎早期发育。Ying 等研究发现进行 IVF 治疗且 ANA 阳性的患者,MⅡ卵子比例、2PN 胚胎比例、卵裂率和可用胚胎及优质胚胎数量都显著低于 ANA 阴性的患者。而 Shirota 等回顾性分析 47 名接受 ICSI 治疗的患者,采用间接免疫荧光的方法检测患者血清中 ANA 和 ACA,结果显示:与 ANA⁺ACA⁻组相比,ANA⁺ACA⁺组中 MⅡ卵子比例和胚胎卵裂率显著降低,这些结果提示 ACA 的存在可能会干扰卵子从 MⅠ至 MⅡ的成熟,损伤胚胎卵裂的潜能。

此外,ANA 中的抗 DNA 抗体和抗核酸核蛋白抗体能穿过细胞膜进入活细胞中,干扰细胞的新陈代谢,而影响 IVF-ET 过程中胚胎的着床能力,导致着床失败或着床后早期丢失。Ying 等研究发现 IVF 患者卵泡液中的 ANA 在胚胎中具有强烈的荧光信号,以及卵泡液中 ANA$^+$ 组胚胎种植率和临床妊娠率均显著低于卵泡液中 ANA$^-$ 组。同时,也有人认为较多的 ANA 不是单纯的蛋白质,而是与 RNA 结合的复合物,不少和抗原具有 RNA 多聚酶的作用,这些抗原对于 RNA 的转录等起着重要作用。如果产生相关抗体,就可能引起 RNA 转录的障碍,并影响 DNA 的复制,最终导致流产。

（陈现　曾勇）

# 第七章 男性生殖系统与免疫概述

## 第一节 男性生殖道的组织免疫学特点

### 一、男性生殖道的组织学特点

男性生殖系统主要由睾丸、各种生殖管道、附属性腺及外生殖器组成。其中生殖管道包括附睾、输精管、射精管及尿道。附属性腺则包括精囊、尿道球腺及前列腺。外生殖器则主要包括阴茎及阴囊。

#### (一)睾丸

睾丸是男性的主生殖器官,主要功能是产生精子及分泌雄性激素,以维持男性体征及第二性征。人类的睾丸被阴囊所包裹,阴囊可以改变表面积以调节睾丸散热,从而调节睾丸的温度,以保持睾丸的正常温度。睾丸作为实质器官被表面的被膜所覆盖。被膜主要由睾丸鞘膜脏层、白膜及血管膜三层结构所组成。外层的鞘膜脏层包含液体,可减少睾丸活动时的摩擦。中间的白膜层坚韧呈白色,形成睾丸纵隔。最里面的血管层富含血管及疏松结缔组织。睾丸实质被结缔组织分隔成睾丸小隔,从而被分为数百个睾丸小叶。睾丸小叶中含有生精小管。生精小管移行为短直的直径小管。其经过反复分支、吻合后形成网状结构,称为睾丸网。睾丸网汇成十几条输出小管,进入附睾。睾丸间质富含血管及各种淋巴管,间质中还含有一种间质细胞,是生成雄激素的主要细胞。

#### (二)附睾

睾丸网发出的输出小管及附睾管共同组成附睾,它具有分泌及吸收的功能,从而为睾丸产生的精子细胞的成熟及储存提供合适的环境。附睾分为头、体、尾三个部分:覆盖于睾丸上端膨大的部分称为附睾头,下端尖细的部分则为附睾尾,两者之间相连的部分则成为附睾体。附睾的被膜亦由 3 层结构组成。与睾丸类似,最外层为鞘膜,中间也是白膜,最内层是血管膜。这三层结构包绕输出小管及附睾管,从而构成了附睾。

#### (三)输精管

输精管,顾名思义就是输送精子的管道。附睾尾进入精索,从而移行为输精管。输精管按其解剖学上的定位,可分为 4 段,分别是睾丸部、精索部、腹股沟部和盆腔部。睾丸部位于睾丸处,是输精管的起始部位。输精管进入精索后即移行为精索部,此处位置较表浅,易于诊断时触摸。腹股沟段位于腹股沟内。盆腔部是输精管最长的一段,位于盆腔内。输精管在盆腔内与精囊腺的排泄管汇合,从而形成射精管。

### (四)精囊

精囊即精囊腺,是一对长椭圆形的囊泡状器官,位于膀胱、前列腺及输精管壶腹之间。精囊主要由盘曲环绕的小管构成,表面凹凸不平,似结节状聚集,在输精管末端与其汇合为射精管。精囊可分为 3 层,从外向内排列为外膜、基膜和黏膜三层膜状结构。黏膜有许多皱襞,从而使其面积大大增加从而适于分泌及储存液体。基膜薄且含丰富的弹性纤维,可作为支持成分支持黏膜皱襞。外膜又称为固有膜,含有肌层级丰富的弹性纤维,可在射精时收缩,从而使精囊的分泌物进入射精管。

### (五)前列腺

前列腺是男性最大的附属性腺,质地坚实,呈现“倒栗子”形,上大下小,外周由结缔组织及平滑肌构成的被膜包绕,其分为外、中、内三层。被膜伸入腺体实质,从而将腺体分成 5 叶,分别为前、中、后、左、右叶。前列腺由数十个复管泡状腺组成,这些泡状腺又汇合成数十条导管开口于尿道前列腺部及前列腺窦底。前列腺的腺导管的腺上皮的形态和功能受雄激素水平影响,在腺体发育不良及炎症引起前列腺导管狭窄时能够导致前列腺囊肿。

## 二、男性生殖道生物学特点

### (一)睾丸生物学特点

睾丸主要的生理功能是维持精子发生及产生雄性激素以维持男性性征及性功能。精子发生主要在睾丸内的生精上皮内,生精上皮有处于不同发育阶段的各级生精细胞。在生精上皮内,经历精原细胞增殖、精母细胞成熟分裂、精子细胞变形等阶段,最后形成精子进入附睾内,继续下一步的发育。睾丸中的支持细胞在精子发生过程中对生精细胞有支持及营养作用,也能在生精细胞运送及精子释放中起作用。其分泌的液体有利于精子的运送;在生精细胞发育过程中,支持细胞能吞噬凋亡和退化的精子细胞;也是血-睾屏障的组成成分,从而阻挡某些有害物质进入生精上皮,形成并维持精子发生的环境;且能构成免疫屏障,以防止生精细胞及精子抗原与机体免疫系统接触从而发生自生免疫反应。间质细胞,又称为 Leydig 细胞,主要功能是合成、分泌雄激素,从而启动和维持精子发生,以及促进外生殖器的发育成熟,激发及维持男性的第二性征,维持正常的男性功能。

### (二)附睾生物学特点

附睾是精子成熟的地方,它对精子的发育与成熟有着十分重要的作用。附睾的上皮能够吸收及分泌液体,且能保护精子免受有害因素的损害。附睾内存在生理转运系统,使附睾内的微环境保持稳定,从而有利于精子的成熟。精子在附睾内停留 8～17 d,经历一系列的变化,如精子膜的修饰性变化、膜通透性及电荷的变化、膜蛋白的组成机成分的改变等,才能获得运动能力及受精能力,最终形成成熟的精子。

### (三)输精管生物学特点

输精管主要作为输送精子的管道。输精管具有储存精子的功能,其内膜分泌的液体对于精子发育成熟有一定的作用。输精管的平滑肌在平时有节律性的收缩活动,收缩的节律及幅度从上而下依次增强,射精时平滑肌可出现协调一致的激发性波,从而有助于射精。

### (四)精囊生物学特点

精囊的发育成熟受雄性激素的高度调控。睾酮可以刺激精囊的分泌活动。它的分泌物对精子有十分重要的作用。精囊分泌物中的果糖对精子的运动十分重要。且精囊中还含有某些"抑制因子",如蛋白酶抑制剂,这些物质可以通过稳定精子膜及防止释放顶体酶来保护精子的功能。精囊分泌的某些物质可以增强精子的运动,如钾、重碳酸盐、镁等。精囊分泌的凝固蛋白可以使精液刚射出时呈凝固状态。如精液不能正常凝固,可使精子活力低下,从而可能造成不育。另外,精囊分泌的某些抗原物质,可以抑制女性生殖道内的免疫系统对精子及胚胎的免疫反应。

### (五)前列腺生物学特点

前列腺的功能主要是分泌功能,其既有外分泌功能,又有内分泌的功能。前列腺的分泌液是精液的组成成分之一,其内有多种的电解质,如锌离子、钙离子等,它们对于精子的功能及运动均有极其重要的作用。另外,前列腺的分泌物中含有多种酶类,如酸性磷酸酶、碱性磷酸酶、蛋白水解酶、纤维蛋白酶等。其中,前列腺液中含有的蛋白水解酶及纤维蛋白酶可以液化精液,对精子的运动十分重要。若这两种酶缺乏,可使精液液化异常,从而影响生育力。

## 三、男性生殖道的免疫细胞

睾丸组织中最多的淋巴细胞为 T 淋巴细胞。$CD8^+$ T 细胞主要分布在睾丸、睾丸网、输精管、前列腺、精囊腺组织的上皮和固有层;$CD4^+$ T 细胞则主要分布在上述组织的间质内;B 淋巴细胞在上述组织中主要在前列腺间质中有少量的分布,睾丸网中也有滤泡样集群分布。正常男性生殖道中上述淋巴细胞的分布基本构成男性生殖免疫稳定性的细胞学基础。

### (一)男性生殖道各组织中淋巴细胞的分布特点

#### 1. 睾丸中的淋巴细胞分布特点

用单克隆抗体技术和酶免技术发现,睾丸组织中主要分布着 T 群淋巴细胞,其中,$CD4^+$ T 细胞主要分布在睾丸间质,$CD8^+$ T 细胞主要分布在上皮中,正常情况下睾丸中未发现 B 淋巴细胞分布。

#### 2. 附睾中淋巴细胞分布特点

附睾中无 B 淋巴细胞分布,附睾头、体、尾均可见到淋巴细胞分布,且均为 T 淋巴细胞,其中上皮中主要分布 $CD8^+$ T 细胞,间质和固有膜中主要分布 $CD4^+$ T 细胞。

#### 3. 输精管和精囊组织淋巴细胞分布

阴囊处输精管上皮和固有膜内可见到有 T 淋巴细胞,T 淋巴亚群主要为 $CD8^+$ T 细胞,$CD4^+$ T 细胞和 $CD8^+$ T 细胞的比率和附睾相似。在近壶腹处输精管和精囊处也见到少量的 T 淋巴细胞,主要为 $CD8^+$ T 淋巴细胞,且主要集中在输精管和精囊的上皮组织中。

#### 4. 前列腺组织中的淋巴细胞分布特点

前列腺作为男性特有的性腺器官,有 3 层结构构成的背膜覆盖包裹,外层有疏松的结缔组织和静脉构成,中层为纤维鞘,内层为肌层,前列腺的包膜构成的屏障对前列腺有保护意义。前列腺组织内的淋巴细胞主要分布在上皮、官腔、管周及管间结缔组织中,间质内分布丰富的 $CD4^+$ T 淋巴细胞,也可见 B 淋巴细胞,上皮主要分布有分布 $CD8^+$ T 淋巴细胞。

男性生殖道中的淋巴细胞几乎全为 T 淋巴细胞,且大趋向于集中在附睾、输精管近阴囊处和前列腺,在睾丸网、输精管壶腹和精囊中含量很少。同时,少量的 B 淋巴细胞主要分布在前列腺间质内,男性生殖道中淋巴细胞的这种呈分隔化的分布特征是与其免疫屏障功能相适应的,生殖道各处上皮内分布着 $CD8^+$ T 淋巴细胞,间质内主要分布 $CD4^+$ T 淋巴细胞,这种免疫细胞分布形成的免疫屏障在正常时可以有效地制止自身体液和细胞形成的抗精子免疫反应。这种免疫屏障的分布形式与每一器官的结构和功能特征也是相一致的,睾丸中有血-睾屏障,使曲细精管中的精子和精细胞与免疫系统相隔绝,正常的睾丸组织中有很少的淋巴细胞,而在睾丸网上皮处则可观察到相当量的 $CD8^+$ T 淋巴细胞,可有效地阻止自身免疫反应的发生,在其自身免疫耐受中起重要的作用,这有效互补了此处血-睾屏障薄弱的缺陷。附睾中储存着大量的精子,精子又具有很强的抗原性,因此附睾内精子碎片分解产物的吸收表现为一种内源性免疫刺激,可导致免疫反应的产生,但在正常情况下,这种免疫性刺激并没有引起自身免疫反应的产生,这得益于附睾内存在的大量的 $CD8^+$ T 淋巴细胞所形成的免疫屏障。精囊中淋巴细胞分布很少,这与精子只在射精时经过精囊是相一致的。

### (二)男性生殖道中的单核巨噬细胞

应用单克隆抗体技术检测睾丸组织发现睾丸间质内可见丰富的单核巨噬细胞,曲细精管固有膜也可见少量分布。从小鼠睾丸中分离出的原代巨噬细胞可在体内外实验中研究其体液和细胞介导的抗原呈递能力。多项研究显示睾丸巨噬细胞具有器官特异性,在睾丸不同环境中的巨噬细胞具有不同的特性。在睾丸间质,巨噬细胞与 Leydig 细胞形成特殊的膜状凸起,体外巨噬细胞与 Leydig 细胞共培养可刺激 Leydig 细胞分泌类固醇,而腹膜的巨噬细胞则无此功能。这种巨噬细胞器官或组织的特异性可能是由于细胞微环境中特异性的细胞间通信或者特异性因子作用。另外同一组织内的巨噬细胞也可能有不同的亚型,在睾丸中存在原位的巨噬细胞和循环巨噬细胞。大鼠睾丸巨噬细胞可以分为两种形态上不同类型的细胞:大圆形细胞和小细胞。在小鼠中,睾丸间质中的巨噬细胞的形状各异,如具有短的或长的细胞,或者有不规则的突起。更多研究者关注巨噬细胞和 Leydig 细胞之间的细胞通讯,但巨噬细胞与生精小管壁和毛细血管壁的作用也逐渐受到重视。

在生理条件下,睾丸免疫细胞具有免疫抑制的作用,在大鼠中大而圆的巨噬细胞可能通过直接或间接与 Leydig 细胞的作用达到免疫豁免。CD163 阳性巨噬细胞在睾丸中是原位巨噬细胞,在啮齿类动物中约占巨噬细胞的 80%。原位巨噬细胞产生具有免疫抑制的 IL-10,并且也不刺激 T 细胞的增殖,提示其可能具有免疫豁免的功能。而 CD68 阳性巨噬细胞主要是新到达睾丸的循环巨噬细胞,在小鼠中占 20%,这类细胞表达 IL-1β、TNF-α、IL-6 等。单核巨噬细胞对漏过血-睾屏障的精子抗原有清除作用,并有加强血-睾屏障的作用。

## 四、男性生殖道特异性的免疫调节因子

免疫调节因子是一类由免疫细胞(淋巴细胞、单核巨噬细胞等)产生的具有调节功能的

高活性、多功能蛋白质多肽,在生殖系统内各种不同细胞间繁杂的局部调节中起重要作用,直接或间接调节免疫平衡。常见的免疫调节因子主要有 IL-2、IL-6、IL-10、IL-4、TNF-α。IL-2 主要由活化的 T 细胞产生,是一种免疫调节因子,能促进 T 细胞、自然杀伤细胞(NKC)和淋巴细胞激活杀伤细胞(LAKC)的增殖与分化,它诱导的免疫细胞增殖反应是整个免疫应答强弱程度的关键。IL-6 和 TNF-α 则为在整个辅助 T 细胞(Th)免疫失衡中起重要作用的角色。IL-4 和 IL-10 主要由 Th2 细胞产生,抑制 Th1 细胞因子的产生,即 IL-4 和 IL-10 可抑制巨噬细胞功能及多种促炎细胞因子产生,间接抑制 NKC 细胞的活性,在细胞因子网络处于正性调节。

(章慧平)

# 第二节　睾丸免疫豁免

在精原干细胞发育成为精子的过程中,大量具有免疫原性的蛋白在生殖细胞中表达。这一阶段始于青春期,发生在机体免疫豁免机制确立之后。正常情况下,生殖细胞中表达的这些自身抗原在睾丸中可以免疫耐受,但在躯体其他部位却可能引起机体强烈的免疫反应。因此,睾丸中必然存在相关机制维持其特殊的免疫微环境,保护生殖细胞免受自身免疫系统攻击。长期以来,经过一系列同种或异种移植研究结果证实睾丸是免疫豁免器官之一。对睾丸免疫豁免调控的研究,有助于人们深入认识生理状态下睾丸微环境的维持及病理状态下睾丸免疫稳态的改变。目前认为,确立并维持睾丸免疫豁免环境的机制可能包括以下几点。

## 一、血-睾屏障的免疫隔离作用

血-睾屏障(blood-testis barrier,BTB)是生精上皮相邻支持细胞之间连接的特殊结构,将生精上皮隔离为基底室和近腔室两部分。精原细胞、细线期及偶线期精母细胞位于基底室,减数分裂后的粗线期及次级精母细胞、精子细胞及精子位于近腔室。BTB 在正常精子发生周期中存在有序的开-闭动态过程,一方面允许生殖细胞在增殖分化过程中从基底室穿越BTB 到达曲细精管管腔,另一方面又能时刻将单倍体生殖细胞与体循环相隔离,避免其被机体免疫系统识别而引起自身免疫反应,维持生殖细胞继续成熟分化所需的免疫豁免微环境。

BTB 的调控和影响机制目前对于调控 BTB 开-闭的复杂机制尚未完全明了。近年来研究发现,支持细胞中的哺乳动物西罗莫司靶蛋白(mammalian target of rapamycin,mTOR)信号通路参与 BTB 在生精周期的开-闭调控。mTOR 和不同的结合蛋白形成两种复合物(mammalian target of rapamycin complex,mTORc)——mTORc-1 和 mTORc-2,两者在生精上皮对 BTB 起着截然相反的拮抗调节作用。增高 mTOR 结合蛋白(rapamycin-insensitive companion of mTOR,Rictor)表达量能够促使 mTORc-2 通过激活下游蛋白激酶 C-α(protein kinase C-α,PKC-α)维持 BTB 中连接蛋白和细胞骨架的表达及分布,保持 BTB 的结构完整。而参与形成 mTORc-1 的 mTOR 调控相关蛋白(regulatory associated protein of mTOR,Raptor)表达增加,则能够激活 mTORc-1 信号通路,通过上调、活化下游底物核糖体蛋白 S6 激酶(ribosomal protein kinase,S6K)和核糖体蛋白 S6(ribosomal protein S6,rpS6),促进 BTB 解聚。可见,mTOR 通路介导 BTB 解聚和组装的这两种机制在生理状态下达到精密平衡,对维持 BTB 结构和功能的完整性有重要意义。睾丸感染、炎症或创伤都可能造成 BTB 损伤。我们初步研究发现大肠杆菌经输精管道逆行感染到达睾丸可以通过分泌毒力因子激发炎症反应,通过打破 mTOR 信号通路平衡,下调支持细胞间多种连接蛋白的表达水平,进而破坏 BTB 的完整性。也有研究证实睾丸炎症状态下异常增高的细胞因子如 TNF-α 和 TGF-β 可以下调闭合蛋白表达,进而影响支持细胞间紧密连接,破坏 BTB 结构和功能。

尽管 BTB 可以保护处于减数分裂期及其后的生精细胞/精子免于接触机体的免疫细胞和抗体,但目前认为 BTB 的免疫隔离保护作用仅仅是维持睾丸免疫豁免状态的一方面,还不足以诠释睾丸免疫豁免微环境的全部机制。例如,处于基底腔的精原细胞及初级精母细胞同样表达自身抗原,但一样不会受到机体免疫攻击。此外,BTB 在睾丸网并不完整,该部位尽管充满表达免疫原性蛋白的大量精子,但也并未引起自身免疫疾病。有研究证实,即使将同种移植组织置于睾丸间质也不会引起免疫反应。这些事实提示,除了 BTB 以外还存在其他机制参与维持睾丸免疫豁免环境。

## 二、睾丸微环境的内分泌、旁分泌调控对免疫豁免环境的维持

正常睾丸微环境中睾酮水平相当于体循环的 10 倍左右。目前认为睾丸局部较高的睾酮水平除了调控生精功能以外,对免疫豁免环境的维持也起到重要作用。研究发现,一方面高水平睾酮可以抑制免疫细胞分泌促炎症细胞因子,如 IL-1、IL-6 和 TNFα 等,并能上调抗炎症细胞因子如 IL-10 表达;同时,睾酮还可以促使 T 细胞凋亡。在大鼠模型中使用睾酮可以通过抑制睾丸巨噬细胞募集及 CD4$^+$ T 细胞增殖,上调 CD4$^+$ CD25$^+$ Foxp3$^+$ 的调节性 T 细胞数量及功能,进而抑制自身免疫性睾丸炎发生。另有移植研究证实,通过雌激素抑制睾丸间质细胞分泌睾酮,可以引发机体对睾丸内同种移植物的排斥效应。这些结果均提示,睾丸内局部高水平的睾酮对免疫微环境的维持起到重要调控作用。然而,睾酮如何通过调控免疫细胞功能、进而介导免疫抑制效应尚未完全明确。

除了睾酮,睾丸中各类细胞分泌的一系列抗炎症细胞因子也可能参与维持睾丸内免疫微环境调控。其中,睾丸间质细胞和支持细胞分泌的 TGF-β$_1$ 可以抑制睾丸免疫反应,能够保护移植物在睾丸内免受免疫排斥。此外,TGF-β 家族的类似物激活素 A 在多数睾丸体细胞中广泛表达,免疫抑制因子 IL-10 则主要源于睾丸巨噬细胞,这些细胞因子能够通过抑制睾丸内促炎症细胞因子分泌来维持睾丸局部免疫抑制环境。

此外,睾丸中还存在其他机制调控睾丸免疫细胞的数目、种类及功能,进而维持局部免疫豁免环境。比如,在睾丸中广泛表达的 FasL、PDL-1 能够通过诱导 T 细胞凋亡,参与睾丸免疫豁免微环境的维持。受体酪氨酸激酶 Tyro3 家族(Tyro3、Axl 和 Mer)与配体生长停滞特异基因 6(growth arrest-specific gene 6,Gas6)、蛋白 S 等特异性结合,可以负性调控固有免疫反应。既往研究证实,Tyro3 家族受体及配体同样在睾丸免疫豁免微环境的维持中发

挥作用。Gas 与 Tyro3 家族受体蛋白结合,促使支持细胞通过胞吞作用清除凋亡的生精细胞,减少因破损的生精细胞引发炎症因子分泌及睾丸免疫反应的机会。此外,在外源性微生物刺激的情况下,Gas/Tyro3 家族受体通路活化能够抑制支持细胞及间质细胞固有免疫反应。有趣的是,在小鼠中敲除 Tyro3 家族受体后会引发自身免疫性睾丸炎。这些研究结果提示,Gas/Tyro3 家族受体既能抑制睾丸免疫反应,同时也能调节机体对生精细胞自身抗原的耐受,因此对睾丸免疫豁免环境的维持起重要作用。

### 三、睾丸内免疫细胞对免疫微环境的影响

除了上述机制以外,睾丸的免疫细胞种类、分布及特性也倾向于免疫抑制状态的维护。生理状态下睾丸内所有免疫细胞基本只分布在间质,一般不会迁移进入曲细精管。巨噬细胞是睾丸免疫细胞的主要类型之一,也在睾丸局部免疫豁免稳态的维持中发挥重要作用。以大鼠睾丸为例,巨噬细胞约占间质细胞总数的 20%,占白细胞总数的 80%。正常情况下少量的巨噬细胞也可以迁移进入连接曲细精管和睾丸网的精直小管,和管腔上皮细胞一同负责吞噬和清除破损的生殖细胞。与机体其他组织来源的巨噬细胞相比较,正常情况下的睾丸巨噬细胞分泌促炎症细胞因子的能力显著低下,更多地表现出免疫抑制的特性。生理状态下大鼠睾丸中常驻的主要巨噬细胞是 ED2$^+$ 亚型,此类巨噬细胞主要起免疫调控作用,不参与激发炎症反应。与之相对应的是表达 ED1 的巨噬细胞亚型,在睾丸急慢性炎症期从外周循环中迁移浸润进入睾丸间质成为主要的巨噬细胞亚型,主导促炎症反应。巨噬细胞迁移进入睾丸引发炎症反应,在杀灭、清除入侵的病原微生物的同时,也可能造成睾丸结构和功能的破坏。临床研究提示,睾丸中巨噬细胞浸润增加与男性不育密切相关。然而,巨噬细胞在睾丸感染性或自身免疫性炎症中如何引起生育力损伤仍有待进一步研究。

淋巴细胞是睾丸中第二大群体的免疫细胞。在生理状态下,在大鼠睾丸中约占白细胞总数的 15%,其中常驻的淋巴细胞主要是 T 细胞,主要发挥免疫监视作用。Yakirevich 等通过免疫组化染色对人睾丸标本进行检测发现,不管是 CD3$^+$ 还是 CD8$^+$ 的淋巴细胞均仅存在于正常睾丸间质中,而不进入生精小管;即使在睾丸网,淋巴细胞也主要分布于间质中,而且具有细胞毒作用的淋巴细胞在正常睾丸内非常罕见。少量存在的调节性 T 细胞则可以通过抑制效应性 T 细胞活化来维持睾丸免疫豁免环境稳定。在自身免疫性睾丸炎(experimental autoimmune orchitis,EAO)的动物模型中可以观察到睾丸内 T 细胞数量的大幅增加,其中以 CD4$^+$ 或 CD8$^+$ 的效应性 T 细胞数量增加最为显著,Foxp3$^+$ 的调节性 T 细胞数量也有所增长。尤其在睾丸炎早期,CD4$^+$ 的效应性 T 细胞占大多数,随着炎症进展并慢性化,此类 T 细胞的数量逐渐减少而 CD8$^+$ T 细胞维持稳定水平。在将 EAO 小鼠中活化的 T 细胞进行同种移植的实验中发现,即使将受体动物的胸腺切除,或予以针对 CD4 和 CD8 的单克隆抗体免疫,受体小鼠依旧发生自身免疫性睾丸炎。前期我们在伴有慢性睾丸炎症的无精子症患者中发现,其睾丸组织中往往存在大量 Th17 细胞浸润,伴随着 Th17 细胞相关的细胞因子如 IL-6、TGF-$\beta_1$、IL-21 和 IL-22 等表达水平升高,而 Foxp3$^+$ 的调节性 T 细胞数量则明显减少。进一步研究提示,在存在慢性睾丸炎症的情况下,精子抗原可能诱导和激活大量 Th17 细胞的募集,从而导致血-睾屏障破坏、精子发生受损,以致男性不育。可见,睾丸中淋

巴细胞的浸润及类型的改变,与睾丸免疫微环境及生精功能密切相关。

另外,参与适应性免疫应答调控的树突状细胞(dentric cell,DC)也存在于睾丸之中。目前研究提示,生理状态下睾丸的 DC 尚未成熟,其抗原提呈及激活 T 细胞的能力较弱,适合于维持免疫豁免稳态。在睾丸感染或损伤发生后,组织细胞受损释放的一系列内源性危险信号如热休克蛋白等可以进一步活化 DC,成熟的 DC 进而刺激 T 细胞活化及扩增,从而打破睾丸免疫豁免稳态,促使炎症和免疫应答。

总而言之,在多种机制共同参与下,睾丸免疫微环境的精妙平衡得以维持,一方面抑制机体免疫系统对生殖细胞产生自身免疫应答,保证生精环境的稳定;另一方面睾丸局部维持一定免疫活性,防止感染、创伤及肿瘤对器官及机体的严重破坏。

(卢永宁)

# 第三节　附睾免疫生物学

## 一、附睾解剖组织学特点

### (一)概述

附睾(epididymis)是哺乳动物精子成熟、获得受精能力、储存及保护精子的重要生殖器官。它是一长而紧密盘绕的、高度特化的管状器官,如将其伸直展成直线,成年人附睾长约 6 m,其管壁则由多种上皮细胞和免疫细胞组成。附睾是附着于睾丸上端的后缘部分,它的起始部和睾丸相连,尾端和输精管相连。

从附睾发生学角度而言,其来源主要有二:一是残留在靠近睾丸的未发生退化的中肾小管发育为输出小管;二是发育自中肾管头部的演变为附睾管。用组织学方法对附睾检查清晰地显示,200～300 个睾丸小叶中的曲细精管在进入睾丸网之前形成精直小管,而精直小管很多,单侧附睾管有 10～15 条,精直小管一端通于曲细精管,另一端通于附睾管。

根据附睾组织解剖结构不同,它可分为起始部(initial segment)引领的头部(caput)、体部(corpus)和尾部(cauda)三个部分。附睾头部包括起始部,由睾丸输出小管组成,其上皮主要是高柱状纤毛细胞群和砥柱状细胞群相间排列而成,管腔面高低不平;附睾体部和尾部则由附睾管组成,上皮为假复层柱状上皮铺衬,细胞游离面有静纤毛,管腔整齐。

附睾管的细胞构成成分和形式在哺乳动物乃至人差异不大,但附睾管在发生过程中的位移机制及方式,分布在附睾管中细胞成分来源、形态差异、生理功能的发挥途径及其调控机制,附睾上皮细胞中的祖细胞(或干细胞)的鉴定,以及附睾中免疫细胞的来源是以细胞免疫为主还是以体液免疫为主等问题目前尚不十分清楚。附睾是精子生理成熟、储存和保护精子的重要器官,通常精子在附睾中完成生理过程需要 19～25 d。附睾不同部位的基因表达、蛋白质分泌合成和腔内成分都具有显著差异性。附睾是雄激素依赖的主要器官,它能通过旁分泌和/或自分泌激素、酶、特异性营养成分等一系列复杂的生化和形态变化,致使精子获得成熟、运动能力及和卵子结合的受精能力等。

### （二）附睾上皮细胞

哺乳动物包括小鼠、大鼠、狗、猴直至人的附睾上皮细胞种属差异不大,附睾上皮包括主细胞、基细胞、顶细胞、狭窄细胞、亮细胞和晕细胞等几种细胞。

#### 1. 主细胞（principal cell）

附睾起始部、头、体及尾部均有主细胞,呈长方形,富含细胞器,是保证精子成熟和获得受精能力的重要细胞,也是附睾上皮组织的主要细胞类型,占附睾上皮细胞的 65%~80%。主细胞之间的紧密连接（tight junction）构筑了血-附睾屏障,它可以防止青春期后对精子抗原诱导的自身免疫反应。主细胞有很强的吞饮功能,其吞饮通道依次是滑面小囊、粗面小囊、囊泡和多泡体。同时,附睾主细胞还可以通过分泌细胞因子（如 IL-10）来下调免疫反应。

#### 2. 基细胞（basal cell）

分布于附睾各段的基底膜,细胞呈扁平长形,位于主细胞基底部之间。基细胞表面与相邻主细胞间形成广泛的镶嵌连接和桥粒,其基底部与基膜有较大的基础面。Seiler 等发现,小鼠出生后的第 20 天和第 27 天,睾丸精子和分泌液已进入附睾,应用特异性抗体染色技术观察到组织巨噬细胞抗原（F4/80）和成熟巨噬细胞抗原（Mac-1）在附睾的基细胞表达均有表达,结果提示,基细胞和巨噬细胞可能具有显著相关性,基细胞可能对附睾管腔内精子细胞的自身抗原有免疫防护作用,但在棕色挪威大鼠和 Lewis 大鼠却不能观察到这种现象。近来,Shum 等研究发现:小鼠附睾的基细胞并不是巨噬细胞或树突状细胞。二者的相同点在于他们均主要分布于附睾上皮基底部,在附睾起始部均有突触深入腔内;但上皮内巨噬细胞表达 F4/80、CX3CR1 和 CD11c,基细胞主要表达基细胞的特异性标记物 keratin5（KRT5）。

#### 3. 亮细胞（clear cell）

分布于附睾头、体和尾部,体积较大,在人和动物的附睾上皮中均有发现。在光镜下亮细胞的特点是顶部胞质区充满空泡,核上或核下区有很多致密颗粒,基部胞质区也有致密小体。顶部胞质区富含小囊泡、大空泡、溶酶体、内涵体及不等量的类脂小滴。研究证明,亮细胞具有吞噬精子碎片和清洁附睾腔内环境的功能。

#### 4. 晕细胞（halo cell）

此种细胞周围有透亮间隙,故称为晕细胞。细胞体积较小,胞质清澈,常位于附睾上皮基底部,在附睾的头、体、尾部均有分布。Serre 等应用单核巨噬细胞（ED1）抗体、CD4 和 CD8 抗体证实,晕细胞可能主要为从固有膜进入上皮内的单核巨噬细胞和 T 淋巴细胞。目前关于其确切功能还不十分清楚,有人认为附睾上皮的晕细胞可能是附睾局部的免疫屏障,能阻止精子抗原与循环血的接触。在输精管结扎或输精管堵塞的实验动物和人,其附睾上皮内及附睾腔内巨噬细胞数目明显增加,并有明显吞噬精子现象,这也可能是附睾局部的免疫反应。

附睾上皮各部所含的各种细胞比例各不相同,表现出细胞分布上的区域性差异,如大鼠附睾起始部,主细胞占 80%,基细胞占 12%,晕细胞占 5%,其余占 3%,而在头部和尾部,各种细胞比例发生了变化。

## 二、附睾免疫生物学特点

### (一)概述

虽然睾丸和附睾具有相似的基本结构组织,然而相比睾丸中由 Sertoli 细胞之间紧密连接所形成的有效的血-睾屏障,附睾的屏障功能相对较弱,由位于上皮细胞顶端的连接形成,同时多种免疫细胞普遍存在于上皮细胞间及附睾管腔内存在大量免疫球蛋白(如 sIgA),因此,附睾的免疫微环境更类似于其他黏膜组织。

临床研究发现:附睾炎的发生率显著高于睾丸炎,睾丸炎常常可伴附睾炎,但附睾炎并不一定会伴发睾丸炎。再者,急性附睾炎多数因泌尿生殖道的病原菌逆行感染所致,而睾丸炎多数则因血行传播的病原菌所致。这就提示尽管睾丸和附睾二者经输出小管相连,然而针对生精小管和附睾管的免疫调节机制可能不尽相同,特别是附睾头部可作为一关卡阻碍逆行感染病原菌上行感染至睾丸。另外,附睾上皮细胞还可以分泌多种抗菌肽(如 β-denfen-sin)等免疫分子,具有抗菌活性。因此,与睾丸是免疫豁免器官相比,附睾则为免疫活性器官,附睾免疫调节在清除病原菌、凋亡的精子及上皮细胞、维持附睾内环境稳态发挥重要作用。

### (二)血-附睾屏障(blood-epididymis barrier,BEB)

附睾上皮细胞通过主细胞间的紧密连接(如紧密连接蛋白和闭合蛋白的作用),从而形成血-附睾屏障,其紧密连接的构成,依赖于预先的黏附连接的作用与形成(如一系列的钙依赖的黏附分子、钙黏着蛋白和连环蛋白的作用)。附睾的 BEB 为附睾腔内环境的稳态,防止精子自身抗原和免疫系统之间的作用,从而发挥物理屏障作用。

### (三)黏膜屏障(mucosal barrier)

附睾也属于黏膜免疫系统,附睾中存在少量的 IgG 及大量的局部抗体 sIgA,可以阻止抗原、微生物通过黏膜进入附睾和睾丸局部,从而保护睾丸和附睾的正常生理功能。

### (四)免疫屏障(immunological barrier)

附睾上皮组织中的晕细胞由单核巨噬细胞和 T 淋巴细胞等组成,分布于整个附睾,故推测它们主要起保护附睾上皮组织和睾丸腔内精子不受病原体感染的防卫作用,因此把附睾上皮中的单核巨噬细胞和 T 淋巴细胞等免疫细胞称为"免疫屏障"。由于附睾的免疫屏障由天然免疫中的单核巨噬细胞、树突状细胞和获得性免疫中的 T、B 淋巴细胞组成,故附睾的免疫系统具有天然和获得性免疫的效应机制。

众多因素如输精管堵塞、附睾感染和炎症、各种物理和化学损伤均可能导致附睾血-附睾屏障、黏膜屏障和免疫屏障的缺失或损害引起局部免疫应答,从而导致精子及其功能的伤害。

## 三、附睾的免疫细胞

附睾的免疫细胞分布于附睾的各个区域,但位于附睾头部的免疫细胞数量普遍比位于尾部的多。早期研究发现,在人、大鼠和小鼠附睾上皮和间质区有单核巨噬细胞和 T 淋巴细胞表达;近期研究表明树突状细胞在附睾亦大量表达,且在附睾头部数量较多。

## (一)巨噬细胞(macrophages)

巨噬细胞是附睾免疫细胞中数量最多的,分布于附睾上皮内和间质区域。他们最初可能主要源自血液中的单核细胞,后迁移至附睾并发育成熟为巨噬细胞,附睾巨噬细胞的数目和功能在很大程度上是由局部微环境所决定的。研究发现,小鼠附睾间质区域的巨噬细胞表达 MHC-Ⅱ类抗原,而上皮内巨噬细胞大多不表达或低表达 MHC-Ⅱ类抗原。因此,附睾内不同巨噬细胞亚群在附睾生理和病理条件下可能发挥不同的作用。

Simth 等通过把小鼠输出小管结扎(efferent duct ligation,EDL)后发现,附睾上皮内 CD11c$^+$ 和 CXC3R1$^+$ 巨噬细胞可快速清除凋亡的上皮细胞及碎片,从而保护上皮细胞之间的紧密连接。然而,附睾基细胞可能并不参与凋亡细胞的清除。因此,实验结果提示小鼠附睾上皮内 CD11c$^+$ 和 CXC3R1$^+$ 巨噬细胞在参与和维持附睾的血-附睾屏障发挥重要作用。

## (二)树突状细胞(dendritic cells,DC)

树突状细胞(DC)是目前已知抗原提呈功能最强的抗原提呈细胞(antigen-presenting cell,APC),因其成熟时伸出树突样或伪足样突起而得名。其最大的特点是能够刺激激活初始型 T 细胞(naïve T cells)活化和增殖,因此,DC 是机体适应性 T 细胞免疫应答的始动者。除了具有强大的抗原提呈功能之外,DC 还表达丰富的免疫识别受体,能够敏感地识别病原微生物和抗原,通过释放大量的细胞因子参与固有免疫应答,因此 DC 被称为连接固有免疫和适应性免疫的"桥梁"。

目前有关附睾 DC 的研究相对较少,Da Silva 等通过制备表达 CD11c-EYFP 和 CX3CR1-GFP 转基因小鼠模型研究发现,CD11c$^+$ 和 CX3CR1$^+$ DC 在小鼠附睾管周区域广泛分布,外形呈典型的树突状,且在附睾头部数量相对体、尾部更多。将附睾中 CD11c$^+$ CD11b$^+$ DC 分离后,体外与 T 细胞共培养,可显著诱导 T 细胞的增殖。实验结果提示,附睾 CD11c$^+$ DC 具有较强的抗原提呈和交叉提呈的能力。将附睾 DC 分为 CD11c$^+$ CD103$^+$ 和 CD11c$^+$ CD103$^-$ 两类细胞群,二者表型具有显著的差异性,认为附睾 DC 的异质性提示 DC 在附睾中不仅发挥免疫耐受和抗原提呈等免疫功能,在附睾精子清除和选择上亦发挥重要作用,但具体机制仍需要进一步研究。

最近,我们通过对比正常人附睾和炎症性附睾 CD11c 表达差异发现,CD11c$^+$ DC 在正常人附睾中表达相对较少,零星散布于附睾间质区,管周区少见。与小鼠附睾大量 CD11c$^+$ DC 相比,这种数量差异是源自种属差异,还是源自种属间精子清除和选择机制的不同,目前尚不清楚。在炎症性附睾中,CD11c$^+$ DC 不仅在附睾间质区域显著增多,而且破坏血-附睾屏障,在管腔内大量浸润,以致损害精子的成熟和贮存。

## (三)淋巴细胞(lymphocytes)

SD 大鼠实验结果发现,附睾上皮内有相对大量的辅助 T 淋巴细胞(即 CD4$^+$ T 细胞),而棕色挪威大鼠和人附睾内则以 CD8$^+$ 细胞毒性 T 淋巴细胞为主;同时,CD4$^+$ T 细胞多数分布于附睾间质区域,而 CD8$^+$ T 细胞则多数分布附睾上皮内。这可能与它们阻遏单核巨噬细胞抗原加工和抗原提呈,防止自身免疫反应,保护附睾功能有关。

附睾的淋巴细胞具有单向移动通路特征,即淋巴细胞进入附睾上皮内后可以返回间质,也可以继续向前进入附睾官腔,成为精液淋巴细胞的主要构成成分,若一旦进入管腔就不能再返回组织内。这可能是附睾内精子受到保护的机制。

### 四、附睾特异性的免疫调节因子

#### (一)吲哚胺-2,3-二加氧酶(indoleamine-2,3-dioxygenase,IDO)

IDO 是肝脏以外唯一催化色氨酸沿犬尿氨酸途径分解代谢的限速酶。近年来对 IDO 的研究表明,IDO 在诱发宿主免疫防御、抑制 T 细胞免疫、抗肿瘤免疫、诱导母胎免疫耐受和自身免疫性疾病等均发挥重要作用。IDO 广发分布于肝外组织,特别是黏膜组织表面(如胎盘、肺和小肠)、胸腺髓质和次级淋巴器官 T 细胞区、胃肠道黏膜、附睾、胎盘及眼前房等成纤维细胞、上皮细胞、巨噬细胞和 DC、小胶质细胞,亦可见于某些肿瘤细胞。IDO 的表达受到多种免疫学信号的调节。

早期研究就发现 IDO 在附睾组织中高表达;后来通过制备作为 IDO 特异性激活剂 IFN-γ 的基因敲除小鼠模型(IFN-γ$^{-/-}$)显示,IDO 在 IFN-γ$^{-/-}$ 小鼠模型和野生型小鼠附睾组织中无差异。由于 IDO 被广泛认为是应对早期炎症与感染的重要抑炎因子,这就提示 IDO 在附睾组织内可能发挥重要的抑炎作用。与正常野生型相比,IDO$^{-/-}$ 小鼠模型显示:附睾头部呈现明显炎症状态,Th1 相关细胞因子(TNF-α、IFN-γ、IL-1β 和 IL-6)水平显著增高,附睾尾精子储存数量增多并伴大量畸形精子和死亡的精子。因此,IDO 可能参与附睾精子质量控制的过程。

#### (二)环氧合酶(cyclooxygenase,COX)

环氧合酶,又称前列腺素内过氧化物合成酶(prostaglandin-endoperoxide synthase),有 COX-1 和 COX-2 两种同工酶,是前列腺素合成的关键限速酶,可催化花生四烯酸生成各种前列腺素和血栓素 $A_2$(TX-$A_2$),从而发挥各种生理病理作用。

有意思的是,生理条件下 COX-2 高表达于附睾组织;而在其他组织,只有在炎症刺激条件下才有 COX-2 的表达。基于 COX-2 和 IDO 均表达于附睾头部,这就提示附睾头部微环境可能是一持续性半炎症状态。与野生型小鼠相比,在 IDO1$^{-/-}$ 小鼠附睾头部 COX-1 和 COX-2 表达显著上调。特别是近来研究发现 COX-1 可促进 Th17 细胞的分化成熟并释放大量 IL-17,在 IDO1$^{-/-}$ 小鼠附睾头部亦检测到 Th17 细胞大量表达。因此,附睾内环氧合酶可能在维持附睾特殊免疫微环境和半炎症状态发挥重要作用。

#### (三)转化生长因子 β(transforming growth factor,TGF-β)家族和白介素 10(interleu-kin-10,IL-10)

TGF-β 家族是一组可调节细胞生长和分化的重要功能蛋白,其命名是根据这种细胞因子能使正常的成纤维细胞的表型发生转化,即在表皮生长因子(EGF)同时存在条件下,改变成纤维细胞贴壁生长特性而获得在琼脂中生长的能力,并失去生长中密度信赖的抑制作用而得到的。TGF-β 家族在早期胚胎发育与组织器官形成、组织修复、成体稳态、免疫监视和免疫调节等多方面发挥重要作用。

TGF-β 家族的各功能蛋白在哺乳动物和灵长类动物附睾广泛分布,且具有区域特异性。如在小猿猴附睾中,TGF-$\beta_1$ 主要表达于附睾顶细胞(apical cells)且其受体则分布于与其相邻的主细胞。后续研究发现,在 IDO1$^{-/-}$ 小鼠附睾头部表现更高的炎症活性,同时检测到 TGF-β 信号途径胞内信号转导蛋白 Smad3 表达显著增多。这就提示 TGF-β 家族可能与 IDO 共同参与维持附睾头部免疫抑制作用。而且,TGF-β(特别是 TGF-$\beta_1$)可以自分泌和旁分泌的形式促进调节性 T 细胞(regulatory T cells,Treg cells)的增殖分化。

IL-10 是目前被认为主要发挥免疫抑制功能的细胞因子,常伴随 TGF-$\beta_1$ 发挥生物学功能。除了 Treg 细胞是其主要分泌来源细胞之外,单核细胞、巨噬细胞、DC、B 细胞、肥大细胞等也可分泌 IL-10。研究发现,生理条件下 IL-10 主要表达于附睾上皮主细胞,而在 IDO1$^{-/-}$ 小鼠附睾头部 IL-10 表达显著增多,且在隐睾模型小鼠附睾上皮 IL-10 表达水平亦显著增多。这就提示 IL-10 在生理条件下附睾内发挥免疫抑制作用,保护精子自身抗原免于免疫攻击。

### (四)防御素(defensins)

防御素是小分子量(3.5~4.5 kD)、带正电荷的抗菌肽。防御素分子有 3 对半胱氨酸构成的二硫键,根据 6 个半胱氨酸的所在部位和结合方式,脊椎动物的防御素分为 2 类:α-防御素和 β-防御素。α-防御素主要由中性粒细胞产生,β-防御素主要由皮肤、肾、呼吸道和其他的黏膜上皮细胞、中性粒细胞及骨髓、脾和肺的巨噬细胞所产生。目前发现人 β-防御素(human beta-defensin,HBD)至少有 6 种。前期研究显示,HBD-1 在角质细胞组成性表达,而 HBD-2 和 HBD-3 则由微生物产物如 LPS 和促炎细胞因子诱导产生。HBD-4 在睾丸中强表达,而 HBD-5 和 HBD-6 仅在人附睾上皮细胞中有表达。β-防御素具有抗微生物活性、细胞毒活性和参与天然免疫应答等重要生物学作用。后续研究发现,β-防御素可作为趋化物质,能与未成熟 DC 和记忆性 T 细胞表面的受体(CCR6)相结合,趋化这些细胞朝着受致病菌的皮肤或黏膜病灶部位迁移,从而提高机体抵抗微生物感染的获得性免疫反应水平。

目前已鉴定出超过 40 多种 β-防御素分子在大鼠附睾组织中按照区域特异性模式表达。Li 等研究发现,大鼠附睾头部具有 β-防御素特异性基因 Bin1b,该基因在大鼠出生后第 45 天开始表达,第 9 个月达高峰,提示 Bin1b 基因表达与性成熟相关。而且 Bin1b 仅表达于大鼠附睾头部,具有区域特异性。大鼠输精管结扎后 2 周,Bin1b 基因 mRNA 增加 3 倍;而在 LPS 处理大鼠附睾炎模型中,附睾头部 Bin1b 蛋白显著下降并伴精子活力下降,这就提示附睾局部炎症可影响附睾不同区域上皮细胞分泌 β-防御素。

此外,附睾是精子成熟和储存的器官,不同区域的附睾上皮细胞可分泌不同亚型的 β-防御素分子,因此 β-防御素在参与精子成熟、获得运动能力和受精能力等方面可能发挥重要作用。研究发现,附睾特异性 β-防御素 22 可以通过肝素结合活性来控制精子的受精能力,β-防御素 15 对于精子运动能力和受精能力是不可或缺的。近来研究发现,β-防御素 126 是附睾特异性 β-防御素分子,该基因突变与精子瘦素结合能力和穿卵能力下降具有显著相关性。我们近期研究发现,在男性生殖道炎症患者中,精子活力下降和抗菌能力下降与精子 HBD-1 表达减少具有显著相关性,HBD-1 通过精子膜表面受体 CCR6 来介导精子 $Ca^{2+}$ 内流,从而影响精子活力。使用重组 HBD-1 蛋白可显著提高生殖道炎症患者精子活力和抗菌能力,如果阻断精子膜表面受体 CCR6,则 HBD-1 对精子活力和抗菌能力的提高不能发挥生物学作用。实验结果提示,HBD-1 和 CCR6 在精子的表达水平对精子活力和受孕能力具有潜在的诊断价值,同时 HBD-1 蛋白对于改善精子活力、提高受孕能力和抗菌能力具有重要的潜在治疗意义。

### 五、附睾免疫生物学研究展望

随着环境质量下降和人类社会活动的改变,男性不育和男性精液质量下降的问题已成为学术界和公众所关注的一项热点问题。1992 年丹麦学者 Carlson 等研究资料显示,近 50 年来正常男性精子数量已下降 50%,并以每年 1% 的速率继续下降。我国谷翊群教授等研究自 1980－2005 年的 25 年间,我国可生育男性精子密度和精子总数总体呈现下降趋势。特别是近期 WHO 公布的《WHO 精液实验室检查与处理手册(第五版)》,精子密度、浓度、活力、正常形态参考值等均下调。而且,炎症与感染是导致男性不育的重要原因之一,资料显示 15% 以上男性不育是由慢性生殖道炎症如睾丸炎、附睾炎等所致,因此,研究睾丸和附睾免疫生物学在免疫性男性不育的免疫分子机制对改善生育质量维护生殖健康具有非常重要的临床意义和社会学意义。

另外一方面,睾丸和附睾中的免疫反应虽均与男性生殖相关,但二者存在诸多差异。睾丸能够为各级生精细胞提供有效的免疫耐受环境,但附睾缺乏此环境;睾丸的血-睾屏障和免疫抑制功能比附睾强,这些或可解释在机体遭遇外伤、感染或免疫激活后附睾更易受到炎症反应的损伤,特别是附睾内的成熟精子相比睾丸的生精细胞更易受到免疫系统的破坏。然而目前有关附睾免疫生物学方面的研究亟待深入,特别是以下几个方面的内容值得关注:①附睾中免疫细胞亚群的表型和功能鉴定。②附睾免疫系统如何精准识别正常形态精子,清除异常精子,对正常精子免疫耐受。③固有免疫信号通路在维持正常附睾生理稳态和炎症病理条件下的作用机制。④附睾组织特异性局部免疫调节及附睾上皮细胞、精子与免疫细胞之间的对话机制。对这些问题的深入研究可进一步揭示附睾免疫生物学与男性生殖的关系,并可能为附睾性男性不育的预防与治疗提供新的线索。

(段永刚)

# 第四节　前列腺免疫学

## 一、前列腺组织学特点

### (一)概述

前列腺是男性生殖系统附属性腺,依赖于雄激素的作用来诱导和支持从泌尿生殖窦中产生的芽的分支形态。人类前列腺位于尿道和膀胱下方,为一个紧密的区域解剖结构,为不成对的实质性器官。

前列腺分底、体、尖三部分,前、后及两侧面,底部朝上紧邻膀胱颈部,底部宽大,中间稍凹陷,前部有尿道穿入。尖部位于最下方,前列腺的尖部细小,与膜部尿道融合,止于尿生殖膈上筋膜的上面。尖底两部分之间为前列腺体,尿道穿过前列腺实质,在尖部的前上方出来。前列腺前面较窄呈凸形,邻耻骨后间隙,约在耻骨联合下缘后方 2 cm 处,它与耻骨后面之间有静脉丛和一些疏松结缔组织,前列腺前面下部由耻骨前列腺韧带和耻骨相连,起固定作用。前列腺后面与直肠下段前壁相邻,其间隔以少量疏松结缔组织和膀胱直肠筋膜;前列腺后面的上部有左右射精管穿过,分别开口于精阜附近。前列腺下外侧面较粗糙,被肛提肌的前列腺提肌覆盖,起支撑作用。

### (二)前列腺组织解剖结构分类

#### 1. 位于尿道后方的固有腺体部分

固有腺体部分可分为外周区、中央区、移行区及尿道周围腺区四部分。

(1)外周区在前列腺占最大的一部分,约占前列腺腺体组织的 75%,构成前列腺的后部和侧部。腺体的排泄导管开口于精阜两侧的前列腺窦,导管在远端尿道的两侧形成侧面分支。在侧面,一些末梢导管向前弯曲,围绕横纹括约肌形成一浅杯状结构。约 70% 的前列腺癌发生在此区,也是慢性前列腺炎的易发部位。

(2)中央区较小,约占前列腺腺体组织的 75%,中央区呈锥形包绕射精管,其尖部位于精阜,仅在精阜的上端与尿道联结,底部位于膀胱颈后方前列腺的底部,远侧部分被周围带包绕。此区的腺体排泄导管开口于前列腺尿道,射精管开口的附近。中央区和外周区一样,在尿道的腹侧均不连续,由纤维基质将两端连接起来。

(3)移形区由两个独立小叶构成,占腺体组织的 5%~10%。位于前列腺近段尿道的两侧和侧前方,深埋在两侧的前列腺括约肌内。其腺体的排泄导管开口于前列腺尿道远侧的隐窝中。移形带的大导管在括约肌远端胖向外侧扩展并前行,其分支走向膀胱颈部,在前列腺括约肌的外侧向外侧反折。移形区是前列腺增生的好发部位。前列腺发生在移形区占 20%。

(4)尿道周围腺区占前列腺腺体的 1%,位于尿道周围外层的纵行平滑肌内,由发育不完善的小导管和腺泡组成。

#### 2. 位于尿道前方的纤维肌肉间质部分

前列腺的纤维肌肉间质是一个相当大的区域,约占全部体积的 1/3,完全不是腺体,主要由平滑肌组织组成,覆盖了整个前部的前列腺。它是围绕在近端尿道膀胱颈部平滑肌的延续,并与内括约肌和逼尿肌融合,近前列腺尖部,平滑肌与横行的骨骼肌融合,后者为外括约肌在尿道近侧的延伸,并沿着远侧尿道的前面形成一不完整的括约肌。此纤维肌肉性基质在前列腺腺体部分的前外侧形成一层相当厚的屏障,并与之紧密相连,因此从前面看不到腺体组织,而且这两部分之间很难分开,大部分腺体组织在尿道的外侧与后方。

## 二、前列腺免疫生物学特点

微生物(细菌、真菌或病毒)可通过尿路上行、血液循环或淋巴循环感染前列腺组织细胞。感染初期,前列腺局部的免疫功能异常增强,致敏的 $CD4^+$ T 淋巴细胞可以释放一系列淋巴因子,导致局部的血管通透性增高,趋化大量淋巴细胞、单核/巨噬细胞及中性粒细胞聚集于表达相应自身抗原的靶器官组织,造成组织免疫性损伤。

促炎症细胞因子,可诱导中性粒细胞趋化到前列腺组织,使 T、B 细胞及 NK 细胞大量被激活,促使中性粒细胞释放溶酶体,从而加剧前列腺局部炎症细胞浸润,促进炎症的形成从而迅速杀灭感染前列腺的病原体,表现出急性前列腺炎的短期病程。而在慢性阶段却表现出免疫功能异常低下的继发性免疫缺陷状态,病原体感染与炎症可以持续存在,反复发作或复发,不容易康复。

造成慢性前列腺炎局部免疫功能低下的原因是病原体的反复感染或者炎症反应的不断刺激,使前列腺的腺泡组织结构遭到明显的破坏,出现纤维化、瘢痕萎缩、腺管堵塞、前列腺液分泌减少、腺体细胞大量死亡,使正常的抗体功能和产生致敏细胞的能力受到摧毁和明显抑制。前列腺组织结构的破坏,大量的自身组织抗原进入血液循环,刺激机体产生自身免疫反应,造成前列腺的免疫性损伤,进一步加重了局部的组织损伤。

## 三、前列腺的免疫细胞

前列腺的免疫细胞分布于前列腺的各个区域。前列腺组织中有 B 细胞、T 细胞、自然杀伤细胞(NK)。有学者发现:大鼠的前列腺组织中,CD$^+$ 细胞比其他组织少,而 B 细胞则低于其他组织的 5~10 倍。

### (一)巨噬细胞(macrophages)

巨噬细胞是前列腺免疫细胞中数量最多的,分布于前列腺腺上皮内和间质区域。他们最初可能主要源自血液中的单核细胞,后迁移至前列腺并发育成熟为巨噬细胞。巨噬细胞与细胞的凋亡相作用,目前对于巨噬细胞的表达的研究相对较少,大部分巨噬细胞表达 MHC-Ⅱ类抗原,但是不同的细胞会因微环境的不同,也可能不表达或低表达 MHC-Ⅱ类抗原,从而发挥不同的作用。

### (二)树突状细胞(dendritic cells,DC)

树突状细胞(DC)是目前已知抗原提呈功能最强的抗原提呈细胞(antigen-presenting cell,APC),具有强大的抗原提呈功能,被称为连接固有免疫和适应性免疫的"桥梁"。关于前列腺树突状细胞的表达机制,目前还不清楚。

### (三)肥大细胞

肥大细胞(MCs)是一种重要的免疫细胞,胞质颗粒内含有多种生物活性物质,如组织胺、5-羟色胺、蛋白多糖、中性蛋白酶、白三烯、前列腺素、血小板活化因子及多种白细胞介素等。肥大细胞受刺激时,以胞吐方式大量释放颗粒内的物质(常称为脱颗粒),在人类及动物的健康与疾病过程中发挥重要的作用。生物化学研究表明,肥大细胞的成分如胰蛋白酶、前列腺素及干扰素等能抑制精子发生过程。此外,肥大细胞含有组织胺、血清素等,后者还能调节维持正常生精过程的重要激素——睾酮的合成。此外,前列腺内部及周围组织的 MCs 数量有显著差异。在前列腺肿瘤组织内部,MCs 计数和 Gleason 评分之间呈负相关。MC 脱颗粒是肿瘤增殖后期的共同特征,类似自然杀伤细胞和 MC 浸润也可见于上皮组织的癌前病变。

### (四)淋巴细胞(lymphocytes)

**1. NK T 细胞**

一种新型的 T 细胞,活性 NK T 细胞产生大量的 B 干扰素和白细胞介素-4,并在大鼠机体免疫中有重要作用。前列腺组织中,CD161a$^+$ 淋巴细胞几乎平均分为 NK 细胞和 NKT 细胞,因此其 NK/NKT 比值升高。前列腺组织中高水平的细胞毒 T 细胞可保护机体对抗潜在细菌或病毒的感染。在脾脏、淋巴结等组织中 CD4$^+$/CD8$^+$>1,而在前列腺中则<1,因此低 CD4$^+$/CD8$^+$ 比值是健康前列腺的标志。在人体研究中,亦有相似的结论。

**2. Th1 细胞和 Th2 细胞**

Th 细胞即辅助性 T 淋巴细胞,可分泌多种细胞因子。Th1 细胞是 CD4$^+$ T 细胞在 IL-12 等细胞因子的诱导下分化而成的,主要分泌 IFN-γ、IL-2 和 TNF-β,介导细胞免疫和局部炎症反应有关的免疫应答;Th2 细胞主要分泌 IL-4、IL-5、IL-6、IL-10 和 IL-13 等细胞因子,其分化受 IL-4 和转录因子 GATA3 调控,在寄生虫感染、过敏反应中发挥重要作用,刺激 B 细胞转化为抗体分泌细胞,促进体液免疫反应。慢性前列腺炎患者 Th1 细胞数量增多,Th2 细胞数量降低共同促进了疾病的发生。

## 四、前列腺的免疫调节因子

### (一)细胞因子

**1. 促炎性细胞因子**

促炎性细胞因子包括 TNF-α、IFN-γ、IL-1β、IL-8、IL-12 及 IL-18 等。

(1)IL-1β 和 TNF-α:慢性非前列腺炎患者的前列腺液中常常出现 IL-1β 和 TNF-α,并可以具有较高的水平,是 CNP/CNPS 患者炎症持续存在的标志,而且常采用免疫抑制药治疗明显有效。前列腺按摩液中 TNF-α 在前列腺炎中的Ⅱ型组、ⅢA 型组、ⅢB 组与健康人有差异,在Ⅱ型组明显高于ⅢA 型组和ⅢB 型组,可能是由于前列腺内的单核巨噬细胞在细菌脂多糖刺激下分泌大量 TNF-α 促进中性粒细胞在局部的浸润,形成慢性炎症。IL-1β 和 TNFα 可通过促进趋化因子和 COX-2 及诱导型 iNOS 和细胞黏附因子的表达引起全身性的炎症反应,IL-1β 还可以经过血液循环,穿透血脑屏障,与特定区域受体结合,引起ERK1/2信号途径改变,促进慢性前列腺炎相关的焦虑、抑郁和空间联想记忆障碍。

(2)IFN-γ:IFN-γ 由活化的 T 细胞产生,通过诱导组织细胞表达组织相容性复合物 MHC-Ⅱ类分子及内皮细胞黏附分子 ICAM-I,促进巨噬细胞杀伤病原体。协同 IL-2 诱导淋巴因子活化的杀伤细胞 LAK,促进 T 细胞表达 IL-2R。

(3)IL-8:IL-8 和上皮中性粒细胞活化肽 78 均是炎症促进性细胞因子,属于 CXC 趋化因子,能够趋化中性粒细胞和单核细胞离开血清进入到炎症部位。IL-8 由多种体细胞合成分泌,经 IL-1、TNF-α 和 LPS 诱导,于感染数小时后即可检获,第 3 天其分泌达到高峰。IL-8 主要在感染局部发挥对中性粒及 T 细胞的趋化作用。

**2. 抗炎性细胞因子**

(1)IL-6:IL-6 具有抗炎症作用,例如,下调 IL-1 和 TNF 等炎症促进细胞因子的合成,促进糖皮质激素和可溶性 TNF 受体释放,抑制 GM-CSF、IFN-γ 的产生。

(2)IL-10 是由单核细胞、巨噬细胞、T 细胞亚群和 B 淋巴细胞、肥大细胞、嗜酸性细胞及角化细胞所产生的分子质量为 35ku 的蛋白质,本身没有明显的白细胞趋化作用,对不同类型细胞可以起到免疫抑制或免疫刺激反应,如能抑制单核巨噬细胞产生 IL-1、IL-6 和 TNF-α,减弱炎症反应,因此又称为细胞因子合成因子。IL-10 可以作为有效的抗炎症因子,对单核巨噬细胞功能具有强抑制作用,可以抑制炎症促进细胞因子的产生,减少巨噬细胞产生的炎症介质一氧化氮,因而可以抑制细胞介导的免疫反应和迟发型超敏反应,并抑制 T 细胞的增殖。

**3. 调节性细胞因子**

(1)IL-2 可促进细胞的增殖和分化,调节多种免疫活性细胞,如促进自然杀细胞 NK、T/B 细胞和巨噬细胞的增殖和分化,影响整个免疫应答程度。前列腺局部存在复杂的细胞免疫,在不同的免疫阶段 IL-2 的表达不同,IL-2 受体 IL-2R 是急性感染的组织炎症标志之一,在炎症发生后 4 h 即可在 EPS 中测得 IL-2R,12 h 达到高峰,随后迅速下降。慢性前列腺炎组织中,TNF-α 与 IL-10 的浓度在 IL-2 的调节下达到平衡。

(2)IL-4 是由活化的 Th2 细胞产生的,可以活化细胞毒性 T 细胞,对 T/B 淋巴细胞的发育、驱动体液免疫反应和抗体产生都十分重要,增强特异性和非特异性杀伤作用,也是巨噬细胞趋化因子。有研究结果认为,慢性前列腺炎患者的 EPS 中 IL-4 的含量无明显改变,但是否对其他细胞因子具有网络调节作用还不清楚。

**4. 趋化因子**

MIP-2:近年的研究证实 MIP-2 是真正对中性粒细胞具有直接趋化作用的因子。它能选择性诱导中性粒细胞在组织中聚集,它可由多种细胞产生,如单核/巨噬细胞、内皮细胞。炎症反应过程中,TNF-α 诱导 MIP-2 基因表达上调,MIP-2 随即与 TNF-α 相互诱生,使两者表达量急剧增多,造成炎症加重。

**5. 其他细胞因子**

β-内啡肽:一种天然的内阿片肽,由炎症部位的免疫细胞产生,可以减轻炎症反应引起的疼痛,在有明显疼痛症状的 CPPS 患者的 EPS 中,前列腺 $E_2$ 的升高与 β-内啡肽的降低有一定的相关性,高浓度的 $PGE_2$ 可导致疼痛和血管扩张,并可以抑制 β-内啡肽调节疼痛的功能。

### (二)免疫球蛋白

**1. SIgA**

主要是分泌性 SIgA,可以反映感染时前列腺局部的体液免疫状况。在前列腺液中的 IgA 不依赖于血清反应,对感染性病原体具有抗原特异性的对抗作用,其中 SIgA 占总 IgA 的 60% 左右,是前列腺对感染反应的主要免疫球蛋白。正常人前列腺局部具有一定浓度的 SIgA,它不但对前列腺局部具有免疫作用,而且对泌尿生殖道黏膜有保护作用。

**2. C 反应蛋白**

C 反应蛋白是人体血浆中的一种正常蛋白成分,有肝脏的细胞合成,正常情况下含量极低,平均值 3.5 μg/ml。而在炎症、组织损伤等情况下含量急剧上升,在 24～48 h 可超过正常值的数千倍,可以促进白细胞移动、增加吞噬细胞活性与活动能力、活化补体系统,血清 CRP 增高的同时炎症局部的 CRP 也可发生沉积。

**3. 免疫抑制因子(IAP)**

主要由肝脏细胞及巨噬细胞产生,参与体液免疫反应的全过程,起到调节体液免疫反应平衡的作用,当 IAP 含量在某一组织内减少时,体液免疫反应可增强,并引起自身免疫反应性疾病。研究发现,慢性非细菌性前列腺炎患者前列腺炎中 IAP 明显减低,而免疫球蛋白含量明显增高,提示慢性非细菌性前列腺炎的发生与免疫增强有一定的关系。

## 五、前列腺免疫在相关疾病中的研究进展

前列腺免疫功能紊乱引起前列腺组织受损,导致多种前列腺疾病,如前列腺炎、前列腺增生甚至前列腺癌,疾病的免疫学病因及发病机制是近年研究的热点。

### (一)前列腺炎

**1. 急性细菌性前列腺炎**

急性细菌性前列腺炎的主要致病菌是大肠杆菌,在性活跃的人群里,淋球菌和衣原体应该被认为是 Ⅰ 型前列腺炎最重要的致病因素,而免疫缺陷的男性更容易感染隐球菌、沙门氏菌和念珠菌属。

**2. 慢性前列腺炎(CP)**

可分为:①Ⅱ型慢性细菌性前列腺炎(CBP)。②Ⅲ型慢性非细菌性前列腺炎/慢性盆腔疼痛综合征(CP/CPPS)。③无症状性前列腺炎。④少见前列腺炎如真菌性前列腺炎、淋球菌前列腺炎、病毒性前列腺炎。

临床试验表明,CP/CPPS 综合征与自身免疫性抗体如 sIgA 等直接与前列腺抗原相结合引起免疫系统紊乱有关。部分 CP/CPPS 患者体内,分泌 IFN-γ 的 Th1 淋巴细胞与前列腺特异性抗原(PSA)结合,且血清中与 PAg MAD-PRO-34 和 Ny-Co-7 特异性结合的 IgG 明显增多,而 IgM 和 IgA 抗体无明显沉积,前列腺腺泡内有大量的 T 细胞浸润,精液和前列腺组织中均能检测到异常增多的巨噬细胞、中性粒细胞和活化的 T 细胞和 B 细胞。除此之外,在患者未被感染的生殖道里可检测到炎症细胞因子、趋化因子和肥大细胞脱颗粒产物等,可提示正在发生活跃的炎症反应的细胞因子,IL-8 被认为是判断 CP/CPPS 患者严重程度具有重要价值的指标。

PAg 特异性结合的 $CD4^+$ Th1 细胞可表达细胞因子受体如 CXCR3、CXCR5,迁移并浸润至前列腺组织。这些淋巴细胞又可以诱导前列腺组织内多种细胞因子和趋化因子的分泌,包括 CXCR3 和 CXCR5 的配体,反过来招募更多的淋巴细胞迁移并浸润前列腺组织,另外,Th1 细胞分泌 IFN-γ 会活化巨噬细胞,使其能够吞噬并消化掉细胞内细菌及原虫,另外 IFNγ 也会活化 iNOS 放出 NOx 等自由基而直接杀死细胞内细菌及原虫,从而进一步恶化前列腺炎症和慢性盆腔疼痛的进展。研究证明,Th1 细胞浸润和肥大细胞招募是 CAP/CPPS 进展的最重要因素,Th17 细胞不参与此过程的发生。国内有学者对 60 例慢性前列腺炎患者前列腺液中的免疫抑制因子(ⅠAP)和分泌性免疫球蛋白(sⅠgA)含量测定,发现 ⅠAP 含量明显降低,sⅠgA 含量明显增高,推测自身免疫的紊乱可能是引起慢性前列腺炎的

潜在病因。

## （二）良性前列腺增生（BPH）

良性前列腺增生是由于激素紊乱，最终导致细胞生长过快，但是分子机制仍不明确。炎症组分的参与被认为在与炎症程度相关的前列腺体积和重量改变中起着重要的作用。但是前列腺增生患者中前列腺炎症的来源尚不清楚。急性和慢性的炎症可导致前列腺中免疫细胞的积累。另外，中性粒细胞、嗜酸性粒细胞和肥大细胞也大量存在，围绕着前列腺上皮的淋巴细胞多为 CD8$^+$ T 细胞而基底部则聚集着 B 细胞团围绕着的 CD4$^+$ T 细胞。除淋巴细胞外，腺泡上皮细胞和基底部细胞膜表面也可表达细胞因子受体，参与免疫反应。免疫反应通路可被病毒和细菌等抗原及不同的化学因子和代谢产物所激活。前列腺基底部细胞、腺泡上皮细胞和免疫细胞均可产生细胞因子 CCL-5、CCL-1，白介素 IL-1α、IL-1β、IL-6、IL-18和缺氧诱导因子 HIF-1α，从而形成免疫微环境。

在慢性前列腺炎组织中大量的淋巴结被增多的 CD4$^+$ T 细胞、巨噬细胞、肥大细胞所浸润，这些细胞可参与良性前列腺增生的病理改变。研究表明，白介素可诱导良性前列腺增生的发生和进展。相关研究揭示了免疫细胞如何迁移到前列腺组织微环境且选择性促进腺泡上皮细胞的增殖。进一步的研究证实 IL-17 通过激活 NF-kB 通路，诱导 IL-1、IL-6 和 IL-8从而启动良性前列腺增生病变。Steiner 等也证实正常的前列腺不表达 IL-17，但是发生炎症和增生的前列腺可以表达 IL-17。巨噬细胞和前列腺上皮细胞在炎症环境下分泌大量的COX-2，进一步促进前列增生。在一定的条件下，如果 T 细胞达到一定的高水平，周围的组织细胞将被 CD8$^+$ T 细胞所杀伤，前列腺组织被纤维肌性结节所取代。另外，炎症可被雄激素和其他代谢综合征进一步刺激并恶化。

## （三）前列腺癌

关于前列腺癌与前列腺炎有关的机制研究尚无确定的结论，但是临床研究中发现服用抗生素可明显降低高风险前列腺癌的整体比率。实验室研究也发现前列腺癌的发生与恶化进展与急性或慢性细菌性或非细菌性前列腺炎有关。

**1. 适应性免疫**

在前列腺癌患者的组织活检中可以发现 T 细胞和 B 细胞大量浸润，CD4$^+$ T 细胞的浸润增多可预测不良的前列腺癌生存结局。且前列腺癌的进展与巨噬细胞浸润及 II K（I kappa B kinase）激活相关。即使 B 细胞诱导的体液免疫在前列腺癌的进展中作用次于 T 细胞诱导的细胞免疫，但在对抗癌细胞的免疫应答中也起着互补的作用，此外研究发现，在转移癌的淋巴结中 CD28$^+$ 和 CD38$^+$ B 细胞的数量明显增多。

**2. 固有免疫**

前列腺癌分化中涉及多种固有免疫细胞，其中巨噬细胞是分泌炎症细胞因子最主要的来源，主要分化为两型：M1 肿瘤抑制型和 M2 肿瘤刺激型，前列腺组织中高密度的巨噬细胞存在预示着组织损伤严重及不良的预后。尤其是 M2 型巨噬细胞在 8～10 分的 Gleason 评分和 Pt3a 阶段出现最集中。体外将 M2 型巨噬细胞和前列腺组织上皮细胞共培养，M2 型巨噬细胞的侵入可改变前列腺上皮细胞信号分子通路、雄激素受体的状态及激活炎症因子

CCL4-STATE3、下调肿瘤抑制因子 p53/PTEN。

### 3. 趋化因子

除了免疫细胞,趋化因子受体在肿瘤细胞中表达也明显上调。它们参与不同肿瘤细胞的代谢和进化。前列腺癌组织中主要的趋化因子为 CXCL8、CXCL12 和 CCL2 等,趋化因子可以促进肿瘤恶化及转移通过计划基质细胞和中性粒细胞。恶性程度越高的前列腺癌细胞表达越多的 CCR2,且转移癌中 CCR2 的表达高于原位癌的表达。

### 4. 细胞因子

多种炎症细胞因子被认为是前列腺炎症和前列腺癌之间潜在的调节物质。其中有证据表明上调的 MIC-1 可加速前列腺癌的恶化,且循环中 MIC-1 的存在预示着前列腺癌症患者的不良结局。同时,IL-6 也是一种多功能细胞因子,表达于多种前列腺癌细胞系,在不表达雄激素受体的细胞系上表达明显增高,表现出潜在与前列腺癌恶化程度相关的趋势。前列腺癌中异常的 IL-6 信号传导和 P53 的缺失可促进癌细胞的转移。研究发现,通过原代前列腺细胞培养发现,与非侵袭性癌细胞相比,IL-8 的基础分泌值在侵袭性癌细胞中明显升高,Gleason 的评分越高时,IL-8 的水平越高。

### 5. 其他细胞因子

SUMO-特异激酶 1(SENP1)在雄激素受体依赖的转录调节和炎症缺氧信号中发挥重要的作用。研究证明,SENP1 与前列腺癌的侵袭程度直接相关。高度的 SENP1 评分与 Gleason 评分呈正相关性,并且沉默 SENP1 基因后前列腺癌细胞转移至骨的概率明显降低。Fuc-Hpt 是一种重要的低聚糖调节物,前列腺癌患者的血清中可检测到,与 Gleason 评分及前列腺癌的恶性程度呈正相关。有研究者提议将血清 Fuc-Hpt 的检测作为预测前列腺癌恶性程度及预后的标志物。另外一个与前列腺癌相关的细胞因子是巨噬细胞迁移抑制因子(MIF),在前列腺癌中,细胞外 MIF 的释放可诱导神经内分泌分化,刺激雄激素受体非依赖性前列腺癌的进展。

### 6. 肥大细胞

MCs 在免疫球蛋白 IgE 相关的免疫反应和固有免疫的潜在效应细胞激活中扮演着重要的角色。在某些肿瘤中 MCs 具有保护作用,产生炎症因子调节因子,但在其他肿瘤中 MC 可通过促进血管发生、组织重构和调整宿主免疫应答反应直接刺激肿瘤细胞的生长。最近研究表明,在前列腺癌中,MCs 可作为潜在且独立的预后标记,将 MCs 与去势相结合可能成为治疗前列腺癌的一个新靶点。体外和体内模型均表明前列腺肿瘤细胞比正常前列腺细胞有更好的能力招募肥大细胞并诱导肥大细胞浸润,从而使前列腺肿瘤细胞通过激活 p38/p53/p21 和 ATM 蛋白激酶等信号抵抗放化疗。

(章慧平　苏钰芳)

# 第八章 精子抗原

男性睾丸中的血-睾屏障可使精子与免疫系统隔离,但当血-睾屏障因疾病或者创伤受损时,精子或其可溶性抗原逸出,导致机体产生抗精子抗体,从而抑制精子的活动与受精过程,造成男性不育。本章将从精子抗原的发现、理化性质、精子抗原的蛋白质组学及精子免疫反应对其功能的影响等多方面进行详尽阐述。

## 第一节 精子抗原的理化性质

1954 年 Wilson 和 Runke 在不育男性患者血清中发现了一种"精子凝集素",后来被证实为抗精子抗体(anti-sperm antibody,ASA)。研究表明,ASA 可降低精子活力及精子穿透宫颈黏液、透明带的能力,影响精子顶体反应和精子获能,干扰受精及胚泡植入,ASA 也可造成受精卵或早期胚胎死亡,导致反复流产。1990 年,研究者首次发现精子也具有抗原性并能诱导机体特异性免疫应答的产生。然而,精子是一种隐蔽性强的特殊抗原,正常情况下,一般不会诱发机体免疫应答。男性具有血-睾屏障的保护作用,精子很难与机体免疫系统接触而诱发自身免疫反应,因此机体内无 ASA 存在。但由于感染、手术、外伤等因素造成血-睾屏障受到破坏时,精子抗原有机会暴露于机体的免疫系统中,与机体免疫系统接触后可诱发自身免疫反应,最终产生 ASA。对于女性而言,其生殖道亦有屏障作用,可防止精子抗原与免疫系统接触,且精浆中存在的一些免疫因子可以抑制女性对精子抗原的免疫应答。然而,在女性发生生殖道感染、损伤、人工流产等因素导致免疫机制减弱时,精子与免疫活性细胞的接触的可能性增加,或因女方对精子过敏,均可促使女性体内产生 ASA。

精子抗原结构复杂、种类繁多,目前至少已经发现有数百种精子抗原,它们位于精子质膜、顶体、细胞核、精子中段、线粒体等不同的部位。精子抗原的种类和抗原决定簇的性质、数目和空间结构的多样性,决定了不同的抗原诱导机体产生不同类型的抗体。主要组织相容性复合体(MHC)的多态性决定免疫应答的强弱,对特定个体而言,其所携带的MHC 基因型由遗传决定,因此不同个体对同一抗原的反应不一,有些男性体内虽然存在ASA,但这些抗体也许只针对生育影响较小的精子抗原,因此这部分人仍具正常生育能力。可见,并不是所有的 ASA 都能改变精子的生殖功能,大约 5% 生育力正常的男性体内也存在 ASA。总之,探寻在生育过程中起重要作用的精子抗原,对免疫性不育的诊断和治疗将有很大帮助。

# 第二节  精子抗原的蛋白质组学

精子抗原的识别和鉴定对于进一步了解其在导致男性不育方面所扮演的角色具有至关重要的作用。本节主要介绍如何应用蛋白质组学方法识别精子抗原,以及现阶段已经探明的在精子免疫反应过程中发挥重要功能的部分精子抗原。

蛋白质组(proteome)这一概念最早由澳大利亚学者 Marc Wilkins 在 1994 年提出,它用来描述一个细胞、组织或有机体所表达的所有蛋白质,即对应于一个基因组特定时期、特定来源的所有蛋白质整体,它涵盖了细胞内全部蛋白质的存在及其活动方式。蛋白质组学则以蛋白质组为研究对象,分析细胞内动态变化的蛋白质组成成分、表达水平与修饰状态,了解蛋白质之间的相互作用与联系,在整体水平上研究蛋白质的组成与调控活动规律。

蛋白质组学主要的技术手段有蛋白质分离技术、蛋白质鉴定技术和用于数据分析的生物信息学技术。常用的蛋白质分离技术主要有双向凝胶电泳(two-dimensional gel electrophoresis,2-DE)和高效液相色谱(high-performance liquid chromatography,HPLC),其中 2-DE 是蛋白质分离的主要技术,但 HPLC 能更好地弥补 2-DE 的不足。蛋白质鉴定技术主要是质谱分析(mass spectrometry,MS),其基本原理是样品分子离子化后,根据不同离子间质核比(M/Z)的差异来分离并确定分子量。目前用于蛋白质鉴定的质谱主要有电喷雾离子化质谱(electrospray ionization-MS,ESI-MS)和基质辅助的激光解吸电离飞行时间质谱(matrix assisted laser desorption/ｉonization-MS,MALDI-MS);随后又出现了更加快捷、高效、并行、高通量的蛋白质分析技术——蛋白质芯片技术。蛋白质组学的发展很大程度上取决于生物信息学的发展,只有借助于生物信息学强有力且科学可信的分析能力,蛋白质组学才能达到它预期的目标。

近年来,蛋白质组学技术也开始应用于人精子的研究。在此之前,人精子中发现的蛋白数量很少,并且局限于单个或数个蛋白质的研究。随着蛋白质组学技术的发展,蛋白质鉴定的准确性与可信度大幅度提升。目前,已在人正常精子中发现了上千种蛋白质,这些新发现的蛋白质也不断完善人精子蛋白质数据库。除了寻找精子中新的蛋白质,越来越多的研究也开始通过探讨蛋白质代谢、传导通路及差异蛋白网络关系来进一步研究精子功能、受精机制等与生育的关系,这为阐明男性不育的机制及寻找男性避孕新靶点提供了新的思路。本节主要探讨和不育相关的精子抗原的分析方法。

## 一、不育相关精子抗原的分析方法

探索与发现与不育相关的精子抗原,需要对精子成熟获能后参与精卵质膜融合过程的全面理解。精子发生过程是一个独特复杂的细胞分化过程,生精细胞经历了有丝分裂、减数分裂和精子形成三个阶段。精子经历了在睾丸内生成、附睾内成熟、女性生殖道获能后,与卵膜或卵子表面相接触,顶体开始产生一系列改变。顶体内的结合素(卵结合蛋白,bindin)可识别特异的糖基序列,以保证精子与卵子的种特异性结合。顶体中含有一系列复杂的顶体酶系统,包括能溶解卵丘细胞间透明质酸,使卵丘细胞分散而保证精子得以通过这些细胞间隙的透明质酸酶;能使放射冠的细胞松解的放射冠分散酶;具有溶解卵细胞透明带作用的顶体素;能够溶解卵黄膜的芳基硫酸脂酶;此外还含有脂酶、唾液酸苷酶等。这些复杂的酶体系是顶体反应正常进行的必备条件,顶体反应发生后,顶体外膜与精子质膜融合,形成许多数个小囊泡状结构,最后顶体外膜破裂,顶体内各种酶释放和顶体内膜暴露,最终才能完成精细胞与卵细胞的结合而形成受精卵。

精子从产生到受精经历了精子发生、获能与卵子相互作用等生理阶段。精子为实现跨阶段变化,其内部蛋白和表面蛋白的合成、修饰及分布会发生相应变化,每个环节蛋白的组成、表达和功能状态的异常,都有可能影响生育力,甚至会导致不育。因此,对各个时期精子细胞进行蛋白质组学研究,有望从蛋白整体水平了解精子的发生及受精机制,为男性不育症的诊断和治疗提供理论基础和技术手段。本节主要介绍目前正广泛应用的几种和精子功能及生育相关的精子抗原的蛋白质组学分析方法。

### (一)二维电泳

蛋白质组研究的发展以 2-DE 作为核心技术。2-DE 作为分离蛋白质的重要手段,是目前唯一能将数千种蛋白同时分离与展示的分离技术。2-DE 的基本原理是将细胞或组织中提取的蛋白首先根据蛋白质的等电点进行一向分离,然后根据分子量大小进行二向分离,最终因为其特定的等电点和分子量每一个蛋白质点在图谱中被分离,并且每一个点都代表一种蛋白,在图谱中占有一个确定的位置。

1994 年,Xu 等应用 2-DE 技术对人精子膜蛋白进行分析,得到一张蛋白质谱图,包含 600 多个蛋白点,等电点(pI)范围 4～7,相对分子质量范围 7.9～93.5 kD。Naaby-Hansen 等对正常射出体外的精子进行蛋白质组学的分析,结合计算机扫描技术得到了更为全面的蛋白质数据库,包含 1 397 个蛋白点,等电点范围 4～11,相对分子质量为 5～160 kD。Martínez-Heredia 等用 2-DE 技术从人精子中分离出 1 000 多个蛋白点,通过 MALDI-MS 分析鉴定了 98 个不同的蛋白,根据不同功能将这些蛋白分为以下几类:与能量产生相关蛋白(23%);与转录、蛋白合成、转运、折叠、转换相关蛋白(23%);与细胞周期、凋亡、氧化应激相关蛋白(10%);与信号转导相关蛋白(8%);与细胞骨架、鞭毛、细胞运动相关蛋白(10%);细胞识别蛋白(7%);代谢相关蛋白(6%);未知功能蛋白(11%)。其中有 23% 的蛋白未在既往文献中报道。Baker 等通过高效液相色谱-串联质谱联用技术,从大鼠附睾尾部精子中鉴定了 5 123 个肽段,获得 829 个确定的和 2 215 个冗余的基因,生物信息学发现 60 种蛋白特异表达于泌尿生殖管道,包括丙酮酸脱氢酶 1、新肿瘤睾丸抗原、睾丸特异的丝氨酸激酶 4、睾丸特异的转运子、视黄醇脱氢酶 14,并且鉴定了金属蛋白酶家族的 8 个成员,包括 AM2、AM3、AM4、AM5、AM6、AM7、AM30、AM34。另又鉴定了 21 个具有异构酶活性的蛋白和 51 个具有离子转运活性的蛋白。Baker 同样从小鼠精子中鉴定出 858 个蛋白,其中 23 个蛋白仅在睾丸中表达,还鉴定了 42 个属于蛋白酶家族的蛋白。可见,蛋白质组学结合其他分子生物学技术的实验平台,为精子蛋白质组学在各个物种中的研究提供了更加广泛的技术手段,在未来一段时间里,2-DE 也必将继续作为精子蛋白质组学研究的主要方法而被广泛应用。

### (二)cDNA 文库筛选

以 mRNA 为模板,经逆转录酶催化,在体外反转录成 cDNA,与适当的载体(常用噬菌体或质粒载体)连接后转化受体菌,则每个细菌含有一段 cDNA,并能繁殖扩增,这样包含着细胞全部 mRNA 信息的 cDNA 克隆集合称为该组织或细胞的 cDNA 文库。cDNA 文库特异地反映某种组织或细胞中,在特定发育阶段表达的蛋白质的编码基因,因此 cDNA 文库具有组织或细胞特异性。cDNA 文库筛选技术也开始逐渐应用于鉴定、分离精子抗原。

目前为止,应用 cDNA 文库筛选,已经发现了很多新的抗精子抗原。受精抗原 1(fertilization antigen-1,FA-1),一种用单克隆抗体从大鼠睾丸筛选的与人 gt11cDNA 文库有重合的新型抗原。用大鼠的重组 FA-1 对雌性大鼠进行免疫接种,能明显降低其生育能力;当大鼠体内抗体滴度降低到正常水平以下时则恢复生育力,这说明 FA-1 作为精子抗原可以显著地影响大鼠的生殖能力。抗重组 FA-1 抗体也可与人睾丸提取物中相对分子质量大约是 47 kD 的蛋白质带发生特异性反应。人重组 FA-1 的抗体通过阻止 FA-1 酪氨酸残基发生磷酸化,来影响精子获能和顶体反应。BS-17 抗原,一种从 ASA 阳性的不孕症女性患者血浆样品中发现的抗精子抗原。用免疫荧光法对人、大鼠、兔子的研究发现,这种抗原位于哺乳动物精子顶体区域的表面。用单克隆 BS-17 抗体与人类睾丸的 λgt11cDNA 表达文库作探针分析发现其与钙蛋白酶抑素有高度的同源性。对人类睾丸进行原位杂交研究,表明钙蛋白酶抑素 mRNAD 的转录只发生在精子细胞。而抑制钙蛋白酶抑素可以引起过早的顶体反应发生。BS-17 抗原的多克隆抗体可以抑制精子穿透大鼠卵母细胞的透明带,抑制受精过程。钙蛋白酶能在精子到达卵子之前激发精子顶体反应,降低精子的生育能力。另一项研究,用人类睾丸的 λgt11cDNA 表达文库筛选糖蛋白 EP-20 的多克隆抗体,得到 HED-2 的 cDNA 序列,编码的多肽与斑联蛋白和黏附分子有 99% 的同源性序列,参与细胞间营养物质的交换与运输。用人类精子抗原免疫大鼠获得多克隆血浆,在十二烷基硫酸钠聚丙烯酰胺凝胶电泳后,从聚丙烯酰胺凝胶电泳提取并筛选大鼠的 gt11cDNA 文库。从 cDNA 文库筛选出抗体识别的蛋白,被命名为 NZ-1,这种蛋白质的 cDNA 序列和氨基酸序列在数据库中不存在,用 RNA 印迹杂交技术对大鼠的组织分析,揭示这种蛋白仅在睾丸组织中表达,这提示 NZ-1 有潜力作为新型的精子特异性抗原。

在研究人的睾丸 λZAP cDNA 文库时,用大鼠的单克隆抗体筛选产生的片段 SPAN-Xa 和 SPAN-Xb,他们的 cDNA 序列和蛋白质衍生物分别具有 92.2% 和 83.5% 的同源性。SPAN-X 抗原位于核孔或是精子细胞胞质中。通过 FliTrx 噬菌体展示文库的筛选,结合在透明带上的蛋白质,被命名为 SNR12、GHR12 和 YLP12。所有的克隆产物中一个共有的序列成分是 Consensus17,以上 4 种蛋白在已知序列库中并没有同源性序列,与 YLP12 和 Consensus17 序列相对应的蛋白可抑制精子与透明带结合,这种抑制有剂量依赖关系,即浓度越高,抑制性越强。YLP12 是一种较强的抑制剂,目前,已经制备 YLP12 抗体 Fab 片段的重组蛋白,仅仅在睾丸组织中 YLP12 Fab 片段特异性识别一种相对分子质量为 72 kD 的蛋白质,这种蛋白定位在人类精子的顶体区。研究 YLP12 Fab 片段的意义在于 YLP12 可以做酶联免疫吸附实验,临床上用来诊断不孕症。用 YLP12 与霍乱的重组体制备疫苗,研究其对生育率的影响。在研究中分别用肌内注射和鼻部吸入的方式免疫雌性大鼠引起总体生育率分别下降 70.3％和 61.4％。致敏动物的生育能力可以通过主动方式（阴道内给药 YLP12）和被动方式（在血浆中自然降低抗体浓度）来恢复。免疫印迹显示，由疫苗产生的抗体是有组织特异性的，在睾丸提取物中发现它的特异性结合蛋白的相对分子质量为 72 kD，在精子的提取物中的蛋白质大小大约是 50 kD，其他组织中没有发现结合蛋白，因此认为 YLP12 序列是相对分子质量为 72 kD 的蛋白质的一部分。总之，YLP12 具有诱导精子特异性反应的能力，达到长期可逆的避孕效果，并可以恢复重新生育；由于它的众多优点使其成为免疫避孕的热门候选对象。

### （三）小结

随着蛋白质组学技术和其他生物技术的迅猛发展，精子蛋白质的数据库将进一步被人们所完善。精子蛋白质组学研究有助于发现精子蛋白构成、理解精子正常生理功能及异常精子的病理机制。据推测已有 80％以上的精子蛋白质在精子蛋白质组学研究中被发现，其中部分关键蛋白表达上调、下调或转录后修饰加工等精确调控精子发生过程中能量代谢、信号传导和氧化应激损伤修复等生物过程，确保精子的正常运动、获能、受精及胚胎的发育；并在众多差异蛋白中筛选出有意义的蛋白作为临床生物标记物或疾病治疗的药物靶点，这将为临床疾病的诊断和治疗提供重要的理论依据。由于精子功能分析需要特殊环境，这使当前对精子功能蛋白质组学研究有一定的困难，虽然可以模拟体外获能、体外受精，使得精子在行为上与正常生理行为表现一致，但具体蛋白表达的真实性仍待进一步验证。精子获能及受精是男性生殖的研究重点内容，特别是在精子功能方面的蛋白质组学研究仍需要进一步加强；另外，蛋白质的表达具有时间及空间特异性，蛋白质组成复杂、性质不稳定，蛋白丰度高低及研究标本的个体差异都给蛋白质检测带来一定的困难，而且由于蛋白质的鉴定是与相应的肽段片段对应，常常会忽略蛋白质转录后磷酸化、糖基化等修饰过程，所以在研究方法上还需有所突破。相信随着蛋白质组学技术及方法的不断创新与发展，生物信息学工具的完善，蛋白质组学研究数据的不断积累，精子的蛋白质组学研究将成为揭示男性不育机制及提供男性不育的诊断及治疗新方法的有力保证。

## 二、精子蛋白的分离和鉴定

### （一）分离精子蛋白

分离高纯度的精子蛋白是获得高分辨率二维电泳图谱的关键。同其他体细胞相比，精子细胞有其本身的特殊性，它具有较强的耐酸碱环境的能力，可以在体外独立生存很长时间，一般的方法很难使其充分裂解。因此，精子蛋白质组分析的第一步需要选择正确的裂解液。精子细胞的蛋白质分离主要使用含尿素的非离子缓冲液中进行，这些缓冲液也可作为等电聚焦（IEF）的样品缓冲液，同时也是二维电泳（2-DE）分离的第一步。这些缓冲液的缺点是一些膜复合物蛋白质在这种化学条件下不能溶解，导致许多在受精的初始过程中位于精子表面起关键作用的蛋白质不能被检测到，因此很多的研究集中在鉴定精子细胞质中的蛋白质。提取精子表面蛋白质是相当具有挑战性的，蛋白质溶解方法的选择局限，也导致细胞膜蛋白的提取物经常被细胞质蛋白污染。

一部分研究使用生物素标记精子表面蛋白。然而,研究表明蛋白质的生物素化是无效的标记技术,因为在膜蛋白提取过程中一旦发生细胞膜损伤会使细胞质内存在的生物素化的蛋白也被标记。精子细胞膜蛋白提取的另一种方法是使用 Triton X-114(TX-114)的分离技术。这种技术可以获得两部分的蛋白质:一个含有疏水性(膜)蛋白质,另外一个含有可溶性亲水性蛋白质。Shetty 等人比较了几种提取方法,包括不同的裂解缓冲液。在提取蛋白后,将分离的蛋白质进行二维电泳。该试验所使用的 4 种裂解缓冲液包括:9.8M 尿素加酞菁氧钒 CA-630、1%Triton X-100(TX-100)、1.7%TX-114 和 1M NaCl。与其他裂解缓冲液相比,用 TX-114 提取的样品含有更多疏水性的精子表面蛋白。此外,超声是增加精子蛋白提取和分解膜蛋白的一种方法。超声波可以破坏细胞膜,从而释放细胞内物质并促进膜蛋白复合物的提取。Amaral 等集中于精子尾部蛋白质的研究,因为精子尾部与精子头部相比具有差别很大的独特作用。通过超声处理后在蔗糖梯度中超速离心进行精子尾部的分离;然后将蛋白质溶解在与二维电泳相容的裂解缓冲液中。

### (二)鉴定精子蛋白

质谱分析为蛋白质组学提供广泛的鉴定技术并且已经成为蛋白质组研究中最强大的工具。ESI-MS 和 LC-MS/MS 是应用于鉴定人精子蛋白质的最流行的技术。先通过电泳分离蛋白质(1-DE 或 2-DE),再从凝胶中切取差异蛋白,再使用胰蛋白酶消化蛋白成肽段。在 MALDI-TOF 分析中确定肽的质量与电荷的比率,并将获得的数据与每种蛋白质的理论肽质量进行比较,从而从蛋白数据库中鉴定出候选蛋白。重要的是,样品中存在的肽含量越多,此蛋白被检测到的可能性就越大。在 LC-MS/MS 中,先通过电泳进行的蛋白质分离仅仅是一种选择。此步骤可以省略,样品也可进行胰蛋白酶消化后直接进行质谱分析。在 LC-MS/MS 分析期间,使样品混合物通过高压移动溶剂相并通过装有固定溶剂相的钢管。肽段通过柱子时以不同速率与两相溶剂相互作用。肽段速率的差异主要是由于肽的不同极性造成的。与流动相具有更多相互作用的肽将首先离开该柱。高效液相色谱分析之后是质谱或串联质谱(MS 或 MS/MS)分析,使肽段从蛋白质复合物中鉴定出来。最终从蛋白质数据库中获得肽序列。目前,主要的蛋白质组数据库有蛋白质氨基酸序列数据库如 SWISS-PROT、PIR、PRF 和 TrEMBL 等,蛋白质结构数据库如 PDB、SWISS-2DPAGE 等。

最近,在人精子蛋白质组研究中使用了二维纳米超压液相色谱和电喷雾离子化的质谱分析方法,这种技术比传统的 MS/MS 更快,它可以快速记录每个可检测组分的精确质量和碎片离子信息,从而可以对记录结果进行新的分析。尽管 2-DE 技术在蛋白质组学分析中具有明显的优势,但也有一些研究是通过 1-DE 的蛋白质分离的方法研究人类精子的蛋白质组学。但目前最领先的精子蛋白质组技术研究还是基于 2-DE 和 MS 的组合。

## 三、与不育相关的精子蛋白质

精子蛋白质组学研究主要是在男性不育的基础上进行的,人精子蛋白质组学技术的发展为探究男性不育的原因开辟了新的可能性。研究可能影响精子生理学和功能障碍的精子蛋白质谱的变化,也给不育的诊断和治疗提供了一个新的机会。在当前的研究中,2-DE 和 MS 的组合主导了精子蛋白质组研究。来自生育和不育个体的精子蛋白质图谱的比较可以帮助鉴定可能构成精子功能缺陷的一些蛋白质。具有差异表达的蛋白质的 MS 分析可以提供关于受精失败的具体信息。

近年来,在不育男性的精子中也发现了很多和正常生育男性有差异的蛋白。例如,Pixton 等人对体外受精(IVF)失败的病例的蛋白质组学分析发现了 4 种差异表达蛋白质。Frapsauce 等人应用同样的方法检测到了另外的 14 种差异蛋白。另外,Xu 等在精子参数正常的不育患者中检测到 24 种差异表达的蛋白质。精子 DNA 断裂患者的精子蛋白质组学研究中也发现了 94 种差异表达的精子蛋白。对精索静脉曲张患者的少精症(低精子浓度)的蛋白质组学研究发现了 10 种差异表达的蛋白质,而在圆头精子症(缺乏顶体的圆头精子)鉴定出了 35 种差异蛋白。这些新发现的蛋白质很有潜力成为诊断男性不育的候选蛋白,但其更多的功能还有待继续研究。

不育的原因之一是一些精子与针对自身抗原的抗体发生反应。由于 ASA 的存在可以阻碍精子运动和精卵相互作用,最终导致不育的发生。因此,鉴定免疫反应性的精子抗原已经成为新的研究目标,用于作为不育的诊断的筛查和预后的评估。

此外,精子抗原的识别也可以帮助开发新的免疫避孕疫苗。有趣的是,一些具有免疫反应性的精子蛋白质也能与来自 ASA 阴性个体的抗体发生相互作用。在 Shibahara 等人的工作中,52 个免疫反应斑点中就有 35 个使用 ASA 阴性对照的血清样本。Bhande 和 Naz 鉴定了来自不孕妇女的 ASA 反应中的 24 个精子蛋白。Domagała 等从来自不育男性的血清和精液及来自具有隐睾的青春期前男孩的血清中鉴定了 35 种与 ASA 反应的精子抗原。

## (一)精浆蛋白质组

精浆是一个良好的蛋白质库,它可以吸附在精子表面从而介导进一步的受精事件,例如,在女性生殖道中产生精子沉积物,促使精子透明细胞相互作用和精卵融合。由于这些原因并考虑到其可能的诊断价值,亟须找到精浆蛋白和精液指标(如异常精液液化、精子浓度、精子数目、运动能力和形态)之间的相关性,从而选择出男性生育障碍的生物标志物。由于不需要细胞裂解,用于鉴定精浆蛋白的蛋白质组学技术比精子蛋白质组的研究更加复杂。Rolland 等使用组合肽配体文库从健康供体分离精浆蛋白,然后对样品进行纳米 LC-MS/MS 分析。他们发现了许多男性生殖道器官(睾丸、附睾、精囊和前列腺)的蛋白质生物标志物。在进一步的分析(蛋白质印迹和免疫细胞化学)发现,一些在精子表面特异性表达的蛋白质在可育和不育个体中差异表达。Sharma 等检测到的一些精浆的蛋白质,可以在少精症或精子异常形态的患者中单独或同时表达。另外,对从精浆沉淀的蛋白质进行 LC-MS/MS 分析。Zylbersztejn 等比较了两组青少年的精浆的蛋白质:具有精索静脉曲张但精液质量正常及精索静脉曲张伴精液质量异常患者。在 2-DE 中分离蛋白质,然后进行 ESI-MS/MS,在第一组精液质量正常的精子中促进精子发生的蛋白质上调,而在第二组精液异常的精子中参与调节凋亡的蛋白质上调。精索静脉曲张通常通过精索静脉曲张手术结扎扩张的静脉。Camargo 等比较手术前后患者的精液血浆蛋白,结果证明,参与一氧化氮代谢和结合三价肽重复结构域的蛋白质在静脉曲张术前上调,但是在手术治疗后,参与糖异生、蛋白质稳定化、对活性氧物质的反应和结合的烟酰胺腺嘌呤二核苷酸等的与精子功能密切相关的蛋白存在显著的上调。可见,机体的生理或病理活动对精子功能的影响都可以通过相关精浆蛋白检测出来。因此,精浆蛋白质组学的研究既可为男性不育的诊断和治疗提供有效的精浆标志物,又可为研究男性生育与不育提供重要靶点。

### (二)精子蛋白质组

精子富含不同功能的蛋白质,并且许多功能的蛋白质尚未被发现。除了鞭毛中常见的蛋白质,如铁蛋白、微管蛋白和肌动蛋白,人精子尾部特异的蛋白质也都已经被报告,如纤维鞘(FS)和外部致密纤维蛋白(ODF)。在圆头精子症患者中检测到 ODF 水平降低,这种蛋白的异常表达(增加)也在 IVF 失败的患者中被检测到。精子活力在自然受精过程中起着至关重要的作用。在女性生殖道,精子运动受精子阳离子通道的激活控制。由于 $Ca^{2+}$ 流入精子细胞,激活精子在女性生殖道中发生超活化和顶体反应。体外获能的人类精子细胞在 2-DE 分析发现了一种存在于纤维鞘中的蛋白:钙结合酪氨酸磷酸化调节蛋白(CABYR),它在获能期间经历磷酸化并和钙结合。CABYR 可以与 A 激酶锚定蛋白 3(AKAP3)、鸟苷三磷酸酶(GTPase)结合蛋白一起产生蛋白复合物。

精子的成熟和运动需要消耗巨大的能量。因此,许多鉴定的蛋白质与细胞能量积累和转移相关。磷酸丙糖异构酶(TPI),也称为 P36 抗原,参与糖酵解并存在于顶体膜中;这种蛋白参与精卵细胞的相互作用和 ZP 的渗透,在圆头精子症中下调。L-乳酸脱氢酶 C(LDHC)在精子尾部无氧糖酵解和 ATP 产生中起重要作用,这种特异性蛋白质被报道作为与 ASA 反应的精子抗原。它也是男性避孕疫苗的候选蛋白。来自 Amaral 等人的研究发现,在从精子尾部分离的蛋白质库中鉴定了涉及脂肪酸氧化的许多线粒体和过氧化物酶体蛋白。这些过氧化酶体的一些蛋白,如过氧化物酶体组合蛋白 12 和 δ(3,5)-delta(2,4)-二烯酰基-CoA 异构酶也已被鉴定,但也有许多蛋白首次被报道,如酰基辅酶 A 硫酯酶 8、肉碱 O-乙酰转移酶等。这些结果表明精子细胞可以积累内源能量,从而保护它们免受外源波动。

另一部分的研究集中在与受精过程直接相关的蛋白质。尽管已经提到了 TPI 蛋白,但是已知富含半胱氨酸的分泌蛋白 2(CRISP2)是涉及精卵细胞相互作用的顶体内蛋白。许多研究已经证明 CRISP2 在获能和顶体反应后仍然与精子相关,这种蛋白在无精子症的患者中下调。此外,CRISP2 可以与一些抗精子抗原反应。另外一种介导精卵细胞相互作用顶体多聚体复合物,它由 3 种不同的蛋白质组成:热休克蛋白 2(HSPA2)、精子黏附分子 1(SPAM1)和芳基硫酸酯酶 A(ARSA)。据报道,来自缺乏 HSPA2 表达的患者的人精子细胞不能与顶体反应。还有许多负责蛋白质转运的蛋白质被识别出来。例如,已经报道了 T复合蛋白 1 和热休克蛋白不同亚基的 3 个主要家族(HSP60、HSP75、HSP90),包括 HSP60、HSPA2、HSPA4L、HSPA5 和 HSPA8;这些热量休克蛋白可以在 2-DE 凝胶中产生非常清晰和丰富的斑点,其中一些热休克蛋白经历了 S-亚硝基化。

精卵融合后,精子细胞核向卵母细胞传递遗传信息。由于鱼精蛋白的存在,成熟精子的核中的 DNA 被牢固地包装到基因失活状态中。鱼精蛋白是精子核中最丰富的蛋白质,体积小,具有非常高的正电荷和二硫键。在人类精子中,存在两种类型的鱼精蛋白:鱼精蛋白 1(P1)和鱼精蛋白 2(P2)。这些精蛋白在正常精子(P1/P2)中的比例为 1。这个比率用于诊断生育能力,在不育患者精子中 P2 的量降低。可见,这些精子蛋白对精子发生和受精过程起至关重要的作用,探究精子相关蛋白将更进一步阐明精子生成和受精等生理过程。

### (三)免疫避孕

关于不育的免疫学研究大多对寻找免疫避孕的潜在方法有贡献。免疫避孕候选物必须是受精特异性蛋白,具有高度抗原性,可以确保长期持久的免疫原性反应。雄性靶向抗原位于附睾特异性细胞中及精子细胞中。主要疫苗候选物包括顶体内 SP-10、SPAM1(PH-20)和受精抗原。最近,发现了一个非常有趣的候选疫苗,乳酸脱氢酶-C4(LDH-C4)。这种蛋白质作为免疫接种的靶标的优点是,该同工酶仅在精细胞中出现。在不同哺乳动物物种中使用衍生肽已经证明了 LDH-C4 抗体的免疫的阳性结果。尽管潜在的避孕候选蛋白很多,但这些蛋白质并不都能完全满足避孕疫苗所必需的标准,因此现研究的重点也集中在多肽疫苗上。

### (四)总结

最后,现代蛋白质组学工具使我们能够获得有关精子组成相关的蛋白质更明确的数据。使用含有尿素的样品裂解液,可以从整个精细胞中提取蛋白质。而差速离心技术可以从特定精子结构分离蛋白质。对精子特定结构的分析将提供关于精子中蛋白质组的初步信息,分析各蛋白的作用和相关质检的联系,也帮助我们更深刻理解精子发生到受精卵形成这个复杂过程。精确定位研究也需使用额外的免疫细胞化学研究,如荧光染色和电子显微镜进一步定位等。此外,大多数关于精子蛋白功能的研究也在不同的动物物种中进行,这涉及了更深层次蛋白功能的研究,如使用基因敲低或敲除技术来检测某些蛋白的生物学功能。虽然一些确定的蛋白质在不同的人类精子蛋白目录中重复,但也有新型蛋白质不断被发现。因此,蛋白质组学研究必须继续,并且它们的验证必须基于与免疫学评价组合的功能测定。

蛋白质组学技术的选择也取决于人精子蛋白质组研究的具体情况。在未来的几年中,2-DE 和 MS 将可能仍然是主要的技术。更多的研究或将集中在区域精子蛋白质分析。更多的精子蛋白组学研究可能会倾向于不育相关的蛋白质探索,因为这些蛋白质有潜力作为诊断不育的生物学指标,也能反映不育的治疗效果。另外,在动物模型中的雄性免疫避孕疫苗的研究仍在进行中,这些研究可能为男性避孕带来新的希望。

## 第三节　免疫反应对精子功能的影响

精子的免疫反应是引起男性不育免疫原因中至关重要的因素。探索精子抗原在精子免疫反应中如何影响精子的正常活性和功能,为如何预防和治疗男性不育提供可靠思路。本节主要介绍免疫反应对精子各项功能的影响,以及已发现的在精子各项功能中发挥作用的精子抗原。

引起免疫性不育的主要原因是精浆内 ASA 的产生,然而,ASA 产生的前提是生殖系统发生精子抗原或与精子有交叉反应性抗原的免疫反应。理论上讲,精子本身可以作为抗原,激发自身的免疫反应,从而产生相应的抗体。但是,睾丸组织内的血-睾屏障阻止了精子或其他生精上皮细胞与免疫活性物质的接触,也阻止了可溶精子抗原成分的渗透。由此可见,血-睾屏障的破坏是产生抗精子抗体的前提条件。生殖系统免疫屏障破坏,精子抗原暴露,继之产生抗精子抗体,其主要原因:①输精道损伤、阻塞。②睾丸损伤和炎症。③先天性遗传疾病及缺陷,如唾液酸基转移酶等。

对精子抗原的自体免疫或同种免疫,至少有 2 种机制引起不育:一是免疫反应干扰正常的精子发生过程,少弱精子症甚至是无精症;二是通过抗体对精子在正常生育中过程中产生不良影响。抗体又作用于如下几个环节影响生育:①阻止精子穿过宫颈黏液,由于精子凝集抗体致精子凝集成团,使精子泳动受阻。②影响精子酶活力,抑制透明带和放射冠的分散作用。精子在女性生殖道内获能后,产生顶体反应,释放顶体酶,进而精卵结合。而精子抗体主要抑制透明质酸酶活力而干扰精子运动。③封闭顶体膜上的抗原位点(透明带识别点),抑制精子对透明带的附着与穿透,使精卵不能结合。④抗精子抗体能阻止精子与卵膜融合,导致不育。⑤影响胚胎发育。用精子主动免疫过的实验动物,可见其胚胎于植入前死亡。有精子抗体的妇女,也可见到流产或胚胎被吸收。故抗精子抗体可作用受精后的胚胎。本节主要介绍免疫反应对精子功能的影响。

## 一、精子凝集

Koide 等首先研究报道同源性抗原可结合抗精子抗体以致精子凝集反应的现象。由于存在抗精子抗体,导致精子自身凝集,活力降低,导致不育者,称为精子凝集症,为免疫性不育症。当女性体内有抗精子抗体存在,在精液到达阴道后,抗体可使精子发生凝集反应,从而失去活力,最终导致不孕。从不孕妇女的血清中或从小鼠体内富集的抗精子抗体,可以抑制人精子蛋白质活性。现已经发现能够导致精子凝集的其他一些精子抗原如 YWK-Ⅱ、BE-20、rSMP-B、BS-17、BS-63、HED-2 等。

## 二、精子凋亡

细胞凋亡,即程序化细胞死亡,是多细胞有机体为调控机体发育、维持内环境稳定、由基因控制的细胞主动死亡过程。通过细胞凋亡,清除体内多余的衰老细胞,以维持细胞在数量、形态和功能上的平衡。研究表明细胞凋亡的失控与许多疾病的发生具有重要相关性。

精子凋亡与其他细胞凋亡一样都是通过多种病理生理因子参与由凋亡基因启动的过程,细胞凋亡的失控可引起许多疾病的发生。近年来的研究发现,精子凋亡与男性不育有着密切的关系。由于男性生殖道的感染、损伤、精索静脉曲张、内分泌疾病等因素影响,可直接或间接地造成睾丸及其附属腺体受损、内环境紊乱、生精障碍等,从而影响精子的质量,并可能导致精子凋亡的增加。研究发现,正常成年男性的精子凋亡百分比明显低于不育男子。不育男子精子凋亡增加的可能原因包括:生殖系统物理和/或化学因素损伤,感染时刺激生精细胞,巨噬细胞产生一些细胞因子如 TNF-α、IL-1、IL-6 等,它们均可以诱导精子凋亡的增加。巨噬细胞增多,在吞噬异物时,转移单电子的还原型辅酶氧化酶含量增加,产生一系列的活性氧物质(reactive oxygen species,ROS)。巨噬细胞分泌的 TNF-α 亦能诱导 ROS 合成。过量的 ROS 可引起精子膜上的多聚不饱和脂肪酸发生脂质过氧化反应,损伤精子膜的脂质双分子结构,导致精子膜流动性及通透性的变化。ROS 还可使精子线粒体内、外膜上的不饱和脂肪酸发生脂质过氧化反应,使膜的脂质排列松散,内膜嵴减少,使 ATP 合成降低。此外 ROS 还可引起精子核的 DNA 发生断裂,这些均可能导致精子凋亡的增加。此外,生殖道损伤、感染可引起机体自身免疫产生抗精子抗体,抗精子抗体通过细胞调理和补体介导而损伤精子,可导致精子凋亡增加。最新研究结果表明,介导细胞凋亡的信号转导途径的几种蛋白如磷脂酰丝氨酸、CD95、半胱天冬氨酸已经在精子表面被发现。

### 三、精子活力

精子活力(sperm motility)是指精液中呈前向运动精子所占的百分率。由于只有具有前向运动的精子才可能具有正常的生育能力和受精能力,所以活力与雌性受孕率密切相关,它是目前评定精液质量优劣的常规检查指标之一。抗精子抗体可以抑制精子的活力导致精子处于固定状态,这些抗体被称为精子制动抗体(sperm immobilizing antibodies)。Tsuji 等研究发现精子制动抗体与 HLA-DRB1 和 HLA-DQB1 相互作用,而抑制了精子的运动。Neilson 等利用高滴度的抗精子抗体从不育男性的血清中通过睾丸表达文库筛选识别新的人类精子抗原。发现了人类基因编码的长度为 1.8 kb 和 2.8 kb 的 mRNA 在睾丸组织中高度表达。而用全长 cDNA 推导的氨基酸序列显示这与衣藻 PF16 惊人的同源性,其编码的蛋白质定位于鞭毛轴丝的中央。这些蛋白局限于人类精子的尾部,与抗精子抗体结合后可影响精子尾部的活动而抑制精子的活力。Inaba 等人用免疫电镜提示精子运动也被蛋白酶体轻链的 cAMP 依赖性磷酸化的外部动力蛋白影响。其补体调节蛋白如 C1-INH、CD55、CD46 和 CD59 在精子上表达。IgG 抗体结合到这些蛋白质后显著降低一般的精子活力和其他的运动参数。

### 四、宫颈黏液穿透能力

受精是生育过程中最为重要的环节之一,ASA 对受精过程的影响比较复杂,它可能通过多种机制影响生育过程,大量研究表明,ASA 可影响受精过程的各个环节及受精后的过程,通过制动、凝集或颤动现象阻止精子穿透宫颈黏液及降低精子的存活率,从而减少受精机会。宫颈黏液在整个生殖过程中有影响精子穿透和存活的能力,在精子移动到女性上生殖道的过程中,宫颈黏液可能是过滤屏障,宫颈黏液的周期性变化即保证排卵期精子的袭入,也可以保证精子的质量。有报道在不育妇女中宫颈黏液 ASA 的显示,精子在抗精子抗体阳性的宫颈黏液中,未游动的发生率明显高于宫颈黏液抗精子抗体阴性组($P<0.01$),精子在抗精子抗体阳性的宫颈黏液中,能游动全程的百分比明显低于宫颈黏液抗精子抗体阴性组($P<0.01$)。这就提示宫颈黏液中抗精子抗体的存在影响精子在宫颈黏液中的正常游动,阻止精子正常穿越宫颈黏液,这可能是精子与 ASA 阳性的宫颈黏液接触后使精子产生运动特征的改变。有研究提示,当 ASA 存在于宫颈黏液中时,其 IgM 能够激活补体级联放大效应,介导细胞溶解,促进精子凝集制动。ASA 对精卵融合的影响是通过人精子对去透

明带仓鼠卵穿透实验获得的。抗精子抗体对精子穿透去透明带仓鼠卵能力的影响已有报道。

　　宫颈黏液中抗精子抗体的浓度普遍较低。在不孕不育人群中,3.2%的女性可以检测到ASA,而在男性精液中可以检测到的比例高达10.4%。女性宫颈黏液中高浓度的ASA可以抑制精子迁移,并导致生育力下降。这可能是两个机制引起:第一种机制是由免疫球蛋白激活补体级联附着到精子表面上,导致细胞溶解诱发吞噬的过程。补体诱导的细胞裂解依赖于免疫球蛋白类抗体;IgM远比IgG更有效,而有些IgA亚型无法与早期补体成分相互作用。有关宫颈黏液补体成分的激活系统已经有很多研究。激活补体的抗精子抗体可能仅在黏液是有效的,因为精浆中含有补体抑制剂。而暴露在宫颈黏液中的精子是完全具有补体活性的。宫颈黏液中的补体活性约占血清的12%。第二种机制解释抗精子抗体导致精子对宫颈黏液穿透能力的下降,是由IgA的Fc片段介导的。精子穿透宫颈黏液后对IgA免疫蛋白的结合减少。实验方面,Bronson表明,IgA结合到精子表面后被由从淋病奈瑟氏球菌中产生的IgA蛋白酶降解,从而不再抑制宫颈黏液的穿透。而ASA与IgA免疫蛋白竞争性结合到精子表面而抑制了精子穿透宫颈黏液的能力。

## 五、顶体反应

　　顶体反应(acrosomal reaction)是指精子获能后,在输卵管壶腹部与卵相遇后,顶体开始产生的一系列改变;具体地说,就是精子释放顶体酶,溶蚀放射冠和透明带的过程。精子的获能与顶体反应相互联系,精子获能是顶体反应的前提,只有获能精子才能发生顶体反应,而顶体反应标志着获能的完成。精子的头部存在顶体酶、细胞核及结合卵子透明带的精子膜受体,在精卵结合中起重要作用。结合于精子头部顶体区域的ASA可影响精子的顶体反应。在精子获能期间细胞内钙浓度的增加是激发顶体反应的关键。精子的质膜将发生显著变化,细胞外的$Ca^{2+}$大量流入细胞内,使细胞内$Ca^{2+}$浓度上升,直到发生顶体反应。Rossato的研究发现,ASA可以改变精子膜的功能,抑制了精子膜$Ca^{2+}$的渗透性流动,阻止精子顶体反应的发生。进一步研究发现,FA-1抗原是位于人类精子细胞表面的特定分子,由其编码的蛋白与卵细胞透明带的Zp3透明带反应,针对FA-1抗原的抗体将完全抑制人类精子与卵细胞透明带的结合,并通过阻碍酪氨酸的磷酸化抑制精子的获能及顶体反应的发生。Kaplan等报道抗FA-1抗体能在溶液中阻止人精子细胞的获能及顶体反应。Sato等发现神经元甘氨酸受体/氯离子通道存在于哺乳动物精子细胞膜上,这些受体和通道对于启动顶体反应也很重要,相关的单克隆抗体可与参与顶体反应的位点结合,从而减少顶体反应的发生。另外一些研究结果则显示:抗精子抗体不仅不会抑制精子顶体反应的发生,还会促进精子顶体反应的发生。Matin等利用含有ASA IgG的卵泡液孵育精子,结果发现45%表现能诱发精子发生顶体反应,25%诱发精子发生顶体反应的能力低,30%没有明显诱发精子顶体反应的作用。由于精子只有在接近卵母细胞时才会发生顶体反应以便穿透卵母细胞透明带,经ASA诱导而过早发生顶体反应的精子则不再具备使卵母细胞受精的能力。CD46是一种膜补体调节器,其可以影响T细胞活化和精卵相互作用。共孵育CD46阳性的免疫血清与精子,可以导致顶体免疫球蛋白和 C3b 的沉积,抑制精子的活性。从免疫大鼠睾丸切片上显示 CD46 在精子的前体上没有免疫球蛋白沉积,说明在 CD46 上表达,但顶体反应发生后在精子上可与 CD46 抗体发生反应。Auer 等分离了蛋白质 P36,把其作为抗精子抗体的同源抗原,并发现 P36 为糖酵解酶。P36 则在未发生顶体反应的精子表面检测到。P36 也被认为是人类磷酸丙糖异构酶(TPI),其催化磷酸二羟丙酮和 D-甘油醛-3-磷酸的相互转换。它在精子功能的功能作用还不明确,但已在其他精子酶中证实它是具有独立的催化活性的。Cheng 等从不孕女性患者研究中发现人精子的膜蛋白(hSMP-1),它是一种睾丸特异性蛋白。针对多克隆抗体鼠标蛋白同源的片段上表现出 hSMP-1 在人类精子的顶体上具有强烈的免疫反应在小鼠中,抗 hSMP-1 抗体可以显著抑制精子的顶体反应并减少结合到每个卵母细胞的精子平均数。此外已经发现的影响精子的获能和顶体反应的精子抗原还包括 TSA-1、MN17、GNPDA、神经元受体的甘氨酸/氯(一)通道(GlyR)、精子溶菌酶样蛋白 1 (SLLP-1)、生育相关的精子抗原 FASA-57、精子蛋白 17(SP17)等。

## 六、透明带结合能力

卵透明带是精子必须穿越的最后一道物理屏障。有研究显示 ASA 可影响精子与卵母细胞透明带的结合。Naz 等证实抗 FA-1 抗体可明显降低精子与去透明带仓鼠卵的融合。Auery 等引用人精子膜蛋白 P36 和 P18 免疫兔子产生的抗体能降低人精子与仓鼠卵母细胞结合的能力。精子与透明带之间的识别及结合依赖于精子头部两种特异受体的作用,一为 Gi 配对受体,一为与 r-磷酸基脂酶 C 配对的酪氨酸激酶受体。ASA 中的 IgA 和 IgG 可与精子头部结合,可能会针对此两种受体作用而阻碍精子与透明带的识别与结合,并使卵母细胞透明带穿透率降低。用 Mollova 等提出的蛋白抗原——Ag IF10 的抗体提前孵育精子后,发现精子丧失了与卵透明带的结合能力。由此可推断 Ag IF10 可能为精卵结合的受体分子之一。而 Rajeev 等发现分子量为 57 kD 的精子膜蛋白在不育男性精子上无表达或低表达,该蛋白主要位于未发生顶体反应的精子顶体上,发生顶体反应后,该蛋白会转移到精子的赤道部,此现象预示它可能与精子和卵母细胞的结合有关。抑制 57 kD 精子膜蛋白的 ASA 可抑制精子与去透明带仓鼠卵细胞的结合。

早在 20 世纪 80 年代初,Yanagimachi 等人就在动物实验中发现:自身抗体诱导的顶体反应损害及阻碍精子对透明带的穿透。体外实验表明,暴露于抗血清的精母细胞其穿卵能力下降。Wasseman 在对小鼠的研究中发现两种透明带(zona pellucida,ZP)糖蛋白 ZP2、ZP3,在精子与卵泡透明带 ZP 的相互作用中起着重要的作用,ZP3 是结合顶体完整的精子及诱导 AR 重要的受体,实现 ZP 与精子的结合,在 ZP 与精子结合的竞争性抑制中,经酶消化后的小分子糖多肽与未经消化的 ZP3 作用相同。有证据表明 ZP3 多肽骨架可能引起精子膜蛋白凝集,激活 AR 的细胞外的事件,ZP2 为结合 AR 后的精子的第二受体。ZP3、ZP2 顺序与精子结合,在其发生 AR 过程中先后与 ZP 结合,这一顺序的紊乱可导致不明原因不育、降低精子对 ZP 的穿透力及体外生殖方式的失败。Francarilla 等利用含抗精子头部的高滴度抗体血精进行体外实验,结果显示 ASA 能干扰 ZP 诱导的 AR 在缺乏对精卵结合抑制影响时,ASA 对 AR 的抑制作用仍然存在,可能的解释为抗精子抗体对精子与 ZP 相互作用的影响,既包含抑制 ZP 与精子结合,又包括抑制 ZP 诱导的 AR。虽然这两种抑制作用总是联系在一起,但后者也可在缺少二者的条件下存在,说明二者具有独立性。Ni 等用荧光偏振法测定了 18 例精浆 ASA 阳性患者与 20 例 ASA 阴性者的精子膜脂流动性(LFU),结果表明:抗精子抗体阳性组 LFU 与对照组比较明显较低,提示抗精子抗体还可能通过影响精子 LFU 继而影响精卵结合而造成不育。此外,影响穿透卵透明带能力的其他抗原还包括 SP22、YLP12、PH-20、CD52、DMA 等。

## 七、精卵融合

关于精子-卵子融合过程相关的蛋白信息主要来源于人类精子与仓鼠卵母细胞结合的实验。Francavilla 等应用仓鼠卵渗透阵列(hamster egg penetration,HEPA)来研究抗精子抗体,他们把从不育患者中的 ASA 加到游动的精子中,但并未发现 ASA 能够降低精子顶体反应的速率和降低仓鼠卵的穿透率。Noor 等重构单克隆抗体结合到精子头部的各区域的来抑制受精。其中的一个特异性抑制精卵融合是以浓度依赖的方式,而精卵膜结合和精子运动不受影响。此单克隆抗体可识别在精子中段的表位,它在精子获能顶体反应后表达增加。Focarelli 等人从人类精子分离出来一个 20 kD 的糖蛋白(GP20)。抗 GP20 抗体在精子的头部和中段具有很强的染色;顶体反应后抗 GP20 抗体仅局限结合在中段区域一个小的条带。此抗体不仅结合睾丸中精子前体细胞,也结合附睾上皮细胞。因此,这可能是一个蛋白加入到附睾中的精子膜并呈现在含有抗原的精子中。通过单克隆抗体的手段证实了人精子中 CD46 亚型的存在。实验表明它与精卵相互作用相关联。CD46 在其他细胞中的表达赋予对补体介导的损伤的抵抗性。Nomura 等通过筛选 542 名特发性不育男性患者的精子中发现了 3 名患者没有 CD46 亚型的表达。然而这 3 名患者的淋巴细胞和粒细胞表达正常的 CD46 亚型。因此,CD46 的损失是精子特异性的,可能是由于睾丸生殖细胞特异性调节 CD46 的产生。SP-10,一个高度保守的精子内顶体蛋白,被认为在精卵子结合中发挥作用。人 SP-10 已被证明在顶体反应后出现在精子表面。单克隆至 SP-10 的肽不抑制精卵结合,但在仓鼠卵母细胞透明带抑制精子卵膜结合。该 SP-10 的配体尚未阐明,但它们不是整联蛋白。Koyama 等构建针对人 CD52 抗原的单克隆抗体,一个高度糖基化的分子和一个独特的小核心肽特异性在淋巴细胞和成熟精子中表达。这个单克隆抗体强烈抑制人精子穿透进入仓鼠卵母细胞的透明带。这显示了 CD52 在精卵融合的作用。睾丸蛋白 TPX-1,也被称为 CRISP-2,是在雄性生殖道中特异性表达的富含半胱氨酸的分泌蛋白。体外获能和离子载体诱导顶体反应后后,TPX1 在顶体的中段被证明表达。仓鼠卵母细胞的渗透试验证明了抗 TPX-1 的存在,穿透的仓鼠卵母细胞的比例减少,而不会影响精子的活力。一个最有趣的蛋白是 Izumo 蛋白质,它是精子的特定组成部分,研究表明,Izumo 在精子膜蛋白进行融合时是必不可少的。

## 八、原核形成

与 ASA 结合的精子若参与形成受精卵可以导致胚胎分裂异常。在配子融合精子尾部掺入卵质,和中心粒区域形成精子星状体,ASA 结合中心粒的蛋白质可以导致有丝分裂停滞。人核自身抗原精子蛋白(NASP)是一种睾丸组蛋白结合蛋白,是绝大部分男性输精管结扎后发展的抗精子抗体。在一项研究中使用重组缺失突变体覆盖了整个精子蛋白编码序列,20/21(95%)的血清中有 ASA 结合的一个或多个 NASP 融合蛋白。这些可能是在输精管结扎男性 ASA 同源抗原的。这种抗原和他们的抗体的临床相关性仍不清楚。

附　　　　　　　　　　　　　　人精子中识别的精子抗原

| 抗原 | 位置 | 相应的 ASA 对精子功能和受精过程的影响 |
|---|---|---|
| YWK-Ⅱ mAb | 精子头部赤道段 | 精子凝集 |
| hSMP-1 | 顶体 | 精子凝集 |
| Calpastatin | 顶体和尾部 | 精子凝集 |
| YLP(12) | 精子表面 | 精子凝集 |
| Caspase-3 | 精子表面 | 精子凋亡 |
| HSP70 | 精子表面 | 精子凋亡 |
| CD52 | 精子表面 | 抑制精子活力 |
| FSA-1 | 精子表面 | 抑制顶体反应 |
| SPRASA | 精子顶体区域 | 抑制顶体反应 |
| Calpastatin | 精子质膜和顶体外膜 | 抑制顶体反应 |
| P36 蛋白 | 顶体反应后的精子 | 抑制顶体反应 |
| hSMP-1 | 顶体 | 抑制顶体反应 |
| FASA-57 | 未参与顶体反应的顶体区域,顶体反应后的赤道段 | 抑制顶体反应 |
| SP-17 | 睾丸,精子的头部和尾部 | 抑制顶体反应 |
| PH-20 | 精子表面 | 抑制透明带的结合 |
| Ag Ⅰ F10 | — | 抑制透明带的结合 |
| FA-11 | 特异性和 ZP3 蛋白结合的部位 | 抑制透明带的结合 |
| hSMP-1 | 精子表面 | 抑制透明带的结合 |
| hSMP-1 | 顶体 | 抑制透明带的结合 |
| SP-10 | 顶体反应后的精子表面 | 抑制精卵融合 |
| YLP(12) | 精子表面 | 抑制透明带的结合 |
| Acrin-1 | 顶体 | 抑制顶体反应 |

（王明　段永刚）

# 第九章　精液的免疫原性

精液内包括生殖细胞及精浆中的多种蛋白成分均具有免疫原性,或者具有免疫调节作用。尤其在精浆中,存在各类免疫调控因子及抗原活性成分,这些物质对生殖道局部免疫微环境稳态的维持有重要意义,同时对生殖细胞的存活及功能也有一定影响。

## 第一节　精浆蛋白

人类精浆中可以检测到各种细胞因子,包括白介素、可溶性受体、粒细胞和单核巨噬细胞集落刺激因子、趋化因子等。这些细胞因子和免疫调节因子主要源于睾丸的体细胞及附属性腺中各种免疫细胞。和精子参数相类似,即使在生育力正常的人群中,不同时间段检测精浆细胞因子也会存在一定的波动,这往往和年龄及禁欲时间长短有关。此外,生活方式对精浆细胞因子水平也有影响。较大样本的随机对照研究提示,坚持适度的有氧运动能够降低精浆炎症细胞因子(如 IL-1β、IL-6、IL-8 和 TNF-α)和活性氧族(reactive oxygen species,ROS)、丙二醛和异前列腺素等氧化应激指标水平,同时提高超氧化物歧化酶(SOD)、过氧化物酶和总抗氧化能力等抗氧化指标水平。

在病理状态下,精浆细胞因子种类和水平可以出现大幅度变化,并往往会影响精液参数。精浆中炎症细胞因子的增高,通常是机体免疫系统在生殖道感染或炎症状态下最早发出的警报,多与附属性腺炎症如附睾炎、前列腺炎、精囊炎等密切相关。有报道发现,在合并附属性腺炎症的不育症患者中,精浆的促炎症细胞因子如 TNF-α 和 IL-6 显著增高,炎症抑制因子 IL-10 则显著低于正常;同时这些患者精液标本的黏度及 ROS 水平均异常增高。早期有研究认为,虽然精浆 TNF-α 和 IL-1β 等促炎症细胞因子水平随着精液白细胞数量增加而增高,可能提示生殖道隐匿性炎症或感染的存在,但这些细胞因子并不影响精子参数、功能及临床妊娠结局,和精液中抗精子抗体及微生物的检出均无显著关联,和同时检测的血清C 反应蛋白水平也并无关联。但也有一系列研究指出,精浆细胞因子可能和精子质量如精子密度、活动力、活率、正常形态率等指标呈负相关。最新研究对大宗病例的精液标本进行细胞因子芯片筛查发现,在精浆 ROS 水平偏高的标本中,CXCL5、CXCL8、IL-16、CCL8、CCL22、CCL20、CXCL16、IL-1β、IL-6、IL-7、IL-10、CSF3、CCL3、CCL4 和 TNF-α 等细胞因子的浓度均显著高于 ROS 水平正常的对照;而且往往伴随着精子组蛋白-鱼精蛋白转化异常。不少研究证实,存在生殖道感染的男性患者精液中细胞因子水平与 ROS 正相关,体外研究也证实,IL-1α、IL-1β 和 TNF-α 都可以直接作用于精子,促使其大量产生 ROS。临床研究及体外实验提示,生殖道白细胞及细胞因子介导的氧化应激可以损伤精子膜及 DNA 结构,甚至破坏精子基因组完整性。因此,在生殖道感染和炎症状态下,精浆中大幅上升的细胞因子很可能通过上述方式影响精子质量,进而降低生育力。

此外,精浆炎症细胞因子水平增高还可能参与了精索静脉曲张造成精液质量低下和不育的病理过程。精索静脉曲张在不育男性患者中的发病率高达 35%～40%,是男性不育症的常见病因之一。有报道指出,在精索静脉曲张合并少弱精子症的患者精浆中,IL-6 及 ROS 水平显著增高,而在手术治疗后明显下降。在精索静脉曲张动物模型中也得到证实,睾丸中表达的炎症细胞因子如 IL-1α、IL-1β 显著增高,可能通过氧化应激造成精子损伤。此外,也有研究提示精索静脉曲张可能造成促凋亡的相关细胞因子如 TRAIL 及其受体表达异常增高,可能通过介导细胞凋亡影响睾丸功能。

除了生殖道感染或炎症的人群以外,研究发现代谢综合征的患者在合并系统性炎症的状态下,即使精浆中没有白细胞浸润,炎症细胞因子 TNF-α、IL-1β、IL-6 和 IL-8 的水平仍显著高于正常人群。相应地,代谢综合征患者的精液体积、精子密度、活动率及存活率均较为低下,精子线粒体膜电位异常及 DNA 碎片率也高于正常。但也有类似研究得出不同的结果,即代谢综合征患者精液质量和精浆细胞因子水平与正常人群并没有显著差异。因此,这类人群精浆炎症状态与细胞因子及精子质量的关联仍有待进一步大样本的全面研究。

细胞因子往往通过细胞因子网络发挥级联或协同作用,如在生殖道感染或炎症状态下,白细胞在趋化因子募集下迁移到生殖道局部,发挥促炎反应和免疫应答。大量研究提示诸多促炎症细胞因子相互之间存在协同作用,其中 IL-6、IL-8、IL-18、TNF-α 和 IFN-γ 被认为是生殖道感染或炎症相关的男性不育症潜在标志物。在怀疑存在泌尿生殖道感染或炎症的男性患者中,检查精浆炎症细胞因子如 IL-6 和 IL-8 水平,有助于早期诊断并及早使用抗感染、抗氧化及抗感染治疗,争取减轻对生育力的不良影响。在 EAO 模型中,经募集并活化后的免疫细胞在睾丸局部产生大量促炎症细胞因子,可以造成血-睾屏障破坏及精原细胞凋亡,破坏睾丸免疫豁免微环境及生精功能。此外,精液中高水平的促炎症细胞因子往往打破局部氧化-抗氧化平衡,异常的氧化应激可以造成精子质膜及 DNA 结构和功能损伤,进而影响生育。但目前在系统性自身免疫疾病中尚未发现精浆中细胞因子与循环内细胞因子水平存在关联。

新近研究提示,精浆中的细胞因子对妊娠结局也可能存在一定影响。有研究发现,IVF/ICSI 周期的女性在取卵当天将丈夫精浆进行阴道内注射,移植后的妊娠率与较低水平的 IL-18 显著相关,精浆中 TGF-β$_1$/IL-18 比值较高的人群往往有较高的临床妊娠率。这些结果提示,精浆中的细胞因子很可能参与了胚胎移植时子宫内膜容受性的调控。

除了各种细胞因子以外,精浆中还含有多种抗原物质及免疫调节物质。睾丸、附睾、精囊腺、前列腺及尿道球腺的分泌液组成了精浆的全部,精浆成分的 65%～75% 来源于精囊腺,前列腺分泌液占精液体积的 25%～30%。因此,精浆中的蛋白质主要源自精囊和前列腺分泌液,其中包括多种具有抗原性的蛋白及具有免疫调控作用的物质。人精囊蛋白(semenogelin,Sg)是主要由精囊腺分泌的蛋白,目前发现该蛋白的两个亚型 Sg-Ⅰ 和 Sg-Ⅱ 氨基酸具有 78% 的同源性。Sg 是精浆凝块的主要构成部分,占精浆蛋白总量的 20%～40%。在精液射出后,Sg 可以经前列腺分泌的糖蛋白——前列腺特异性抗原(prostate specific antigen,PSA)及前列腺酸性磷酸酶(prostatic acid phosphatase,PAP)降解成大小约 18 kD 的小片段。Sg 广泛结合在精子表面的多个部位,目前认为 Sg 及其降解产生的片段除了发挥促成精液凝块形成、精子制动、抑制精子提前获能等作用以外,还具有很强的抗菌活性。类似的,源自大鼠精囊腺上皮的精囊蛋白 IV(seminal vesicle protein IV,SV-IV)能够抑制巨噬细胞和中性粒细胞的趋化活性及胞吞活性,对哺乳动物生殖道炎症、免疫、抗氧化稳态均具有非种族特异性调控作用,参与保护精子免受机体免疫或氧化应激损伤。因此,精浆中诸如 Sg 等蛋白可以保护精子在女性生殖道中避免受到免疫系统的攻击。另外有实验证据表明,精浆成分也可以影响体液免疫反应,对相关免疫细胞的增殖及功能存在调控作用。有研究将 CD4$^+$ T 细胞与未感染 HIV 的正常人精浆孵育后,再使用 HIV 体外感染 T 细胞,结果发现精浆可以减少 T 细胞表面 HIVR CD4 表达,还可以抑制 CD4$^+$ T 细胞活化和增殖,降低 CD4$^+$ T 细胞感染 HIV 的水平,从而发挥保护作用。另一研究发现,HIV 感染者精浆中的炎症细胞因子 TNF$\alpha$、IL-1$\beta$、IL-1RA 和 CCL5 水平均显著高于未感染对照者。高水平的 CCL5 可能通过调节细胞膜受体内化等方式,使 CD4$^+$ T 细胞表面表达的 HIV 共同受体 CCL5 表达水平下降,进而降低免疫细胞对特定 HIV 病毒株的感染率。

(卢永宁)

## 第二节　精液中的白细胞

精液中的白细胞对精子的质量调控具有重要作用。它有助于清除缺陷或凋亡精细胞以维持精子质量。病理情况下,精液中白细胞数量增多,影响精子质量和功能,特别是导致精子数量、精子活力和受精能力下降。本节主要讨论精液中白细胞的种类、白细胞增多对精子质量的影响及与不育的相关性。

### 一、概述

生理情况下,机体的免疫系统依赖于白细胞来协助清除入侵细菌、病毒和其他异己物质,从而避免感染的发生。白细胞多由骨髓干细胞分化而来,随血液循环系统分布在全身各个器官和组织。当机体受外来有害物质侵袭时,组织细胞会分泌炎性因子,募集血液中的游离白细胞定向浸入受感染部位,协助清除有害物质。形态学上,白细胞分为粒细胞(嗜酸性粒细胞、嗜碱性粒细胞和中性粒细胞)、淋巴细胞(T 淋巴细胞、B 淋巴细胞、自然杀伤细胞)、单核细胞和其他类型的吞噬细胞(巨噬细胞、树突状细胞)等。虽然白细胞有助于介导组织免疫反应,但过多白细胞也会对机体造成一定的负面影响。

精液是含有精子的混合液体,精液的液体成分由精囊(65%～75%)、前列腺(25%～30%)、膀胱尿道腺和附睾(5%)分泌。精液中的细胞成分有精子、生精细胞、白细胞及生殖道上皮脱落细胞。其中精液中的白细胞主要包括粒细胞、树突状细胞、单核细胞、巨噬细胞、T 淋巴细胞和 B 淋巴细胞。生理条件下,精液中的白细胞仅占正常生育男性的射精细胞总数的一小部分[(1×10$^4$～5×10$^4$)/ml],其中多形核(PMN)粒细胞占精液白细胞总数的 50%～60%,巨噬细胞占 20%～30%,T 淋巴细胞占 5%。精液中的白细胞对精子的质量调控具有重要作用。正常存在于精液中的白细胞有助于清除缺陷或凋亡精细胞以维持精子质量；然而，当机体遭受生殖系统的炎症、自身免疫性疾病、不良刺激、长期接触有毒物质或辐射、长期处于高温环境等病理损害时，会造成精液中白细胞数量增多，影响精子质量和功能，特别是导致精子数量、精子活力和受精能力下降。

根据 WHO 定义，射出精液中白细胞密度大于 $1 \times 10^6$/ml 即可诊断为白细胞精子症。白细胞精子症可以在没有炎症症状或精液细菌感染的情况下发生。白细胞精子症对男性生育的影响已有广泛报告，研究表明，白细胞精子症会产生过多活性氧（reactive oxygen species，ROS），进而引发氧化应激（oxidative stress，OS），影响精液质量，造成男性不育，甚至会影响接受辅助生殖技术（ART）治疗患者的妊娠结局。目前就精液中白细胞的来源及其具体的功能尚未完全清楚。精液中白细胞的研究对改善不育患者的精子质量有重要意义。

## 二、精液中的白细胞

### （一）粒细胞

多形核粒细胞（PMN）在精液白细胞中占 50%～60%，主要来源于精囊或前列腺。正常情况下精液中的多形核粒细胞对精子的质量和功能无负面影响，并有清除异常及退化精子的功能。此外，PMN 还可通过产生过氧化氢促进精子获能。

然而，精液中 PMN 数量异常增多时可对精子产生损伤并可能导致男性不育。Diemer 等人通过提高精浆中 PMN 浓度至 $3 \times 10^6$/ml，温箱培育 2 h、4 h、6 h 后，再由计算机精子辅助分析仪（CASA）评估精子质量参数，发现精子的运动能力显著下降。研究发现，精液中的 PMN 可通过产生活性氧、水解酶、细胞毒性多肽对精子产生损伤，并可通过释放细胞因子进而诱导精子凋亡。Zorn 通过使用免疫测定法对 312 名不育患者进行精液分析发现男性不育患者精液内中性弹性蛋白酶量明显比正常生育者多，而且与精子运动能力的降低、DNA 完整性破坏密切相关。通过诺氟沙星进行治疗后，25% 受检者精液中性弹性蛋白酶含量下降，并且弹性蛋白酶抑制剂可以有效防止精子 DNA 的损伤。所以，中性粒细胞弹性蛋白酶测定可作为判断隐匿生殖道炎症的指标。

近期的研究中，Chen 等对精液中 PMN 可否作为预测男性生殖道感染指标进行精液培养研究。通过比较研究 109 名伴精液 PMN 增高者及 279 名正常者，发现生殖道感染与精液 PMN 数量增高无显著性差异（灵敏度 20.8%，特异度 70.3%，$P > 0.05$），这提示精液中 PMN 计数不能够作为判断生殖道感染的良好指标。因此，对精液中粒细胞的进一步研究对阐明其在炎症条件下对精子损伤的确切机制及在临床实践的应用仍具重要意义。

### （二）单核/巨噬细胞

巨噬细胞有很强的吞噬能力，直接参与免疫应答，并可通过分泌多种生物活性物质对机体免疫进行调控。在正常男性睾丸组织中，巨噬细胞主要分布于精曲小管壁外层及睾丸间质血管周围，占其间质细胞总数的 20%。大部分生殖道巨噬细胞表达 HLA-DR 抗原（MHC-Ⅱ），提示它们可能在启动免疫应答中发挥作用。生理情况下，80% 以上的睾丸巨噬细胞为抗炎 M2 型，这有助于睾丸及时清除外来病原体，维持免疫抑制的微环境。

精液中单核巨噬细胞占白细胞总数的 $20\%\sim30\%$，Wolff 等早期研究发现精液中单核巨噬细胞超过 $5\times10^5$/ml 时，精液的体积明显下降。用外周血活化白细胞分离纯化培养后所得上清对精子进行刺激，发现精子运动能力显著降低。在进一步的研究中发现巨噬细胞分泌的肿瘤坏死因子-$\alpha$(TNF-$\alpha$)可显著降低精子的运动能力。新嘌呤是巨噬细胞活动性的标志，主要在干扰素-$\gamma$(IFN-$\gamma$)对单核/巨噬细胞的刺激下产生。研究发现，不育患者精液中新嘌呤含量较正常生育者高 3 倍，并与精子的氧化应激、DNA 损伤、精子凋亡密切相关。因此通过检测精液中巨噬细胞及新嘌呤含量可以作为判定精子质量的指标。Pelliccione 通过使用透射电镜对非白细胞精子症不育患者精液进行研究，发现其精液中有巨噬细胞吞噬精子的现象。多元线性回归分析巨噬细胞吞噬精子与精子质量参数关系，发现巨噬细胞吞噬精子现象与精子浓度、活力呈负相关，与精子损伤正相关。附睾管腔是储存精子的主要场所，巨噬细胞对精子的吞噬作用主要发生于附睾管腔。研究发现，人和猴子在输精管切除及附睾输出管阻塞时，附睾管腔内的巨噬细胞数量明显增加，并可见大量噬精子现象。有一研究显示，精液中巨噬细胞增多对诊断慢性附睾炎具体提示意义。

### (三)树突状细胞

树突状细胞(dendritic cells,DC)广泛分布于全身上皮组织和实质性器官，数量较少，仅占人外周血单个核细胞的 $1\%$。DC 是目前已知抗原提呈能力最强的细胞，并在许多器官的免疫应答和免疫耐受中发挥重要作用。DC 主要分为两类，来源于髓系干细胞的髓样 DC 和来源于淋巴系干细胞的淋巴样 DC。人体内大部分 DC 处于非成熟状态，表达低水平的共刺激因子和黏附因子，体外激发同种混合淋巴细胞增殖反应的能力较低，但未成熟 DC 具有极强的抗原吞噬能力，在摄取抗原(包括体外加工)或受到某些因素刺激时即分化为成熟 DC，而成熟的 DC 表达高水平的共刺激因子和黏附因子。DC 在成熟的过程中，由接触抗原的外周组织迁移进入次级淋巴器官，与 T 细胞接触并激发免疫应答。

近期的研究表明，在不同组织环境中不同亚型的树突状细胞具有不同的生物学功能。DC 在精液中的主要功能如下：①消除异常的精子和外来病原体。②诱导生理情况下的免疫耐受。③促进炎症和感染情况下 Th1/Th17 细胞的募集。在精液中，Federico 等通过体外实验的方式发现，正常人精液可以诱导单核细胞源性的 DC 变为耐受性 DC。这种耐受性 DC 不表达 CD1a，但高度表达 CD14。此外，在 LPS，TNF-$\alpha$、CD40L、Pam2CSK4 或 Pam3CSK4 的刺激下不能变为成熟态的 DC。在炎症刺激的过程中，它们产生低浓度的 IL-12p70、IL-1$\beta$、TNF-$\alpha$、IL-6 和高浓度的 IL-10 和 TGF-$\beta$，这对精子具有免疫保护作用。进一步的研究发现，精液中高浓度的前列腺素在诱导耐受性 DC 产生的过程中起关键作用，例如，前列腺素 E 可以通过其受体 EP2 和 EP4 介导 DC 转变为耐受性 DC。

近期研究发现，通过对比伴或不伴有慢性生殖道感染的不育男性精液时发现，罹患慢性生殖道感染的不育患者中 CD11c$^+$ HLA-DR$^+$ DCs 的表达量明显升高，并与精子的活力、DNA 完整性呈明显负相关。CD11c$^+$ HLA-DR$^+$ DCs 可高分泌 IL23p19、TRAIL 及 TNF-$\alpha$等细胞因子，进一步研究发现精液中 IL-6、IL-17、IL-23 及 TRAIL 量明显升高而附睾功能标志物中性 $\alpha$ 糖苷酶显著降低，说明 CD11c$^+$ HLA-DR$^+$ DCs 与附睾的炎症状态密切相关。此外，DC 特异性细胞间黏附分子-3 结合非整合素因子(DC-specific ICAM-3 grabbing noninte-grin,DC-SIGN)，在树突状细胞识别抗原的过程中起重要作用，并在激活静息 T 细胞及 DC 迁移中发挥着重要的作用。研究发现，在未成熟 DC 中 DC-SIGN 呈高表达，在 DC 细胞成熟的过程中，DC-SIGN 的表达呈下降趋势。此外，精浆血浆聚集蛋白与 DC-SIGN 的相互作用没有改变 DC 的表型，而是刺激其诱导 CD25$^+$FOXP3$^+$CD4$^+$T 淋巴细胞的扩增。

### (四)T、B 淋巴细胞

正常人外周血中 T 淋巴细胞中 CD4$^+$ 与 CD8$^+$ 比例为 2∶1，而在精液中则以 CD8$^+$ T 淋巴细胞亚群为主。B 淋巴细胞在男性生殖道的分布则较为局限，主要位于前列腺间质及睾丸网间质。

研究表明，精液可抑制早期 B 淋巴细胞的增殖，但不能够抑制成熟 B 淋巴细胞产生及分泌抗体的能力。精液中不同组分在 B 淋巴细胞成熟的不同阶段发挥作用。Gil 对 60 名正常生育且输精管结扎术后者、60 名抗精子抗体阴性不育者、18 名抗精子抗体阳性不育者精液进行流式细胞仪检测，发现 CD16$^+$ 淋巴细胞在抗精子抗体阳性者精液中显著增高。研究发现这类 CD16$^+$ 大颗粒淋巴细胞中含有抗精子抗体。Teresa 通过流式细胞术检测精液中不同细胞的 CD4 表面抗原，发现仅 CD45$^+$ 细胞表面表达 CD4 抗原，而 CD45$^+$CD4$^+$ 参与构成精液中辅助/诱导 T 淋巴细胞及单核细胞。

在另一项研究中，Witkin 在比较正常生育男性和输精管吻合术后精液中 T 淋巴亚群的组成中发现后者精液中 CD8$^+$ 亚群较正常生育男性低，而 CD4$^+$ 细胞亚群则增高。并且在输精管吻合术后患者精液中均可检出抗精子抗体。研究发现无抗精子抗体精液中 T 淋巴细胞亚群以 CD8$^+$ 为主，与此相反，在存在抗精子抗体者精液中 T 淋巴细胞亚群以 CD4$^+$ 为主。这就提示 CD4$^+$T 细胞可能在抗精子抗体产生过程中起关键作用，而 CD8$^+$T 细胞具有免疫抑制作用，可抑制抗精子抗体的产生。Treg 细胞(调节性 T 细胞)在孕周早期诱导母体免疫耐受中发挥着关键的作用。Balandya 等研究正常人精液对 CD4$^+$ Th 细胞中 CD127、CD49d 及 CD4$^+$CD127$^{low}$CD49d$^{low}$Treg 细胞中 FoxP3、TGF-b1、IL-10 的表达影响。发现正常精液可以使 CD4$^+$T 细胞 CD127、CD49d 表达降低，并可增加 CD4$^+$CD127$^{low}$CD49d$^{low}$Treg 细胞的数量。在进一步的研究中发现，CD4$^+$ CD127$^{low}$CD49d$^{low}$Treg 细胞主要由 CD4$^+$ Th 细胞转化而来。这种 CD4$^+$CD127$^{low}$CD49d$^{low}$Treg 细胞中 FoxP3$^-$ 和免疫抑制因子 TGF-β$_1$ 呈明显增高而 IL-10 表达无明显变化。在性交过程中，精液中的细胞因子可使腹主动脉淋巴结中的 CD4$^+$CD25$^+$ Treg 细胞数目扩增，Guerin 等通过检测 Treg 细胞特有转录因子 FoxP3，发现在性交后 3~5 d，子宫内膜及其相关引流淋巴结中 FoxP3$^+$ Treg 细胞显著增多。在这一过程中，精液起主要诱导作用，并且精液可诱导 Treg 细胞趋化因子 CCL19 的 mRNA 表达，CCL19 通过与其受体 CCR7 作用可促进 Treg 细胞在外周组织的募集和滞留。表明在胚胎植入前，精液可诱导 FoxP3$^+$ Treg 扩增并通过 CCL-19 促使外周 Treg 细胞向胚胎植入位点汇集，进而诱导母体产生免疫耐受。

### (五)NK T 细胞

自然杀伤(natural killer)T 细胞(NK T)是一种特殊的具有免疫调节特性的 T 细胞，它们共享 T 细胞和 NK 细胞的特性,不仅介导了针对肿瘤和感染性疾病的细胞免疫反应,而且还能抑制细胞介导的自身免疫性疾病和同种异体移植相关的免疫排斥反应。最近的数据表明,NK T 细胞的缺失或减少会导致自身反应性 B 细胞活化增加,并加重自身免疫性疾病的进展。这表明 NK T 细胞对抗自身免疫反应具有重要作用。此外,NK T 细胞被认为是一种调节性 T 细胞,可以通过激活或沉默途径驱动下游免疫反应。然而,关于 NK T 细胞在男性生殖系统中的研究很少。Duan 等最新的研究表明精液中 NK T 细胞的数量与精子质量有一定的相关性。他们使用流式细胞学和免疫荧光双重染色的方法检测生殖道慢性炎症患者($n=40$)精液中恒定 NK T(iNK T)细胞的数量,同时使用酶联免疫吸附测定(ELISA)检测精浆中炎症细胞因子 IL-6、IL-17 和 IFN-γ 的含量,并探讨了 iNK T 细胞的百分比与精子数量、运动能力、活力和精浆中 IL-6、IL-17、IFN-γ 的关系。结果显示,50% 的慢性生殖道炎症患者中 iNK T 细胞数量显著增加。并且 iNK T 细胞百分比和精子数量、运动能力和活力明显负相关。另外,iNK T 细胞数量与精浆中 IL-6 和 IFN-γ 含量显著相关,而与 IL-17 之间无明显相关性。这些结果表明,iNK T 细胞的增殖可能伴随着对精子炎症反应的发生,在慢性炎症状态下,增加的 iNK T 细胞通过分泌 IFN-γ 而不是 IL-17 来影响精子质量。

## 三、精液中白细胞对精子质量和不育的关系

### (一)精液中白细胞的来源

精子是大分子抗原,抗原成分复杂。睾丸作为免疫豁免器官,具有分隔抗原物质的血-睾屏障和血-附睾屏障及其黏膜屏障,但血-附睾屏障较薄弱,精子能通过该屏障与机体免疫系统接触。正常男性生殖道中并不产生抗精子抗体(AsAb),限制抗体产生的机制还不清楚。目前认为,睾丸和附睾中巨噬细胞可通过吞噬作用消灭精子抗原从而限制抗体产生。分布于正常生育男性生殖道上皮及精液中的 T 抑制细胞,限制精子抗原的表达。当 T 细胞亚群分布发生变化,即抑制性 T 细胞减少,而效应 T 细胞增多时,AsAb 产生增多。

白细胞精子症患者精液白细胞主要来自不同类型感染,包括:①非特异性感染,如细菌性或非细菌性前列腺炎、附睾炎、睾丸炎及精囊炎等。②非性传播性感染,如结核和腮腺炎引起的睾丸炎等。③性传播性感染,如淋病、衣原体、支原体感染等。感染或炎症发生后,精液中中性粒细胞、淋巴细胞、单核细胞和巨噬细胞增多。一些亚临床型生殖道感染的精液中也可检测到一定数目的白细胞。然而,一些白细胞精子症患者精液细菌培养为阴性,这表明感染仅是白细胞精子症的重要原因之一。精液白细胞还有其他来源,自身免疫性睾丸炎患者的精液中白细胞增加。吸烟、吸食大麻、酗酒者精液白细胞也会增多。在血吸虫流行地区,白细胞精子症发生率和人群精液中淋巴细胞、嗜酸性粒细胞显著高于血吸虫非流行区。单纯疱疹病毒(HSV)感染与白细胞精子症的发生有一定关系,但发生机制有待进一步研究。

### (二)高白细胞对精子质量的影响

炎症刺激时,外周粒细胞可经血管进入生殖道,在杀菌和消化废物颗粒中起重要作用。例如,精液中的巨噬细胞有吞噬异物及细菌的作用,还能清除凋亡精子以保证精子的质量。但在抗精子抗体(AsAb)存在时,巨噬细胞在 AsAb 的协助作用下吞噬精子,引起精子的数

量减少及活力降低。精液白细胞增多会导致精液量减少，精子密度、活力、受精能力降低。白细胞增加导致精子细胞染色质改变、精子 DNA 损伤、未成熟生精细胞和畸形精子数目增加。DNA 损伤虽不影响体外受精率，但体外受精（IVF）或卵细胞胞质内单精子注射（ICSI）后怀孕率明显下降。研究显示，白细胞精子症患者活性氧（ROS）产生率明显增高，精子运动能力降低。此外，精液白细胞与精子顶体损伤、胞质小滴、中段和尾段畸形及精子畸形指数（sperm deformity index，SDI）评分下降呈正相关。

**1. ROS**

精液白细胞也可通过其产物对精子功能和精液质量产生影响。研究显示白细胞影响精子功能的主要机制是激活粒细胞和精子细胞释放大量 ROS，导致精子顶体反应和卵细胞融合能力下降，DNA 片段增加。近期研究表明，精液中 ROS 的水平高低与精子的活力呈明显负相关，并且随着精液中 ROS 与精子接触时间的延长，精子活力下降更为明显。研究发现，精子和白细胞都可产生 ROS，且精液中的 ROS 含量与精液中性粒细胞的浓度呈正相关，此外，研究证实了白细胞精子症患者精液中 ROS 主要来源于过多的白细胞。在精液中白细胞存在异常时，多形核粒细胞及巨噬细胞在受到炎症刺激后发生"氧化呼吸链爆发"，释放比未激活白细胞多 100 倍甚至更高的 ROS。ROS 通过脂质过氧化反应引起精子膜功能障碍并可影响膜表面酶的功能进而对精子产生损伤。此外，脂质过氧化的产物如丙二醛（MDA）具有细胞毒性作用，可引起细胞内蛋白质及其他细胞成分的损伤。ROS 引起的精子顶体膜损伤，直接影响受精过程中的顶体反应，进而降低受孕率。ROS 还可通过氧化损伤精子 DNA，引起碱基的重修饰、DNA 链的断裂及染色质交联，从而促使精子细胞凋亡的发生。

**2. 炎性因子和 NO**

除了 ROS 之外，精液中其他的白细胞产物也会影响精子质量。如白介素 2（IL-2）、IL-6、IL-8、γ 干扰素（IFN-γ）、肿瘤坏死因子 α（TNF-α）等，这些炎性因子可以造成使精子运动能力降低。研究发现，WBC 精子症患者精浆中 IL-2、IL-8、NO 和 TNF-α 含量明显升高。这些升高的炎性介质会吸引血液中的中性粒细胞、T 淋巴细胞、嗜碱性粒细胞进入精液而造成精子数量和运动能力的下降。研究发现，精液中 IL-2、IL-8 促使男性生殖器管壁中淋巴细胞活化，WBC 聚集于精液。精液中 IL-6 作为精液白细胞的增多的敏感指标，与精液中过氧化物酶含量正相关。增加的过氧化物酶促进精子膜的氧化，直接影响到精子的形态、活性和运动能力。TNF-α 还能启动细胞免疫，使精液中 AsAb 产生增多，精液抗氧化能力降低。IL-2 还能诱导 NO 的合成，对精子和生殖细胞具有毒性和损害作用而致男性不育。

NO 是体内重要的生理递质和细胞间、细胞内的化学信使，参与和调节机体的多种生理活动。尤其在一些感染性疾病中，IL-2、IL-8 和 TNF-α 等可协同诱导巨噬细胞产生大量的 NO，抑制和杀伤病毒、细菌、真菌，在抗感染免疫中起重要作用。同时许多研究证实，炎性细胞因子促进了 iNOS 的表达，持续产生大量的 NO，不仅参与炎性反应，还可损伤自身组织，与人类多种疾病的发生有关。近几年发现 NO 在男性生殖系统功能的调节中有十分重要的作用，适量的 NO 调节睾丸血供及激素分泌，提高精子活力等，NO 水平异常增多，导致精液质量下降，影响生育能力。此外，研究发现，NO 的水平与 TNF-α 呈正相关，而与 IL-10 呈负相关。说明 NO 的含量改变影响细胞因子的水平，睾丸中 NO 过量产生可使正常组织受到损害。高浓度的 NO 极易使精子膜脂过氧化，使精子膜损伤，同时在脂质过氧化反应过程中产生的一些细胞毒性产物,对精子有明显的细胞毒性作用,会抑制精子活力和活率,从而使精子受精能力下降而致男性不育。

可见,精液中增多的白细胞除了通过吞噬作用降低精子数量外,还能通过产生 ROS 和炎性物质影响精子功能,降低精子质量,导致男性不育。此外,白细胞含大量蛋白酶,如过氧化物酶、弹性蛋白酶和胶原酶等,这些酶在杀灭细菌的同时,也损伤精子,影响精液质量。

### (三)白细胞精子症与男性不育

男性不育的病因、发病机制报道甚多。人类的生殖活动受内分泌调节和免疫调节,细胞因子由免疫系统合成和分泌。细胞因子是睾丸内各种不同细胞间繁杂的局部调节和信号传导的重要因素,它直接或间接影响精子的产生和功能,若细胞因子产生失调就会对生殖功能造成损害,导致免疫性不育。WBC 精子症不育与某些细胞因子有密切关系,研究证实白细胞精子症是引起男性不育的重要因素,在男性不育病因中占 10%~20%。Tortolero 通过对42 名正常生育者与 170 名不育者精液中的白细胞及精子质量进行分析比较,发现精液白细胞过高可影响精子质量而造成不育。Fariello 通过单细胞凝胶电泳及比色法对 22 名白细胞精子症患者及 41 名无白细胞精子症患者精子 DNA 损伤及线粒体活性进行研究,发现白细胞精子症患者精浆损伤精子 DNA 及降低其线粒体活性。Sousa 等人通过对白细胞精子症患者进行研究,发现其 ROS 明显增多,活性氧可通过损伤线粒体内、外膜,影响 ATP 的生物合成,精子能量供应不足引起运动能力降低。

## 四、总结

精液中的白细胞对精子的作用与其数量及种类密切相关。早期的研究表明精液中的白细胞对精子的作用主要与巨噬细胞、淋巴细胞相关,近期研究表明树突状细胞在其中也发挥关键作用。精液中白细胞的组分及其确切功能仍有待阐明,虽然相关实验证实精液中白细胞对精子有损害作用,但这些实验主要为体外试验,在机体内的作用还需进一步证实。

在白细胞精子症诊断方面,有些指标不能够很好地反映生殖道的炎症的具体状况,而精液中白细胞作为炎症存在的重要线索,因此通过对精液白细胞的进一步研究对发现新的临床诊断标志物具有重要意义。在白细胞精子的治疗方面,由于病因学及致病机制的不明,单纯应用抗生素治疗效果有限。

总之,白细胞精子症有许多尚待研究的问题,而其中确切白细胞类型及其作用将作为其研究的关键点。

(王明　段永刚)

## 第三节　精浆 ROS

### 一、精浆 ROS 的来源

大多数生命活动都需要氧化磷酸化产生的 ATP 来提供能量,但在这一过程中,不可避免地会产生一些具有活性的氧代谢产物,以及其衍生的含氧物质,主要包括超氧阴离子($O_2^-$)、过氧化氢($H_2O_2$)、羟基自由基($\cdot OH$)及单线态氧($^1O_2$)等,这些物质统称为活性氧(reactive oxygen species,ROS)。精液中的 ROS 主要有两个来源,一是生殖道管腔及射出体外的精液中的白细胞产生;二是生精细胞及精子本身也能产生一定量的 ROS。其中,前者是精浆 ROS 的主要来源。

白细胞存在于整个生殖道中,精液中也可检测出白细胞。按照 WHO《人类精液检查及实验室操作手册》的规定,正常精液中白细胞浓度$<10^6/ml$。精液中的白细胞主要为多形核中性粒细胞和巨噬细胞,其中前者占精液中白细胞的$50\%\sim60\%$,后者占$20\%\sim30\%$。这些白细胞主要来源于前列腺和精囊腺。Saleh 等的研究发现,实验室诊断为白细胞精子症的不育男性的精子悬液中的活性氧水平明显高于无白细胞精子症的不育男性。当炎症发生时,白细胞中的髓过氧化物酶可被激活,产生大量的 ROS。这是针对炎症早期的有效防御措施。此外,细菌、免疫复合物和一些细胞因子可以刺激并活化白细胞膜上的 NADPH 氧化酶,产生过量的 ROS。

Fisher 和 Aitken 等研究发现,成熟雄性大鼠、小鼠等生殖细胞从粗线期精母细胞到附睾尾部的成熟精子的不同分化时期,均能产生 ROS。人类生殖细胞的不同分化时期也都能产生 ROS。精子中的 ROS,一方面来源于精子线粒体呼吸链的一系列氧化反应。因为精子线粒体电子传递链上的电子流动过程非常完善,线粒体呼吸链在正常条件下通过自氧化一种或多种还原物质而释放少量的 ROS。另一方面,精子膜上的 NADOH 氧化酶能够与其底物反应而产生一定量的 ROS,胞浆内存在特殊胞质小滴的未成熟异常精子是 ROS 的主要来源。射出的精液采用密度梯度离心之后,未成熟的异常精子层会产生大量的 ROS。且 ROS 的浓度与成熟精子的比例呈负相关。因此,未成熟异常精子产生的过量 ROS 对成熟精子造成氧化损伤,可能是导致男性不育的重要原因。

## 二、精浆 ROS 的生理功能

一直以来,人们一直以为活性氧仅仅是一种细胞毒性物质。1989 年,Aitken 首先提出适量活性氧在生理状态下能够调节精子的功能。后续大量的研究也证实,适当的活性氧水平对精子获能是必需的。如 $O_2^-$、$H_2O_2$ 与精子的高活跃性运动、获能及顶体反应有关。活性氧引起的脂质过氧化反应能够促进精子与透明带结合,从而影响精子络氨酸磷酸化及去磷酸化作用。精子蛋白络氨酸磷酸化参与精子发生,并与精子的活力、获能及顶体反应等活动的调控密切相关。有研究表明,在精子获能的过程中,阻断 ROS 的产生,则精子无法获能。动物精子在获能及发生顶体反应时,通过一系列的生化反应,引起精子活力的变化,而这些变化是 $O_2^-$ 和 $H_2O_2$ 导致的氧化过程的一部分。精子获能时,人精子质膜上含有的 NADPH 氧化酶活性增高,$O_2^-$ 浓度增加。当加入 SOD 去除 $O_2^-$ 之后,精子的获能受到明显的抑制。当刺激外源性 $O_2^-$ 使精液中 $O_2^-$ 浓度提升时,精子获能率显著增加。进一步说明 $O_2^-$ 是精子获能过程所必需的。还有研究发现,精子与低浓度的 $H_2O_2$ 共孵育时,精子的获能、顶体反应和与卵子的融合能力有所提升,具有类似作用的还有 $O_2$、NO 等。但当 $H_2O_2$ 浓度过高,大于 $50\ \mu mol/L$ 时,精子的质膜及线粒体膜结构明显受到破坏,活力显著降低。由此表明,一定浓度的 ROS 对于精子的活力及受精功能具有重要的作用。但浓度过高就会引起精子结构及功能的损坏,引发不育。

## 三、ROS 与不育

ROS 能够直接损伤生物膜结构,包括细胞膜、线粒体膜等,诱发细胞凋亡。此外,ROS 还能够直接作用于 DNA,引起核 DNA 及线粒体 DNA 的断裂。Akram 等研究发现弱精子症患者精浆 ROS 及过氧化反应产物 8-羟化脱氧鸟苷(8-OHdG)的含量明显高于正常精液样本,弱精子症患者精子 DNA 损伤程度也显著高于正常样本,而总抗氧化能力无明显差异。表明精浆 ROS 可能引起精子 DNA 损伤而引起生育力的降低。Chen 等研究发现男性不育患者精浆 ROS 水平显著高于正常生育力的男性,并且 ROS 的水平与精子的形态异常率、头部缺失率、畸形率呈显著正相关。进一步分析发现,在 ROS 水平较高的男性不育患者中,ROS 可能是引起不育的重要原因,但对于 ROS 水平较低的不育患者,ROS 可能并不起重要作用。特发性不育患者精浆 ROS 水平明显高于正常生育男性,精浆 ROS 及脂质过氧化水平与精子的凋亡率正相关。精浆 ROS 水平、抗氧化酶的活性与精子的功能负相关。不育患者精子中抗氧化蛋白 PRDXs 的水平低于正常男性精子,PRDX 对于抑制精子产生过量ROS,进而完成精子获能具有重要的作用。Rakesh 等人运用蛋白质组学技术比较了 ROS 水平较高和较低的人精浆蛋白质表达谱,发现了 14 种差异表达的蛋白,这些蛋白的表达水平下调或者被氧化修饰,这可能是高 ROS 水平导致男性不育的重要分子基础。

环境有害因素能够引起精浆 ROS 产生过多,导致精子活力及功能的降低。研究发现,双酚 A 暴露后的小鼠生精细胞产生大量 ROS,并通过 PERK/EIF2α/CHOP 内质网应激通路引起生殖毒性。人精子在暴露于多氯联苯后 ROS 水平明显升高,精子活力、受精功能显著降低。吸烟与精子 DNA 损伤有关,其导致精子 DNA 损伤的原因可能是诱导白细胞产生了过量的 ROS。然而,吸烟与精液常规参数,包括精子浓度、活力及形态的关系目前的研究尚无一致的结论。但总体来讲,吸烟是男性生育力降低的危险因素之一。超重及肥胖男性精子 DNA 损伤水平显著高于正常体重男性,且超重及肥胖男性精浆 ROS 的水平也显著高于正常体重男性,肥胖患者生育力的降低可能与 ROS 的产生过量造成的 DNA 损伤有关。热激和电离辐射等也可引起 ROS 的产生过量,引起精子发生及精子功能的损伤。研究表明,成年男性阴囊于 $43℃$ 高温热激后,精浆氧化与抗氧化的平衡被打破,虽然抗氧化酶如 SOD、过氧化氢酶等的活性无明显变化,但脂质过氧化产物 MDA 的水平明显升高。动物研究同样发现,大鼠、小鼠及猕猴睾丸在热激之后也发生明显的氧化应激损伤,导致生精细胞的大量凋亡及精子活力、功能的降低。隐睾及精索静脉曲张患者精浆中 ROS 水平明显增加,可能在生精损伤中发挥了关键的作用。总之,正常情况下,生物体内氧化与抗氧化水平处于动态平衡状态,当有害外界因素或临床疾病等打破这种平衡之后,就会出现氧化应激损伤。男性生殖系统中的氧化应激损伤会严重影响精子的正常发生,甚至导致男性不育。

## 四、ROS 对精子的毒性作用

精子是一类特殊的细胞,缺乏胞质抗氧化酶系统,不能有效地对抗过量自由基引起的氧化损伤,这是精子对氧化应激易感性的主要原因。正常情况下,射出体外的精液中含有丰富的抗氧化物质及抗氧化酶,使得 ROS 的产生及清除处于动态的平衡状态。但当 ROS 的产生过量时,精子质膜、线粒体膜及 DNA 就会不可避免地受到损伤。ROS 通过引发精子膜上的多聚不饱和脂肪酸的过氧化反应产生大量的脂质过氧化产物如丙二醛、4-羟基壬烯酸等,对细胞具有毒性作用,使得精子的膜完整性受到损害,进一步引起精子形态异常及获能、发生顶体反应的功能受损。当线粒体膜受到损伤时,膜电位下降、线粒体功能受损,可能会引发线粒体依赖的细胞凋亡及精子活力下降。线粒体是细胞的能量来源,过量的 ROS 会引起精子线粒体数目减少、能量合成障碍。脂质过氧化产物影响线粒体呼吸链和 ATP 合成有关的酶的活性。此外,过量 ROS 可直接破坏精子 DNA 结构的完整性,引发碱基位点的缺失、移位、DNA 交联及染色体重排,甚至导致 DNA 单链及双链的断裂。活性氧引发精子 DNA 损伤后,会导致一系列不良妊娠结局,包括受精率降低、流产率增加、胚胎发育障碍等。

## 五、ROS 与辅助生殖技术

精液的处理时辅助生殖技术的重要方面。离心、冷冻等步骤是辅助生殖技术中的常见环节,但这些过程都不可避免地破坏了精浆中的抗氧化系统,使得精子受到氧化应激损伤。有证据表明,多次离心操作会增加精液 ROS 的水平,且离心时间比离心力的作用更大。一方面,离心过程中 ROS 的产生增加;另一方面,在离心过程中,抗氧化酶类被从精液中去除,使得精子暴露于无保护的环境中。研究发现,密度梯度离心虽然能提升精子的活力,但对精子 DNA 的完整性无明显的提升效果。精子的冷冻复苏过程也会引起 ROS 的产生增加。运用程序性降温进行精液冷冻时发现,温度降至 4℃时产生的 ROS 最多。当去除白细胞或者加入抗氧化剂可以显著提高 ROS 水平。此外,在精子冷冻过程中,精液抗氧化酶 SOD、GSH 的活性显著降低,精液中氧化与抗氧化的平衡被打破,出现精子活力及功能的受损,甚至出现 DNA 的断裂。在辅助生殖技术中,携带受损 DNA 的精子可能仍保留着受精能力,若完成受精,可能会对妊娠结局产生不良影响。已有证据表明,精子 DNA 损伤与流产、早期胚胎死亡、畸胎、后代某些疾病的发病率增高等有关。

## 六、ROS 的清除

精浆抗氧化物质及抗氧化酶类对于保护精子免受过氧化损伤具有重要的作用。精浆中的抗氧化物主要来源于附睾及附属性腺。主要为维生素 C、维生素 E、谷胱甘肽、硫磺酸及尿酸等小分子物质。其中维生素 C 存在于细胞外液中,能够抑制羟基自由基、过氧化物等的产生,防止精子凝集。流行病学研究发现,不育男性精浆中维生素 C 含量明显低于正常生育力男性。维生素 E 在细胞膜上发挥作用,能够抑制 $H_2O_2$ 的产生,保护精子膜免受脂质过氧化损伤。抗氧化酶类主要包括超氧化物歧化酶 SOD、过氧化氢酶、谷胱甘肽过氧化物酶等。研究发现,不育男性肌肉注射 600 mg 谷胱甘肽 2 个月,可以显著提高精子的活力。硒是谷胱甘肽过氧化物酶复合体的重要组成成分,研究表明,口服硒和维生素 E 能够显著降低精浆中丙二醛的浓度并提高精子的活力。也有学者发现,对男性不育患者给予口服维生素 E(200 mg/d)、维生素 C(200 mg/d)、谷胱甘肽(400 mg/d)显著增加精子浓度并降低精子 DNA 损伤,然而对精子的活力及形态无明显影响。此外,临床上还有对不育患者给予硫酸锌、辅酶Q10、卡尼汀、己酮可可碱、SOD等治疗,均不同程度地降低脂质过氧化水平,并提升精液的质量。除此之外,运动对于降低精浆氧化应激水平也具有明显的效果。随机对照临床研究发现,体育锻炼能够显著减少精浆 ROS 的产生,并增加抗氧化酶 SOD、过氧化物酶等的活性,降低精浆过氧化产物 MDA 及 8-OHdG 的浓度。其中中等强度持续锻炼的效果优于高强度持续锻炼及高强度间歇锻炼。精子冷冻复苏的过程中会产生大量的 ROS,引起精子活力及功能的降低。Najafi 等研究发现,在精子冷冻保护剂及复苏液中加入脑源性神经营养因子 BDNF,能够显著抑制 ROS 的产生,从而保护精子膜完整性及活力。Artini 等的研究发现,在正常精液及少弱精患者精液中加入抗氧化剂肌醇,均能够明显提高精子的活力。目前,临床上已将抗氧化治疗作为一项治疗弱精子症、精子 DNA 损伤等的常规治疗措施,并取得一定的治疗效果。但如何适当采用抗氧化物的组合达到最佳的治疗效果,仍需要进一步研究。

## 七、总结

总之,正常情况下,精浆氧化与抗氧化处于平衡状态。生理状况下,一定量的 ROS 对精子的正常发生及其功能发挥具有重要作用。当暴露于有害环境因素或者患有某些临床疾病如精索静脉曲张等均会导致精浆 ROS 的产生增加,氧化应激的动态平衡被打破,出现精液质量的下降,甚至引起不育。越来越多的证据表明,精浆高浓度 ROS 与不良妊娠结局密切相关,因此,积极采取措施保护精子免受过氧化损伤具有重要的临床意义。

(夏伟　饶锰)

# 第十章 抗精子抗体

在 19 世纪,Metchnikoff 和 Landsteiner 首次提出了抗精子抗体(antisperm antibody, ASA)的概念。男性的精子、精浆对于机体来说,是一种自身抗原,正常情况下,在解剖屏障及免疫屏障的保护下免受自身免疫系统攻击,而当免疫平衡被破坏时,则有可能产生一种复杂的病理产物——ASA。在生殖过程中,男性的精子与精液对女性而言是一种同种异体抗原,因此女性也有罹患 ASA 的可能。后续的研究层出不穷,然而 ASA 产生具体的机制仍不清楚,ASA 在生殖免疫中发挥的作用也有许多存在争议的地方。

## 第一节 抗精子抗体的化学性质和产生

### 一、ASA 的化学性质

ASA 按照免疫球蛋白的种类可以分为 IgG、IgM 和 IgA 三个亚型,而根据这些亚型在机体中的分布情况,又可以分为循环型 ASA(主要为血清中的 IgG 和 IgM)及生殖道局部 ASA(存在于男性精液或女性宫颈粘液中的 IgG 和 IgA)。

#### (一)IgG 型 ASA

IgG 作为单体型的免疫球蛋白,能够分泌至男性及女性的生殖道中,但由于其分子量较大,不能轻易地穿透黏膜,因此精液和宫颈粘液中的 IgG 滴度远远小于血清中 IgG 的滴度,甚至小于其滴度的 1%。由于滴度较低,仅由 IgG 的单独效应不足以引起精子凝集或直接作用于精子从而影响其穿透宫颈粘液的功能。

#### (二)IgM 型 ASA

IgM 是五聚体免疫球蛋白,分子量大于 IgG,因此生殖道体液中基本难以找到 IgM,而主要存在于外周循环中。当免疫系统攻击自身抗原时,最先产生的抗体为 IgM,而 IgG 一般在免疫细胞接触到自身抗原 2 周后才产生,但相较于 IgM,IgG 可以在外周循环中维持较长的时间。

#### (三)IgA 型 ASA

分泌性的双体 IgA 主要存在于人类精液、宫颈粘液或卵泡液中,与黏膜免疫密切相关。研究表明,不育男性相较于生育能力正常的男性而言,其精液中可以检测到更多的 IgA 及其他分泌性的物质。精液及宫颈黏液中的 IgA 能够释放分泌性的物质并吸附于宫颈黏液中的糖蛋白,引起精子凝集,导致精子发生"震颤现象",从而影响精子对宫颈黏液的穿透力。在辅助生殖中,当与 IgA 型 ASA 相作用的精子数＞68％时,受精率将显著降低。有研究学者利用 IgA 蛋白酶裂解 IgA 的 Fc 段的方法可以显著提高被 ASA IgA 包被的精子穿透宫颈黏液的能力。

研究表明,IgA、IgM 单独作用或是 IgA 与 IgG 协同作用可以降低 IVF 的生殖率,而当高滴度的 IgA 作用于精子的头部或 IgM 作用于精子的尾部时,这种抑制作用最为显著。

### 二、ASA 的产生

精子发生是男性青春期后才开始启动的,精子对于男性而言为自身抗原,在成年期得到精细的免疫调节,也就是说任何破坏免疫调节平衡的因素都可能导致抗精子的自身免疫。在正常生理情况下,这种调节机制包括:①解剖屏障。即血-睾屏障,由相邻的支持细胞形成紧密连接,限制睾丸间质中的其他物质进入睾丸曲细精管的基底室。②生理屏障。支持细胞基底细胞膜和顶膜分布的特殊的转运蛋白,犹如一个开关,调节着进出腔室的物质交换。③免疫屏障。由睾丸间质中的免疫细胞和细胞因子调控着睾丸对自身抗原的免疫耐受,此外,这种免疫活性在病原微生物的炎性因子作用下也发挥着免疫抑制作用从而起到抵抗致病因子的作用。

引起睾丸稳态破坏的因素很多,常见的有睾丸外伤、手术、感染、精索静脉曲张、隐睾等。发生睾丸外伤或施行了睾丸手术的患者,由于睾丸稳态的解剖屏障被破坏,精子抗原暴露于间质中的免疫系统,免疫细胞在攻击的过程中释放大量炎性因子,可以诱导 ASA 的产生。感染是另一个可以改变睾丸免疫微环境的因素。有学者认为感染对宿主免疫反应更甚于病毒的直接损伤,病原物可以诱导炎症反应并且改变睾丸免疫耐受环境和血-睾屏障的通透性。此外,微生物及精子抗原之间相似的分子模式与生殖道感染导致的抗精子免疫也密切相关。比如,沙眼衣原体 HSP70 和人类精子分子伴侣 HSPD1、HSPA2 和 HSPAIL,解脲脲原体的 UreG 及精子的细胞核自身精子蛋白 NASP 都有相似的表位,也能诱发 ASA 的产生。

# 第二节　抗精子抗体对女性不孕的影响

### 一、概述

正常情况下,女性生殖道具有屏障作用,精子抗原与女性体内免疫系统并不直接接触,且精液中有精浆免疫抑制物,可以抑制女性对其精子抗原的免疫应答,但当男性精液中免疫抑制物质不足或缺乏,以及女性生殖道在受到损伤、感染、流产后及经期性生活等因素影响时,均会导致生理屏障受到破坏,影响具有活性和敏感性黏膜免疫系统的阴道和宫颈组织,并产生活跃的局部免疫调节作用,使免疫活性细胞与精子抗原相遇,发生一系列的免疫反应,使女性产生抗精子抗体。Yasin 等人研究结果表明,女性患者血清 ASA 阳性率高于男性,其原因可能与女性体内本身含有男性人白细胞抗原(HLA)和抗血型抗原的抗体。

对于女性而言,盆腔和阴道感染也可以诱导 ASA 的产生。精子对于女性而言是一种同种异体抗原,虽然目前女性对于精子的免疫耐受机制还未完全了解,但是普遍认为精液能够诱导女性体内的抗原特异性调节性 T 细胞介导的对男性抗原的免疫耐受。根据这个假说,炎症因子有可能通过改变细胞因子如 IFN-γ、IL-10 和 TNF-α 等的释放,从而影响女性的免疫耐受环境从而导致不孕。

## 二、ASA 对女性的影响

免疫性不孕症主要有 3 种类型,自身免疫、局部免疫和同种免疫。据调查,我们国家已经结婚的夫妇里面大概存在 10%~16% 的由于很多的因素致使不孕不育的产生,里面 30%~45% 的患者跟免疫性抗体存在关系,其中抗精子抗体是引起免疫性不孕症发生的重要因素。精子作为生殖细胞,是一种比较独特的抗原,它接触机体免疫系统后产生抗精子抗体,从而影响生殖的各个过程。抗精子抗体(ASA)是一种机体产生的可以与精子表面进行特异性结合的抗体,ASA 在血清或生殖道分泌物中都可以抑制精子的活性,如精子凝集和运动、子宫颈粘液渗透、获能、顶体反应、阻碍精子通过透明带(ZP)进入与卵母细胞融合形成受精卵,或者即使能够形成受精卵,ASA 还可通过抑制早期的胚胎卵裂,大大降低优质胚胎的数量,进而影响胚胎的生长发育,还可通过阻碍胚胎的植入,从而导致早期流产的发生,是引起免疫性不孕症的重要因素。AsAb 一旦产生,会使女性对精子形成免疫效果,造成患者的不孕不育。郭虹等通过对不孕组、流产组 ASA 阳性率与对照组进行研究比较,发现差异具有统计学意义($P<0.05$),提示 ASA 与女性不孕及反复流产密切相关,是导致女性不孕及反复流产的一个重要原因之一。然而在原发性与继发性不孕患者血清中 ASA 检出率比较,差异则无统计学意义($P>0.05$),说明 ASA 可能与引起不孕的类型无关。但总的来说,ASA 与不孕不育及反复流产有密切的相关性,对男、女性不孕不育及反复流产的诊断很有价值,通常还与抗子宫内膜抗体(EMAb)、抗卵巢抗体(AoAb)及抗心磷脂抗体(ACA)这三项免疫性抗体同时检测,在临床对女性不孕不育检测中具有重要的意义,实际检测中值得推广。

## 三、ASA 导致女性不孕的原因

许多研究者通过对反复流产及不孕不育的原因进行分析,认为其可能与下列几类因素有关:精子无法穿透宫颈黏液,使获能受到干扰;制动及凝集作用,对精子活率造成影响;精子顶体酶活性降低或抑制其释放,导致受精能力减弱;干扰精卵融合,精卵发育受阻;在抗精子细胞毒的作用下,使胚胎发育受到影响,终止胚胎发育。

女性体内 ASA 的产生也与男性配偶相关。有学者研究了 600 对夫妻,其中 12.4% 精液 ASA 阳性的男性,在他们配偶的血清中也可以检测到 ASA。基于这些研究,目前有两个假说。一种说法是,女性可以通过独特型-抗独特型机制,产生对抗男性 ASA 对位的抗体,产生类似精子抗原的物质从而导致体液免疫。另一种说法是,包被了 ASA 的精子能够在体外诱导女性的淋巴细胞产生 IFN-γ,而没有 ASA 包被的抗体不具有这种功能。IFN-γ 可活化巨噬细胞,诱导促炎症的级联反应,对精子产生免疫反应,但是具体机制还有待进一步的研究。

### 四、临床治疗

这种免疫性不孕症的发生很可能是由患者的免疫功能过强造成的。只要坚持对症治疗抗精子抗体阳性，不孕症就会痊愈。临床上通常应用免疫抑制进行治疗，主要的治疗药物是泼尼松，作为一种肾上腺皮质激素药，它具有抗过敏、抗炎、抑制增生等功效，但该药在单独使用的过程中会出现一些不良反应。现代免疫疗法主张以调节患者的免疫功能为中心进行治疗，转移因子是细胞免疫反应过程中重要的一种调节因子，具有很好的免疫调节功能，转移因子在治疗中的作用主要是将免疫信息传递给正常淋巴细胞，从而提高受体的细胞特异性免疫。通过对两组不良反应的比较发现，联合用药引发的不良反应均较少，具有一定的安全性，对照组中使用的维生素 C 和维生素 E 可以提高机体的抵抗力，具有辅助治疗的效果，显著减少了不良反应，转移因子和这些营养因子的作用相近，在辅助治疗的基础上缓解了部分不良反应，增强了泼尼松的治疗效果。醋酸泼尼松联合转移因子服液对抗精子抗体阳性引起的免疫性不孕症的治疗效果明显，且具有一定的安全性，值得临床借鉴推广。

## 第三节　抗精子抗体对男性不育的影响

### 一、概述

ASA 可直接作用于精子而影响受精前和受精后的生殖过程。ASA 能够影响精子的运输、精子的活力和运动、配子的接触和早期胚胎的发育、移植和胎儿的发育。凝集的精子导致无法前向运动及精子穿越子宫颈黏液的能力减弱。此外，ASA 能影响精子获能、顶体反应及精子黏附和穿越透明带的能力。某些 ASA 能够发挥类似凝集素的作用，促进吞噬细胞识别和损伤精子，或者激活补体的级联反应导致精子裂解。

ASA 的亚型和其在精子上的作用位点是影响 ASA 发挥作用的两个重要因素。IgA 型 ASA 和 IgG 型 ASA 可通过协同作用影响生育能力，研究表明，超过 80% 的精子头部直接连接 IgA 型 ASA，和 IgG 型 ASA 比仅有 80% 的 IgA 黏附于精子头部更能降低生育能力。IgG 型 ASA 或 IgA 型 ASA 相连的精子比率与精子黏附并穿越透明带的能力呈负相关。研究发现 216 位行输精管吻合术后的患者，其中只有 IgG 型 ASA 为阳性的患者的妊娠率为 85.7%，而 IgG 型 ASA 和 IgA 型 ASA 均为阳性的患者的妊娠率仅为 42.9%，说明不同的 ASA 亚型对生育的影响也不尽相同。

此外，ASA 定位方式对精子的生殖也有一定的影响。IgA 型 ASA 主要与精子头部的抗原黏附而发挥作用，而 IgM 型 ASA 则通过黏附于精子的头部和尾部从而影响精子的正常功能。另有研究表明，头部直接连接 IgG 型 ASA 与 IgA 型 ASA 的精子，其识别并黏附透明带的功能显著减弱。有学者运用精子介导的制动实验，发现当 IgG 型 ASA 连接精子尾部远端主体的 2/5 时，或是 IgM 型 ASA 连接精子尾部，均能高效地达到抑制精子运动的目的。另有科学家在 214 个不育患者的血清中发现 IgA 型 ASA 和 IgG 型 ASA 连接于精子的头部和尾部,IgM 连接于精子的尾部。然而,也有学者通过实验证实 ASA 在精子上的定位与生育并无显著联系。

## 二、ASA 对男性生殖影响的具体方面

### (一)降低精子的运动能力

精子运动能力的改变是许多患者不育的主要原因,这是由于精子无法顺利与卵泡相遇并与之结合。ASA 能够吸附精子膜表面的抗原,但精子细胞内部的亚细胞结构(如与精子运动相关的微管等)无法接触到 ASA。有学者推测,ASA 吸附在精子细胞膜表面后,其细胞上的跨膜蛋白功能将发生改变,从而影响细胞内代谢,降低精子活动力。另一种解释认为,精子活动力的降低是由于 ASA 通过补体介导了精子细胞膜的破坏,从而改变了精子细胞的内部环境。

IgG 型 ASA 通过激活补体,使补体成分中的 C5b6789 形成攻膜复合体 MAC 沉积于精子细胞膜表面,该复合体插入细胞膜的双磷脂层,仅有水和电解质通过,由于渗透压的巨大差异,水分子大量进入细胞,导致细胞破裂。在体外实验中,将有正常活动能力的正常人群的精子与含有 IgG 型 ASA 和补体 C3 的血清及中性粒细胞共同培养,可以观察到大多数精子头部的顶体区域都黏附于中性粒细胞,精子的活动能力降低了 $43\%\sim87\%$,这是由于沉积于精子表面的补体的 C3 片段能够募集其他终末成分攻击细胞,影响了细胞膜的完整性,最终改变细胞形态导致精子的裂解。

### (二)ASA 影响精子穿越宫颈黏液

精子顶体部分和尾部主段的表面抗原可以被引起精子制动和凝集的抗体所识别。ASA 能够通过影响精子活动力和在宫颈黏液中引起精子发生"震颤现象"从而降低精子穿越宫颈黏液的能力。分泌型的 IgA 型 ASA 连接宫颈黏液中的糖蛋白,导致精子在宫颈黏液中震颤。IgG 型 ASA 也能引起精子震颤,IgG 型 ASA 的 Fc 段可以损伤与 ASA 连接的精子。IgA1 蛋白酶可以裂解 IgA 分子的 Fc 段,从而促进 IgA 包被的精子可以穿透宫颈黏液,说明 ASA 的 Fc 段参与了抗精子抗体穿越宫颈黏液的过程。宫颈黏液中有一种 15kD 的蛋白的氨基端可以看作一种分泌性白细胞蛋白酶的抑制剂,可以作为 ASA Fc 段的受体与之结合,从而抑制精子的穿透。因此,宫颈黏液如同一个免疫过滤器,将被 ASA 包被的精子阻挡在外,筛选出有生育能力的精子进入女性生殖道继续后续的受精过程。

精子表面的免疫球蛋白激活补体的级联反应,最终导致细胞裂解及活化吞噬细胞的吞噬功能。不同亚型的 ASA 激活补体的能力不同,IgG 能够很好地激活补体,而 IgA 基本上无法与补体早期片段相互作用。当宫颈黏液中存在着 ASA 时,就为精子与补体发生作用创造了有利的条件。相较于循环中的补体而言,宫颈黏液中的补体活性大为前者的 12%,因此在此处精子制动也需要更长的时间。

### (三)ASA 影响顶体反应

ASA 可以连接于精子的顶体从而影响顶体反应。有学者将正常生育的男性精子分别与来自不育患者的含有 ASA 的血清或正常生育人群不含 ASA 的血清共同孵育,发现与

ASA 阳性血清共同孵育的精子的顶体反应率显著低于与不含 ASA 血清的对照组。但另一个研究团队用正常生育的男性精子分别与来自不育患者的含有 ASA 的精液或正常生育人群不含 ASA 的精液共同孵育,则得到了相反的结果,即含 ASA 的精液促进精子发生顶体反应。

### (四) ASA 对免疫细胞的作用

淋巴细胞、单核细胞和巨噬细胞及其分泌的细胞因子也共同参与了 ASA 导致的不育,但具体机制尚不清楚。在精液标本中,T 淋巴细胞表达 αβ-和 γδ-抗原受体,而 ASA 阳性的精液中,表达 αβ 和/或 γδ 的 T 淋巴细胞比率增加。热休克蛋白 60(HSP60)是一类进化上高度保守的蛋白质家族。生理状态时协助多肽或蛋白质的正确转位、折叠和装配,起"分子伴侣"的作用;在应激状态下,HSP60 过表达或异位表达,作为一种自身抗原被免疫系统识别,诱发机体的保护性免疫应答。γδT 细胞可以被 HSP60 激活,而 γδT 细胞又能诱导 HSP60 表达,因此,T 淋巴细胞与 HSP60 间的相互作用可能是 ASA 产生的原因之一。

此外,正常生育或不育的人群中检测为 ASA 阴性的精液和免疫性不育患者的精液相比较,颗粒淋巴细胞的比率显著升高。颗粒淋巴细胞主要参与抗体依赖的细胞介导的细胞毒性作用(antibody-dependent cell-mediated cytotoxicity,ADCC)。该细胞比例的增加表明了 ADCC 效应细胞比率的增加。ADCC 通过清除结合了抗体的抗原而行使免疫调节作用,因此,精液中的 ASA 能够使颗粒淋巴细胞增殖和活化,从而使产生抗体的 B 淋巴细胞的比率降低,对于连接了 ASA 的精子而言,颗粒淋巴细胞通过 ADCC 作用可以杀伤黏附了 ASA 的精子。

## 三、ASA 在男性不孕治疗应用中面临的挑战

多中心的研究报告显示,ASA 在不孕不育夫妻中的检出率为 9%～55%。抗精子抗体在男性不育的人群中达到 8%～21%。但是仍有 1.2%～19% 的有生育能力的夫妻可以检测到 ASA,说明并不是所有的抗精子抗体都会导致不育。并且不育的男性的 ASA 与有生育能力的相比,结合的抗原类型和抗原的结合方式也不相同。

抗精子抗体作用的不确定性,从某种程度来说,反映了目前诊断方式的不足。检测抗精子抗体的方式有直接检测精子表面上的 ASA,如混合凝集试验(MAR)和磁珠检测(IBT)的方法,这些方法只能检测黏附在精子上的所有抗体,并不能检测抗原特异性的 ASA,而且,来自男性或者女性的每一种 ASA 可能作用于不同的抗原,而这些抗原参与的是生殖的不同阶段,比如顶体反应、获能、迁移至输卵管及移动。不同类型的抗精子抗体可能直接或间接地涉及生殖的过程。因此,寻找不育人群中能诱导产生抗原特异性的 ASA 的精子抗原具有重要的临床意义。

ASA 存在于人的体液中(男性和女性的血清、精液、卵泡液、宫颈黏液),患者体内的 ASA 已被广泛运用来识别生育相关的精子抗原。研究学者们运用免疫共沉淀、2D 电泳的方式将精子提取物暴露于免疫性不育的男性的血清或精液中,用以识别特异性的精子抗原。有学者运用高分辨率的 2D 电泳识别了 98 种精子的自身抗体和抗独特性抗体(这些抗原只被不孕的女性及不育的男性患者的血清及体液所识别,不被生育能力正常的人群所识别),

通过矢量标记,6 种精子表面的特异性抗原被识别。运用类似的方法,多种与生育关系密切的精子抗原逐步被发现。人们推测,如果不孕不育的人群中的抗原特异性的 ASA 能够识别精子的相关抗原,那么这些抗原就可能与精子的功能有关。此外,今后有望针对与生育密切相关的精子抗原制作相应的 ASA 疫苗,这也为避孕提供了新的思路。

（赵凯　李颖　魏家静）

# 第十一章　免疫与女性不孕

　　免疫细胞是指参与免疫应答或与免疫应答相关的细胞。包括淋巴细胞、树突状细胞、单核/巨噬细胞、粒细胞、肥大细胞等。免疫细胞可以分为多种,在人体中各种免疫细胞担任着重要的角色。免疫细胞(immune cell)俗称白细胞,包括淋巴细胞和各种吞噬细胞等,也特指能识别抗原、产生特异性免疫应答的淋巴细胞等。淋巴细胞是免疫系统的基本成分,在体内分布很广泛,主要是 T 淋巴细胞、B 淋巴细胞受抗原刺激而被活化(activation),分裂增殖、发生特异性免疫应答。除 T 淋巴细胞和 B 淋巴细胞外,还有 K 淋巴细胞和 NK 淋巴细胞,共四种类型。T 淋巴细胞是一个多功能的细胞群。除淋巴细胞外,参与免疫应答的细胞还有浆细胞、粒细胞、肥大细胞、抗原呈递细胞及单核吞噬细胞系统的细胞。

　　免疫反应可分为非特异性免疫反应和特异性免疫反应。非特异性免疫构成人体防卫功能的第一道防线,并协同和参与特异性免疫反应。特异性免疫反应可表现为正常的生理反应,异常的病理反应及免疫耐受。按介导效应反应免疫介质的不同,特异性免疫反应又可分为致敏 T 细胞介导的细胞免疫反应和抗体介导的体液免疫反应。特异性免疫反应有特异、记忆和放大三大特点。当病原体或异物侵入人体后,激化人体内的淋巴细胞产生体液免疫和细胞免疫。体液免疫是指体内的 B 淋巴细胞被抗原刺激后产生全身或局部性的抗体。所说的免疫反应实质上就是抗原抗体反应。细胞免疫是指体内的 T 淋巴细胞被抗原刺激后产生细胞毒作用。两种免疫,前者能消灭病原体,后者可中和毒素。

## 第一节　女性生殖道的局部免疫

　　女性生殖道是一个与体外相通的开放系统,因此,为避免病原微生物的感染,必须要求局部有强大的免疫保护功能。然而,性交活动又可视作一个反复注入同种异体抗原(精子)的过程,同样"十月怀胎"亦是一个不断接受异体抗原刺激的过程。人在漫长的进化过程中,已成为高级生物,为了整个人类的繁衍,女性生殖道(器官)已进化形成一独特的保护机制,能识别、排斥各种抗原而不排斥精子及胎儿,以保证整个生殖活动的进行。同时,女性生殖系统受神经内分泌的控制,具有明显的周期性变化,这也可引起局部免疫功能的周期性变化,故研究女性生殖道局部的免疫功能已成为生殖免疫领域的主要领域之一。

### 一、宫颈与阴道免疫

　　阴道直接和外界相通,易受病原微生物感染及异物(抗原)侵袭。阴道分泌液及黏膜表面富含 IgG 和 S-IgA,主要功能是介导抗病原微生物的免疫。子宫颈表面和宫颈黏液中含大量 IgG、IgM 和 IgA(以 S-IgA 为主)。排卵期免疫球蛋白的含量下降,有利精子穿过黏液。在阴道、宫颈阴道部和宫颈组织,均可见分泌型 IgA(S-IgA)。S-IgA 可通过上皮层并与上皮细胞合成糖蛋白相联结,可由细胞吞噬进入细胞内形成小囊,并可释放至上皮细胞表面,具有中和病毒、抑制微生物黏附黏膜、活化补体作用,在溶酶体和补体存在时具有杀菌作用。还可通过与大分子抗原结合成为不可吸收的复合物,调理细胞菌吞噬和防止抗原进入体内。IgA 的合成受到激素的影响,雌激素可使合成 IgA 免疫细胞减少,而孕激素则可使其明显增加。

鉴于阴道及宫颈阴道部上皮均为复层鳞状上皮,且在女性生殖道中含有相当数量的免疫抑制因子,除排卵期外,精子仅限于阴道。又由于精子表面被覆精浆等免疫抑制因子,这些免疫抑制因子均可抑制机体对精子细胞的免疫反应。所以,精子一般不容易致敏,只有感染、外伤等。当天然屏障遭到破坏,或在精浆中免疫抑制因子减少时,方可引起对精子的免疫反应,导致不育。

## 二、宫颈职能细胞间相互关系

### (一)宫颈与阴道免疫细胞

**1. 抗原提呈细胞**

宫颈与阴道上皮之抗原提呈细胞,目前研究表明是树突状巨噬细胞,其分布在宫颈和阴道上皮层,主要在基底层以上。

**2. T 细胞**

在宫颈上皮和转化区上皮细胞中均可见 T 细胞,其主要为 T8 即 T 抑制/杀伤细胞。

**3. 合成免疫球蛋白的 B 淋巴细胞**

许多学者已报道,IgA 合成的 B 细胞在阴道、宫颈阴道部、宫颈管组织均可见到,而其分泌成分局限在宫颈管和输卵管上皮。

### (二)职能细胞间相互关系

阴道部宫颈上皮抗原提呈树突状细胞不仅直接与基底膜上下之 T 细胞接触,而且也和间质毛细血管直接接触。巨噬细胞吞噬并加工外来抗原,提呈至间质 T 细胞。随后被激活的 T 细胞移行至上皮与致敏抗原起反应。这种反应过程也可能涉及循环之 T 细胞。

# 第二节  子宫局部免疫

子宫内膜虽然没有典型的黏膜免疫系统,但有相当数量的淋巴细胞,如巨噬细胞、自然杀伤细胞(NK 细胞)和 T 淋巴细胞。同时子宫内膜上皮细胞和间质细胞也是重要的免疫潜能细胞。在黄体期和孕期类固醇激素的影响下,免疫职能细胞在数量上和(或)功能上发生一系列生理变化,通过分泌各种细胞因子如白细胞介素(IL)、细胞集落刺激因子(CSF)、生长因子,并表达和分泌一系列黏附分子及其配基,形成激素-免疫-细胞因子、黏附分子网络系统,这些免疫潜能细胞与其所分泌的细胞因子、生长因子组成一网络系统,有效地调控子宫内膜的免疫活性,在防止感染、调节生殖活动(如胚胎着床、生长、发育及早期胎盘形成)中起着重要作用。

　　子宫内膜与生殖道其他部位一样经常可能接触到外界的微生物、异体抗原及同种异体抗原,因而他在免疫潜能上具有双重性,即一方面具有防护外来细菌侵入之功能,即免疫杀伤的活性;另一方面必须具有接受异体同种抗原(胚胎)种植和发育之功能,即免疫耐受或保护性免疫抑制或免疫营养功能。子宫内这种截然相反免疫活性的精细平衡,对于妊娠成功是十分重要的。目前了解这种调节主要通过细胞因子网络来实现。

## 一、子宫局部免疫细胞

　　人类子宫是一个完善而奇妙的免疫系统,它既能抵抗病原感染,又能识别和保护作为同种异体移植物的胎儿,从而成功妊娠,繁衍种族。但其生殖过程自始至终都存在着免疫排斥的危险。带着父系遗传基因的精子和带有母系遗传基因的卵子结合成一个新的受体(受精卵),它对于母体来说,是作为半自己和半非己的器官种植在母体宫腔中并生长、发育直至出生。这些新个体含有父系的遗传物质所决定的各种抗原,这些抗原对于母体来说无疑是外源性的。所以可将其看作母体宫腔内的一个同种异基因移植物。但正常情况下子宫并不排斥这个"移植物",而且子宫将抗体分泌到子宫腔发生的局部免疫反应,不引起或很少引起全身性血清反应。其中源自于子宫内膜中存在有多种免疫细胞,包括 T 细胞、B 细胞、NK 细胞等和多种细胞分泌的免疫因子,免疫因子与免疫细胞之间形成一个复杂的免疫调节网络,控制围着床期子宫内膜免疫微环境的形成,调节母体免疫系统对半外来移植物胚胎的豁免。

### (一)子宫局部免疫细胞的种类及其分布

　　输卵管黏膜和子宫内膜与呼吸道、胃肠黏膜类似,存在多种免疫细胞,但由于受激素、孕体等多种因素的影响及其相互作用,子宫内膜、输卵管黏膜内免疫细胞的存在表现出显著的特点,即向有利于胚胎生长、发育的方向变化,使妊娠得以正常进行。如下为子宫局部免疫细胞的种类。

$$
子宫局部免疫细胞种类
\begin{cases}
吞噬细胞:幼稚单核细胞 \rightarrow 单核细胞 \rightarrow 巨噬细胞 \\
淋巴细胞:T、B 淋巴细胞、NK 细胞、K 细胞 \\
粒细胞:中性粒细胞、嗜酸性细胞、嗜碱性细胞
\end{cases}
$$

　　子宫内膜层分为功能层和基底层两层。内膜表面 2/3 为致密层和海绵层,统称功能层,受卵巢性激素影响发生周期变化而脱落。基底层为靠近子宫肌层的 1/3 内膜,不受卵巢性激素影响,不发生周期性的变化(图 11-1,彩图见附录 1-5)。子宫局部免疫细胞在月经周期及妊娠各阶段在子宫各层分布不同并处于不断变化中,见表 11-1,主要受性激素、子宫感染情况、细胞因子趋化等影响。

表 11-1　子宫各层免疫细胞分布

| 免疫细胞 | 所占比例 | 分布 | 分布形式 |
|---|---|---|---|
| 巨噬细胞 | (20%～25%) | 整个内膜基底和肌层结缔组织 | 散在分布,其分布受性激素影响较大 |
| CD4$^+$ T 细胞 | (3%～10%) | 主要局限于基底层 | ① 淋巴细胞(弥散淋巴组织)。②淋巴小结。③ 上皮内淋巴细胞(腺体及被覆上皮内) |
| CD8$^+$ T 细胞 | | 几乎全部位于腺上皮和腔上皮及紧贴上皮的基底部 | |

续表

| 免疫细胞 | 所占比例 | 分布 | 分布形式 |
| --- | --- | --- | --- |
| NK 样细胞 | （70%） | 部分来源子宫内膜，部分来源于外周血 | 大颗粒 |
| 树突状细胞（DC 细胞） | （1.7%） | 主要分布于阴道上皮细胞层 | Langerhans 细胞形式 |
| 粒细胞 | 极少 | 子宫内膜层 | 散在分布 |

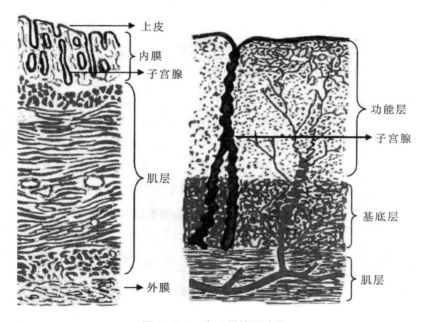

图 11-1　子宫显微镜下分层

### （二）子宫局部免疫细胞功能

子宫局部免疫细胞是子宫抵抗外来微生物的主要屏障，同时也是妊娠期间保证胎儿不受母体免疫排斥的主要机制。随着生殖免疫医学的开展，子宫局部免疫受到越来越多的关注。下面介绍子宫局部主要的几种免疫细胞。

**1. 吞噬细胞（mononuclear phagocyte）**

巨噬细胞（macrophages）源自单核细胞，而单核细胞又来源于骨髓中的前体细胞。巨噬细胞和单核细胞皆为吞噬细胞，在脊椎动物体内参与非特异性防卫（先天性免疫）和特异性防卫（细胞免疫）。巨噬细胞多数表达 MHC-Ⅱ（maior histocomaptibility complex，MHC-Ⅱ）类抗原，主要有 3 种作用：①抗原递呈，递呈可溶性颗粒至 T 细胞，引起最初的淋巴细胞增殖效应。②清除滋养层细胞侵入蜕膜后的坏死组织和组织碎屑，子宫巨噬细胞在原位具有吞噬性。③分泌细胞因子 PGE2、肿瘤坏死基因（TNF），从而活化 NF-κB 的基因等。肌层的巨噬细胞通常较内膜巨噬细胞大，并频繁出现在子宫浆膜下。妊娠期间其密度增加，但受精卵植入后,在植入部位迅速减少,随着妊娠的进展,不断地从蜕膜部消失。

**2. 淋巴细胞(lymphocytes)**

子宫内膜淋巴细胞主要包括 T 淋巴细胞、B 淋巴细胞、NK 细胞、K 淋巴细胞等。

(1)T 淋巴细胞:具有多种生物学功能,如直接杀伤靶细胞,辅助或抑制 B 细胞产生抗体,对特异性抗原和有丝分裂原的应答反应及产生细胞因子等。T 细胞表面主要的标志有 T 细胞抗原受体(T cell receptor, TCR)、有丝分裂原受体、CD2、CD3、CD4、CD5、CD8、CD28、HLA、白细胞介素受体。按照功能和表面标志可将其分为若干个亚群,如表 11-2 所示。

表 11-2　T 淋巴细胞的分类

| 分类 | 功能 |
| --- | --- |
| 辅助性 T 细胞(TH) | 协助体液免疫和细胞免疫,主要的表面标志是 CD4 |
| 抑制性 T 细胞(TS) | 抑制细胞免疫及体液免疫 |
| 效应 T 细胞(TE) | 释放淋巴因子 |
| 细胞毒 T 细胞(TC) | 杀伤靶细胞,主要的表面标志是 CD8 |
| 迟发型变态反应 T 细胞(TD) | 参与 IV 型变态反应的作用 |
| 放大 T 细胞(TA) | 可作用于 TH 和 TS,有放大免疫效果的作用 |
| 记忆 T 细胞(TM) | 记忆特异性抗原刺激的作用 |

在人子宫内膜 T 淋巴细胞中,70% 是 $CD8^+$ T 细胞,$CD4^+$ T 细胞较少,与外周血相比,$CD4^+/CD8^+$ 比例明显倒置。但在母胎免疫耐受中,$CD4^+$ T 细胞免疫却起着非常重要的作用,其涉及的免疫耐受机制成为研究热点。

$CD4^+$ T 细胞是一种主要的辅助 T 细胞(helper T cell),在免疫反应中扮演中间过程的角色,它可以增生扩散来激活其他类型的产生直接免疫反应的免疫细胞。通过与主要组织相容复合物呈替的多肽抗原结合,稳定 TCR 与抗原肽-MHC 分子复合物的结合,有助于激活信号传递分泌细胞因子,调节或者协助免疫反应。在母胎免疫耐受中,$CD4^+$ T 细胞主要通过 Th1/Th2 细胞因子的相对平衡状态,既保护母体不受外来微生物的侵犯,又对子宫内胚胎移植物不发生免疫排斥反应,维持妊娠的继续。根据诱导分化及功能不同一般分为以下几种,如图 11-2 所示。

$CD8^+$ T 细胞是一种表面主要表达 CD8 的细胞毒 T 细胞,通过 MHC-I 与抗原直接结合,稳定 TCR 与抗原肽-MHC 分子复合物的结合,有助于激活信号传递,消灭受感染的细胞,特别是受病毒感染的细胞。

(2)NK 样细胞(NK-like cells):NK 样细胞是人蜕膜中存在的一种大颗粒淋巴细胞(large gran ulated lymphocyte,LGL),其实质就是一种 NK 细胞,是母体直接识别胎儿抗原的免疫细胞。它的独特表型及功能不但能维持母胎界面的免疫耐受,还能分泌一系列细胞因子促进蜕膜血管重建及 Th1/Th2 平衡网络的维持。若 NK 样细胞的数量及功能失调则可能诱发病理妊娠。

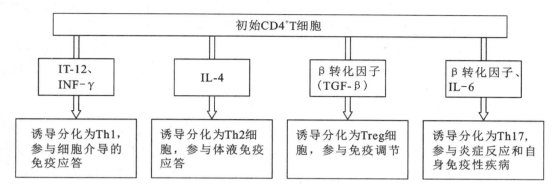

图 11-2 初始 CD4⁺ T 细胞分类

在子宫蜕膜中大多数 NK 样细胞为 CD3-CD16-CD56⁺ 细胞,但它不能溶解正常 NK 细胞的某些靶细胞,如传代的滋养层细胞株(K562)及对胎盘上滋养层细胞不表现细胞毒作用。CD3-CD16-CD56⁺ NK 细胞在内膜可产生一些与免疫密切相关的细胞因子,如白细胞抑制因子(LIF)、肿瘤坏死因子-α(TNF-α)、INF-γ、GM-CSF 及 IL-10 等。这些细胞因子与免疫细胞一起,调节着免疫耐受。近几年,中国科大研究人员发现,在妊娠过程中,母胎界面存在的这种 NK 细胞,天然杀伤能力很低,但其产生的 INF-γ,抑制由于胚胎基因不合而产生的炎症细胞 Th17,并将 Th17 的作用控制在正常生理范围内,使母体对胎儿并不产生排斥反应,而是产生保护性免疫作用。如果母体同时遭遇病毒等病原体感染,则会产生大量 Th17 细胞,导致炎症反应,NK 细胞失去抑制能力,甚至暴露出杀伤的真面目,从而加剧胚胎局部的免疫反应和炎症反应,最终导致胚胎丢失或流产。

**3. 树突状细胞(dendritic cell,DC)**

树突状细胞是一类专职的抗原提呈细胞,能有效刺激初始 T 细胞活化、增殖,处于启动、调控并维持免疫应答的中心环节。此外 DC 还在诱导免疫耐受过程中扮演关键角色,具有调控免疫应答尤其是免疫耐受的作用,虽然子宫内膜数量远远少于下生殖道黏膜,但却在母胎免疫耐受的建立和维持中发挥了重要作用:①调节 Th1/Th2 细胞因子平衡。②诱导 T 细胞无能。③诱导调节性 T 细胞(Treg 细胞)。其作用与 DC 类型、成熟状态有关。正常妊娠后 DC 表达 CCL17、CCL22 增强,其表达 CCL17、CCL22 的能力降低可能与反复性自然流产的发病有关。同时,位于阴道的 DC 细胞维持了胚胎植入后女性下生殖道黏膜是机体抵御性传播疾病病原体的屏障,在抵御病原体入侵及抗肿瘤免疫中起了重要作用。

**4. 蜕膜中的细胞因子**

受精卵着床后,子宫内膜迅速发生蜕膜变,致密层蜕膜样细胞增大变成蜕膜细胞,按蜕膜与囊胚的关系,又将蜕膜分为底蜕膜、包蜕膜、真蜕膜三个部分。蜕膜是一种由多细胞成分组成的异质性细胞,除对胎儿、胎盘的营养作用外,它同时还是一种功能复杂的免疫器官,在妊娠及维持正常妊娠的过程中,发挥关键性作用。蜕膜中各细胞持续地、组成性地分泌低滴度的细胞因子构成了蜕膜特殊的细胞因子网络。

在神经、内分泌的协同作用下,蜕膜细胞因子网络保持着一种动态平衡。细胞因子的免疫机制、免疫营养与免疫监视的三重功能是妊娠得以正常进行的关键因素。根据蜕膜细胞因子对妊娠结局的影响,将其分为两类:有益的和有害的细胞因子。前者包括胎盘滋养层细胞的营养因子,如细胞集落刺激因子(CSF)及抗炎性细胞因子(如 IL-4 等);后者则包括炎性细胞因子,如 IL-2、IL-6、NTF、干扰素等。

## 二、子宫局部免疫调节

免疫调节(immuneregulation)是指在免疫应答过程中,各种免疫细胞及免疫分子相互促进和抑制,两方面的因素相互交织,构成正负作用的网络结构,并在遗传基因控制下完成免疫系统对抗原的识别的应答。子宫主要接触 3 种抗原:微生物、精液(同种异体可溶性抗原)和孕体(同种异体移植物)。不同生理、病理时期子宫接触的抗原不同,决定了宫免疫系统要随月经周期、妊娠等情况发生周期性的变化,在经典的神经-内分泌-免疫系统下相互调节。

### (一)月经周期的子宫局部免疫调节

月经是由下丘脑-垂体-卵巢三者生殖激素之间的相互作用来调节的。在月经周期中,大约占子宫内膜 2/3 的功能层在此过程中发生增殖、分化和剥脱,而占 1/3 的基底层则不受激素的影响发生周期性改变。在此过程中免疫职能细胞在数量上和(或)功能上发生一系列生理变化,通过分泌各种细胞因子如白细胞介素(IL)、细胞集落刺激因子(CSF)、生长因子等,表达和分泌一系列黏附分子及其配基、形成激素-免疫-细胞因子、黏附分子网络系统。

**1. 性激素对子宫局部免疫细胞的调控**

月经周期分为增殖期(又称卵泡期)、分泌期(又称黄体期)、月经期。子宫内膜免疫细胞主要是随着卵巢分泌的甾体激素发生周期性变化。性激素主要是通过调控黏附分子及趋化因子的表达来影响免疫细胞的迁移、定居。在月经周期中,各免疫细胞在雌孕激素的影响下主要变化如下。

(1)雌激素对免疫细胞的影响:①低浓度雌二醇能轻度刺激淋巴细胞反应,而高浓度雌二醇则抑制淋巴细胞反应。②雌二醇可刺激外周血免疫细胞增殖,影响组织和免疫细胞内的环核苷酸水平,从而调控免疫细胞的发育和功能。③卵泡期宫内,雌激素可诱导 Treg 细胞向宫内聚集,为胚胎着床做好准备。④雌性激素使得子宫内膜基质和肌层交界处巨噬细胞含量最多。

(2)孕激素对免疫细胞的影响:①孕激素上调表达,使分泌期尤其是植入窗期子宫内膜细胞数量增加,尤其是淋巴细胞亚群的迁移和增殖,提高 Th2 型细胞因子的分泌而抑制 Th1 型细胞因子的分泌,使妊娠得以维持。②在黄体期,当孕激素水平上升后,调节性 T 细胞(Treg 细胞)的数量明显下降。③成熟的树突状细胞(DC)向生殖道的迁移受到孕激素的调节,从增生期到分泌期数量增加,在月经期数量达峰值。④性激素通过作用于基底细胞、上皮细胞产生趋化因子,招募 NK 细胞,使得在月经期期间,NK 细胞在子宫内膜的数量可高达淋巴细胞总数的 70%。

**2. 性激素对细胞因子、趋化因子的调控**

细胞因子和趋化因子在维持女性生殖道内环境的稳定、介导子宫内膜的增生、月经周期变化和胚胎着床中起重要作用。不仅如此,细胞因子和趋化因子还参与子宫局部不同组织细胞之间的交互对话,调节子宫局部免疫反应的多个环节。多数情况下,子宫内膜优先向宫腔分泌细胞因子,并形成一个浓度梯度,这对诱导免疫细胞到达上皮细胞表面很重要。生殖道细胞因子、IL-6、IL-8 在月经周期第 13 天开始下降,维持低水平 7～10 d,在月经期之前回到增生期水平。

(1)雌激素(female hormone)对细胞因子、趋化因子的调控:雌激素在排卵期和黄体期各有一次高峰,促进子宫内膜的增殖和分化,并在卵泡期诱导一些蛋白、黏附因子和孕激素受体的产生。例如:在雌激素作用下,子宫基质细胞上调肝细胞生长因子(hepatocyte growth factor,HGF),HGF 调节子宫上皮细胞分泌肿瘤坏死因子 α(tumor necrosis factor α, TNF-α)、MIP-3α、CCL20 等。

(2)孕激素(progesterone)对细胞因子、趋化因子的调控:一方面孕激素的撤退可以上调 IL-8、单核细胞趋化蛋白 1(monocyte chemotactic protein 1,MCP-1)和环氧合酶 2(cyclo-oxygenase-2,COX-2)表达;另一方面子宫内膜腺上皮及基底细胞合成和分泌的细胞集落刺激因子,其含量与血中孕激素的水平呈正相关,分泌期较增生期明显升高,妊娠后子宫内膜分泌细胞集落刺激因子的量增加数倍。而且有研究显示孕激素类避孕药的使用会减少抗体的产生,削弱细胞毒 T 细胞活性,抑制 β 干扰素(interferon β,IFN-β)分泌,降低抗体依赖的细胞毒活性等作用,导致 HIV-1 易感性的增加。

(3)绒毛膜促性腺激素(human chorionic gonadotrophin)对细胞因子、趋化因子的调控: hCG 是妊娠期间胎盘滋养层细胞分泌的一种糖蛋白类物质,其主要的生理作用是刺激卵巢黄体产生孕激素以维持妊娠。细胞因子中 IL-1、IFN-α、TNF-α 之间在一定剂量范围内协同增强 hCG 分泌。另一方面,一定剂量的 hCG 也通过影响某些细胞因子的分泌,对免疫应答起调节作用。最近研究发现 hCG 还参与了免疫耐受调节,hCG 对 IL-2 分泌的抑制,以及调节 Treg 细胞,以保护胚胎在子宫内的生长发育。

**3. 细胞因子对月经周期的影响**

IL-1 可能通过自分泌或旁分泌的形式作用于子宫内膜,刺激子宫内膜上皮细胞合成前列腺素 E2(PGE2),体外能促进子宫内膜基底细胞合成胶原酶,后者能分解细胞外基质,导致子宫内膜脱落和出血,参与月经的发生。IL-1 还能诱导子宫内膜上皮细胞合成和分泌 IL-6。另外,TNF-α 具有多种生物学活性,它可能参与了月经周期中子宫内膜的发育及功能,如吸引中性粒细胞、巨噬细胞至子宫内膜局部,促进细胞分裂增生及维持子宫内膜组织内环境稳定等。

**(二)妊娠期子宫局部免疫调节**

妊娠的成功有赖于子宫局部的免疫平衡,通过母胎间的相互作用,使平衡随孕体生长、发育不断地调整、变化,使孕体能始终逃避母体的免疫攻击,而这种平衡的建立与调节则涉及多种免疫调节机制,胚胎如不能与该平衡调节同步适应,就会被排斥。

**1. 妊娠期免疫细胞的变化**

对于人类妊娠早期子宫局部特异淋巴细胞亚群细胞数目的变化知之不多。胎盘形成后,淋巴细胞的分布出现明显的分区变化。胎盘块区域很少出现经典的淋巴细胞。随着妊娠的进展,胎盘块之间的子宫内膜内淋巴细胞数量也减少,在腺上皮,主要是非颗粒性淋巴细胞的减少,同时,子宫内膜尤其在胎盘形成区,出现巨噬细胞和 NK 样细胞大量聚积,另外 T 细胞的另外一个特殊亚群 γδT 细胞数量增加且随妊娠进展呈活化状态。在妊娠期,生殖道中的 γδT 细胞的绝对值较非妊娠时约高 100 倍,并分泌大量调节性细胞因子,如 IL-10、TGF-β 等共同参与妊娠免疫耐受。

妊娠期子宫内膜免疫细胞变化的另一个特点是细胞表型的变化,在 Th 细胞出现所谓的表型转换,即 Th1/Th2 的比例明显倒置,CD4$^+$/CD8$^+$ 的比例与外周血中相比,显著降低。成熟未致敏的 T 细胞(naive T cell)Th0,在子宫局部多种因素的刺激下,分化为 Th2 型细胞,共同有利于妊娠。

另外,子宫局部免疫细胞的存在与分布及其表型(分泌特性)的变化似乎与胚胎的发育时期具有相关性,即其数目和分布区域及活化状态随妊娠的不同时期具有明显的动态变化。具体变化有待进一步探究。

**2. 妊娠期子宫局部免疫调节**

孕体不被母体免疫排斥,目前研究认为存在免疫抑制和免疫营养(或称免疫亲向理论)两种机制。免疫抑制观点认为,妊娠期母体免疫功能低下,孕体不被母体免疫排斥,主要在于子宫局部的免疫抑制,其因素主要涉及:①激素因子、抗独特型抗体(anti-idiotypic anti-bodies,IdAbs)及抑制性细胞等对母体免疫反应的调节。②胎儿胎盘单位的免疫反应由于滋养层 MHC-Ⅰ、MHC-Ⅱ 类抗原分子的缺乏及封闭抗体的产生而受到抑制,以及 HLA-G(人类)对 NK 细胞毒活性的抑制。③非淋巴细胞性抑制细胞、基底细胞等产生抑制性因子及 Th1/Th2 和 Th17/Treg 细胞的免疫平衡调节。

(1)激素因子、抗独特型抗体及抑制性细胞等对母体免疫反应的调节:此相关内容在前文已经涉及,此处不详细阐述。

(2)滋养层 MHC-Ⅰ、MHC-Ⅱ 类抗原分子与 HLA-G:胚胎种植的过程包括了胚胎黏着、溶解和侵入三个动态的过程。在这个过程中,随着胚泡的长大,透明带长大、变薄,不久被溶解或涨破,细胞滋养层暴露出来。滋养层细胞接触子宫内膜后,迅速增殖,浅层细胞边界消失,形成合体滋养层,深层立方上皮分解明显,称细胞滋养层。滋养层细胞与子宫内膜上皮细胞和基质细胞之间的对话,精确地调节滋养层细胞的增殖分化和子宫内膜的蜕膜化,最终使胚胎滋养层细胞完成子宫内膜的侵入。

胎儿滋养层细胞表达双亲同种异型抗原,滋养层细胞可侵蚀蜕膜化的子宫内膜及其血管而形成胎儿胎盘单位。绒毛外细胞滋养层细胞与蜕膜直接接触,研究发现,这些细胞并不表达经典的主要组织相容性复合体Ⅰ、Ⅱ类分子,因而避免了母体 T 细胞的识别和攻击而产生对胚胎的排斥。但绒毛外滋养细胞亚群能特异性表达非经典的人类白细胞抗原(human leukocyte antigen,HLA)Ⅰ类分子,即 HLA-G 分子,它以跨膜型和可溶型两种形式存在。HLA-G 主要表达能够侵入蜕膜组织及母体螺旋动脉的绒毛膜外滋养层细胞及绒毛膜滋养层细胞,具有弱免疫原性及多态限制性。HLA-G 是一种免疫抑制分子,能够诱导活化的 CD8$^+$ T 细胞表达 FasL,从而增加 Fas-FasL 途径介导的 CTL 细胞凋亡,阻止了母体细胞毒性 T 淋巴细胞(CTL)对同种异体胚胎的识别。它还有下调 CD4$^+$ T 细胞增殖,调节 NK 细胞分泌细胞因子的过程,有助于在妊娠期调节胎盘局部的免疫。

### 3. Th1/Th2 和 Th17/Treg 细胞的免疫调节

（1）Th1/Th2 细胞的免疫调节：CD4$^+$ T 细胞据其产生的细胞因子不同而分为 Th1 和 Th2 细胞，Th 1/Th2 比例在着床期及整个妊娠期的平衡是一个被广为接受介导免疫耐受的学说。Th1 细胞介导细胞免疫，如细胞介导的炎症反应、迟发性超敏反应（DTH）、自体免疫组织损伤及对抗细胞内细菌与病毒的保护性炎症反应。Th2 细胞促进 B 细胞增殖与分化、促进抗体尤其是 IgE 的产生而介导体液免疫。Th1 途径主要由 IFN-Y、IL-12 等介导，引起迟发超敏反应，Th2 途径则主要由 IL-4 和 IL-6 等介导引起体液免疫反应。Th1 型细胞因子通过激活凝血酶原酶从而促使血凝块形成，通过产生 IL-8 诱导中性粒细胞和上皮细胞激活致使胎盘供血减少等作用，达到影响胚胎生长的目的，相反 Th2 型细胞因子可刺激滋养层细胞生长和入侵，增加子宫容受性。妊娠时 Th2 细胞因子抑制 Th1 细胞的生长和活性，引起 Th0 细胞向 Th2 细胞分化，使 Th1/Th2 平衡向 Th2 型漂移，对于妊娠维持起着重要的作用。

正常情况下，以 Th1 为主的免疫应答可抑制 Th2 为主的免疫应答，反之亦然。Th1 型细胞因子 IFN-γ 可阻断抗原诱导的 Th2 细胞的增殖，抑制 IL-4、IL-5 依赖的 B 细胞的分化。而 IL-4 通过拮抗 IFN-γ 的作用而抑制 Th1 细胞的发育。

（2）Th17/Treg 细胞的免疫调节：CD4$^+$ T 细胞由 β 转化因子及 IL-6 共同诱导分化成为 Th17 辅助细胞，但仅在 β 转化因子诱导下分化形成调节性 T 细胞（Treg 细胞）。Th17 通过分泌白介素 IL-17、IL-22、TNF 等细胞因子，参与炎症反应、细菌感染免疫应答和自身免疫性疾病等过程。而 Treg 细胞通过释放 TGF-β、IL-10 等细胞因子发挥免疫抑制功能，是体内维持自身免疫耐受的主要细胞。

Th17/Treg 细胞保持一定的比例对妊娠特别有利，反复流产女性中，Th17 细胞增加，而 Treg 细胞明显下降。同时 Th17/Treg 失衡将影响 Th1 细胞分泌 IL-22、INF-β 和 TNF-α 等免疫杀伤因子，损害胎盘细胞生长和分化，造成母胎面滋养细胞发育异常，使得机体环境偏向炎症发生发展的过程并排斥胚胎这一外来"移植物"。

### 4. 免疫营养学说与子宫局部免疫调节

免疫营养学说主张，孕体本身在局部免疫平衡中也发挥着必需的和重要的作用，在这种平衡状态下，母体的免疫反应不但不会引起免疫排斥，反而会对孕体产生免疫营养作用。母体积极的免疫应答并不造成对孕体的损害而是促进绒毛组织的孕体发出母体可识别的信号，使母体通过对自身免疫系统特别是局部免疫的调节，而使局部免疫状态发生变化，使其向有利于妊娠的方向转化，既防止滋养层细胞的异常侵入及来自孕体的损害性反应，又允许孕体的生长发育，同时，保持对病原微生物等侵害的免疫防御功能。此外，孕体尚分泌多种细胞因子和激素，通过刺激母体子宫内膜细胞或直接作用于子宫内膜免疫活性细胞，参与子宫局部免疫的调节。孕体的存在对上述调节与平衡的维持是必需的。

# 第三节　女性免疫性不孕

据世界卫生组织（WHO）报道，育龄妇女中不孕患者占 10％左右，其中不孕的 30％左右是由于免疫因素造成的。正常性生活情况下,机体对生殖过程中任一环节产生自发性免疫,延迟受孕 2 年以上,称为免疫性不孕症。免疫性不孕症有广义与狭义之分,广义的指机体对下丘脑-垂体-卵巢(睾丸)轴任一组织抗原产生免疫,女性可表现为无排卵、闭经,男性可表现为精子减少或精子活力降低。通常所指的免疫性不孕症是指狭义的,即不孕夫妇除存在抗精子免疫或抗透明带免疫等外,其他方面均正常。免疫不孕是相对概念,是指免疫使生育力降低,导致暂时不育。因为不孕常是多种因素同时存在,免疫因素可以是其中之一,也可以与其他因素同时存在。

## 一、女性对精子抗原的正常免疫防御机制

通过性活动,女性生殖道反复接触数以百万计的精子。尽管对女性而言,精子对女性生殖道局部免疫系统是一强烈的同种异体抗原,但正常情况下,女性生殖道局部的 T、B 淋巴细胞并不对精子抗原识别产生排斥应答,反而保护精卵结合,完成整个受精、胚胎发育等生殖活动。对精子免遭女性生殖道免疫系统攻击的机制众说纷纭,但一般认为,可能存在以下机制。

### (一)生理屏障的保护作用

女性阴道属于免疫系统,完整的黏膜阻止精子进入机体、引发强烈的免疫应答,某些病理情况,如阴道黏膜损伤、破坏等,精子进入血液,引发抗精子的免疫应答,产生抗精子抗体,影响精子功能。

### (二)免疫豁免的保护作用

女性生殖道亦属于免疫豁免区,正常情况下维持低水平的免疫活动,保护精子不受攻击、排斥。

### (三)免疫细胞的保护作用

Th1 细胞介导细胞免疫,可活化 Tc 细胞、NK 细胞、巨噬细胞等,对精子产生细胞毒作用。研究发现,正常情况下,生殖道内 Th1 细胞远远小于 Th2 细胞。Th1 细胞与 Th2 细胞的低比值,保护了精子在正常生殖道的正常功能。

### (四)精浆免疫抑制因子的保护作用

男女性结合时,大量免疫抑制因子随精液一同进入女性生殖道,抑制 T、B 淋巴细胞活性,抑制巨噬细胞、NK 细胞及补体的活性,保护精子免遭免疫攻击。

## 二、抗精子抗体产生的机制

虽然精子是异己的,但仅有少数敏感的女性产生 AsAb,这可能与免疫反应存在个体差异有关,也可能是丈夫精液中缺乏免疫抑制因子所致。生殖道感染或性传播疾病可使局部的非特异性免疫反应加强,导致 AsAb 的产生。在生殖道黏膜破损的情况下,精子抗原可通过破损的黏膜上皮屏障,与上皮下的 B 淋巴细胞相遇,产生 AsAb。

### 三、抗精子抗体导致不孕的机制

抗精子抗体的靶抗原包括精子膜及膜内抗原、附着于精子表面的精浆蛋白,属于多克隆混合抗体,所诱发的对精子、孕卵的免疫损伤是多方面的。在病理情况下抗精子抗体可以存在于男性体内或女性体内,从而引起不孕不育。据报道,低效价抗体不影响生育,而高效价(>1:32)抗体可在生殖局部起着抗生育作用。AsAb 造成免疫性不育的主要机制是通过不同途径影响受精而干扰生殖功能。

AsAb 可影响精子质膜颗粒的流动性而阻碍获能。实验证明,完整的单价 AsAb 可封闭参与顶体反应的精子膜上的位点,抑制膜的流动性,阻断顶体透明质酸酶的释放,从而阻碍顶体反应的发生。

抗精子抗体对精子运行的影响有以下几方面。

**1. 阻止精子穿过宫颈黏液**

AsAb 与精子接触后,将使精子运动特征发生改变。此时精子的前向运动受到抑制,而在原地颤动,这种现象被称为"精子颤动"(sperm shaking),是由于精液或宫颈黏液中抗体的 F(ab)$_2$ 段与精子表面抗原结合,而抗体的 Fc 段黏附于宫颈黏液的蛋白分子团上,使精子活动受限所致。而且,AsAb 可增强生殖道局部吞噬细胞对精子的吞噬作用,在补体参与下使精子细胞膜损伤,精子死亡。大量资料表明宫颈黏液中高滴度的 AsAb 与低妊娠率有关。

**2. 阻止精子在女性生殖道内的运行**

免疫球蛋白的产生不仅限于阴道和宫颈,特殊的免疫荧光法证实,输卵管是含有免疫球蛋白最多,并能充分发生局部免疫反应的唯一组织。即使精子已通过了宫颈,在女姓生殖道中的运行仍有重重障碍,因而妨碍受精。

**3. AsAb 影响精卵结合**

AsAb 可通过下列机制影响精卵结合:①AsAb 干扰精子的顶体反应(见上述),进而阻碍卵丘的消散、放射冠的松解和精子对卵丘细胞的识别,从而影响精子与卵丘细胞黏着,也影响精子通过卵丘细胞。②ZP3 乃精子的种属特异性受体,针对精子结合位点的 AsAb 可干扰精子与 ZP 的接触与黏附,从而阻止精子穿透 ZP。③AsAb 可掩盖精卵结合位点,阻断精子与 ZP 和卵膜的接触。

**4. AsAb 对受精卵及着床的影响**

已发现,血清中的 AsAb 可与受精卵上的精子特异性结合,在补体存在的情况下引起受精卵的发育停滞及融解。实验还证明,AsAb 可阻止受精卵的发育及着床,最终导致妊娠终止。临床资料也表明,AsAb 阳性的不育妇女中早期流产的发生率明显高于阴性者。

**5. 其他**

AsAb 还可影响精子酶的活力,抑制透明带和放射冠的分散作用。

### 四、免疫性不孕的诊断与治疗

免疫性不孕症的诊断标准:①不孕期超过 3 年。②排除致不孕的其他原因。③可靠的检测方法证实体内存在抗生育抗体。④体外实验证实抗生育免疫干扰人精卵结合。在上述

4 项标准中,满足前 3 项可做出免疫性不孕症的临床诊断,若同时满足 4 项则肯定临床诊断。

### (一)抗精子抗体诊断

**1. 检测抗精子抗体的适应证**

(1)男性:①精子自发凝集。②睾丸损伤、手术或活检史。③输精管堵塞。④输精管手术史。⑤生殖道感染史。

(2)女性:①性交后试验异常。②不明原因的不育。③生殖道感染。④肛交或口交史。

**2. 抗精子抗体的检测方法**

在进行抗精子抗体检测之前,有几个基本概念需要说明。①由于精子抗原的复杂性决定了相应抗体的多样性,试图用一种检测方法检出全部抗体是不可能的。②随着生殖生物学和免疫学的进步,新的检测方法不断创立,至目前为止,抗精子抗体检测方法已有 10 多种,应根据临床或研究目的、抗原定位及与不育的关系等进行选择。③目前,在众多检测方法中,没有一种是对不育症完全特异的抗体检测法,因为与精子结合的抗体,不一定都能造成精子生物功能障碍。临床关注的是与不育症呈因果关系的抗体。对这类抗体的检测,女方主要检查女性血清中与精子膜抗原发生反应的抗体,检测方法多用免疫珠法和 MAR 试验进行筛选,然后用精子制动化试验和体外受精阻断试验作进一步鉴定。男性方面,主要也是检查与精子膜抗原反应的抗体,除进行免疫珠检测、MAR 试验外,可以用凝集试验、制动化试验、受精阻断试验来确定抗体的生物学活动。④抗精子抗体检测法的分类,当前还没有统一,但分类的原则主要是根据抗体的生物活性,抗体与活精子膜抗原的结合性和与精子及其提取抗原的反应性。

(1)精子凝集试验:精子凝集试验从最初由 Kibrik 等(1952 年)创立的白明胶内精子凝集试验开始连同其后的发展,一共有 4 种:① 明胶凝集试验(Kibrik,1952)。②试管玻片凝集试验(Franklin,Dukes,1964)。③ 毛细管凝集试验(Shulman,Hekman,Pann,1971)。④浅盘凝集试验(Friberg,1974)。以上 4 种凝集试验基本原理相同,方法不同,各有特点。其中以浅盘凝集试验敏感性最高,样品及精液用量少,既可定性,又可定量,还可以定型,适用于大量样品检查。

精子凝集类型大致有 4 种,即头对头、尾对尾、中段对中段和混合型等。有人认为头对头一般为 IgM,IgG;尾对尾、中段对中段则为 IgG。不过人们已注意到当抗体效价非常高时,在低稀释度显示的凝集类型与高稀释度的凝集类型不一样,如低度是混合型,而高度是头对头型。因此,通常的凝集活性以少于 $30\%\sim50\%$ 精子凝集时的稀释度作为滴度记录。低效价的凝集素不一定是抗精子抗体,但高效价的精子凝集素肯定是抗精子抗体,而且与不育症有关,因此临床上把血清效价在 1:8 以上者作为有诊断意义的界限。

(2)精子制动化试验:为了观察人体血液中抗精子抗体的动态变化,了解病情的转归及治疗效果,实施抗体的定量测定是非常必要的,但历来所用的抗体定性测定方法,都不能解决这一问题。虽然把原血清作对倍稀释之后做精子凝集试验,也可大致了解抗精子抗体的强弱程度,但精子凝集试验难以把非特异性的精子凝集与抗精子抗体引起的特异性精子凝集相鉴别。而且通常用于凝集试验的被检血清都要先行稀释 4～16 倍,判断凝集的精子从 2 条精子的小凝集块到上百条精子以上的大凝集块,强弱差距很大,所以要定量测定抗精子抗体的效价很困难。1968 年 Isojima 等人建立了依赖补体的精子制动化因子的检测方法，最初建立的是精子制动化半定量测定法，其后发展为定量测定法、微量测定法。1990 年辰已贤一等提出了简化的精子制动化试验。

半定量精子制动化试验是以被检原血清进行抗精子抗体测定，当抗体效价不很强，被检血清的精子活动率（T）在 20%～60% 时，与对照血清的精子活动率（C）可以进行比较（C/T），若血清抗体效价很强，T 的精子活动率为 1%～3%，C/T 比较则失去意义。假如 T 的活动率变为 0，C/T 比较值（SIV）变成无限大（∞），这时就无法测出抗体量到底有多少。定量的精子制动化试验的特点在于先把被检血清作对倍稀释，按半定量法求出各稀释度的精子活动率（T），随后测定标准阴性对照血清的精子活动率（C），然后按公式 C-T/C×100 计算出精子制动化率（Y）。当抗体效价高时，精子活动率（T）接近于 0，而 Y 值接近 100，随着血清对倍稀释，T 值逐渐接近 C 值，这时 Y 将接近于 0。若把血清稀释倍数作横轴，把各稀释度的 Y 作纵轴，根据 Y 的变化，就可以绘出精子制动化率递减图，将递减曲线与 50%Y 的直线相交点，称为 50% 精子制动化指数，这个指数的血清稀释倍数，就是我们要寻找的 50% 精子制动化抗体效价（SI），SI 值不但能准确地表示抗体量，而且重现性很好。

（3）精子细胞毒试验：抗精子抗体与精子结合后，在补体参与下，可导致精子制动和死亡，利用台盼蓝或伊红 Y 等染料使死精子染色，间接验证血清或分泌液中是否有制动精子的抗体存在。

（4）免疫组化法检测抗精子抗体：当分布于组织中的物质能作为抗原时，则可在组织片上观察该物质的抗原抗体反应，为此所采用的技术方法统称为免疫组织化学方法。

一般说来，发生在组织或细胞内的抗原抗体反应是不可见的，借助于荧光素、酶等标记抗体与相关的抗原相结合。由于荧光素所发荧光可用荧光显微镜检出，而酶可经一定的显色处理，呈现醒目的阳性色彩，从而可准确地对相应的抗原或抗体进行定位或定性。免疫组化是一种高度敏感和准确的技术，可分为用荧光标记抗体的荧光抗体法和用辣根过氧化物酶等酶类结合在抗体上，用以观察产生酶反应的活性部位的酶抗体法。

目前免疫组化方法有很多种，如间接荧光抗体试验、固相酶染色法（solid-phase enzyme stain assay）、酶联免疫吸附试验（enzyme-linked immunosorbentassay，ELISA）、生物素-亲和素酶联免疫吸附试验、生物素-亲和素复合物酶免疫吸附试验（avidin-biotin complex enzyme linked immunosorbentassay，ABC-ELISA）。

（5）混合抗球蛋白反应试验（mixed antiglobulin reaction test，MAR test）：本法由 Coombs 及 Rumke 于 1973 年首先报道，原理为经典的 Coombs 试验。由于在本试验中阳性表现为活动精子与敏化乳胶（或红细胞）的混合凝集，故又称为混合凝集试验。先制备吸附有人 IgG 的乳胶颗粒或绵羊红细胞，然后将精液与包被的乳胶颗粒一起作用，再与抗人 IgG 抗血清反应。如果精子包被有 AsAb，可形成活动的精子与乳胶颗粒的混合凝集物。反之，乳胶颗粒则互相黏着成团。该法分直接法与间接法。直接法用于检测活动精子表面的精子结合抗体。间接法用于检测血清、生殖道分泌液中的精子抗体。

（6）免疫珠试验（immunobead test，IBT）：免疫珠是以共价键结合了兔抗人免疫球蛋白抗体的聚丙烯酰胺珠。由活动精子与交联珠间的连接判断精子表面存在由精子抗体及相应的免疫球蛋白类型。当精子在免疫珠悬液中游动时，那些表面有抗体的精子黏附到免疫珠上。因此，可以测定表面包有抗体的精子比例。间接 IBT 是现时公认检测体液标本抗精子抗体最为敏感而特异的方法。该法分直接法与间接法；直接法：检测去精浆精子表面附着的免疫球蛋白；间接法：检查血清或精浆中抗精子抗体。

（7）酶免疫斑点试验（enzyme immunoblotassay）：将滤纸或纤维素膜作为固相载体交联或吸附抗原后，再分别与未知抗体和酶标第二抗体反应，经酶催化底物而显色，从而检测相应抗体。

（8）性交后试验（PCT）：检查性交后活动精子在宫颈黏液中的数量及其成活率和活动度。一般选择在预测的排卵期进行。在试验前 3 d 禁止性交，避免阴道用药或冲洗。受试者在性交后 2～8 h 就诊检查。先取阴道后穹隆液检查有无活动精子，若有精子证明性交成功。再取宫颈黏液，若宫颈黏液拉丝长，放在玻片干燥后形成典型的羊齿植物叶状结晶，表明试验时间选择恰当。用聚乙烯导管吸取宫颈黏液，涂于玻片上检查。若每高倍视野有 20 个活动精子为正常。若宫颈管有炎症，黏液黏稠并有白细胞时，不宜做此试验。若精子穿过黏液能力差或精子不活动，应怀疑有免疫问题。

（9）宫颈黏液、精液相合试验：试验选择在预测的排卵期进行。取一滴宫颈黏液和一滴液化的精液放于玻片上，两者相距 2～3 mm，轻晃玻片使两滴液体相互接近，在光镜下观察精子的穿透能力。若精子能穿过黏液并继续向前运行，提示精子活动力和宫颈黏液性状均正常，表明宫颈黏液中无抗精子抗体。

### （二）抗精子抗体的治疗方法

**1. 隔绝疗法**

精子同种免疫性不育妇女使用避孕套 3～6 个月后，可避免精子抗原对女方的进一步刺激，待抗体效价消失后，选择排卵期性交，可望获得受孕。但此法并不能改善妊娠率，可作为辅助治疗。

**2. 免疫抑制治疗**

方法为局部疗法、低剂量持续疗法和大剂量间歇疗法。主要应用糖皮质激素药物。肾上腺皮质激素类药物具有抗感染、干扰巨噬细胞对抗原的加工及降低补体对精子的细胞毒作用。常用方法有低剂量持续疗法、高剂量间歇疗法及阴道局部用药三种。

（1）局部疗法：用氢化可的松栓剂置阴道内。可用于宫颈黏液中存在 AsAb 的患者。

（2）低剂量疗法：应用泼尼松 5 mg，3 次/d，3～12 个月。

（3）大剂量间歇疗法：主要应用甲基泼尼松龙 32 mg，3 次/d，连用 7 d，可连续使用 6 个月。由于副作用较重，仅适用于丈夫精子计数等其他指标正常，且妻子确定有正常排卵者。

常用药物有泼尼松、地塞米松和甲基泼尼松龙。一些学者报道泼尼松龙可降低血清抗精子抗体的水平，增加妊娠机会。但有学者行随机、双盲的前瞻性研究表明，免疫治疗并未改善生育力。大剂量用药，副作用较大，不育夫妇不易接受。

### 3. 宫腔内人工授精

当不育妇女宫颈黏液中存在抗精子抗体干扰生育时,可将其丈夫的精液在体外进行处理,分离出高质量精子行宫腔内人工授精,避开了宫颈黏液中抗精子抗体对精子通过的限制作用。据报道,行多周期 IUI 后,约 15％的患者妊娠。

### 4. 精液处理以去除抗精子抗体

用洗涤精子的疗法去除精子表面的抗体并不成功,因为抗体-抗原有高度的亲和力。将精子置于低 pH 值或高锌离子溶液中以分离抗体将引起不可逆的精子活力丧失。将精子置入高血清浓度溶液中可减少可检测的抗精子抗体(MAR 法),在将精子重悬于无血清培养液中,抗体重新出现。这种精液处理并不能改善妊娠率。将结合抗精子抗体的精子与未结合抗精子抗体的冻融膜片断孵育,以吸收抗精子抗体。但这种方法导致回收的活精子减少。

### 5. IVF-ET 和 GIFT

Clarke 等证实当精子表面结合 IgA、IgG 抗精子抗体的活精子数超过 80％时,IVF-ET 的受精率明显降低,尤其是结合在精子头部的抗精子抗体损害体外卵受精,结合于尾部的抗体则不然。其他研究也证实用含抗精子抗体的血清的培养液孵育精卵时,使受精力损害,而用不含抗精子抗体的血清培养时,可改善受精力并达到无抗精子抗体的水平。

用 GIFT 治疗男性免疫不育,IgG 或 IgA 类抗精子抗体结合于精子表面＞70％,16 对夫妇周期妊娠率为 24％。

### 6. 病因治疗

治疗原发病或继发病病因,降低自身免疫反应。如睾丸、附睾及副性腺炎症的抗感染治疗,可使抗体滴度下降;手术切除单侧病变的睾丸、附睾或疏通梗阻的管道等。

### 7. 中医治疗

近年来,中医学在治疗免疫性不育方面积累了许多经验,显示了一定优势。中医学治疗免疫性不育常用的治疗方法有滋阴补肾法、清热解毒法、活血祛瘀法、利湿化浊法、健脾祛痰法等,这些治疗方法以内服药为主,简便易行,没有激素长期使用引起的不良反应,安全有效,使疗程缩短。

### (三)抗透明带抗体免疫性不孕

### 1. 抗原

透明带(zona pellucida,ZP)是包绕生长卵泡的卵母细胞、卵子、着床前胚胎的一层半透明糖蛋白结构,它对精卵识别、结合、穿透过程及阻止多精受精和保护着床前胚胎等方面有关键性作用。人的透明带主要由 3 种糖蛋白组成,按分子量从大至小:ZP1、ZP2、ZP3。ZP1 不与精子直接作用,主要具有结构支撑功能,它把 ZP2、ZP3 细丝横向连接起来,构成透明带的三维构象。ZP2 与顶体反应的精子相互作用,构成精子与卵子透明带之间的次级识别和结合。ZP3 和精子质膜上的 ZP3 受体介导了精子与卵子透明带之间初级识别,它与精子结合诱发顶体反应的产生。它们各具特有的生物功能,其中以 ZP3 最重要,因为 ZP3 有精子受体的活性。

### 2. 抗透明带抗体的产生机制

人卵泡的发育经历了 4 个发育阶段:始基(原始)卵泡—初级卵泡—次级卵泡—成熟卵泡,女性出生至青春期,卵泡停留在初级卵泡阶段,因而卵母细胞的成熟和透明带的形成均晚于机体的免疫系统形成与成熟,透明带可作为异物刺激机体产生免疫应答。正常情况下,每月仅排卵 1 次。极微量的透明带抗原反复刺激,将诱导机体免疫活性细胞对其产生免疫耐受,而非免疫损伤。在此过程中,机体抑制性 T 细胞对抗原的识别可能起重要作用。当机体受到与透明带有交叉抗原性的抗原刺激,或各种致病因子使透明带抗原变性时,导致体内辅助性 T 细胞优势识别,最终机体产生损伤性抗透明带免疫,使生育力降低。

### 3. 对生育的影响

透明带抗体在透明带免疫中起着重要作用,它降低生育的机制有:①不孕颗粒细胞之间的信息交换,导致卵泡发育不良,导致排卵障碍、卵泡萎缩或过早排卵。②由于卵巢的损伤,分泌孕激素减少,导致子宫内膜分泌期分泌不足或分泌迟缓,造成孕卵种植、着床失败。③封闭精子受体,阻止精子与透明带结合,使卵子失去了与同种精子的结合能力。④抗透明带抗体与透明带结合使透明带的结构加固,透明带变硬,即使受精发生,也因透明带抗体能干扰孕卵表面的透明带脱落而妨碍着床。

### 4. 诊断

(1)患者的选择:①不育期超过 3 年。②排除其他不育原因。③考虑有受精障碍,如 IUI、GIFT 失败。

(2)检测方法:若采用可靠的检测方法证实血清透明带抗体的存在,亦可经体外实验证实血抗透明带抗体干扰人精卵结合,则可肯定临床诊断。由于猪 ZP 对异种哺乳动物有很强的免疫原性,其抗体同人 ZP 有交叉反应,并且具有阻断人精卵相互反应的能力,其来源广泛,而人卵 ZP 来源有限,故学者们用猪 ZP 作抗原来检测人血清抗 ZP 抗体。但检测前,应先用猪红细胞吸附人血清的异种凝集素,以免出现假阳性结果。一般敏感而常用的检测方法为 ELISA 法及 BA-EUSA 法。

1)间接免疫荧光法:为检测抗透明带抗体的经典方法。以完整的猪卵子作为实验基质,荧光模式是卵细胞周围呈现荧光。

2)酶联免疫吸附测定法(ELISA 法)及 BA-ELISA 法以猪卵透明带抗原包被酶标板。方法敏感、特异、定量、客观。

3)透明带沉淀反应:包绕于卵母细胞的透明带结合了抗体后,其表面在光镜或暗视显微镜下呈现折光性改变。

4)被动血凝法。

5)放射免疫法。

6)精子-透明带结合或穿透试验:本法可同时用于检测透明带抗体或精子抗体,但其影响因素多,试验结果不稳定。

### 5. 治疗

抗透明带免疫性不育症是一种自身免疫性疾患,目前尚未见有效治疗的报道。可以选择的治疗方法有:①免疫抑制疗法,与抗精子抗体的治疗类似。②IVF-ET,用辅助受精技术如单精子卵母细胞内注射及辅助孵出技术等。

对于免疫性不孕不育的治疗,西医以免疫抑制剂为主,配合维生素 E、维生素 C 等,也有单用抗生素者。中西医结合多为中药配合免疫抑制剂,也有配合维生素 E、维生素 C 或者抗生素者。中医以养肾活血解毒、调理气血阴阳为主。总之,免疫性不孕的治疗仍处在经验积累阶段,某些抗生殖抗体与不孕的关系还在研究中,尤其是免疫疗法,迄今为止采用何种方法合适,仍无定论。

(梅春蕾　黄东晖)

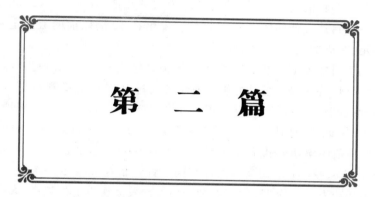

第 二 篇

# 第十二章　复发性自然流产与免疫

## 第一节　定义及分类

自然状态(非人为目的造成)发生的流产称为自然流产(spontaneous abortion),在所有临床确认的妊娠中,自然流产的发生率为15%。发生在12周以前的流产定义为早期流产,妊娠12周但不足28周的流产定义为晚期流产。据估计,在人类全部妊娠中,70%~80%以自然流产告终,因为可能大部分胚胎在着床后很快就停止发育,仅表现为月经过多、月经延期或者正常月经来潮,临床难以确认妊娠。有学者通过血β-hCG检测发现30%~40%的胚胎在着床后很短时间就停止发育,着床后月经前发生流产,而这种hCG阳性称为生化妊娠或者早早孕流产。因此目前国际上一致认为自然流产的发生率为50%~60%。

2012年美国生殖医学协会推荐复发性流产(recurrent spontaneous abortion,RSA;recurrent pregnancy losses,RPL)定义为女性与同一性伴侣连续发生2次及2次以上在妊娠20周之前的临床妊娠丢失。约5%的妇女会经历2次及2次以上的流产,大约2%的妇女经历3次及3次以上的流产。多数孕10周前自然流产是偶发的,与遗传因素及母体年龄因素密切相关,而有2次或3次以上流产病史的妇女再次发生流产率20%~40%,因此专家建议,发生两次或者三次以上的流产患者需要进行病因学筛查及诊断,并积极干预。

临床工作中,常常有患者既往有正常分娩史,据此又将RSA/RPL分为原发性复发性流产及继发性复发性流产。原发性复发性流产:指从未有活婴出生的复发性流产;继发性复发性流产:指曾有正常分娩的复发性流产。

## 第二节　病　　因

复发性流产的病因复杂,常见的包括以下几个方面。

### 一、遗传因素

遗传因素包括两个方面,夫妇双方染色体及胚胎染色体异常。①夫妇染色体异常是RSA的重要原因之一,RSA夫妇的个体染色体异常比率为3.3%~12%,远远高于正常人群(0.5%)。包括染色体结构异常(缺失、重复、倒位、异位及多态性),染色体数目异常(X单体、多倍体等)和基因突变。两种异常都会导致遗传物质的增加或者减少,而这种差异导致严重畸形,发育迟缓或者智力低下,更有甚者导致胚胎停止发育或者新生儿的死亡。其中以染色体平衡异位和罗氏异位更为常见,临床上染色体平衡易位者的表型正常,受精后有 1/18 是正常核型,1/18 为平衡易位携带者。同源染色体罗氏易位者理论上不能产生正常配子,而非同源染色体罗氏易位者的生殖细胞经减数分裂后可产生 6 种配子,受精后有 1/6 是正常核型,1/6 为平衡易位携带者。②胚胎染色体异常,包括胚胎染色体数目异常(多倍体、非整倍体或者单体),结构异常(缺失、重复、倒位、异位)。染色体承载着亲代的全部遗传信息即遗传基因,数量及位置非常恒定,而卵子和精子在受精时进行染色体的分裂配对和组合,形成新的生命,在这过程中,一旦发生排列组合错误则导致染色体结构异常或者数目异常,胚胎必定出现异常,以致胚胎停止发育,国外研究发现停止发育的胚胎其绒毛染色体异常率高达 50%～70%。

## 二、解剖因素

子宫畸形在育龄妇女人群中的发病率约 4%,在复发性流产的人群中发病率 10%～15%,显著高于一般人群。子宫畸形包括先天性和获得性异常,先天性异常包括纵隔子宫、鞍形子宫、双角子宫等,其中纵隔子宫最为常见;后天获得性异常包括宫腔粘连、宫颈内口松弛、子宫肌瘤、子宫腺肌症、子宫内膜息肉、子宫内膜异位症等等。

## 三、内分泌因素

内分泌因素引起 RSA 占 17%～20%,主要包括黄体功能不全、高血糖、高胰岛素血症和胰岛素抵抗、高泌乳素血症、甲状腺相关疾病等,均可导致 RSA 发生。此外基础卵泡刺激素、黄体生成素升高与 RSA 的发生也是密切相关。

## 四、感染因素

生殖道感染因素约占 RSA 患者的 5%,在妊娠过程中,阴道、宫颈管感染的病菌可沿生殖道黏膜上行,经血液感染胚胎或胎盘,引起慢性子宫内膜炎和绒毛膜羊膜炎,诱发一系列炎症反应,干扰或破坏胚胎的发育,导致自然流产或者早产的发生。但是目前感染在 RSA 中的作用存在争议,美国生殖医学会专家共识建议不需要对 RSA 患者应用抗生素治疗潜在的感染,在 RSA 病因筛查中不建议常规筛查病原体,包括 TORCH、支原体和细菌性阴道病。

## 五、免疫因素

免疫因素引起 RSA 患者占 50%～60%,免疫因素包括自身免疫因素及同种免疫因素,自身免疫因素又包括磷脂综合征、抗核抗体及抗甲状腺抗体等。同种免疫因素包括封闭抗体及细胞免疫相关的 NK 细胞、Th1/Th2 平衡失调和 Treg/Th17 平衡失调等。这些免疫学机制尚不清楚,也是目前生殖免疫领域研究的热点课题之一。

## 六、血栓前状态

血栓前状态又称为易栓症,是自身免疫性 RSA 的一种类型。妊娠期血栓前状态是关于

RSA 研究另一热点。如研究报道亚甲基四氢叶酸还原酶(MTHFR)基因突变、甲硫氨酸合成酶还原酶(MTRR)基因突变、凝血因子 V Leiden(FVL)基因突变、凝血酶原基因突变及抗纤维蛋白酶Ⅲ缺陷症都与 RSA 发病密切相关,活化蛋白 C 抵抗、高同型半胱氨酸血症及磷脂综合征等原因可通过影响胎盘微循环及血流灌注改变,微小血栓的形成、绒毛梗塞及蜕膜血管纤维素样坏死导致胚胎缺血缺氧、停止发育,最终流产。

## 七、男性因素

RSA 的男性因素主要包括遗传因素及精子因素。遗传因素包括染色体的结构及数目异常,染色体结构异常可导致生精停滞或反复流产的发生,近期文献报道精子的 DNA 碎片与 RSA 的发生存在相关性。

## 八、其他不良因素

其他不良因素包括不良的环境因素(环境毒性物质,例如有害化学物质的过多接触、放射线的过量暴露等);不良的生活方式(肥胖、吸烟、饮酒、吸毒等);不良的心理因素,如精神紧张、焦虑、抑郁及恐惧与悲伤),这些因素可以影响神经内分泌系统,使得机体内环境改变,从而影响胚胎的正常发育,导致流产发生。

**表 12-1　复发性流产的病因筛查(2012 ASRM 共识)**

| 病因 | 在复发性流产中占比 | 推荐筛查指标 | 有意义的筛查指标 | 有争议的筛查指标 | 不推荐的筛查指标 |
|---|---|---|---|---|---|
| 细胞遗传学 | 2%~5% | 平衡易位 | | | |
| 抗磷脂综合征 | 8%~42%(均值,15%) | 狼疮抗凝物;IgG/IgM 类抗心磷脂抗体;抗 $\beta_2$ 糖蛋白I抗体 | 其他磷脂 IgG/IgM 类抗体或 $\beta_2$ 糖蛋白 I | 抗膜联蛋白 A5IgG/IgM 类抗体;抗凝血因子 Ⅻ;抗凝血酶原;IgA 类抗磷脂抗体 | 抗核抗体,抗甲状腺抗体 |
| 解剖因素 | 1.8%~37.6%(均值,12.6%) | 子宫输卵管造影;宫腔镜 | 先天子宫畸形 | 子宫肌瘤;子宫内膜息肉 | 宫颈功能不全 |
| 内分泌因素 | | 泌乳素;促甲状腺激素;糖化血红蛋白 | 未控制糖尿病、甲状腺疾病或高泌乳素血症 | 多囊卵巢综合征;胰岛素抵抗;黄体功能不足 | |
| 感染因素 | | 无 | | 细菌性阴道炎;宫颈炎 | |
| 男性因素 | | 无 | | 异常精子 DNA 碎片 | |

续表

| 病因 | 在复发性流产中占比 | 推荐筛查指标 | 有意义的筛查指标 | 有争议的筛查指标 | 不推荐的筛查指标 |
|---|---|---|---|---|---|
| 心理因素 | | 无 | | 影响子宫内膜容受性的心理因素 | |
| 同种免疫 | | 无 | | 黏膜 CD16-NK 细胞;胚胎毒性因子;细胞因子谱;人类白细胞抗原;抗父源白细胞抗体;外周血 CD16-NK 细胞 | 外周血 CD16-NK 细胞 |
| 环境、职业因素或个人习惯 | | 病史 | | | |

# 第三节　免疫因素所致复发性流产的研究进展

复发性流产的诊断是排除性的诊断,在排除遗传因素、解剖因素、内分泌及代谢因素和遗传性血栓倾向等,没有找到病因的这一型复发性流产定义为"原因不明性复发性流产"。过去的 20～30 年,随着研究的慢慢深入,越来越清楚的认识到这种原因不明性复发性流产大多数是免疫因素所导致。诊断临床妊娠前的妊娠丢失的 50% 及诊断临床妊娠后的妊娠丢失的 95% 的患者胚胎绒毛染色体核型均正常,而这种妊娠丢失与免疫因素密切相关,由免疫因素导致的 RSA 占 RSA 患者的 50%～60%。

免疫因素又分为两种,自身免疫因素和同种免疫因素。自身免疫因素占免疫因素的1/3,主要是磷脂综合征、抗核抗体和抗甲状腺抗体阳性。自身免疫介导的流产,胎盘和胚胎的发育受到母体自身抗体及自身反应细胞攻击,导致蜕膜及滋养层细胞破坏,最终导致流产的发生。同种免疫型复发性流产,母体的免疫系统对胚胎父系抗原的识别异常而产生的强烈的胚胎排斥反应而造成流产,同种免疫型 RSA 发病机制的研究集中于封闭抗体缺乏及细胞免疫紊乱及体液免疫异常,目前这也是生殖免疫研究的热点和焦点之一。

## 一、自身免疫型复发性流产

自身免疫主要生理性功能为清除降解自身抗原和体内衰老、凋亡或畸变的细胞成分,并调节免疫应答平衡,从而维持机体的自身稳定。自身免疫型 RSA 是指机体免疫系统产生针对自身抗体和(或)自身致敏性淋巴细胞所产生的免疫反应,导致胚胎停止发育而流产,该类约占免疫型 RSA 的 1/3,其本质是一种自身免疫性疾病。临床上,发现自身免疫性疾病系统性红斑狼疮、皮肌炎、未分化结缔组织病、干燥综合征等患者 RSA 的发生率明显增加。目前已知的与 RSA 有关的自身抗体有非器官特异性抗体和器官特异性抗体。非器官特异性抗体包括抗磷脂抗体(antiphospholipid antibody,APA)、抗核抗体(antinuclear antibody,ANA);抗可抽提的核抗原抗体(抗 ENA 抗体)包括抗 Smith 抗体、抗核糖蛋白抗体、抗 Sjogren-A 抗体(SS-A))和抗 Sjogren-B 抗体(SS-B)、抗线粒体抗体、抗双链脱氧核糖核酸抗体等;器官特异性抗体主要有抗甲状腺抗体、抗平滑肌抗体、抗心肌抗体等。

### (一)抗磷脂抗体

**1. 抗磷脂抗体种类**

大约 30% 不明原因性 RSA 患者外周血中自身抗体水平升高,其中以抗磷脂抗体为主。目前已发现的 APA 有 20 余种,抗磷脂抗体主要根据磷脂的成分命名,主要有心磷脂抗体(anticardiolipin,CL)、狼疮抗凝物(lupus anticoagulation,LAC)、磷脂酰乙醇胺(phosphatidylethanolamine,PE)、磷脂酰肌醇(phosphatidylinositol,PI)、磷脂酸(phosphatidic acid,PA)、磷脂酰甘油(phosphatidyl glycerol,PG)、磷脂酰丝氨酸(phosphatidylserine,PS),每种抗体都有 3 种类型,包括 IgG、IgA 和 IgM。其中以抗心磷脂抗体(anticardiolipin antibody,ACL 或 ACA)、LAC 最有代表性和临床相关性,ACA 是一种以血小板和内皮细胞膜上带负电荷的心磷脂作为靶抗原的自身抗体,为抗磷脂抗体的一种,是抗磷脂抗体综合征的标志性抗体。其中以 IgG 类最具临床意义。

**2. 抗磷脂抗体导致 RSA 的可能机制**

(1)诱发胎盘血管血栓形成,导致胎盘梗死。APA 是一组针对各种带有负电荷的磷脂及其结合蛋白成分而产生的自身抗体,结合蛋白主要有 $\beta_2$-糖蛋白 1($\beta_2$-glycoprotein 1,$\beta_2$-GP1)、凝血酶原、蛋白 C、胎盘抗凝蛋白(annexin V)及血小板和内皮细胞抗原。正常情况下,磷脂分子带负电荷位于细胞膜脂质双侧的内层,不被免疫系统识别,但磷脂分子一旦暴露于机体免疫系统,即可产生各种 APA。APA 不仅是一种强烈的凝血活性物质,可以激活血小板,促进凝血功能导致血小板聚集,血栓形成,同时可直接造成胎盘血管内皮细胞损伤及胎盘血栓形成,引起蜕膜血管病变和绒毛纤维蛋白沉积和胎盘梗死。

LAC 是在红斑狼疮(SLE)患者体内发现的,因此称为狼疮抗凝因子。SLE 好发于育龄妇女,是与 RSA 关系密切的自身免疫疾病。SLE 患者血清内存在大量自身抗体,这些自身抗体可沉积于胎盘,胎盘绒毛可见 IgA、IgG、IgM、C3 免疫复合物沉着,绒毛血管内血栓形成,导致胎盘缺血、缺氧和胎儿发育受阻,使流产、死胎、早产、胎儿生长受限等的发生率明显上升。SLE 妇女自然流产率可达 20.55%。

(2)通过非血栓形成机制影响胚胎着床及种植。研究报道 APA 也可以直接与滋养细胞结合,抑制滋养细胞的增殖、分化和迁移,干扰子宫螺旋动脉血管的重铸,使胎盘不能紧密附着或完全附着,影响胚胎着床及种植过程。APA 抑制滋养细胞分化为合体滋养细胞,使胎盘合成人绒毛膜促性腺激素(hCG)和人胎盘催乳素的水平下降,减少胎盘抗凝蛋白 V 的表达,同时抑制胎盘急性炎症反应,使胎儿营养供应不足,缺血缺氧导致胚胎发育不良直至流产发生。

### 3. 抗磷脂综合征的临床意义

正常人群中 APA 的检出率较低,小于 3%,而在 RSA 患者中 APA 检出率约 47%,其中约 20% 为 ACA。APA 阳性并伴有血栓形成、血小板减少、复发性流产等临床表现时,统称为抗磷脂综合征(antiphospholipid syndrome,APS)。APS 是严重的血液凝固疾病,可导致危及生命的动、静脉血栓形成,死胎或顽固的血小板减少症,与 RSA、胎儿宫内发育迟缓、妊娠期高血压综合征的发生密切相关。多数与 APA 阳性相关的早孕期流产,在流产发生前 B 超已见到胎心搏动,而流产多发生于妊娠 10 周之后,因为孕 10 周后才有真正通过胎盘血管床的血流,而 APA 导致血栓形成,阻断了这种血流,导致胚胎缺血缺氧而停止发育。不管是否有 SLE 等原发疾病,在 APA 阳性患者中若未治疗,约 70% 以上将发生自然流产或胎死宫内。即使给予治疗,再次妊娠流产率也较高。

### (二)$\beta_2$-糖蛋白 1($\beta_2$-GP1)

$\beta_2$-糖蛋白 1 作为磷脂结合蛋白,与带阴性电荷的磷脂有高的亲和力,是血清中 APA 与磷脂结合的协同因子。抗原抗体识别是免疫应答的关键,而 APS 中的主要抗原是位于细胞膜上的心磷脂和磷脂酸,由于脂质在抗原性上较弱,所以抗体的产生需要蛋白质或碳水化合物作为载体。最近的研究表明,$\beta_2$-GP1 作为磷脂的协同刺激分子可成功激发免疫反应,$\beta_2$-GP1 辅助抗磷脂抗体绑定相应的抗原,当 $\beta_2$-GP1 在细胞膜表面与带阴性电荷的磷脂结合,糖蛋白成为磷脂蛋白结合复合物,通过构象变化暴露抗磷脂抗体关键结合部位,与相应的抗原结合。

$\beta_2$-GP1 是由肝脏细胞合成,$\beta_2$-GP1 广泛存在于人类血浆中,参与凝血及抗凝过程。通过抑制凝血因子 X 和 XI 的活化,调节凝血途径,减少异常凝血事件的发生。抗 $\beta_2$-GP1-Ab 与 $\beta_2$-GP1 结合后扰乱抗凝血过程,导致血栓形成。此外,在合体细胞分化时,滋养层细胞膜通过表达带阴离子磷脂与 $\beta_2$-GP1 结合,形成的结合蛋白与抗 $\beta_2$-GP1-Ab 发生免疫反应后,抑制胎盘滋养细胞生长和分化,促进滋养细胞凋亡,诱导炎症,抑制血管合成及血栓的形成,最终影响胎盘的形成及胎盘的功能,导致流产的发生。有研究发现 417 例 RSA 患者 APA 检出率为 21.8%,其中单 ACA 阳性 64.8%,单抗 $\beta_2$-GP1-Ab 阳性 14.3%,两者均为阳性 20.9%,LA 阳性低于 2%,故推荐 APA 检测项目包括 ACA 和抗 $\beta_2$-GP1-Ab。

### (三)抗核抗体

抗核抗体是一种自身抗细胞核内脱氧核糖核酸(DNA)、核糖核酸(RNA)、蛋白或这些物质的分子复合物的抗体总称。主要包括抗组蛋白抗体、抗着丝点抗体、抗 ENA 抗体、抗 DNA 抗体(包括抗单链 DNA 抗体和抗双链 DNA 抗体)和抗核仁抗体。

ANA 与抗原产生的免疫复合物可沉着于蜕膜血管,使蜕膜血管受损,影响胎盘的发育而导致流产。ANA 也可与 RNA 相关抗原结合引起 RNA 转录的障碍,并影响 DNA 复制。在 RSA 患者中 ANA 阳性率为 8%~50%,有报道指出妊娠丢失次数越多,ANA 阳性率越高,ANA 抗体效价也越高。ANA 阳性患者的流产通常发生在妊娠前 3 个月或最后 3 个月。但需要注意的是 ANA 的形成是机体活跃的自身免疫状态所致,因此在几乎所有的自身免疫性疾病或自身免疫活跃相关的状态下都可以发现 ANA,这种自身免疫异常不一定导致流产。

### (四)甲状腺抗体(ATA)

甲状腺过氧化物酶抗体(thyroid peroxidase antibody,TPOA)和甲状腺球蛋白抗体(thyroglobulin antibodies,TGAb)是反映自身免疫性甲状腺疾病(autoimmune thyroid disease,AITD)的特异指标,与 RSA 关系密切。一项关于 AITD 对生殖辅助技术结局影响的前瞻性研究显示伴有或不伴有 AITD 者的体外受精-胚胎移植临床妊娠成功率相似,但 AITD 患者流产率为 53%,不伴有 AITD 流产率仅为 23%。因此在胚胎移植前,确定甲状腺抗体是否存在,可能有利于评估流产的风险。黎四平等研究发现,流产组 ATA 阳性率为 22.60%,显著高于正常对照组的 0.8%。此外,Janssen 等研究发现 AITD 发病与 PCOS 所致不育密切相关。

甲状腺抗体阳性反映体内存在导致妊娠失败的异常免疫反应,是自身免疫激活的标志,与流产有关。甲状腺抗体是人自身抗体中最典型的器官特异性抗体,以 IgG 为主。ATA 阳性可能诱导自身免疫系统激活,作用于透明带、hCG 受体或其他胎盘抗原上,影响成功妊娠,有研究表明 ATA 阳性患者 T 细胞功能异常,子宫内膜 T 细胞数比正常对照妇女多,分泌较多的干扰素-γ,故检测 ATA 可作为 T 细胞功能异常的外周血标志物。ATA 也可能直接作用于胎儿组织而造成流产。甲状腺抗体阳性患者可能检测甲状腺功能未发现异常,但不能排除甲状腺已受损害处于亚临床状态,国家对 2 万名生育期妇女的流产调查结果显示,ATA 可疑阳性者在 3 年内 28% 的人出现甲状腺功能减退症状,12 年内 58% 的人出现甲状腺功能减退症状。研究显示,RSA 伴 ATA 阳性的病例中 ACA 阳性率并不增加,提示 ATA 可作为预测 RSA 的一个独立指标。此外 ATA 阳性者单纯服用甲状腺素治疗不能改善妊娠结局。在妊娠早期的妇女发现 TPOA 阳性会增加流产风险,增加妊娠期甲状腺功能异常的发生率,同时增加产后发生甲状腺炎的可能,在产后 5~10 年发生甲状腺炎的风险高达 30%~50%。

### (五)抗平滑肌抗体

有报道显示抗平滑肌抗体在不明原因不孕症患者中的阳性率为 49%,而在正常妊娠女性仅为 17%;在自然流产患者中其阳性率有所增加。持续的病毒感染是产生该抗体的原因。

### (六)血栓前状态

血栓前状态(prethrombotic,PTS)又称为易栓症,是多种因素引起的凝血和抗凝血系统、纤溶和抗纤溶系统功能失调或障碍的一种病理过程,患者存在血栓形成的风险因素。PTS 是自身免疫型 RSA 的一种类型,分为遗传性和获得性两类。妊娠期发生血栓前状态的患者 RSA 发生率很高。

#### 1. 遗传性血栓形成

遗传性易栓症是遗传性的因抗凝血因子或纤溶活性缺陷导致血栓形成的凝血机制异常,如高同型半胱氨酸(HHCY)血症,亚甲基四氢叶酸还原酶(MTHFR)基因突变,甲硫氨酸合成酶还原酶(MTRR)基因突变、凝血因子 V Leiden(FVL)基因突变,凝血酶原基因突变,蛋白 C、蛋白 S 和抗纤维蛋白酶Ⅲ缺陷症和活化蛋白 C 抵抗等。

同型半胱氨酸(HCY)是一种通过蛋氨酸循环产生的一种含硫的氨基酸,不能直接从食物中获取,其本身不参与蛋白质的合成,但将含硫氨基酸、还原性叶酸、维生素 $B_6$、维生素 $B_{12}$ 等物质通过蛋氨酸代谢通路紧密联系起来。高 HCY 不仅对胚胎有直接毒性作用,还可通过刺激自由基的产生和释放,损伤血管内皮功能,使得抗凝型血管内皮转变为促凝型,利于血栓形成,损伤血管内皮功能,影响其表面的多种凝血因子,形成促凝血的环境,增加母体血栓形成的危险,引起胎盘血栓栓塞而造成流产。因此,在正常妊娠过程中,血清 HCY 浓度呈显著下降趋势,在孕 8～12 周时即开始明显下降,于孕 20～28 周时达到最低水平。孕早期过高的 HCY 对绒毛血管的形成有明显的抑制作用,使得绒毛血管数目明显减少,影响胚胎的供血量,从而导致胚胎死亡。此外,高 HCY 可使细胞处于高氧化应激阶段而具有胚胎毒性作用,使胚胎发育异常而流产。高 HCY 血症是动脉硬化症、静脉血栓、神经管缺陷、胎盘早剥、胎盘梗死、先兆子痫及复发性早期自然流产的高危因素。

MTHFR 基因和 MTRR 基因在 HCY 代谢中起着重要作用,而 MTHFR 基因 C677T 点突变、A1298C 点突变和 MTRR 基因 A66G 点突变可引起 MTHFR 或 MTRR 严重缺乏或活性下降,从而导致高半胱氨酸,而升高的 HCY 被认为是血栓性疾病的独立危险因素。MTHFR 基因和 MTRR 基因突变后改变酶的活性和热稳定性,导致叶酸代谢的异常,使体内同型半胱氨酸增高,引起血管内皮细胞损伤,激活血小板的黏附和聚集,增加孕妇的血栓形成,引起胎盘血栓栓塞,最终导致流产。已有多篇报道提示 RSA 患者中 MTHFRTT 基因型和携带 MTHFRTT 等位基因分布显著高于正常对照组,并指出 MTHFRTT 基因型与HHCY 血症有关,导致早孕期 RSA 2～3 倍的高风险。已有 meta 分析表明 MTHFRTT 基因型和 HHCY 血症均是 RSA 的危险因素,但 HCY 更加敏感。HHCY 引起绒毛膜的血管化缺陷与 RSA 有关。

FVL 和凝血酶原的基因突变与遗传性易栓症密切相关。FVL 基因 G1691A 突变,导致活化蛋白 C 抵抗,抗凝血功能障碍。凝血酶原基因 G20210A 突变,造成血浆凝血酶原水平增高。因此,这 2 个基因的突变均造成血栓形成倾向。

凝血酶原水平升高是血栓形成的一个独立危险因素。蛋白 C 是肝脏合成的维生素 K 依赖性丝氨酸蛋白酶抑制物,凝血酶及胰蛋白酶均可激活蛋白 C,激活的蛋白 C 称为活化蛋白 C,具有抗凝和促纤溶作用。蛋白 C 缺乏提示凝血活性增强,纤溶活性降低,是血栓形成的原因之一。有报道认为蛋白 S 是活化蛋白 C 发挥抗凝作用的重要辅助因子,蛋白 C 与蛋白 S 形成活化蛋白 C 复合物,能选择性地裂解凝血因子 Va 及 Ⅷa,发挥抗凝作用;而当蛋白 S 或蛋白 C 缺乏时,胎盘血栓形成风险增大。

**2. 获得性血栓形成**

主要是抗磷脂抗体综合征、获得性 HHCY 血症等各种引起血液高凝状态的疾病等。抗磷脂抗体是一种强烈的凝血活性物质,血栓形成与抗磷脂抗体明显相关,该抗体呈持续阳性的患者血栓形成发生率为 30%。而在血管栓塞者 APA 阳性率可达 64%～68%。

获得性 HHCY 最常见的原因是食物中缺乏 HCY 代谢中必需的辅助因子,如维生素 $B_9$(叶酸)、维生素 $B_6$ 或维生素 $B_{12}$。因为维生素 $B_{12}$ 和叶酸是蛋氨酸合成酶的辅助因子,在 HCY 的再甲基化中起重要作用,因此补充叶酸、维生素 $B_6$ 或维生素 $B_{12}$ 可以降低血浆 HCY 水平。血浆中该 3 类维生素 B 浓度越低,HCY 水平越高。

目前认为 PTS 导致流产的机制是与血液高凝状态导致子宫胎盘循环障碍有关,即更易形成微血管血栓,妊娠时胎盘微血栓形成,导致胎儿胎盘微循环障碍,从而导致流产的发生。因此,临床上应重视 PTS 的筛查与诊断。

## 二、同种免疫型 RSA

该类约占免疫型 RSA 的 2/3,同种免疫型 RSA 的发病机制主要与免疫耐受失衡和母体免疫调节异常有关。胚胎的基因组 1/2 来源于母亲,1/2 来源于父亲,其滋养细胞表面的白细胞抗原(HLA)也有 1/2 是父系基因编码,所以对于母体来说胚胎是一个半同种个体。正常妊娠时,需要母体免疫系统对父方来源的胎儿抗原发生免疫识别,并产生免疫耐受,有利于维持正常妊娠的免疫耐受微环境。如果免疫耐受微环境失调,则会发生 RSA。母胎免疫耐受的形成机制复杂,主要和滋养细胞与蜕膜免疫活性如 T 细胞、NK 细胞、巨噬细胞之间形成的交互对话而产生的复杂免疫网络平衡有关。一旦这种平衡被打破,将导致流产的发生。

### (一)白细胞抗原

正常妊娠时,夫妇白细胞抗原(HLA)不相容,胚胎所带的父系 HLA 能刺激母体免疫系统并产生抗配偶淋巴细胞的特异性 IgG 抗体,它能抑制混合淋巴细胞反应,并与滋养细胞表面的 HLA 结合,覆盖来自父方的 HLA,从而封闭母体淋巴细胞对滋养层细胞的细胞毒作用,防止辅助 T 细胞识别胎儿抗原的抑制物,并可阻止母亲免疫系统对胚胎的攻击,封闭同种抗原刺激的淋巴细胞产生巨噬细胞移动抑制因子,保护胚胎或胎儿免受排斥,被认为是维持妊娠所必需的封闭抗体(APLA)。若配偶间 HLA 相似性高,尤其是 D/DR 抗原系的相似性高,则不能刺激母体产生维持妊娠所需的 APLA,母体免疫系统容易对胎儿产生免疫学攻击,将胎儿作为异物排斥而造成流产。配偶间 HLA 相容性越高,RSA 的发生率也越大。90% 以上的夫妇双方 HLA 无相同位点,一旦出现一个以上的相同位点则可能出现夫妇双方发生排斥反应,导致流产。大量证据表明,RSA 的夫妇具有共同 HLA 的频率较正常对照组显著增高,并发现与 RSA 相关的抗原主要表现在 HLA-DR 位点及 HLA-DQA1 位点上。

大部分研究认为 HLA-Ⅱ类分子共容导致的流产主要发生在围着床期,即流产多发生在 6 周以前甚至更早。HLA-Ⅰ类分子共容性导致的流产发生较晚,易被临床确认。

#### 1. 易感基因单元型和易感基因

大量研究发现 RSA 患者存在易感基因和易感基因单元型。有研究对 63 例 RSA 患者进行家谱分析,发现与患者共有全部两个单元型的姐妹流产率高达 59.1%,有一个单元型相同者流产率为 25%,而无相同单元型流产率仅为 6.3%。推测这种易感基因或单元型可能存在于 HLA 复合体内或与其紧密连锁的基因组内,含有易感基因或单体的母体对胚胎抗原呈低反应状态,不能产生封闭抗体,或产生不适当的免疫反应,最终造成 T 细胞抗原识别异常和免疫反应异常,使胚胎遭受母体免疫系统的排斥而发生流产的概率增加。且不同种族间的基因位点存在差异。黄色人种 RSA 的易感基因为 HLA-DQB1 * 0604/0605,易感单元为 DQA1 * 01－DQB1 * 0604/0605。

**2. HLA-G**

HLA-G 表达可提供一种免疫保护及调节作用,在早期胚胎的表达是获得妊娠成功的基本和必要条件。在移植免疫中,移植物表达与受者不同的 HLA-Ⅰ 和 HLA-Ⅱ 抗原,因此移植物的存活与供受者之间 HLA 相容性密切相关,两者的组织相容性越高则移植成功机会越大。在母胎界面同样存在 HLA 差异的现象,但母胎界面的滋养细胞有独特的 HLA 表达模式,即合体滋养细胞和细胞滋养细胞表面都缺乏经典的 HLA-Ⅰ 和 HLA-Ⅱ 分子的表达,但绒毛外滋养层有非经典的 HLA-G 分子表达,这种独特的 HLA 表达模式可能在维持正常妊娠和导致病理妊娠的机制中发挥重要作用。

HLA-G 通过与自然杀伤细胞(NK 细胞)和 T 细胞上的抑制性受体结合,传导抑制信号,阻止细胞毒效应,并通过调节细胞因子的释放来抑制 NK 细胞的非特异性免疫反应,进一步抑制其杀伤作用,保护细胞免受蜕膜 NK 细胞和细胞毒性 T 细胞(CTL)杀伤,并诱导 T 细胞的凋亡。同时,HLA-G 可通过与抑制性受体结合,抑制抗原呈递细胞,降低抗原呈递的有效性,诱导免疫耐受。HLA-G 还可诱导 Th2 型细胞因子产生,使 Th1/Th2 型平衡向有利于妊娠的 Th2 型方向偏移。滋养细胞 HLA-G 表达下降,影响了其与 NK 细胞、T 淋巴细胞、巨噬细胞和树突状细胞上的抑制性受体的结合,进一步阻碍了抑制性信号的传入,从而激活了蜕膜上述免疫细胞,造成母体对胚胎抗原的免疫攻击,导致流产、妊娠期高血压疾病等。

因此,HLA-G 的表达有利于滋养细胞生长和发育、胎盘的形成和发育。如果 HLA-G 的表达下降,早孕期滋养细胞侵蚀分化过程受阻,滋养细胞不宜侵入子宫蜕膜及重铸螺旋动脉,导致浅着床,血管发育欠佳,不能有效供应胎盘营养,使胎盘生长发育受限,可导致胎儿宫内生长受限、先兆子痫、流产等。如果 HLA-G 表达过高,滋养细胞侵蚀力过强,甚至有发生滋养细胞肿瘤的可能。

**3. HLA-Cw**

HLA-Cw 属于经典的 HLA-Ⅰ 类基因,位于 HLA-A、HLA-B 位点之间,广泛分布于有核细胞表面,具有高度多态性。HLA-Cw 不仅呈递内源性多肽给 CD8[+] T 细胞,诱发特异性细胞杀伤效应,同时还可作为杀伤细胞免疫球蛋白样受体的配体,与杀伤细胞免疫球蛋白样受体结合组成特异性信号传导系统,传递抑制/激活信号,从而调节 NK 细胞的功能。有针对 IVF 的妊娠率研究发现,HLA-Cw 基因多态性与反复种植失败有关,反复种植失败组较对照组在 HLA-Cw * 06 基因频率增加而 HLA-Cw * 07 基因频率下降,HLA-Cw[LYS] 频率有增加趋势。而目前大部分研究者认为,RSA 和反复种植失败有共同的发病原因。

**（二）自然杀伤细胞**

自然杀伤细胞(NK 细胞)是体内一类独特的淋巴细胞亚群,是机体天然免疫系统的主要成员,是一类既不需要抗原刺激,又不需抗体参与即能杀伤某些靶细胞的非 T 非 B 类淋巴细胞,还可以通过分泌细胞因子发挥免疫调节作用,其数量占淋巴细胞总数的 $10\% \sim 15\%$。正常妊娠中蜕膜免疫细胞的 $70\% \sim 80\%$ 都是 NK 细胞,尤其是在着床部位的分布更是如此。这表明:蜕膜 NK 细胞对母体免疫系统对胎儿同种抗原的识别有至关重要的作用,NK 细胞与妊娠之间也存在着密切的联系。

根据 NK 细胞表面表达分子的不同可分为 CD56$^+$CD16$^+$ 及 CD56$^+$CD16$^-$ 两个亚群。CD56$^+$CD16$^+$ 细胞是母体外周血中的主要亚型,对靶细胞具有免疫杀伤作用;CD56$^+$CD16$^-$ 细胞是子宫蜕膜中的主要亚群,对胚胎起免疫防护和营养作用,通过分泌细胞因子和生长因子等来诱导局部免疫抑制反应及营养胚胎细胞,对胚胎有免疫保护作用;两者的相互配合促使子宫内膜在最大程度上容受胚胎,同时防止滋养细胞过度侵入。

女性体内主要有两种 NK 细胞,外周血 NK 细胞(peripheralblood natural killer cells, pNK)和子宫 NK 细胞(uterine natural killer cells, uNK),其中 uNK 也称蜕膜自然杀伤细胞(decidual natural killer cell, dNK),两种 NK 细胞均具有细胞毒性和细胞因子分泌作用。但 pNK 细胞主要发挥细胞毒性作用,能分泌溶细胞颗粒,而 uNK 细胞主要分泌细胞因子和趋化因子,起调节作用。90% 的 pNK 细胞是 CD56$^+$CD16$^+$ 型,而 80% 的 uNK 细胞是 CD56$^+$CD16$^-$ 型。

妊娠过程中,子宫内膜局部免疫环境对母胎免疫耐受有重要作用,许多免疫细胞围绕滋养细胞侵入点。其中约 70% 为 CD56$^+$CD16$^-$ NK 细胞,其细胞毒活性较低,但可通过分泌细胞因子诱导局部免疫抑制反应及营养胚胎。妊娠时期,母胎界面出现 NK 细胞大量的聚集,不仅参与子宫局部免疫微环境,并且在维持妊娠过程中发挥了重要作用。正常月经周期中子宫内膜和妊娠蜕膜组织中 NK 细胞均有表达。非孕时期,子宫 NK 细胞数量随月经周期不断发生变化,子宫内膜增殖期最低,排卵后开始增加,于分泌期达到高峰。妊娠开始至妊娠中期,子宫 NK 细胞大量增加,之后逐渐下降,最后在妊娠足月期消失。子宫 NK 细胞在胚胎着床期能直接与胎盘绒毛外滋养细胞接触,对胎盘着床过程起重要作用。子宫 NK 细胞能分泌多种细胞因子,如粒细胞集落刺激因子、干扰素(IFN)-γ、肿瘤坏死因子-γ 及白细胞抑制因子,这些细胞因子可通过自分泌或旁分泌的方式参与母胎界面免疫应答调节,促进滋养细胞侵入及子宫螺旋小动脉重铸,易于胚胎生存。

正常妊娠时母体外周血中的 CD56$^+$CD16$^+$ 细胞比例和活性处于抑制状态,使得母体形成了以 CD56$^+$CD16$^-$ 细胞为主导的 CD56$^+$CD16$^-$/CD56$^+$CD16$^+$ 平衡模式。RSA 患者的 CD56$^+$CD16$^+$ 细胞比例及活性均上调,平衡模式被打破。提示正常孕期母体 NK 细胞的细胞毒性处于一定的抑制状态,如果 NK 细胞的毒性活性增加,NK 细胞数量增多,会引起母胎界面局部免疫抑制环境失调,最后导致胚胎被排斥而流产。对 NK 细胞升高的患者,经免疫球蛋白注射后能明显降低 NK 细胞的数量,并且能显著提高妊娠成功率。研究发现淋巴细胞免疫治疗也可以明显下调 CD56$^+$CD16$^+$ NK 细胞亚群的比例和活性,逆转失调的平衡,提高妊娠成功率。因此,淋巴细胞免疫治疗后检测 NK 细胞的比例和活性,可能成为评价治疗疗效的有效指标。

NK 细胞起自然杀伤肿瘤细胞、病毒感染细胞等异常细胞的作用,具有免疫调节作用。有研究发现,RSA 患者再次妊娠前的 NK 细胞较正常升高,如将正常组的 NK 细胞毒性的平均值加一个标准差定为 NK 细胞毒性升高的界值,则 NK 细胞毒性升高者中 71% 妊娠后再次流产,而 NK 细胞毒性正常者只有 20% 妊娠后再次流产。

（三）NKT 细胞

NKT 细胞具有 NK 细胞的表面标志物——NK1.1,故其被命名为 NKT 细胞,NKT 细胞为 CD3$^+$CD4$^-$CD8$^-$ 细胞,这是明显区别于传统 T 淋巴细胞、B 淋巴细胞和 NK 细胞的另一种淋巴细胞群。NKT 细胞既表达 T 细胞的表面受体,也表达标志 NK 细胞的表面受体,能够产生高水平的细胞因子,诱导 Th2、抑制 Th1 免疫应答,并可诱导 NK 细胞增生,促进 B 细胞、CD4$^+$、CD8$^+$、细胞毒性 T 淋巴细胞(CTL)旁路活化,从而有利于妊娠获得成功;同时也具有细胞杀伤作用。

围着床期 NKT 细胞数目增加 40 倍。NKT 细胞在器官特异性免疫微环境中参与某种作用,能调节母体免疫反应,在诱发流产过程中起重要作用。

近年来研究发现,外周血 NKT 细胞比例增高的反复着床失败患者和 RSA 患者,免疫球蛋白治疗后,NKT 细胞比例明显降低,且妊娠成功率明显高于 NKT 细胞比例正常的反复着床失败患者和 RSA 患者。

### (四)Th1/Th2 细胞因子平衡

与自然流产关系较大的 CD4$^+$ Th 细胞根据所分泌的细胞因子和所介导功能的差异不同,又分为 Th0、Th1、Th2 三种亚型。Th0 细胞为 Th1、Th2 的共同前体细胞,在不同的细胞因子及不同的抗原剂量等环境因素作用下,Th0 细胞可分别向 Th1 或 Th2 细胞分化。

Th1 细胞因子包括白细胞介素(IL)-2、IL-12、干扰素(IFN)-γ、肿瘤坏死因子-α、肿瘤坏死因子-β 等细胞因子,与抑制迟发性变态反应 T 细胞和细胞毒性 T 细胞的增殖、分化、成熟有关,可促进细胞介导的免疫应答,即细胞免疫,表现为免疫杀伤。如诱导巨噬细胞及自然杀伤细胞活化,参与急性超排反应、参与迟发超敏反应和器官特异性自身免疫反应,协同攻击胚胎,导致流产。IFN-γ 一方面抑制滋养层细胞的生长,与 TNF-α 协同,使胚胎和胎儿的生长发育受抑制;另一方面还可增强 TNF-α 致滋养层细胞凋亡的作用;同时 IFN-γ 及 TNF-α 可诱导特定黏附分子的表达,进而促进白细胞的黏附和激活,造成滋养细胞受损。

Th2 细胞因子包括 IL-4、IL-5、IL-6、IL-10、转化生长因子-β 等细胞因子,与 B 细胞增殖、成熟及抗体生成有关,介导同种排斥反应的免疫耐受,即体液免疫,抑制 Th1 反应,表现为免疫防护或免疫营养。Th2 细胞产生的细胞因子抑制炎症因子,能阻止 Th0 细胞到 Th1 细胞的诱导作用,有利于妊娠的建立与妊娠的维持作用。

正常情况下 Th1/Th2 型免疫反应维持在平衡状态,使胚泡乃至胎儿不被母体所排斥。胎儿相对于母体是同种半异体移植物,正常妊娠需要母体免疫系统对父方来源的胎儿抗原发生免疫识别并产生免疫耐受,形成有利于维持正常妊娠的免疫耐受微环境。由于 Th1 细胞因子可抑制胚胎着床、滋养细胞生长和胚胎发育,对妊娠有害;Th2 细胞因子在抗体产生和同种排斥反应的免疫耐受等方面有积极作用,有利于妊娠的维持,促进正常妊娠胎盘的生长,因此在胚胎植入时及以后的妊娠中,母胎界面的细胞因子以 Th2 型为主,有利于母胎免疫耐受的产生和妊娠的维持。Th2 型细胞因子是维持同种异体免疫耐受的核心。Th2 型细胞因子通过负反馈效应抑制 Th1 型细胞因子的产生,抑制迟发性变态反应 T 细胞和细胞毒性 T 细胞活性,从而抑制母胎排斥反应。

然而在正常妊娠末期,母胎界面的细胞因子以 Th1 型为主,与分娩的启动关系密切。因此,不同妊娠阶段界面上的细胞因子种类和功能是动态变化的。Th1/Th2 细胞亚群相互制约,维持着机体细胞免疫与体液免疫间的动态平衡。

自然流产与 Th1 细胞因子增多或 Th2 细胞因子减少有关。Th1 型细胞因子对着床、滋养细胞生长、胚胎发育和胎儿生存是有害的;而 Th2 型细胞因子则使 Th1 型细胞因子介导激活 NK 细胞和细胞毒性 T 细胞的应答抑制,防止对滋养细胞和胎儿的继发损伤,使妊娠得以成功进行。当 Th1/Th2 型免疫反应平衡偏向 Th1 时,则可能影响胚胎及胎儿的生长发育,严重时可导致免疫型流产。研究显示流产患者 Th1/Th2 比例显著高于正常早孕者,自然流产妇女未孕时外周血 Th1/Th2 型细胞因子的改变不明显。

Th2 型细胞因子可以下调 Th1 的反应,从而诱导母体对胎儿产生免疫耐受,并可促进胚胎的生长发育。妊娠期母体产生大量的雌激素和孕激素,能有效地抑制 Th1 细胞反应,促进 Th2 细胞反应。有研究认为,在正常妊娠免疫耐受的其中一个机制可能是由孕激素介导的逃逸免疫监督,尤其是 NK 细胞的监督。在妊娠妇女中,CD8$^+$ 细胞分泌的一种 34kD 大小的蛋白称为孕激素诱导阻断因子(PIBF),其在足够孕激素的环境下可以抑制 NK 细胞释放穿孔蛋白阻断 NK 细胞所介导的溶解作用。此外,PIBF 可诱导 Th1 向 Th2 转换,促进 Th1 类细胞因子 IL-2、IFN-γ 出现下降,Th2 样细胞(IL-4、IL-5 及 IL-10)的优先增殖和 Th2 细胞因子高水平表达,Th1/Th2 平衡从 Th1 向 Th2 转化,从而抑制细胞免疫,诱导体液免疫,逃逸免疫监督,形成免疫耐受,在维持正常妊娠中起到重要作用。

### (五)Th17 细胞与调节性 T 细胞

近年发现一种选择性产生 IL-17 的 Th17 细胞,主要介导防御细胞外病原微生物的感染,参与自身免疫和炎症反应。有报道正常妊娠期间外周血 Th17 细胞水平保持不变,蜕膜 IL-17+ 淋巴细胞数量显著高于外周血,另有研究报道不明原因的复发性流产患者外周血及蜕膜组织中 Th17 细胞水平均显著升高,提示 Th17 细胞可能参与复发性流产的发生。

CD4$^+$CD25$^+$ Treg 细胞是一类具有独特免疫调节的 T 细胞,高表达 CD25,主要分泌 IL-10 等细胞因子,表达特异转录因子 Foxp3,主要通过一种具抗原特异性、依赖细胞直接接触的形式抑制自身反应性 T 细胞的活化,以"主动"的方式参与免疫应答/免疫耐受的调控,进而抑制自身免疫病的发生,它不仅参与自身免疫耐受调节,而且在肿瘤免疫和移植免疫中也具有重要的作用,其活化和免疫调节作用受到 miRNA 的调控。根据其来源和分化不同可将 Treg 细胞分为:天然的 Treg 细胞(n Treg)、诱导型 Treg 细胞(i Treg)和其他类型 Treg 细胞。nTreg 细胞是目前研究得最多的 Treg 细胞,主要由未成熟的 T 淋巴细胞在胸腺发育过程中产生,占人和小鼠外周血 CD4$^+$ 细胞的 5%～10%,组成性表达 CD25(即 IL-2 受体 α 链)和 Foxp3。i Treg 细胞是在外周由 CD4$^+$CD25$^+$ T 细胞转化而来,主要包括 Tr1 和 Th3 两种亚型。Tr1 细胞主要通过产生 IL-10,Th3 细胞主要通过分泌高水平的 TGF-β 来抑制机体的免疫反应。正常外周血存在一定数量的 CD4$^+$CD25$^+$ Treg 细胞,主要作用为维持自身免疫耐受及负向调节机体对病原体和肿瘤等的功能,Treg 细胞数量和功能的降低会导致自身免疫耐受缺陷,从而产生自身免疫病。相反,Treg 细胞活性的过度增加会抑制内源性抗肿瘤反应,导致恶性肿瘤的发生。叉头转录因子 Foxp3 对天然型 Treg(nTreg)的产生及维持 nTreg 的免疫表型和免疫抑制功能至关重要。早前有研究证实在流产倾向的小鼠体内 CD4$^+$CD25$^+$ T 细胞增殖不足,而在正常妊娠组体内 CD4$^+$CD25$^+$ T 细胞高水平增殖,输入妊娠小鼠的 $CD4^+CD25^+$ T 细胞则可以阻止自然流产的发生,同时发现,流产倾向的小鼠蜕膜组织中存在 Foxp3 低表达。进一步的人体研究也表明,与正常妊娠妇女相比,复发性流产患者卵泡期体内 $CD4^+CD25^+$ T 细胞数量和功能明显下降。因此,$CD4^+CD25^+$ Treg 细胞在保护胎儿免遭母胎界面同种异体免疫攻击中发挥重要作用,在妊娠时诱导母胎免疫耐受,使妊娠获得成功。流产妇女外周血和蜕膜 $CD4^+CD25^+$ Treg 细胞数量减少,其诱导母胎免疫耐受的作用减弱,从而使胚胎遭受免疫攻击而流产。给予患者淋巴细胞免疫治疗后,$CD4^+CD25^+$ Treg 数量较治疗前明显增加,IL-2 活性明显下降,促进母体对胚胎的免疫保护及抑制母体对胚胎的免疫损伤,有利于妊娠成功。Treg 细胞在阻止主动免疫和耐受同种异体器官移植物及维持母胎免疫耐受状态中均起重要作用,过去的 Th1/Th2 已被扩展为 Th1/Th2/Th17/Treg 细胞模式,以更充分地解释母体免疫细胞对于胎儿的耐受机制。

 $CD4^+CD25^+$ Treg 细胞由正常 T 细胞分化而来,其中一个重要调节基因为 Foxp3 基因,作为 X 染色体上基本编码的叉头样转录因子家族成员,对于调节性 T 细胞的分化和发育具有重要作用。其编码的 Foxp3 蛋白不仅是 $CD4^+CD25^+$ Treg 细胞的特异分子标志物,而且可使 T 细胞向 $CD4^+CD25^+$ Treg 细胞分化,若缺乏 Foxp3 蛋白,这些 T 细胞将成为自身反应性 T 细胞并无法分化为 Treg 细胞。故 Foxp3 是 $CD4^+CD25^+$ Treg 细胞发育的一个关键性转录因子。有研究证明发现转录因子 Foxp3 有 3 个乙酰化位点(3KR)参与 Treg 细胞功能的调节,而且通过分子生物学的手段增强 Treg 细胞的数量及活性从而降低 RSA 发生的可能是目前的一种可行性较高的治疗方案。因此一方面在体外可通过上调 Foxp3 表达来诱导增强 Treg 的活性,应用于自身免疫性疾病和同种异体移植排除的治疗,为 Foxp3 低表达的 RSA 患者自体移植 Treg 细胞提供可能;另一方面也可将 Treg 细胞的活性组分制成生物制剂或疫苗,应用于肿瘤免疫治疗和特异性疫苗接种来提高患者自身的免疫功能。尽管临床上目前仅有自身免疫病和肿瘤领域 Treg 免疫治疗的报告,将来或许会有 $CD4^+$ $CD25^+$ Treg 应用于妊娠免疫治疗的研究。

 Th1、Th2、Th17 等 T 细胞、NK 细胞、NKT 细胞、树突及单核细胞等多种免疫细胞的活性和功能均受到表达 CD4、CD25 的调节性 T 细胞(Treg)调节。目前主要认为 Treg 细胞通过以下几种方式发挥免疫抑制的作用。①细胞直接接触:主要通过 Treg 细胞表面的膜表面抑制分子,Treg 细胞可直接抑制靶细胞的活化,增殖和分化。Treg 细胞表面的膜表面抑制分子主要包括细胞毒性 T 淋巴细胞相关抗原-4(CTLA-4)、糖皮质激素诱导的肿瘤坏死因子受体(GITR),另外,表达于 Treg 细胞表面的黏附分子 LAG-3,与 CD4 分子同源,和 MHC-Ⅱ类分子结合的亲和力强。未成熟的树突细胞表面的 MHC-Ⅱ类分子与 LAG-3 结合后可抑制树突细胞成熟和共刺激的能力。如此广泛参与自身免疫耐受、移植类似同种异体移植及肿瘤免疫调节,维持机体内环境的稳定。②分泌抑制性细胞因子:Treg 细胞可以分泌 IL-10、TGF-β、IL-35 等具有免疫抑制作用的细胞因子,间接发挥免疫抑制功能,利于胚胎生长。③竞争性抑制和诱导细胞凋亡:CD25(即 IL-2 受体 α 链)不仅组成性高表达于 Treg 细胞表面,也表达效应 T 细胞表面。IL-2 是体内细胞增殖的重要信号,Treg 细胞可竞争性消耗 IL-2,使效应 T 细胞得不到充足的 IL-2 而不能增殖,并诱导其凋亡。

### (六)巨噬细胞

巨噬细胞不仅参与非特异性免疫防御,而且是特异性免疫应答中一类关键的细胞,其广泛参与免疫应答、免疫效应与免疫调节。巨噬细胞如不能及时清除凋亡的滋养细胞,则凋亡的滋养细胞蓄积,可促使胎儿抗原"泄漏",引发针对胎儿抗原的免疫攻击,并影响细胞因子的合成、释放,促进 Th1 型反应,抑制 Th2 型反应,并可进一步促使细胞凋亡。分泌期及妊娠早期受高水平激素的影响,子宫内膜巨噬细胞数量从增生期的 10%~15% 增加至 20%~25%,同时分泌多种细胞因子,这些因子参与子宫局部细胞因子的网络形成,调节细胞的代谢、生长、分化,尤其是滋养细胞的功能,抑制免疫反应,松弛子宫平滑肌,从而影响胚胎的着床及其后的生长发育。

巨噬细胞在母胎界面的免疫耐受形成中起枢纽作用,从 4 个方面参与了母胎界面免疫耐受:①通过分泌细胞因子改变 Th1 / Th2 比值。胎盘种植部位的细胞因子尤其是巨噬细胞对维持妊娠具有重要作用,正常妊娠母胎界面细胞因子是以 Th2 型为主,若 Th1 型细胞因子表达过度则会导致流产。②诱导蜕膜中 T 细胞凋亡。③清除凋亡细胞功能增强及维持母胎界面内环境稳定。细胞凋亡持续整个妊娠过程 这种持续更新方式对维持胎盘生长及其功能有重要意义,如未及时清除凋亡的滋养细胞,这些细胞蓄积可使胎儿抗原发生泄漏引发针对胎儿抗原免疫攻击,影响细胞因子的合成及释放,促进 Th1 生成,抑制 Th2 反应,进一步增加细胞凋亡。④抗原递呈功能。RSA 组的蜕膜巨噬细胞具有抗原递呈功能,滋养细胞抗原可通过蜕膜局部的巨噬细胞提呈给母体免疫系统,激活 T 细胞,刺激 Th1 介导的细胞免疫反应,引发母胎间免疫攻击,导致 RSA。有研究表明,由于子宫蜕膜中的巨噬细胞具有抗原提呈作用,复发性流产患者子宫蜕膜的巨噬细胞把滋养细胞抗原提呈给母体的免疫系统,从而激活 T 细胞,导致流产的发生。

### (七)滋养细胞淋巴细胞交叉反应抗原

妊娠时胚胎滋养层与母体直接接触,合体滋养层细胞表面无白细胞抗原,但存在大量的滋养层细胞膜抗原,该类抗原与淋巴细胞可发生交叉反应,故又称为滋养叶淋巴细胞交叉反应抗原(TLX)。伴随着合体滋养细胞的脱落,来自父系的 TLX 进入母体循环可引起免疫识别和免疫反应,表现为母体先产生具有细胞毒性的抗体 TLXAb1,继而产生抗独特性抗体 TLXAb2,TLXAb1 可诱导淋巴细胞毒反应,TLXAb2 能够刺激母体产生封闭抗体,该类封闭抗体可通过与母体反应性淋巴细胞结合,或直接与相应的抗原结合而阻断免疫反应。因此,由于封闭抗体封闭了 TLX,所以胚胎中来源于父系的 TLX 不被母体免疫系统识别,妊娠得以维持。当夫妇间具有相同的 TLX,则不能刺激母体产生封闭抗体,因此滋养细胞中来自父方的 TLX 暴露,会遭受母体免疫系统攻击而流产。

### (八)补体系统

补体系统可以从 C1 开始依次按一定顺序激活,也可以从 C3 开始依次激活。补体激活可能是抗磷脂抗体导致胎儿丢失和组织损伤的重要机制之一。在成功妊娠中,孕期前 3 个月的补体溶血活性处于稳定状态,而抗心磷脂抗体阳性的流产患者存在补体的过度激活,而补体的过度消耗使血清补体水平降低,血清补体 C3、C4 水平明显低于正常对照组。其产生机制可能是由于抗磷脂抗体与抗原结合形成的免疫复合物在蜕膜上沉着,产生的裂解产物使蜕膜血管受损,最后导致流产。

另外,研究发现衰变加速因子(DAF)和膜辅助因子蛋白(MCP)在调节补体的激活过程中和维持妊娠方面起到重要作用。DAF 的表达贯穿妊娠全过程,广泛分布于孕妇、胎儿及母胎界面。受精前,精子表面表达具备完整功能的 DAF 及另外两个补体 CD46、CD59;卵子也表达 DAF 和 CD59;受精后着床前胚胎同时表达 DAF 和 CD59。胚胎的滋养上皮受孕后 6 周其开始表达 DAF。补体调节因子,特别是 C3 的调节因子 DAF 在保护胎儿、维持妊娠方面起到重要作用。在小鼠中 Crry 是一种类似 DAF 活性的蛋白,对胚胎的生存起免疫调节作用,Crry 基因表达下降,可导致自然流产的发生。

## 第四节　免疫因素所致复发性流产的诊断与治疗进展

### 一、免疫性复发性流产诊断

#### (一)自身免疫型复发性流产

主要指抗磷脂抗体所致的流产,实际上属于抗磷脂抗体综合征(antiphospholipid syndrome,APS)范畴。

2006 年悉尼国际 APS 会议修订的分类标准指出抗磷脂抗体综合征的诊断必须具备下列至少 1 项临床症状标准及实验室检测标准。

临床症状主要包括以下几个方面。①血管栓塞:发生在任何组织或器官的≥1 次动、静脉和小血管发生血栓,血栓必须由造影、多普勒超声等影像学或组织病理学证实。②病理妊娠:发生≥1 次于妊娠 10 周或 10 周以上无法解释的形态学正常的胎儿死亡;或≥1 次发生于妊娠 34 周之前因早发型重度子痫前期或者胎盘功能不全所致的形态学正常的新生儿早产;或≥3 次发生于妊娠 10 周之前的无法解释的自发性流产,必须已排除母体解剖或激素异常及双亲染色体异常。

实验室标准包括:①血浆中出现狼疮抗凝物,至少发现 2 次,间隔至少 12 周。②用标准 ELISA 在血清中检测到中至高滴度的 IgG/IgM 类抗心磷脂抗体(aCL)(IgG 型和/或 IgM 型 aCL>40MPL;或滴度>99%);至少 2 次,间隔至少 12 周。③用标准 ELISA 在血清中检测到 IgG/IgM 型抗 $\beta_2$ 糖蛋白 I($\beta_2$-GP I)抗体,至少 2 次,间隔至少 12 周(滴度>99%)。

因此,患者满足上述实验室指标,可诊断抗磷脂抗体综合征。

对于可疑但是没有达到分类标准的不良妊娠事件,例如 2 次不明原因的流产、3 次及以上不连续的流产、晚期子痫前期、胎盘早剥、晚期早产(孕 34~36 周)、2 次或以上无法解释的体外受精失败,被称为 APS 相关的病理妊娠(obstetric morbidity associatedwith APS,OMAPS)。有专家对非典型 OAPS(obstetric APS,妊娠相关 APS)进行了定义(表 12-2),将满足 1 条非临床标准及 1 条实验室标准,或满足 1 条产科临床标准及 1 条非实验室标准的患者纳入这个分类中。目前对于血栓性 APS(只有血栓性临床表现的 APS 患者)和妊娠 APS(只有病理妊娠表现的 APS 患者)的研究提示这两者不存在明显的血清学异质性，因此对于非标准 OAPS 患者的管理和随访也是需要被重视的临床问题。

表 12-2　妊娠相关抗磷脂抗体综合征 非标准临床和实验室表现

| 临床标准 | 实验室标准 |
| --- | --- |
| 2 次不明原因的流产 | 低滴度的抗心磷脂抗体或抗 β2 糖蛋白 I 抗体(在 95～98 百分位) |
| 3 次不连续的流产 | |
| 孕晚期的子痫前期 | 经典产科抗磷脂抗体综合征临床表现伴抗磷脂抗体间歇阳性 |
| 胎盘早剥,晚期早产(孕 34～36 周) | |
| ≥2 次不明原因的体外受精失败 | |

**注:** 非标准妊娠相关抗磷脂抗体综合征的诊断需满足:1 条非标准临床表现＋满足国际标准的实验室指标或满足国际标准的临床表现＋1 条非标准的实验室表现。

除此之外,IgA 类 ACL 抗体、IgA 类抗 $\beta_2$-GP I 抗体、抗磷脂酰丝氨酸抗体、抗磷脂酰乙醇胺抗体、磷脂酰丝氨酸凝血酶原复合物抗体与 APS 密切相关,但是这些抗体并非 APS 特有,其他的自身免疫系统疾病也可出现阳性,因此这些抗体阳性并不能用于 APS 的诊断。

### (二)同种免疫型复发性流产

诊断是排除性诊断,包括以下情况:①患者及配偶一方或双方有染色体异常或有家族性遗传病。②患者有生殖道畸形或生殖系统疾病。③患者有甲亢、糖尿病等内分泌疾病。④患者有系统性红斑狼疮等自身免疫性疾病。⑤患者有巨细胞病毒、风疹病毒、疱疹病毒、微小病毒 R93、弓形虫感染。⑥患者或配偶有性传播疾病。⑦患者配偶精液检查结果异常。⑧自身免疫异常等原因。

未能发现其他导致流产的原因,称之为同种免疫型,2016 年中国"复发性流产诊治的专家共识"中将同种免疫型 RSA 称为 URSA,同种免疫型 RSA 包括以下几个方面。① 固有免疫紊乱:包括自然杀伤(NK)细胞数量及活性升高、巨噬细胞功能异常、树突状细胞功能异常、补体系统异常等。② 获得性免疫紊乱:包括封闭抗体缺乏;T 淋巴细胞及 B 淋巴细胞异常;辅助性 T 淋巴细胞 Th1/Th2 细胞因子异常等。

## 二、治疗

### (一)自身免疫型 RSA

为最大程度避免过度治疗或治疗不足的情况,根据患者疗程中抗磷脂抗体和血凝指标的变化,采用小剂量 、短疗程 、个体化免疫抑制和抗凝疗法。

(1)免疫抑制疗法:采用小剂量泼尼松(5 mg/d),指征为抗磷脂抗体持续阳性或呈中或高水平。用药时间自排卵期开始。用药疗程长短根据抗磷脂抗体水平变化而定,频繁出现阳性或持续阳性者用药至妊娠结束。用药期间抗体水平转阴 1～2 个月可考虑停药。合并系统性红斑狼疮者,泼尼松用药剂量及用法根据 SLE 治疗方案而定 。

(2)抗凝疗法:采用小剂量阿司匹林和(或)低分子肝素。阿司匹林适用于血小板激活状态者（血小板聚集试验和/或 α-颗粒膜蛋白水平增高）。用药时间从月经期第 5 天起，至妊娠 34 周，必要时可延至产前 3 d。药物起始剂量为 25 mg/d，后续用量根据控制血小板聚集试验在（35%～75%）/ml 所需要的剂量调节，一般用量在 25～75 mg/d。低分子肝素适用于 D-二聚体水平≥1.0 μg/ml 的高凝状态者。用药时间从确定妊娠开始至分娩前停药，妊娠期间密切检测 D-二聚体水平变化，药物起始剂量为 5 000 U/d，后续剂量根据 D-二聚体水平维持在 0.2～0.4 μg/ml，进行剂量调整，一般用量为 5 000 U/d，每 8 h 1 次，皮下注射。

根据临床情况进行具体调整，建议如下。①抗心磷脂抗体呈偶发阳性和（或）伴有血小板聚集性增高：应用阿司匹林。②抗心磷脂抗体偶发阳性伴有高凝状态：应用低分子肝素。③抗心磷脂抗体偶发阳性伴有血小板聚集性增高和高凝状态：应用阿司匹林和低分子肝素。④抗心磷脂抗体频繁出现阳性或持续阳性，不伴有血小板聚集性增高和高凝状态：应用强的松。⑤抗心磷脂抗体频繁出现阳性或持续阳性并伴有血小板聚集性增高：强的松和阿司匹林。⑥抗心磷脂抗体频繁出现阳性或持续阳性伴有高凝状态：应用强的松和低分子肝素。⑦抗心磷脂抗体频繁出现阳性或持续阳性并伴有血小板聚集性增高和高凝状态：应用强的松、阿司匹林和低分子肝素。

根据 2018 年"低分子肝素防治自然流产中国专家共识"，建议如下：①对合并典型 APS 的 RSA 或既往有≥孕 10 周自然流产、胎死宫内、子痫前期、胎儿宫内生长受限等胎盘功能不全病史者，应联合使用低剂量阿司匹林（50～75 mg/d）和低分子肝素。建议计划受孕当月月经干净开始给予预防剂量低分子肝素，并持续整个孕期（分娩前 24～48 h 停药），分娩后 12～24 h 继续给药至少至产后 2 周，期间可根据 D-二聚体水平调节低分子肝素用量。②既往有动静脉血栓史的 APS 患者，建议计划受孕当月月经干净后使用治疗剂量的低分子肝素联合低剂量阿司匹林，检测到成功妊娠后，持续用药至分娩前 24～48 h 停药，分娩后 12～24h 继续给药至少至产后 6 周。③原发性抗磷脂综合征患者通常可不使用糖皮质激素或免疫抑制剂，只有在血小板减少时使用，建议在无临床禁忌的情况下使用羟基氯喹治疗，并监测眼底状况。④对于继发性抗磷脂综合征患者，其低分子肝素的使用方案与原发性抗磷脂综合征相同，但同时要根据原发病情联合使用糖皮质激素、免疫抑制剂和免疫调节剂，并建议与风湿免疫科共同管理。⑤妊娠期间发生 VTE 合并 APS 的 RSA 患者建议使用治疗剂量低分子肝素，并根据血栓形成部位与血管外科、心胸外科等相关学科共同管理，给药至少至产后 6～12 周或更长时间（依据血栓情况决定），产后用华法林。

合并 SLE 的患者孕前需充分评估病情，2017 年发布的《欧洲抗风湿病联盟关于 SLE 和（或）APS 的女性患者健康及计划生育辅助生殖技术妊娠期和绝经期管理的建议》中提出，建议 SLE 患者孕前寻找危险因素，包括 SLE 疾病活动或复发，尤其是有活动性肾炎、狼疮性肾炎病史及出现抗磷脂抗体者，宜使用安全的药物，主要用羟氯喹来控制疾病活动及限制糖皮质激素应用。硫酸羟氯喹被广泛应用于以系统性红斑狼疮为主的多种自身免疫性疾病的治疗中。硫酸羟氯喹属抗疟疾药物，具有抗炎、抑制免疫反应亢进、调节免疫反应、阻断炎症因子合成及抑制补体相关的抗原抗体反应作用。体外的病理学研究发现硫酸羟氯喹在系统性红斑狼疮中的作用机制及其在抗磷脂抗体综合征治疗中所需的药理机制相似，加之其无明显引起妊娠期糖尿病、肥胖及骨质疏松等不良反应，同时美国食品和药品管理局颁布的硫酸羟氯喹妊娠用药危险性等级为 C 级,即没有观察到对孕妇及胎儿有损害,硫酸羟氯喹被逐渐应用于妊娠合并抗磷脂抗体综合征治疗中。此外,2016 年中国"复发性流产诊治的专家共识"建议对抗核抗体阳性的 RSA 患者采用肾上腺皮质激素治疗,泼尼松 10~20 mg/d。

非典型妊娠相关 APS 用低分子肝素治疗具有良好的妊娠结局,因此此类患者需进行抗凝治疗,定期复查碱性磷酸酶情况,胚胎发育良好且 APL 连续 3 次阴性时方可考虑停药;ANA 阳性的 RSA 用肾上腺皮质激素治疗,建议泼尼松 10~20 mg/d。

### (二)同种免疫型 RSA/URSA

免疫因素在 URSA 的发生发展中发挥重要作用,纠正 Th1/Th2/Th17/Treg 细胞的紊乱,调整免疫细胞、细胞因子的失衡,是降低 URSA 流产率的重要途径。部分研究通过筛查 NK 细胞的水平及杀伤毒性、T 细胞的分类及 IL-2、IL-17、IL-4、IL-6 等相关因子的水平,决定是否应用孕前治疗。但目前针对免疫方面的治疗尚不成熟,存在争议。

针对 URSA 的治疗方案具体如下。

(1)细心呵护及精神支持(tender loving care,TLC):TLC 是唯一公认的能有效提高 URSA 妊娠成功率的治疗。

(2)免疫治疗:包括淋巴细胞免疫治疗和静脉注射免疫球蛋白。

1)淋巴细胞免疫治疗:为主动免疫治疗,具体是采用丈夫的新鲜淋巴细胞(leukocyte immunization therapy,LIT),孕前及孕期皮内或皮下注射,但当丈夫存在传染病或其他身体疾患时,也可注射健康第三者的淋巴细胞。每 3 周 1 次,4 次为 1 个疗程,治疗过程中进行避孕。治疗 1 个疗程结束后 2 周复查患者血清封闭抗体或微量淋巴毒试验,血清封闭抗体阳性者或微量淋巴毒试验转阴者开始指导受孕;血清封闭抗体阴性者或微量淋巴毒试验仍为阳性者继续进行上述治疗;对治疗 3 个疗程后血清封闭抗体仍为阴性或微量淋巴毒试验仍为阳性的患者也指导受孕。如患者治疗后 6 个月内未受孕,则应重复上述治疗 1 个疗程。患者怀孕后应继续进行淋巴细胞主动免疫治疗,直至孕 12 周为止。淋巴细胞主动免疫治疗可以通过改变母体封闭抗体水平、免疫细胞亚群比例、细胞因子分泌量等途径建立母胎免疫平衡,提高再次妊娠成功率,但对淋巴细胞主动免疫治疗的安全性还需进一步研究。

2)静脉注射免疫球蛋白(intravenous immune globulin,IVIG):为被动免疫治疗,URSA 存在着 Th1/Th2/Th17/Treg 细胞及细胞因子的免疫失衡,而研究发现 IVIG(含有多效价的免疫球蛋白)抗胎盘滋养层抗原的独特性抗体,弥补了 URSA 患者保护性抗体的不足。IVIG 具有免疫调节作用,研究发现 IVIG 可降低 NK 细胞数量及毒性,调节失衡 Th17/Treg 细胞,维持 Th1/Th2 细胞因子的平衡,促进胚胎着床和早期妊娠维持,改善妊娠结局,但其具体的免疫调节机制需进一步探究。

3)抗凝治疗:包括应用阿司匹林、低分子肝素等抗凝剂。母胎界面免疫耐受的异常,导致血管内皮细胞促凝剂的增加,诱导胎盘血栓形成,研究者们尝试使用抗凝治疗试图改变母胎界面的高凝状态,降低流产率。

根据患者的临床情况选择具体方案,建议如下。①同种免疫型不伴有血小板聚集性增高和高凝状态:应用免疫治疗。②同种免疫型伴有血小板聚集性增高:应用免疫治疗和阿司匹林。③同种免疫型伴有高凝状态:应用免疫治疗和低分子肝素。④同种免疫型伴有血小板聚集性增高和高凝状态：应用免疫治疗、阿司匹林和低分子肝素。

　　针对 URSA 的治疗，国际上存在争议，2016 年中国"复发性流产诊治的专家共识"与 2017 年欧洲"复发性流产诊治指南"存在不同观点，前者建议如果封闭抗体阴性或 NK 细胞数量及活性升高，可考虑淋巴细胞免疫治疗或静脉注射丙种球蛋白；后者认为因疗效不显著，不推荐对 URSA 行淋巴细胞免疫治疗，也不推荐将丙种球蛋白、糖皮质激素、LMWH 及阿司匹林应用于 URSA 患者。

# 第五节　复发性流产的男性因素

　　20 世纪中期国外学者开始关注男性因素在流产方面的作用，并做出了一些病因推测。20 世纪 60 年代国外学者 Joelc 发现某些复发性流产的女性患者在更换了配偶之后成功妊娠多次而不再流产，推测这些流产可能是因男性因素导致的，并在进一步的研究中发现精液常规检查参数较差、精浆果糖含量下降、精子 DNA 完整性下降等因素与流产的发生有关。但具体的流产机制一直难以明确。近年来随着对胚胎发育过程中父源性因素作用机制的不断研究，阐释了某些男性因素（如精子的遗传物质或表观遗传特性等）的改变可能对胚胎质量产生负面影响，并最终妊娠失败。

　　通过对胚胎发育过程的干扰，使胚胎发育潜能下降或停止是男性因素流产的主要途径。

## 一、流产的男性相关因素

### （一）遗传因素

包括父本和精子两方面来源的染色体、基因、表观遗传特性等方面因素的变化。

**1. 常染色体畸变**

　　根据有丝分裂原理，染色体畸变可导致配子的生成障碍或遗传物质异常。通常分染色体数目异常和结构异常两类。

　　（1）染色体数目畸变：包括整倍体和非整倍体两类。整倍体畸变可在胚胎有丝分裂时期形成多极纺锤体，分裂后期染色体被不均地分布到多个赤道板上，导致胚胎无法正常发育而流产，因此缺少研究其配子及后代的机会。非整倍体畸变有缺体、单体和多体三类。目前人类尚无缺体征个体的报道，单体征也偶见于长度较短的 21 号、22 号染色体。多体征患者由于额外增加的染色体破坏了基因的平衡，除了最小的 21 号染色体三体征和性染色体三体征外，基本无个体出生。偶有 21－三体综合征成年个体也多表现出生育能力低下。近年有报道唐氏综合征的男性通过 PGD 技术生育正常婴儿。

　　（2）染色体结构畸变：包括缺失、倒位、易位、插入、重复、环状染色体、等臂染色体、双着丝粒染色体、标记染色体等不同类型。畸变的影响与染色体异常发生的部位和片段大小有密切关系。一般来说只有无明显遗传丢失的变化如微小缺失、相互易位和罗伯逊易位、标记染色体等才有机会发育到成年。相互易位者由于子代可能有一条易位衍生染色体，造成易位节段的缺失（部分单体）或多余（部分多体），引起胎儿畸形，促发流产。罗伯逊易位者缺失含基因较少的短臂,保留了两条染色体的全部长臂,个体表型正常,但子代中可有 50% 以上的几率形成单体或三体而流产。同源染色体之间的罗伯逊易位则无生育正常后代的可能。小额外标记染色体是否致病通常与大小和携带基因的多少有关。最常见的是 15 号标记染色体,有增加单亲二体的风险。

**2. 性染色体异常**

X 染色体和 Y 染色体在减数分裂期间的配对和重组只发生在短臂和长臂的末端,且不遵守性连锁遗传规律。Y 染色体上基因较少,主要是性别决定基因、精子生成基因和生长控制基因等,因此 Y 染色结构和数目的变化往往和男性的生育能力改变及发育异常关系有关。

(1)性染色体数目异常综合征。典型的性染色体数目异常是 47,XXY,称为 Klinefelter syndrom,又称先天性睾丸发育不良或原发性小睾丸症。大约 15% 的患者可表现为两个或更多细胞系的多倍体,如 XXXY,XXYY,XXXYY 等。X 染色体越多,病情越重。少数 47,XXY 的患者睾丸能产生少量精子,通过辅助生育技术可生育后代。47,XYY 综合征的患者个体不仅可以正常存活,还可表现出正常精子数量到少精子、无精子症的过渡变化,患者可表现出正常生育、配偶流产、围产儿死亡、新生儿染色体核型异常等表现。

(2)Y 染色体结构畸变。Y 染色体也有倒位、易位、Yp 缺失、等臂染色体 i(Yq) 和 i(Yp)、环状染色体、双着丝粒染色体等变化。此外还有长度的变化,如大 Y,小 Y 等。

Y 染色体臂间倒位的发生率大约在 0.6/1 000,在非洲某些族群中高达 30%,并无显著的生育障碍或流产现象,被认为是一种多态性表现态。但亦有少量报道显示 Y 染色体倒位患者出现生精障碍或性腺发育不良甚至性反转的报道。估计可能与局部基因断裂在精子生发基因或性别决定基因的部位,甚至基因片段缺失有关。

Y 染色体与常染色体间的易位是一种罕见的染色体重排方式。发病率大为 1/2 000,通常断裂发生在 15 号染色体的近端着丝粒的短臂和 Y 染色体长臂的结构异染色质区(Yq12 和 15p11-13)之间,核型为 46,XY,der(15)t(Y,15)(q12;p11),可能与双方结构异染色质序列的同源性有关。Y 染色体与其他染色体发生易位的几率很小。由于没有明显常染色体物质的增加或减少,通常这种易位的患者具有正常的表型,且有一定的家族遗传性,被认为是一种正常的变异现象。但曾有报道患者流产胚胎核型为 47,XY,+15,der(15)、47,XX,+15,der(15);92,XXYY,der(15)X2mat,说明生育三体性胚胎的危险性偏高。特别在女方年龄增大时,由于染色体不分离的机会增大,产生 15—三体的危险性也会升高。而 Y 染色体和非近端着丝粒染色体的易位很少见,且可能涉及 Y 染色体的任何区域,特别是对生精基因的干扰,可导致精子生发异常。由于易位的染色体可能会介入到性泡的形成过程,可导致粗线期后的精母细胞退化。而发生在 Y 染色体端粒部位的易位断点,由于拟常染色区域能形成易位衍生物,导致精母细胞在第一次减数分裂期停滞。但存活精子中可有 30%～50% 的正常或平衡配子的机会。

X/Y 性染色体的不平衡易位是极罕见的。由于 Y 染色体只与 X 染色体在同源基因片段产生配对交换,不同于常色体倒位时产生的倒位环,可能不遵从减数分裂理论。由于断裂位点的不确定性,遗传效应也有所不同。由于 X/Y 染色体短臂末端拟常染色体区上具有相似的片段,在减数分裂前期可形成联会复合体,并交叉互换,常见形成 t(X;Y)(p22.3;

q11.2)的核型。临床表现因 Xp 重复片段的大小而有不同,但通常都具有性腺发育不良、不育、发育迟缓、先天畸形等。这种 Xp 重复同时合并 Yq 缺失的病例由于异常片段微小,常规的染色体 G 显带技术不能发现而成为异常胚胎漏诊的原因。

Y 染色体的长臂和短臂均可能发生缺失。长臂片段的缺失可出现精子生发障碍,短臂部位的缺失可出现性别反转和发育异常。目前研究较多的是 Y 染色体微缺失。位于 Y 染色体长臂 Yq11 区的精子生成相关基因的微小缺失可导致生精障碍。有研究显示 AZF 缺失的患者胚胎质量缺陷较多,并与不良妊娠结局有关。但新近也有研究显示与复发性流产关系不确切。环状 Y 染色体是非常罕见缺失类型。断裂位点靠近着丝粒,丢失的片段就比较大,形成的环就比较小;断裂点靠近终端,丢失的片段就比较小,形成环就比较大。含着丝粒的环状 Y 染色体可参与细胞分裂,但由于结构不稳定容易丢失,部分细胞可能表现为双环的嵌合体。由于 Y 染色体特有的生精基因和性别决定基因丢失,环状 Y 染色多表现出严重的性腺发育不良、假两性基因和精子生成障碍等严重问题。

长度大于 18 号染色的 Y 染色体被称为大 Y 染色体。大 Y 染色体通常认为是一种正常多态性表现,认为是由于长臂远端的异染色质区 DNA 序列重复复制,或易位、螺旋化改变等非功能区改变形成的。但近年来观点倾向于大 Y 核型具备一定的临床意义。有分析认为过多的 DNA 序列可能会产生剂量效应,影响启动子的表达,可表现出生少精、无精等生精障碍;干扰有丝分裂的过程,影响胚胎的生长导致流产。流行病学调查也证实有不良生育史的人群中男方大 Y 的比例是增高的。

长度小于 21 号常染色体的 Y 染色体被称为小 Y 染色体。一般认为小 Y 染色体的形成是因为异染色质的部分或全部丢失引起常染色质排列松散造成相关精子生成功能基因的丢失,或某些不易发现的微小片段丢失,或因为染色体排列过于紧密,导致 DNA 在解螺旋及翻译复制的过程受阻,从而表现出精子生发和性腺发育的障碍,在小 Y 的人群中 Y 染色体 AZF 微缺失的比例明显增加。部分临床资料认为小 Y 男性的配偶流产风险增大,而另一些资料则认为小 Y 多为无精或重度少精等不育表现,但流产风险无增高。

总之 Y 染色体异常对生育的影响主要表现为生精障碍、性腺发育不良,部分还有全身发育异常的表现。除了 Y 染色体臂间倒位、Y 染色体/15 号常染色体易位等少数异常可产生正常数量的精子,由于精子的染色体异常增加流产的风险外,其他类型的异常多表现为无精或重度少精、畸形精子症等不育表现,因此流产的风险研究资料很少。但这并不能说明这些异常对后代的影响不大。近年来随着辅助生育技术的广泛应用,更多的患者可以通过收集精液或睾丸组织内的精子,通过单精子卵胞浆注射技术受精形成胚胎。此时精子的质量可能与胚胎的命运相关。

### (二)精子遗传物质的异常

研究发现在复发性流产的人群中,精液非整倍体或二倍体精子比例明显增加,能高出正常人群的 2~3 倍。同源染色体不分离是最常见的导致非整倍体精子的原因,而父本来源性的多为性染色体非整倍体。研究表明在重度少精子症患者的精子非整倍体、XY、YY 二倍体精子比例增高,并和 ICSI 失败有关系。需要说明的是非整倍体精子的比例增高并非外周血染色体核型异常的关系。在染色体异常的人群中非整倍体精子的比例为 10%,远低于复发性流产的人群中 30％的比例,且在精液质量较差、受到高温、辐射、污染等影响的人群中合并出现。

近来研究证实精子核 DNA 断裂或碎片是正常形态精子生育障碍的重要因素。精子 DNA 碎片率增高将会影响胚胎发育潜能,导致胚胎停育或流产。在辅助生育中,增高的 DNA 碎片率与优质胚胎率、着床率和自然流产率有明显的相关性。＞30％将可能影响自然妊娠的能力。由于很多不良因素均可以诱发精子 DNA 碎片增加,因此推断导致胚胎异常的影响因素可能是多方面的。目前基本可以明确相关的因素有生殖道感染,如附睾-睾丸炎、前列腺炎等,由于精液中白细胞数量增多,氧化损伤可导致精子 DNA 碎片率增加。此外某些接触高温、辐射、重金属、及毒性物质的职业患者精子 DNA 的损害也是增加的。不良的生活习惯如桑拿洗浴、嗜烟酗酒都可能增加损害的程度。

精子核染色质凝集异常与流产关系密切。在精子成熟的过程中,双链 DNA 以组蛋白为骨架缠绕并逐渐浓缩,组蛋白氧化生成稳定的二硫键,并转化为成熟的鱼精蛋白,形成稳定坚固的晶状结构,在精子储存、运输和受精过程中能有效的保护精子 DNA 序列的安全和稳定。这个过程异常可能导致染色质的提前解聚,形成单链 DNA,或遗传信息复制翻译过程错误,也可能因受精后晶状结构不能及时打开,精子 DNA 没有及时解螺旋造成遗传信息的丢失。最终影响胚胎的发育而导致流产。

此外,精子 DNA 修饰异常也与流产关系密切。资料显示外受精的患者精子 DNA 甲基化异常与胚胎着床失败、停育、自然流产等不良妊娠结局相关。

### (三)基因变异

理论上说基因的变异完全有可能通过精子影响到胚胎发育的潜能,但由于验证困难,目前流产相关基因的检查主要还集中在女方。目前有报道男方叶酸合成基因异常可能与配偶流产有关。随着对男性因素的认知不断深入,未来并将有大量的基因被发现。

### (四)精子质量的相关因素影响

虽然缺乏明确的机制证明,国内外基本认可当精子的密度、活力、形态、氧自由基、细胞凋亡等评判指标较差时,临床多见受孕困难、胚胎停育、流产等不良结局。通过对体外受精助孕时精子和胚胎质量关系的研究表明,尽管精子在数量、密度、形态等方面满足 IVF 或 ICSI 的基本要求,但质量较差的样本表现出受精率偏低、优质胚胎率偏低、胚胎着床率偏低、流产率偏高等缺点。虽然大量资料显示精子的畸形率与妊娠流产率无显著相关性,但某些严重的头部畸形精子等往往妊娠结局偏差。精索静脉曲张作为一个独立因素,由于患者的生精上皮受到缺氧、水肿、毒性物质蓄积等病理破坏,可造成精子从 DNA 碎片率增加到活力下降、数量减少、畸形率增加等一系列变化,临床也多变现出受孕困难、优质胚胎率下降、流产率高等特点。

### (五)感染因素

由于微生物感染多为夫妻双方同时感染,因此感染对流产的影响多集中在女方因素的分析。Gallegos 等发现与支原体衣原体独立培养的精子 DNA 碎片率增高,且感染的患者在使用抗生素治疗后受孕率和妊娠结局明显改善提示。Niederberger 等研究发现人乳头瘤病毒感染后的精子无论在自然怀孕、人工授精还是体外受精,均表现出妊娠率低、流产率高的不利表现。有研究发现乙型、丙型肝炎的慢性持续感染可导致精子的活力下降、精子 DNA 碎片率增加和生精细胞的减数分裂异常,精子的非整倍体率和二倍体率增加,且体外受精的妊娠结局较平均水平偏差。白色念珠菌感染也表现出类似不利影响。由于幽门螺杆菌感染后可与精子引起交叉免疫反应,诱发产生抗精子抗体,破坏精子细胞膜,影响鞭毛的运动,并诱发生精细胞凋亡和精子死亡。

### （六）其他因素

**1. 年龄因素**

流行病学调查表明高龄男性生育时有胚胎质量偏差、流产率增高、胎儿发育异常比例增加等不良表现。但进一步的资料分析显示高龄男性人群普遍精液质量下降,多有长期烟酒嗜好,生殖道感染的发生比例偏高、生活工作压力大、女性配偶年龄偏大等多重因素影响,因此年龄是否为独立的流产因素目前还不能确定。

**2. 心理因素**

有研究显示男性不良的情绪与女方胚胎停育、流产等不良妊娠结局有关。

**3. 环境因素及不良生活习惯**

统计数据表明生活在高污染区的人群,或有嗜烟酒、热水泡浴等不良生活习惯的人群的流产率增加。

## 二、精子对胚胎质量的影响机制

### （一）中心粒异常与染色体非整倍率增加

人精子在发生时包含两个中心粒和中心粒周蛋白,近成熟时近段中心粒仍保留在精子中段,远端中心粒退化,中心粒周蛋白退化成纤维鞘及近端中心粒外周盒装结构。受精时,精子中心粒形成精子星体,与卵子的中心粒形成微管结构,协同原核的移动、染色体分离,完成第一次有丝分裂,形成两个卵裂球并形成体细胞中心粒。在此过程中若中心粒的功能异常或卵子修复中心体的功能异常,将导致卵裂失败或不对称卵裂,导致胚胎染色体的倍数异常。

### （二）端粒长度缩短

端粒是非编码的 DNA 重复序列(TTAGG),遮盖在染色体的端部,具有保护遗传稳定性和细胞活性的作用。精子的端粒在精子细胞核外围,与组蛋白相结合,具有保护精子基因组完整性和稳定性的作用。正常精子的端粒长度大为 0.7nm。在少精子的人群中精子端粒的长度明显缩短。而精子端粒的长度也与胚胎的质量呈正相关。

### （三）精子 DNA 损伤

精子 DNA 损伤的机制包括氧自由基作用、染色质包装异常、生精过程凋亡、放疗化疗损伤、环境毒物危害等。临床研究证明精子的 DNA 损伤率在不育人群明显增高,且与女方自然妊娠率下降有关。在 IVF/ICSI 周期中,高 DNA 损伤精子将导致胚胎的囊胚形成率下降,流产率增加。在卵巢储备功能下降的女性人群中,可直接表现出胚胎质量下降、可供移植胚胎数目减少、临床妊娠率下降、流产率增高等。

### (四)基因组印记异常

精子的表观遗传调控机制包括精子 DNA 甲基化、精子组蛋白修饰、精子染色质构象改变、非编码 RNA 调控等方面。有研究显示在正常浓度的精子 H19 甲基化异常率为 0,而中度少精症的异常率为 17%;重度少精症者异常率达 30%。精子的异常成程度与印记甲基化异常正相关。在对体外受精的研究中发现尽管精子甲基化水平不影响 IVF 的受精率,但显著降低临床妊娠率。

### (五)RNA 表达改变

在受精时精子还能携带近 5000 多种 RNA 进入卵子,其中绝大多数是为未被分类的序列相关 RNA,此外还有少量 miRNA、piRNA、短 RNA 等。这些 RNA 在胚胎基因组被激活前保持稳定。受精后 RNA 被激活,能够指导父源基因的表达,并能够指导卵母细胞内某些基因转录的调控,对早期胚胎发育有较大影响。由于精子 RNA 易受到外界多宗因素的影响发生功能、数量和分布区域的变化,从而影响到其功能变化。

## 三、流产的男性因素筛查

### (一)精液质量的评估

精液质量的检查包括精子密度、活力、形态、等指标,虽然不能提供直接的流产证据,但提示流产与男性相关的可能性增高。可作为男性流产因素的最基本评估手段。

### (二)遗传学检查

检查一般应包括外周血染色体核型检查、胚胎绒毛染色体检查、精子染色体检查等方面。除了传统的中期细胞染色体分裂相显带技术、荧光原位杂交、仓鼠卵穿透实验等技术外,近年来广泛使用的二代测序技术可以迅速对整个细胞行基因组扫描,对染色体结构上几个 KB 的微小异常进行判断,使得许多以往难以发现的异常片段得以发现,对明确流产原因有重要价值。

### (三)精子 DNA 碎片检测

精子 DNA 碎片的检测方法很多,包括单细胞电泳、原位末端标记、原位切口翻译、染色质结构分析等,但流式细胞仪测定和精子染色质扩散法临床最为常用。前者检测迅速准确,但价格较贵;后者操作简便,结果判读清晰,也能满足临床需要。

### (四)感染因素的评估

精液中白细胞增多提示附属性腺感染的可能性增大,白细胞对精子的过氧化损伤能增加胚胎的流产几率。支原体、衣原体等微生物的感染可影响附睾和睾丸的功能,影响精子的质量和功能。需要注意的是,由于原体感染症状隐匿,多为夫妻双方交叉感染,因此成为宫内感染并导致胚胎流产的原因。

### (五)其他因素的评估

环境、生活方式、精神心理等因素的影响机制和作用途径目前尚不清楚,因此很难有单一有效的应对措施。应从多个方面注意不利因素对身体健康的影响。

## 四、流产的男性因素治疗

流产的病因复杂多样，且多缺乏典型的症状体征和相关证据，因此应尽可能全面的排查，同时在治疗中双方也应相互配合，避免偏颇。

### （一）遗传咨询

遗传异常是导致流产的最主要原因。因此全面准确的遗传咨询，指导患者妊娠和产前诊断是非常重要的措施。但由于遗传异常的影响机制复杂多样，除非是某种基因的功能和对精子的调控机制非常明确，且与复发性流产的发生有极大关系，否则即使发现某些异常与流产存在因果关系，也不可据此作为预后判断，夸大遗传危害。特别是在部分染色体数目和结构异常的男性精子中，染色体异常的发生几率并非遵循有丝分裂的原则而显著增高。由于染色体异常的生精细胞凋亡或分裂受阻，精子染色体异常的比例并未比正常人群明显增加。如 47,XXY,47,XYY 核型患者的精液中，并未出现异常增高的二倍体精子，因此在 ICSI 治疗周期中并不需要选择 PGD 技术对胚胎进行诊断。但某些染色体平衡易位患者的精子中可能有较高的平衡易位和非平衡易位的发生机会，与胚胎停育、流产、死胎、胎儿畸形等发生有关，需引起重视。

### （二）阻断遗传缺陷

对于明确有遗传缺陷病因的患者可通过精子筛选，挑选出合格的健康精子，或通过 PGD 技术淘汰具有遗传风险的胚胎来保证子代安全，减少流产风险。此外对于一些难以纠正的男方精子质量问题，也可以采用他人供精的办法实现正常生育。此外对于一些女方年龄偏大，或卵巢储备功能下降的患者，由于增大了男方因素流产的风险，也可以选择供卵的辅助生育方式来解决。

### （三）生殖道感染的处理

对于有感染证据的患者行抗感染治疗。对于确诊支原体、衣原体等原体感染的夫妇应遵循双方共同治疗的原则，同时服药，避免交叉感染造成治疗失败。

### （四）精液质量的纠正

男性流产原因复杂隐匿，多无法针对性治疗。精液质量易受体内外环境波动的影响产生变化，因此使用药物帮助将提升精液质量有助于改善妊娠结局。可根据患者情况选择中药或左旋肉碱、辅酶 Q 等抗氧化剂对症治疗。

### （五）整体环节的改善

包括保持良好的精神心理状态、积极锻炼身体、避免烟酒刺激、远离有毒有害的环境等综合因素的调整将有助于减少流产的机会。

### （六）同种免疫治疗

主动免疫是使用丈夫淋巴细胞对妻子皮下接种，刺激母体对胚胎的免疫耐受能力提高，但临床疗效尚不明确；被动免疫的方法是静脉输注大剂量的免疫球蛋白实现免疫保护，但由于药源稀缺及生物污染顾虑等,临床极少使用。

## 五、展望

男性相关流产因素以往相关研究甚少。近年来随着辅助生育技术的广泛开展,精子与胚胎命运的关系逐渐引起重视。有理由相信,随着对流产病因认知的不断细化,男性因素在流产发生过程中的相关机制将会逐步阐明,这将对降低流产率,改善妊娠结局产生重要影响。

（吴莉　郭通航　王昊昱）

# 第十三章　反复着床失败与免疫

大量流行病学资料显示:辅助生殖技术的总体临床妊娠率徘徊在 40%～50%。除胚胎质量、移植技术等方面的影响外,不孕不育患者反复着床失败(repeated implantation failure,RIF)也是导致辅助生殖技术临床妊娠率偏低的重要因素。RIF 不仅给患者带来沉重的经济负担和巨大的精神压力,也给临床医生带来很大的困扰。因此,RIF 成了生殖医学研究的热点与难点问题,其发生机制及治疗问题越来越受到人们的关注。其中,免疫因素在 RIF 的发病机制中发挥着重要作用。

## 第一节　定义及其研究进展

RIF 是指不孕症患者反复、连续移植 3 次或 3 次以上优质胚胎,或移植 10 枚或 10 枚以上优质胚胎后仍未获得临床妊娠,其发生率为 10%。植入失败可能的原因有胚胎或子宫因素。植入是胚胎自身附着到子宫内膜的腔表面,然后通过管腔上皮迁移并侵入子宫内膜嵌入更深层中的过程。在临床实践中,当超声检查发现宫内存在妊娠囊时,通常认为植入是成功的。相反,如果超声检查缺乏子宫内妊娠囊,则认为植入失败已经发生。植入失败可以在早期附着或迁移阶段发生,即尿或血液妊娠试验(人绒毛膜促性腺激素,hCG)阴性。同时也可在胚胎通过子宫内膜的内腔表面迁移成功之后发生,即胚胎产生的 hCG 可在血液或尿液中被检测到,但宫内妊娠囊未形成。这种情况,临床上称为生化妊娠。从临床观点来看,"植入失败"一词是指两种不同类型的情况,即 hCG 阴性和 hCG 阳性,但超声下未形成妊娠囊(生化妊娠)两种,引起植入失败的原因主要有子宫因素和胚胎。

### 一、子宫因素

在体外受精-胚胎移植周期中优质胚胎率较高,但种植率低,可能与子宫内膜、子宫腔内环境的异常有关。RIF 患者中有 25%～50% 存在宫腔异常,如慢性子宫内膜炎、子宫内膜增生、子宫黏膜下肌瘤、宫腔粘连、纵隔子宫等,这些宫腔病变可通过改变宫腔内的微环境从而影响胚胎着床,影响胚胎种植最终导致妊娠失败。

#### (一)子宫内膜容受性

子宫内膜容受性的改变是 RIF 的重要原因。子宫内膜容受性指子宫内膜对胚胎的接受能力,即允许胚胎黏附其上直至植入完成的特定阶段,它受严格的时间和空间限制。由于胚胎植入的过程仅发生在一个特定的时间段内(即 LH 峰后 3～7 d),也就是所谓的植入窗。具有发育潜能的胚胎,只有在植入窗内,才能够成功着床。而着床是一个复杂的、受各个方面严格调控的过程,除了要求内膜处于植入窗的特殊时期外,胚胎发育也必须与子宫内膜协调一致,只有这样,胚胎与子宫内膜之间才能够相互识别,相互对话,最终使得着床成功。因此,子宫内膜容受性是胚胎着床发生的关键因素。目前,对子宫内膜容受性方面的研究仍较局限,子宫内膜容受性的损害所致的胚胎着床失败是导致生殖助孕技术失败的主要原因之一。

### (二)先天性子宫异常

先天性子宫异常可能影响子宫内膜容受性,表现为不育或复发性妊娠失败。大多数子宫异常是由于胚胎发生期间配对的苗勒氏管的发育或融合的缺陷而发生的。纵隔子宫是最常见的结构性异常子宫。长期以来,人们已经认识到子宫纵隔与不良妊娠结局如妊娠早中期流产及不孕症有关。这些不良妊娠结局不仅和子宫腔紊乱有关,还和纵隔供血不足相关。关于 IVF/胞质内精子注射(ICSI)后单胎妊娠结局的一项研究结果表明,无论是大还是小的纵隔,大约 80% 的流产率与之相关,手术切除纵隔后流产率降至 30%。初步证据表明,纵隔子宫与 RIF 发生有关。

### (三)黏膜下肌瘤

子宫肌瘤对植入有不利影响的几种可能机制,包括增加子宫收缩力,紊乱细胞因子分布,异常血管化和慢性子宫内膜炎症。子宫黏膜下和壁内肌瘤使子宫腔扭曲变形,与 IVF 治疗后妊娠率和植入率下降有关。几项研究表明,切除子宫肌瘤后妊娠率有所改善。一项随机对照试验研究了宫腔镜下切除黏膜下肌瘤对不明原因不孕的妇女的影响。这项研究显示,单独宫腔镜下黏膜下肌瘤的切除术使临床妊娠率增加了两倍。

### (四)子宫肌壁间肌瘤

关于非空腔畸变的肌壁间子宫肌瘤是否对 IVF 结果有不利影响存在争议。一些研究表明,非空腔畸变的肌壁间子宫肌瘤对于接受 IVF 的妇女的植入率和妊娠率有不利影响,特别是大于 4 cm 的大的纤维瘤,而其他研究未能证明这种关联。有关此项研究的 3 篇 meta 分析显示,与没有肌壁间肌瘤的女性相比,有肌壁间纤维瘤的女性胚胎植入率降低。然而,肌瘤切除术并没有显著增加临床妊娠率和活产率;meta 分析表明,由于存在异质性和方法问题,现有证据相当不足。因此,关于肌壁间肌瘤是否对 IVF 结果有不利影响还不能明确。

### (五)子宫内膜息肉

子宫内膜息肉也可能干扰胚胎植入。现有研究发现子宫内膜息肉的去除使妊娠率得到改善,子宫内膜息肉宫腔镜切除导致接受子宫内授精治疗的妇女的临床妊娠率增加一倍。因此,子宫内膜息肉的摘除有利于提高 RIF 患者的临床结局。

### (六)宫腔粘连

宫腔粘连常见于行人工流产术或自然流产刮宫术后,以及产后出血刮宫术后。子宫内膜手术或宫内感染也可能导致宫内粘连的形成。宫腔粘连会阻碍胚胎附着于子宫内膜表面而在早期阶段干扰胚胎植入。研究发现宫内粘连发生在 8.5% 的 RIF 妇女中,而经宫腔镜切除术后可改善生育能力。

### （七）子宫腺肌症

子宫腺肌病，又称内在性子宫内膜异位症，为子宫内膜侵入子宫肌壁层，属于子宫内膜异位症的一种特殊类型，可以和"外在"或主要是盆腔子宫内膜异位症同时存在。子宫内膜可以两种形式侵入子宫肌壁层，即弥漫型和局限型。前者为异位内膜侵入整个子宫的肌壁内，在不同部位其侵入范围和深浅可不同；后者异位内膜仅侵及某部分肌壁，形同子宫肌瘤，但其与周围正常组织并无分界（假包膜）。子宫腺肌症对女性生殖力有不利影响。阴道超声检查对子宫腺肌症的检测有一定的依据。阴道超声检查并不能检测出所有的子宫腺肌症。因此，RIF 女性中患有子宫腺肌症的患者患病率很可能被低估。

### （八）输卵管积水

输卵管积水可能对胚胎有直接的胚胎毒性作用，积累的液体可以将胚胎冲出子宫的机械效应，以及对子宫内膜容受性的负面影响等都是胚胎植入的不利因素。Seli 等人的一项研究表明，输卵管积水时白介素抑制因子（一种成功植入所必需的细胞因子）的表达降低，但在输卵管切除术后表达恢复正常。进一步的研究表明，通过恢复正常的 $\alpha v \beta_3$ 整联蛋白表达，去除输卵管积水可以改善子宫内膜容受性。

### （九）子宫内膜环境

子宫内膜是处于一个动态平衡的复杂组织，其合适微环境如内分泌水平、激素水平、血管化程度等，是受精卵成功附着、黏附、植入的前提，因此子宫内膜在胚胎移植成功与否中起到关键作用。人类胚胎从体外移入宫腔着床发育必须具备一定的宫腔环境条件，子宫内膜生长环境适宜与否是胚胎着床成败的关键。

## 二、胚胎因素

胚胎遗传学异常可能发生在生殖母细胞减数分裂至受精过程的任何环节，约有 2/3 的受精卵由于基因异常而发生着床失败或者流产，仅有 1/3 正常的受精卵能发育成健康胎儿。胚胎因素中包括染色体、透明带、卵母细胞等方面因素。

### （一）胚胎染色体异常

配子减数分裂异常和胚胎卵裂球有丝分裂异常均可导致胚胎染色体异常。胚胎非整倍体由配子减数分裂错误引起女性染色体的异常，如易位、嵌合体、缺失、染色体的断裂，尤其是着丝粒区域与 RIF 有关。染色体异常可以导致胚胎发育异常，从而导致胚胎着床障碍。Rubio 发现在 RIF 的患者中，胚胎染色体异常的发生率为 67.4%。胚胎染色体异常主要是非整倍体和染色体异位，多为平衡异位、罗氏异位、倒位、嵌合体和缺失等。对于高龄、反复妊娠率低或多次失败的患者进行胚胎植入前遗传学诊断或胚胎植入前筛查的数据表明，胚胎或配子本身异常导致着床失败。高龄妇女的种植率低，原因之一：高龄妇女和促卵泡刺激素（FSH）血清浓度升高的妇女预示卵巢储备减少，发生唐氏综合征的风险增加，说明高龄妇女卵母细胞有高度的非整倍体的风险，另外，高龄妇女卵细胞线粒体减少，胞质 ATP 产生不足，纺锤体形成错误，这些共同作用造成了胚胎非整倍体的发生和细胞的损伤，降低了植入率。随着患者年龄增长，促性腺激素（Gonadotropins，Gn）用量增加，非整倍体发生的概率也增加。存在 RIF 史的患者其卵裂期胚胎有高比例的复杂染色体异常(涉及 3 条或更多的染色体)。有丝分裂错误主要导致胚胎染色体嵌合型。在胚胎卵裂球的有丝分裂中,早期胚胎细胞的快速分裂可能造成染色体不稳定现象,容易发生染色体嵌合型和重组。胚胎早期的流产或植入后丢失的主要原因也与胚胎染色体异常有关。人类早期胚胎染色体的复制和分离中正常序列破坏可能是 RIF 的常见原因之一,它可由母方细胞质因素或细胞周期调控基因的突变引起。具有正常核型的男性其精子染色体异常也与 RIF 的发生率增加有关。研究显示,RIF 夫妇在接受了 ICSI 后,其性染色体的二体型发生率增加。此外,中心体异常引起的杂合嵌合体胚胎最有可能是父源性的。有证据表明,精子 DNA 损伤与 IVF 和 IUI 后较低的妊娠率有关;另外,接受 IVF 和 ICSI 后,随着精子 DNA 损伤水平的增加,妊娠丢失的风险也相应增加。因此,母源因素和父源因素导致的胚胎染色体异常是 RIF 的主要病因之一。

### (二)透明带硬化

透明带是一层包被在卵细胞外层的糖蛋白"外衣",受精后透明带起到避免多精子受精作用,同时可以维持植入前胚胎的完整性,有助于胚胎在输卵管中的运输。透明带弹性和薄度是孵化和植入的前提。透明带厚度和硬度受排卵期激素环境的影响,其变异可能和基础 FSH 水平及升高的雌激素水平有关;随着年龄增大,卵巢的储备力逐步下降,导致体内激素水平变化,使透明带的硬度相应发生变化,最终影响胚胎的种植率和妊娠率。有研究表明,透明带的厚度增加与低植入率有关。透明带硬化可由体外培养或患者的年龄引起,它同时影响孵化;胚胎冷冻及解冻可导致透明带硬化。Larman 等对大鼠的研究表明,无钙元素的玻璃化冷冻可降低冷冻保护剂导致的卵母细胞透明带硬化和增加受精率。透明带异常胚胎发育到囊胚阶段能否从透明带中孵出是决定胚胎能否种植的先决条件,孵出困难可能是胚胎种植失败的原因之一。胚胎培养时间延长,可能导致透明带硬化,高龄或基础 FSH 升高,也可导致透明带增厚,失去弹性。Cohen 等发现有些胚胎的透明带均匀一致,而有些则厚薄不均,IVF/ICSI 周期种植率下降与胚胎透明带增厚有关。若透明带硬化异常则孵出异常,因此,透明带未破裂被认为是 RIF 的可能原因之一。而辅助孵化作为相应对策应运而生。究其原因,考虑透明带硬化可能是反映了卵母细胞的发育过程中出现了异常,辅助孵化只是对透明带进行削薄,并不能提高胚胎发育潜力。对透明带异常的胚胎建议进行囊胚培养,观察透明带异常胚胎的发育潜力。

### (三)卵母细胞质量

在卵巢刺激反应不佳时,卵母细胞质量降低,卵母细胞数量减少,未成熟卵母细胞数量较多,受精率低,胚胎使用率低。当上述特征与低窦卵泡计数、高 FSH 和低抗苗勒氏激素相关时,可以假定 RIF 的根本原因与卵母细胞质量差,年龄相关的卵母细胞质量下降与染色体非结缔组织增加有关,导致非整倍体胚胎,线粒体膜电位降低和线粒体 DNA 损伤增加。

### (四)精子质量

正如质量差的卵母细胞产生质量差的胚胎,质量差的精子也可能导致质量差的胚胎产生。普遍认为常规精液分析参数不能准确反映精子质量。而基因组和表观遗传学完整性分析对受精、正常胚胎发育和成功植入至关重要。精子 DNA 损伤因素包括吸烟,生殖道感染和做过放化疗治疗。精子 DNA 损伤与胚胎发育不良有关,动物和人类研究都表明,它与自然流产和辅助受孕失败有关。最近的 meta 分析表明,精子 DNA 损伤对 IVF 治疗后的妊娠率有一定的影响。DNA 分裂可能会增加流产的风险,因此,目前越来越多的人关注在检测精子 DNA 完整性来评估生殖失败。

### 三、其他因素

#### (一)不恰当的培养环境

高质量、标准化的培养是各种 IVF 技术成功的基础,不恰当的培养条件可导致 RIF。实验室技术胚胎的发育需要恰当的体外培养环境,不恰当的体外培养环境可以影响胚胎的发育潜能,从而导致胚胎发育障碍,同时,在体外培养过程中胚胎卵裂较易出现细胞碎片,胚胎发育异常,引起植入率低。胚胎能够在一定程度上以牺牲正常细胞内程序和关卡蛋白功能为代价来适应应激的环境,从形态学来讲胚胎能够继续发育,但在细胞水平被严重干扰而失去发育潜能。如何正确地进行胚胎发育潜能的评估,对于胚胎的着床也有着重要的影响。培养系统中未达标准的因素可损害胚胎发育,这些因素包括渗透压、pH 值和精子生物学功能。在 RIF 的某些情况下,个体化的特定培养条件对于最佳的胚胎发育也许是需要的。IVF 环境在胚胎发育和成熟中起着关键的作用。早年的研究显示,体外培养的胚胎胞质较黑、浮力密度较低、透明带较脆。近年来通过对鼠胚的研究发现,体外培养组囊胚的嵌合体发生率显著高于体内组(31% vs 8%)。国外一项针对冷冻保护剂是否损害胚胎的体外发育的研究表明,用丙二醇(1,2-propanediol,PROH)或二甲基亚砜(dimethylsulfoxide,DMSO)作为玻璃化冷冻保护剂的 8 胞鼠胚,解冻后其有丝分裂异常的比例显著高于未冻组;囊胚形成率低于未冻组;PROH 组的发育潜能比 DMSO 组低。另外,随着冷冻保存时间的增加,染色体异常(非整倍体和多倍体)率也呈上升的趋势。然而,冷冻 2 个星期,PROH 组和 DMSO 组其染色体异常率相似。因此,IVF 环境和冷冻保护剂引起的胚胎染色体异常也可能是 RIF 的原因之一。

#### (二)移植技术

胚胎移植技术对胚胎能否成功着床有着至关重要的影响。因子宫过度前倾前屈或后倾后屈、宫颈子宫腔粘连等可导致胚胎移植难度增加,这可能是胚胎着床失败的原因之一。胚胎放置于子宫腔的位置也很重要,Coroleu 等发现,胚胎沉积于子宫基底部下 2 cm 比 1 cm 的着床率更高,Pope 等通过 699 个胚胎移植分析肯定了这个结论,并且发现胚胎沉积离子宫基底部每多 1 cm,临床妊娠率就高于 11%,宫外孕的发生概率也降低。但如果胚胎移植位置过低,如在宫体的下部,容易造成前置胎盘。目前大多数研究认为,胚胎移植的最佳位置是将胚胎放置在距离子宫底 2～3 cm 或子宫腔的中部。

#### (三)不恰当的超排卵方案

诱导多枚卵母细胞发育并获得高质量的卵母细胞,是获得较高临床妊娠率的关键。在任何治疗周期中,卵母细胞的发育与促排卵药物使用的剂量和超排卵方案的选择息息相关。

Gn 对卵巢的刺激在胚胎植入时可能产生不良的影响,包括超生理剂量的雌激素可扰乱卵母细胞质量和子宫内膜容受性。不恰当的超排卵方案可能出现垂体的过度抑制降低卵巢反应性,而过早出现的内源性 LH 峰导致卵子早熟,卵母细胞质量下降,不合理的 Gn 对卵巢的刺激可能影响卵泡的同步发育,导致获卵数减少,卵母细胞质量下降。

## 第二节　免疫因素所致反复着床失败的研究进展

近年来,许多研究从不同角度对 RIF 的原因、评估和处理进行了深入探讨。其中,免疫学机制在 RIF 中的地位正日益受到密切关注,相关报道逐年增多,RIF 的免疫因素涉及免疫细胞(主要是 NK 细胞和 T 细胞)、细胞因子及其受体、组织相容性抗原及自身抗体等方面,RIF 的免疫学诊断和治疗目前尚无统一的标准或指南,还需进一步研究建立。

### 一、免疫细胞

着床过程与胚胎诱导母体产生免疫耐受密切相关,有多种免疫细胞参与,但研究较深入且文献报道较多的有 NK 细胞和 T 细胞。

#### (一)NK 细胞

NK 细胞可分为外周血 NK 细胞(pNK)和子宫 NK 细胞(uNK)两种,采用流式细胞仪又可将 NK 细胞进一步分为 $CD16^+CD56^{+dim}$ NK 细胞和 $CD16^-CD56^{+bright}$ NK 细胞,前者对胚胎具有免疫杀伤功能,其机制是削弱 B 细胞、T 细胞的调节,导致母胎界面抗炎细胞因子增多;后者的免疫杀伤作用较弱,多数 uNK 细胞属此类细胞。uNK 占内膜基质淋巴细胞的比例呈现明显的月经周期依赖性,uNK 细胞在子宫内膜中的比例受卵巢性激素调控,在黄体中晚期达到高峰,并且在早孕期着床点富集,这提示它在胚胎着床中可能具有一定意义,故认为参与胚胎着床的主要是 uNK 细胞。uNK 细胞作用机制包括细胞表面表达多种黏附分子,如 CD2、CD7、CD58、CD54 等,同时分泌多种细胞因子,如转化生长因子-β(transformation growth factor-β,TGF-β)、肿瘤坏死因子-α(tumor necrosis factor-α,TNF-α)、干扰素-γ(interferon-γ,INF-γ)、白介素-10(interleukin-10,IL-10)、白血病抑制因子(leukaemia inhibitory factor,LIF)、血管内皮生长因子(vascular endothelial growth factor,VEGF)、血管生成素等,诱导母胎免疫耐受,有利于胚胎植入,促进绒毛发育和胎盘形成;表达 HLA-G、HLA-C 受体,通过与细胞滋养细胞表达的 HLA-G、HLA-C 相互作用,保护绒毛膜免于 NK 细胞介导的溶解,调节滋养细胞浸润,促进滋养细胞重塑子宫螺旋动脉;与内膜间质细胞紧密连接,在触发和维持蜕膜化过程中可能也起主要作用。因此,有研究认为 uNK 细胞数量异常增高与 RIF 密切相关;但也有认为,uNK 细胞数量增加可能只是着床障碍复杂免疫异常及血管异常的表现形式。

#### (二)T 细胞

T 细胞在细胞免疫中起主要作用,子宫内膜中的 T 细胞主要分布于功能层,并可分为多个淋巴细胞亚群。CD4$^+$ T 细胞按激活后分泌的细胞因子谱分为 Th1 型、Th2 型和 Th3 型三个亚群,在免疫调节中发挥截然不同的作用。Th1 型细胞是细胞介导的炎症反应细胞,主要分泌 IL-2、IFN-γ、TNF-β 等细胞因子,参与细胞介导免疫、巨噬细胞(Mφ)及 NK 细胞活化,可抑制滋养细胞生长,诱导其凋亡,进而损害着床与胚胎发育。Th1 型细胞因子在局部或循环中产生过多,与复发性流产(recurrent miscarriage,RM)及着床障碍有关,但是某些 Th1 型细胞因子,如 INF-γ、TNF-α 同样也是妊娠早期胚胎植入的先决条件。Th2 型细胞是体液免疫反应细胞,刺激 B 细胞产生抗体,主要分泌 IL-4、IL-5、IL-6、IL-10 等因子,有利于妊娠的建立和维持。Th3 型细胞因子主要为 TGF-β,参与免疫调节,主要是下调细胞介导的免疫应答。研究表明:正常妊娠是一种 Th2 偏移现象,即母体倾向于 Th2 型细胞及因子介导的体液免疫,避免胚胎被母体免疫系统排斥和攻击。然而,目前多数学者仍认为母胎界面最重要的免疫识别系统是 NK 细胞而不是 T 细胞,因为 RIF 的发生与 NK 细胞的种类和功能改变的关系更密切。

### (三)NK T 细胞

NK T 细胞既表达 T 细胞的表面受体,也表达标志 NK 细胞的表面受体,能够产生高水平细胞因子,诱导 Th2、抑制 Th1 免疫应答,并可诱导 NK 细胞增生,促进 T 细胞、B 细胞活化;同时也具有细胞杀伤作用。NK T 细胞的显著特征为 CD1d 限制,而细胞滋养细胞表达 CD1d 配体,在鼠妊娠失败模型中,NK T 细胞有重要意义,其在母胎免疫耐受中的作用逐渐得到关注。VandenHeuvel 的研究显示,外周血 NK T 细胞比例增高的 RIF 和 RM 患者,免疫球蛋白(immunoglobulin,IVIG)治疗后,NK T 细胞比例明显降低,且妊娠成功率明显高于 NK T 细胞比例正常的患者,NK T 细胞比例是 IVIG 用于治疗 RIF 和 RM 妊娠成功与否的独立预测指标。研究提示,NK T 细胞比例增高的患者可从 IVIG 治疗中获益。

## 二、细胞因子及其受体

细胞因子是小分子可溶性的糖蛋白,对细胞的增殖、凋亡及坏死发挥了重要的调节作用,除免疫细胞外,子宫内膜上皮细胞、基质细胞、细胞滋养细胞均可产生细胞因子,其中子宫内膜上皮细胞为非妊娠子宫内膜细胞因子的主要来源,而 uNK 细胞是蜕膜化的子宫内膜细胞因子的主要来源,子宫内膜中细胞因子的水平异常与 RIF 关系密切,细胞因子在着床期子宫内膜中大量表达,通过自分泌、旁分泌和(或)内分泌对的方式构成十分复杂的细胞因子网络,在母胎对话和调节胚胎着床中发挥重要的细胞间信号传导和免疫调节作用。其中,IL-6、IL-8、IL-10 和 TGF-β$_1$ 都是参与着床的关键细胞因子,它们在胚泡识别、胚胎发生、着床、蜕膜化、滋养细胞分化、胎盘生长、分娩和哺乳中都发挥重要作用,胚胎着床是妊娠建立的前提,着床是具有侵袭力的囊胚与具有容受性的子宫内膜在相关细胞因子的精密调控下相互识别、相互作用的结果。体外研究已表明:IFN-γ、TNF-α 能抑制人类滋养细胞的生长和代谢,促进凋亡;LIF 能促进滋养细胞分泌 hCG,并促进细胞滋养细胞的分化;TGF-β 能影响滋养细胞的生长、分化,并能抑制滋养细胞活性;而集落刺激因子(colony-stimulating factor-1,CSF-1)、粒细胞巨噬细胞-集落刺激因子(granulocyte macrophage-colony stimulating factor,GM-CSF)能促进细胞滋养细胞向合体滋养细胞分化,并促进 hCG、金属蛋白酶的分泌。因此,细胞因子分泌异常能导致着床障碍。鉴于细胞因子只有与其受体结合才能发挥生物学效应,有学者对细胞因子受体进行了研究,结果表明:uNK 细胞和其他蜕膜细胞均有 IL-1、IL-2、TNF-α 受体表达,细胞滋养细胞可表达 IL-1、INF-γ、TNF-α、TGF-β、CSF-1、GM-CSF、LIF、IL-4、IL-6 等受体,Th1 细胞因子与这些受体结合而激活 uNK 细胞,诱导对滋养层的细胞毒性作用,导致流产。所以,一旦细胞因子的受体表达缺陷,可影响细胞因子发挥其生物效应,同样会导致 RIF。

### 三、组织相容性抗原

组织相容性抗原是存在于白细胞和机体其他组织细胞表面的糖蛋白,广泛用于器官移植中的组织配型。胚胎移植到子宫内,与母体间不发生排斥反应,认为子宫是一个免疫豁免区,胚胎是半异源,具有遗传的不相容性。胚胎可以诱导母体建立有利于移植的免疫状态,阻止在母胎界面的滋养层细胞表达外源性的人类白细胞抗原(humanleukocyteantigen,HLA),利于着床和维持妊娠。近年来研究表明,绒毛外细胞滋养层细胞可表达 HLA-Ⅰ分子,主要表达 HLA-G、HLA-E、HLA-C 抗原,在胚胎植入过程和诱导移植免疫耐受方面起着重要作用,被认为是妊娠过程中重要的免疫耐受分子。Desai 等观察到 IVF 培养介质中溶解性 HLA-G(sHLA-G)的缺乏与低着床率和低妊娠率相关。Hviid 等观察到卵裂期胚胎分泌的 sHLA-G 与胚胎发育和植入有一定的相关性,其测定了培养 46 h 的胚胎上清液中 sHLA-G 水平,证实 sHLA-G 阳性胚胎显著地改善了 IVF 的受孕结果,使得 sHLA-G 在妊娠免疫研究中受到越来越多的关注。HLA-G 通过与 NK 细胞和 T 细胞上的抑制性受体结合,传导抑制信号,阻抑细胞毒效应,并通过调节细胞因子的释放来抑制 NK 细胞的非特异性免疫反应,进一步抑制其杀伤作用,保护细胞免受蜕膜 NK 细胞和细胞毒性 T 细胞(CTL)杀伤,并诱导 T 细胞的凋亡。同时,HLA-G 可通过与抑制性受体结合,抑制抗原递呈细胞(APC),降低抗原递呈的有效性,诱导免疫耐受。HLA-G 还可诱导 Th2 型细胞因子产生,使 Th1/Th2 型平衡向有利于妊娠的 Th2 型方向偏移。滋养细胞 HLA-G 表达下降,影响了其与 NK 细胞、T 淋巴细胞、巨噬细胞和树突状细胞上的抑制性受体的结合,进一步阻碍了抑制性信号的传入,从而激活了蜕膜上述免疫职能细胞,造成母体对胚胎抗原的免疫攻击。

### 四、自身抗体

RIF 与自身抗体关系的研究主要集中在抗磷脂抗体(antiphospholipid antibody,APA),研究表明,APA 血清学阳性与 IVF 失败有关。Matsubayashi 等对 74 名 RIF 和 273 名 RM 患者进行的研究结果提示,RIF 患者抗磷脂抗体综合征(antiphospholipid syndrome,APS)和抗心磷脂抗体(anticardiolipin antibody,ACL)血清学阳性比例明显高于 RM 组及对照组。但也有研究认为,APS 与 IVF 后妊娠率和活产率低无明显相关性。APA 与生育障碍关系存在的争议主要与 APA 抗体的测定范围有关,有些研究主要检测 ACL、LA 和抗核抗体,而另一些研究则测定更多有意义的抗体,如抗磷脂酰丝氨酸抗体、抗磷脂酰肌醇抗体、抗磷脂酰乙醇胺抗体。除 ACL 外,对其他的 APA 并没有统一的阳性标准也是争议的原因之一。

APA 导致着床障碍的机制目前仍不明确,对 RM 的研究提示,APA 与滋养细胞表面磷脂结合,通过抗体介导的免疫毒性作用抑制滋养细胞增殖,干扰滋养细胞分泌、合成功能,抑制细胞滋养细胞分化为合体滋养细胞,但上述理论并不能完全用于解释 RIF。目前认为 APA 可能通过影响子宫内膜蜕膜化过程而影响着床。Qublan 等观察到 RIF 组中遗传性因子 V 突变、亚甲基四氢叶酸还原酶突变和 ACL 的检出率较一次 IVF 成功组和自然受孕组明显增高,RIF 组中至少一项结果异常者比例高达 68.9%,≥2 项结果异常者比例也有 35.6%,均明显高于 2 个对照组,说明血栓形成倾向在 RIF 发病机制中扮演着重要角色。此外,甲状腺自身抗体与 RIF 的关系目前逐渐受到关注,2008 年一项对甲状腺功能正常且已行植入前胚胎基因筛查的 RIF、RM 患者和不明原因不孕患者的多中心前瞻性研究显示,RIF 和不明原因不孕患者的甲状腺过氧化物酶抗体、甲状腺球蛋白抗体阳性率较 RM 及对照组明显增加,提示甲状腺自身抗体可能是 IVF 失败的独立标志。

## 五、封闭抗体

妊娠的正常维持,除有母体免疫耐受外,还有其他免疫调节作用,其中之一即为特异性抗体的封闭效应,此特异性抗体即封闭抗体。目前认为封闭抗体可在首次妊娠时出现,抑制母体淋巴细胞识别父体抗原,以保护胎儿及滋养层,在妊娠晚期下降,分娩后 3~6 周又上升,以后持续存在。如果妊娠时母体缺乏足够的保护性抗体(封闭抗体),那么会引起母体对胎儿的排斥而造成流产。1980 年 Jonker 证明 HLA-D/DR 抗体具有抑制夫妇间淋巴细胞混合反应的特性,而这种抗体被认为是维持正常妊娠所必需的封闭因子。1981 年 Beer 认为 RM 的重要免疫因素是由于夫妇之间共有 HLA-D/DR 的抗原多,即相容性加大,母体很难产生抗 HLA-D/DR 及抗辅助性 T 细胞受体的封闭性抗体,同时母体内抑制性细胞数目少,因而母体对胎儿的免疫排斥作用强而造成流产。

## 六、自身免疫性抗体

人类许多疾病归因于免疫过程的自我损伤,自身免疫抗体是引起不孕症和不良妊娠结局较常见的病因之一。

### (一)抗精子抗体(antisperm antibody,AsAb)

女性血清中 AsAb 以 IgM 为主。进一步对占女性血清主要类型的 IgM 和占精子表面主要类型的 IgG、IgA 与卵子成熟度、受精率、卵裂率、优胚率的关系分析发现,AsAb 阳性患者行 IVF 的受精率和卵裂率显著低于抗体阴性患者,而两组之间的卵子成熟度和优胚率均无明显差异,说明 AsAb 对 IVF 的影响较大。研究发现 AsAb 阳性组受精率和平均胚胎评分明显低于输卵管因素造成的不孕组,然而其种植率却明显高于该组,因此,认为针对精子的细胞或体液免疫的出现增加了子宫对移植的胚胎的接受能力。但也有研究表明,女性患者体内的 AsAb 对胚胎着床及着床后的发育影响不大。精液中 AsAb 与 IVF 之间的关系也有研究。通过对 16 篇有效的文章荟萃分析统计显示,精液中 AsAb 阳性 IVF 妊娠失败风险的比值是 1.22,卵胞浆内单精子显微注射(ICSI)妊娠失败比值为 1.00,总体比值为 1.08。荟萃分析表明,AsAb 阳性组和 AsAb 阴性组相比,IVF 临床妊娠率没有显著差异,提示精液中 AsAb 和 IVF 妊娠结局没有相关性。

### (二)抗卵巢抗体(antiovary antibody,AoAb)

AoAb 是一种位于卵巢颗粒细胞、卵母细胞、黄体细胞和间质细胞内的自身抗体。该抗体的产生原因尚不清楚,有研究用 ELISA 方法测定 IVF 患者血清中不同类型 AoAb 发现,AoAb 的 IgG、IgA、IgM 均显著升高,提示促排卵药物的作用及反复多次卵巢穿刺均可能导致 AoAb 的产生。AoAb 可能通过阻碍卵母细胞成熟,影响卵子的排出,影响胚胎细胞分裂,透明带常改变精子的穿入和胚胎的着床,从而降低卵巢的生殖内分泌功能,造成受精卵种植和着床失败。不孕症妇女中 AoAb 的阳性率高达 $36.7\% \sim 59.7\%$,有报道初次接受 IVF-ET 治疗的患者,AoAb 抗体阳性者的妊娠率为 $10.53\%$,明显低于抗体阴性者的 $31.72\%(P<0.05)$。AoAb 和一些细胞因子的出现(如 TGF-α 和 IL-1β),导致了 IVF-ET 的失败,可能 AoAb 影响 IVF 受精率和卵裂率,从而影响不孕妇女辅助生殖技术的结局。

### (三)抗子宫内膜抗体

抗子宫内膜抗体(endomethal antibody,EMAb)是一种以子宫内膜为靶细胞并引起一系列免疫病理反应的自身抗体,产生原因与异位子宫内膜的刺激及机体免疫内环境失衡有关。实验中 EMAb 可以和子宫内膜中的抗原结合,发生抗原抗体反应,激活补体系统,使子宫内膜腺体功能受损,导致营养胚胎的糖原分泌不足,干扰和妨碍受精卵的着床和囊的发育。EMAb 是子宫内膜异位症的标志性抗体,正常的子宫内膜不会刺激机体产生抗体,但是异位的子宫内膜可以刺激机体产生抗体。推测 EMAb 与子宫内膜组织结合,导致子宫内膜功能障碍,主要影响辅助生殖技术中胚胎种植环节。对不明原因不孕女性行 IVF 治疗妊娠结局的分析,EMAb 阳性组与阴性对照组之间生化妊娠率差异无显著性,抗体阳性组流产率显著高于阴性对照组,持续妊娠率均低于阴性对照组。EMAb 的存在会引起不明原因 IVF 妊娠流产率增高,也提示 EMAb 主要干扰了胚胎种植过程,从而降低了持续妊娠率。

### (四)抗心磷脂抗体(ACA)

ACA 是一组研究最多的针对各组磷脂的自身抗体,常与反复自然流产、FGR、死胎、子痫前期及栓塞性疾病密切相关,即抗心磷脂抗体综合征(antiphospholipid syndrome,APS)。ACA 通过作用于胎盘血管内皮细胞的膜磷脂,使前列环素合成释放减少;干扰血栓调节素及纤维蛋白溶酶原激活剂的释放,抑制抗凝血酶Ⅲ及抗凝血蛋白Ⅰ,干扰蛋白质 C 系统的活化,降低蛋白 C 和蛋白 S 对 Ⅴ 因子的灭活等多种病理机制,导致血栓形成和滋养层细胞功能改变,不能为排卵期子宫做好充分的供血与供氧,从而引起不孕、早期流产或 IVF 反复种植失败。ACA 阳性明显影响 IVF-ET 的结局,可能的原因是在 IVF-ET 过程中 ACA 能够影响胚胎种植、胎盘形成和早期胚胎发育,其可能机制是 ACA 和可能同时存在的狼疮因子能够导致血栓形成,使得胚胎移植部位的血供减少,且 ACA 作用于滋养层表面的磷脂依赖抗原,引起不同滋养细胞之间磷脂黏附分子断裂,使合体滋养细胞层形成不足,造成子宫对胚胎接受性下降,干扰胚胎着床及着床后的早期发育,降低 IVF-ET 的妊娠率。ACA 阳性在习惯性流产中所占的比例是 $12.4\%$,与不明原因不孕和复发性流产均有相关性,而且 ACA 可能与 IVF-ET 种植失败有关。英国 79 家生殖中心调查反复 IVF-ET 失败病因,

ACA 和狼疮抗凝因子是最常建议的检查项目。ACA 阳性患者行 IVF-ET 的体外受精率、妊娠率、种植率显著低于抗体阴性组，而且流产率显著升高，因此 ACA 和 IVF-ET 结局呈负相关，临床上降低 ACA 水平对 IVF-ET 患者有利。

# 第三节　诊断和治疗

正确的处理有赖于明确病因，但 RIF 患者往往存在多重病因，互相重叠，彼此影响，还有部分患者病因不明，因此 RIF 的处理策略应该是全面筛查，针对具体病因进行相应处理，必要时甚至需要采用实验性治疗。

## 一、临床策略

超排卵方案的选择、选择合适的移植时间，在胚胎移植前，通过输卵管造影、阴道超声及宫腔镜等检查，及时发现并进行相应处理，有助于提高移植成功率。

### （一）超排卵方案的选择

超排卵方案的选择应根据患者年龄，基础性激素 FSH、LH、E2 水平，基础状态下阴道超声检查双侧卵巢大小，窦卵泡数目、大小，既往促排卵卵巢的反应性等进行综合判断，强调个体化应用、预防并发症。个体化应用降调节促排卵方案之前，应预测卵巢储备功能，将患者分为高、低反应，根据预测的卵巢反应采用个体化促排卵方案。高反应患者以预防卵巢过度刺激综合征为主，低反应患者以获得量多高质量卵子为主。对于正常反应者，通常采用促性腺激素释放激素激动剂（GnRH-a）长方案或口服避孕药＋促性腺激素释放激素拮抗剂（GnRH-ant）方案，Gn 起始剂量宜从小剂量开始。对于子宫内膜异位症患者，IVF 前应用 GnRH-a 3～6 个月可提高 IVF 结局。对于超促排卵导致子宫内膜容受性改变的患者，建议改成自然周期下冻融胚胎移植，以期提高 IVF-ET 妊娠率和种植率。标准的卵巢刺激方案及随后导致的超生理状态的高雌激素水平已经被证实会负面影响内膜容受性和胚胎质量，从而降低胚胎种植率，目前有关轻度卵巢刺激方案的研究已经取得了令人鼓舞的结果，轻度卵巢刺激方案较少干预子宫内膜的容受性，还可以改善胚胎的质量。

### （二）选择适宜的移植时间

良好的子宫内膜容受性对胚泡着床具有重要的决定性意义。检测移植前子宫内膜厚度、子宫内膜形态及移植前各项性激素水平等，通过综合分析子宫内膜容受性的各项指标，判断胚胎着床窗口期，从而正确选择胚胎移植时间。提高子宫内膜容受性的策略包括：①应用糖皮质激素、达那唑、抗胆碱能药物。②胚胎移植前进行机械性搔刮子宫内膜或宫腔镜检查。子宫内膜薄的处理：对子宫内膜血流情况不佳的患者可应用低剂量的阿司匹林、西地那非（伟哥）改善子宫内膜的血循环；补充雌激素，内膜≤7 mm 时取消移植；中医中药等。输卵管积水是影响胚胎着床的原因之一，对于 RIF 患者，必要时可行腹腔镜下输卵管离断术以提高胚胎着床成功率。免疫因素可采取淋巴细胞免疫治疗、静脉注射免疫球蛋白，纠正患者的免疫功能调节障碍后再行移植。最近有研究报道,两次移植可提高 RIF 患者的妊娠率。两次移植即第 3 天移植 1 个胚胎,剩余胚胎继续培养至第 5 天,第 5 天再移植 1~2 个胚胎。

### (三)宫腔镜检查

目前绝大多数中心对 IVF 失败的患者常规施行宫腔镜检查,对检查中发现的先天性宫腔畸形、宫腔粘连、内膜增生、内膜炎和内膜息肉进行相应处理,以期提高再次移植的成功率。新近发表的一项 meta 分析证实了上述措施的有效性。研究结果还提示即使宫腔镜检查未发现异常,检查后的移植成功率也明显提高。黏膜下肌瘤可能引起宫腔变形进而降低内膜容受性,但是对于黏膜下肌瘤是否应该进行宫腔镜下切除仍然存在巨大争议,许多学者考虑手术导致的内膜大面积缺损和继发性粘连严重损害内膜容受性。从预防 RIF 发生的角度来说,我们建议有条件的中心可以在进行 IVF 前常规进行宫腔镜检查。

### (四)内膜菲薄的处理

适宜的子宫内膜厚度是 IVF 妊娠成功的必要条件之一,一般认为内膜厚度 <7 mm 即为内膜菲薄。内膜菲薄的主要原因包括内膜基底层受损、内膜症及使用某些药物(避孕药、氯米芬)。尽管小剂量阿司匹林、补充雌激素、阴道用西地那非、己酮可可碱、维生素 E 和 GnRH 激动剂均有成功治疗内膜菲薄的小样本报道,但循证医学证据未能显示这些治疗方法能够提高临床妊娠率和降低流产率。我们的经验表明,有部分内膜菲薄实际上是内膜粘连的表现,对于这一部分患者进行宫腔镜下粘连松解术有助于改善内膜厚度。另外,对于补充雌激素反应不良的患者,在围着床期采用宫腔镜定点钳取少许内膜组织进行雌、孕激素受体检查,可能有助于发现激素反应不良的原因,进而采取相应的干预措施。

### (五)内膜微创术

3 项随机对照研究显示,对于 RIF 患者在进入新一轮 IVF 前进行内膜微创术有利于提高着床率、临床妊娠率和活产率,推测其机制可能与内膜修复过程中释放出多种有利于胚胎着床的细胞因子和生长因子有关,同时也可能改善了内膜与胚胎发育的同步性。但是,在患者选择、施术时机、技巧与次数上仍有待于进一步探讨。子宫内膜微创术是对内膜进行搔刮,属于一种机械性刺激手段。覃桂荣等对 IVF 失败 2 次及以上且子宫内膜相对薄弱的患者 20 例行宫腔镜下内膜微创术,结果表明经宫腔镜子宫内膜微创术可增加 A 型内膜比例,改善子宫内膜胞饮突的发育。考虑搔刮局部促进子宫内膜螺旋动脉及内膜下血管生成,增加内膜血供,利于胚胎着床。

### (六)输卵管积水的处理

尽管还没有针对 RIF 的随机对照试验,但从 meta 分析指出切除积水输卵管可以显著提高妊娠率的结果推测,这一方法可能有助于改善 RIF 的妊娠预后,但是必须关注切除输卵管可能导致卵巢储备功能下降的问题。

### (七)植入前遗传学筛查

植入前遗传学筛查(preimplantation geneticscreening,PGS)即对 IVF-ET 中的胚胎进行染色体分析,选择核型正常的胚胎植入,以增加临床妊娠率和降低自然流产率。PGS 广泛应用于 AMA、RM、RIF 及严重的男性不育当中,目前临床上 PGS 技术主要有 FISH、芯片-

比较基因组杂交(arraycomparativegenomic hybridization,a-CGH)和单核苷酸多态性(single nucleotide polymorphism,SNP)芯片。FISH 是应用最早、最广的 PGS 技术。Taranissi 等采用 FISH 的方法对 13 号、16 号、18 号、21 号和 22 号染色体进行筛查,结果表明其可以改善有 RIF 史的年轻妇女的临床结局(妊娠率为 43%,分娩率为 32%)。Ercelen 等将高龄、RIF、反复自然流产及严重的男性因素患者纳入研究对象,采用传统的 FISH 方法对 230 个周期中 945 个形态正常的卵裂期胚胎的 13、16、18、21、22、X、Y 染色体进行筛查,结果显示 314 个胚胎染色体正常,三体型和单体型胚胎各占 18%,最后的抱婴率为 24.2%。Masten-broek 等的分析表明 PGS 可以显著提高 RIF 患者的活产率。a-CGH 是近年来发展起来的新技术,可实现在单细胞水平进行全部染色体分析。Fragouli 等运用 a-CGH 方法对 RIF 患者的胚胎囊胚滋养层细胞进行筛查,结果显示胚胎非整倍体率为 45.2%,这些患者的胚胎种植率达到 58.3%。与 FISH 相比,SNP 芯片不仅可以快速分析全部染色体数目,还能检测非平衡染色体易位、重复、缺失、单亲二倍体、基因拷贝数变异及复合异常。然而,PGS 的作用是存在争议的,Blockeel 等的研究表明,PGS 并不增加胚胎的着床率和临床妊娠率。

## 二、实验室技术

实验室技术对于 RIF 的成功也起到非常重要的作用。

### (一)囊胚移植

自从 IVF 问世以来,胚胎发育至 2～8 细胞期被常规移植到子宫内,自然状态下,此期的胚胎应在输卵管内,排卵后 4～5 d 发育成桑甚胚至囊胚阶段时进入子宫。因此囊胚移植更接近人的生理状态。胚胎基因组的激活发生在 8～10 细胞期,直至此期,胚胎的发育仅仅依赖卵母细胞基因组。将胚胎培养至囊胚期可以检测整个胚胎基因组的信息及胚胎的发育潜能。有数据显示,在 RIF 患者的 212 个胚胎中,有 21 个发育成囊胚,31 个发育成桑甚胚。两个大型的随机对照研究表明,RIF 后囊胚移植可以获得较高的着床率和活产率。改善胚胎选择和子宫内膜容受性也许能解释 RIF 的夫妇囊胚移植的优势。囊胚培养有利于筛选出着床潜能良好的胚胎。已经有充足的证据表明囊胚移植后临床妊娠率、抱婴回家率和周期取消率均显著高于卵裂期胚胎移植。在期发表的一项为期 5 年的描述性研究中,作者推荐对 RIF 患者采用囊胚移植,然而目前还没有关于囊胚移植在 RIF 中应用的随机对照研究。囊胚移植的优越性:胚胎发育阶段与女性生殖道同步化;胚胎基因组激活后可以识别发育潜能低下或无发育潜能的胚胎;子宫的收缩频率降低,从而减少胚胎的排出和丢失。囊胚移植被认为是提高胚胎种植率的有效方法。

### (二)辅助孵化

辅助孵化(assisted hatching,AH)胚胎透明带未破裂,影响胚泡植入,被认为是 RIF 的可能原因之一。辅助孵化通过人为破坏部分透明带,帮助胚胎突破异常厚度或硬度透明带的机械性屏障,有助于提高胚胎植入率。根据一项随机对照试验的结果,美国生殖医学会推荐对于 >2 次 IVF 失败的患者进行辅助孵化。近年来辅助孵化在辅助生殖中技术中广泛应用,尤其用于高龄者、RIF 及冻融周期解冻胚胎。辅助孵化方法包括激光法、机械法、酸化法、酶消化法等,其中激光法安全、简便、快捷。随着辅助孵化技术的发展,激光系统以其快速、准确、安全等特点应用越来越普遍,并且能够显著提高胚胎种植率和妊娠率。近年的数据分析显示:透明带打孔法是目前最主要的方法。对 RIF 患者的研究表明,AH 可显著增加妊娠率。然而,对于 AH 的作用存在争议。据 Valojerdi 等的报道,AH 可显著增加冻融胚胎的着床率和妊娠率,然而对高龄及 RIF 患者并无影响。

### (三)共培养

人早期胚胎共培养是模拟早期胚胎在体内的发育环境,一般利用人的输卵管上皮细胞、子宫内膜细胞、卵丘细胞等体细胞作为营养细胞与胚胎共同培养。共培养体系通过分泌一些对早期胚胎发育有利的物质和代谢降解胚胎发育过程中产生的有毒物质等,在体外为胚胎发育提供一种更类似于体内的环境,能在一定程度上克服胚胎体外发育阻滞,促进早期胚胎发育,提高胚胎质量,增加胚胎着床率和妊娠率,降低流产率。胚胎的培养环境与胚胎质量息息相关,近年来有一些研究显示将 RIF 患者胚胎与某些细胞系(最常用的是自体黄体中晚期内膜细胞)共培养可能促进胚胎床潜能,其机制可能与促进胚胎某些细胞因子的分泌和清除氧自由基有关。Spandorfer 等对 1 030 例有 RIF 史的妇女的胚胎与自体子宫内膜细胞进行共培养,总妊娠率为 41.5%。然而,由于操作烦琐和设备复杂,大多数生殖中心并不具备进行共培养的条件,因此截至目前还没有相应的随机对照研究报道。在临床实践中,大多数中心采用更换培养基的方法期望有助于提高胚胎质量,但是结果未必尽如人意,目前已被序贯培养取代。

### (四)改善移植技巧

胚胎移植技巧对于胚胎着床的重要性不言而喻。meta 分析已经证明,腹部超声引导下移植能明显提高临床妊娠率和活产率。另外有研究显示,移植管的选择、预移植、胚胎放置部位和是否清理宫颈黏液等诸多因素都有可能影响着床效果,然而这些研究存在样本量不足或设计缺陷,需要对其结果进行仔细判读。处理对策:经腹超声引导下移植,适度充盈的膀胱可以纠正子宫前屈度,便于顺利插管,同时及时调整插管方向和深度,直观胚胎推注全过程、注入位置及移动情况、增加推注的准确性,有助于胚胎的成功着床。

### (五)维护培养环境的稳定性

优化体外培养条件,IVF 实验室要求无菌、避免污染、防止各种材料对胚胎发育造成不良影响,保持洁净的空气流通、充足的实验室设备、足够的实验室使用面积,维护一套稳定有效的实验室质量控制体系,这是关系到配子或胚胎体外培养安全性的重要保障。

### (六)通过冷冻技术提高胚胎与内膜的同步性

在促排卵周期中,大量促性腺激素的应用使胚胎与子宫内膜发育不同步,从而降低胚胎着床率。FET 周期避免了大量促性腺激素的刺激,通常采取接近自然周期的移植策略,可以有效地减少对子宫内膜容受性的影响。目前,大部分生殖医学中心采用玻璃化冷冻方法冷冻胚胎,玻璃化冷冻技术可以有效地阻止冰晶的形成,大大减少了冷冻过程中对细胞的损伤,冷冻复苏率可达到 95%,是一种较好的冷冻方法。

### (七)胚胎筛选

正确地进行胚胎发育潜能的评估,设定严格的时间点对胚胎进行更客观的形态学评估,进行逐级评分,选择发育潜能正常的胚胎移植。目前通过定点进行形态学系列评估是最常用的方法,包括原核评分、卵裂期胚胎评分和囊胚评分。胚胎染色体异常可以采用种植前基因诊断(PGD)或胚胎前遗传学筛查(PGS),进行 FISH 或比较基因组杂交(CGH)检查,如果夫妇一方或双方有染色体异常,可针对其异常的染色体进行 PGD 检查,对于检出染色体异常,如染色体缺失、增加及嵌合体等,在患者要求助孕时,认真评估和计算患者生育正常后代的概率后,充分告知其风险,根据具体情况为这类患者的临床助孕策略提供指导。

## 三、免疫因素引起的 RIF 治疗

引起 RIF 的因素众多而复杂,在同一个患者身上往往表现为多种病因同时并存,这为 RIF 的免疫诊断带来了困难。虽然生殖免疫基础和临床研究不断取得进展,为 RIF 的病因学探索和诊断开辟了新的途径。但是,这些检测指标和方法还不成熟,专家们对此也未达成共识,因此,目前国内外尚无规范的 RIF 的免疫学诊断标准或指南。2001 年美国和澳大利亚医生对 RIF 的免疫学检验和治疗结果所做的调查研究显示:大多数医师均对反复 IVF 失败患者进行 APA、抗核抗体和抗精子抗体等相关检查,澳大利亚医生不进行 NK 细胞、胚胎毒性及白细胞毒性抗体指标的免疫性检查,而只有 25% 的美国医生进行此方面的检查。Fukui 等研究显示:RM 和 RIF 患者外周血分泌 INF-γ、TNF-α 的 $CD56^{+bright}$ NK 细胞比例较对照组明显增高,而分泌 IL-4、IL-10 的 $CD56^{+bright}$ NK 细胞的比例,RM 患者较对照组明显降低。RM 和 RIF 患者分泌 INF-γ 和 GM-CSF 的 $CD56^{+bright}$ NK 细胞比例明显高于对照组。提示外周血表达 Th1 型细胞因子的 $CD56^{+bright}$ NK 细胞增多是 RM 和 RIF 的特征之一,而表达 INF-γ 和 GM-CSF 的 $CD56^{+bright}$ NK 细胞比例可用于 RM、RIF 的诊断。至于如何确定 RIF 的免疫学检查项目和实验室诊断标准,有待于今后进一步进行多中心研究。

RIF 的治疗通常根据病因来确定,免疫因素引起的 RIF 的治疗尚无规范和指南,文献报道有以下几种方法可供选择。

### (一)免疫细胞治疗

理论上,RM 与 RIF 的病因可能存在相当部分的重叠,因此不少学者试图将在部分 RM 患者中证明行之有效的免疫治疗引入 RIF 的处理中,其中报道最多的是淋巴细胞注射和静脉注射 IVIG,结果令人振奋。自体淋巴细胞宫腔内灌注治疗 RIF 的作用机制有待进一步研究。自体淋巴细胞宫腔内灌注后,子宫内膜表现为非感染性炎性改变,宫腔内分泌蛋白酶,介导内膜细胞与胚胎信号传导,使子宫内膜的分化与胚胎发育同步化。此外,自体淋巴细胞可刺激子宫内膜 NK 样细胞等分泌大量细胞因子及趋化因子,促使子宫内膜分化,有利于开放子宫内膜种植窗期,促进滋养细胞的侵入,从而利于胚胎的种植。在一项回顾性研究中,CHECK 等发现:尽管接受淋巴细胞注射组的妊娠率与对照组无明显差异,但前者每次移植活产率显著高于后者(30.8% vs19.7%, $P=0.02$);对于既往移植 5 次未孕的 RIF 患者,淋巴细胞注射组的妊娠率(45.9% vs 28.1%, $P=0.07$)与活产率(35.1% vs15.6%, $P=0.024$)

均显著高于对照组。最近 YOSHIOKA 等发表了囊胚移植前 3 d 宫腔内灌注经过 hCG 培养的外周血单核细胞(PBMC)与新鲜 PBMC 混悬液显著提高 RIF 患者妊娠率的研究报道,立即引起人们的广泛关注。我们采用他们的方法,已经在 1 例 RIF 患者(曾经历 4 次 ET、共移植优良胚胎 10 枚未孕)上获得了临床妊娠,目前已进入孕中期,母胎情况良好。另外,meta 分析显示:无论是否存在自身抗体,围着床期应用糖皮质激素不能改善 RIF 患者的预后。注射第三方或丈夫淋巴细胞可以诱导 Th1 向 Th2 转变,现已广泛用 RM 的治疗并取得了良好的疗效。尚没有淋巴细胞免疫治疗用于着床障碍的随机研究报道,但许多非随机研究提示淋巴细胞免疫治疗对 RIF 有益。Nakayama 等研究报道对反复发生 IVF-ET 失败(≥ 4 次)的患者在取卵日抽取自体 PBMC,以 hCG 培养 48 h 后与新鲜获得的 PBMC 共同注入患者宫腔,取卵后 5d 进行囊胚移植,观察到 PBMC 处理组临床妊娠率、着床率和活产率明显优于对照组。该研究表明以 hCG 处理患者 PBMC 后进行宫腔注射有可能成为治疗反复 IVF-ET 着床障碍的有效方法,其确切机制尚不清楚。

### (二)免疫球蛋白疗法(IVIG)

IVIG 可通过增强 Th2 型细胞因子生成、抑制外周血 NK 细胞毒性和自身抗体产生等多种途径促进胚胎着床和早期妊娠维持。但 IVIG 用于治疗 RIF 目前尚存在争议,仍需进行随机对照试验证实 IVIG 的有效性。Elram 等报道在一组合并 HLA 相容性过高(夫妇间≥3 个 HLA-A、HLA-B、HLA-C、HLA-Dr、HLA-Dq 位点相同)的 RIF 患者中给予 2 次 30 gIVIG 注射(1 次在卵泡募集前,1 次在 B 超探及胎心时),能明显提高再次 ET 妊娠率。CLARK 等对 3 个采用 IVIG 治疗既往 IVF 失败的随机对照试验进行了 meta 分析,结果显示治疗组活产率显著提高。一项回顾性研究提示 IVIG 能够有效地促进 RIF 合并 CD56⁺CD16⁺ NK 细胞水平,升高患者的临床妊娠率。

### (三)肝素、阿司匹林的应用

肝素能够抑制磷脂与 APA 的结合而使滋养层免受损害,并通过肝素硫酸蛋白聚糖或肝素结合上皮生长因子的直接或间接作用,促进囊胚与子宫内膜上皮的黏附。阿司匹林抑制血小板聚集,可能会通过改善 APA 引起的绒毛所在部位蜕膜层的局部血液高凝状态而避免滋养层在胎盘形成后受损,或通过改善子宫和卵巢的血液循环而提高妊娠率。低剂量阿司匹林或低分子肝素现已广泛用于 RM 治疗,但是,同样的治疗用于 RIF 者并不能得到同样的效果。Stern 等的一项随机安慰剂对照研究提示 APS 和 ACA 阳性的 RIF 妇女同时使用阿司匹林和肝素,着床率和妊娠率与对照组无明显差异。因此,阿司匹林、肝素能否用于 RIF 的治疗,有待于设计良好的随机对照研究来证实。

### (四)皮质激素疗法

随机对照研究表明胚胎移植前使用 4 周泼尼松可以降低流产率、提高活产率,说明低剂量泼尼松可以改善 IVF 的妊娠结局,此项研究还显示在取卵日或移植日给予泼尼松不能改善妊娠率,可能因为泼尼松给予的时间太晚而不能改变子宫内膜的功能。Boomsma 等的 meta 分析提示常规使用泼尼松并不能改善 IVF 患者的妊娠率和活产率,但对不明原因不孕、自身免疫性不孕和 RIF 患者可能存在潜在的益处,建议继续进行设计良好的随机对照。

### （五）环孢素 A(cyclosporin A,CsA)

CsA 为目前公认的抑制移植排斥反应最为有效的药物,Sivaraman 等对 1991 年以来 1 319例器官移植后妊娠结局做了统计,70％以上的患者移植后妊娠,有了健康的后代,治疗剂量的 CsA 可安全地应用于妊娠期。动物研究已表明 CsA 可使小鼠自然流产模型胚胎吸收率显著下降,使之接近正常妊娠模型胚胎吸收率,并能诱导孕鼠外周免疫细胞对父系抗原的免疫耐受。体外实验表明,CsA 在一定范围内呈剂量依赖性,促进人滋养细胞增殖、细胞迁移、侵袭能力增强,有利于母胎界面形成 Th2 型免疫优势。因此,CsA 有望成为治疗 RIF 的有效药物。但目前尚未见 CsA 用于人类 RIF 的随机研究报道。

生殖免疫学基础和临床研究的不断发展,为 RIF 的病因学探讨和治疗开辟了崭新的途径,免疫学评估和治疗已经在 RIF 的处理中占据了一席之地,部分研究结果令人鼓舞,但我们仍要清醒地认识到这些检测方法和治疗方案还不成熟,目前依然处于艰难的探索阶段,专家们对其应用指征仍未达成共识。如何完善和规范这类患者的免疫学评估和治疗方案依然任重道远。此外我们还应注意到,RIF 实际上是众多病因混杂导致的临床综合征,在同一例患者身上往往表现为多种病因同时并存,免疫学评估仅仅是筛选病因的环节之一。如何针对具体患者制定与选择个体化的诊断和处理应该是未来主要的研究方向之一。当前情况下,在进入这些评估和治疗程序前对患者夫妇进行详细的病情解释、帮助患者做出合理选择及取得知情同意应是必要的处理方法。

综上所述,RIF 受多种因素的影响,除非我们对一个胚胎能成功着床的决定性因素有充分的了解,否则,哪一种单独的处理措施都不能成为关键的解决方案。RIF 已经成为阻碍妊娠率进一步提高的瓶颈问题,但是诊断标准仍然不清晰,对其病因依然知之甚少,目前还不能充分明确每一例 RIF 患者的确切病因,大多数干预手段缺乏大样本随机对照研究的证据,这些问题都亟待开展高质量的研究(尤其是循证医学研究)加以解决。关于胚胎原因、胚胎种植环境异常、免疫因素、移植技术等在反复胚胎着床失败中的影响并针对相关因素采取相应的治疗措施仍在不断深入研究之中。各种处理对策和方法为改善辅助生殖技术治疗结局提供了新的思路。许多研究已经指出,患者焦虑、抑郁、烦躁等不良情绪评分随着助孕治疗的深入而迅速累积,并与妊娠成功与否呈现负相关关系。良好的医患沟通和夫妇间充分的情感交流与相互支持是促进妊娠成功必不可少的重要环节。目前,低种植率始终是生殖医学领域尚未解决的难题之一,也是限制 ARF 发展的瓶颈问题,明确 RIF 相关的多元因素,采用个体化的治疗方案,有效避免 RIF,无论在学术上还是临床上都有重大意义。作为一个生殖医学临床医生,应对每一个 RIF 患者仔细分析病历资料,力求找出失败的原因,从而采取下一步医学干预措施,这对改善 IVF 结局将起到重要的作用。在现有的条件下,对 RIF 患者常规进行宫腔镜检查、囊胚移植及辅助孵化,同时根据筛查的具体情况采取个体化的治疗措施可能是较为实用的处理 RIF 的方法。此外,在进入病情评估和治疗程序前对患者夫妇进行详细的病情解释、帮助患者做出合理选择及取得知情同意应是必要的手段。

（冀金璐　马丽娜　廖爱华）

# 第十四章　子痫前期与免疫

随着我国"二孩"政策的开放,中国高龄孕产妇比例随之增加,而高龄作为子痫前期(pre-eclampsia,PE)发病的独立危险因素之一,也越来越受各界的关注。目前,关于 PE 发病机制的研究众多,但其确切的发生和发展机制仍未被完全阐明,有关 PE 的临床治疗也始终停滞于对症治疗阶段。随着免疫学研究的深入发展,越来越多的学者认为免疫学因素参与了 PE 的发生发展。因此深入研究 PE 的发病机制,对寻找新的有效防治策略具有重要意义。

## 第一节　病因与发病率

目前 PE 仍是全球导致孕产妇和围生儿高患病率和高死亡率的重要原因之一。高危因素主要有初产妇、孕妇年龄过小或大于 35 岁、多胎妊娠、妊娠期高血压疾病史及家族史、慢性高血压、慢性肾病、抗磷脂抗体综合征、糖尿病、肥胖、营养不良和低社会经济状况等。

### 一、PE 定义

妊娠前血压正常的孕妇在妊娠 20 周以后出现高血压、蛋白尿症状,称之为 PE 或先兆子痫,是妊娠期高血压疾病中的一种,为妊娠特发性疾病,严重影响母婴健康。发病率占全部妊娠的 3%~12%。

### 二、分类及临床表现

PE 分类及临床表现如表 14-1 所示。

表 14-1　PE 分类及临床表现

| 分类 | 临 床 表 现 |
|------|------------|
| 轻度 PE | 妊娠 20 周后出现收缩压≥140 mmHg 和(或)舒张压≥90 mmHg,于产后 12 周内恢复正常;蛋白尿≥0.3 g/24 h,或随机尿蛋白(+);可伴有上腹不适、头痛等症状 |
| 重度 PE | 血压和尿蛋白持续升高,发生母体脏器功能不全或胎儿并发症。出现下列任一不良情况可诊断为重度 PE。①血压持续升高:收缩压≥160 mmHg 和(或)舒张压≥110 mmHg。②蛋白尿≥5.0 g/24 h,或随机尿蛋白≥(+++)。③持续性头疼或视觉障碍或其他脑神经症状。④持续性上腹部疼痛,肝包膜下血肿或肝破裂症状。⑤肝脏功能异常:肝酶 ALT 或 AST 水平升高。⑥肾脏功能异常:少尿(24 h 尿量<400 ml 或每小时尿量<17 ml)或血肌酐>106μmol/L。⑦低蛋白血症伴胸腔积液或腹腔积液。⑧血液系统异常:血小板呈持续性下降并低于 100×10⁹/L;血管内溶血、贫血、黄疸或血 LDH 升高。⑨心力衰竭、肺水肿。⑩胎儿生长受限或羊水过少。⑪早发型即妊娠 34 周以前发病 |

参考人民卫生出版社第八版《妇产科学》

### 三、病因

虽然针对 PE 病因学研究众多,但至今病因不明。因该病在胎盘娩出后常很快缓解或可自愈,有学者称之为"胎盘病",但很多学者认为是母体、胎盘和胎儿等众多因素共同作用的结果。对于其病因主要有以下学说。

#### (一)子宫螺旋小动脉重塑不足

螺旋动脉源于子宫动脉,主要功能是营养子宫基底膜。妊娠期间,螺旋动脉发生重塑,自第 10 周发生,并于第 14~20 周出现第 2 次高峰,以保证胎儿生长发育的需要。参与重塑的细胞主要有绒毛膜外滋养细胞(extravillous trophoblas,EVT)、子宫自然杀伤细胞(uterine natural killer cells,uNK)和巨噬细胞。根据 EVT 是否参与重塑,将螺旋动脉重塑分为两个阶段:滋养细胞非依赖阶段和滋养细胞依赖阶段。具体又可分为四期。Ⅰ期:未重塑阶段,滋养细胞及管壁内白细胞还未侵入,管壁内皮细胞及平滑肌细胞层完整;Ⅱ期:重塑开始阶段,主要是滋养细胞入侵前,管壁中包括 uNK 细胞及巨噬细胞在内的白细胞阶段,血管结构开始被破坏,平滑肌细胞层出现裂解伴平滑肌细胞部分丢失,内皮细胞出现破坏;Ⅲ期:重塑重要阶段,管壁中及管壁出现血管内 EVT,平滑肌细胞及内皮细胞大量丢失;Ⅳ期:重塑完成阶段,管壁平滑肌和内皮细胞完全丢失并被血管内 EVT 代替,管壁基质被纤维素样物质代替,且重塑螺旋动脉深达子宫壁的浅肌层。螺旋动脉重塑完成使其由原来的高阻低流量血管换成低阻高流量血管,从而保证了胎儿生长对血流增加的需要。以上 4 期均涉及多种细胞、分子。任一环节出错,均可能导致重塑障碍。

在多数 PE 患者中,螺旋动脉重塑仅限于子宫动脉的蜕膜,30%~50% 的胎盘蜕膜板的螺旋动脉血管内甚至完全没有滋养细胞的侵入。螺旋小动脉重塑不足导致胎盘缺血缺氧最终引起 PE。其中缺氧及缺氧诱导因子 1α(hypoxia inducible factor-1,HIF-1α)在 PE 发病机制中的作用可归纳为两个途径。

**1. 螺旋动脉重塑不足**

螺旋动脉重塑不足导致胎盘缺血,可诱导血管紧张素Ⅱ1型受体的自身抗体(angiotensin receptor 1 autoantibody,AT1-AA)激活,其激活可提高 AT1 受体敏感性,刺激其下游抗血管生成因子如可溶性 Fms 样酪氨酸激酶 1(sFLT-1)、可溶性内皮因子(sENG)及内皮素 1(endothelin-1)高表达,最终导致高血压、蛋白尿等 PE 临床症状。

**2. 妊娠早期胎盘缺氧**

妊娠早期胎盘缺氧使 HIF-1α 高表达,进而引起胎盘 TGF-β_3 表达升高。TGF-β_3 高表达可抑制 EVT 入侵,正常胎盘在妊娠 10~12 周可恢复供氧抑制 HIF-1α 表达,但因各种原因导致 EVT 入侵不足,胎盘氧供不能恢复,进而引起 HIF-1α 持续表达,通过 TGF-β_3 抑制 EVT 入侵,如此形成恶性循环导致胎盘持续缺氧。此外,HIF-1α 高表达可诱导抗血管生成因子如 endothelin-1、sENG 和 sFLT-1 的表达,最终引起 PE 相关症状。

上述研究较有力地证实了子宫螺旋动脉重塑不足参与 PE 发生发展的假说,即 EVT 自身或调控其入侵的分子异常,使螺旋动脉重塑障碍,导致妊娠期胎盘血供减少,引发 PE 一系列的临床表现。造成子宫螺旋动脉重塑不足的机制仍在进一步研究。

### (二)免疫学说

胎儿是一个半异体移植物,成功的妊娠要求母体免疫系统对其充分耐受。母体对胎儿的免疫反应表现为微弱的排斥反应和较强的防护反应,这使得胎儿在母体内存留、生长而不被排斥。母体与胎儿之间的免疫平衡失调,就有可能引发免疫排斥反应而导致 PE 的发生。而实验数据表明 PE 患者无论是母胎界面局部还是全身均存在着炎症免疫反应过度激活现象。

**1. 人类白细胞抗原(human leukocyte antigen,HLA)与 PE**

人类白细胞抗原(HLA)是位于 6 号染色体短臂上一群高度多态性的紧密连锁的基因群,它所编码的主要组织相容性抗原在特异性免疫中处于中心地位。HLA 具有向抗原特异性 T 细胞受体传递抗原多肽的生物学功能,在调节机体免疫反应、破坏表达外来抗原的靶细胞方面起着重要作用。HLA 与妊娠的维持关系密切。胎儿体内含有来自母系和父系的 HLA 抗原,一般认为,在妊娠时带有 HLA 抗原的脱落滋养细胞进入母体的血循环,刺激母体产生相应的 HLA 抗体,此类抗体可与滋养层细胞上的 HLA 抗原形成抗原抗体免疫复合物,可覆盖来自父方的 HLA 抗原,使母体不产生对父方的 HLA 抗原的免疫应答反应,从而使胎儿免受母体免疫系统的排斥,故母胎之间的免疫反应是母体针对父系 HLA 抗原的。T 细胞表面含有 HLA-A,HLA-B,HLA-C 抗原,而在 B 细胞表面除了含有 HLA-A,HLA-B,HLA-C 抗原外,还有 HLA-DR 抗原。HLA-DR 抗原的相容性对于移植物的存活更为重要,其主要参与免疫识别和免疫调节。PE 的病因可能是由于 HLA-DR 相容性增加,造成孕妇体内保护性抗体不足或缺乏,造成母胎间免疫失衡,最终发生 PE。HLA-G 作为一种非经典的 HLA-Ⅰ 类分子抗原,在妊娠免疫耐受中起重要作用。HLA-G 产物主要分布在母胎界面绒毛外滋养层细胞,可与 NK 细胞抑制性受体(killer cell inhibitory receptor,KIR)结合,抑制 NK 细胞对胎儿组织的杀伤能力;可引起母体的异体反应 T 细胞的凋亡;抑制外周单核细胞分泌白细胞介素(IL)-4;刺激肿瘤坏死因子(tumor necrosis factor,TNF)-α 及 TNF-γ 释放,抑制 IL-3 分泌;此外,HLA-G 有利于滋养细胞逃避 IL-2 对它的生长抑制作用。滋养细胞 HLA-C 和 HLA-G 抗原的协同表达可能逃避 NK 细胞的识别和攻击。多数 PE 患者胎盘 HLA-G 表达下降或缺失,此时的滋养层细胞易受母体免疫系统攻击,使其不能侵入螺旋动脉完成血管重塑,形成血流灌注丰富的胎盘。

**2. 免疫细胞与 PE**

(1)T 淋巴细胞。正常妊娠时母体 Th1/Th2 免疫状态向 Th2 漂移,但 PE 患者蜕膜局部 T 淋巴细胞向 Th1 偏移。近年研究发现,CD4$^+$CD25$^+$调节性 T 淋巴细胞(regulatory cell,Treg)和 Th17 细胞之间的免疫平衡在诱导和维持妊娠期间耐受方面有重要作用。与正常妊娠妇女相比,PE 患者外周血中存在 Treg/Th17 细胞比例下降,表现为 Treg 细胞百分比明显降低,Th17 细胞百分比明显升高,Treg/Th17 细胞免疫向 Th17 细胞偏移。Treg/Th17 细胞免疫失衡被认为是 PE 发病中的免疫因素之一。T 细胞还具有肾素血管紧张素系统(RAS)功能——能够在炎症部位产生 AT2。AT2 可以通过结合 AT1 受体发挥促进自然杀伤细胞(NK 细胞)和 T 细胞的趋化作用,RAS 介导的炎症途径可能也参与了 PE 的发生。

（2）NK 细胞。NK 细胞是重要的免疫调节细胞，在妊娠中发挥重要作用。正常妊娠时，早孕期蜕膜 NK 细胞占蜕膜免疫细胞的 70％左右。NK 细胞攻击靶细胞时无主要组织相容性复合体（major histocompatibility complex，MHC）限制，不需经过抗原刺激和抗体参加，属直接杀伤靶细胞效应的淋巴细胞。根据 NK 细胞特异性表面标记可将其分为 $CD56^{bright}$ NK 细胞和 $CD56^{dim}$ NK 细胞。在蜕膜局部主要是 $CD56^{bright}$ NK 细胞，其在胎盘形成、滋养细胞的侵入和蜕膜动脉的重建方面发挥着重要作用。

重度 PE 患者的蜕膜 NK 细胞表面抑制受体 NKGZA 表达水平较正常妊娠妇女低，而活化受体 NKGZD 表达较正常妊娠妇女高，提示 NK 细胞可能通过其表面受体的变化，参与 PE 病理生理过程。此外，PE 患者蜕膜组织中 $CD56^{bright}CD16^{bright}$ NK 细胞比例增加，而 $CD56^{bright}CD16^{dim}$ NK 细胞比例下降。蜕膜 NK 细胞亚群之间比例失调及蜕膜 NK 细胞的活化，引起 LIF 和 CSF-1 分泌减少，IFN-γ 及 TNF-α 等 Th1 型细胞因子分泌增多，IL-6 和 IL-10 等 Th2 型细胞因子的水平下降，从而破坏了母胎界面 Th1/Th2 平衡，抑制滋养细胞生长，使母体血管产生血栓，限制胎儿血供，使胎盘受损，诱发 PE。蜕膜 NK 细胞活性或数量改变时，VEGF-C、PIGF 与 Ang 等血管生长因子的分泌和表达随改变，滋养细胞的种植较浅，导致胎盘灌注减少、滋养细胞供血不足、胎儿发育迟缓及母体的循环紊乱，从而导致 PE 的发生。

（3）巨噬细胞。巨噬细胞作为一种专职抗原提呈细胞，在联系适应性免疫和天然免疫中发挥重要作用，参与人体多种生物学过程。蜕膜局部巨噬细胞占妊娠子宫蜕膜白细胞的 20％～25％，表现为免疫抑制表型（替代激活型，M2 型）——高表达 IL-10 和 IDO，这些特征促使母体对胎儿的免疫耐受，有利于正常妊娠的维持。此外，蜕膜巨噬细胞还可促进滋养层细胞侵袭、螺旋动脉重塑、胚胎着床和胎盘形成等过程。在围产期，巨噬细胞通过分泌促炎因子和前列环素 $E_2$ 参与调控宫颈成熟及分娩的发动。

PE 患者存在蜕膜巨噬细胞数量和功能异常。体外巨噬细胞和滋养层细胞共培养，使用 LPS 预处理的单核细胞来源巨噬细胞分泌高水平 TNF-α，伴随滋养层细胞侵袭能力降低，而使用 IL-10 预处理组无此现象出现。多数研究发现在 PE 患者胎盘和外周血中 TNF-α 水平增加，IL-10 水平降低，但也有部分研究者发现血清中 IL-10 水平增加。由于 TNF-α 和 IL-10 主要由 M2 型巨噬细胞产生，蜕膜巨噬细胞产生细胞因子的不平衡可能通过作用于周边淋巴细胞和绒毛外细胞滋养层细胞，从而导致 PE 的发生。

（4）中性粒细胞。妊娠是一种基础炎症状态。研究发现中性粒细胞在妊娠中期就已出现，主要位于蜕膜基底部，紧邻螺旋动脉。蜕膜中性粒细胞出现的确切机制尚不明确，趋化因子 CXXL8 在其中可能发挥一定作用。过去 20 年研究提示，妊娠过程涉及中性粒细胞活化，而在 PE 患者体内，活化程度更明显，主要表现为细胞表面标记 CD11b 和胞内活化标记如 iROS 表达升高。正常妊娠时胎盘可释放滋养细胞碎片进入母体血液循环，而在 PE 患者体内该类型炎性物质含量及 IL-8 含量均增加。增加的两种物质可刺激中性粒细胞过度活化，活化的中性粒细胞可将自身 DNA 挤出胞体形成中性粒细胞胞外诱捕网（neutrophil extracellular traps，NETs）。NETs 主要聚集在 PE 胎盘绒毛间隙（母体与胎儿氧交换场所），这可能是 PE 低氧灌注的原因之一。此外，在对静脉血栓和肿瘤模型的研究中发现，NETs

可促进血栓的形成,故在 PE 患者体内流经绒毛间隙的血流可能会被 NETs 阻塞,而在 PE 患者胎盘中确实常见有纤维蛋白过量沉积和梗死灶出现。由于内皮细胞对中性粒细胞 NETs 介导的细胞死亡较敏感,故该结构也可能有助于母体内皮细胞的广泛损伤,参与 PE 的发生发展。

**3. 体液免疫改变与 PE**

PE 患者血浆中 IgM、IgG、C3a、C5a 水平高于正常孕妇,Haegar 等研究发现 PE 患者血浆中末端补体复合物 Sc5b29 显著增加,产后逐渐下降至正常。陈汉平等发现 PE 胎盘绒毛血管壁有 IgG、IgE、C3、C4 和 5-HT 免疫组化染色,重度 PE 强阳性检出率分别达 100%、90%、100%、100% 和 90%,并伴有肥大细胞聚集,绒毛及绒毛动脉病变。提示 PE 胎盘有免疫复合物沉积,存在 I、IV 型变态反应性损伤。

PE 肾脏病理显示,肾毛细血管袢及肾小球膜区域内有 IgM、IgG 沉积,沉积厚度与肾脏受损伤程度相关,出球及入球小动脉管壁内有补体的沉积。Toyama 等发现,重度 PE 伴进行性蛋白尿患者,肾小球毛细血管壁及血管内皮细胞内有大量 C3d、C4d、C4pd 及 S 蛋白的沉积。肾脏基底膜和上皮细胞与胎盘之间具有共同抗原,推测 PE 患者普遍存在肾脏损害的原因,可能是由于胎盘抗原引起的抗体与肾脏产生的交叉反应所致。

**4. 自身抗体**

Shaarawy 等报道,PE 及子痫患者的抗中性粒细胞胞质抗体(antineutrophil cytoplasmic antibodies,ANCAs)阳性率明显增高,其增高范围与疾病严重程度相关,且抗体水平显著增高还与胎儿的不良结局有关。在 PE 患者体内存在血管紧张素 II-1 型受体自身抗体(Angiotensin II type 1 receptor autoantibodies,AT1-AA),且抗体滴度与疾病严重程度相关。将 AT1-AA 注入正常妊娠小鼠,可使其出现 PE 样症状,而使用氯沙坦(血管紧张素 II-1 型受体拮抗剂)与 AT1-AA 同时注射可阻止该症状出现。AT1-AA 可能主要通过促炎因子 TNF-α 和 IL-6、抗血管生成因子可溶性 fms-样酪氨酸激酶 1(sFLt-1)和可溶性内皮因子(sEng)、血管收缩内皮素 1(ET-1)和补体 C3a 致病,最终导致 PE 的发生。

**(三)血管内皮细胞损伤**

血管内皮细胞有多种重要的生理功能。①作为一种生理界面,将血细胞与血管壁胶原和平滑肌分开。②防止血小板凝集和血凝。③有复杂的代谢和内分泌功能,允许营养物质、代谢产物、调节分子和吞噬细胞通过基底膜。④调节血管平滑肌的收缩反应来调节局部和全身血管的张力。血管内皮细胞损伤是 PE 的基本病理变化,它使扩血管物质如一氧化氮、前列环素 $I_2$ 合成减少,而缩血管物质如内皮素、血栓烷 $A_2$ 等合成增加,从而促使血管痉挛。此外血管内皮损伤还可激活血小板及凝血因子,加重 PE 高凝状态。引起 PE 血管内皮损伤的因素很多,如炎性介质(肿瘤坏死因子、白细胞介素-6、极低密度脂蛋白等),还有氧化应激反应。

**(四)遗传因素**

大量临床观察及实验研究发现,PE 具有家族倾向性,遗传因素在 PE 的发病中起重要作用。患者母亲、女儿、姐妹、孙女的 PE 发病率均较对照组显著升高,其一级亲属的发病率可升高 2～5 倍。由于 PE 的异质性，且是一种涉及多个器官病理改变的复杂性疾病，目前虽定位了十几个 PE 染色体易感区域，但具体的易感基因尚未被成功定位，其确切的遗传方式也不甚明确。目前研究发现部分与滋养细胞侵袭能力相关基因、炎症免疫相关基因、血管活性相关基因和凝血纤溶相关基因等均不同程度参与 PE 的发病。影响 PE 基因型和表型的其他因素，包括多基因型、基因种族特点、遗传倾向和选择、基因相互作用和环境，特别是基因和环境相互作用是非常重要的。

### （五）营养缺乏

已发现多种营养如低蛋白血症、钙、镁、锌、硒等缺乏与 PE 发生发展有关。研究发现饮食中钙摄入不足者血清钙下降，导致血管平滑肌细胞收缩。有资料显示 PE 患者血清钙降低，尿钙/尿肌酐水平下降，孕期钙摄入可有效减少 PE 的发生，尤其是针对高风险患者。其主要机制为钙摄入增加时可使血清钙浓度增高，甲状腺分泌减少，并改变肾素血管紧张素的水平，稳定细胞膜控制钙离子的通透性，减少 $Ca^{2+}$ 的内流，同时激活细胞膜钙泵，增加钙离子外流从而防止血管平滑肌细胞内 $Ca^{2+}$ 的集聚，胞浆内钙离子浓度降低，抑制平滑肌细胞的肌动蛋白和肌球蛋白结合，抑制血管收缩，从而使血压降低，起到预防 PE 的作用。而 PE 患者血清镁含量增加，可能与肾功能有一定关系。硒可防止机体受脂质过氧化物的损害，提高机体的免疫功能，避免血管壁损伤。锌在核酸和蛋白质的合成中有重要作用。维生素 K 和维生素 C 均为抗氧化剂，可抑制磷脂过氧化作用，减轻内皮细胞的损伤。具体的证据有待进一步研究。

### （六）胰岛素抵抗

近年研究发现有 PE 患者存在胰岛素抵抗，胰岛素抵抗的替代生物学指标如瘦素、TNF-α、组织纤溶酶原激活物和性激素结合球蛋白（SHBG）等在 PE 患者体内均存在一定程度变化。PE 与胰岛素抵抗综合征的特点相似，包括高血压、血脂异常、内皮细胞和血小板功能破坏、类前列腺烷素合成紊乱、凝血和纤溶系统异常、高尿酸血症、动脉粥样硬化和肥胖。高胰岛素血症可导致 NO 合成下降及脂质代谢紊乱，影响前列腺素 $E_2$ 的合成，增加外周血管的阻力，升高血压。因此认为胰岛素抵抗与 PE 的发生密切相关。

# 第二节　免疫学发病机制的研究进展

子痫前期（pre-eclampsia，PE）是妊娠期特有疾病，影响着 3%～12% 的妊娠，其主要特征是妊娠 20 周后出现高血压、蛋白尿、水肿等临床表现，严重者可出现中枢神经系统、血液系统等全身多脏器的损害，是产科常见的并发症。尽管大量的科学研究增进了对 PE 发病原因和机制的了解，但是，其确切发病机制至今仍未被完全阐明。也正是由于此，临床上缺乏有效的预防和治疗手段，很多情况下不得不提前终止妊娠，从而造成严重的医源性早产和剖宫产并发症。目前 PE 仍是全球导致孕产妇和围生儿高患病率和高死亡率的重要原因之一。因此，深入研究 PE 新的发病机制，对寻找有效的防治策略具有重要意义。

目前,有关 PE 的发病机制主要有以下几种学说:①子宫螺旋小动脉重塑不足。②炎症免疫过度激活。③血管内皮细胞受损。④遗传因素。⑤营养缺乏。⑥胰岛素抵抗。近年来随着免疫学的迅速发展,炎症免疫因素逐渐成为学者们关注研究的热点。

## 一、正常妊娠时母胎炎症免疫的调节

正常妊娠时,受精卵携带父系抗原,对母体来讲相当于同种半异体移植物,其能成功着床于子宫腔使子宫内膜蜕膜化,形成胎盘,顺利孕育至分娩,母胎界面免疫耐受发挥了重要作用。因此,免疫耐受是成功妊娠的必要条件。

正常妊娠时,母胎界面存在绒毛滋养细胞,以及许多种类的免疫细胞。研究表明,早期妊娠人类蜕膜组织中,30%～40%的间质细胞为白细胞,其中 $CD56^{bright}CD16^-$ 的子宫自然杀伤细胞(uNK)约占 70%；$CD14^+$ 的蜕膜巨噬细胞(DM)仅次于 uNK,占 20%～25%,也是妊娠期子宫局部最主要的抗原提呈细胞(约 90%)；$CD3^+$ T 淋巴细胞(以 $CD8^+$ T 细胞为主)约 20%。此外,在妊娠的整个过程中,蜕膜还存在调节性 T(Treg)细胞($CD4^+$ $CD25^+$ $Foxp3^+$),以及少量的 B 细胞和树突状细胞(DC)等,多种细胞和分子共同参与构成与妊娠过程相适应的趋化因子网络,促进胚胎的成功着床和胎盘的形成与成熟。妊娠的失败或异常可能与这个趋化因子网络调节异常存在一定的关系。

妊娠早期时,滋养细胞发挥其增殖分化及侵蚀作用,取代子宫螺旋小动脉的管壁平滑肌细胞、内皮细胞,造成血管重塑,且深达子宫壁的肌层,充分重塑的螺旋小动脉使血管管腔扩大,有利于子宫胎盘低阻力循环,从而满足胎儿正常生长发育的需求。研究表明,在妊娠早期,母体及母胎界面均处于炎症免疫系统的活化状态,促进炎症反应的细胞因子和趋化因子大量增加,参与受精卵着床于子宫蜕膜,如果抑制母胎界面的这种炎症反应,则妊娠失败。

Koga 等发现,在不同的妊娠时期,母体的免疫系统也表现为不同的状态。在妊娠早期,母体表现为促炎状态,促进滋养层细胞浸润子宫,有利于妊娠的建立,胎盘的形成；在妊娠中期,母体表现为辅助性 T 细胞 2(T helper cell 2,Th2)型免疫保护反应,有利于正常妊娠的维持,维持胎儿的正常生长发育；妊娠末期,则表现与妊娠早期相似,促进胎儿的成熟,协调分娩的发动。

## 二、母胎界面的免疫平衡与 PE

诸多研究表明机体免疫系统对妊娠适应不良在 PE 发病当中具有重要作用。胚胎发育是父系抗原和母体免疫系统之间进行相互复杂作用的过程,在此过程中,蜕膜中的白细胞与浸润的滋养层细胞相互作用对于维持正常的胎盘发育必不可少。免疫不仅与靶器官的损伤有关,也与血压水平有关,固有免疫和适应免疫在 PE 的发生发展过程中都具有重要作用。下面分别介绍近年来母胎界面免疫失衡在 PE 发生发展中的研究进展。

### (一)HLA 与 PE

研究发现,胎龄 5 周的胎儿就有 HLA 抗原,20 周的胎儿即可合成免疫球蛋白。正常妊娠状态下,胎儿作为半同种移植物之所以不被母体免疫系统所排斥,并且母体与胎儿的细胞通过不完全的胎盘屏障进行交换,母胎之间存在着相互识别。过去主要认为与母体直接接触的滋养细胞不表达 HLA-Ⅰ类和 HLA-Ⅱ类抗原,而母体识别胚胎抗原,产生封闭抗体。后来研究发现在侵入蜕膜或肌层的滋养细胞,也即绒毛外滋养细胞(EVTs)膜存在非经典 HLA-Ⅰ类抗原,称之为 HLA-G 抗原。大量的体内和体外研究证实,PE 患者胎盘绒毛外滋养细胞 HLA-G 表达减少或缺陷。因此也认为滋养细胞膜 HLA-G 抗原参与 PE 的免疫学发病。

目前认为 HLA 引起 PE 发病有以下两种可能:①由于 HLA 连锁不平衡的特点,HLA 某基因与 PE 的致病基因连锁。②HLA 本身某个基因就是致病基因。Colbern 等研究了妊高征胎盘组织 HLA-G 抗原的表达情况,发现在孕晚期胎盘滋养细胞与蜕膜交界处 HLA-G 表达水平较正常孕妇低,进而影响到胎盘螺旋小动脉的血管重塑过程,导致胎盘缺血,引发 PE。另外有研究表明,绒毛内滋养细胞浸润活性越强,其 HLA-G 表达水平越高,而 PE 患者胎盘中,绒毛外滋养细胞浸润能力下降与 HLA-G 表达缺乏有关。这些观点均提示,HLA-G 表达缺乏是通过减弱滋养细胞浸润能力而导致 PE 发生的。

绒毛外细胞滋养层不仅表达 HLA-G,还表达 HLA-E、HLA-C 等,这些分子也作用于 NK 细胞,与妊娠早期蜕膜中表型为 CD56$^{bright}$NK 细胞上相应受体作用。一般认为,HLA-E 与蜕膜 NK 细胞上 CD94/NKG2A 受体相互作用,抑制 NK 细胞介导的杀伤滋养层的作用。HLA-C 与蜕膜 NK 细胞的 KIR2D 受体相互作用,通过这种途径潜在地调控细胞因子的产生。

此外,HLA-Ⅱ类基因尤其是 HLA-DR 与 PE 的相关性研究最多。Hoff 等研究发现,母亲和胎儿的 HLA-DR 预 PE 发病有关,Hoff 指出,其原因可能是母胎间 HLA-DR 抗原相容性增高,而同时由于缺乏 HLA-DR 抗原对母体的刺激,使得母体不能产生维持妊娠所必需的封闭抗体-IgG 亚类 HLA 抗体。另外,Kilpatrick 等研究发现,PE 与夫妇共享 HLA-DR4 有关,并提出 HLA-DR4 可能是 PE 的易感基因。

### (二)母胎界面自然杀伤细胞(NK)与 PE

自然杀伤(NK)细胞由骨髓 CD34$^+$造血祖细胞分化而来,广泛分布于各器官,约占外周血中淋巴细胞总数的 10%,在识别微生物感染和限制肿瘤发生发展当中具有重要作用。人类 NK 表型为 CD56$^+$CD3$^-$,根据表面 CD56 的表达程度又分为 CD56 高表达型(CD56$^{bright}$)和 CD56 低表达型(CD56$^{dim}$)。外周血 NK 细胞中 90% 以上为 CD56$^{dim}$CD16$^+$,其余主要是 CD56$^{bright}$CD16$^-$。

#### 1. NK 细胞和蜕膜 NK 细胞

蜕膜 NK(decidua NK,dNK)最早发现于小鼠子宫内膜,人类 dNK 表型为 CD56$^{bright}$ CD16$^-$,主要分布于蜕膜,妊娠中期时数量达到峰值。dNK 在妊娠中期占底蜕膜淋巴细胞总数 70% 以上,占蜕膜总细胞数的 40% 左右。正常妊娠中 dNK 大多呈激活态,表现为细胞增殖旺盛,体积增大,胞浆可见密集颗粒,并分泌大量细胞因子。

#### 2. dNK 细胞在母胎界面的主要功能

研究认为,dNK 在母胎界面功能主要体现在以下几个方面:①抑制局部其他免疫细胞对滋养细胞的排斥。②表达大量细胞因子、黏附分子等,调控滋养细胞侵入。③分泌大量促血管生成因子,如血管内皮生长因子(VEGF)、胎盘生长因子(PLGF)等,调控胎盘血管的形成,并参与蜕膜血管的生成和重塑。

(1)dNK 细胞诱导母胎界面免疫耐受。一方面正常妊娠孕妇滋养细胞表达非经典 HLA 分子,如 HLA-E 和 HLA-G 等,这些分子与 KIR 家族作用可使 dNK 细胞毒性受到抑制。而当 dNK 细胞功能过度时,PE 易感性明显增高;另一方面,dNK 细胞可分泌一些免疫调节因子,如 IL-10 和 TGF-β 等。IL-10 能够抑制活化 T 细胞产生细胞因子,因此曾称为细胞因子合成抑制因子,特别是抑制 Th1 细胞产生 IL-2、IFN-γ 等细胞因子,从而抑制细胞免疫应答。此外,IL-10 还能抑制 NK 细胞活性,干扰 NK 细胞和巨噬细胞产生细胞因子。TGF-β 能够抑制 T 细胞活化,下调树突状细胞(dendritic cell,DC)表面 MHC-Ⅱ类分子表达,从而影响 DC 的抗原递呈作用。

(2)dNK 细胞调控滋养细胞的迁移和入侵。对滋养细胞的研究发现了能与 dNK 细胞作用的趋化因子配体,后来研究发现,绒毛外滋养细胞表达 CXCR1、CXCR3、CXCR4 和 CCR5 等一系列趋化因子受体,Hanna 等在纯化的 dNK 细胞中筛选得到这些受体的配体,证实 dNK 表达 IL-8 和 IL-10 等,分别可与 CXCR1 和 CXCR3 作用,此外,Hanna 等的研究率先揭示 dNK 细胞对滋养细胞侵入胚胎着床过程具有关键作用,建立了 dNK 细胞与滋养细胞"互动"模式。因此,可以推测,若 dNK 细胞数量和功能的改变影响了滋养细胞侵入效率,将导致胚胎浅着床,进而引起 PE 发病。

(3)dNK 细胞参与蜕膜血管重塑和胎盘血管生成。蜕膜血管重塑和胎盘血管生成是胚胎着床的关键,其中复杂的生理变化及细胞和分子水平的调控机制至今尚未明确。研究发现,在胚胎着床的早期,少量的绒毛外滋养细胞产生的细胞因子是有限的,而它又可能是引发胎盘血管生长的最早因素之一,其随后的这种作用很可能是被功能更为强大的 dNK 细胞所取代。dNK 细胞表达大量的 VEGF、PLGF、NKG5 和 IL-8 等与血管生长关系密切的细胞因子,是母胎界面 VEGF 和 PLGF 的主要来源,NKG5 可刺激血管内皮细胞有丝分裂,IL-8 则更多的在内皮细胞迁移和条索样排列当中发挥重要作用。

**3. dNK 细胞与 PE**

滋养细胞侵入不足,螺旋小动脉重塑不良,继而导致胎盘缺血缺氧,是 PE 的突出病理改变。这其中,滋养细胞的浅着床可能是由于 dNK 细胞分泌促血管生成因子减少所致。dNK 细胞的主要作用是维持局部的稳定,越来越多的研究表明 PE 的发病与母胎局部免疫微环境失衡有关,提示 dNK 的异常激活可能参与 PE 发病。研究称,PE 患者母体外周淋巴细胞中 CD56$^-$ CD16$^+$、CD56$^+$ CD16$^+$ NK 细胞明显增加,而蜕膜中 CD56$^+$ CD69$^+$、CD56$^+$ CD94$^+$ NK 细胞较正常无显著差异。dNK 数量和主要激活型标志在 PE 中未显著改变,提示 dNK 细胞其他方面功能可能在 PE 发病中更为重要。外周 NK 表型偏移既可能是 PE 全身免疫激活的证据,也可能只是继发于多器官损害的免疫系统改变之一。但目前对 dNK 细胞是否参与 PE 发病的研究尚需更多更直接的证据。

**(三)T 细胞与 PE**

T 细胞介导的免疫反应在建立和维持母体对胚胎这种天然移植物免疫耐受方面具有重要作用。成熟 T 细胞是高度不均一的细胞群体,根据其表型和功能特征可分成许多不同的种类及亚群,其中 Th1 细胞偏向于分泌 IL-2、IFN-γ,与杀伤性 T(Tc)细胞、NK 细胞及巨噬细胞的增殖、分化和成熟有关,故 Th1 细胞可促进细胞介导的免疫应答;Th2 细胞偏向于分泌 IL-4、IL-5、IL-6 和 IL-10 等,与 B 细胞增殖、成熟和促进抗体生成有关,可增强抗体介导的免疫应答。近年研究还发现存在一种新型的辅助性 T 细胞(T help 17,Th17),其由天然 T 细胞前体分化而来,具有独立的分化和发育调节机制,并特异性地产生 Th 效应因子,在自身免疫性疾病和感染性疾病当中具有重要的调节作用。

**1. Th1/Th2 细胞平衡与妊娠**

正常妊娠过程中,母体能通过自身的免疫调节系统进行正常的免疫调节,实现母体对胎儿的免疫耐受,有效制约母体对胎儿产生的排斥反应。妊娠时母体 Th1/Th2 免疫平衡向 Th2 偏移并建立新的平衡,此时胚胎通过表达具有胚胎保护作用的 Th2 型细胞因子并下调对胚胎有害的 Th1 型细胞因子来实现对胚胎的保护。母胎界面蜕膜组织产生的 Th2 型免疫因子则有助于胎盘的生长和发育,使整个妊娠过程顺利完成,如果免疫系统发生紊乱,则导致妊娠失败及某些妊娠并发症的发生。

研究发现,PE 患者蜕膜局部存在 Th1 偏移,进而导致蜕膜局部 NK 细胞和细胞毒 T 细胞大量激活,其可以攻击浸润的滋养细胞,导致胎盘血管重塑障碍,引发 PE。同时,PE 患者体内 Th1 型细胞因子异常增多,促使中性粒细胞黏附在血管内皮上,引起血管内皮细胞损伤,并通过内皮系统作用进一步增加中性粒细胞的活性,造成血管内皮细胞形态改变、细胞膜及细胞器损害等,并增加内皮细胞单层结构通透性,使内皮细胞间隙增大,微血管通透性增加导致组织水肿。同时由于血管内皮细胞功能紊乱,释放血管收缩因子,进一步导致血压升高。

Th1/Th2 免疫平衡受 Treg 细胞调控。$CD4^+CD25^+$ Treg 占人外周血 $CD4^+$ T 细胞的 $5\%\sim10\%$,可抑制 Th1 和 Th2 细胞的活化及促进一些抑制型细胞因子的分泌等,在维持妊娠免疫耐受方面发挥重要作用。$CD4^+CD25^+$ Treg 细胞诱导的免疫耐受有赖于其转录因子 Foxp3 的表达,Foxp3 对于 Treg 细胞的发育和功能维持是必需的,是 Treg 细胞发育和发挥免疫抑制功能的关键因子,Foxp3 基因缺失使得 $CD4^+CD25^+$ Treg 细胞的抑制功能丧失。有研究表明,正常妊娠时母体外周及母胎界面局部 $CD4^+CD25^+$ Treg 显著增加,以维持母胎妊娠免疫耐受。当 Treg 细胞及其转录因子 Foxp3 表达量显著下降时,引起 Th1/Th2 免疫平衡向 Th1 偏移,母体对胚胎的免疫耐受降低,导致胚胎被母体免疫系统攻击,出现 PE。

**2. Treg 细胞和中间型细胞与 PE**

如前所述,Treg 细胞在妊娠中的主要作用是抑制母体针对异源基因的胎儿的免疫排斥,而不是父系特异的或者滋养层特异的次要组织相容性抗原。自 2004 年首次报道 Treg 细胞在母胎中的作用以来,对于其在妊娠及妊娠失败当中的作用日渐成为研究焦点。研究发现,小鼠妊娠后两天即可在子宫淋巴结观察到 Treg 细胞的扩增,这和子宫区域 $Foxp3^+$ 细胞及 Foxp3 mRNA 表达水平增加有关,同时在脾脏和淋巴结也发现有抑制性的淋巴细胞群出现。这种系统性的 Treg 细胞扩增使 Treg 细胞的数量明显高于未妊娠小鼠,并且不依赖于胎儿的抗原是同型或异型,这提示妊娠激素参与 Treg 细胞的产生。然而,异型抗原的表达会使得 Treg 细胞的数量增加,较高数量的 Treg 细胞又能特异性抑制异型抗原反应。此外,有研究报道,过继转移 Treg 细胞可以提高子宫 Foxp3 mRNA 水平和防止流产的发生,并在动物模型观察到妊娠后 Treg 细胞在外周和蜕膜局部增加,在妊娠中期时达到峰值,分娩前恢复至正常水平。

Treg 细胞功能改变与妊娠并发症,特别是 PE 存在密切关系。PE 患者存在 Th1 型免疫偏差,造成对胎儿过强的免疫反应,也可能会进一步导致 Treg 细胞功能缺失或数量减少。有研究报道,PE 患者外周和蜕膜局部 $CD4^+CD25^{high+}$ T 细胞较正常妊娠有明显下降,$CD4^+CD25^{high+}Foxp3^+$ Treg 虽无变化,但 $CD4^+CD25^+Foxp3^{high+}$ Treg 细胞明显减少,这提示 $CD4^+CD25^+Foxp3^{high+}$ 和 $CD4^+CD25^{high+}Foxp3^+$ Treg 细胞平衡与 PE 发生有关。

### 3. Th1/Th2/Th17/Treg 失衡与 PE

长期以来,母胎界面的免疫耐受可通过 Th1/Th2 模式解释,即在妊娠期 Th2 型免疫占主导地位,保护胎儿免受 Th1 细胞攻击。在习惯性流产和 PE 等疾病过程中也的确观察到占优势的 Th1 型免疫反应,然而,在一些自然流产的患者同样也发现了占主导地位的 Th2 型免疫反应,由此可见,Th1/Th2 模式不足以完全解释胎儿免受母体免疫细胞排斥的机制。

正常妊娠时,Th2 细胞和细胞毒 T 细胞在蜕膜基底大量积累,子宫树突状细胞使初始 T 细胞分化为 Th2 细胞,因而 Th2 细胞迁移和分化诱导了母胎界面 Th2 型免疫反应的建立。最近研究发现,正常人循环中 Th17 细胞的数量较少,但妊娠期 Th17 细胞明显减少,蜕膜 Th17 细胞的数量明显增加。Th17 分泌的 IL-17 能增加 JEG-3 细胞分泌的黄体酮,且诱导其浸润能力,提示 IL-17 对于成功的妊娠是需要的。成功的着床需要炎症反应,但过度的炎症反应能引起胚胎被吸收。Treg 可能调节子宫着床期的炎症反应。小鼠和人的蜕膜 Treg 细胞数目增加,尤其是异源基因妊娠鼠比同源基因妊娠鼠的 Treg 细胞数目多。这些表明,Treg 细胞也参与调节妊娠母体免疫细胞对胎儿排斥的作用。故现在逐渐认为 Th1/Th2/Th17/Treg 之间的平衡参与正常妊娠的建立和维持。

在 PE 患者中存在 Th1/Th2 平衡的失衡,向 Th1 偏移。最近报道,正常妊娠外周血中 Treg 细胞数目增多,而 Th17 细胞减少。相反,PE 中 Treg 细胞数目减少,而 Th17 细胞增多。且 PE 与加重的系统性炎症变化和少的血管生成有关系,这可能归于 FLt-1 和 endoglin 的增加。IL-6 和 IL-1β 能诱导 Th17 分化,加重炎症,结果引起 Treg 细胞数目减少。Treg 细胞和 Th17 细胞的分化平衡可能解释 PE 的发病机制。

### (四)巨噬细胞与 PE

巨噬细胞具有表型可塑性,参与多种生理过程,如抗原提呈、宿主防御、清除凋亡细胞及血管生成等。妊娠当中,母胎界面存在大量巨噬细胞,是排除蜕膜 NK 细胞之外的第二大免疫细胞,越来越多的研究认为其参与胚胎植入、胎盘发育及宫颈成熟等一系列妊娠建立与维持过程。妊娠过程中,可溶性细胞因子、细胞与细胞之间接触恰当地调控母胎界面巨噬细胞的功能成熟过程,伴随着妊娠的进展,在不同阶段,巨噬细胞发挥的作用也不尽相同。

### 1. 蜕膜巨噬细胞的招募及分布

生理周期中,子宫内膜巨噬细胞的数量基本无波动。有研究报道,女性体内类固醇激素会影响巨噬细胞迁移及生物学功能。高浓度孕酮会抑制巨噬细胞迁移及其功能,但巨噬细胞仅表达雌激素和糖皮质激素受体,并不表达孕激素受体,因此这很可能是孕酮与糖皮质激素受体交叉作用所致。此外,雄激素诱导子宫分泌 CSF-1 和 GM-CSF 增多,进而招募单核细胞至局部,而雌激素下调巨噬细胞迁移抑制因子的分泌,促进伤口愈合,但却降低巨噬细胞招募至局部组织。

生理周期的分泌中期,随着内膜高表达一些趋化因子,如 IL-8、MCP 及 MIβ₃ 等,会吸引巨噬细胞和自然杀伤细胞集聚。受精之后,巨噬细胞进入蜕膜,子宫局部处于炎症状态,分泌多种炎性因子,促使内膜腔上皮连接破坏,甚至细胞坏死增加,从而释放多种酶,为接纳胚胎植入做充足的准备。巨噬细胞位于母胎界面细胞滋养层附近,与浸润的滋养层细胞相互作用,进入到蜕膜基底的螺旋动脉,协助螺旋动脉重塑,参与植入的完成与胎盘形成及发育。

**2. 巨噬细胞与妊娠**

诸多实验研究表明,蜕膜巨噬细胞具有免疫抑制作用。妊娠中巨噬细胞特异招募至蜕膜对成功妊娠的建立和维持有重要作用,其在胚胎着床、胎盘形成及分娩过程中均扮演重要角色。然而,目前对于巨噬细胞在妊娠中的作用,并未见系统阐述。但越来越多的研究表明巨噬细胞在蜕膜局部发挥重要作用。

巨噬细胞能重塑组织,可以分泌 100 多种生长因子及细胞因子,这表明其在调控着床、胎盘发育、滋养层行为及蜕膜的稳定过程中行使重要的功能。蜕膜巨噬细胞的活化状态提示它们在抑制母体对胎儿抗原的免疫应答诱导耐受过程中扮演着很重要的角色。巨噬细胞能分泌免疫调节分子包括 IL-10、前列腺素 E2(PGE2)、转化因子-β(TGF-β)、吲哚胺 2,3 双加氧酶(IDO)等抑制淋巴细胞的增殖。既然活化的巨噬细胞增长组织重塑和调节组织稳态,从而可能参与着床的形成及有助于滋养层的浸润。巨噬细胞分泌并调节蛋白酶、生长因子、趋化因子、细胞因子、各种基质组分,使其能协调组织重塑及血管的生成。血管的生成对着床及胎盘的发育非常重要。组织重塑的过程需要诱导,不需要细胞或受损细胞的凋亡,且需要有效地清除这些碎片以阻止其诱导免疫应答。

在正常的妊娠过程中,蜕膜细胞和胎盘细胞持续经历着凋亡,那么巨噬细胞诱导的凋亡对于调控子宫胎儿的生长及滋养层细胞的浸润显得尤为必要。而且,巨噬细胞能吞噬凋亡细胞碎片从而保护邻近细胞免受炎症反应,作为吞噬细胞,巨噬细胞是抵御外来微生物感染的主要防线之一,其在吞噬摄取侵入蜕膜组织的物质或微生物方面起着重要作用。这可能是巨噬细胞保护胎盘和胎儿免受潜在有害物质影响的一个机制,最后,考虑到巨噬细胞分泌的细胞因子及生长因子,它们可能影响子宫胎盘单位细胞的活性、分化及增殖。

**3. 巨噬细胞与 PE**

巨噬细胞是"万能细胞",可通过发挥诸多功能来维持成功的妊娠。然而,由于胎儿抗原、感染及潜在的炎症疾病导致的不合适的免疫耐受引起的异常的 I 型巨噬细胞活化可能破坏正常巨噬细胞的功能,从而对妊娠产生不利的影响。妊娠期高血压疾病与滋养层细胞浸润不足、子宫螺旋动脉重塑减少及免疫应答异常有关。下面简要介绍一下巨噬细胞的异常活化在妊娠期高血压疾病发病机制中可能扮演的角色。

(1)I 型免疫应答。已知炎性分子的过量产生与疾病的发生有关,例如妊娠期高血压疾病(PE)、胎儿生长受限(UFGR)、早产(PTB)等。多个研究小组报道,妊娠期高血压疾病与炎症的过度产生有关,包括 I 型炎性分子产生水平增加,Ⅱ 型细胞因子产生降低。不仅在系统上,而且在母胎界面同样如此。且有研究者报道,免疫调节分子诸如 HLA-G、IL-10、

PSG、PGE2 等的表达水平显著下降,同时发现,子宫淋巴细胞活性异常下降。有报道称,妊娠期高血压疾病患者巨噬细胞异常活化,并且在小鼠流产模型中发现这些细胞导致胎儿的死亡,还发现妊娠期高血压疾病患者子宫螺旋动脉周围巨噬细胞数目增加,伴随着胎盘内膜分泌巨噬细胞趋化因子 M-CSF、IL-8、MCP-1 增加。异常活化的巨噬细胞可能影响胎盘的发育及稳态的形成,从而导致妊娠期高血压疾病的发生。

(2)巨噬细胞的异常活化与血管的失衡。在正常妊娠过程中,存在于胎盘床的巨噬细胞适当的活化可以介导组织重塑和血管的生成。血管的生成需要血管基底膜的蛋白质降解及周围细胞外基质的重塑,然后内皮细胞的迁移及增殖。由于巨噬细胞能够降解和重塑基质,并分泌许多趋化因子和生长因子,所以它是血管生成的主要介质。巨噬细胞分泌的因子包括 VEGF、MMPs、bFGF、TGF、PDGF 及纤维蛋白和胶原。已发现妊娠高血压疾病患者中胎盘血管生成减少,这种胎盘血管生成的减少可能与循环中 VEGF、PLGF 等的水平降低、其受体 VEGFR1/2/3 的表达改变及胎盘和循环中可溶性的 VEGFR1 的升高有关。可溶性的 VEGFR1 的过度表达与滋养层浸润和分化降低有关。可溶性的 VEGFR1 在妊娠期高血压疾病中增加的机制还不清楚,有研究者认为,可能是缺氧刺激滋养层细胞分泌可溶性的 VEGFR1,同时炎性介质诸如补体刺激单核细胞产生可溶性的 VEGFR1。因此,妊娠期高血压疾病胎盘床中异常活化的巨噬细胞可能促进可溶性的 VEGFR1 的分泌,进而改变它们的血管活性,有可能阐述妊娠期高血压疾病的发病机制。

(3)巨噬细胞的异常活化与滋养层的浸润。绒毛外滋养层细胞分化成浸润表型及迁移到子宫基质对于胎盘的发育很重要,浸润的滋养层细胞迁移到子宫螺旋动脉,破坏血管平滑肌层,取代内皮层,以保证胎儿血液供应。在人体内,该浸润一直持续到妊娠 20 周,并且是在蜕膜自然杀伤细胞和活化的巨噬细胞存在的情况下。在妊娠期高血压疾病患者中可以发现滋养层浸润缺陷及子宫螺旋动脉重塑减少,而且子宫螺旋动脉周围活化的巨噬细胞增多,伴随着滋养层浸润的减少。同时,以往报道外周血巨噬细胞在细菌脂多糖刺激之后,能够显著降低滋养层细胞的浸润能力。这些巨噬细胞更换培养基之后仍然具有抗浸润效应,提示这些细胞分泌的可溶性的细胞因子发挥了作用。

巨噬细胞在刺激之后可以产生许多种影响滋养层浸润的分子,例如肿瘤坏死因子在巨噬细胞活化以后分泌增多,并且在妊娠期高血压疾病患者外周血及母胎界面都能检测到其增高。有研究报道,肿瘤坏血因子可以诱导滋养层细胞凋亡,并且能够影响滋养层细胞基质降解蛋白酶的表达和活性。同时活化的巨噬细胞可以产生诱导一氧化氮合酶,进而导致一氧化氮的产生。在妊娠期高血压疾病患者可以发现一氧化氮的代谢物硝酸盐的生成显著增多,体外研究发现,一氧化氮类似物硝酸甘油可以显著降低滋养层细胞的浸润性。

(4)巨噬细胞的异常活化与胎盘凋亡。在正常妊娠过程中,胎盘的母体蜕膜和滋养层发生凋亡,这对于着床的发生及滋养层的浸润是必要的。而且,滋养层细胞可以主动表达 Fas-L、B7-H1、IDO 诱导母体淋巴细胞的凋亡,从而使得母胎界面处于免疫耐受状态,母胎界面凋亡细胞的清除对于阻止异常的免疫应答是非常重要的。活化的巨噬细胞具有吞噬能力,表达的几种受体可以识别、包围这些凋亡细胞,从而清除凋亡细胞。而且,还可以由此增强它们的选择性活化表型,促进Ⅱ型细胞因子的分泌,抑制Ⅰ型炎性细胞因子的分泌,考虑到妊娠对Ⅰ型免疫应答的脆弱性,这是相当重要的。相反,多度凋亡及不合适的清除可以引起Ⅰ型巨噬细胞活化,分泌促炎性因子,直接导致这些滋养层细胞的死亡,妊娠期高血压疾病患者发现,胎盘凋亡增加。滋养层细胞凋亡敏感性增加部分原因可能是促炎性细胞因子水平的升高。例如有研究发现,Ⅰ型细胞因子(TNF,IFN-γ)可以诱导滋养层细胞的凋亡。

妊娠期高血压疾病患者中可以发现浸润的绒毛外滋养层细胞凋亡增加,且活化的巨噬细胞分泌的 TNF 可以通过诱导滋养层细胞凋亡来限制其浸润能力。

巨噬细胞在维持健康的妊娠方面发挥着重要作用,它们被招募至蜕膜,在独特的微环境下转变成合适的活化表型,发挥吞噬、组织重塑与修复、血管的生成及免疫耐受功能。巨噬细胞还能分泌许多细胞因子和生长因子,同时对这些因子产生应答,在协调滋养层细胞和蜕膜细胞的活性和行为方面扮演着一定的角色。由于感染、潜在的炎性状态、毒素及不当的免疫调节剂的分泌导致巨噬细胞异常活化,从而影响了胎盘发育和滋养层功能,进而导致了妊娠期高血压疾病的发生。尤其注意的是,巨噬细胞的异常活化和炎性因子的分泌影响了血管的生成,组织的稳定,滋养层细胞的浸润,螺旋动脉的重塑及胎盘的凋亡。这些都有可能作为妊娠期高血压疾病的发生机制。当然,尚需更多的研究来进一步阐述蜕膜巨噬细胞在正常妊娠及妊娠期高血压疾病的发生中所充当的角色。

### (五)树突状细胞与 PE

树突状细胞(DC)最初在 1973 年由 Steinman 和 Cohn 发现,因其成熟时伸出许多树突样或伪足样突起而得名,分布于除脑组织以外的全身各处。DCs 作为体内功能最强且是唯一能激活初始免疫应答的抗原呈递细胞(APC),可通过第二信号或共刺激信号促进 T 淋巴细胞增殖,调节淋巴细胞的发育和分化,启动并调节免疫应答或引起免疫耐受,并通过分泌的细胞因子参与非特异性免疫,在机体免疫反应中起重要作用。DC 表面可表达 MHC-Ⅰ类和 MHC-Ⅱ类分子及多种刺激分子包括 B7-1(CD80)、B7-2(CD86)、CD83、LFA-3(CD58)、ICAM-1(CD54)、ICAM-3(CD50)及 CD40 和黏附分子,并分泌 IL-12、IL-6、IL-8 和 TNF-α 等细胞因子。

DC 在发育过程中分为不成熟和成熟两个阶段。DC 的功能特点与其成熟状态密切相关。不成熟 DC 具有高效的抗原摄取和处理功能,低表达甚至不表达共刺激分子,因此不能活化 T 细胞,诱导 T 细胞无能,引起免疫耐受。不成熟 DC 在体外还可诱导免疫调节 T 细胞(Treg 细胞)的活化,进而诱导机体对特异抗原 T 细胞的耐受。组织中的未成熟 DC 在 LPS、细菌 DNA 或炎性因子的刺激下发育为成熟 DC,而成熟 DC 高表达 MHC-Ⅰ、MHC-Ⅱ类分子和共刺激分子,主要功能是抗原呈递,可有效刺激 naïve T 细胞活化,启动免疫应答,介导异基因移植排斥。近年研究证明,DC 可分为髓系 DC(Myeloid DC,cDC)和淋巴系 DC(Lymphoid DC,pDC)两大类。cDC 表达髓样标志 CD11b,pDCs 表达淋巴样表面标志 CD45(B220)。成熟的 cDC 能够诱导 naïve T 分化为 Th1 及分泌 Th1 型的细胞因子(IL-2 and IFN-γ);成熟的 pDC 能够诱导 Th0 分化为 Th2 并产生 IL-4、IL-10。在体外培养中,DC 可由单核细胞在 GM-CSF 及 IL-4 的作用下产生,也可由骨髓 CD34 细胞在 GM-CSF 和 TNF-α 的作用下产生。

**1. DC 与妊娠**

母胎界面是一个更倾向于免疫耐受的微环境,一方面要求母体对异源的胎儿耐受,同时又必须能抵御微生物的侵袭。未成熟的 DC 通过使 T 细胞或者 Treg 细胞无能而起到免疫耐受的作用。而成熟的 DC 可以诱导 Th1 型的免疫应答。未成熟 DC 被认为存在于人类和小鼠妊娠早期的蜕膜中,可通过 TLR 或者蜕膜微环境调节 Th1/Th2 的平衡。蜕膜中存在许多因素可影响 DC 的成熟状态,并使 DC 成为成熟的 APC,进而启动局部的免疫应答。研究发现,妊娠小鼠在胚胎植入期(Gd5.5~8.5)约有 25% 的 DC 成熟。人蜕膜处的 DC 主要表型为 HLA-DR CD11c DEC-205 CD40 DC-SIGN CD1α CD123,这种 DC 可能代表正常妊娠状态下不成熟的 DC。不像巨噬细胞,DC 并不直接诱导滋养层侵入。Plaks 认为 DC 可能通过重要的血管生成因子(sFLt1 和 TGF-β)调节组织重塑和血管生成。因此,DC 在妊娠期主要通过与其他免疫细胞相互作用而起到免疫调节的作用。

**2. DC 对其他免疫细胞的调控**

母胎界面存在 DC,人的蜕膜中存在 CD83 成熟 DC 和 CD83 不成熟巨噬细胞/DC 样细胞。在月经周期的后分泌相、着床时及妊娠期间,子宫中的 DC 数目增加。研究发现,早期妊娠妇女循环血中表达 CD86 和 HLA-DR 的髓系 DC 比例明显低于非妊娠妇女,而妊娠后期表达 CD86 的 DC 增加。

有关 DC 对 NK 细胞的调控研究刚刚起步。一般认为,成熟 DC 产生的细胞因子等诱导 NK 细胞增殖和 IFN-γ 分泌及细胞毒功能,DC 对 NK 细胞的调节不仅需要细胞因子的参与,而且需要细胞与细胞之间的直接接触。目前许多体外研究均显示,IL-2、IL-18 及 IL-15 均能促进 NK 细胞的分化成熟、活化、增殖及细胞毒作用,而 IL-15 对 NK 细胞的发育分化及维持长期体外存活等方面具有显著作用。而 IL-18 可刺激 NK 细胞分泌 FASI,活化 NK 细胞的细胞毒性。DC 能产生 IL-15,且利用 DC 特异性删除小鼠模型发现 DC 对 NK 细胞发挥着不可或缺的作用,而 IL-15Rα 和 IL-15 是该效应中重要的分子,提示体内 NK 细胞的功能发挥与 DC 能产生 IL-15 有重要关系。同时 DC 能产生 IL-18。DC 产生的 IL-12/IL-18 可以活化 NK 细胞分泌 IFN-γ,使 NK 细胞向 Th1 型分化,增加 NK 细胞的细胞毒作用。

正常人早期蜕膜的组织特异性 DC 与 NK 共培养时,DC 对 NK 细胞的调节需要细胞之间的接触。NK 细胞具有多种形式的受体,其中 2B4(CD244)表达于所有 NK 细胞上,是调节 NK 细胞功能的重要受体。uNK 细胞也能表达较强的 2B4。研究发现,蜕膜中存在一类特殊的表达 CD48 的细胞。这类细胞能表达髓样 DC 和浆细胞 DC 的标志,组织化学方法表明它们与 uNK 接触密切。DC 能表达 CD48,而 2B4 的高亲和力配体是 CD8,提示 DC 对 DK 细胞的调控需要 CD48-2B4 相互作用。进一步发现,2B4 与其配体 CD48 结合具有抑制和激活的潜能,这种差异取决于小鼠和人的实验体系。人和小鼠的 2B4 具有刺激或抑制 NK 细胞活化的功能。可见,DC 可能通过 CD48-2B4 相互作用对 uNK 进行调控。

有研究表明,ICAM-1/LFA-1 受体配体的相互作用在母胎界面发挥了重要功能。ICAM-1 是一种表达于 DC 表面的共刺激分子,而它的配体 LFA-1 表达于 T 细胞的表面。在 DC 的成熟过程中,共刺激分子 CD80 和 ICAM-1 的表达水平升高。而 CD80 和 ICAM-1 的高表达可以与其在 T 细胞上的配体 CD28 和 LFA-1 的相互作用来活化 T 细胞。在高流感模型鼠中，LFA-1 细胞的过继转移会引起 DC 细胞的成熟及 CD80、CD86 和 MHC-Ⅱ表达升高。同时高密度的 TCR-MHC-Ag 复合物并不能补偿 ICAM-1/LFA-1 的共刺激分子信号通路，提示了 ICAM-1/LFA-1 共刺激分子信号通路的重要作用。研究表明，ICAM-1/LFA-1 相互作用对免疫细胞向 Th1 型细胞的分化具有重要的作用，在 DC 中这种功能主要是通过 IL-12 的分泌来实现的。DC 细胞在调控免疫分化中具有很大的可塑性，原来诱导 Th1 型应答的 DC 由于雌激素或者黄体酮的变化也许仅能诱导 Th2 型的免疫应答。这个报道可以通过压力条件下小鼠黄体酮表达水平降低造成 Th1 型细胞因子的分泌而得到证实。因此，DC 细胞的免疫耐受功能可能通过 ICAM-1、CD80 和 CD86 等表达水平的降低来实现。

**3. DC 与 PE**

一般认为，髓系来源的 DC 表达 CD1c$^+$，而淋巴系来源的 DC 表达 BDCA-2$^+$。有文献对正常孕妇和 PE 患者外周血中髓系来源的 DC 和淋巴来源的 DC 的比例进行了比较。发现髓系来源的 DC 和淋巴系来源的 DC 在整个妊娠期都存在，但是在妊娠 4~6 个月 DC 的数量比妊娠 1~3 个月和 7~9 个月的 DC 数量明显要低，同时在妊娠 4~6 个月 CD1c$^+$：BDCA-2$^+$的比值要比妊娠 1~3 个月和 7~9 个月相应的比值高。正常孕妇在妊娠 1~3 个月和 7~9 个月，IDC 细胞 CD1c$^+$：BDCA-2$^+$的比值没有区别，但是在妊娠 7~9 个月 PE 患者中 BDCA-2$^+$DC 的百分比比正常孕妇中的百分比明显要低，而 CD1c$^+$：BDCA-2$^+$的比值在 PE 患者比正常人明显要的高，提示 DC 细胞能在妊娠期起到很重要的免疫调节功能。CD1c$^+$：BDCA-2$^+$对维持妊娠 Th2 型的状态有很重要的作用。较低的 BDCA-2$^+$细胞比例和较高的 CD1c$^+$：BDCA-2$^+$细胞比例可能与 Th1 型相关 PE 有关。同时。也有报道表明 PE 和习惯性流产患者 CD4$^+$CD25$^+$细胞减少和成熟的 DC 增多表明了成熟的 DC 可能诱导蜕膜区域的炎症反应，这可能是由于 PE 患者蜕膜处募集的 DC 和募集因子的增加。

**(六)小结**

综上所述，在 PE 的发病机制研究中，免疫学的思想贯穿于 PE 发病的整个过程。首先，从流行病学的角度分析，认为妊娠本身就是一个同种移植导致的免疫耐受过程，如果这个免疫耐受的平衡失调，就可能导致一系列的病理妊娠，包括流产、早产、PE 等。如果该理论成立，多次免疫可能导致免疫耐受。很多流行病学的证据证明了这一点：经产妇 PE 发病率明显低于初产妇，以此类推，如果胎儿是来自父系的抗原，那么，多次流产、性生活时间长短、两次妊娠的间隔时间等都可能影响 PE 的发病率。

其次，胎盘的母胎界面的免疫不耐受是导致 PE 等疾病的基础。在胎儿与母体免疫系统之间存在一个物理屏障，即绒毛外滋养细胞深深地植入母体的蜕膜、基质之中。因此，绒毛外滋养细胞、母体的蜕膜细胞和母体的免疫细胞组成了一个特殊的环境。在这个环境中，胎儿不发生排异反应。附着在蜕膜的固定绒毛滋养层分化为合胞体滋养层细胞、细胞滋养层细胞和绒毛外滋养层细胞，绒毛外滋养层细胞启动并参与螺旋动脉重铸。蜕膜中还出现大量自然杀伤细胞，少量单核细胞、T 细胞和耐受性蜕膜基质细胞。妊娠过程中以母胎界面为基础的母胎交互是特有的，而在 PE 的母胎冲突中胎盘起关键作用。

再次，目前认为 PE 的临床表现是母胎免疫平衡失调的结果。早期研究认为，PE 是 Th1/Th2 平衡失调的结果，体内的白细胞介素(interleukin，IL)-6 和 IL-8 分泌增加，代表

Th2 的 IL-10 减少,破坏了免疫耐受。最近研究认为还存在 Th17/Treg 之间的平衡失调,其中 IL-17 是关键分子。这些细胞因子大部分来源于胎盘的母胎界面,可导致孕妇的全身炎症反应。

# 第三节 治疗进展

针对 PE 发病机制虽进行多年研究,但具体发病原因尚不明确,也缺乏有效的治疗方法。目前终止妊娠是最迅速、最有效的治疗手段,但过早终止妊娠可增加医源性早产,使围生儿患病率及病死率增高。PE 不仅影响妊娠结局,还会影响母婴的远期健康,因此 PE 的治疗需兼顾母婴,在保证母亲安全的基础上,适当延长妊娠周可以提高胎儿的存活率。治疗的基本原则是休息、镇静、解痉,有指征的降压、利尿,密切监测母胎情况,适时终止妊娠,且应根据病情严重程度,进行个体化治疗。

## 一、一般治疗

卧床休息,取左侧卧位,尽量减少活动,镇静,保证充足的睡眠,避免刺激。间断吸氧,增加血氧含量,同时给予高蛋白、高热量饮食,如全身水肿者适当限制高盐饮食,补充多种维生素、钙剂等。

## 二、解痉治疗

硫酸镁作为治疗妊娠期高血压疾病的首选药物,在国内外普遍推广使用,其疗效得到一致肯定。主要通过以下机制发挥作用:①镁离子抑制运动神经末梢释放乙酰胆碱,阻断神经肌肉接头间的信息传递,使骨骼肌松弛。②镁离子刺激血管内皮细胞合成前列环素,抑制内皮素合成,降低机体对血管紧张素Ⅱ的反应,从而缓解血管痉挛状态。③镁离子通过阻断谷氨酸通道阻止钙离子内流,解除血管痉挛、减少血管内皮损伤。④镁离子可提高孕妇和胎儿血红蛋白的亲和力,改善氧代谢。Jabeen 等的研究指出,应用硫酸镁对降低死产及围生期死亡率的作用不明显,但补充硫酸镁可以有效防止 PE 发展为子痫。与安慰剂或抗痉挛药物相比,硫酸镁可将子痫的危险性降低 59%。硫酸镁治疗浓度和中毒浓度无明显界限,且个体差异明显,故使用硫酸镁治疗 PE,应注意检测血液浓度及检查膝腱反射、呼吸和尿量,预防中毒。刘艳等报道使用山莨菪碱与硫酸镁治疗早发型重度 PE 疗效相似,山莨菪碱减轻水肿的效果较硫酸镁更明显。临床上有使用山莨菪碱解痉治疗。

## 三、降压治疗

降压目的是为了预防子痫、心脑血管意外和胎盘早剥等严重母胎并发症。收缩压≥160 mmHg 和(或)舒张压≥110 mmHg 的高血压孕妇必须行降压治疗,收缩压≥140 mmHg 和(或)舒张压≥90 mmHg 的高血压孕妇可以行降压治疗。降压过程中力求下降平稳,不可波动过大,且为保证子宫胎盘血流灌注,血压不可低于 130/80 mmHg。一般降压治疗予口服药为主,若控制欠佳,可静脉给药。临床上常用的降压药是肼屈嗪、拉贝洛尔、硝苯地平、酚妥拉明、硝酸甘油和硝普钠等。肼屈嗪降压作用快,舒张压下降显著,有妊娠高血压疾病、心脏病心力衰竭者不宜应用,且此药有较多副作用,目前已少用。拉贝洛尔为 α、β 能肾上腺素受体阻滞剂,可降低血压但不影响肾及胎盘血流量,并可对抗血小板凝集,促进胎儿肺成熟,可作为首选降压药。硝苯地平为钙离子通道阻滞剂,可解除外周血管痉挛,使全身血管扩张,血压下降,其副作用为心悸、头痛,不主张舌下含服,且与硫酸镁有协同作用。酚妥拉明为 α 肾上腺素能受体阻滞剂,作用于外周血管,使血管扩张,降低血压。给药方法:10～20 mg 溶入 5%葡萄糖 100～200 ml,以 10μg/min 静脉滴注。硝酸甘油作用于氧化亚氮合酶,可同时扩张静脉和动脉,降低前后负荷,主要用于合并心力衰竭和急性冠脉综合征时高血压急症的降压治疗,颅内压增高者禁用。

## 四、抗凝治疗

由于 PE 患者因内皮细胞受损,存在血液浓缩及血液高凝状态,近些年来抗凝治疗已成为热点。抗凝治疗可对抗血液高凝,改善微循环,保护胎盘及全身各重要脏器的血液灌注。经研究证明有较好的疗效,能明显改善围生儿结局,减少母体的并发症。目前应用的抗凝药物主要有阿司匹林、肝素、低分子肝素、丹参等药物。研究发现,早期使用肝素、阿司匹林、复方丹参疏通微循环治疗可明显改善 PE 患者生长受限胎儿的预后,肝素恢复胎盘功能及改善孕妇的高凝状态已得到了临床验证。低分子肝素是目前最常用于预防和治疗妊娠期及产后血栓形成倾向的抗凝剂,具有不良反应少、作用时间长、用药方便、对胎儿安全等优点,有望成为治疗早发型重度 PE 的普及药物。丹参中的重要成分丹参酮 II A 磺酸钠对血小板 Mg-ATP 活性具有显著的抑制作用,降低颗粒内容物释放水平,降低血栓烷 $A_2$（$TXA_2$）血浆浓度。

## 五、糖皮质激素促进胎肺成熟

一般在孕 35 周以前的早产,应用糖皮质激素 1～7 d,能使胎肺成熟,明显降低新生儿呼吸窘迫综合征的发生率,同时降低脑出血及坏死性肠炎发生率。重度 PE 孕妇由于胎盘功能不足而导致胎儿慢性缺血,促使胎儿肾上腺皮质激素产生增多,促使胎肺发育成熟,故妊娠期高血压患者胎儿肺成熟提前 2 周,时间在 32 周左右。研究认为,对孕周超过 28 周的患者都经过促胎肺成熟治疗,极大地改善了新生儿预后。常用促胎肺成熟药物有倍他米松 12 mg 静脉滴注,每天 1 次,共 2 次,或地塞米松 10 mg 静脉滴注,每天 1 次,共 2 次。

## 六、终止妊娠

PE 患者经以上积极治疗母胎状况无改善或者病情持续进展时,终止妊娠是唯一有效的治疗措施。

### (一)终止妊娠的时机

轻度 PE 的孕妇可期待至足月,而重度 PE 患者,妊娠＜26 周经治疗病情不稳定者建议终止妊娠;妊娠 26～28 周根据母胎情况及当地诊治能力决定是否行期待治疗;妊娠 28～34

周,如病情不稳定,经积极治疗 24～48 h 病情仍加重者,促胎肺成熟后终止妊娠;如病情稳定,可考虑期待治疗,并建议转至具备早产儿救治能力的医疗机构;妊娠≥34 周患者,胎儿成熟后可考虑终止妊娠;妊娠 37 周后的重度 PE 患者应终止妊娠。

### (二)终止妊娠的方式

PE 患者,如无产科剖宫产指征,原则上考虑阴道试产。但如果不能短时间内阴道分娩,病情有可能加重,可考虑放宽剖宫产指征。

总之,对于 PE 的治疗应遵循个体化原则,根据发病孕周、胎儿发育情况及孕妇情况、家属意愿等综合考虑是否行期待治疗。在严密监护下,部分 PE 孕妇可以保守治疗,适当延长孕周,使胎儿尽量达到或者接近成熟,提高新生儿存活率,减少新生儿并发症的发生。

(李智会　廖爱华)

# 第十五章　妊娠期糖尿病与免疫

妊娠期糖尿病(gestational diabetes mellitus,GDM)指在妊娠期发生或首次发现的糖代谢异常。另一种发生于妊娠期间的糖尿病为孕前糖尿病(pre-gestational diabetes mellitus,PGDM),患者在孕前即确诊为糖尿病或妊娠期首次发现血糖升高已达到糖尿病标准。与之不同的是,GDM患者在妊娠前糖代谢正常或有潜在的糖耐量减退,妊娠期才出现或确诊。糖尿病孕妇中80%以上为GDM,而糖尿病合并妊娠者不足20%。尽管大多数的GDM患者的糖代谢紊乱在产后可恢复正常,但产后持续存在糖耐量异常的患者发展为2型糖尿病的风险较普通人群高7倍以上。妊娠期的高血糖环境也使得胚胎发育异常、流产、羊水过多、感染、先兆子痫、难产、巨大儿、新生儿低血糖、红细胞增多症、高胆红素血症等多种围产期母儿并发症的发生率明显升高。GDM患者的子代远期发生肥胖、糖尿病等代谢综合征的风险也显著增加。对患者进行妊娠期血糖管理和控制可以明显改善GDM所致的孕产妇和新生儿的不良结局,因此,早期筛查和诊断至关重要。

目前国际上尚无统一的血糖检测方法,空腹血糖(fasting plasma glucose,FPG)测定、口服葡萄糖耐量试验(oral glucose tolerance test,OGTT)及葡萄糖负荷试验(glucose challenge test,GCT)在临床上均有采用。自从O'Sullivand和Mahan于1964年建立首个GDM诊断标准以来,GDM的诊断标准几经变迁,1979年由美国国家糖尿病资料组(national diabetes data group,NNDG)建立的诊断标准和1982年由学者Carpenter和Coustan提出的诊断标准均沿用至今。2000年由美国国立卫生研究院(national institute of health,NIH)发起的全球多中心前瞻性研究,旨在探讨高血糖与妊娠不良结局的关系(hyperglycemia and pregnancy outcome,HAPO)。根据这一研究结果,国际糖尿病与妊娠研究组织(international association of diabetes and pregnancy study groups,IADPSG)于2010年发布了新的GDM诊断标准和筛查策略。由于GDM发病存在地域差异,各国医疗资源的利用不尽相同,GDM的诊断标准无法达到全球统一。此外,对于GDM易感人群的判断、筛查时间、糖代谢异常程度的界定等问题也存在诸多争议。目前,使用较为广泛的有IADPSG、世界卫生组织(world health organization,WHO)、国际妇产科联盟(international federation of gynecology and obstetrics,FIGO)、美国糖尿病学会(american diabetes association,ADA)等机构颁布的诊断标准指南。2014年,我国中华医学会妇产科学分会产科学组与围产医学分会妊娠合并糖尿病协作组参考现有GDM行业诊断,对2007年制定的《妊娠合并糖尿病临床诊断与治疗推荐指南(草案)》进行了修改,制定了《妊娠合并糖尿病诊治指南(2014年)》,对GDM的诊断标准做出了详细的规定,如表15-1所示。

表 15-1　各机构 GDM 指南诊断标准

| IADPSG 指南<br>(2010 年) | 妊娠 24～28 周,血糖值满足下述任意一条或多条:①5.1 mmol/L≤FPG<7.0 mmol/L。②75 g OGTT 1 h 血糖≥10.0 mmol/L。③OGTT 2 h 血糖≥8.5 mmol/L |
|---|---|
| WHO 指南<br>(2013 年) | 孕期任何时候血糖值满足下述任意一条或多条:①FPG:5.1～6.9 mmol/L(92～125 mg/dl)。②75 g OGTT 1 h 血糖≥10.0 mmol/L(180 mg/dl)。③OGTT 2 h 血糖:8.5～11.0 mmol/L(153～199 mg/dl) |
| 中国指南<br>(2014 年) | 妊娠 24～28 周及 28 周后血糖值满足下述任意一条或多条:①FPG≥5.1 mmol/L。②75 g OGTT 1 h 血糖≥10.0 mmol/L。③OGTT 2 h 血糖≥8.5 mmol/L |
| FIGO 指南<br>(2015 年) | 同 WHO 指南 |
| ADA 指南<br>(2016 年) | 妊娠 24～28 周,两种筛查方法。①一步法:直接进行 75 g OGTT,诊断标准同中国指南。②两步法:先进行 50 g GCT 检查,若服糖后 1 h≥7.8 mmol/L,继续进行 100 g OGTT,采用 Carpenter/Coustan 标准和 NDDG 标准 |

# 第一节　病因与发病率

## 一、病因

妊娠期母体糖代谢较非孕期有明显的不同。一方面,胎儿通过胎盘从母体获取葡萄糖作为能量的主要来源,对营养物质的需求随着孕周的增加而增加;另一方面,孕期母体血浆流量及肾小球滤过率均增加,而肾小管对糖的再吸收减少,导致部分孕妇肾排糖量增加。而且,在雌激素和孕激素作用下,母体对葡萄糖的利用也有所增加,因此孕妇空腹血糖水平较非孕期低,在孕早中期约下降 10%。这也是孕妇长时间空腹易发生低血糖及酮症酸中毒的病理基础。到妊娠中晚期,孕妇体内胎盘生乳素、雌激素、孕酮、肿瘤坏死因子等拮抗胰岛素样物质增加,使得孕妇对于胰岛素的敏感性随孕周的增加而下降。为了维持正常糖代谢水平,胰岛素需求量必须相应增加。而对于胰岛素分泌受限的孕妇,妊娠期不能代偿这一生理变化,进而导致血糖升高,使得原有糖尿病加重或出现 GDM。胰岛素抵抗和胰岛素分泌缺陷与 GDM 发病密切相关,其中胰岛素抵抗是 GDM 的病理生理基础。

GDM 发病的具体病因尚不清楚,目前认为与其相关的风险因素包括肥胖、高龄、既往GDM 病史、家族性糖尿病史、不良生活习惯、多囊卵巢综合征(polycysticovariansyndrome,PCOS)、遗传易感性及免疫因素等。此外,有巨大婴儿分娩史、习惯性流产、不明原因死产、妊娠期高血压等不良孕产史的女性也成为 GDM 的高发人群。

### (一)肥胖

肥胖是 GDM 发病的独立高危因素,肥胖妇女妊娠后发生 GDM 的危险性显著增加。有学者对妊娠妇女肥胖和 GDM 发病关系进行 meta 分析发现,相对于正常体重的孕期女性,超重、肥胖和严重肥胖的妊娠妇女发生 GDM 的风险显著升高,OR 值分别为 2.14(95％CI 1.82～2.53)、3.56(95％CI 3.05～4.21)和 8.56(95％CI 5.07～16.04)。而另有研究显示,无论是正常体重还是超重的女性,GDM 发生的危险性随孕前体重指数(body mass index,BMI)的增加而增加。孕前 BMI 值可作为 GDM 患者是否需要接受胰岛素治疗的强有力的预测因子,阈值选取 22.85 $kg/m^2$ 时可达到 47.8％的敏感度和 65.9％的特异度。

脂肪组织具有活跃内分泌、自分泌和旁分泌功能,能分泌瘦素、肿瘤坏死因子、抵抗素、脂联素、游离脂肪酸等细胞因子,参与胰岛素的信号传导和糖脂代谢等生理活动,具有重要的生理功能。肥胖者脂肪细胞增生肥大,分泌功能失调,各种脂肪细胞因子能从多层次影响胰岛素效应,导致胰岛素抵抗的发生,与 GDM 发病存在密切关联。

**1. 瘦素**

瘦素来源于脂肪组织,绝大多数肥胖者体内瘦素水平增加。高浓度瘦素的长期刺激可下调胰岛 β 细胞的瘦素受体敏感性,使得瘦素对胰岛素合成、分泌的抑制作用下降,出现高胰岛素血症及胰岛素抵抗。GDM 患者血浆瘦素浓度高于糖耐量正常的妊娠期女性及非孕期健康女性,有研究认为瘦素水平与 GDM 发病风险呈显著相关。高浓度瘦素(31.0 ng/ml)组女性罹患 GDM 的风险是低浓度瘦素组(≤14.3 ng/ml)的 4.7 倍,且瘦素水平每增加 10 ng/ml,GDM 发生风险上升 20％。

**2. 游离脂肪酸**

肥胖个体中,脂肪组织增多,脂肪分解代谢旺盛,脂肪组织脂解加快、增多,细胞内甘油三酯释放游离脂肪酸(free fatty acid,FFA),FFA 可下调肝细胞、肌细胞和脂肪细胞上胰岛素受体数目和亲和力,抑制胰岛素与受体的结合,降低胰岛素生物效应。此外,FFA 还可抑制肝脏、骨骼肌的胰岛素受体底物酪氨酸磷酸化,使胰岛素信号传导障碍,抑制胰岛素刺激葡萄糖氧化和摄取,导致胰岛素抵抗的发生。

**3. 脂联素**

脂联素是由脂肪细胞分泌的具有抗胰岛素抵抗作用的细胞因子,在糖、脂肪代谢中具有重要生理作用。脂联素水平与脂肪量成反比,肥胖者脂肪组织分泌减少,血浆脂联素水平降低。生理情况下,脂联素可增加胰岛素受体酪氨酸激酶活性,促进葡萄糖摄取,还能减少肝脏葡萄糖输出,降低肝脏糖异生作用。而在肥胖患者中,脂联素对 FFA 的促氧化能力下降,脂质摄取增加,同时抑制肝脏糖异生作用减弱,导致胰岛素抵抗的发生。有研究显示,GDM 患者脂联素水平较对照组明显降低,作者认为脂联素的降低是 GDM 发病的独立危险因素。

**4. 抵抗素**

抵抗素又名脂肪组织特异分泌因子,是由脂肪细胞分泌的具有抵抗胰岛素作用的蛋白。在肝脏和骨骼肌等胰岛素靶器官,抵抗素作用于胰岛素受体和胰岛素受体底物,抑制胰岛素信号传导,诱发胰岛素抵抗。另外,抵抗素还能通过增加 FFA 含量间接导致胰岛素抵抗。

**5. 肿瘤坏死因子 α**

肿瘤坏死因子 α(tumor necrosis factor-α,TNF-α)是由免疫细胞分泌的炎症因子。肥胖者脂肪组织和细胞中 TNF-α 蛋白和 mRNA 表达水平均高于对照组且与 BMI 和胰岛素水平呈正相关。TNF-α 可以影响脂肪细胞、肝细胞上胰岛素受体数量及其与胰岛素的亲和力,降低胰岛素受体酪氨酸激酶活性,抑制脂肪细胞膜上葡萄糖转运蛋白功能从而抑制胰岛素刺激葡萄糖转运,此外,TNF-α 还可促进脂肪细胞分解及 FFA 的释放,通过升高循环 FFA 水平,间接引发胰岛素抵抗。

### (二)年龄

早期即有学者发现妊娠期妇女糖耐量异常比例和糖尿病的发病率随年龄的增大而升高,低于 20 岁的年轻孕妇中,仅有 4% 发现有糖耐量异常,其中的 8% 诊断为 GDM。1997 年美国糖尿病协会制定的妊娠期糖尿病筛查指南中指出,25 岁以上的孕妇都应该进行 GDM 筛查。有研究显示对 25 岁以上孕妇的 GDM 筛查可以发现 90.4% 的病例,低于该年龄的 GDM 发生率很低。此后,有学者针对不同年龄段孕妇 GDM 的发生率进行比较发现,低于 20 岁和 20~24 岁两个年龄段中,仅有 1.3% 和 2.5% 的孕妇患有 GDM,而在 25~29 岁、30~34 岁、35~39 岁及大于 40 岁年龄组,GDM 发病率分别为 6.2%、10.3%、21.7% 和 31.9%。作者认为 25 岁以上孕妇发生 GDM 的风险明显增高,且随年龄增大风险呈显著递增。目前普遍认为不伴有其他 GDM 高危因素的 35 岁以上孕妇必须进行糖耐量检测,而如果孕妇同时伴有肥胖、糖尿病家族史或其他 GDM 高危因素,则无论年龄大小均应该尽早排除 GDM 风险。

除了妊娠年龄是 GDM 的高危因素外,月经初潮年龄也可能影响 GDM 的发病。来自澳大利亚的一项最新研究对超过 4 700 名女性的健康数据进行分析后发现,这些女性的平均初潮年龄为 12.9 岁,GDM 发病率为 7.5%。与 13 岁之后才来月经的女性相比,那些 11 岁或之前发生月经初潮的女性罹患 GDM 的风险高出 51%,表明月经初潮年龄越小的女性发生 GDM 的风险越大。

### (三)PCOS

PCOS 是女性常见的内分泌代谢疾病,以月经异常、高雄激素血症、卵巢多囊样改变、不孕症为主要表现,此外还可伴有肥胖、多毛、黑棘皮症、胰岛素抵抗和高胰岛素血症等,是 2 型糖尿病、心血管疾病、子宫内膜癌等疾病的高危因素。近年研究表明,PCOS 与 GDM 存在密切联系:PCOS 患者妊娠后易发生 GDM,而 GDM 患者产后发生 PCOS 风险增高。一项 meta 分析结果显示,与非 PCOS 孕妇相比较,PCOS 患者妊娠后发生 GDM 的风险显著增高(OR 值 2.89,95%CI 1.68~4.98)。来自澳大利亚的一项大样本数据的横断面研究结果显示,在 28~33 岁女性中,PCOS 患者罹患 GDM 的比例为 11.2%,而非 PCOS 患者仅为 3.8%,在调整了年龄、BMI、高血压、吸烟和人口因素后,GDM 在 PCOS 患者中的发生风险仍然显著升高(OR 值 2.1,95%CI 1.1~3.9)。

虽然大多数研究支持 PCOS 是发生 GDM 的高危因素,但也有部分学者对此存在质疑。如有学者通过病例对照研究发现,肥胖 PCOS 患者发生 GDM 比例为 10.53%,这一比例在非肥胖 PCOS 患者中仅为 1.12%,而在肥胖对照组中 GDM 发生率(8.57%)也明显高于非肥胖对照组(1.76%)。因此,有人认为 PCOS 本身并不能增加 GDM 发生风险,肥胖才是 GDM 的根本原因。

除肥胖外,GDM 和 PCOS 的另一共同特征为胰岛素抵抗。50%～70% 的 PCOS 患者存在胰岛素抵抗,胰岛素抵抗是 PCOS 发病的核心机制,而 GDM 中,胰岛素抵抗和胰岛素分泌缺陷是其发病机制的两个重要因素,GDM 和 PCOS 两者的相关性可能源于胰岛素抵抗这一共同的病理生理学基础。PCOS 患者妊娠后,雌激素、孕激素、催乳素和人胎盘催乳素等一系列妊娠激素分泌增加,拮抗胰岛素作用增强,使得妊娠前存在的胰岛素抵抗和高胰岛素血症加剧,糖代谢紊乱,继而发生 GDM。其中,成纤维细胞生长因子(fibroblast growth factor,FGF)、脂联素、内脂素和视黄醇结合蛋白 4 等相关因子和小分子均可能影响胰岛素抵抗的发生,在 PCOS 患者发展为 GDM 这一过程中发挥作用。

### (四)遗传因素

糖尿病是一种多基因遗传病,而 GDM 作为糖尿病的一种特殊类型,多种基因的相互作用在 GDM 的发病中起到重要的作用。普遍认为,GDM 是遗传和环境因素共同作用引起的临床综合征。研究发现,GDM 与 2 型糖尿病两者均存在胰岛素分泌缺陷和胰岛素抵抗,两者在病因学上有相似之处。随着基因定位技术在 2 型糖尿病病因学研究的成功运用,GDM 的遗传因素研究日益受到关注。已经证实一些与胰岛素分泌[如 IGF2BP2(rs4402960)、MTNR1B(rs10830963)、TCF7L2(rs7903146)等]、胰岛素抵抗[如 IRS1(rs1801278)等]和炎症[如 TNF-α(rs1800629)等]相关的基因变异和多态性与 GDM 易感性相关。这些易感基因在 GDM 的研究中将会对妊娠期妇女的营养管理、预防 GDM 患者产后发展为 2 型糖尿病及减少人群中 2 型糖尿病的发生率具有重大意义。

### (五)免疫因素

前期对 GDM 的免疫发病因素主要围绕 T 淋巴细胞所致的免疫失衡、人类白细胞抗原(human leukocyte antigen,HLA)等位基因表达异常或基因多态性等。后来有研究者发现少数(<10%)的 GDM 患者存在与 1 型糖尿病患者相同的自身抗体,如抗胰岛细胞抗体(islet cell autoantibody,ICA)、谷氨酸脱羧酶自身抗体(glutamic acid decarboxylase autoantibodies,GADA)、酪氨酸磷酸酶/胰岛细胞抗原-2 自身抗体(islet antigen-2 autoantibodies,IA-2A)等等。目前对于 GDM 与自身免疫的关系尚不清楚,但自身抗体的存在表明此类患者胰岛素分泌障碍很有可能是由自身免疫使得胰腺 β 细胞受损所致。有学者将其定义为自身免疫性 GDM。自身免疫性 GDM 患者具有明显的地域特征,与非妊娠期 1 型糖尿病高发区域相一致。与一般 GDM 患者不同,该类患者通常体型较瘦,且在产后快速发展为 1 型糖尿病或成人隐匿性自身免疫性糖尿病(latent autoimmune diabetes of adulthood,LADA)。

## 二、发病率

GDM 在妊娠妇女中发病率为 1.4%～12.3%,且在世界范围内随地区和人种分布的不同而有所不同。根据文献报道,GDM 在美国孕妇中的发病率为 5%～6%,在南非和英国的发病率则低于 5%,在意大利不到 10%,在百慕大地区接近 20%,而在意大利撒丁岛地区则高达 22.3%。许多研究都认为 GDM 的发病风险在亚裔妇女最高(6.3%),明显高于白人(3.8%)、黑人(3.5%)或西班牙裔(3.6%)。有趣的是,GDM 在亚洲女性中的发病率有所分化。一项针对纽约居民的调查研究发现，出生于亚洲的女性 GDM 总的发生率为 3.0%～21.2%。南亚国家（印度、斯里兰卡、巴基斯坦等）女性发生 GDM 的风险高于东南亚国家（中国、韩国和日本）。这些研究均表明 GDM 的发病不仅与人种族群相关，也与遗传背景、文化差异、饮食构成及生活方式有密切的联系。

近年来，随着糖尿病在全球发病率的上升，GDM 的发生率也逐渐升高。在中国、印度等发展中国家尤为明显，因此，受到全球关注。GDM 在中国的发病率尚缺乏全国范围内的流行病学调查数据，各地报告的发病率也有所不同。中国一项大型调查研究显示，1999 年 GDM 在中国天津的发病率为 2.3%，2008 年升至 6.8%，2010—2012 年则进一步上升至 8.1%。2013 年一篇报道显示，全国 13 家医院 17 186 例孕妇中 GDM 发病率为 17.5%。而 2016 年来自北京 15 家医院的数据表明，北京地区 GDM 发病率高达 19.7%。随着国家全面二孩政策的放开，35 岁以上的高龄孕妇将逐年增多，而这也将带来 GDM 发病率的进一步上升。因此，对于 GDM 的早期筛查、积极干预都应该引起临床医护人员和学者们的大力关注。

## 第二节　免疫学发病机制的研究进展

作为一种异质性疾病，GDM 是多个基因异常表达与环境因素共同作用引起的临床综合征。目前认为，与妊娠相关的胰岛素抵抗超过了胰岛 β 细胞功能代偿的极限是 GDM 的发病原因，但其具体发病机制尚无定论。随着分子生物学和免疫遗传学技术的发展，免疫相关因素与 GDM 发病机制的关系引起了许多研究者的重视。T 淋巴细胞、人类白细胞抗原（human leukocyte antigen，HLA）、自身抗体等免疫因素均可能在 GDM 的发生发展中起到重要作用。

### 一、GDM 与 T 淋巴细胞

妊娠是一个复杂的生理过程，从免疫学角度看类似器官移植，胎儿携带的父系基因对母体而言是异体抗原，理应被母体免疫系统识别，产生排斥反应。然而在正常妊娠状态下，母体对胎儿产生免疫耐受直至胎儿娩出。母体识别胎儿抗原及妊娠后期母体外周血中 T 辅助细胞和自然杀伤（natural killing，NK）细胞数量减少是维持正常妊娠所必需的。

现已证实糖尿病患者胰腺 β 细胞的损伤是由自身反应性 T 细胞介导的，其中主要是 $CD8^+TCR\alpha\beta$ 和 $CD3\ CD4\ CD8\gamma\delta$ 淋巴细胞。无论在糖尿病确诊时还是病程发展中，都可发现患者外周 T 淋巴细胞分布异常。GDM 患者的 T 淋巴细胞亚群也有所改变。Di Mario 等人报道 GDM 中 T 淋巴细胞，尤其是 T 辅助/诱导细胞下降。而 Bompiani 等则发现 T 辅助细胞与 T 抑制细胞的比值降低。而另有研究显示，GDM 患者表现为活化的 T 淋巴细胞（$CD3^+\ HLA-DR^+$）总数增加，抑制/毒性 T 细胞（CD8）与 NK 淋巴细胞（CD57）比值较正常妊娠妇女明显升高。因而作者认为 GDM 是妊娠状态下的免疫学改变与糖尿病病理性异常相叠加的复合免疫学效应。

另一方面,GDM 患者高表达的 CD3$^+$ TCR$\gamma\delta$ 与 1 型糖尿病的关系也引起了学者的关注。Lapolla 等发现 GDM 妇女 CD3$^+$ TCR$\gamma\delta$ 淋巴细胞比例较对照组明显升高,且与自身抗体的表达无关。此外,GDM 妇女 CD8$^+$ TCR$\gamma\delta$ 增加的同时伴 CD3$^+$ TCR$\alpha\beta$ 下降。由于孕期需要胰岛素治疗的妇女也表现为 CD4$^+$ 下降和 CD8$^+$ 上升,因此作者推测 T 辅助细胞的减少和 T 抑制/毒性细胞的增加可能在 GDM 发展为 1 型糖尿病的过程中发挥重要作用。另有学者报道与正常孕期妇女比较,GDM 女性 CD4$^+$CD25$^+$、CD4$^+$CD45RO$^+$ 及 CD4CD29$^+$ 细胞比例均增高,而 CD4$^+$CD45RA$^+$ 细胞比例降低,表明 GDM 患者母体的免疫抑制功能减弱,存在免疫失衡表现。

## 二、GDM 与人类白细胞抗原

人类白细胞抗原(human leukocyte antigen,HLA)是人类主要组织相容性复合体(major histocompatibility complex,MHC),定位于 6 号染色体短臂(6p21.31),包括一系列紧密连锁的基因座,与人类免疫系统功能密切相关,参与抗原加工、处理和呈递,在免疫应答的遗传控制、免疫调节、免疫细胞的发育成熟及中枢性自身耐受的建立中发挥重要作用。HLA 按照其分布与功能分为 Ⅰ、Ⅱ、Ⅲ 类抗原。其中,Ⅰ 类抗原包括 HLA-A、HLA-B 和 HLA-C;Ⅱ 类抗原包括 HLA-DP、HLA-DQ 和 HLA-DR。补体则归属于 Ⅲ 类分子。许多自身免疫性疾病是因为 Ⅱ 类抗原表达异常,即由于 HLA-Ⅱ 类抗原的同种异体特异性所致的抗原呈递异常,或由于 T 细胞抗原识别受体结构的遗传性不同造成对 HLA-Ⅱ 类抗原的不恰当识别,结果将一些自身抗原误认为是外来性抗原从而导致过强免疫反应而发病。

1 型糖尿病作为一种典型的自身免疫性疾病,其自身抗原抗体发生免疫反应导致胰腺 $\beta$ 细胞受损、分泌功能下降。目前普遍认为,HLA 是决定 1 型糖尿病遗传易感性最重要的基因,有将近 30%~50% 的遗传风险性可归因于 HLA 基因。作为糖尿病特殊类型的 GDM,尽管其发病机制与 1 型糖尿病有类似之处,但 HLA 与 GDM 相关性的研究却尚无定论。有些学者认为 HLA 与 GDM 的发病并无关联,而另一些学者则发现 GDM 患者存在与 1 型糖尿病类似的易感 HLA 基因。已有文献报道的 GDM 相关 HLA 基因存在明显的地域差异。如瑞典 GDM 患者 HLA-DQB1 * 0602 基因频率较对照组降低,且具有该基因的 GDM 患者产后较少进展为糖尿病。法国 GDM 患者则表现为 HLA-DRB1 * 0701、HLA-QA1 * 0201 和 HLA-DQB * 02 基因频率升高,HLA-DRB1 * 1103 和 * 1104 基因频率降低。而与中国人 GDM 呈正相关的基因为 HLA-DRB1 * 0301 和 HLA-DRB1 * 1302 及 HLA-DQA1 * 0301。近期一篇 meta 分析结果显示,HLA-DQB1 * 02、HLA-DQB1 * 0602 和 HLA-DRB1 * 1302 与 GDM 发病相关。其中,HLA-DQB1 * 0602 为 GDM 的保护基因,而其他两个基因为 GDM 的易感基因。GDM 患者存在的 HLA 等位基因多态性致某一种或某几种基因异常表达,使得母体 T 淋巴细胞免疫功能紊乱,包括抗 B 淋巴细胞抗体减少、免疫应答增强等,导致母胎之间免疫损伤与失衡,使个体表现出 GDM 的易感性。

## 三、GDM 与自身抗体

在 1 型糖尿病患者中可以检测出针对胰腺 $\beta$ 细胞产生免疫攻击的自身抗原,包括抗胰岛细胞抗体(islet cell autoantibody,ICA)、胰岛素自身抗体(insulin autoantibodies,IAA)、谷氨酸脱羧酶自身抗体(glutamic acid decarboxylase autoantibodies,GADA)和酪氨酸磷酸酶/胰岛细胞抗原-2自身抗体(islet antigen-2 autoantibodies,IA-2A)等。少数GDM患者体内也可检测出此类抗体,但各家报道结果不一,存在很大的异质性。Steel等人于1980年最早报道了GDM患者体内存在ICA,阳性率为10%,其后的研究报道中ICA的阳性率波动于1.5%~38%。GDM患者中IAA阳性率较低,在进行胰岛素治疗之前的GDM患者中,阳性率仅为0~3%,而GADA和IA-2A的阳性率分别为0~38%和0~6.2%。造成研究结果的差异性的原因有很多,可能与研究对象的遗传背景、人种族群有关,也与研究者采用不同的筛选标准、检测方法及样本数量少有关。

在发现GDM患者中存在自身抗体后,学者们围绕自身抗体与GDM免疫发病机制的关系开展了研究。1991年McEvory对糖耐量异常的妊娠期妇女进行IAA和ICA检测,通过前瞻性研究分析自身抗体指标与GDM发病的关系。结果显示在254名检测对象中,有144名(57.1%)确诊为GDM。在这些GDM患者中IAA和ICA阳性率分别为5.6%和31.3%,均高于对照组(0.9%和8.3%)。其中ICA与GDM的发生有密切关联。作者认为自身免疫在GDM的发生发展中具有重要作用,且ICA抗体阳性可以预测GDM患者是否需要使用胰岛素进行治疗。

另有研究者发现在385名GDM患者中,24名(6%)检测出至少一种自身抗体。这其中95.8%为GADA阳性,29.2%为IA-2A阳性,59.1%为ICA阳性。54.2%的患者存在两种自身抗体阳性,3种均为阳性的患者比例为27.3%。作者在其后的随访中发现,在自身抗体阴性的GDM对照组中,发展为糖尿病的比例为12.5%,该比例在抗体阳性的GDM患者中为50%,是对照组的4倍。且前者罹患2型糖尿病,后者则为1型糖尿病。抗体阳性的GDM患者糖尿病进程快,41.7%的患者仅在产后6个月即确诊糖尿病,50%患者进程为1年,4年内确诊的为83.3%。作者据此认为,GDM患者妊娠期出现自身抗体阳性对1型糖尿病的发病有明显影响,是1型糖尿病的潜在高危因子。此外,作者还提出一个观点,由于1型糖尿病病情发展历程较长,自身免疫的发生远早于临床症状的出现,因此这些GDM患者体内可能早已存在自身免疫,胰腺β细胞受到免疫攻击,功能受损,而患者在妊娠期出现的胰岛素抵抗更是加重了受损β细胞的负荷,然而妊娠可能掩盖了早期1型糖尿病的表现,因此,GDM仅为1型糖尿病在妊娠期的表现。有必要对GDM患者在孕期及产后进行自身抗体检测,以期早期诊断1型糖尿病。

## 四、GDM与成人隐匿性自身免疫性糖尿病

GDM患者产后除进展为1型糖尿病外,还可发展为成人隐匿性自身免疫性糖尿病(latent autoimmune diabetes of adulthood,LADA)。LADA与1型糖尿病的自身免疫发病机制相同,都存在胰腺β细胞损伤所致的胰岛素分泌不足,但其免疫损伤呈缓慢性进展,起病年龄较1型糖尿病晚,多发生在成人。根据中华医学会糖尿病学分会发布的LADA诊疗共识,其诊断标准为:糖尿病患者年龄≥18岁、胰岛自身抗体阳性、诊断糖尿病后至少半年不依赖胰岛素治疗,若同时具备上述3项,排除妊娠糖尿病和其他特殊类型糖尿病后,可诊

断为 LADA。

据估计不同地区的 2 型糖尿病患者中,有 6%～50% 的患者实际为 LADA。LADA 在全美国糖尿病患者中占 5%～10%,患者人数超过 3 000 万人。而中国一项多中心的横断面研究数据显示,在初诊为 2 型糖尿病的患者中,18 岁以上 LADA 患病率为 6.1%,30 岁以上为 5.9%。LADA 发病率随地域不同而有所不同,北方地区(6.5%)高于南方地区(5.4%),气候最寒冷的东北发病率最高(7.1%),而西南发病率最低(4.0%)。

与 1 型糖尿病相类似,LADA 患者也具有较高的遗传易感基因频率。但 LADA 的 HLA 表型与 1 型糖尿病并不完全相同。如 HLA-DQ6(＊0602)是儿童 1 型糖尿病的保护基因,而在 LADA 中这一保护作用消失。这种易感基因的差异可能与 LADA 缓慢进展的胰腺 β 细胞自身免疫破坏有关。LADA 的发病机制尚不十分清楚,有学者认为其受到明确的遗传基因调控,也有人认为其发病是在遗传易感的基础上受到环境因素影响的结果。

胰腺自身抗体对 LADA 患者的诊断起到决定性作用。GADA、ICA、IA-2A 和 IAA 是目前临床用于诊断 LADA 最常用的免疫性指标。其中 GADA 具有出现早、持续时间长、表达不受年龄影响等特点。有研究指出,患者 GADA 滴度越高,胰岛素分泌不足越严重,患者常伴有低 BMI、代谢综合征发生率低、糖化血红蛋白升高、DRB1＊03-DQB1＊0201 基因频率增高及 DQB1＊0602、DRB1＊0403 基因频率下降。由于高滴度 GADA 患者具有一系列明显的临床特征,因而成为诊断 LADA 最敏感的指标。

有学者研究发现,GDM 患者、糖耐量受损患者和正常人体内胰腺自身抗体阳性率分别为 8.9%、17.9% 和 0.3%。与自身抗体阴性的高血糖患者比较,自身抗体阳性者 BMI 低、腰臀比值小、孕期增重少。这些患者的空腹胰岛素水平明显较低,且与自身抗体呈负相关,其中 GADA 阳性者最低。而且,此类患者常需要胰岛素治疗控制病情。显然,自身抗体阳性的 GDM 患者胰岛素抵抗的表现并不明显,这一特点与 LADA 患者相类似。由于 LADA 的胰岛功能衰退远高于 2 型糖尿病,早期诊断和干预十分重要。因此,确定 LADA 特异性诊断指标,在 GDM 患者中筛选具有 LADA 发展倾向的患者,有益于保留患者残存的 β 细胞功能,延缓并发症的发生和发展。

# 第三节　治 疗 进 展

随着社会经济的发展和人们生活方式的改变,我国糖尿病患病率逐年递增。与此同时,GDM 的发病率也呈现快速增长,这种增长趋势与产妇年龄的增加尤其是高龄产妇的增加相关。随着我国计划生育政策的调整,高龄孕产妇明显增加,GDM 发病率将进一步增加。孕期的高血糖环境一方面使孕妇的妊娠期高血压、先兆子痫、羊水过多、早产、难产、剖宫产等分娩期并发症增加;另一方面使得胎儿生长过度,发生巨大儿、新生儿低血糖、黄疸的概率增多。此外,远期并发症如产后 2 型糖尿病、心脑血管疾病、子代肥胖、代谢综合征等发病风险也有所提高。鉴于 GDM 对母婴危害极大,因此必须重视 GDM 的及早诊治和有效管理,控制孕期血糖水平,改善母婴结局。

## 一、医学营养治疗

医学营养治疗是治疗 GDM 的重要方法,绝大多数患者可以通过合理的饮食调节,将血糖控制在正常范围。因此,一旦确诊 GDM,即应立即对患者进行医学营养治疗。其主要内容包括控制碳水化合物的摄入,减少脂肪摄入,增加纤维素的摄入,适当补充维生素及矿物质,合理安排餐次,提倡少量多餐等。合理饮食既能为胎儿的生长发育提供必要的营养,又可控制孕妇的血糖和体重增长在合理范围。患者每日摄入的总能量应根据妊娠前 BMI 和妊娠期体重增长速度而定(表 15-2)。

表 15-2　基于孕前 BMI 推荐的孕妇每日能量摄入量及妊娠期体重增长标准

| 孕前 BMI (kg/m²) | 能量系数(kcal/kg 理想体重) | 平均能量 * (kcal/d) | 妊娠期体重增长值(kg) | 妊娠中晚期每周体重增长值 (均数/范围)(kg) |
|---|---|---|---|---|
| <18.5 | 35～40 | 2 000～2 300 | 12.5～18.0 | 0.51/0.44～0.58 |
| 18.5～24.9 | 30～35 | 1 800～2 100 | 11.5～16.0 | 0.42/0.35～0.50 |
| ≥25.0 | 25～30 | 1 500～1 800 | 7.0～11.5 | 0.28/0.23～0.33 |

注:平均能量(kcal/d)=能量系数(kcal/kg)×理想体重(kg)

理想体重(kg)=身高(cm)-105,过矮或过高孕妇需要根据患者状况调整膳食能量。推荐妊娠中、晚期在上述基础上平均依次再增加约 200 kcal/d,多胎妊娠者在单胎基础上适当增加 200 kca/d 能量摄入,妊娠早期平均体重增加 0.5～2.0 kg

## 二、运动疗法

规律适量的运动可以增加葡萄糖利用率,降低血糖值,且能增加胰岛素敏感性,改善妊娠期胰岛素抵抗,有效控制和减轻体重,因此成为 GDM 的综合治理措施之一。

FIGO 指南和中国指南均建议 GDM 患者每天运动 30 min,可选择餐后快走或坐位手臂运动等,每周运动 3～4 次,对孕前进行体育锻炼的孕妇,鼓励其孕期坚持锻炼。运动中应防止低血糖反应和延迟性低血糖,如血糖水平<3.3 mmol/L 或>13.9 mmol/L,或常出现低血糖症状,或不正常气促、头晕眼花、肌无力等则要停止运动疗法。而对于伴有 1 型糖尿病、心脏病、视网膜病变、多胎妊娠、宫颈功能不全、先兆早产或流产、胎儿生长受限、前置胎盘、妊娠期高血压等疾病的 GDM 患者则不适宜采用运动疗法。

## 三、药物治疗

通过医学营养治疗和运动疗法仍不能控制血糖在理想范围内的 GDM 患者,需要给予药物治疗。

### (一)药物

**1. 胰岛素**

胰岛素是由 51 个氨基酸组成的大分子蛋白,不能通过胎盘屏障进入胎儿体内,只会在孕妇体内发挥降血糖作用,因而被视为最安全的孕期降糖药,也是中国指南中推荐的首选药物。

GDM 的胰岛素治疗与非孕期糖尿病的治疗一致,均为模拟正常人生理状态下胰岛素的分泌。同时,由于 GDM 患者与正常孕妇相比,餐后血糖增幅更大,因此,GDM 孕妇需要更好地控制餐后血糖,并减少因胰岛素使用所致的低血糖。常用的胰岛素按照制剂类型分为超短效、短效、中效、长效,各种制剂起效时间、达峰时间和持续时间都有所不同,如超短效胰岛素类似物门冬胰岛素起效迅速,药物维持时间短,具有最强的降低餐后血糖的作用,可有效控制餐后血糖水平,且降低低血糖发生率;而长效制剂的胰岛素药效平缓,作用持续时间长,引起夜间低血糖的风险较低,对于夜间血糖和餐前血糖控制效果好。因此,有必要依据药物的作用特点和患者对胰岛素的反应制订个体化的胰岛素治疗方案。

**2. 口服降糖药**

二甲双胍和格列本脲是非孕期糖尿病常用的降糖药,在一些国外研究报道中,被证实用于 GDM 患者也是安全有效的,有学者甚至认为格列本脲可成为 GDM 胰岛素治疗的替代品,然而该类药物在孕期使用后对胎儿远期影响的安全性尚缺乏明确结论,尽管 FIGO 指南中将其列为与胰岛素同等的 GDM 治疗药物,英国国家卫生与护理研究所(national institute for health and care excellence,NICE)和美国妇产科医师协会(american college of obstetricians and gynecologists,ACOG)也将其纳入 GDM 治疗的推荐用药,但迄今为止,中国国家食品药品监督管理局(state food and drug administration,SFDA)尚未批准任何口服降糖药物用于妊娠期使用,因此胰岛素仍然是目前中国治疗 GDM 的首选药物。但对于一些胰岛素用量较大或拒绝应用胰岛素的患者,应用上述口服降糖药的潜在风险远远小于未控制的妊娠期高血糖本身对胎儿的危害,因此,在知情同意的基础上,部分 GDM 患者可以慎用。

(1)格列本脲。格列本脲属于第二代磺酰脲类降血糖药,其靶器官为胰腺,可以与 β 细胞的磺酰脲受体特异性结合,刺激 β 细胞释放胰岛素,也可增强外周组织对胰岛素的敏感性,降低胰岛素抵抗,从而降低空腹血糖和餐后血糖。目前研究显示,GDM 患者应用格列本脲与胰岛素疗效相近,前者使用方便且价格便宜。但格列本脲可能增加一系列母婴并发症的风险,包括巨大胎儿、先兆子痫、高胆红素血症、新生儿低血糖等。

(2)二甲双胍。二甲双胍主要通过增加外周组织无氧糖酵解、抑制肝糖原异生、增加胰岛素与胰岛素受体结合,改善胰岛素敏感性等降低血糖水平。在多囊卵巢综合征患者的治疗过程中对早期妊娠的维持具有重要作用。在 GDM 治疗中,使用二甲双胍的患者较胰岛素治疗者餐后血糖控制更佳,孕期增重减少,发生妊娠性高血压和新生儿低血糖等并发症的风险更低,且二甲双胍所致的孕期增重、低出生体重儿、巨大儿及低于胎龄儿的概率明显低于格列本脲。但二甲双胍可以通过胎盘屏障,妊娠中晚期服用该药对于胎儿的远期安全性有待证实。

**(二)血糖控制目标**

中国指南、FIGO 指南和 ADA 指南将 GDM 患者的血糖控制目标定为:餐前血糖≤5.3 mmol/L(95 mg/dl),餐后 2 h 血糖≤6.7 mmol/L(120 mg/dl);特殊情况下可测餐后 1 h 血糖≤7.8 mmol/L(140 mg/dl);夜间血糖≥3.3 mmol/L(60 mg/dl);妊娠期 $HbA_1C$<5.5%。

## 四、分娩期处理

### (一)分娩时机

无须胰岛素治疗且血糖控制良好、无母婴并发症的 GDM 孕妇可等到预产期终止妊娠。需用胰岛素治疗的 GDM 患者,如血糖控制良好,在严密监测下,可于孕 39 周终止妊娠,如血糖控制不满意或出现母婴并发症者,应及时入院个体化处置。伴不良产史的 GDM 患者,终止妊娠时机需要个体化。在 FIGO 指南中,强调孕 38 周需进行综合评估,根据胎儿体重、母体血糖水平、母婴并发症、死胎史等情况,决定是否终止妊娠或等待至预产期。

### (二)分娩方式

GDM 本身不是剖宫产指征。阴道分娩者需在产程中密切监测孕妇血糖、宫缩、胎心率的变化,以避免产程过长。

择期剖宫产指征为糖尿病伴严重微血管病变或其他产科指征。妊娠期血糖控制不佳、胎儿偏大(尤其估计胎儿体重≥4 250 g 者)或既往有死胎、死产史的患者,应适当放宽剖宫产指征。

### (三)分娩期及围手术期胰岛素使用原则

手术前后、产程中、产后非正常饮食期间应停用所有皮下注射胰岛素,改为胰岛素静脉滴注,以避免出现高血糖或低血糖。应给孕产妇提供足够的葡萄糖,以满足基础代谢需要和应激状态下的能量消耗;供给胰岛素,防止糖尿病酮症酸中毒(diabetes mellitus ketoacidosis,DKA)的发生,控制高血糖,保持适当血容量和电解质代谢平衡。

## 五、产后处理及随访

### (一)产后处理

#### 1. 产后胰岛素的应用

妊娠期无须胰岛素治疗的 GDM 患者,产后可恢复正常饮食,但应避免高脂高糖饮食。妊娠期应用胰岛素者,在术后禁食期或未能恢复正常饮食期间,予以静脉输液,监测血糖水平,根据监测结果调整胰岛素用量。患者一旦恢复正常饮食,也应及时行血糖监测,发现血糖水平异常者,应用胰岛素皮下注射,所需胰岛素剂量一般较妊娠期明显减少。如产后 FPG 反复≥7.0 mmol/L,则建议转专科治疗。

#### 2. 母乳喂养

产后母乳喂养可减少产妇胰岛素的应用,有助于减轻产妇体重,且子代发生肥胖、糖尿病的风险下降。

#### 3. 新生儿处理

GDM 患者分娩的新生儿均为高危儿,容易发生新生儿呼吸窘迫综合征、新生儿低血糖等并发症。建议新生儿出生后 30 min 内行末梢血糖检测及时发现低血糖。此外,需注意保暖和吸氧、加强监测和护理。

### (二)产后随访

GDM 孕妇与子代都是肥胖、糖尿病、高血压等代谢性疾病的高危人群。产后阶段是早期预防保健的重要时机,推荐所有 GDM 妇女在产后 6～12 周进行随访评估代谢状态。即使 OGTT 检测血糖正常,该类人群未来发展为糖尿病和心血管疾病的风险仍然较高。建议指导患者合理饮食、适当运动、鼓励母乳喂养、改变不良生活方式,并定期行 OGTT 检测,明确糖代谢状况,有条件者建议检测血脂及胰岛素水平,至少每 3 年进行一次随访。

（胡廉）

# 第十六章　子宫内膜异位症与免疫

　　子宫内膜异位症(内异症)是妇科常见疾病之一,其表现特征为子宫内膜组织出现于子宫内膜及子宫肌层以外部位,最常见的部位为卵巢、宫骶韧带、子宫直肠陷凹、腹膜脏层,亦可见于远处器官,如肺、乳腺、胸膜等。腹痛、痛经、不孕是内异症的三大典型临床症状。56%的内异症患者有腹痛、痛经病史,以继发性和渐进性为特征,月经前期及月经期较明显,且呈进行性加重,严重影响正常工作、学习效率,对青少年的心理创伤更是不容忽视。内异症对生育过程进行"全方位"干扰,对卵母细胞成熟、排卵、受精、子宫内膜容受性都有不利影响,30%～50%的患者合并有不孕症,50%以上的患者生育力低下,虽然辅助生殖技术可有效治疗不孕症,但其高昂的治疗费用给家庭及社会带来一定的经济压力。

　　子宫内膜异位症尽管是良性疾病,但某些生物学行为却与恶性肿瘤相似,难以治愈,是令医患双方都迷惑不解、多变数的问题,它甚至不是一个疾病,而是一组综合征。虽然全世界的专家投入了许多精力来研究子宫内膜异位症发病机制,但是仍不清楚为什么子宫内膜组织能够在不正常的部位生长,科学家们就此提出了各种假说,众多学说中 Sampson 的经血逆行种植学说最被广为接受。本章将在 Sampson 经血逆行种植学说基础上进一步探讨免疫因素在内异症发病机制中的作用,以及免疫调节治疗的潜在应用价值。

# 第一节　发病率与病因

　　根据患者病史、临床症状、辅助检查并不能确诊为内异症,腹腔镜是诊断内异症的金标准,内异症从发病到诊断平均需要 6 年甚至更长的时间,这导致目前发病率尚无确切报道。

## 一、发病率

　　不孕症患者行腹腔镜检查时发现 21%～47%的患者合并有内异症,而正常可孕妇女内异症的发病率却只有 1%～5%。因盆腔疼痛而进行腹腔镜手术的患者中有 20%～25%可发现有子宫内膜异位病灶。少年的慢性盆腔痛更有 35%～73%是由内异症造成的。然而这些研究并不能代表整体人群的发病率。Houston 等从 1970—1979 年收集了住院并经手术确诊的 15～49 岁患者,内异症的发病率为 2.2%～7.5%,45 岁以下的患者发病率明显高于 45 岁以上患者。Eskenazi 和 Warner 等通过队列研究评估内异症的发病率为 10%,该研究同样发现年龄是影响因素之一。

　　因内异症造成的医疗支出也相当庞大,美国一年大约要花 220 亿美元来应付内异症的治疗费用及相关支出。50%的患者每月至少需要卧床休息 1 d,1 年平均需要 17.8 d。因此,内异症已经成为影响全球妇女身心健康的公众问题。

## 二、高危因素

虽然每年有 400～500 篇关于内异症的研究报道,但其确切病因尚不清楚。目前相关研究提示内异症的发生和一些高危因素有关。

### (一)月经和生殖因素

流行病学研究发现经量及行经天数、频率与内异症的发生率成正相关,这可能和增加倒流至腹腔中的子宫内膜碎片有关。初潮年龄越早,内异症的发病率也随之越高。倒流子宫内膜碎片增加或倒流频率过高可能会超越腹腔免疫细胞的杀伤能力,从而引起子宫内膜继续存活。处女膜闭锁、阴道横膈女性内异症的发病率同样也比较高,而手术治疗后可显著减轻症状,减少复发风险,甚至治愈。另外,内异症具有雌激素依赖性,口服避孕药引起的低雌激素或多产导致女性患内异症的风险较低,绝经后异位病灶可变稳定或萎缩。

### (二)遗传因素

大量研究证据表明遗传因素与内异症相关,内异症在人类及猿类都表现出家族聚集现象。多项临床研究发现一级亲属内异症发病率显著高于整体发病水平。Sampson 教授在 1980 年就已注意到内异症患者女性亲属中发病率为 5.9%,患者子代发病率为 8.1%,而非血缘亲属的发病率只有 1%。在英国,内异症患者一级亲属比非亲属人群的患病风险高达 6 倍。挪威人群的患病风险更是高达 7 倍。在冰岛人群中同样有相似的发现,姐妹和表姐妹的发病风险指数分别为 5.2 和 1.56。双胎中内异症的发病率也显著增高,这一发现进一步证实了遗传因素与内异症的相关性。

与其他遗传性疾病类似,内异症的发生也被认为与一些易感基因有关。Treloar 等在澳大利亚和英国招募了姐妹同时患有内异症的家庭,发现第 10 号和第 20 号染色体均有连锁基因区域。第 10 号染色体中 2 个易感基因是 EMX2 和 PTEN。EMX2 是调节生殖道发育的重要同源转录因子,在内异症患者中的表达水平显著高于对照组人群。PTEN 是一种肿瘤抑制基因,预防细胞过度增殖、分裂。内异症患者中 PTEN 过度表达可能和 $17\beta$ 雌二醇及核因子-$\kappa$B 过度表达有关。与类固醇激素相关的基因在内异症患者中也表现为多态性,如雌激素受体基因 Pvu Ⅱ 在希腊内异症患者中的表达量显著高于对照组人群。内异症患者孕激素受体基因中等位基因 T2 的频率远高于对照组人群,而在同卵双胎中的发生率最高。

此外,内异症患者和对照组人群在位内膜基因表达谱也有显著差异。内异症患者在位内膜白细胞介素 15(interleukin 15,IL-15)、胎盘蛋白、G0S2 蛋白、嘌呤核苷酸磷酸化酶等明显下调,而脑信号蛋白 E、嗅觉神经元相关内质网蛋白,以及 Sam68 样磷酸酪氨酸蛋白显著上调。这些基因表达水平的改变可能和内异症的发病机制相关,每个异常表达基因的具体作用仍需要更多的研究探索。

### (三)生理及生活习惯因素

身体质量指数(body mass index,BMI)与内异症发病率之间呈弱相关性,内异症患者往往 BMI 较低,这可能是因为高 BMI 女性月经多不规律,月经稀发比较常见,降低经血倒流频率、内异症发生风险,而增加不孕症的患病风险。身高和内异症发病风险呈正相关性,身高较高的女性卵泡期雌激素水平也较高,而内异症具有雌激素依赖性,因此可增加内异症患病风险。年龄也有类似的影响作用,年轻女性血清雌激素水平较高,可促进异位内膜的生长。饮酒、咖啡因及抽烟和内异症之间的关系尚无统一结论,有研究表明酒精是促进内异症形成的危险因素之一,因其可促进雌激素的生成。

### (四)环境因素

环境中的有害物质也被认为是内异症形成的高危因素之一。人们发现如果猕猴、大鼠、小鼠过多暴露于有害物质四氯二苯并-p-二噁英(tetrachlorodibenzo-p-doxin,TCDD)时,重度子宫内膜异位症的发生率增加。TCDD 和二噁英类似物通过结合细胞表面芳香烃受体发挥生物学作用,可上调或下调细胞生长、分化及炎症反应的相关基因。TCDD 和二噁英类似物是工厂制造业的副产品,在日常生活中并不容易接触,往往通过污染的食品、水源或意外接触。一项研究发现,二噁英接触频繁人群内异症发病率更高。随后的研究进一步发现内异症合并不孕症患者血清二噁英含量较单纯不孕症患者显著增高。TCDD 和二噁英类似物可能通过多条途径,包括免疫系统、雌孕激素,增加异位子宫内膜细胞活性、增殖黏附能力及血管形成,促进内异症的发生发展。

近年一项流行病学研究发现比利时女性血清二噁英的浓度和内异症有显著相关性,接触二噁英的女性更易患重度内异症。另一项意大利研究也发现内异症患者多氯化联(二)苯浓度显著增高,而多氯化联(二)苯正是二噁英类似物。

### (五)自身免疫异常

免疫细胞、炎症因子的改变引起内异症的发生还是内异症导致免疫系统改变仍是一个未解的谜团。现有证据提示免疫系统功能异常与内异症及其他免疫性疾病具有相关性。Sinaii 等发现内异症患者发生类风湿性关节炎、红斑狼疮、甲状腺功能减退、多发性硬化症、过敏、哮喘的风险显著高于对照组人群。然而,该研究对照组不仅纳入了育龄期女性,还包括儿童及老年人。此外,每种免疫疾病的确诊时间并未阐明,因此,自身免疫性疾病与子宫内膜异位症是否相互促进尚无明确结论。

## 第二节 发病机制

虽然关于子宫内膜异位症的研究在逐年增加,但其发病机制至今尚不明确。目前认为内异症的发病与多因素相关,但异位病灶的发生发展需要经过传播、黏附、侵袭、生长等步骤,因此,各发病机制的假说、相关基础研究主要围绕这几点展开。

### 一、发病机制

1860 年首次描述并提出子宫内膜异位症,此后人们提出多项理论尝试阐述内异症的发病机制。

#### (一)经血倒流学说

早在 1927 年 Sampson 观察到月经期子宫内膜可通过输卵管倒流至腹腔,并在种植部位黏附和生长,首次提出经血倒流学说。经血倒流学说还被称为种植学说,且有多项研究证据支持。多项研究已经证实经血倒流是一种普遍现象,即多数女性都存在经血倒流,而倒流的子宫内膜可成功在体外培养,这一现象进一步表明倒流至腹腔的内膜具有生长活性,在适宜的环境下可能发生黏附、种植及生长。异位内膜种植部位通常是邻近输卵管开口位置,如卵巢表面、直肠子宫陷凹、子宫韧带等。生殖道梗阻可增加经血倒流量,从而提高了内异症的发病风险,修复生殖道梗阻后可有效治疗内异症。这些研究结果都进一步支持经血倒流学说的合理性。

大量动物实验同样也验证了 Sampson 的经血倒流学说。Telinde 和 Scott 通过倒置猿猴子宫发现超过半数的猿猴会发展为子宫内膜异位症,且伴有广泛的盆腔粘连。如果将子宫内膜碎片直接注射至猿猴腹腔即可诱导内异症的形成。

尽管如此,种植学说并不能解释为何经血倒流的发生率为 76%～90%,而内异症的发生率却不足 10%。而且,该学说无法解释子宫内膜碎片如何到达远处器官,如肺脏、皮肤及胃肠道等。因此,还有待其他更多的学说对经血倒流学说进行补充说明。

#### (二)淋巴、血液传播

Halban 在 1924 年提出异位病灶有可能出现在后腹膜及与腹膜无关的部位。Sampson 教授也提出异位病灶有可能通过淋巴管或血管发生传播、种植。后腹膜区域存在大量交错的淋巴管,从解剖学角度分析,子宫内膜细胞有可能通过淋巴管到达后腹膜。29% 的内异症患者盆腔淋巴结含有异位内膜病灶,而对照组人群发生率只有 6.5%。血液循环是肿瘤细胞转移的最常见方式,子宫内膜同样也有可能通过血液传播至远处器官发生黏附、种植及生长,形成异位病灶。目前淋巴、血液传播学说理论依据尚有限,仍需要更多的研究去证实。

#### (三)腔上皮化生、诱导学说

腔上皮化生学说是指位于卵巢、腹腔的表面上皮均由胚胎具有高度化生潜能的体腔上皮分化而来。Mayer 提出体腔上皮分化而来的组织受到刺激,如性激素、炎症因子、经血后能被激活并转化为子宫内膜样组织。此学说可解释为何男性也可患有内异症,以及女性初潮前、绝经后内异症的发生病因。然而,该学说并不能解释为什么不是所有的腔上皮分化而来的组织都会化生为子宫内膜样组织。

诱导学说是腔上皮化生学说的衍生,提出未分化的腹膜组织在内源性激素、生物化学刺激因子作用下可发展为子宫内膜样组织。体外及动物实验已证明卵巢上皮组织在雌激素的刺激下可转化为子宫内膜样组织。

### 二、病理生理

子宫内膜通过经血倒流至腹腔只是异位病灶形成的第一步,接下来逃避免疫监控、黏附、种植、侵袭、血管形成及增生都是内异症发生发展的重要步骤。

### (一)免疫系统功能紊乱

正常妇女腹腔液巨噬细胞(macrophage,Mφ)、淋巴细胞、自然杀伤(natural killer,NK)细胞可以清除异位子宫内膜,而内异症患者腹腔免疫细胞功能受到抑制,无法清除异位的子宫内膜,使内膜有发生黏附、种植的可能。此外,腹腔液中的促炎因子可能也参与了内异症的发生发展。腹腔液中的促炎因子可能来自于腹腔免疫细胞或异位的子宫内膜组织,对内异症的发展主要有三方面影响:①趋化更多的免疫细胞向腹腔液渗出,从而产生更多的细胞因子。②促进异位子宫内膜细胞的增殖。③促进血管形成,为异位内膜病灶提供氧气、营养,协助病灶生长。因此,腹腔免疫细胞和细胞因子决定了异位子宫内膜的存亡,这也解释了为何子宫内膜异位症的发生率远低于经血倒流发生率。

### (二)黏附、浸润和血管生成

异位子宫内膜成功逃避腹腔免疫监视系统后,通过表达细胞表面糖蛋白分子整合素及细胞间基质发生黏附,局部合成并激活基质金属蛋白酶-1(matrix metalloproteinase-1,MMP-1)增加使胞外结构损坏,诱导细胞凋亡,为异位子宫内膜细胞进一步浸润奠定基础。

血管生成为子宫内膜异位病灶提供氧气和营养,是异位子宫内膜细胞进一步生长的必要条件。活动期异位病灶周边可见明显的血管,组织学也可见异位病灶血管丰富。另外,内异症患者腹腔血管生成能力高于正常女性,这可能与异位病灶表达促血管生成因子有关。动物实验也发现抗血管形成药物可以减少血供,抑制异位病灶的生长。

### (三)氧化应激

当活性氧和抗氧化物质失调时引起氧化应激,而氧化应激是促进子宫内膜异位症发生的潜在病理机制之一。多项研究表明子宫内膜异位症患者异位内膜、异位病灶、腹腔液中活性氧浓度,以及相关酶表达水平增高。氧化应激可能由红细胞、凋亡的子宫内膜组织、细胞碎片及Mφ引起。这些物质还可以激活、募集更多的单核/巨噬细胞产生更多的活性氧成分,使局部微环境发生炎症反应。因此,氧化应激相关研究有助于探索子宫内膜异位症血管形成、免疫紊乱的作用机制。

## 第三节 症状、诊断和治疗

子宫内膜异位症的临床症状缺乏特异性,需借助辅助检查方法,特别是腹腔镜检查才能确诊,但腹腔镜费用高,且有创伤性,因此,探索早期诊断标记物仍是目前需要攻克的重点难题。由于内异症发病机制仍不明,导致目前治疗效果不佳,口服药物副作用大,手术治疗复发率高,因此,发病机制的研究是早诊断、早治疗的关键。

### 一、症状

子宫内膜异位症的症状表现形式多样,包括腹痛、痛经、性交痛、不孕及异常子宫出血。

### (一)腹痛

30％～70％患有内异症的成年女性及45％～58％的患病青少年表现有腹痛。腹痛程度因人而异,通常从经期前开始,经期结束后缓解。腹痛与疾病发展程度不成正比,与病灶的侵袭深度有关。至今,引起腹痛的原因尚未完全阐明。周期性的经血倒流、子宫内膜碎片,以及异位病灶出血、分泌的促炎/生长因子可能是引起疼痛的诱因。还有研究认为腹痛与异常的疼痛处理系统有关。

### (二)痛经

痛经可发生于50％的成年患者及高达75％的青少年。目前认为异位病灶分泌的前列腺素可能是引起痛经的主要原因,前列腺素可引起子宫肌层收缩,而前列腺素合成酶抑制剂可以有效降低疼痛感。

### (三)性交痛

性交痛的发生率报道差异较大,从4％～55％不等。性交痛严重影响性生活质量,甚至有些患者恐惧发生性交。该症状可能和性交过程引起异位病灶牵拉,或异位病灶种植在神经纤维组织有关。

### (四)不孕

50％因不孕行手术检查的女性合并有内异症。一项 meta 分析纳入了22项研究,不孕症合并内异症患者较输卵管因素性不孕及其他原因不孕患者的胚胎种植率、受精卵、妊娠率及获卵数降低。这提示内异症可能影响卵子质量、精卵结合、胚胎子宫内膜同步性。另一项研究还发现这些不良影响随着内异症的严重性而加重。内异症引起不孕的主要原因是盆腔结构改变、输卵管阻塞。保守性手术后盆腔脏器复位、输卵管复通,受孕率大幅度提高。其他因素包括排卵、内分泌紊乱、自身免疫紊乱、腹腔免疫环境失调都可能会引起不孕。

## 二、诊断

手术是诊断内异症的金标准,但其价格昂贵且属于有创检查。非有创性检查包括血清标记物及影像学检查。

### (一)腹腔镜

腹腔镜及病理检查是诊断内异症的金标准,很大程度上依赖于医生的经验,因为一些异位病灶只有在显微镜下才可发现,或者浸润很深,表面不易发现。典型的异位病灶是红蓝色,而非典型病灶表现形态多样,如白色不透明状、半透明腺样赘生物、火焰红色或黄棕色斑点状。镜下见腺体结构及间质细胞可确诊内异症。

### (二)实验室检查

实验室检查是非常有效的辅助检查方法,最常见的包括血清学指标 CA125、CA199,但其缺乏特异性和敏感性。虽然 CA125 浓度与子宫内膜异位症严重度呈正相关,但其他妇科疾病如盆腔炎、子宫肌瘤、卵巢囊肿、卵巢癌均可表现为 CA125 增高。内异症患者无论血清 CA125 是否增高,腹腔液 CA125 浓度均增加,与疾病分期无相关性,这提示腹腔液 CA125

的诊断价值可能更高。Ⅲ期和Ⅳ期内异症患者血清 CA199 浓度也会增加,而治疗后显著降低,这意味着 CA199 可能成为预测预后的指标。然而,血清 CA199 在良性、恶性卵巢肿瘤均会增高,低敏感性限制了其应用价值。临床中两项指标通常一起检测。

### (三)影像学

盆腔超声影像学检查花费低、操作简单,是首选的影像学检查方法,诊断卵巢巧克力囊肿的敏感性和特异性分别高达 79%～86% 和 89%～98%。超声还可观察宫颈及直肠是否受累,有时还可观察到囊液和囊肿分隔。然而,超声学检查不易发现腹膜或韧带上的异位病灶。

通过核磁共振成像(nuclear magnetic resonance imaging,MRI)和电子计算机断层扫描(computed tomography,CT)对比内膜及其他盆腔脏器的密度,可有效发现卵巢外的异位病灶。其敏感性取决于异位病灶的种植位点,如病灶种植在膀胱,敏感度和特异度可高达 81% 和 94.1%,如种植在腹膜,则降至 35.3% 和 88.1%。因此,应联合多项检查结果,提高诊断准确率。

### (四)治疗性诊断

根据症状或实验室检查怀疑是子宫内膜异位症,但不想做手术确诊的患者可以接受经验性治疗,如果治疗后症状减轻或病灶缩小,提示患有内异症的可能性大,应继续治疗。如果对药物治疗无反应,应建议行腹腔镜检查。

## 三、治疗

子宫内膜异位症的治疗主要分为药物治疗和手术治疗,需要根据症状、严重程度、年龄、治疗目标、病灶大小及生育需要制订个体化治疗方案。药物治疗常伴有副反应,且通常无法达到满意疗效,并不是最佳治疗方法。手术一方面可以确诊疾病;另一方面还可缩小或清除病灶,术后症状明显减轻,但术后复发率也很高。

### (一)激素治疗

激素治疗的理论基础是异位子宫内膜与在位子宫内膜对甾体类激素的反应相一致,所以治疗目标是打破雌激素周期性波动,使异位内膜萎缩。

#### 1. 口服避孕药

口服避孕药最常用于症状较轻的患者,联合应用雌孕激素可有效缓解性交痛、痛经及腹痛,机制可能与子宫内膜蜕膜化、抑制促性腺激素、月经量减少、子宫内膜增生受限、异位内膜组织凋亡增加及抑制排卵有关。持续口服避孕药适用于主要表现为痛经的患者,或者周期性用药后疼痛无缓解者。长期口服复合避孕药的副作用包括恶心、高血压、血栓、子宫增大、暗疮等。

#### 2. 孕激素

孕激素类药物是可以发挥类似孕酮对子宫内膜作用的药物,即促进子宫内膜蜕膜化、子宫内膜萎缩,拮抗避孕药中雌激素的副作用。另外,孕酮还可以降低子宫内膜 MMP 的表达量,MMP 对异位内膜的侵袭、血管生成至关重要。醋酸甲羟孕酮片可有效改善腹痛,用药后痛经也可缓解一年之久,但要想达到满意疗效,通常使用剂量较大,所以也会引起一些副反应,如痤疮、水钠潴留、体重增加、异常阴道出血。醋酸炔诺酮也是用于治疗内异症的孕激素类药物之一,治疗效果及相关副作用同醋酸甲羟孕酮类似。孕酮缓释节育器局部缓慢释放孕激素,可有效减轻药物副作用,直接作用于子宫内膜和异位子宫内膜。研究表明术后应用孕酮缓释节育器的患者较对照组内异症复发率明显降低,且低雌激素引起的副作用显著降低,但仍有少数患者仍会出现点滴出血、持续腹痛、体重增加等不良症状。

### 3. 达那唑

达那唑,雄激素 17α-乙炔睾丸酮的衍生物,是首个被批准治疗内异症的药物。达那唑可通过抑制促性腺激素脉冲,减少雌孕激素浓度诱导异位内膜组织萎缩,有效抑制异位病灶的大小,改善症状。另外,达那唑还是一个免疫调节剂,自身抗体、补体及细胞因子水平在治疗后都会显著降低。达那唑的主要副作用源于雄激素作用,包括毛发增多、油性皮肤、肌肉痉挛、乳房萎缩、血管收缩症状及声音改变,这些副作用也限制了达那唑的临床广泛应用。

### 4. 促性腺激素释放激素激动剂

促性腺激素释放激素激动剂(gonadotropin releasing hormone agonist,GnRH-a)刺激垂体以脉冲的形式分泌促卵泡生成素(follicle-stimulating hormone,FSH)和促黄体生成素(luteinizing hormone,LH),随后即抑制促性腺激素的释放,引起低雌激素,减缓内异症相关症状,使病灶萎缩。GnRH-a 还可抑制腹腔液中炎症因子的表达水平和白细胞蛋白酶抑制剂。另外,还有研究发现 GnRH-a 可以抑制异位内膜组织表达 MMP-1。GnRH-a 的副作用除表现为低雌激素外,还有关节痛、抑郁、血管收缩症状及疲劳。为了减轻这些副作用,可以同时应用小剂量甾体类激素替代治疗。反向添加治疗不仅可以继续维持 GnRH-a 的治疗效果,还可以减缓骨质丢失、改善血管收缩症状。联合反向添加治疗后,GnRH-a 可最长治疗12 个月。

### 5. 孕三烯酮

孕三烯酮最初用于每周口服一次性避孕药,但在欧洲被广泛用于治疗内异症。该药的主要作用是抑制雌激素的生成,通过与孕激素受体结合,发挥类雄激素作用。对腹痛的缓解效果类似 GnRH-a,术后预防内异症复发的疗效与达那唑一样。主要副作用为引起高密度脂蛋白降低、低密度脂蛋白增加、阴蒂萎缩、体重增加、多毛、脂溢性皮炎。

### (二)手术治疗

当卵巢巧克力囊肿直径大于 4 cm,或药物治疗无效时可选择手术治疗,主要包括保守性手术和根治性手术。

### 1. 保守性手术

保守性手术主要通过腹腔镜完成,主要针对有生育要求,或者想要保留生育功能,以及对药物治疗无反应的患者。术中切除或电灼所有可见病灶,由于手术医生经验技巧、对盆腔解剖结构熟悉度不同,目前还没有足够的证据区分切除、电灼哪种手术方法更能改善预后。与药物治疗一样,保守性手术治疗后至少在短期内可缓解大部分患者的症状。

### 2. 根治性手术

根治性手术是治疗无生育要求女性最有效的方法,切除子宫及双侧卵巢可以完全避免经血倒流及雌激素的刺激,阻断了内异症发生发展的两大主要因素。然而,有报道指出根治性手术后,内异症还有复发可能,这意味着在没有经血倒流和雌激素的作用下内异症仍可发生,还有其他因素影响内异症的形成。根治性手术的缺点是手术风险相对较高,且术后会引起低雌激素相关症状,建议术后使用雌激素替代疗法减轻副反应。

### (三)子宫内膜异位症因素不孕的治疗

传统的药物治疗方法虽然可以有效缓解症状,但并不能有效提高受孕率。适当的手术治疗虽然不能改变腹腔液中的炎症因子表达水平及功能异常的免疫细胞,但可以使盆腔粘连器官复位,提高受孕率。也有学者认为,内异症患者应尽快受孕,辅助生殖技术可以通过改善卵子成熟度、促进胚胎发育,最大程度提高受孕率。盆腔解剖结构异常可能会影响超促排卵及胚胎种植,因此对于中重度内异症患者,实施辅助生殖技术前可先手术治疗。

### (四)新兴治疗药物

目前无论是药物还是手术治疗,疗效都不是很令人满意,因此,正在研发一些新的治疗药物,治疗目的是提高疗效、减少副作用和复发风险。

**1. 血管生成抑制剂**

异位内膜成功种植后,血管生成对异位病灶的进一步生长至关重要。小鼠内异症模型中,抗血管药物治疗后异位病灶血管密度及病灶大小显著降低。近年来研究表明绿茶萃取物表没食子儿茶素没食子酸酯(epigallocatechin gallate,EGCG)可通过抑制微血管形成显著抑制内异症的发生发展,具有成为治疗内异症新型药物的可能。

**2. 抗氧化药物**

经血及腹腔液中氧化应激和抗氧化之间的平衡是影响内异症发生发展的重要因素。有研究已证实抗氧化药物可以有效抑制异位病灶的形成,维生素 E 和维生素 C 可显著抑制腹腔液中促炎因子如单核细胞趋化蛋白-1(monocyte chemotactic protein 1,MCP-1)、正常 T 细胞表达及分泌的激活调节细胞因子(regulated on activation,normal Tcell expressed and secreted,RANTES)和 IL-6 的表达水平。米非司酮、孕激素受体拮抗剂可通过抗氧化作用抑制内膜间质细胞增生。目前的相关研究尚有限,将来尚需更多的临床研究加以证实抗氧化药物的疗效。

**3. 免疫调节剂**

研究已发现一些治疗内异症的药物,如达那唑、GnRH-a,可以通过调节细胞、体液免疫反应发挥抑制异位病灶生长的作用,这提示免疫调节剂有可能成为有效治疗内异症的药物,且可避免低雌激素引起的副反应。一些临床研究或动物实验已经证实了这一可能性。因此,进一步深入研究子宫内膜异位症的免疫学发病机制对新型药物的研发至关重要。

己酮可可碱是一个多位点免疫调节剂,可以抑制吞噬功能,并且抑制活性氧的产生,降低 Mφ 及中性粒细胞的蛋白酶,还可以减少 Mφ 分泌肿瘤坏死因子-α(tumor necrosis factor α,TNF-α),影响 TNF-α、IL-1 对粒细胞的促炎作用。1991 年,Steinleitner 等发现己酮可可碱可有效改善内异症小鼠受孕率。还有研究发现该药可以抑制小鼠异位病灶的生长,且不引起低雌激素不良反应。1997 年,Balasch 等开展了一项临床研究,服用己酮可可碱 12 个月后,轻度内异症患者的受孕率显著增高。然而,该研究每组只纳入了 30 名患者,因此,尚需要更多的临床研究证实己酮可可碱的有效性。

TNF-α 表达量在内异症患者体内显著增加,是介导病理免疫反应的重要因子。因此,抑制 TNF-α 的产生有可能成为治疗内异症的方法之一。TNF-α 抑制剂、TNF 结合蛋白-1 (TNF binding protein-1,TBP-1),已被证实在啮齿类或猿类动物模型中可以抑制异位病灶生长,减少术后复发风险。然而,至今尚无相关临床研究。

另一个通过免疫手段治疗内异症的角度是提高免疫反应,改善内异症患者失调的细胞免疫反应。罗唑利宾是一个免疫增强剂,可以增加 NK 细胞毒性、B 细胞增殖能力、Mφ 吞噬功能、T 细胞毒性,可以选择性地上调 IL-1、TNF-α、IL-6、干扰素-α(interferon-α,IFN-α)和 IFN-γ 的表达水平。Keenan 发现在啮齿类内异症模型中,罗唑利宾可以有效抑制异位腺上皮细胞及间质细胞的生长。

# 第四节　子宫内膜异位症与免疫

虽然 Sampson 提出的经血倒流种植学说可以解释在位子宫内膜如何到达腹腔,但其无法解释为何 76%~90% 的女性都会有经血倒流,而内异症的发生率只有 10%。越来越多的研究提示免疫系统功能紊乱可能是潜在原因。健康女性倒流经血可被腹腔免疫细胞清除,而内异症患者免疫细胞不但不能清除倒流的子宫内膜,还可以通过分泌细胞因子帮助异位内膜种植、生长。因此,研究子宫内膜异位症的免疫学发病机制非常重要。

## 一、细胞免疫

免疫细胞包括淋巴细胞、单核/巨噬细胞、树突状细胞(dendritic cells,DC)、粒细胞、肥大细胞等,红细胞、血小板及组织中的一些特殊细胞也具有一定的免疫功能。淋巴细胞包括 T 细胞、B 细胞及 NK 细胞,其中 T、B 细胞表面有抗原受体,能特异性识别抗原而活化、增殖和分化,介导特异性免疫应答。DC、Mφ 和 B 淋巴细胞,可以提取和加工外源性抗原,并通过主要组织相容性复合体(major histocompatibility complex,MHC)-Ⅱ类分子将抗原递呈给 Th 细胞识别,被称为抗原递呈细胞,在免疫应答中具有重要作用。

### (一)单核/巨噬细胞

外周血单核细胞及腹腔液中的 Mφ 主要发挥清除细胞碎片,抵御感染的功能。在内异症相关研究中已发现患者腹腔液中 Mφ 的数量和活性显著增加,但是活化的 Mφ 并不能清除异位的子宫内膜细胞。Mφ 主要通过表达清道夫受体而发挥吞噬功能,清道夫受体的表达受到多种细胞因子、生长因子的调控。Santanam 等发现由于内异症患者腹腔液细胞因子异常表达及激素水平影响,导致腹腔 Mφ 不表达清道夫受体,这可能是引起 Mφ 吞噬功能降低的原因。体外研究同样也证实腹腔 Mφ 吞噬功能下降,下降幅度与疾病程度无相关性。

Mφ 的另一个主要功能是分泌细胞因子。内异症患者中,TNF-α、IL-6、IL-8、IL-10、补体、水解酶、活性氧浓度增加,促进异位子宫内膜细胞增生,抑制凋亡,促进异位病灶血管生成。

### (二)树突状细胞

DC 来源于髓源性造血干细胞,参与获得性免疫反应的启动和调控。组织损伤或病原抗原刺激 DC 成熟,从周围组织向二级淋巴器官迁移。成熟后,DC 可以将抗原递呈给 T 细胞,诱导免疫应答。DC 还可以直接或间接地与其他免疫细胞,如 B 细胞、NK 细胞和 Mφ,在天然免疫和获得性免疫之间发挥桥梁的作用。内异症具有自身免疫性疾病的特点,其 DC 的特点与系统性红斑狼疮一样。Schulke 等发现未成熟 DC(immature dendritic cell,imDC)在增生期子宫内膜基层的表达量显著高于对照组人群,而无论在任何时期,内异症患者子宫内膜成熟 DC(mature dendritic cell,mDC)的表达量都表现为明显降低。因此,内异症患者和对照组人群的 DC 成熟率有可能是一样的,而内异症患者 mDC 从子宫内膜向二级淋巴器官的迁移率增加,或者 DC 成熟障碍。Schulke 等人还发现 imDC 在腹膜异位病灶中的表达量显著高于在位内膜、正常腹膜或远离病灶的腹膜。相反,mDC 在这些部位并未检测到。以上结论提示异位病灶、腹腔可能募集 imDC 清除异位子宫内膜,但增加的 imDC 不明原因成熟缺陷,并不能够将异位内膜抗原递呈给 T 细胞,导致 T 细胞对异位子宫内膜的杀伤作用减弱。

腹腔液、异位病灶中 DC 的另一个重要作用是分泌细胞因子。Nagorsen 等对比了 mDC 和 imDC 细胞因子表达谱,发现二者均可表达 IL-6、IL-10、IL-12、TNF-α、RANTES 及 MCP-1。IL-6、TNF-α 可以促进异位内膜间质细胞增生。IL-10 可抑制 $CD4^+$ T 细胞。IL-12 抑制 NK 细胞毒性。RANTES 及 MCP-1 趋化单核细胞及淋巴细胞向炎症部位迁移。因此,失调的细胞因子通过影响其他免疫细胞、异位子宫内膜,促进内异症的形成。另外,还有研究发现 DC 有促进血管生成的作用。重组 IL-2、罗唑利宾、左旋咪唑可以通过上调免疫细胞数量,包括 DC,抑制大鼠内异症病灶的生长。这些证据表明 DC 参与了内异症发生发展的过程,但其具体机制仍有待阐明。

### (三)T 淋巴细胞

T 淋巴细胞主要参与细胞免疫反应,有研究显示内异症患者周围血淋巴细胞对同源子宫内膜细胞的杀伤性及自身增殖能力显著下降。关于内异症患者周围血 T 细胞的研究结论并不一致,有两项研究发现内异症患者周围血 T 淋巴细胞数量、辅助性 T 细胞/抑制性 T 细胞的比例并没有明显变化。然而,另外一项研究显示内异症患者无论在增生期还是分泌期,异位子宫内膜间质 T 细胞数量显著高于对照组人群。这可能与异位子宫内膜异常表达 IL-8 有关,IL-8 可以趋化 T 淋巴细胞向病灶迁移。

### (四)自然杀伤细胞

NK 细胞是天然免疫系统的重要成分,参与清除感染、肿瘤、老化细胞。NK 细胞通过表达不同的受体参与宿主免疫。一种方式和其他免疫细胞一样,结合 IgG 杀伤抗原;另一种方式是表达激活性受体或抑制性受体加强或减弱细胞毒作用。Oosterlynck 和 Wilson 等人发现内异症患者周围血及腹腔液中的 NK 细胞对自体或异体子宫内膜细胞的毒性都显著减弱,且和内异症的严重程度呈负相关,腹腔液中 NK 细胞毒性减弱可能有利于内异症的发生发展。NK 细胞毒性异常的原因至今尚不明确,可能与抑制性受体高表达有关。Maeda 等研究发现内异症患者周围血及腹腔液中 NK 细胞表面高表达 KIR2DL1(NK 细胞抑制性受体)。Wu 等研究也发现无论是轻度还是重度内异症患者 NK 细胞表面抑制性受体 NKB1、EB6 高表达,且其杀伤性显著降低。该团队还发现内异症患者中高游离 IL-12p40 可以抑制 IL-12 激活 NK 细胞毒性。

### (五)调节性 T 细胞

子宫内膜异位症患者抗子宫内膜抗体的阳性率很高,因此被看作是一种自身免疫疾病。一些与自身免疫疾病相关的基因多态性同样出现在内异症患者中。有学者提出自身免疫性疾病的发生与调节性 T 细胞(regulatory cells,Treg)的功能紊乱有关,Treg 细胞是 T 细胞的一个亚群,对自身免疫性疾病的发展发挥重要作用。Berbic 等发现内异症患者在分泌期腹腔液中 Foxp3$^+$ T 细胞比例较对照组人群明显增加,而异位病灶组织中也可检测到 Foxp3$^+$ T 细胞。这些实验结果提示 Treg 细胞可能随激素的改变而变化,分泌期子宫内膜免疫细胞异常与经血倒流至腹腔液中的内膜有关,可能有助于异位内膜的免疫逃逸及进一步生长。

研究发现 Treg 细胞特异性转录因子 Foxp3 在异位病灶中的 mRNA 表达水平增高,且 Foxp3 基因多态性与子宫内膜异位症具有相关性。另外,Treg 细胞比例在腹腔液中表现为增加,而在周围血中降低,这可能是因为周围血 Treg 细胞向腹腔液中迁移导致 Treg 细胞在腹腔中聚集,但具体机制还有待研究加以证实。

Treg 细胞可以平衡周围血 T 细胞的比例,以及限制 T 细胞抗病原反应。因此,Treg 细胞可能通过抑制 T 细胞的杀伤性,促进异位子宫内膜细胞逃避免疫监控、种植和生长。引起 Treg 细胞升高的原因尚不明确,有学者提出内异症患者腹腔液细胞因子表达异常可能是引起 Treg 细胞增加的原因。关于内异症和 Treg 细胞的研究起步较晚,需要更多的研究探索 Treg 细胞在内异症发生发展中的作用。

## 二、体液免疫

体液免疫不同于细胞免疫,其涉及体液成分,如淋巴、血清。在病理环境下,白细胞介素(interleukin,IL)或被激活的辅助性 T 细胞激活周围血 B 细胞分化为浆细胞,浆细胞分泌抗体与抗原结合。

虽然内异症患者或对照组女性在位内膜均有 B 细胞,但内异症患者激活多克隆 B 细胞明显增加。Weed 等发现内异症患者子宫内膜有补体 C3 和 IgG 沉淀,而血清中 C3 和 IgG 浓度降低,这提示子宫内膜中存在抗原抗体反应。内异症患者血清、宫颈阴道分泌物中自身抗体的阳性率增高,和自身免疫性疾病自身抗体谱相似。采用免疫荧光法检测内异症患者子宫内膜及血清中的自身抗体发现,主要是 IgG 和 IgA 增加。Gleicher 等发现内异症患者自身抗体 IgG、IgM、IgA 显著增加,这些自身抗体直接与细胞抗原结合,如磷脂、组蛋白、多聚核苷酸。循环中自身抗体滴度增加和体外受精-胚胎移植(invitro fertilization-embryo transfer,IVF-ET)低妊娠率显著相关。自身抗体可能会影响胚胎着床。Dmwski 等采用糖皮质激素治疗自身抗体阳性的内异症患者,发现妊娠率显著增高。

除了抗原特异性抗体外,一些抗组织或器官的自身抗体,如抗子宫内膜抗体,抗内皮细胞抗体、抗卵巢抗体、抗甲状腺抗体在内异症患者中的阳性率同样也较高。抗组织抗体或抗器官抗体均会增加妊娠丢失或不孕的风险。抗子宫内膜抗体还可以作为一个指标评估治疗和预后。虽然自身抗体可能会影响不孕或流产,但引起自身抗体增高的原因仍不明。有报道称细胞凋亡减少可以增加自身免疫性疾病的发生率,因此推论内异症患者在位、异位内膜凋亡减少可能是产生自身抗体的原因之一。自身抗体的产生机制及对内异症发生的病理生理过程尚需要更多的研究加以探索。

## 三、细胞因子和生长因子

内异症患者最大的免疫学特征之一是腹腔液中细胞因子、趋化因子、生长因子浓度显著增加。细胞因子是一类具有广泛生物学活性的小蛋白分子,通过与受体结合介导细胞趋化、血管形成、分化、细胞成熟、增生。在免疫性疾病、感染、炎症、肿瘤和创伤中以自分泌或旁分泌的形式发挥着非常重要的作用。促炎因子促进炎症发展,使疾病进一步恶化,而抑炎因子可以减轻炎症反应,有利于疾病愈合。趋化因子是指有趋化功能的细胞因子,对特异细胞直接发生趋化作用。其中,一些属于促炎因子,直接趋化、募集免疫细胞,参与血管形成或组织修复。生长因子是指具有促进细胞增生、分化、成熟功能的细胞因子。普遍认为内异症是表现为促炎因子、趋化因子、生长因子增加,促进盆腔炎症反应。

### (一)白细胞介素-1

IL-1 在炎症反应和免疫反应中发挥了非常重要的作用。IL-1 家族包括 11 种细胞因子,主要由激活的单核细胞、Mφ、DC、B 细胞及 NK 细胞产生。关于 IL-1α 和 IL-1β 的研究最为广泛,IL-1 受体拮抗剂(interleukin-1 receptor antagonist,IL-1ra)通过竞争性结合 IL-1α 和 IL-1β 的受体调控其引起的炎症反应。内异症患者腹腔液 IL-1 浓度显著增加,且异位病灶间质细胞高表达 IL-1 受体。然而,内异症患者血清中 IL-1 浓度和对照组人群并无差异,这提示 IL-1 的变化仅仅局限在盆腔微环境。腹腔 IL-1β 进一步刺激异位间质细胞分泌更多的细胞因子,如血管内皮生长因子(vascular endothelial growth factor,VEGF)促进血管生成,IL-6 促进间质细胞增生。另外,IL-1β 可以促进可溶性细胞间黏附因子-1(soluble intercellular adhesion molecule-1,sICAM-1)的产生,损害 NK 细胞毒性,最终可能引起免疫监控下调。还有研究发现 IL-1β 刺激 B 细胞增生、抗体产生,增加流产、不孕的发生风险。因此,腹腔内高浓度 IL-1 通过不同的方式促进内异症的形成。

### (二)白细胞介素-6

IL-6 主要由单核细胞、Mφ、T 细胞、内皮细胞和间质细胞产生。IL-6 在不同细胞因子,如 IL-1、IL-1ra、TNF-α 的刺激下,既可以发挥促炎作用又可以发挥抑炎作用。异位内膜间质细胞 IL-6 mRNA 表达量明显高于正常内膜间质细胞,TNF-α 可上调其表达量。IL-6 对在位、异位内膜的作用尚无统一结论,Gazvani 等人发现 IL-6 促进正常在位内膜细胞增生,而 Yoshioka 等发现 IL-6 抑制黄体期子宫内膜增生,促进增生期子宫内膜增生。关于内异症患者腹腔液 IL-6 浓度的研究结果同样也不一致,Punonen 等报道内异症患者腹腔液 IL-6 浓度较对照组人群显著增加,而其他两个研究认为两组之间没有差别。另外,内异症患者血清 IL-6 浓度明显增加,因此,IL-6 有望成为诊断内异症的生化指标。

### (三)白细胞介素-8

IL-8 是由 Mφ、上皮细胞和内皮细胞产生的趋化因子,可以趋化中性粒细胞和 T 细胞的迁移,还可以促进血管生成,以及黏附因子的表达。因此,IL-8 有可能参与了内异症的发生发展。Rana 研究组发现内异症患者腹腔液 IL-8 浓度显著增高,且其主要由 Mφ 分泌。另外,IL-8 的浓度和疾病的炎症程度呈正相关。正常的在位和异位内膜均表达 IL-8,在位内膜 IL-8 表达量和月经周期有关,在增生早期和分泌晚期达到高峰,而异位子宫内膜 IL-8 的表达量没有这一变化,这提示倒流的子宫内膜或异位病灶可能分泌 IL-8 至腹腔液。腹腔 IL-8 还有可能来源于被 IL-1β 和 TNF-α 激活的间皮细胞。

腹腔 IL-8 通过多条途径促进内异症的发生发展。IL-8 有利于间质细胞向纤维蛋白连接矩阵黏附,即 IL-8 协助倒流子宫内膜向腹膜黏附。黏附之后,间质细胞还可产生更多的 IL-8。此外,IL-8 还可以促进间质细胞的增生,以及向腹膜侵袭。

### (四)白细胞介素-12

IL-12 主要由单核细胞、Mφ 和 DC 产生,可以刺激 T 细胞的生长,调节 NK 细胞毒性。无论在内异症或对照组腹腔液中都可以发现 IL-12,但 IL-12P40 亚型在内异症患者腹腔液中显著增加。IL-12P40 可以通过抑制 IL-12 受体,阻断 IL-12 激活 NK 细胞对子宫内膜细胞的杀伤毒性。异常增加的 P40 亚型可能与 NK 细胞功能失调有关,特异性向腹腔液补充 IL-12 可能会改善 P40 的不良影响。

### (五)单核细胞趋化因子

单核细胞趋化因子-1(monocyte chemotactic protein-1,MCP-1)又称 CCL2,主要趋化单核细胞、Mφ、DC 向炎症部位迁移,这些被募集的细胞被 IL-1、TNF-α、IFN-γ 刺激后可以产生更多 MCP-1。内异症患者腹腔液 MCP-1 浓度显著高于对照组人群,且与疾病严重程度成正相关。内异症患者的在位、异位子宫内膜 MCP-1 表达量显著高于正常对照组人群在位子宫内膜,这提示腹腔液中 MCP-1 可能是由异位子宫内膜分泌而来。IL-1β 可以上调内异症患者在位、异位内膜 IL-8 的表达量,雌激素进一步加剧这一作用,但在正常女性并无这一现象,这提示雌激素可以促进异位内膜向腹腔液中分泌 MCP-1。此外,MCP-1 还可以通过促进内膜间质细胞增生促进异位病灶的生长。

### (六)正常 T 细胞表达及分泌的激活调节细胞因子

RANTES 和 MCP-1 的作用相似,可以趋化单核细胞及淋巴细胞向炎症部位迁移,其表达受 T 细胞调控。内异症患者腹腔液 RANTES 的浓度显著增加,且与疾病分期成正相关。体外培养异位子宫内膜间质细胞发现其培养液中 RANTES 的浓度明显高于在位内膜培养液,这意味着腹腔液中 RANTES 可能由异位病灶分泌而来,其进一步募集淋巴细胞、Mφ 向腹腔迁移。

### (七)肿瘤坏死因子-α

TNF-α 主要参与系统免疫,在炎症急性期诱导产生大量细胞因子,如 IL-1、IL-6 等,主要由激活的 Mφ、淋巴细胞、NK 细胞分泌产生。研究发现内异症患者腹腔液中 TNF-α 浓度显著增加。TNF-α 由分泌期内膜腺上皮产生,IL-1 可以上调其表达量。Keenan 等发现腹腔 Mφ 可能也是 TNF-α 的来源之一。TNF-α 可以促进子宫内膜间质细胞向间皮细胞黏附,提示其可能有利于倒流的子宫内膜黏附于腹膜。此外,TNF-α 还可以刺激内膜细胞增生,而 TNF-α 结合蛋白-1 可以抑制这一作用。TNF-α 可以上调内膜间质细胞 IL-8 的表达量,更进一步促进对子宫内膜细胞的增殖作用。

### (八)血管内皮生长因子

VEGF 属于生长因子的一个亚家族,由单核细胞、Mφ 及平滑肌细胞分泌,促进血管新生。子宫内膜细胞黏附于腹膜后血管形成对异位内膜提供养分、营养非常重要。在位、异位内膜及腹腔 Mφ 都可以表达 VEGF,使腹腔液 VEGF 浓度升高,且浓度随疾病的严重程度增加。组织学检测发现 VEGF mRNA 及蛋白集中表达于分泌期内膜腺体细胞,间质中的表达比较分散。子宫内膜细胞和 Mφ 中 VEGF 的表达量依赖于雌激素浓度,培养液中加入雌激素可以使 VEGF 的表达量提高 46%。氧化应激、IL-1、转化生长因子、血小板源性生长因子、上皮生长因子、前列腺素 E2 均可上调 VEGF 表达量。简言之,在腹腔炎性细胞因子及雌激素的刺激下,异位子宫内膜细胞、Mφ 分泌 VEGF 促进血管形成,有利于内异症的进一步发展。

### (九)其他生长因子

生长因子通常是蛋白或甾体类激素,与靶细胞特异性受体结合后促进细胞增殖、分化和成熟。异位子宫内膜细胞的增殖受到多种生长因子的影响。胰岛素样生长因子(insulin-like growth factors,IGF)与异位内膜细胞上的特异性受体结合后可以促进间质细胞增生,IGF 结合蛋白 2 和 3 可以抑制这一作用。转化生长因子 β(transforming growth factor-β,TGF-β)一方面可以抑制 NK 细胞、淋巴细胞功能,诱导免疫耐受;另一方面,TGF-β 可以促进纤维化和血管生成,促进内异症的发展。血小板衍生生长因子(platelet derived growth factor,PDGF)同样也可以促进纤维细胞、血管内皮细胞及子宫内膜细胞增生。

# 第五节　雌激素与免疫

异位病灶的生长依赖于雌激素,因此,激素类药物是目前治疗内异症最有效的药物。雌激素不仅可以促进子宫内膜增殖,对免疫系统也有影响,但其具体作用尚不完全清楚。一方面,雌激素在多个慢性炎症性疾病动物模型中发挥抑炎作用;另一方面,在慢性自身免疫性疾病中发挥促炎作用。雌激素发挥的作用取决于疾病的影响因素、表达雌激素受体的器官及雌激素的作用时间和浓度。内异症患者腹痛和月经不同时期有关,排卵期达到高峰,可能与高雌激素影响免疫微环境有关。

## 一、雌激素对免疫细胞、细胞因子的影响

子宫内膜 DC 的表达量受月经期的影响，mDC 无论是在增生期还是在分泌期都主要在基层内膜增殖，而 imDC 只有分泌期增殖，提示雌激素可能调控 DC 的成熟和迁移。在内异症患者中，imDC 在增生期显著增加，而 mDC 较对照组降低，提示雌激素调控 DC 的功能可能失调。内异症患者和对照组女性腹腔液中被激活的 Mφ 及异位病灶中的 Mφ 均可表达雌激素受体，雌激素可能增强 Mφ 的分泌功能。

多个炎性因子的表达量和雌激素有关，如 IL-8 在增生早期及分泌晚期的表达量较高，其他细胞因子的变化见第四节。因此，雌激素不仅可以直接促进子宫内膜细胞增殖，还可以通过影响免疫因素调节内异症的发展。

## 二、激素药物对免疫系统的影响

内异症最常用激素类药物 GnRH-a 和达那唑可以抑制自身抗体及腹腔液 IL-1β、IL-1α 的产生，抑制 T 淋巴细胞的细胞毒作用。但其对 NK 细胞的作用并不相同，GnRH-a 增加 NK 细胞的数量和功能，而达那唑却抑制 NK 细胞的功能。另外，达那唑可以抑制在位内膜 T 细胞及 Mφ 的数量。因此，激素类药物治疗不仅可以通过降低雌激素抑制异位病灶生长，还可以通过免疫系统影响内异症的发展，但其低雌激素引起的副作用不容忽视，因此，免疫调节药物的研发或许可以成为一种有效、副作用少的新型治疗方法。

（张涛）

# 第十七章　卵巢功能早衰与免疫

卵巢功能早衰（premature ovarian failure，POF）是指女性在 40 岁以前，由于卵巢功能衰退出现闭经，同时伴有不同程度的潮热、多汗、心烦、失眠、焦虑、抑郁、阴道干涩、性欲低下等症状。实验室检查以低雌激素血症和高促性腺激素血症为特征。长时间的低雌激素水平增加了女性罹患骨质疏松和冠心病的风险，卵巢功能衰退继而导致的不孕症及相关的心理疾病，对女性身心健康和夫妻生活均产生严重影响，极大降低了女性的生活质量。

1942 年，Fuller Albright 首次报道了年轻女性卵巢功能减退的病例。此后，40 岁以下的女性出现至少 4 个月的闭经伴随卵泡刺激素（follicle stimulating hormone，FSH）水平升高的病症被诊断为 POF。随着病因研究的深入和临床病例的积累，人们逐渐意识到卵巢功能衰竭是一组临床表现多样、病因复杂且进行性发展的疾病。POF 的概念无法体现疾病的进展性和多样性，仅代表卵巢功能衰竭的终末阶段。因此，2008 年，美国生殖医学会（american society for reproductive medicine，ASRM）提出了"原发性卵巢功能不全（primary ovarian insufficiency）"的概念。2016 年，欧洲人类生殖与胚胎学会（european society of human reproduction and embryology，ESHRE）和国际绝经协会（international menopause society，IMS）相继发布的临床指南中将"原发性卵巢功能不全"更名为"早发性卵巢功能不全（premature ovarian insufficiency，POI）"。2016 年 12 月，中华医学会妇产科学分会绝经学组发表"早发性卵巢功能不全的激素补充治疗专家共识"，对 POI 和 POF 的概念做出明确规定。

POI 是指女性在 40 岁之前卵巢活动衰退的临床综合征，以月经紊乱（如停经或稀发月经）伴有高促性腺激素和低雌激素为特征。停经或月经稀发 4 个月，间隔＞4 周，连续两次 FSH＞25 U/L。

POF 同"提前绝经（premature menopause）"，指 40 岁之前达到卵巢功能衰竭。闭经时间≥4～6 个月，两次间隔 4 周以上，FSH＞40 U/L，伴有雌激素降低及绝经症状。

显然，POI 的诊断阈值较 POF 明显降低，旨在早期发现卵巢功能不全的女性，以期达到早期诊断、早期治疗的目的。为方便起见，本章仍采用 POF 作为讨论对象。


## 第一节　病因与发病率

欧美学者研究表明 POF 在 40 岁以下的女性中发病率为 1%，该数值是否受人种、族群影响尚不能确定，且目前还缺乏全球范围的系统全面的流行病学研究，部分研究结果也存在一定分歧。Luborsky 等人在 2003 年针对 11 652 名美国妇女进行一项横断面研究发现，POF 总发生率为 1.1%，不同种族女性的发病率明显不同，其中非裔（1.4%）和拉美裔

(1.4%)高于白种人群(1.0%),而华裔(0.5%)和日本裔女性(0.1%)则非常低。与之不同的是2014年一项来自中国的队列研究,其结果显示,在36 402名上海女性中,POF的发生率为2.8%,明显高于Luborsky等人的结果。除种族因素外,其他可能影响POF发生率的因素还包括生活方式、社会-经济地位等,其中,吸烟被认为是与早绝经相关的高危因子。

## 一、病因

在女性胚胎发育过程中,原始生殖细胞形成并迁移至生殖嵴,被性索包绕分化形成原始卵巢。孕20周,原始卵巢中的原始卵泡数量达到600万～700万个,其中大部分发生退化,至新生儿出生时卵巢内约有200万个原始卵泡,此后经历儿童期直至青春期,卵泡数量进一步减少到30万～50万个。青春期开始,绝大多数卵泡在发育的各个阶段退化闭锁,每个月有10～20个卵泡继续发育成长,其中仅有1个发育成熟,其余卵泡均闭锁。女性生育期有300～400个卵母细胞发育成熟,并经排卵过程排出。当卵泡储备池中仅剩1 000余个卵泡时,月经停止来潮,即发生自然闭经。

以提前出现闭经为主要表现的POF是一种有多种病因的综合征,各种因素引发卵巢内卵泡池的储备减少、卵泡闭锁增加或卵泡功能失调均可能导致POF。目前认为POF的发生主要与遗传因素、免疫因素、感染、医源性因素及环境因素相关。然而,大多数POF患者并无明显诱因,此类情况被定义为特发性POF。

### (一)遗传因素

#### 1. X连锁遗传病或基因异常

研究显示POF患者中10%～12%具有染色体异常,其中94%为X染色体异常。在具有家族史的POF或原发性闭经患者的患者中,X染色体异常的比例可高达50%。最典型病例为Turner综合征和脆性X染色体综合征。

(1)Turner综合征。Turner综合征即先天性卵巢发育不全,发生率为新生婴儿的10.7/10万或女婴的22.2/10万。典型患者的染色体核型为45,XO,表现为身材矮小、生殖器与第二性征不发育及躯体发育异常。由于完全或部分缺失了一条X染色体,卵巢发育不良,卵子从出生开始即发生退化,患者多伴原发性闭经。除45,XO外,患者染色体可有多种嵌合表现,如45,XO/46,XX;45,XO/47,XXX或45,XO/46,XX/47,XXX等。临床表现根据嵌合体中哪一种细胞系占多数而异。正常性染色体占多数,则异常体征较少;反之,若异常染色体占多数,则典型的异常体征较多。嵌合体患者中约有40%可有正常月经初潮,并持续数年后出现POF,而45,XO患者中该概率仅为10%。患者染色体核型除缺失以外,也可出现X染色体的结构异常,如X染色体长臂等臂Xi(Xq),短臂等臂Xi(Xp),长臂或短臂缺失XXq-,XXp-,形成环形Xxr或易位等。进一步的遗传学研究相继定位了X染色体上与POF相关的基因,如POF1(Xq21.3-Xq27)、POF2(Xq13.3-Xq21.1)、DIAPH2(Xq21.33)、XPNPEP2(Xq25)、CHM(Xq21.1)、DACH2(Xq21.1)、POF1B(Xq21.1)、USP9X(XP11)和ZFX(Xp22.1-21.3)等。尽管POF患者X染色体异常集中发生于Xq21和Xp11.1-Xp21区域,但目前尚无肯定一致的结果认定某种或某几种基因与POF发病具有直接联系。有学者认为基因的位置效应或表观遗传调控影响了X染色体的基因表达,干扰了减数分裂中染色体正常配对,导致卵泡闭锁增加出现 POF。

(2)脆性 X 染色体综合征。脆性 X 染色体综合征为一种不完全外显的 X 连锁显性遗传性疾病。位于 X 染色体上的 FMR1 基因发生全突变(CGG 重复>200)可导致智力发育障碍,以男性患者多见且症状严重。在携带前突变(CGG 重复 55-200)基因的女性中,16%～26%出现 POF,显著高于全突变基因携带者和正常人。此外,研究者们还发现,在家族性 POF 患者中,FMR1 前突变基因的比例达 14%,而在散发性 POF 患者中,这一比例仅为2%。尽管 FMR1 基因与 POF 有明显关联,但具体的发病机制尚不清楚。除 POF 外,携带FMR1 前突变基因的女性还会出现震颤-共济失调综合征(fragile-X-associated tremor/ataxia syndrome,FXTAS)和轻度认知功能障碍等神经系统病变。由于前突变产生的高水平FMR1 mRNA 可以导致神经元退化变性,有学者进而推测,这也可能是 POF 患者卵泡闭锁、卵巢功能衰竭的原因。因此,对于 POF 患者进行 FMR1 基因检测,不仅有助于确诊POF 的病因,也有利于评估家系患病风险,及时提供干预措施。

**2. 常染色体病及基因突变**

除了 X 染色体外,一些常染色体疾病也被认为与 POF 相关。这些患者多数在早期即出现原发性闭经的表现。

(1)半乳糖血症。半乳糖血症是一种罕见的常染色体隐性遗传病。新生儿发病率为六万分之一。患者位于染色体 9p13 上编码半乳糖-1-磷酸尿苷酰转移酶(galactose-1-phosphate uridyltransferase,GALT)的基因突变导致 GALT 不足或完全缺失,影响半乳糖分解,其代谢产物在体内堆积,继而引发肝、肾、眼及脑损伤。GALT 纯合子突变的女性患者中POF 的发病率高达 80%以上。然而,半乳糖血症导致 POF 的病理生理机制并不十分清楚。有学者推测半乳糖及其代谢物的毒性作用诱导卵子和卵巢基质细胞发生凋亡是患者卵巢功能受损的主要原因。

(2)先天性睑裂狭小综合征。该病又名睑裂狭小-上睑下垂-倒转型内眦赘皮综合征(blepharophimosis-ptosis-epichanthus inversus syndrome,BPES),是眼睑发育异常为特征的常染色体显性遗传性疾病。BPES 分为两型,其中Ⅰ型患者合并 POF,而Ⅱ型患者生育力正常。合并 POF 的患者月经初潮多正常,其后出现经量减少或继发性闭经,继而出现不孕,但患者第二性征发育正常。遗传学检查发现,位于染色体 3q23 上 FOXL2 基因突变是导致BPES 的病因,而 FOXL2 在人卵巢颗粒细胞上有特异性表达,在维持始基卵泡和调控颗粒细胞增殖方面发挥重要作用。在相当一部分的卵巢早衰患者中可检测到 FOXL2 基因突变,它可能是卵巢发育中的一种早期调控因子。除 FOXL2 外,有报道显示其家族成员FOXO1A 和 FOXO3A 也与 POF 发病相关。

(3)自身免疫性多内分泌腺病综合征Ⅰ型。自身免疫性多内分泌腺病综合征Ⅰ型(autoimmune polyglandular syndrome type 1,APS-1)又称自身免疫性多内分泌腺病-念珠菌病-外胚层营养不良(autoimmune polyendocrinopathy-candidiasis-ectodermal dystrophy,APCED),是由自身免疫调节基因 AIRE 突变引起的两个或两个以上内分泌腺体的自身免疫病,该基因定位于染色体 21q23,其突变可导致皮肤黏膜念珠菌病、甲状旁腺功能减退症、原发性慢性肾上腺皮质功能减退症(Addison 病)、外胚层发育不良、性腺功能减退症及卵巢功能不良。有报道指出,约有超过一半的患者可罹患 POF。针对类固醇合成酶和卵巢细胞的自身免疫反应介导了卵巢功能的受损,继而出现 POF。

(4)共济失调微血管扩张症候群。共济失调微血管扩张症候群(ataxia telangiectasia, AT)为常染色体隐性遗传神经退行性病变,患者多在儿童期发病,表现为小脑运动失调,并常合并免疫缺陷、微血管扩张,感染、罹癌风险升高及 POF。该病是由染色体 11q23 上 ATM 基因突变所致。ATM 基因编码的蛋白激酶主要参与细胞周期调控,当发生 DNA 损伤时,该激酶通过作用于下游的肿瘤抑制蛋白 p53 和 BRCA1 调控细胞反应。AT 患者发生 POF 的致病机制还不明确,动物模型表明 ATM 突变的动物始基卵泡和成熟卵泡均缺失,可能是减数分裂受阻所致。

(5)慢性进行性眼外肌麻痹。慢性进行性眼外肌麻痹(chronic progressive external ophthalmoplegia,CPEO)是一种罕见的常染色体显性或隐性遗传的眼球运动障碍疾病,以进行性上睑下垂与眼球运动受限为特征。CPEO 是由染色体 15q24 上 POLG 基因突变所致,POLG 基因编码的 DNA 聚合酶 γ 是已知的唯一位于线粒体并参与线粒体 DNA 复制和修复的酶,其基因突变将影响其合成的线粒体 DNA 的质量或数量,导致线粒体突变、缺失或者合成的减少。2004 年,Luoma 等人报道了 3 个家族的 CPEO 与帕金森综合征和 POF 共分离现象,与 POF 相关的 POLG 突变主要发生在蛋白的聚合部位导致显性遗传的发生,后续研究发现这一 CPEO 联合帕金森综合征和 POF 的显性遗传为携带 Y955C 突变所致。

(6)XX 单纯性腺发育不全。该病又名 Perrault 综合征,是一种常染色体隐形遗传性疾病,以女性性腺发育不全和神经性听力受损为主要症状。该病症具有遗传异质性,合并 POF 的患者可能涉及 HSD17B4、HARS2 和 CLPP 等多个基因突变。

(7)卵巢性脑白质营养不良。卵巢性脑白质营养不良(ovarioleukodystrophies disease, OLD)为常染色体隐性遗传疾病,十分罕见,全世界报道仅 10 余例,主要症状为进行性神经退行性变合并卵巢功能衰竭。发病女性可出现原发性或继发性闭经。该病致病基因为 EIF2B,其突变可能导致卵泡细胞的凋亡和神经胶质细胞发育异常。

(8)Werner's 综合征。该病又称成人型早老症,是一种罕见的常染色体隐性遗传疾病,全世界发病率为十万分之一,由染色体 8p12 的 WRN 基因突变致病。该基因编码的 RecQ 解螺旋酶在 DNA 复制、修复和端粒酶的维持方面发挥重要作用。大约 80％的患者均出现性腺功能减退,合并 POF 患者卵泡闭锁加速,但具体致病机制尚不清楚。

### (二)酶缺陷

由于 POF 中卵巢功能发生缺陷伴随激素水平异常,一些调控卵泡发育的激素和激素合成酶的基因在 POF 病因学领域也受到关注。如类固醇合成急性调控蛋白(steroidogenic acute regulatory,StAR)基因突变导致的先天性类脂质性肾上腺皮质增生症(lipoid congenital adrenal hyperplasia,LCAH),患者醛固酮、皮质醇及性激素合成严重受阻,女性出现原发性闭经和卵巢功能缺陷。

在正常月经周期中,由卵巢中、小窦状卵泡颗粒细胞产生的抑制素 B 特异性作用于腺垂体反馈性抑制 FSH 水平,在卵泡发育和排卵等生理过程中发挥重要作用。临床研究中发现,血抑制素水平与窦卵泡数目呈正相关,直接反映了卵巢储备功能。因而有学者推测,

INHA 基因突变可能导致卵泡过度耗竭,进而出现 POF。在新西兰的一项研究中,约有 7％ 的 POF 患者伴有错义突变 INHA G769A,这一关联在其他族群的研究中也得到证实,其发生率因人种的不同而略有差异,波动在 5％～11％。基因功能性研究已经证实该突变可显著影响抑制素的生理作用,但也有学者认为,INHA 基因突变并不是导致 POF 的唯一遗传因素,部分 INHA G769A 携带者缺乏 POF 的临床表现,这种表型异质性更说明了 POF 的病因复杂性,基因突变可能是作为一种易感因素增加了某类人群发生 POF 的概率。

### (三)免疫因素

约 5％的 POF 与自身免疫性疾病相关,其中自身免疫性肾上腺疾病起源的 POF 占 60％～80％。有学者发现,患者可在 POF 发病后 8～14 年才出现 Addison 病。POF 伴 Addison 病也可能与其他内分泌腺体异常同时出现,如前文提到的自身免疫性多内分泌腺病综合征(autoimmune polyglandular syndrome,APS)。APS 分为两型,其中 APS-1 型病症包括皮肤黏膜念珠菌病、甲状旁腺功能减退、Addison 病及 POF(60％),而 APS-2 型则表现为 Addison 病、甲状腺功能减退和/或 1 型糖尿病及多种非内分泌性自身免疫性病变(如红斑狼疮、乳糜泻等),POF 发生率仅为 10％。

除肾上腺源性自身免疫病外,其他自身免疫病患者中 POF 的发病率也远高于一般人群,如自身免疫性甲状腺疾病(14％～27％)、恶性贫血(4％)、1 型糖尿病(2％～2.5％)、重症肌无力(2％)等。另外,一些非内分泌性自身免疫病,如系统性红斑狼疮(systemic lupus erythematosus,SLE)、干燥综合征(Sjogren's 综合征)、风湿性关节炎、免疫性血小板减少性紫癜、自身免疫性溶血性贫血、白癜风、斑秃、乳糜泻、炎症性肠病、原发性胆汁性肝硬化、系膜毛细血管性肾小球肾炎、多发性硬化等均有报道与 POF 发病相关。而且,POF 患者中抗核抗体、类风湿因子等自身抗体的检出率也显著高于普通人群。这些均表明 POF 的发病与免疫因素存在密切的关联,但目前研究对于自身免疫性 POF 的具体发病机制还不清楚。

### (四)感染因素

在流行性腮腺炎患者中,有 3％～7％的病例可并发卵巢炎,继而出现卵巢功能下降,但大多数患者表现为一过性卵巢病变,卵巢功能随腮腺炎病情的好转而逐渐恢复。其他可导致 POF 的感染性疾病包括肺结核、水痘、疟疾、痢疾及巨细胞病毒和单纯疱疹病毒感染。目前,关于感染性病原体是否能直接诱发 POF 及相关发病机制还存在广泛的争议。

2010 年的一项前瞻性研究发现,HIV 阳性的女性患者的窦卵泡计数、FSH、抑制素 B 和抗缪勒管激素(anti-Mullerian hormone,AMH)四项指标明显异常。另一项多中心的队列研究结果显示,在 1 139 名 HIV 阳性女性中,闭经发生率是对照组的 3 倍。这些研究均表明 HIV 病毒感染可能对女性卵巢功能和生育力产生不利影响,在此类人群中有必要进行针对性的卵巢功能监测,以期对 POF 进行早期诊断和干预。

### (五)医源性因素

**1. 抗肿瘤治疗**

随着儿童期、青春期肿瘤患者治疗技术的提高,放、化疗导致的医源性 POF 比例与日俱增。不同种类的化疗药物和放射线均可导致不同程度的卵巢组织受损,继而出现 POF。

放疗对卵巢的损伤取决于射线剂量、照射部位和患者年龄。卵巢属于辐射高敏感性器官，其中最容易受损的是生长期卵泡。放射线对不成熟卵泡的半数致死量仅为 2Gy，且损伤随照射剂量的增大而加剧。全身放疗的肿瘤患者约有 90% 可发展为 POF，这一比例在腹部放疗患者中可高达 97%，显著高于其他部位放疗患者。此外，低龄患者卵巢对放射损伤的耐受性明显好于高龄及卵巢储备下降的患者。

所有化疗药物都可破坏卵巢始基卵泡、窦前卵泡和卵巢间质，其中以烷化剂造成的损伤最为显著。抗肿瘤治疗中经常使用的环磷酰胺、白消安、美法仑、苯丁酰氮芥和氮芥等烷化剂均有导致患者出现 POF 的报道。有研究发现，儿童期使用烷化剂的癌症患者出现提前闭经的风险是对照组的 9.2 倍，而采用烷化剂联合腹-盆腔放疗的患者，这一风险高达 27 倍。因此，肿瘤患者进行抗肿瘤治疗时，如何选择合理的用药方案，尽量减少卵巢损伤、最大程度保存女性患者生育力是医学界亟待解决的问题。

**2. 手术**

一般说来，盆腔手术所致的潜在卵巢损伤是由于卵巢周围血液供应受阻或继发于术后炎症，随着侧支循环的建立，血供恢复，卵巢功能也逐步恢复。手术直接切除双侧卵巢后其临床表现与卵巢早衰一致，但不属于卵巢早衰。有些手术虽未切除双侧卵巢但手术后易发生 POF，如子宫切除、输卵管结扎或切除、子宫内膜异位症的保守或半根治手术、卵巢肿瘤剥除术或一侧卵巢切除术等。有研究发现，患者行子宫动脉栓塞术后，出现 FSH 水平升高和 AMH 水平降低等卵巢功能下降的表现。也有报道双侧巧克力囊肿术后出现卵巢功能衰竭的病例。目前尚不清楚术后 POF 是手术本身因素还是盆腔潜在病变导致，因此，进行手术操作时，应尽量保护正常的卵巢及其周围组织以减少损伤，以达到保护卵巢功能的目的。

**（六）环境因素**

流行病学研究证实，吸烟可导致女性提前出现自然绝经。吸烟女性较非吸烟女性平均绝经年龄早 1~2 年，并伴随卵泡数目减少，AMH 降低和 FSH 水平升高。而且，随着吸烟量的增加，绝经年龄渐趋提前，呈现剂量-效应表现。烟草损伤卵巢功能的具体机制还不清楚，但动物实验和体外实验证实，烟草中的多环芳烃（polycyclic aromatic hydrocarbons，PAH）与卵母细胞和颗粒细胞上的芳烃受体结合，激活促凋亡因子 Bax 的转录，触发生殖细胞凋亡，导致卵泡闭锁加快和卵子耗竭增多，并干扰下丘脑-垂体-卵巢轴的调控作用，继而引起卵巢功能衰竭。此外，研究显示四氯二苯并-p-二噁英（tetrachlorodibenzo-p-dioxin，TCDD）和双酚 A 等环境内分泌干扰物可干扰实验动物性激素水平和生育功能，但是否影响人类生殖还缺乏大规模研究。近年有学者发现在癫痫患者中有 14% 的 POF 发病率，癫痫是否为 POF 发病的危险因子及其致病机制还有待深入研究。

**（七）特发性 POF**

相当一部分 POF 患者在排除以上诱因外，仍无法确定明显病因，称为特发性或不明原因 POF。这部分患者在总体 POF 中的比例并不清楚，但学界普遍认为，由于 POF 发病的复杂性，特发性 POF 患者要远多于病因明确的病例。有英国学者以伦敦闭经与经前期综合征研究中心的患者为对象，将 POF 病因划分为遗传性、良性（包括自身免疫性和感染性）、恶性

（肿瘤治疗后）和特发性 POF，其中特发性 POF 比例接近 50％（图 17-1）。也有学者认为 90％的 POF 患者病因不明。

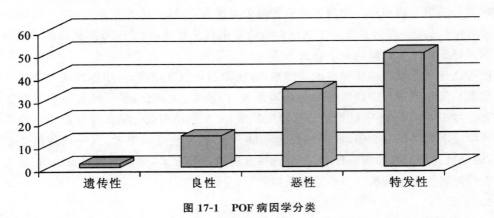

图 17-1　POF 病因学分类

（摘自 Maclaran K，Panay N. Premature ovarian failure[J]. J Fam Plann Reprod Health Care，2011，37（1）：35-42.）

## 二、发病率

欧美学者研究表明 POF 在 40 岁以下的女性中发病率约为 1％，该数值是否受人种、族群影响尚不能确定，且目前还缺乏全球范围的系统全面的流行病学研究，部分研究结果也存在一定分歧。Luborsky 等人在 2003 年针对 11 652 名美国妇女进行一项横断面研究发现，POF 总发生率为 1.1％，不同种族女性的发病率明显不同，其中非裔（1.4％）和拉美裔（1.4％）高于白种人群（1.0％），而华裔（0.5％）和日本裔女性（0.1％）则非常低。与之不同的是 2014 年一项来自中国的队列研究，其结果显示，在 36 402 名上海女性中，POF 的发生率为 2.8％，明显高于 Luborsky 等人的结果。除种族因素外，其他可能影响 POF 发生率的因素还包括生活方式、社会-经济地位等，其中，吸烟被认为是与早绝经相关的高危因子。

# 第二节　免疫学发病机制的研究进展

正常情况下，机体免疫系统只对自身以外的异物抗原产生免疫反应，当免疫系统自我识别能力发生障碍，免疫系统会产生针对机体自身一些成分的抗体及活性淋巴细胞，损害并破坏自身组织脏器，导致疾病。卵巢作为自身免疫的靶器官，一旦受到自身免疫攻击，即可能出现卵巢功能的破坏，产生诸如 POF、多囊卵巢综合征、不明原因不孕症和子宫内膜异位症等一系列免疫相关性疾病。在 POF 患者中检出的卵巢自身抗体（anti-ovarian antibodies，AOAs）、自身免疫性卵巢炎的病理表现及 POF 伴发其他自身免疫性疾病均表明自身免疫机制在免疫性 POF 的发生发展中具有至关重要的作用。

## 一、体液免疫

早在 1966 年, Vallotton 和 Forbes 首次报道了卵巢自身免疫抗体——抗卵子抗体, 由此, 抗体介导的卵巢损伤研究拉开了序幕。众多学者围绕寻找 AOAs, 特别是 AOAs 与 POF 的关系开展了大量工作。理论上说, AOAs 与卵巢组织多部位发生抗原抗体反应, 损伤卵巢组织, 从而影响其功能, 可以从免疫学角度阐释 POF 的发病机制, 但实际上, 目前研究结果存在很大争议, 且并未在卵巢组织上发现 AOAs 的具体靶抗原。相反, AOAs 靶抗原非常广泛, 除了可以与生殖细胞成分(卵子、透明带等)相结合外, 还能与体细胞(黄体、颗粒细胞、卵泡膜细胞等)及一些分子抗原(性激素合成酶、促性腺激素受体等)发生免疫反应。

### (一)类固醇细胞抗体

类固醇细胞抗体(steroid cell antibodies, SCA)是一种 IgG 类的多克隆免疫球蛋白, 可与卵泡膜细胞、颗粒细胞、肾上腺皮质细胞、睾丸间质细胞和胎盘合体滋养层细胞等多种内分泌腺的类固醇细胞相结合。SCA 最早在合并肾上腺自身免疫疾病的 POF 患者中发现。约有 60%APS-1 型患者和 25%~40% 的 APS-2 型患者可检出 SCA, 在合并 Addison 病的 POF 患者中检出率高达 78%~100%, 而在合并非肾上腺自身免疫疾病的 POF 患者及散发性 POF 患者中, SCA 阳性率不到 10%。一项长期研究显示, 在月经周期正常的多内分泌腺病患者中, 有 33%~43%SCA 阳性的患者在 8~15 年后可发展为卵巢功能衰竭, 因此有学者认为 SCA 是 POF 发病的高危因子。

### (二)抗酶抗体

17α-羟化酶(17α-OH)、胆固醇侧链裂解酶(P450 scc)和 3β-羟类固醇脱氢酶(3β-HSD)是体内类固醇激素合成和代谢的重要中间酶。有研究发现合并 Addison 病的 POF 患者中, 91% 以上可检出以上三种酶之一的自身抗体, 而在散发性 POF 中, 阳性率仅为 3%。此外, 在自身免疫性卵巢炎患者中也发现 21-羟化酶(21-OH)、17α-OH 和 P450 scc 的自身抗体。另有研究者认为 17α-OH 和 P450 scc 自身抗体是 POF 合并 Addison 病最主要的靶抗原, 而 3β-HSD 自身抗体可能是免疫系统活化的产物, 不具备特异性。此类抗酶抗体是否与 SCA 为从属关系或是否能成为免疫性 POF 的分子诊断标志, 目前还没有定论。

### (三)抗促性腺激素及其受体抗体

早期有学者通过直接免疫荧光法在卵泡颗粒细胞上检测到抗促性腺激素受体抗体, 因而提出此类抗体抑制促性腺激素与其受体结合, 降低促性腺激素的生物活性, 干扰卵泡发育的促性腺激素调控, 是导致卵巢功能衰竭的机制之一。但其后的研究并未得出相似的结论, 且在一些医源性 POF 患者也检测到抗促性腺激素受体抗体。另一方面, 有研究者从 POF 患者血清中分离出抗 β-FSH 抗体, 而 IVF 中卵巢反应不良的患者也检出血清抗 FSH 抗体和抗 LH 抗体, 表明抗促性腺激素抗体也可能干扰激素-受体的识别与结合, 影响卵巢的正常生理功能。抗促性腺激素及其受体抗体的临床意义还有待证实。

### (四)抗透明带抗体

透明带(zona pellucida, ZP)是由哺乳动物卵细胞分泌的覆盖于卵母细胞的一层基质, 其主要成分为糖蛋白,具有很强的免疫原性,被认为在免疫性 POF 的发病中起到重要作用。现已在 POF 患者血清中成功分离出抗 ZP 抗体,且有研究证实其与 IVF 低受精率相关。目前认为抗 ZP 抗体与 ZP 结合后,能在卵巢表面形成免疫复合物沉淀,干扰卵子和卵泡细胞的信息交流,抑制卵巢功能,导致卵巢衰竭。动物实验证明,ZP 可以诱发新生小鼠自身免疫性卵巢疾病和 POF。将小鼠窦前卵泡与抗 ZP 抗体共孵育,发现卵泡生长径线较对照组明显减小,卵泡成熟受损。此外,以猪卵 ZP 免疫家兔,家兔除产生 ZP 抗体外,卵巢内各级卵泡均减少,闭锁卵泡明显增加。研究者推测,抗 ZP 抗体可能是通过干扰卵母细胞和颗粒细胞的交叉对话,继而影响卵泡和卵母细胞的正常发育,导致 POF 发生。然而,由于缺乏统一的检测方法,抗 ZP 抗体在 POF 患者的检出率报道不一(2.4%~68%),其致病机制和诊断意义还有待研究。

### (五)抗卵子抗体

有学者从 POF 患者体内检测出抗卵子抗体,并推测该抗体的靶抗原存在于患者卵子细胞质内。动物实验发现,新生儿期切除胸腺的小鼠会出现 POF 的表现,这类小鼠体内产生抗卵子抗体,靶抗原为卵子特异性蛋白 1(ooplasm-specifi c protein 1,OP1),因而学者们认为 OP1 与啮齿类动物自身免疫性 POF 的发病相关。然而迄今为止,人类卵巢上抗卵子抗体的靶抗原仍不明确。胚胎必需的母体抗原(maternal antigen that embryo require,MA-TER)、醛脱氢酶 1A1(aldehyde dehydrogenase 1A1,ALDH1A1)、硒结合蛋白(selenium binding protein 1,SBP1)、烯醇化酶 α 及热休克蛋白 90β(heat shock protein 90β,HSP90β)等都曾作为抗卵子抗体的备选靶抗原进行研究。还有人提出主要存在于卵子胞质的 HSP90β 可能对于卵巢衰竭具有诊断意义。但由于抗卵子抗体不仅在 POF 患者体内表达,同时也可存在于健康人群及其他自身免疫性疾病、炎性疾病和肿瘤患者,因此不具备临床诊断特异性。

检测 AOAs 有多种方法,如酶联免疫吸附法(enzyme-linked immunosorbent assay,ELASA)、免疫组化、蛋白质免疫印迹(western blot)及间接免疫荧光检测(indirect immuno-fluorescence,ⅡF)等,其中以 ELASA 和 ⅡF 使用最为广泛。但目前尚无 AOAs 检测方法的"金标准",因而文献报道 POF 患者中 AOAs 的检出率差异巨大(3%~66.6%)。此外,临床上发现 AOAs 的出现与疾病的年限和严重程度关系不大,对于 AOAs 是免疫性 POF 的发病原因还是由于机体免疫系统功能异常导致细胞破坏后抗原释放产生的,目前也还没有定论。而且,AOAs 只在部分 POF 患者中发现,健康对照组检出的假阳性偏高,其特异性低的缺点极大限制了临床使用价值。总之,目前还缺乏对于免疫性 POF 具有诊断意义的血清标志物。

## 二、细胞免疫

细胞免疫异常可导致自身免疫反应,继而发生组织器官的自身免疫损伤。在部分 POF 患者中发现的 T 淋巴细胞、巨噬细胞及树突状细胞功能异常已经证实细胞免疫可能参与了免疫性 POF 的发生发展。

辅助性 T 淋巴细胞(CD4$^+$)和抑制性 T 淋巴细胞(CD8$^+$)的相互作用形成了 T 细胞网

络,对机体免疫应答的调控和维持免疫平衡稳定起着重要作用。一旦生理平衡被外界因素打破,即可导致自身免疫病的发生。与其他自身免疫性疾病相类似,部分 POF 患者外周血 CD4$^+$ 淋巴细胞总数和比例均明显升高,也有患者表现为 CD8$^+$/CD57$^+$ 淋巴细胞降低和 CD4$^+$/CD8$^+$ 比例升高。

除 T 细胞异常外,POF 患者循环 B 细胞数目也有所增加,且不依赖于血清雌激素水平。进一步免疫表型分析显示,患者 CD19$^+$/CD5$^+$ B 细胞比例显著增加。35%～50% 的 POF 患者 MHC-Ⅱ类分子,尤其是 HLA-DR 表达显著高于对照组,表明患者活化性 T 细胞比例有明显增加,免疫系统活性提高。另一方面,POF 患者的自然杀伤细胞(NK)的数目和活性均呈现下降趋势。有学者通过体外实验发现 20%～46% 的 POF 患者血单核细胞对趋化因子反应异常,其中 36% 的患者树突状细胞促 T 细胞凝集功能下降。有趣的是,在 1 型糖尿病和毒性弥漫性甲状腺肿(Graves 病)患者也有类似现象发生,表明 POF 与其他一些自身免疫性疾病发病机制存在共通之处,细胞免疫异常诱发的机体产生自身免疫反应,破坏颗粒细胞、卵泡和卵巢组织,继而发生 POF。

## 三、自身免疫性卵巢炎

POF 患者卵巢组织学改变分为两种,第一种为无卵泡型,表现为卵泡全部耗竭。多见于性腺发育不全、染色体异常和性征发育异常的 POF 患者。由于缺乏生殖细胞或者生殖细胞发育不良导致卵泡缺失。第二种为有卵泡型,卵巢内尚存在卵泡结构,卵巢功能还未完全丧失。第二种又可表现为以下 3 种形式:①自身免疫性卵巢炎。②卵巢内残余极少数卵泡。③卵巢内大量始基卵泡,又称为卵巢抗性综合征(resistant ovary syndrome,ROS)。在某些 POF(如半乳糖血症、自身免疫性卵巢炎动物模型)病程发展中,可见卵巢组织从有卵泡型进展至无卵泡型。

自身免疫性卵巢炎在染色体正常的 POF 患者中发生率为 9.1%～11%,且多见于合并 Addison 病的 POF 患者,偶见于散发性患者。卵巢组织切片中可见卵泡被淋巴细胞、浆细胞、单核巨噬细胞等炎性细胞浸润,分泌类固醇的细胞是免疫攻击的主要靶细胞,可检出针对类固醇细胞的 SCA。在某些病例中,也可见上皮细胞的异常活化,继而出现卵泡耗竭和纤维化。此外,炎性细胞浸润与卵泡成熟度高度相关,浸润主要发生在生长期卵泡的膜细胞,排卵前卵泡最为明显,而始基卵泡和初级卵泡则浸润较少。在非肾上腺自身免疫相关性 POF 中,仅有极少数患者有自身免疫性卵巢炎的表现。但无炎性浸润的 POF 患者并不能排除自身免疫的可能,其炎症反应可随自身抗原性物质的消耗而逐渐消失,卵泡的缺失可能继发于非自身免疫性因素,也可能是自身免疫反应的终末阶段。

卵巢活检是诊断自身免疫性卵巢炎和判断卵巢中是否存在生长卵泡的金标准,但由于其具有侵入性,临床应用十分局限。而且,卵巢活检是否能代表整个卵巢的卵泡密度还存在质疑。有人提出 SCA 和肾上腺皮质自身抗体可作为自身免疫性卵巢炎的非侵入性诊断指标,这一观点还有待进一步证实。

## 四、POF 伴发其他自身免疫性疾病

在器官特异性或系统性自身免疫疾病中,卵巢是经常受到免疫攻击的靶器官。10%～

55％的 POF 患者可合并一种或多种自身免疫性疾病。

### (一)自身免疫性肾上腺疾病

2.5％～20％的 POF 患者体内可检出肾上腺自身抗体,而罹患 Addison 病的患者中 10％～20％可伴发 POF。有学者发现 Addison 病和 POF 的平均发病年龄非常接近,前者为 27 岁,后者为 28.5 岁。POF 与 Addison 病的紧密联系可能与体内存在的能与多种腺体的类固醇分泌细胞发生交叉免疫反应的 SCA 有关,正如前文所述,SCA 在肾上腺自身免疫相关的 POF 中检测率为 60％～87％,而在非肾上腺免疫相关 POF 中仅为 3％～10％。除作为 POF 的风险因子外,SCA 对自身免疫性肾上腺功能不足也有预警作用。血清 SCA 阳性的 POF 患者具有发生肾上腺功能低下的潜在风险,特别是合并妊娠时,如未及时处理,极易引发产后肾上腺危象,导致母婴严重并发症。

除了 SCA 以外,一些酶类自身抗体也常出现在合并肾上腺自身免疫疾病的 POF 患者中。有研究者认为,17α-OH 和 P450 scc 自身抗体是 Addison 病患者发生 POF 的预警因子,也有人指出,免疫性 POF 患者如 21-OH 自身抗体阳性,出现自身免疫性肾上腺功能不全的风险会明显升高,因而建议对 POF 患者进行抗肾上腺皮质抗体(adrenal cortex autoantibodies,ACA)和 21-OH 自身抗体检测,以早期发现亚临床型或迟发性肾上腺功能不全。

### (二)自身免疫性甲状腺疾病

POF 合并甲状腺自身免疫病的患者比例为 14％～27％,仅次于合并肾上腺自身免疫病。桥本氏甲状腺炎和毒性弥漫性甲状腺肿(Graves 病)均可伴发 POF。在该类疾病合并 POF 时,有 24％的患者抗甲状腺过氧化物酶自身抗体(thyroid peroxidase autoantibodies,TPO-Ab)为阳性,高于正常对照组,且患者出现甲状腺功能低下的临床或亚临床表现。由于甲状腺功能低下可严重影响胎儿的认知功能发育,因此有必要对 POF 患者进行 TPO-Ab 的筛查,阳性患者还需要检测促甲状腺素(thyroid-stimulating hormone,TSH)水平,密切监控甲状腺功能变化,以避免出现妊娠期甲状腺功能低下。

### (三)累及多内分泌腺的自身免疫性疾病

POF 也可与自身免疫性多内分泌腺病综合征(autoimmune polyglandular syndrome,APS)相关,该病以两个或两个以上内分泌腺体出现自身免疫病为特征,根据不同受累腺体,临床上可分为 3 型。

#### 1. APS-1 型

APS-1 型又称自身免疫性多内分泌腺病-念珠菌病-外胚层营养不良(autoimmune poly-endocrinopathy-candidiasis-ectodermal dystrophy,APCED),是一种罕见的常染色体隐性遗传病,由自身免疫调节基因 AIRE 突变所致。AIRE 基因的主要功能是调控胸腺髓质细胞(medullary thymic epithelial cells,mTECs)表达一系列组织特异性自身抗原(tissue-specific self-antigens,TSAs)。正常生理情况下,与 TSAs 高亲和力结合的不成熟 T 细胞通过阴性选择被清除,T 细胞获得中枢免疫耐受,继续发育分化成熟。而 AIRE 基因突变后,mTECs 表达 TSAs 功能受损,自身反应性 T 细胞逃避阴性选择进入外周淋巴器官导致自身免疫性疾病的发生。41％～72％的 APS-1 型患者可出现以原发性闭经为主要表现的 POF,伴发皮肤黏膜念珠菌病、甲状旁腺功能减退、Addison 病、性腺功能减退等。数种病变发病时间不一,可相距 10 年至数十年,其中性腺功能减退多见于年轻患者,且发生率高于其他 APS。

**2. APS-2 型**

APS-2 型又称 Schmidt-Carpenter 综合征,为常染色体显性遗传病。表现为 Addison 病、甲状腺功能减退和/或 1 型糖尿病,POF 发生率为 10%～25%。APS-2 型没有特定致病基因,而是与人类白细胞抗原 HLA-DQ2、HLA-DQ8 等位基因相关。此外,SCA、17α-OH 抗体和 P450 scc 抗体等自身抗体也可能介导了 APS-2 中卵巢组织的损伤。

**3. APS-3 型**

与 APS-2 型相似,但没有 Addison 病,常伴发恶性贫血或白癜风等其他一些自身免疫性疾病。也有学者将 APS-3 型归于 APS-2 亚型。

### (四)其他自身免疫性疾病

除肾上腺、甲状腺自身免疫性疾病外,POF 还可合并其他一些自身免疫性疾病如 1 型糖尿病、恶性贫血、重症肌无力、系统性红斑狼疮、干燥综合征、风湿性关节炎、多发性硬化等等。由于目前报道病例较少,具体发病机制并不清楚。

# 第三节　治疗进展

由于卵巢功能的提前衰竭和内源性雌激素产生不足,POF 患者骨骼系统、心血管系统、神经系统、泌尿生殖系统等均会受到巨大影响,发生骨质疏松、冠心病、脑血管疾病、认知功能减退、阴道干涩、不孕症等一系列相关病症。除生理性疾病外,患者往往出现情绪低落、悲观失望、焦虑抑郁等心境障碍,伴发的睡眠障碍和躯体不适感又会加重生理性疾病的影响,因此,对于 POF 的治疗需从生理心理多方面着手,尽可能解决病痛,提高生活质量。由于 POF 致病因素复杂,且多数患者并无明确病因,目前尚无切实有效的治疗方法能完全恢复 POF 患者的卵巢功能,仅能针对低雌激素症状进行对症治疗,对有生育要求的女性采用辅助生殖技术获得妊娠。

## 一、一般治疗

保持健康的生活方式对预防 POF 远期并发症十分重要。吸烟、缺乏运动、维生素 D 和钙质摄入不足都是 POF 患者后期发生骨质疏松、心血管疾病的高危因子,因此,有必要建议患者平衡膳食、补充钙(1 000 mg/d)和维生素 D(800IU/d)、戒烟和积极参加体育锻炼等。

## 二、激素替代治疗

激素替代治疗(hormone replacement treatment,HRT)并不能根治 POF,但能缓解患者低雌激素相关症状,对心血管疾病和骨质疏松可起到一级预防作用。荷兰一项研究显示,对 12 000 名绝经后妇女长期给予雌激素,可以有效降低心血管疾病所致的死亡率。另一项研究发现,POF 患者体内血管内皮功能较对照组明显下降,这可能是其易发心血管疾病的原因之一,而在给患者使用 HRT 6 个月后,患者受损的血管内皮细胞功能明显恢复。与绝经期妇女类似,POF 患者内源性雌激素不足导致骨形成减少,骨吸收增多,骨量丢失加大,容易出现骨质疏松。最近一项随机双盲试验证实,在对 145 名 POF 患者进行 HRT 治疗 3 年后,患者骨密度恢复到正常水平。此外,HRT 也能明显改善 POF 中低雌激素引起的血管收缩症状(如潮热、夜间盗汗)、阴道干涩所致性交痛和睡眠障碍、情绪改变等症状。因此,"早发性卵巢功能不全的激素补充治疗专家共识"中指出:只要没有禁忌证,POF 患者应给予 HRT。关于 HRT 的用药原则、常用药物和具体方案及对于 Turner 综合征患者的青春期诱导治疗,在"专家共识"中均有明确说明,此处不再赘述。

### 三、免疫抑制治疗

自身免疫是导致 POF 发病的重要因素之一。理论上,采用免疫抑制剂,如皮质类固醇可以通过减少 CD4$^+$ 淋巴细胞数量来抑制自身免疫反应,缓解免疫反应对卵巢组织的损伤。早在 1981 年即出现以皮质类固醇作为免疫抑制剂治疗免疫性 POF 患者的一系列报道,患者在经过不同时间治疗后,可出现月经恢复、排卵、自发妊娠甚至顺利分娩等卵巢功能恢复的表现。遗憾的是,此类研究均为病例报道,且作为研究对象的免疫性 POF 患者在不同研究中的界定标准因人而异,因此,免疫抑制剂治疗 POF 的有效性尚缺乏充分翔实的证据。虽然在实验动物上证实,皮质类固醇可以改善自身免疫性 POF 小鼠的生殖功能和免疫学指标,但目前认为,免疫抑制剂并不能逆转人卵巢自身免疫反应的发生进程,也不能提高卵巢对于促性腺激素的反应。另一方面,长期使用免疫抑制剂可能造成严重的副反应如 Cushing 综合征、膝关节骨坏死等,所以临床上并不推荐盲目应用免疫抑制剂治疗 POF。

### 四、POF 的辅助生育治疗

不孕症是 POF 的严重危害之一,然而 POF 患者并非绝对不孕,尽管患者普遍 FSH 升高,雌激素水平下降,但卵巢可有短暂性的功能波动,激素水平暂时恢复正常,继而出现正常排卵。据估计有 16%～46% 的 POF 患者存在间歇性的不规则排卵,这可能是 5% 的 POF 患者不经任何治疗发生自然妊娠的原因。对于大多数有妊娠要求的 POF 患者,如果各种促排卵方案均无法诱导排卵的话,还可以实施赠卵体外受精-胚胎移植(in vitro fertilization-embryo transfer,IVF-ET)、卵子体外成熟及体外卵子激活和自体卵巢组织移植获得妊娠。

#### (一)诱导排卵

##### 1. 雌激素

某些 POF 患者应用结合雌激素或口服避孕药进行 HRT 后,出现规律排卵甚至自发妊娠。这一情况表明外源性雌激素可能有助于诱导排卵,提高生育力。这可能是由于外源性雌激素通过下调 FSH 受体和 LH 受体,反馈性抑制内源性促性腺激素,继而发生卵泡生长同步化,优势卵泡得以快速发育,出现正常排卵。也有人认为,外源性雌激素可以提高卵泡颗粒细胞对 FSH 的敏感性,促进卵泡发育,发生排卵和妊娠。尽管雌激素诱导排卵的具体机制尚不清楚,但对于某些 POF 患者确实有提高卵巢反应的功效。而且,相对于 IVF-ET 技术,雌激素刺激具有简便易行、非侵入性的特征。因此,对于有生育要求的年轻 POF 患者,特别是继发性闭经者,在进入 IVF 周期前,可使用生理剂量的雌激素观察诱导排卵情况。

**2. GnRH 类似物**

理论上 GnRH 类似物可抑制体内促性腺激素的分泌。有学者将其用于 POF 患者,结果发现 GnRH 类似物虽然可有效地降低患者 FSH 至正常水平,然而并没有促进卵泡生长发育的作用,患者排卵率和妊娠率也未见明显提高,而且在停药后 FSH 迅速回升至用药前水平,这表明 GnRH 类似物对于 POF 的治疗作用非常有限。另一方面,值得注意的是,GnRH 有可能恶化免疫性 POF 病情,对患者骨骼健康、卵巢储备都存在潜在风险,因此使用时必须十分谨慎。

**3. 促排卵药物**

相当一部分 POF 患者存在不规则的间歇性排卵,理论上,用于治疗无排卵的促排药物也可以用于这些患者。有报道 POF 患者单用克氯米芬或克氯米芬合并高剂量泼尼松和雌激素治疗后获得妊娠。尽管缺乏充分的试验数据支持,该类药物可能对部分 POF 患者有效。

除克氯米芬外,外源性促性腺激素也被用于 POF 患者的促排卵治疗。有文献显示,患者在使用雌激素预处理后采用人绝经期促性腺激素(human menopausal gonadotropins, hMG)促排后成功受孕。2007 年进行的一项随机双盲对照试验比较 POF 患者使用炔雌醇和安慰剂预处理后,采用重组 FSH(recombinant FSH,rFSH)的促排效果。结果显示,炔雌醇和 rFSH 促排率远高于安慰剂组,达到 32%。作者明确指出,只有那些 FSH 在雌激素预处理后降至 15 mIU/ml 以下的患者才能成功促排。因此,促排卵药物可能须与雌激素联合使用才能发挥促排功效。

**4. 皮质类固醇激素**

如前文所述,皮质类固醇激素对免疫性 POF 患者具有一定的促排作用。然而,一项针对特发性 POF 的随机双盲对照研究显示,在使用地塞米松和促性腺激素后,卵巢反应性未见提升,所有试验组对象均未见排卵。皮质激素可能仅适用于免疫性 POF 患者,而对其他 POF 患者无效。

**5. 生长激素释放激素**

有实验表明,生长激素可以促进人和大鼠体外培养的颗粒细胞分泌雌激素,LH 受体合成增多。因此,有研究者将生长激素释放激素(growth hormone-releasing hormone, GH-RH)联合 GnRH 类似物和外源性促性腺激素用于 POF 患者,结果显示患者有成熟卵泡发育。理论上,生长激素(growth hormone,GH)和 GHRH 均有改善卵巢反应性的作用,目前在生殖临床上也作为超促排卵的辅助用药,用于改善卵巢功能低下患者的妊娠结局,但其是否能用于 POF 患者的促排治疗还有待进一步研究。

**6. 脱氢表雄酮**

脱氢表雄酮(dehydroepiandrosterone,DHEA)由肾上腺皮质网状带和卵泡膜细胞分泌,是合成睾酮、雄烯二酮和雌激素的前体物质。有研究显示,对 IVF 卵巢低反应患者使用 DHEA 后,AMH 值上升,FSH 水平下降,卵巢储备相关指标明显改善,而另一些研究表明,DHEA 补充治疗并不能提升卵巢储备功能,对 IVF 低反应患者的妊娠结局无明显改善。因此,DHEA 对卵巢储备功能的影响目前尚无定论。尽管也有对于 DHEA 治疗 POF 获得成功妊娠的个别报道,但目前尚无充分证据表明 DHEA 对 POF 具有治疗作用。根据最近一项涵盖全球 45 个国家,196 个生殖中心共计 124 700 个 ART 周期的网上调查结果,有 25.8% 的受访者采用 DHEA 治疗卵巢低反应患者,97% 的患者均是在进入 IVF 周期前 3 个月开始使用 DHEA。这种经验性的药物使用是否能真正改善患者卵巢功能,成为治疗卵巢低反应甚至 POF 的有效药物还有待深入研究。

### (二)赠卵 IVF-ET

尽管许多临床医师尝试各种促排卵方案对 POF 患者诱发排卵,但目前尚无确切证据表明其效果。1984 年 Lutjen 等报道了世界第一例 POF 患者行赠卵 IVF-ET 获得成活新生儿,为 POF 患者提供了获得生育的途径。到目前为止,赠卵 IVF-ET 对 POF 患者来说仍是获得妊娠的最有效的治疗,且由于赠卵多来自生育力旺盛的年轻女性,赠卵 IVF-ET 妊娠成功率高于常规 IVF-ET。

各国医疗管理机构对赠卵均有严格的规定,如美国生殖医学协会(american society of reproductive medicine,ASRM)要求赠卵者年龄在 21～34 岁且已证实具有生育能力,在排除所有性传播性疾病及遗传性疾病之后才具备捐赠资格。此外,受赠双方都必须签署知情同意书和法律文书,以免日后产生不必要的纠纷。我国卫生部在 2001 年发布的《人类辅助生殖技术规范》中,对赠卵者的条件和受卵适应证也都做了严格的规定。另外,医疗机构和医务人员还必须遵循《人类辅助生殖技术伦理原则》,以保障个人、家庭及后代的健康和利益,维护社会公益。

### (三)卵母细胞体外成熟

卵母细胞体外成熟(in vitro maturation,IVM)是采集不成熟卵母细胞,体外培养成熟的技术。由于采卵前不需要应用药物进行超促排卵,既可以减少治疗成本,又可以降低药物的副作用,特别是降低因超促排卵发生的卵巢过度刺激综合征(ovarian hyperstimulation syndrome,OHSS)的风险,此外,还减少药物对子宫内膜的不利影响,提高内膜容受性。临床上一些卵子成熟障碍的不孕患者,特别是多囊卵巢综合征、卵泡发育迟缓的患者,均可通过 IVM 技术获得良好妊娠结局。理论上,POF 患者如体内尚残存卵泡,也同样适用于 IVM 技术。由于人未成熟卵泡体积小,取卵需要特定装备与高超技术,体外培养对培养试剂和人员操作也要求极高,所以尽管目前啮齿类动物和哺乳动物 IVM 技术已经发展成熟,但人类 IVM 技术尚未十分普及,如何提高 IVM 技术并证实其长期安全性还有待研究。

### (四)体外卵子激活和自体卵巢组织移植

人类卵巢组织冷冻成功冻存始于 1996 年,通常都是在肿瘤患者化疗前进行,用于保存患者生育力。2004 年 Donnez 等首次报道了因霍奇金淋巴瘤化疗后出现卵巢早衰的患者,将化疗前冻存的卵巢组织复苏后进行自体原位移植,成功妊娠并分娩活婴。另有研究发现,将卵巢组织切成小片,可干扰卵巢内的用于调控器官大小的 Hippo 信号通路,使得其下游的生长因子表达增多,刺激卵泡生长发育。2013 年,Kawamura 等将该两种方法联合应用于 POF 患者,将患者卵巢切除后经体外处理,对卵巢内处于休眠状态的原始卵泡进行激活(in vitro activation，IVA），并将激活后的卵巢组织再次移植回患者输卵管系膜下，其后出现卵泡发育，患者成功妊娠分娩。2015 年，郑州大学第一附属医院生殖中心应用 IVA 及卵巢组织自体移植技术治疗 POF 患者获得成功，患者顺利分娩一健康男婴。这一技术的成功，标志着 POF 患者治疗取得新的突破，患者可借助 IVA 技术获得自己的血亲后代，避免接受赠卵可能产生的一系列伦理问题。当然，IVA 仅适用于卵巢内尚有残余卵泡的 POF 患者，对于无卵泡型 POF 患者及雌激素相关性肿瘤患者，IVA 的应用还存在局限性，此外，IVA 技术尚处于起步阶段，其有效性和长期安全性还需深入探讨。

## 五、干细胞治疗

长久以来，人们都认为女性的生育潜能在出生前就已经确定。与男性一生都能持续产生精子不同，女性出生时就只保存了有限的卵子数目，且随年龄的增长逐渐减少直至进入绝经期，生育力完全丧失。随着干细胞研究的发展，科学家陆续在脑、心脏等器官发现成体干细胞，自然而然地掀起了生殖界寻找"卵原干细胞（oogonial stem cells，OSC）"的热潮。一系列的研究引发了诸多争议。目前认为卵巢上并不存在所谓的 OSC，相反却有作为颗粒细胞和基质细胞前体的干细胞样体细胞，这些细胞具有克隆扩增的特性，能在新生儿卵巢内形成卵泡的初始集落。

2006 年日本学者 Yamanaka 成功诱导体细胞重编程至多能干细胞（induced pluripotent stem cell，iPS），在此基础上，有学者将小鼠的 iPS 细胞诱导分化为卵子，并经体外培养成熟后行 IVF 成功妊娠获得健康子代。卵子发生过程在体外的成功重建无疑将在 POF 及其他卵巢性病变的治疗方面具有巨大的潜力。近年来，有研究者借助 POF 动物模型进行干细胞，包括骨髓间充质干细胞（bone marrow mesenchymal stem cells，BMMSCs）、经血源性间充质干细胞（human menstrual blood-derived mesenchymal stem cells，HuMeSCs）、子宫内膜间充质干细胞和脂肪干细胞（adipose-derived stem cells，ADSCs）等）移植治疗，结果显示干细胞可增加卵泡细胞对激素的敏感性，降低细胞凋亡、减少卵泡闭锁，增加正常卵泡数量，极大改善卵巢功能。随着再生医学和基因工程技术的不断发展进步，今后 POF 患者有望通过这些新兴治疗手段得到根治，恢复卵巢功能并获得血亲后代。

（胡廉）

# 第十八章　多囊卵巢综合征与免疫

多囊卵巢综合征(polycystic ovarian syndrome,PCOS)是育龄期女性常见的妇科内分泌疾病。1935年,美国妇科医生Stein和leventhal首次对该病进行报道,7名女性患者除双侧卵巢多囊性增大外,还伴有闭经、肥胖、多毛和不孕症等一系列表现。此后,该病引起全世界学者关注并开展了广泛的研究。目前认为PCOS是一种复杂的内分泌及代谢异常性疾病,以排卵功能障碍、高雄激素血症和卵巢多囊样改变为主要特征,主要临床表现为月经紊乱(月经稀发、闭经或不规则出血)、不孕、多毛、痤疮、肥胖、黑棘皮症等。患者的临床表现呈现多样性,除以上典型症状外,PCOS患者常常伴有胰岛素抵抗、高胰岛素血症等代谢异常,发生2型糖尿病、高血脂、心血管疾病、代谢综合征、妊娠期糖尿病和子宫内膜癌等远期并发症风险明显增多。

由于PCOS存在高度异质性,其发病原因与致病机制至今不明。PCOS临床表现的多样性也为其诊断造成了困难。迄今为止,国际上先后提出了3个PCOS诊断标准,即美国国立卫生院(national institute of health,NIH)提出的NIH标准、欧洲人类生殖与胚胎学会(european society of human reproduction and embryology,ESHRE)与美国生殖医学会(american society for reproductive medicine,ASRM)提出的鹿特丹标准及美国雄激素学会(androgen excess society,AES)提出的AES标准(表18-1)。

表 18-1　PCOS诊断标准

| 标准 | 具体内容 |
| --- | --- |
| NIH标准 | 排除可引起高雄激素的其他疾病后,包括以下两项<br>(1)月经异常<br>(2)高雄激素的临床表现和/或高雄激素血症 |
| 鹿特丹标准 | 排除可引起高雄激素的其他疾病后,包括以下3项中的两项<br>(1)稀发排卵或无排卵<br>(2)高雄激素的临床表现和/或高雄激素血症<br>(3)卵巢多囊样改变 |
| AES标准 | 排除可引起高雄激素的其他疾病后,包括以下两项<br>(1)卵巢功能障碍(稀发排卵或无排卵)和/或卵巢多囊样改变<br>(2)高雄激素的临床表现和/或高雄激素血症 |

2011年,中华医学会妇科内分泌学组基于国内外相关文献,针对中国人群开展循证医学研究,制定了中国PCOS诊断标准:月经稀发或闭经或子宫不规则出血是诊断必须条件,另外,符合下列两项中的一项,可诊断疑似PCOS:①高雄激素的临床表现或高雄激素血症。

②超声表现为卵巢多囊性改变：一侧或双侧卵巢内直径 2～9 mm 的卵泡≥12 个,或卵巢体积≥10 cm³。

具备上述疑似 PCOS 诊断条件后,排除其他可能引起高雄激素的疾病和引起排卵异常的疾病才能确诊为 PCOS。

# 第一节 病因与发病率

## 一、病因

PCOS 是一种受多因素影响的女性内分泌系统疾病,其病理生理变化涉及范围广泛。神经、内分泌、代谢系统和卵巢局部调控因素所致某个调节机制失衡即可出现各种反馈异常和连锁反应,导致卵巢慢性无排卵的严重后果。PCOS 的确切病因尚不明确,目前认为其发病与遗传因素、内分泌代谢异常因素、精神心理因素、环境因素均有关联,近期有学者提出,PCOS 可能为一种自身免疫性疾病,免疫因素也可能发挥重要作用。

### (一)遗传因素

国内外多项研究显示,PCOS 发病具有明显的家族聚集性。早在 1968 年,Coopper 等人发现,13 名 PCOS 患者中,有 4 名患者的母亲同样有月经过少,而对照组的 13 例无一人母亲有同样表现。另外,患者的姐妹中发生月经过少的比例也远高于对照组,男性和女性亲属中多毛的发生也更为常见。这一结果提示,PCOS 可能为 X 染色体连锁显性遗传。与此同时,另一些研究者发现 PCOS 亲属受累频率接近常染色体显性遗传的 50%,表现为常染色体显性遗传的特征。随着后续研究的深入,目前认为,PCOS 是一种遗传外显率高、表现度极不一致的常染色体显性遗传性疾病。子代有 50% 的概率从双亲遗传到易感的变异基因,变异基因可能来自父方,也可能来自母方。受累的男性子代可表现为无症状的携带者或者出现早秃或多毛的症状,女性子代受累则发生不同程度的 PCOS 临床表现。

由于 PCOS 患者中染色体异常仅占很小的比例(1.7%),因此,染色体结构和数目的异常不是 PCOS 发病的主要遗传学因素,且 PCOS 具有高度遗传异质性,推测其可能是受多种基因的影响或者受几个主要基因和环境因素的共同作用。目前,与高雄激素相关的基因、胰岛素作用相关基因、慢性炎症基因均成为热门的研究候选基因。我国学者通过全基因组关联研究(genome-wide association studies,GWAS),发现十余个与 PCOS 发病密切相关的遗传学位点,为 PCOS 的遗传学研究指引了新的方向。

随着表观遗传学研究的发展,越来越多的研究者认为,PCOS 患者基因型和表型之间的非统一性说明环境因素也对 PCOS 的发病产生影响,而表观遗传是环境与遗传相互作用最可能的中介,是环境因素致病的最合理的机制。围绕表观遗传,学者们提出多种 PCOS 的发病假说。

### 1. PCOS 胎儿起源的表观遗传学异常假说

有学者认为,环境和(或)遗传因素导致的宫内高雄激素状态,可使女性胎儿某些靶器官的遗传学建立出现差异,从而导致成人期 PCOS 表型的出现。动物实验发现,出生前雄激素化的雌性动物(大鼠、小鼠、绵羊、恒河猴等)都会出现典型的 PCOS 症状,如高雄激素血症、LH 分泌过多、月经稀发和增大的多囊卵巢,同时还具有人类 PCOS 特征性的代谢异常。而临床研究发现,人类胎儿在功能发育的任何阶段如暴露于过量的雄激素,在其生育期都会出现 PCOS 的特有表现。因此,出生前的高雄激素暴露可能通过表观遗传机制使基因表型发生异常,参与了人类 PCOS 的发病。尽管该假说将遗传因素和环境因素联系起来,在一定程度上对 PCOS 的病因学进行了阐释,但宫内过高的雄激素源于何处及高雄激素的具体致病机制尚不清楚。

**2. 雄激素受体的表观遗传学改变**

PCOS 中雄激素产生和活性发生异常,导致了卵泡发育和成熟障碍,这一特征性的内分泌异常引起了研究者的关注。雄激素需要与雄激素受体(androgen receptor,AR)结合才能发挥其生理功能。已经证实 AR 基因 CpG 岛低甲基化模式与动脉粥样硬化的发病有关,因此有学者针对 AR 基因 CAG 重复序列等位基因进行研究,发现 PCOS 不孕患者 CAG 等位基因长度大于 22 的发生率显著高于对照组,且 PCOS 患者优先表达长 CAG 重复序列等位基因。作者认为,AR(CAG)$_n$ 基因位点和甲基化模式变异会影响 PCOS 的发生发展。此外,还有研究显示,AR 基因的 rs6152A 等位基因多态性与中国女性发生 PCOS 相关。黄荷凤于 2015 年报道在 PCOS 患者卵巢颗粒细胞中鉴定出两种 AR 的剪接变体,这种 AR 剪接变体在 PCOS 患者的发生率为 62%,且其表达模式与 PCOS 患者高雄血症及排卵障碍的严重程度显著相关。AR 剪接变体显著改变了下游与卵泡发育及雄激素代谢密切相关的基因的募集和表达,通过抑制雄激素的代谢,促进雄激素的合成,从而引起 PCOS 中高雄血症的发生。该项研究揭示了 PCOS 发病的表观遗传学新机制,为 PCOS 的诊断治疗提供了新的路径。

**3. X 染色体失活**

X 染色体失活是指雌性哺乳动物细胞中两条 X 染色体随机失去活性的现象,失活的 X 染色体被包装成异染色质,进而功能受到抑制而沉默化。因而,尽管女性 X 染色体数目是男性的两倍,却与男性表达等量的 X 染色体基因产物。

如果 X 染色体发生非随机性失活,则相对染色体的异常等位基因表达就会增加,从而导致 X 染色体连锁性疾病的发生。单卵双生的女性双胞胎 X 染色体失活模式存在显著差异,因而会表现出不同的 X 染色体连锁性疾病。单卵或双卵双生 PCOS 双胞胎姐妹的临床表型不同也可能是 X 失活模式不同使得 X 连锁基因不平等造成的。DNA 甲基化是 X 染色体失活的重要机制之一,有学者研究了 AR 基因型、X 染色体甲基化和 PCOS 表型的关系,发现 CAG 重复序列短者发生 PCOS 危险性增加;与对照组相比 PCOS 组 X 染色体失活模式无显著差异,但在 X 染色体非随机性失活亚组中,短的 CAG 等位基因在 PCOS 组优先表达。作者认为,遗传学和表观遗传学改变都参与了 PCOS 的病理生理学。

高雄激素在 PCOS 的胎儿起源中起着关键性作用,而 AR 基因位于 X 染色体。可以认为,由不良宫内环境暴露史或等位基因差异导致的非随机性 X 染色体失活可能与 PCOS 的发病有关。一项涉及 40 个家庭 88 对姐妹的研究显示,AR CAG 基因型相同的 X 染色体失活模式相同者表现出同一 PCOS 表型的概率是 AR CAG 基因型相同而 X 染色体失活模式不同者的 30 倍,提示非随机化 X 染色体失活模式参与了 PCOS 的发生,但可能需要通过相关等位基因的失活来实现。

### (二)内分泌代谢异常因素

作为一种生殖内分泌失调性疾病,PCOS 患者具有多种代谢异常和内分泌紊乱,围绕这些典型的内分泌代谢病症,目前有 3 种 PCOS 病因学说。

#### 1. 下丘脑-垂体功能失调

PCOS 患者典型生化异常为促性腺激素分泌异常,即 LH 分泌明显超过 FSH。根据雌激素合成的两细胞-两促性腺激素学说,卵泡膜细胞在 LH 作用下产生雄激素,而颗粒细胞在 FSH 作用下,芳香化酶活性增强,将雄激素转变为雌激素。因此,有学者认为下丘脑-垂体功能失调,导致 LH 分泌过多,在 LH 作用下,卵泡膜细胞过度增生,雄激素合成增多,而体内 FSH 相对不足,颗粒细胞产生的芳香化酶不足以转化雄激素,体内过剩的雄激素导致一系列 PCOS 相关病症的产生。

雄激素对卵泡生长发育具有双重影响。低剂量的雄激素可以促进卵泡的启动募集,使更多卵泡从储备池进入生长发育池,并作用于窦前卵泡和小窦卵泡上的雄激素受体,促进卵泡膜间质细胞和颗粒细胞增生,减少卵泡的凋亡和闭锁。而过高的雄激素则起到相反作用,抑制卵泡的选择性生长,导致卵泡在窦前期即发生闭锁。卵巢内不成熟的小卵泡数目增多,间质增生,白膜增厚,形成 PCOS 特征性卵巢改变。此外,过多的雄激素进入外周循环,刺激毛囊皮脂腺增生,皮脂分泌增多,诱导末端毛发分化,产生痤疮、多毛等 PCOS 高雄激素临床表现,在少数情况下雄激素还可导致头皮的毛囊皮脂腺萎缩,出现雄激素性脱发。此外,雄激素中的雄烯二酮在外周转化为雌酮,形成高雌酮血症。这种异常调节的雌激素水平作用于下丘脑-垂体,使垂体 LH 分泌过多,而对 FSH 的负反馈导致 FSH 分泌量降低,升高的 LH 又影响卵泡发育、成熟及排出,进一步升高雄激素水平,形成恶性循环。

#### 2. 卵巢和/或肾上腺雄激素过多

这一学说认为 PCOS 的病因在于卵巢激素合成功能异常。PCOS 患者卵巢雄激素合成增多,窦前卵泡的卵泡液中雄激素水平升高,表明卵巢颗粒细胞芳香化酶活性不足。将 PCOS 患者卵泡膜细胞进行长期体外培养发现,其雄激素合成明显增多,提示这些患者的膜细胞可能存在遗传性缺陷。家系研究显示 PCOS 患者的一级亲属中高雄激素血症或雄激素过多的临床表现发生率显著增高,表明这一现象可能存在家族性遗传特性。此外,20%～30% 的 PCOS 患者硫酸脱氢表雄酮(dehydroepiandrosterone sulfate,DHEAS)水平升高,表明这些患者合并肾上腺雄激素分泌过多。高水平 DHEAS 在 PCOS 患者中存在家族聚集性现象,无论男女均不能幸免,更是支持其遗传特性的有力证据。因此,有学者认为原发性的类固醇合成缺陷继而影响卵巢和肾上腺等雄激素分泌腺体,从而出现 PCOS 病症。

然而,迄今为止,即使采用 GWAS 技术,也未发现可导致雄激素过多的类固醇合成酶类的特定基因缺陷。另一方面,PCOS 患者的高雄血症随月经初潮开始出现,绝经后雄激素水平随之下降,雄激素过高的临床表现也可通过激素治疗得到改善,这种受年龄及外界因素影响而波动的现象表明 PCOS 缺乏遗传性的表型特征。

除了类固醇合成缺陷外,卵巢的其他一些致病因素也引起学者的关注。由于 PCOS 患者卵巢中有大量的窦前卵泡,有人推测这可能是来源于胎儿卵巢中原始卵泡数目增多,或者在其母体妊娠后期、儿童期及青春期卵泡退化闭锁减少所致。这一推论尚有待进一步证实。

### 3. 外周胰岛素抵抗

胰岛素通过细胞内信号传导途径对卵巢发挥作用,包括调节葡萄糖代谢的促代谢途径和引起卵巢细胞分裂增殖的促分裂途径。胰岛素促进器官、组织和细胞吸收和利用葡萄糖的效能下降的现象称为胰岛素抵抗。采用高胰岛素-正常血糖钳夹技术和多次采样静脉糖耐量试验进行研究发现,与体重相当的对照组女性相比,PCOS 患者存在普遍的胰岛素抵抗现象。这一比例在 PCOS 患者中可达 $40\% \sim 60\%$,在肥胖的 PCOS 女性中尤为明显。目前认为,PCOS 患者发生胰岛素抵抗的主要分子机制在于胰岛素受体丝氨酸磷酸化水平升高,抑制酪氨酸激酶活性,终止信号进一步传导,阻碍了胰岛素介导的葡萄糖转运。胰岛素抵抗使得胰腺 β 细胞代偿性分泌胰岛素增加,血胰岛素水平上升产生高胰岛素血症。

高胰岛素血症可以促进高雄激素的形成。一方面,高胰岛素血症可直接刺激卵泡膜细胞增生,促进卵巢雄激素生物合成。而且,丝氨酸磷酸化可以调节雄激素合成关键酶 P450c17,提高其 17,20-裂解酶活性从而导致雄激素合成增加。体外细胞培养表明,胰岛素可以上调牛窦卵泡颗粒细胞上 LH 受体数量,抑制卵泡发育,降低芳香化酶活性,进一步加重高雄激素血症。另一方面,高胰岛素使垂体分泌 LH 的脉冲幅度增大,间接刺激卵泡膜细胞产生过多雄激素。同时,高胰岛素血症可以抑制肝脏合成性激素结合球蛋白(sex hormone-binding globulin,SHBG),增加游离雄激素水平。此外,高胰岛素还能抑制肝脏合成胰岛素样生长因子结合蛋白-1(insulin-like growth factor-binding protein-1,IGFBP-1),导致游离胰岛素样生长因子-1(insulin-like growth factors,IGF-1)增多,后者进一步加剧局部的高胰岛素环境,通过自分泌/旁分泌方式影响卵巢的雄激素合成。

除以上几种学说外,也有学者认为,血清瘦素水平、卵泡内表皮生长因子(epidermal growth factor,EGF)、转化生子因子 α(transforming growth factor-α,TGH-α)及抑制素等均有可能参与 PCOS 的发病。关于 PCOS 发病的内分泌和代谢因素的作用机制仍有很多尚不清楚,往往是几个因素相互影响,互为因果,共同发生作用,引起 PCOS 的发病,出现 PCOS 一些特征性的临床和生化表现。

### (三)免疫因素

近年来,PCOS 的免疫学发病因素日益受到研究者的关注。抗核抗体(anti-nuclear antibody,ANA)、抗双链 DNA 抗体(anti-double stranded DNA antibodies,Anti-dsDNA)、抗组蛋白抗体(anti-histone antibody)、甲状腺过氧化物酶抗体(anti-thyroid peroxidase,anti-TPO)、促甲状腺激素受体抗体(thyrotrophic receptor antibodies,TRAbs)、甲状腺球蛋白抗体(thyroglobulin antibodies,TGAbs)、抗胰岛细胞抗体(islet cell autoantibody,ICA)等一系列自身抗体在 PCOS 患者的检出率明显高于对照人群,这表明患者体内存在自身免疫反应。另外,PCOS 患者与 1 型糖尿病、桥本氏甲状腺炎等自身免疫性疾病存在密切的关系,在疾病发生发展的交互影响中,自身免疫可能扮演重要的角色。目前,对于自身免疫因素所致 PCOS 的研究还存在一定的争议,免疫因素是否能像遗传、内分泌等成为 PCOS 发病的明确因素,还有待深入探讨。

## 二、发病率

世界卫生组织(world health organization,WHO)统计,截至 2010 年全球约有 11 600 万 PCOS 患者。PCOS 的发病率与疾病诊断标准密切相关,根据澳大利亚一项回顾性研究显示,如采用 NIH 标准界定 PCOS,发病率为 8.7%,而鹿特丹标准和 AES 标准的发病率分别为 17.8%和 12%。在伊朗,用 NIH 标准得出的 PCOS 发病率为 7%,鹿特丹标准和 AES 则分别为 15.2%和 7.92%。NIH 标准测得土耳其女性 PCOS 患病率仅为 6.1%,而换用鹿特丹标准和 AES 标准后,该数值分别上升至 19.9%和 15.3%。美国一般人群中,PCOS 发病率为 4%~8%,这一数值主要来自美国东南地区的非选择性人群。有报道称,美籍墨西哥裔妇女中 PCOS 发病率高达 13%,而有趣的是,墨西哥本土 PCOS 发病率仅为 6%,表明 PCOS 发病率不仅与族群相关,不同地区的生活方式也可能对 PCOS 的发病产生影响。

我国有着庞大的 PCOS 患者人群,由于地域广阔、民族众多,PCOS 发病特点有很大差异。如在山东济南普通人群中调查显示,PCOS 患病率为 6.46%;北京市的社区调查发现,PCOS 患病率为 6.11%;广州地区进行健康体检的女性中,PCOS 患病率则仅为 2.2%。最近一项来自中国 10 个省市地区,针对 15 924 名 19~45 岁汉族妇女的大规模流行病学研究显示,我国 PCOS 总发病率为 5.6%。根据鹿特丹诊断标准中的 3 项临床表现划分,我国 P-COS 患者发生雄激素过多合并卵巢多囊样改变者比例最高,为 37.3%,而雄激素过多合并慢性无排卵的患者占 19%,15%的患者表现为慢性无排卵合并卵巢多囊样改变,以上 3 种临床表现均出现的患者有 28.7%。

PCOS 临床表现中,高雄激素导致的多毛症在不同种族人群中的发病明显不同。美国白人和黑人的发病率相近,均为 5%,而在克什米尔和印度,多毛的发生达到 10.5%。在多毛症患者中,可高达 1/3 的比例有潜在 PCOS 风险。此外,痤疮的发生也不容忽视。有研究显示,痤疮患者约有 27%的比例疑似 PCOS,特别是久治不愈的痤疮患者,这一比例可接近 50%。有学者对月经不规律的青少年进行研究,结果发现,在 6 年的随访期内,62%的观察对象月经仍然不规律,这其中 59%被诊断为 PCOS,占原始人群的 36%。

总之,PCOS 是 18~44 岁女性最常见的内分泌疾病,是现今导致不孕的主要原因之一。作为一种高度异质性疾病,PCOS 在青春期和生育期高发,在生育后仍具有潜在高危并发症,其导致的内分泌和代谢紊乱关乎女性的一生,值得所有医学科研和临床人员加以关注,积极应对。

# 第二节　免疫学发病机制的研究进展

自身免疫是机体针对自身组织产生免疫应答反应。正常情况下机体具有免疫耐受性,即对自身抗原组织具有"自我识别"功能,一般不会产生或仅发生微弱的免疫应答。而一旦自身组织抗原性发生改变,或者免疫活性细胞耐受性失效时,免疫系统就会产生针对自身组织反应的抗体或对内源性自身肽反应的 T 细胞，攻击自身组织器官，发生病变。自身免疫常常表现为病变器官的炎性改变及功能丧失。生殖免疫的研究表明，一些生殖内分泌性疾病的发生发展过程中常常涉及免疫系统的参与。目前认为与自身免疫疾病相关的卵巢疾病有卵巢早衰和 PCOS，但具体的致病机制尚不清楚。

## 一、PCOS 与自身抗体

### （一）PCOS 相关自身抗体

#### 1. 抗核抗体

作为自身免疫性疾病的标记抗体之一，抗核抗体（anti-nuclear antibody，ANA）在机体发生炎症反应、免疫刺激及组织损伤细胞内抗原暴露时会大量产生。在多种自身免疫性疾病如系统性红斑狼疮、干燥综合征、多发性肌炎、皮肌炎及自身免疫性肝炎中都可检测到ANA。有学者通过 ELISA 检测 ANA，结果显示，PCOS 患者 ANA 阳性率为 8.6%，远高于对照组，且在进行腹腔镜卵巢电灼打孔术后，ANA 阳性率升高。作者推测，ANA 的升高是继发于 PCOS 患者免疫细胞过度活化、炎性反应增强所致。

根据核抗原的不同，ANA 可分为多种，其中与 PCOS 相关的有抗双链 DNA 抗体（anti-double stranded DNA antibodies，Anti-dsDNA）、抗 SS-A 抗体、抗组蛋白抗体（anti-histone antibody）等等。

#### 2. 抗甲状腺抗体

甲状腺自身抗体通常包括甲状腺过氧化物酶抗体（anti-thyroid peroxidase，anti-TPO）、促甲状腺激素受体抗体（thyrotrophic receptor antibodies，TRAbs）、甲状腺球蛋白抗体（thyroglobulin antibodies，TGAbs）。

PCOS 患者中检出甲状腺自身抗体的比率在不同的研究报道中不尽相同。如 2012 年伊朗的一项调查显示，PCOS 患者血清 anti-TPO 水平显著高于对照组，血清 TGAbs 与对照组相近。2015 年的一项研究指出，斯洛伐克的 PCOS 患者 anti-TPO 检出率为 18.75%，显著高于对照组的 7.35%，TGAbs 的检出率为 7.81%，与对照组（4.41%）差异不明显。而同期另一项报道结果表明，anti-TPO 和 TGAbs 在 PCOS 患者中的检出率分别为 26.7% 和16.2%，显著高于对照组检出率。作者推测，升高的雌激素及雌孕激素水平失衡可能与PCOS患者出现甲状腺自身抗体存在直接关联。

#### 3. 抗胰岛细胞抗体

在胰腺 β 细胞受损时，机体产生抗胰岛细胞自身抗体（islet cell autoantibody，ICA）。ICA 首先与胰岛素或谷氨酸脱羧酶（glutamic acid decarboxylase，GAD）结合，继而与酪氨酸磷酸酶/胰岛细胞抗原-2（islet antigen-2，IA-2）及锌转运体 8（zinc transporter，ZNT8）发生反应，加重胰岛细胞的损伤。患者血糖升高，出现高糖血症。胰岛素治疗可以降低血糖水平，但患者容易出现体重增加及卵巢雄激素合成过多。ICA 通常用来诊断胰岛素依赖型糖尿病，检出 ICA 阳性的患者发生 1 型糖尿病的风险明显增高。有报道称，PCOS 患者中 ICA检出率可高达 53%，针对 GAD 和 IA-2 的抗体分别为 44% 和 16%。

#### 4. 抗卵巢抗体

早期对 PCOS 研究中发现患者囊性卵泡中有淋巴细胞浸润且体内存在抗卵巢抗体(anti-ovarian antibodies,AOAs)。由于 AOAs 有多种抗体成分,可对卵巢产生多方面影响。有学者推测 AOAs 可使颗粒细胞变性坏死、卵泡膜细胞和黄体细胞内类固醇激素代谢障碍导致卵细胞内空泡增多,影响雌、孕激素的合成与分泌,从而引起 PCOS 患者的病情发生或发展。尽管研究者围绕 AOAs 进行了大量研究,但长期以来,寻找与 PCOS 发病相关的 AOAs 收获不多,且结果存在较多争议,因此学术界至今仍没有确定 AOAs 与 PCOS 之间的因果关系,卵巢自身免疫在 PCOS 发病中的作用也无法明确。

#### (二)PCOS 自身抗体产生机制

PCOS 患者的雌激素和孕激素水平失衡可能是产生自身免疫性抗体的诱因。雌激素和孕激素本身可对自身免疫性疾病产生不同的影响。雌激素可作用于 Th2 细胞、单核细胞、T 细胞和 Th1 细胞,上调其表达产物 IL-4、IL-1、IL-6 和 γ 干扰素。此外,雌激素还能在 mRNA 水平升高肿瘤坏死因子-α(tumor necrosis factor-α,TNF-α),增强机体自身免疫反应。而孕激素则具有显著的免疫抑制特性,能通过不同免疫细胞上表达的孕激素核受体或膜受体介导其调节作用。孕激素的效应具有多样性,能促进人体 Th2 细胞发育,拮抗 Th1 细胞,从而有助于 Th2 的免疫反应,对 Th1 应答产生抑制作用。同时,孕激素可以促进 B 细胞抗体合成,抑制 NK 细胞、单核细胞的杀伤活性。健康女性排卵后孕激素水平升高,雌激素的免疫刺激活性受到抑制,而 PCOS 患者由于稀发排卵或无排卵,体内孕激素水平下降,其抑制性免疫调节作用减弱,雌激素和孕激素不平衡导致免疫系统过度刺激,免疫耐受状态被破坏,引发 PCOS 自身抗体的产生和病情的发展。

PCOS 的另一重要特征高雄激素血症,也可能诱导产生自身免疫抗体。雄激素可作用于巨噬细胞、细胞毒性 T 细胞和 B 细胞,其作用包括增加血液中淋巴细胞和中性粒细胞数量、增强 T 细胞功能、提高淋巴细胞转化能力、影响中性粒细胞的定向迁移和增加吞噬细胞的吞噬能力。雄激素也可通过影响细胞因子合成来调节免疫系统,如 IL-6 在自身免疫反应过程中起着至关重要的作用,而睾酮可使脂多糖(lipopolysaccharide,LPS)诱导产生的 IL-6 增加 7%~8%,加重机体自身免疫反应的发生。

### 二、PCOS 与自身免疫性甲状腺疾病

与卵巢类似,甲状腺也是一个易受免疫攻击的器官,可发生一系列自身免疫性疾病。Gleicher 等人在 2007 年提出一种观点,PCOS 和 POF 是卵巢衰老过程中的两个相反的极端,这一病变类似于甲状腺病变中的甲亢和甲减。近年来学者们围绕可能与 PCOS 相关的甲状腺自身免疫性疾病开展了大量研究,包括桥本氏甲状腺炎和 Graves 病。

#### (一)桥本氏甲状腺炎

桥本氏甲状腺炎又名慢性淋巴细胞性甲状腺炎,是一种常见的自身免疫性疾病,女性发病率是男性的 8~15 倍,在育龄期女性的发生率可达 5%~20%。该病继发于甲状腺的慢性炎症,最终可导致甲状腺功能减退。大多数患者可有 anti-TPO 和 TGAbs 阳性,超声检查可

见典型的甲状腺低回声区表现。桥本氏甲状腺炎具体病因不明,遗传、环境及免疫因素均可能成为其发病的危险因子。

表面上看,桥本氏甲状腺炎与 PCOS 除了都影响育龄期女性外,并没有明显的关联。但实际上,多项研究发现,PCOS 患者中桥本氏甲状腺炎的发病率远高于对照组,甚至可以达到健康人群的 3 倍。此外,甲状腺功能减退、甲状腺肿大、高促甲状腺素(thyroid stimulating hormone,TSH)水平、anti-TPO 和 TGAbs 阳性及超声低回声区等典型的桥本氏甲状腺炎表现在 PCOS 患者中的发生率也显著升高。

除发病率以外,PCOS 和桥本氏甲状腺炎也有着同样的临床表现,比如慢性无排卵、血清 SHBG 下降、睾酮、LH 及胆固醇水平上升等。体外研究发现,牛的黄体细胞上存在甲状腺球蛋白和促甲状腺素(thyroid stimulating hormone,TSH)受体,可在相应配体作用下发挥生理功能。人绒毛膜促性腺激素(human chorionic gonadotropin,hCG)和 TSH 有相同的 alpha 亚单位及相似的 beta 亚单位,具备 TSH 样效应。另一方面,甲状腺功能对生殖轴存在一定影响。有报道显示,PCOS 患者发生卵巢过度刺激综合征(ovarian hyperstimulation syndrome,OHSS)时 TSH 显著升高。这些均表明,甲状腺和卵巢在生理功能方面能交互影响,在疾病发生和病情进展中可能具有密切关联。

PCOS 与桥本氏甲状腺炎的另一共同特征为家族遗传性。分子遗传研究显示,促性腺激素释放激素(gonadotropin-releasing hormone,GnRH)受体 3′ 非翻译区变异与血清 TSH 水平、口服糖耐量试验(oral glucose tolerance test,OGTT)后胰岛素水平及胰岛素敏感指数相关,表明 GnRH 受体的遗传变异可能是造成 PCOS 表型特征的原因,且 TSH 的分泌与 GnRH 受体的位点相关。

桥本氏甲状腺炎后期可出现甲状腺功能减退。早期学者即发现,甲状腺功能减退的患者常伴发卵巢囊肿,且无论是否伴有卵巢囊肿,患者的基础卵巢体积均明显大于对照组。患者经甲状腺素治疗后,在甲状腺功能恢复正常的同时,卵巢体积减小,囊肿消失,血清甲状腺激素水平明显改善。这些均表明,甲状腺功能减退可导致卵巢囊肿的发生,这一病理改变与 PCOS 卵巢囊性变的发生相类似。由于 TSH 分子结构与 LH 相似,甲状腺功能减退患者体内高水平的 TSH 可模拟 LH 作用于卵巢,刺激卵泡膜细胞增生,导致卵巢囊肿形成。此外,随着患者甲状腺功能的恢复,体内异常增高的血清泌乳素水平也相应降低,表明严重的甲状腺功能减退不仅影响卵巢功能,也使得垂体发生功能失调。甲状腺功能减退所致的卵巢囊肿和垂体增大完全可以通过药物而无须手术干预。

胰岛素抵抗是 PCOS 的基本特征之一,而甲状腺功能与胰岛素敏感性和脂质代谢密切相关。Dittrich 等人研究发现,TSH≥2.5 mIU/L 的女性与正常对照组(TSH<2.5 mIU/L)相比,体重指数(body mass index,BMI)和空腹胰岛素水平升高,胰岛素抵抗指数发生改变,总睾酮水平和游离雄激素指数上升,SHBG 下降。因此作者指出,TSH 阈值可预测 PCOS 患者发生胰岛素抵抗的风险。也有其他学者提出,TSH 阈值设定为 2 mIU/L 时,对胰岛素抵抗的预测具有更高的敏感性和特异性。另一方面,胰岛素增敏剂二甲双胍可有效降低 PCOS伴甲状腺功能减退的肥胖患者的 TSH 值,这一治疗效果仅针对甲状腺功能减退患者而对甲状腺功能正常者无效。

尽管 PCOS 与桥本氏甲状腺炎的因果关系还不十分清楚,但可以确定的是 PCOS 患者中,桥本氏甲状腺炎的发病率、TSH 水平、anti-TPO 和 TGAbs 阳性率明显高于对照组,表明 PCOS 可能是一种与桥本氏甲状腺炎相关的自身免疫性疾病,因此建议对 PCOS 患者常规检测甲状腺功能,必要时进行甲状腺素补充治疗。

### (二)Graves 病

Graves 病又名毒性弥漫性甲状腺肿,是一种以甲状腺肿大、高代谢症候群和眼病为典型临床特征的自身免疫性疾病,是甲状腺功能亢进的最常见原因。我国发生率为 1.1% ~ 1.6%,多见于育龄女性。患者常发生月经周期不规律和经量减少等症状,但多数患者排卵正常,部分患者仍可正常妊娠、生育。

与 PCOS 一样,Graves 病也有家族遗传性。但 Graves 病发病率不高,且患者由于高代谢病症呈现消瘦体征,很难将其与具有肥胖特征的 PCOS 患者联系起来。因此,对于该两种疾病的相关性研究十分少见。2012 年 Nisar 等人针对 6 例 PCOS 合并 Graves 病的患者进行观察发现,患者均出现甲状腺体积增大、摄碘率增加、T3 升高、T4 升高、TSH 显著降低、FSH 低于正常值且伴有痤疮、多毛,其中 5 例出现生育力降低,3 例有不同程度脱发。作者认为这两种疾病同时发生并非巧合,可能二者存在共同的病理生理机制,如与自身免疫相关。由于该研究仅为病例性观察报道,样本量小,因而 PCOS 与 Graves 病的相关性还有待进一步研究。

## 三、PCOS 与 1 型糖尿病

1 型糖尿病是针对胰腺 β 细胞发生自身免疫反应的器官特异性自身免疫性疾病。多发生于儿童和青少年,起病急剧,多饮多食多尿及体重下降等症状明显,容易发生酮症酸中毒。患者体内胰岛素绝对缺乏,必须依赖胰岛素治疗,又名胰岛素依赖型糖尿病。1 型糖尿病患者体内存在多种自身抗体。有学者发现高加索患者抗胰岛细胞自身抗体(islet cell autoantibody,ICA)检出率可超过 90%,而日本患者中谷氨酸脱羧酶(glutamic acid decarboxylase,GAD)自身抗体阳性者高达 82%,其次为胰岛细胞抗原-2(islet antigen-2,IA-2)自身抗体(58%)、胰岛素(insulin autoantibodies,IAA)自身抗体(55%)和锌转运体 8(zinc transporter,ZNT8)自身抗体(50%)。这些自身抗体成为诊断和鉴别诊断 1 型糖尿病的重要血清学标志。

早在 1994 年,有学者即发现 1 型糖尿病女性患者月经不规律的现象十分普遍。其后,一项针对 68 例女性 1 型糖尿病患者的研究显示,33 名(38.8%)存在高雄激素症状,其中 16 例(18.8%)确诊为 PCOS。作者认为,1 型糖尿病患者中,PCOS 及多毛症等高雄激素症状发生率明显增多。近期的一篇系统综述和 meta 分析结果显示,在 475 例青少年和成年女性 1 型糖尿病患者中 PCOS 发生率为 24%,在采用不同的 PCOS 诊断指标时,该数值分别为 19%(NIH 标准)、37%(AES 标准)和 41%(鹿特丹标准)。另外,高雄激素症状和多毛症的发生率均为 25%,而月经异常和卵巢多囊样改变的发生率分别为 24% 和 33%,均显著高于健康人群的发生率。在激素水平方面,PCOS 合并 1 型糖尿病患者睾酮水平增高,但与一般 PCOS 患者不同的是,前者高雄激素症状较为轻微,且性激素结合球蛋白(sex hormone-binding globulin,SHBG)及硫酸脱氢表雄酮(dehydroepiandrosterone sulfate,DHEAS)水平均处于正常范围,表明其高雄激素为卵巢源性。

有学者认为 1 型糖尿病患者中存在的胰岛素抵抗可以部分解释其合并 PCOS 的发病机制,但在使用胰岛素增敏剂二甲双胍后,患者血清雄激素水平虽然有所下降,但 Ferriman-Gallwey 毛发评分、排卵率及糖化血红蛋白(HbA$_1$C)并无明显改善,提示此类患者的高雄激素状态并非由胰岛素抵抗引起。在 1 型糖尿病患者合并 PCOS 的病因研究中,许多学者认同外源性超生理剂量胰岛素假说。健康人体内胰岛素由胰腺 β 细胞分泌,经门脉系统被肝脏吸收,用以抑制肝糖输出。而 1 型糖尿病患者使用的外源性胰岛素由皮下或静脉注射后,在外周血管滞留较长时间,无法达到门脉系统生理性胰岛素浓度,因而患者不可避免的需要注射超生理剂量的胰岛素,使得卵巢等器官暴露于高浓度的胰岛素环境中,继而刺激卵巢合成雄激素增多,出现 PCOS。但由于不是所有的 1 型糖尿病患者都呈现高雄激素表现,也不能排除个体化因素及家族遗传的影响,因此超量胰岛素导致的 1 型糖尿病患者罹患 PCOS的假说尚未得到学界的一致认同。

PCOS 与 1 型糖尿病均能导致严重的内分泌代谢紊乱,不可否认两者存在密切的关联,对 1 型糖尿病女性患者开展 PCOS 早期筛查和诊断是非常必要的。但由于 1 型糖尿病合并PCOS 的发病机制和病理生理特点与一般 PCOS 有所不同,迄今为止,关于其治疗策略和远期疗效还缺乏长期临床资料,目前的治疗还是参考传统的 PCOS 治疗方法,其治疗方案的优化和改进还有待进一步探索。

# 第三节  治疗进展

PCOS 除了影响生殖内分泌轴,导致雄激素增多和生育障碍外,远期还存在多种慢性疾病发病危险,患者罹患代谢紊乱和心脑血管疾病的风险显著增加。因此,围绕 PCOS 的治疗,不仅要达到调整月经、改善高雄激素症状、解决生育等近期目的外,还应该包括降低糖尿病、高血压、心血管疾病、子宫内膜癌等发病风险。此外,由于 PCOS 发病年龄跨度较大,应针对不同年龄患者的治疗需求如妊娠意愿,采用规范化和个体化的治疗措施,以期缓解临床症状、提高患者生活质量。

## 一、一般治疗

### (一)生活方式干预

大多数的 PCOS 患者存在超重或肥胖现象,而肥胖可加剧 PCOS 的高胰岛素血症和胰岛素抵抗,因此包括调整饮食、控制体重、心理调适、戒烟等多种生活方式的干预措施在PCOS临床治疗上日益受到重视。控制饮食和增加运动能通过减少能量摄入、增加能量消耗,维持患者体内能量平衡。此外,运动还能增加肌肉对胰岛素的敏感性,减轻胰岛素抵抗,改善脂质代谢水平和人体心肺功能。有学者研究发现,通过控制饮食结合适量运动的生活干预治疗可以明显降低 PCOS 患者血清睾酮水平、提高 SHBG 水平、改善 Ferriman-Gallwey

毛发评分,且这一效果优于安慰剂、单纯饮食和药物治疗的常规护理组。

### (二)维生素和矿物质补充

有研究发现 PCOS 患者常常伴有维生素和矿物质水平的异常,尽管这些物质与 PCOS 的关系尚不甚明了,但从目前研究结果来看,对 PCOS 患者适量补充叶酸、B 族维生素、维生素 D 和钙元素,有利于患者的整体健康,此外,它们还能改善某些治疗药物的副作用,对药物长期应用及预防 PCOS 的远期并发症均可起到良好的效果。

## 二、胰岛素抵抗治疗

胰岛素抵抗和高胰岛素血症被认为在 PCOS 的发病机制中起到关键性作用。针对 PCOS 中的胰岛素抵抗,除生活方式干预外,也可采用胰岛素增敏剂等药物进行治疗。

### (一)胰岛素增敏剂

胰岛素增敏剂可以增加胰岛素在外周组织作用的敏感性,降低 PCOS 患者胰岛素和雄激素水平,改善患者卵巢功能,提高促排卵治疗效果,并降低 PCOS 远期并发症的发生风险。常用的胰岛素增敏剂包括二甲双胍和噻唑烷二酮类药物。

**1. 二甲双胍**

二甲双胍可以抑制肝糖原异生,改善外周组织对胰岛素的敏感性,促进外周组织对胰岛素的摄取和利用,从而治疗胰岛素抵抗。作为第一个治疗 PCOS 的胰岛素增敏剂,二甲双胍不仅能缓解 PCOS 患者高胰岛素血症,还可降低 PCOS 患者雄激素水平,并改善患者月经周期和排卵,有利于妊娠的发生。在 PCOS 患者妊娠后继续使用二甲双胍,可以明显降低流产和妊娠期糖尿病的发生。此外,部分 PCOS 患者使用二甲双胍后,还出现体重减轻、收缩压与舒张压降低等表现,这也是二甲双胍用于 PCOS 治疗的独特优点,因而成为目前治疗 PCOS 的首选药物。

**2. 噻唑烷二酮类药物**

噻唑烷二酮(thiazolidinediones,TZDs)类药物主要包括罗格列酮和吡格列酮,此类药物能与过氧化酶增殖体活化受体 γ(peroxisome proliferatoractivated receptor-gamma,PPARγ)结合,通过调节胰岛素效应有关基因的转录,增加脂肪细胞、肝细胞及骨骼肌细胞对胰岛素的敏感性,促进胰岛素靶细胞对血糖的摄取、转运和氧化利用来治疗胰岛素抵抗。TZDs 类药物治疗 PCOS 疗效与二甲双胍相当,但由于存在肝毒性和胚胎致畸作用,因此,妊娠哺乳期妇女和 18 岁以下患者不推荐使用。

### (二)α-糖苷酶抑制剂

此类药物以阿卡波糖为代表,其结构与寡糖类似,在小肠与寡糖竞争性结合 α-糖苷酶,继而抑制 α-糖苷酶活性,减缓糖类在小肠的吸收,降低餐后血糖浓度,继而降低血胰岛素水平,从而达到治疗胰岛素抵抗的作用。有研究认为阿卡波糖可改善 PCOS 患者代谢状态和激素水平,还能有效调整月经周期,改善排卵情况,其疗效与二甲双胍相当且副作用较二甲双胍少。目前,阿卡波糖对 PCOS 的治疗尚处于试验阶段,受研究样本的限制,很多结果仍缺乏确定性,因此还需要大样本量的随机对照研究来进一步验证其治疗效果。

### （三）胰高血糖素样肽-1 受体激动剂

胰高血糖素样肽-1(glucagon-like peptide 1, GLP-1)是由肠道细胞分泌的一种肽类激素，它可作用于胰岛 β 细胞，增加胰岛素的生物合成和分泌，抑制胰高血糖素的分泌，抑制食欲及摄食，延缓胃内容物排空等。其受体激动剂增强 GLP-1 的生理作用，从而降低食欲、增加胰岛素敏感性，可使肥胖人群体重减轻，改善患者胰岛素抵抗及糖代谢异常。对糖尿病患者和非糖尿病的肥胖患者中有明显的减重效果。临床试验用于超重/肥胖的 PCOS 患者后发现，GLP-1 受体拮抗剂可有效降低患者体重，其功效与二甲双胍类似。另一些研究表明，此类药物还能在一定程度上降低患者雄激素水平，改善月经稀发状况。此外，患者饮食行为和糖耐量参数也有所改善。该药与二甲双胍联合使用，可以在更大程度上改善 PCOS 患者的月经周期、排卵率、胰岛素抵抗和糖代谢紊乱。目前虽然多项小样本研究证实 GLP-1 受体激动剂对超重/肥胖 PCOS 患者的代谢症状有显著疗效，但仍缺乏大规模样本研究和充分的临床证据。

## 三、高雄激素的治疗

PCOS 患者最为常见的高雄激素症状为痤疮、多毛和脱发。患者症状程度不同，因人而异。通常以口服避孕药作为一线药物，如效果不佳，也可加用抗雄激素药物。

### （一）口服避孕药

口服避孕药(oral contraceptive pills, OCP)为低剂量炔雌醇与孕激素的复合制剂，适用于无妊娠要求的 PCOS 患者。OCP 中的雌激素可以促进肝脏合成 SHBG，降低血清游离雄激素水平；孕激素可抑制睾酮向二氢睾酮转化并与雄激素受体竞争性结合来减弱雄激素作用。雌孕激素负反馈作用于垂体，抑制垂体 LH 的合成与分泌，继而降低卵巢雄激素的合成。OCP 不仅可以治疗 PCOS 患者多毛、痤疮等高雄激素症状，还能帮助建立规律性月经周期，拮抗雌激素对子宫内膜的长期刺激作用，降低子宫内膜过度增生和子宫内膜癌的发生风险。值得注意的是，由于 OCP 可影响脂代谢，发生血压异常、血栓性疾病及胰岛素抵抗等风险增高，因而 PCOS 患者，特别是肥胖型 PCOS 患者长期使用 OCP 需要监测代谢指标的变化。

### （二）抗雄激素治疗

除了 OPC 用于抗雄激素治疗外，临床上经常使用的其他抗雄激素药物还包括螺内酯、非那雄胺和氟他胺等。

螺内酯，又名安体舒通，是临床常用的利尿剂。作为一种醛固酮受体拮抗剂，它可与雄激素受体竞争性结合发挥抗雄激素作用。此外，螺内酯还能直接抑制 17β-脱氢酶和 5α-还原酶活性，减少卵巢和肾上腺的雄激素合成。由于其具有孕激素样作用，单独使用时容易出现不规则阴道出血，对孕期妇女还可产生男胎女性化作用，因此，螺内酯常与 OCP 联合使用。

非那雄胺和氟他胺均为非甾体类的抗雄激素药物，前者通过抑制 5α-还原酶活性，减少睾酮向双氢睾酮的转化，从而降低血清双氢睾酮的水平；后者则竞争性结合双氢睾酮受体，抑制双氢睾酮生物活性,减少靶组织对雄激素的摄取,起到拮抗雄激素作用。由于两者均具有不同程度的肝毒性和潜在的致畸作用,因此不作为 PCOS 的一线用药。

## 四、促生育治疗

PCOS 不孕症患者的治疗措施包括减轻体重、药物促排卵、腹腔镜卵巢打孔及辅助生殖技术。

### (一)减轻体重

PCOS 患者多伴有肥胖,肥胖与慢性无排卵存在密切的关联,肥胖不但加重 PCOS 病情,还会增加代谢综合征的发生率。此外,育龄期 PCOS 患者肥胖与卵巢反应不良及卵巢打孔手术失败有关。且肥胖的 PCOS 患者流产率、先兆子痫及妊娠期糖尿病等妊娠并发症明显升高。因而对肥胖的 PCOS 患者来说,减肥是治疗不孕症的首选。特别是采取助孕治疗措施之前应该先纠正不良生活方式以期降低体重。通过低热量饮食和适当锻炼,可以有效地减轻高雄激素症状和胰岛素抵抗,一些病例研究显示,当体重下降 5%~10% 时可恢复排卵,调整月经,促进妊娠的发生。一些过度肥胖的 PCOS 患者,也可通过外科手术的方法减轻并控制体重,对于诱发排卵和自然受孕都有良好的促进作用。

### (二)促排卵治疗

**1. 克氯米芬**

目前用于促排卵的药物种类繁多,但针对 PCOS 不孕患者,首选促排药物是克氯米芬 (clomiphene citrate,CC)。作为一种选择性雌激素受体调节剂,CC 具有抗雌激素作用和弱雌激素的双重活性。CC 在下丘脑竞争性结合雌激素受体,阻断了内源性雌激素的负反馈,使得 GnRH 分泌增加,促进垂体分泌 FSH 和 LH,从而促使卵泡发育。有研究显示,CC 的排卵率可达每周期 70%~85%,在使用 6 个周期后,累积活产率达 50%~60%。

**2. 二甲双胍**

许多研究表明二甲双胍应用于 PCOS 患者也有促排卵功效。尽管 ESHRE/ASRM 在 2008 年发布的 PCOS 不孕症诊疗共识中认为,二甲双胍的促排卵效果不如 CC,不建议作为 PCOS 患者的一线促排治疗。但其后一篇 meta 分析显示,二甲双胍对 PCOS 患者排卵率和临床妊娠率有良好的改善作用。一项多中心的随机对照双盲研究发现,PCOS 患者采用二甲双胍治疗 3 个月后,可以明显提高妊娠率和活产率。目前对于二甲双胍诱导排卵作用的研究还有一定争议,多数学者认为胰岛素增敏剂作为 PCOS 患者常规促排药物的使用尚需进一步循证医学依据。

**3. 来曲唑**

芳香化酶抑制剂通过抑制芳香化酶的合成,阻断雄激素向雌激素的转化,体内雌激素水平降低,对下丘脑、垂体的负反馈作用减弱,垂体分泌 FSH 增加,从而促进卵泡发育。其代表药物来曲唑,由于半衰期短,不拮抗雌激素作用,对子宫内膜和宫颈黏液不产生不良反应,与 CC 比较更具有临床优势。此外,来曲唑促单卵泡发育率明显高于 CC,这一特点尤其适用于易发 OHSS 风险的 PCOS 患者。最近一篇系统综述分析认为，PCOS 患者分别使用 CC 和来曲唑促排卵，两者在排卵率和流产率方面作用相当，而使用来曲唑的患者能获得更高的妊娠率和活产率。目前来曲唑在生殖临床应用十分广泛，有望成为取代 CC 的一线促排药物。

#### 4. 促性腺激素

促性腺激素是辅助生殖临床使用得最多的促排卵药物，包括 HMG 和 FSH。由于PCOS患者基础卵泡较多，卵巢储备功能好，大多数患者对促性腺激素十分敏感，容易出现多卵泡发育，发生 OHSS 和多胎妊娠的风险增高，因而促性腺激素不属于 PCOS 促排卵的一线药物。针对 CC 治疗无效的 PCOS 患者，可采用小剂量促性腺激素递增方案，且严密监测卵泡生长情况，根据患者卵巢反应及时调整药物剂量。

### （三）腹腔镜卵巢打孔术

CC 促排卵无效的 PCOS 患者也可采用腹腔镜卵巢打孔术（laparoscopic ovarian drilling，LOD），其原理在于破坏卵泡及卵巢间质，降低雄激素和抑制素水平，解除 FSH 抑制，FSH 继而分泌升高，促进卵泡发育。此外，LOD 改善卵巢局部血液供应，可提高卵巢对促排卵药物的敏感性，对患者的胰岛素抵抗状态也有所改善并增加 SHBG 水平。一项长期随访研究发现，54% 的患者实施 LOD 后，疗效可维持 8～12 年。LOD 的临床疗效与其手术操作相关，每侧卵巢有效打孔数为 4 个，有效热剂量为 600J，过多打孔数和过高热剂量都可能对卵巢产生损害作用。此外，LOD 治疗失败的因素还包括患者 BMI≥35 kg/m²，血清睾酮浓度≥4.5 nmol/L，游离雄激素指数≥15 及不孕年限超过 3 年。总之，LOD 仅对 50% 的患者有效，因而不作为 PCOS 患者的一线治疗方式，且随着小剂量递增的促性腺激素治疗方案的推广实施，LOD 已不再成为 CC 无效患者的唯一选择，但对于伴高 LH 的年轻患者，如对促性腺激素过度敏感或需要进行腹腔镜检查评估病情者，LOD 仍然是一种安全有效治疗手段。

### （四）辅助生殖技术

#### 1. 体外受精-胚胎移植

ESHRE/ASRM 共识中将体外受精-胚胎移植（in vitro fertilization-embryo transfer，IVF-ET）视为 PCOS 不孕患者的三线治疗措施。IVF 首要步骤为超促排卵，而 PCOS 患者由于对促性腺激素高反应容易出现 OHSS 等严重并发症。尽管 PCOS 患者实施 IVF 的妊娠率与其他患者类似，但往往出现用药时间长、周期取消率高，虽然获卵数高但受精率相对较低等情况。目前尚无针对 PCOS 的统一超促排卵方案，但有研究认为，GnRH 拮抗剂方案在不影响继续妊娠率的同时能降低 PCOS 患者 OHSS 风险的发生率。另有学者提出，在IVF 周期中加用二甲双胍也能显著降低 OHSS 的发生。此外，近期一项来自中国的多中心研究指出 PCOS 患者采用冻胚移植可获得更高的活产率且 OHSS 发生风险降低。

#### 2. 卵母细胞体外成熟

卵母细胞体外成熟（iv vitro maturation，IVM）是模拟体内卵母细胞的成熟环境，使从卵巢采集的未成熟卵母细胞在体外达到最后成熟的技术。PCOS 患者受体内高雄激素影响，在促排卵过程中易发生卵泡募集过多但成熟障碍，在常规 IVF 中获卵多而成熟欠佳，因而是 IVM 的适应证。有学者比较了 PCOS 患者行 IVM-IVF 与常规 IVF 的治疗结局发现，尽管 IVM 植入率低于常规 IVF，但在移植多个胚胎后，所获得的分娩率两组相类似。对 PCOS 患者实施 IVM 技术，较传统 IVF 更为经济、简单，且在不影响妊娠结局的同时避免出现 OHSS 并发症。随着辅助生殖技术的不断发展和完善，IVM 技术有望成为 PCOS 不孕患者的新的治疗途径。

（胡廉）

# 第十九章　睾丸炎与男性不育

睾丸炎尽管发病率低于附睾炎、前列腺炎等其他部位的男性生殖道炎症，但睾丸内炎症状态可以对生精细胞及生精微环境造成直接影响，因此对男性生育力的破坏往往可能更为严重且持久。因此，深入研究睾丸炎的发生发展及其对睾丸结构与功能的影响机制具有重要意义。

## 第一节　睾丸炎的定义和分类

睾丸炎指由感染或非感染性因素造成的睾丸炎症状态，以阴囊红肿热痛为主要临床表现，以睾丸内免疫细胞浸润为组织学特征。感染因素导致的睾丸炎按照感染途径及病原体类型可以分为性传播感染（病原体主要为衣原体、淋球菌等）及非性传播感染（病原体主要包括革兰阴性肠道致病菌、结核杆菌、念珠菌及腮腺炎病毒等）。导致睾丸炎的非感染性因素则主要包括自身免疫异常或药物（如胺碘酮）治疗后反应等。

### 一、睾丸炎的发病机制及临床表现

病原微生物经泌尿生殖道逆行感染引发的睾丸炎往往伴发于附睾炎，而单纯的感染性睾丸炎多见于腮腺炎合并睾丸感染。慢性尿路梗阻、留置导尿管或前列腺手术都是致病菌由后尿道经输精管逆行感染附睾进而波及睾丸的危险因素。附睾-睾丸炎多为急性起病，可伴有尿频、尿急、尿痛等尿路刺激征，也可伴有尿道口异常分泌物、排尿困难、阴茎放射痛等尿道炎症状。急性期体格检查可发现阴囊皮肤发红、水肿、局部温度增高、附睾及睾丸触痛等炎症体征。

感染后充血、水肿的附睾可能导致走行于附睾和睾丸之间的血管终末分支受压，如未及时诊治可造成睾丸血供受阻，睾丸组织缺血则会促使细菌感染进一步蔓延至睾丸并形成脓肿。由于受坚韧致密的睾丸白膜限制，睾丸实质炎症性肿胀使内部压力增高，进一步加重睾丸血供损害及脓肿形成，最终可以造成曲细精管结构和功能破坏及生殖细胞死亡，继而表现为睾丸萎缩。结核杆菌感染引发的附睾-睾丸炎则多为亚急性或慢性阴囊肿痛或阴囊皮肤增厚。肿大的附睾可与阴囊粘连形成寒性脓肿，破溃后可形成窦道。对这类患者触诊时附睾、睾丸压痛多不明显，往往可以触及附睾硬结和增粗的输精管成串珠状改变。

最常见的病毒性睾丸炎是腮腺炎病毒感染后并发的睾丸炎，多发于青春后期男性。此类睾丸炎一般在腮腺炎发病后数日到两周内出现，可以伴有头痛、发热、腮腺肿痛等表现，少数患者也可不伴有腮腺炎症状。腮腺炎病毒感染睾丸后引起睾丸实质炎症及间质大量淋巴细胞浸润。与细菌感染相类似,水肿的睾丸组织为白膜所限,持续增高的睾丸内压力往往导致睾丸萎缩。此外,最新的动物研究提示,寨卡病毒也可以特异性侵犯睾丸和附睾,激发局部炎症因子大量释放,造成生精细胞脱落、曲细精管结构破坏,最终引起睾丸萎缩和不育。

除了病原体感染外,自身免疫反应是引发睾丸炎的另一因素。自身免疫性睾丸炎指的是机体针对睾丸的自身免疫反应,产生针对睾丸组织或精子的特异性自身抗体,同样会造成生育力下降。自身免疫性睾丸炎可以分为原发性和继发性两类,前者并无系统性自身免疫性疾病,仅仅累及睾丸,多数情况下临床症状不明显,只产生抗精子抗体或抗睾丸生精小管和基底膜抗体;在后者,自身免疫性睾丸炎和睾丸血管炎往往继发于全身性自身免疫性疾病,可以表现为睾丸疼痛、肿胀或出现斑疹,并伴有原发疾病相应的症状和体征。导致睾丸受累的结缔组织疾病主要包括血管炎、白塞氏病、结节性多动脉炎、系统性红斑狼疮等。尽管病因尚未完全明了,目前认为自身免疫性睾丸炎的主要病理机制是各种原因(如炎症、感染、创伤等)造成维持睾丸局部免疫豁免稳态的平衡机制(如血-睾屏障等)被破坏,睾丸组织抗原暴露于机体免疫系统,进而引起 T 细胞激活并介导自身免疫反应,最终造成抗精子抗体产生及生精细胞凋亡。自身免疫性睾丸炎典型的病理特征主要包括睾丸内淋巴细胞浸润、血管、曲细精管发生类纤维蛋白样坏死等。由于睾丸间质细胞受累可能性较小,所以下丘脑-垂体-睾丸性腺轴的分泌功能一般不受影响。

## 二、睾丸炎检查手段

影像学检查包括睾丸超声和磁共振检查,对于鉴别睾丸扭转和阴囊内肿物有重要价值。对于疑似继发性自身免疫性睾丸炎患者,睾丸细针活检病理分析有助于明确睾丸组织内自身免疫反应。抗精子抗体测定(详见第二十八章第二节)对于判断睾丸炎对精子功能的影响有一定参考意义。

# 第二节　睾丸炎所致男性不育的研究进展

睾丸感染及炎症往往造成该器官结构及功能的破坏,作为潜在并发症之一,睾丸炎伴发的男性不育症值得关注。在附睾-睾丸炎中,由于生精上皮的各级生殖细胞容易直接受损脱落、死亡,因而造成精子数量明显下降及生精功能不同程度的损害。在附睾-睾丸炎动物模型中,我们以往的研究发现,经过输精管道逆行感染侵入睾丸的致病菌甚至可以导致支持细胞发生坏死及不可逆损伤,很可能是造成感染后生精功能持续低下的重要机制。相对而言,睾丸间质细胞对感染和炎症损伤的耐受力较强,在急性感染期睾酮分泌功能可能会短暂下降,但睾丸内分泌功能(主要为睾酮分泌)在病原体及局部炎症消除后仍有可能恢复。此外,逆行感染经过输精管及附睾所引发的局部炎症反应可以导致输精管道纤维化堵塞,出现炎症性梗阻,最终造成梗阻性无精子症。

睾丸炎造成生殖细胞损伤或者输精管道梗阻均可导致精子数量减少,而精液质量下降的另一个重要原因可能是感染或炎症过程中睾丸及生殖道内的免疫细胞释放大量活性氧,过度的氧化应激造成精子质膜破坏及 DNA 损伤,进而影响精子功能、受精能力及妊娠率。腮腺炎睾丸炎也可以引起精子数量或活动力下降,因而造成男性生育力下降。单纯睾丸受累所致生精功能损害多数是一过性改变,但合并双侧睾丸炎的患者则很可能会造成不育。

在部分不育男性的精浆或者血液中可以检测到抗精子抗体,这些抗体也可以存在于女性宫颈黏液、输卵管液及卵泡液中。抗精子抗体往往可以造成精子凝集和活动力下降,并可能影响精卵结合,因此其存在被认为是造成免疫性不育的可能原因之一。男性血清或精液中抗精子抗体的产生与睾丸炎有密切联系。然而目前对于感染性睾丸炎包括腮腺炎并发的睾丸炎是否会因为抗精子抗体产生而影响生育尚未明确,这类患者血清中出现抗精子抗体的发生率较低,其次尚无明确证据提示腮腺炎并发睾丸炎能够激发针对精子的体液免疫反应。与感染性睾丸炎不同,自身免疫性睾丸炎的一个重要特征是抗精子抗体的产生。据报道,在 13%～50% 的系统性红斑狼疮的患者中存在抗精子抗体,但其与不育的相关性也待确认。有研究对这些患者进一步评估发现,抗精子抗体与精液质量、睾丸体积、性激素水平及环磷酰胺治疗并无显著相关性。目前认为,结合在精子表面或者针对顶体抗原的抗精子抗体与不育症的相关性更高。这些抗精子抗体可以造成精子活动力下降、精子凝集、精子穿透宫颈黏液能力下降、精子顶体反应能力受损及精-卵结合障碍,甚至影响胚胎种植及发育。因此,对于以下人群可以考虑进行抗精子抗体检查,以排除相关抗体介导的生育力下降:精液分析发现精子凝集,精子活动率低于 30%,精子宫颈黏液穿透实验提示穿透能力弱或者不明原因性不育的患者。

通过对实验性自身免疫性睾丸炎(experimental autoimmune orchitis,EAO)动物模型的研究,有助于深入认识自身免疫性睾丸炎引起不育的相关病理机制。在 EAO 动物模型中,受自身免疫攻击影响的主要是生精细胞,造成精母细胞和精子细胞凋亡和脱落。与 EAO 相仿,人类自身免疫性睾丸炎的主要病理特征是严重的血管炎导致睾丸炎症和梗死。睾丸炎症或者创伤均可能引起效应性 T 细胞浸润,分泌一系列包括 IFN-γ、IL-1、IL-6、IL-12、IL-17 和 IL-23 等在内的促炎症细胞因子。这些细胞因子改变了睾丸微环境及血-睾屏障通透性,造成自身抗原暴露于机体免疫系统,促使抗精子抗体产生及生精细胞凋亡。此外,和感染性睾丸炎相仿,局部炎症激发精浆活性氧水平上升,过量的 ROS 超过精浆及精子抗氧化防御系统承受范围后可以造成精子质膜和 DNA 损伤,影响精子结构和功能,往往会降低精子受精能力及胚胎发育潜能。

# 第三节　睾丸炎的诊断与治疗

睾丸炎或附睾-睾丸炎可以基于症状和体征做出临床诊断,结合病史、全身及阴囊局部症状和体征,加上必要的辅助检查(如血液及尿液检查、病原微生物检查、阴囊超声等)不难判断。值得一提的是睾丸扭转与急性发作的睾丸炎均有阴囊肿痛等类似表现,需尽早结合彩色多普勒超声检查睾丸血供情况加以慎重区分,难以鉴别时可考虑及时手术探查。

对于发生急性细菌性附睾-睾丸炎的患者,卧床休息、抬高阴囊、局部冷敷及应用解热镇痛药等支持治疗有助于缓解症状。根据尿液标本细菌学检查结果合理使用抗生素则是治疗的关键。在细菌学检查未完成前,可综合参考不同类型病原体感染的临床特征及相关因素,可尝试先经验性使用抗生素。对于经性传播感染的附睾-睾丸炎,抗生素的一线选择是头孢曲松钠和多西环素,二线选择是氧氟沙星或左氧氟沙星。肠道致病菌引起的附睾-睾丸炎则可以考虑使用氧氟沙星及环丙沙星治疗。使用抗生素时需密切关注患者不良反应的发生并予及时妥善处理。

对于流行性腮腺炎并发的睾丸炎,由于病毒感染的自限性,治疗原则主要以支持治疗为主。使用类固醇药物可以减轻疼痛和水肿,但并不能改变病程,也不能减少睾丸萎缩等并发症的发生率。应用干扰素抗病毒治疗以减少睾丸萎缩及生精功能受损的效果存在争议,因此接种疫苗预防腮腺炎及并发的睾丸炎显得尤为重要。

对于结核性附睾-睾丸炎患者,建议早期、联合、全程、适量、规律使用抗结核药物治疗。若结核性脓肿累及阴囊壁并破溃形成窦道,抗结核治疗效果不佳时可考虑手术处理局部病灶。

对于原发性自身免疫性睾丸炎的患者可按照急性睾丸炎对症处理,继发性自身免疫性睾丸炎患者则需考虑同时治疗系统性自身免疫疾病,使用糖皮质激素、免疫抑制剂或免疫球蛋白治疗原发疾病均曾有报道。

存在抗精子抗体相关免疫性不育的患者目前尚无标准治疗方案,有报道提示口服糖皮质激素或非甾体类抗炎药治疗可能有效,但糖皮质激素使用应考虑存在股骨头坏死风险。在应用辅助生殖技术时可行精子洗涤去除精浆中尚未与精子结合的抗精子抗体,对于考虑存在抗精子抗体所致免疫性不育的夫妇,可考虑采用 IUI 或 IVF/ICSI 治疗。研究指出,即使对于精浆中抗精子抗体水平较高的患者,精子收集并洗涤后用于 IUI 第一周期妊娠率高达 47%,3 个周期后累计妊娠率可高达 64%。这一结果仍有待大样本前瞻性研究进一步印证。目前认为,因男性免疫性因素接受 IVF 治疗的不育夫妇,早期卵裂率、受精率及妊娠率均低于因其他指征行 IVF 的病例,平均每周期妊娠率在 14%～35%。相反的,因女性免疫性因素行 IVF 的患者,受精率和妊娠率则与整体人群平均水平相当。ICSI 可以克服抗精子抗体对精卵结合这一环节的干扰,因此对于 IUI 和 IVF 均失败的患者,可尝试使用 ICSI。使用 ICSI 治疗男性免疫性不育的妊娠率与严重少弱精子症 ICSI 治疗结果相仿,但抗精子抗体阳性者胚胎质量较差,其详细机制尚有待探索。总的来说,辅助生殖技术的合理应用,可以帮助免疫性不育症的患者获得较为理想的妊娠结局。

（卢永宁）

# 第二十章　附睾炎与男性不育

## 第一节　附睾炎的定义和分类

生殖道感染和炎症(如睾丸炎、附睾炎、前列腺炎和精囊炎等)是男性不育的重要致病因素,其中附睾炎是最常见的阴囊内炎症。附睾炎的主要特点是附睾疼痛、肿胀及炎症,可伴有发热等。附睾组织作为精子储存和营养器官,长期与精子直接接触,与前列腺炎和精囊炎相比,附睾炎症对精子质量和生育力的影响更为重要。同时,睾丸和附睾对炎症的免疫反应存在很大的不同。附睾炎的发生率显著高于睾丸炎,且睾丸炎又多以附睾-睾丸炎的形式存在。而且,附睾上皮内可见较多免疫细胞及免疫球蛋白存在,故与血-睾屏障相比,血-附睾屏障较为薄弱,附睾比睾丸更易受炎症和自身免疫反应的损伤。

目前临床上常用的分类是依据病程长短分为急性和慢性附睾炎。一般来说,急性附睾炎,病程小于6周,主要表现为肿胀及疼痛等;而慢性附睾炎病程至少在3个月以上,急性附睾炎如果没有及时处理,可转为慢性炎症,但多数慢性附睾炎患者并无急性发作史,无明显肿胀及疼痛症状,少数慢性附睾炎患者可有反复急性发作。慢性附睾炎又分为慢性炎症性附睾炎、慢性阻塞性附睾炎和慢性附睾痛。

根据致病因素不同,又分为感染性和非感染性。感染性因素又分为非特异性和特异性。非特异性致病因素包括细菌(如尿源性致病性大肠杆菌、金黄色葡萄球菌和链球菌等)和病毒(腮腺炎病毒最常见,淋巴细胞性脉络丛脑膜炎病毒、腺病毒、蝙蝠涎腺病毒、水痘、风疹等)。特异性致病因素包括结核杆菌、布鲁杆菌、麻风杆菌、真菌和寄生虫,另外还包括淋病奈瑟菌、衣原体、支原体及梅毒螺旋体等。非感染性因素所致疾病主要包括药物诱导性(如胺碘酮)、风湿病(如贝赛特氏病、血管炎、过敏性紫癜等)、医源性(如输精管吻合术)、阴囊外伤、尿液反流和不明原因等。

本文着重讨论附睾炎与男性不育的关系,力图阐明附睾炎所致男性不育的免疫病理机制,为附睾炎所致男性不育的诊断和治疗提供理论依据。

## 第二节　附睾炎所致男性不育的免疫病理机制

如前所述,附睾组织作为精子储存和营养器官,长期与精子直接接触,与前列腺炎和精囊炎相比,附睾炎症对精子质量和生育力的影响更为重要。本节着重论述附睾上皮功能损伤、纤维化及免疫细胞的功能对精子的影响等。

## 一、炎症所致附睾上皮功能损伤

附睾炎急性炎症期一般开始于附睾尾部(感染性附睾炎),然后向附睾的体部和头部蔓延。肉眼观察可见附睾绷紧、肿胀,在附睾的表面布满了充血的血管网。化脓型者,可在附睾的切面上见有脓液渗出,或透过表面可发现有脓性病灶存在。在组织病理上,开始阶段炎症的附睾表现为水肿,血管充血扩张,血管周围有大量炎性细胞浸润、血管渗出增加,附睾间质病变明显。在附睾的管腔中充满和集聚大量分泌物,可见很多中性粒细胞、巨噬细胞、树突状细胞、T 细胞及巨噬细胞吞噬精子现象。由于管腔内容物大量积聚有时可导致附睾上皮紧密连接破坏以致管道壁的破裂,从而使附睾管腔内精子等内容物(包括炎性分泌物)进入附睾间质区域,使附睾间质部呈现明显的炎症反应。

## 二、炎症所致附睾上皮的纤维化

随着附睾炎症反应的进展,如果治疗不及时或治疗不当,炎症可演变为化脓,形成脓肿,导致附睾组织的严重损害。此外,附睾炎可带来一系列继发性变化,形成附睾的瘢痕性硬化,或呈局限性,或可波及整个附睾组织,或残留存在一些小的脓性病灶,成为附睾炎复发的根源。附睾炎常可引起附睾局部的纤维性增生,导致附睾纤维化。严重的附睾损伤,可导致附睾管道的阻塞,这主要是由附睾管道的狭窄或闭塞所引起的。

## 三、炎症所致附睾组织内免疫细胞的功能对精子的影响

如上所述,附睾炎症反应时,附睾上皮细胞功能受损,血-附睾上皮屏障受破坏,精子抗原、病原体抗原及炎性分泌物释放至附睾间质区域,以致大量中性粒细胞、巨噬细胞、树突状细胞以、T 细胞等炎性细胞浸润。免疫细胞所释放的致炎因子如 IL-6、TNF-α、IL-17 等对精子质量有直接影响,可促进大量精子的凋亡。同时,免疫细胞本身如巨噬细胞进入附睾管道内吞噬精子细胞。炎症所致附睾上皮损伤和纤维化无法进一步给精子提供营养支持,从而影响精子在附睾中的成熟过程,造成精子在附睾管道中的成熟障碍,以致影响精子的活动力、畸形率等精子质量,影响精子的穿卵能力等,从而导致男性不育。

# 第三节 附睾炎诊断与治疗

## 一、流行病学

对于急性附睾炎,普通人群中的发病率在国内尚未见报道。前期研究显示,在美国每年接近 60 万人患附睾炎。调查还发现附睾炎约占泌尿外科门诊男性患者的 1%,其中 20% 为急性附睾炎。英国调查发现,普通人群中的发病率每年为 25/10 000。研究发现,部队士兵和性活跃人群罹患急性附睾炎的概率更高。前列腺手术后急性附睾炎的发生率为 6%～

13%,长期留置导尿管的患者急性附睾炎的发病率为20%。发病年龄可以在任何年龄,35岁以下患者多数因衣原体和淋球菌等感染所致,35岁以上患者多数因革兰阴性杆菌所致发病。急性附睾炎绝大多数为单侧,左右两侧发病概率均等;双侧约占9%。

目前关于慢性附睾炎大规模的流行病学调查资料罕有报道。美国一陆军部队医院所做的一项调查结果显示,慢性附睾睾丸炎的患者占住院患者的14.8%。加拿大的一项研究报道,慢性附睾睾丸炎的患者占泌尿外科门诊男性患者的0.9%。

调查显示,附睾炎的发病率明显高于睾丸炎,单纯的睾丸炎较少见,58%的附睾炎患者合并睾丸炎。发病年龄可以发生在任何年龄,最大年龄90岁,最常发病14~35岁,平均年龄41岁,20~39岁占43%,40~59岁占29%,18~50岁泌尿外科男性患者中该病占第5位。由于腮腺炎疫苗的应用,腮腺炎后睾丸炎发病开始由儿童转向青少年和青壮年。

## 二、临床表现

### (一)症状

**1. 急性附睾炎**

发病急,通常首先表现为单侧阴囊肿大,肿痛明显,站立时可加重,可向腹股沟及下腹部放射。炎症较重者,阴囊皮肤水肿、发红,并可形成脓肿,常伴寒战、高热、全身不适等症状,常并发膀胱炎、前列腺炎。

**2. 慢性附睾炎**

可发生于单侧或双侧,患者可由局部不适、坠胀或阴囊隐痛,疼痛可放射至下腹部及同侧大腿内侧。有时亦可有急性发作症状。故慢性附睾炎的临床症状变异较大,可表现为从轻微性、间歇性不适到剧烈、持续性的疼痛等不同程度的症状。有患者常以男性不育(少、弱、畸形精子症)为临床表现而无阴囊不适。

**3. 附睾结核**

亚急性/慢性起始的无痛性或疼痛性的阴囊不适、肿胀,伴或不伴全身性结核症状。

### (二)体征

**1. 急性附睾炎**

可见患侧阴囊红肿,可触及起始于附睾尾的附睾肿大,质地偏硬,并且向附睾头扩展,有明显压痛。累及或不累及睾丸。可出现附睾、睾丸二者界限不清,附睾变硬,输精管增粗。形成睾丸脓肿时,可扪及波动感。还可以出现体温升高,尿道分泌物,中等量鞘膜积液等。

**2. 慢性附睾炎**

可触及患侧附睾体积变大、质地变硬,或仅能触及附睾上有硬结,无压痛或有触痛。随时间推移患侧附睾可肿大或萎缩。

**3. 结核性附睾睾丸炎**

除附睾可触及硬结外,输精管呈串珠样改变,伴或不伴阴囊窦道形成,伴或不伴增厚的阴囊皮肤。

### 三、诊断

#### (一)病史

急性附睾炎多为急性发作,通常为单侧,表现为附睾或/和睾丸明显胀痛,触痛明显,常伴发热。而慢性附睾睾丸炎的病史采集应当包括有无急性附睾、睾丸炎病史、疼痛的定位、程度及发作频率,伴随症状,加重因素及症状对患者生活质量的影响。既往史及系统回顾应包括用药情况、阴囊外伤史、手术史(尤其是阴囊内手术,如输精管结扎等),其他泌尿系病史(如结石、尿路感染等)、性生活史(包括避孕措施的类型和性病史等),以及其他相关健康情况。

#### (二)体格检查

应重点针对下腹部、外生殖器及前列腺。对阴囊及其内容物的检查,有助于判断疼痛的程度、部位、局部有无肿胀,附睾与睾丸的界限是否清楚,精索有无增粗。同时检查前列腺是否变硬、有无压痛。单侧发病,应先检查正常一侧。

#### (三)超声检查

彩色多普勒对判别阴囊急症的准确率可达 90% 以上,尤其对鉴别急性附睾睾丸炎和急性睾丸扭转具有重要意义。另外超声检查在慢性附睾炎的诊断及鉴别诊断中,也有重要的临床价值。B 超提示附睾增大、内部回声不均匀。

#### (四)实验室检查

尿常规和中段尿培养应作为基本的检查。尿常规检查常伴有脓尿,菌尿。若患者主诉有尿道分泌物、尿路刺激症状或阴茎痛,可行中段尿培养或使用尿道拭子做细菌培养或淋球菌、衣原体检查。如果患者伴有前列腺炎样症状(如会阴疼痛或不适),应当考虑进一步做下尿路病原体定位检查,如 Meares-Stamey 四杯法或前列腺按摩前后尿液检验(pre-andpost-massage test,PPMT)。急性附睾、睾丸炎时血常规显示白细胞升高,可达 $(2.0 \sim 3.0) \times 10^9/L$,胞核左移。尿液试纸检测结合亚硝酸盐和/或白细胞酯酶检测是有帮助的,尤其是在除外泌尿道感染上,但是它们并不是特征性的。流行性腮腺炎引起的睾丸炎多见于青春后期,发病率约 20%,急性期尿中可检测到致病病毒。腮腺炎特异性血清学指标可作为腮腺炎后睾丸炎诊断中的常规指标。

对于罹患慢性附睾炎所致男性不育的患者当中,精液中可见大量巨噬细胞和/或树突状细胞,以及精子尾部畸形率偏高,对诊断慢性附睾炎具有重要提示意义。

### 四、鉴别诊断

#### (一)急性附睾、睾丸炎需要与以下疾病鉴别

**1. 睾丸扭转**

多发生于青少年,常在剧烈运动后出现。患者起病急,突发阴囊内疼痛并放射至腹股沟或下腹部。查体可以触及睾丸上移或呈横位存在,或可扪及精索呈麻花状扭曲。Prehn 征阳性,即抬高阴囊到耻骨联合处使疼痛加重。彩色多普勒超声(CDFI)检查睾丸无血流信号或很少。CDFI 是鉴别睾丸炎与睾丸扭转的首选检查,是诊断与鉴别的"金标准",可以反复

使用并动态观察。近年来开展的超声造影技术可以弥补常规超声无法探测＜100$\mu$m血管内血流的不足,明显提高了睾丸不全扭转及幼儿睾丸扭转的诊断准确率。然而对于很难鉴别的急性附睾睾丸炎与睾丸扭转,如果怀疑睾丸扭转应紧急行手术探查。

**2. 嵌顿性斜疝**

患者也有局部疼痛、肿胀等症状,可伴有腹痛、腹胀和肛门停止排气等肠梗阻症状。多数患者有长久腹股沟可复性肿物病史,而且可回纳肿物位于阴囊内睾丸上方,仔细查体可以触及肿物与睾丸有一定界限。一般容易做出鉴别。

**3. 创伤性睾丸破裂**

多有典型的外伤病史,局部疼痛明显,肿胀严重,可有阴囊皮肤挫裂伤等表现。CDFI检查可以明确诊断。应该注意,创伤之后可以合并损伤性附睾睾丸炎。

**4. 睾丸内急性出血**

该病也表现为突然急性起病。局部表现睾丸明显肿痛。但是本病多有长期的结节性多动脉炎病史,推荐CDFI检查进行鉴别。

**(二)慢性附睾、睾丸炎需要与以下疾病鉴别**

**1. 睾丸肿瘤**

可见于各个年龄段,表现为阴囊坠胀、沉重感明显。瘤标检测与CDFI、CT或MRI检查有助于诊断。主要采取组织学检查明确诊断。

**2. 睾丸微小结石症**

本病多无明显临床症状,通常由放射及超声检查偶然发现并得以诊断。CDFI检查有典型的特征:多发的大小在1～3 mm的高回声光点,很容易与睾丸组织区分。

**3. 附睾囊肿**

本病临床很常见。多数患者首先发现附睾局部肿物,偶有不适,继而阴囊CDFI检查证实诊断。

**4. 附睾肿瘤**

主要表现为附睾肿大,质地坚硬,可以累及整个附睾。CDFI、CT或MRI有助于诊断。主要采取组织学检查明确诊断。对于难以鉴别的附睾睾丸炎,针吸细胞学检查(fine needle aspiration cytology,FNAC)有助于确诊。

**5. 附睾结核(表 20-1)**

表 20-1 非特异性附睾炎与结核性附睾炎的鉴别

| 检查内容 | 非特异性附睾炎 | 结核性附睾炎 |
| --- | --- | --- |
| 过去病史 | 常有急性附睾炎病史 | 常有肺、肾结核病史 |
| 附睾质地 | 质地中等或偏硬 | 质地较硬 |
| 输精管 | 略见增粗 | 串珠状结节 |
| 阴囊 | 无异常 | 阴囊壁可粘连或有窦道 |
| 全身症状 | 不明显 | 常有低热、盗汗、面颊潮红等全身症状 |

## 五、治疗

### (一)一般治疗

对于急性附睾、睾丸炎,应卧床休息,托起阴囊,早期可用冰袋冷敷,避免性生活,避免刺激性辛辣食物,戒烟酒等。

而对于慢性附睾、睾丸炎,注意劳逸结合、合理营养。对于症状轻微的可不做特殊处理,观察等待。急性发作期间托起阴囊、冷敷,避免性交。

### (二)抗生素治疗

急性附睾、睾丸炎在使用抗生素前应留取尿液样本做细菌培养药物敏感试验,常规行衣原体检测。经验性推荐可以使用头孢类抗生素静脉点滴加强力霉素口服或口服喹诺酮类抗生素,之后可根据培养结果选择敏感的抗生素,通常静脉给药 1 周后再口服抗菌药物 2 周。

慢性附睾、睾丸炎单纯应用抗生素效果并不理想,对于衣原体感染的慢性附睾炎患者可选择左氧氟沙星、多西环素或阿奇霉素口服。性伴侣应同时检查治疗。

腮腺炎后睾丸炎目前尚无特效的治疗方法,一般治疗方法同非特异性急性附睾、睾丸炎,可应用干扰素 α-2b 300 万单位皮下注射,每日 1 次,连用 10～14 d。

### (三)止痛药物

对于疼痛症状明显者可选用口服镇痛药物或 1% 利多卡因精索封闭缓解疼痛。

### (四)抗炎药

非甾体类抗炎药物对治疗性附睾睾丸炎有一定的帮助。对于急性附睾炎患者,可口服非甾体类抗炎药药物如双氯芬酸钠片、塞来昔布等,前者以止痛效果好,后者则以抗炎效果为主。

### (五)中药治疗

中药可改善微循环,减少附睾纤维组织生成,缩短病程。但尚需大样本的临床观察进一步证实。早期急性感染炎症时,多为湿热下注肝经的实证,应当从肝论治,以清泄肝经湿热为主,同时急性期附睾结节尚未形成或刚刚形成,可适当加用活血祛瘀散结药物。慢性炎症时期,常见肾阴不足,应当从肾求治,以滋阴降火为主;同时慢性炎症结节明显时,可选用破血消瘀之药。

### (六)手术治疗

对于化脓性附睾炎可选择附睾精索被膜切开减张术、附睾切开引流术,或附睾切除术。对出现睾丸梗死或较大的睾丸脓肿者可行睾丸切除术。对于久治不愈、反复发作的慢性附睾炎可选择附睾切除术,但一部分不典型症状者术后症状不能缓解,应谨慎选择。

## 六、预后

### (一)急性睾丸炎预后

多数急性睾丸炎经过及时有效的治疗可控制和治愈。及时合理有效地用抗生素绝大多数患者的疼痛和肿胀症状会缓解,但是疼痛仍然会持续一段时间。少数治疗不及时,不彻底可转变为慢性睾丸炎。部分患者 1~2 个月后可出现不同程度的睾丸萎缩。

单侧睾丸炎症可引起附睾梗阻,可能引起不育,如为双侧,即使已及时抗感染治疗也有极少数患者会导致不育;极少数患者会出现睾丸坏死,需切除睾丸。败血症极少见,发生于机体免疫极其低下,且未及时用药时。

### (二)慢性附睾炎的预后

慢性附睾炎可导致慢性阴囊疼痛和男性不育,尚无其他严重后果。

### (三)急性腮腺炎后睾丸炎预后

双侧病变可引起不可逆的睾丸生精功能破坏,导致男性不育。流行性腮腺炎所致睾丸炎的急性期,一般为期一周。在发病后 1~2 个月时即可观察到睾丸萎缩。

(段永刚)

# 第二十一章　附性腺炎症与男性不育

随着环境污染和性传播疾病等一系列致病因素的增多,由感染引起的不育症发病率在逐渐增加。泌尿生殖道感染是导致男性不育的重要因素之一,因生殖道感染引起男性不育的患者约占15%。除了睾丸、附睾的炎症之外,常见的还有前列腺炎和精囊炎等,这些都可能对男性生育力产生影响。

## 第一节　前列腺炎免疫反应与男性不育

前列腺炎是男性常见的泌尿系统疾病,前列腺解剖结构复杂,存在血-前列腺屏障,药物治疗难以达到有效的血药浓度。慢性前列腺炎/慢性盆腔疼痛综合征(CP/CPPS)根据美国国立卫生研究院制定的分类方法,属于Ⅲ型,占前列腺炎患病率的90%。

慢性前列腺炎主要是通过以下几方面引起男性不育:病原微生物对精子直接损害导致精浆成分与参数改变;诱发自身免疫反应引起生殖道粘连和阻塞;性功能障碍等。其中慢性炎症和免疫功能异常是该病发病的重要病理生理机制,慢性前列腺炎可能是自身免疫参与的疾病。

### 一、常见的免疫相关因素

#### (一)免疫球蛋白

免疫球蛋白广泛存在呼吸道、肠道、泌尿生殖系统黏膜中参与众多免疫炎症反应。免疫球蛋白是指具有抗体活性的动物蛋白,在前列腺内可产生IgA和IgG,起主要作用的是IgA。慢性前列腺炎患者由于受抗原长期刺激,前列腺内的免疫细胞分泌大量的免疫球蛋白,其中SIgA为主要抗体,其SIgA的结构系由两个单体和分泌成分(糖蛋白)结合而成。

研究证实前列腺炎患者血清中免疫球蛋白水平明显高于正常对照组患者,说明免疫球蛋白异常在前列腺炎患者中存在重要的临床价值。Shortliffe等用固相免疫分析法测得CP患者前列腺液中的IgA、IgG的含量明显高于对照组,认为CP/CPPS发病机制可能与免疫功能失调相关。程曙杰等在前列腺液免疫球蛋白测定对慢性前列腺炎的诊断价值研究中发现,在对103例慢性前列腺炎患者的前列腺液中IgG、IgA含量及IgA/IgG比值应用免疫透射终点测定法进行测定后,对白细胞水平与免疫球蛋白指标进行相关性分析,其结果显示,患者的前列腺液中IgG、IgA、IgA/IgG与白细胞的升高具有相关性,而且主要表现为IgG、IgA、IgA/IgG比值明显高于正常人,说明慢性非细菌性前列腺炎患者前列腺液中免疫球蛋白的含量测定可作为诊断慢性非细菌性前列腺炎的一项依据。

研究发现,高水平免疫球蛋白与患者症状明显相关,血清中 IgA、IgG、IgM 评分与患者各症状评分呈正相关,可能由于 IgA、IgG、IgM 在前列腺炎病理生理过程中有积极的意义,参与活化前列腺局部炎症因子与患者疼痛及排尿症状密切相关。

另外,治疗效果与 IgA、IgG、IgM 水平呈正相关,提示高免疫球蛋白水平的患者治疗难度可能更大,可能是高免疫球蛋白水平与局部细菌感染程度密切相关。如张亚强等对 86 例慢性前列腺炎患者的前列腺液中的 IgA、IgG 含量应用单向免疫扩散法(SRID)进行测定,其结果显示,前列腺液中 IgA、IgG 与健康人比较均有明显增高,但经治疗后,IgA 明显降低。分析其原因可能前列腺质地及类型与前列腺液中免疫球蛋白含量的变化相关。

研究提示,慢性细菌感染可导致局部抗菌性 IgA 形成,反复多次感染又促进 IgG 的活化,免疫球蛋白水平提示了前列腺细菌感染的严重程度。王增军等在对 60 例患者的前列腺液进行检测后认为,慢性前列腺炎系由抗原在前列腺部长期炎症反应,导致前列腺产生大量免疫球蛋白,其中 IgA 为主要抗体,其结构与血清中 IgA 不同,系由两个 IgA 单体和分泌成分(糖蛋白)结合而成,SIgA 表达前列腺的免疫反应程度最具代表性,且不受全身免疫反应影响。

### (二)细胞因子

大量研究发现,CP/CPPS 患者 EPS 及精液等分泌液中存在细胞因子(CK)表达异常,暗示其与免疫机制有着密切关系。细胞因子是当免疫细胞接受外界各种刺激后合成及分泌的一类具有特殊生物活性的蛋白质。CK 作为第二信使,主要参与调节免疫应答、介导炎症反应、免疫细胞分化发育等过程。

细胞因子是由免疫细胞分泌的具有调控功能的生物活性蛋白多肽,由局部自分泌和旁分泌产生并介导多种免疫细胞间的相互作用,细胞因子可分为促炎性因子、抗炎性因子及炎性调节因子三类。促炎性细胞因子包括肿瘤坏死因子、IFN、白介素 1、IL-8 及 IL-12 等;抗炎性细胞因子包括 IL-6、IL-10 等;炎性调节因子包括 IL-2 等。

#### 1. 促炎性细胞因子

(1)TNF 具有广泛的生物学活化,是巨噬细胞被活化后分泌的一种重要的炎症性细胞因子,其主要对内皮细胞起作用,使某些黏附分子的充分表达,通过介导炎症细胞黏附、游走、浸润同时刺激巨噬细胞释放炎症递质使组织发生炎性反应。

He 等发现,Ⅲ型前列腺炎患者 EPS 中 IL-10、TNF-α 的浓度明显高于健康对照组,并且 IL-1β 与 TNF-α 的表达具有很强的相关性。Sugimoto 等在Ⅲ型前列腺炎动物模型的前列腺内,检测到细胞因子 TNF-α、IL-1β 水平显著提高。Eugene 等对 NF-κB 荧光素标记的转基因大鼠注射 IL-1β 后,发现大鼠前列腺组织 NF-κB 上调,而活化的 NF-κB 在慢性炎症中能诱导产生出一系列新的促炎症细胞因子。Miller 等发现Ⅲ型前列腺炎患者精液中细胞因子 IFN-γ、IL-2、IL-10 较健康对照组显著升高,且 IL-10 水平受干扰及疼痛程度相关。IL-10 对单核巨噬细胞具有很强的抑制作用,能抑制巨噬细胞表达 TNF-α、IL-1β 的水平;但作者认为初期高水平表达的 IL-10 并不能抑制炎性细胞因子 IL-1β 和 TNF-α 介导的炎症反应,最终炎性细胞因子的持续表达导致组织损伤并引起 IL-10 高水平的表达。吕玉宏等也发现在治疗前后对慢性前列腺炎患者进行了检测,其结果显示,血清 IL-1 和 TNF-a 在治疗前明显高于正常对照组,而经过治疗后实验组的血清中 IL-1 和 TNF-a 与正常对照组无差异,推断其检测对了解病情和指导治疗、预后观察均具有重要价值。

Riley 等通过基因检测Ⅲ型患者和献血人员 Xq11-13 臂及其周围磷酸甘油酸激酶 STR 的遗传多态性,发现了该区域的 STR 呈高度多态性,而且该 STR 在与前列腺疾病易感性相关的 DNA 区域内,表明人类在这个区域内或许有易感 CP/CPPS 的基因序列。Shoskes 等检测 36 例 CP/CPPS 患者外周血中 TNF-a 308、TGF-$\beta_{25}$、TGF-$\beta_1$、IL-10 1082 及 IL-6 174 启动子区域的多态性。发现 CP/CPPS 患者与对照组相比,TNF-$\alpha$、TGF-$\beta$ 及 IL-6 等位基因的频率差别无统计学意义,但患者呈现 IL-10AA 基因型的高比例,而其与 IL-10 的低水平表达相关。此外,全部ⅢA 型前列腺炎患者都是低表达 TNF-$\alpha$ 的基因型,并且所有利用抗生素抗菌治疗失败的患者的基因型都是低表达 TNF-$\alpha$ 基因型,症状有所改善的患者只有29.4% 是低表达 TNF-$\alpha$ 基因型。部分学者认为研究细胞因子的基因多态性有一定的局限性,对于单个个体而言,即使某种细胞因子的基因型呈低表达类型,化学及炎症刺激后也可能够产生大量的炎性细胞因子。

Phan V 发现大鼠前列腺类固醇结合蛋白可以通过介导体液和细胞免疫的方式,使大鼠罹患 CP,并发现大鼠前列腺液内炎性相关的 IL-2、肿瘤坏死因子-$\alpha$、基质金属蛋白酶-1$\alpha$、IL-6 显著增多,而拮抗炎症的 IL-10 却减少。Kouiavskaia DV 发现减少肿瘤坏死因子-$\alpha$、基质金属蛋白酶-1$\alpha$ 会使 CNP 患者的炎症及疼痛显著改观。

(2)IL-1。Nadler 等在慢性骨盆疼痛综合征患者前列腺分泌物中白介素-1$\beta$(IL-1$\beta$)的水平中发现,慢性盆骨疼痛综合征患者体内的 IL-1$\beta$ 水平显著高于健康患者,数据具有临床可比性。吕玉宏等通过统计 40 例慢性前列腺炎患者接受临床治疗前后的血清化验的临床数据,研究表明,治疗前患者的 IL-1$\beta$ 水平明显高于健康人群,经过中西医结合的治疗后,IL-1$\beta$ 水平略有下降,仍略高于健康人群,数据具有临床可比性。该研究的结果显示,慢性前列腺炎患者体内 IL-1$\beta$ 水平的升高可能与患者体内 T 细胞亚群中 CD4/CD8 的比值改变有关。

IL-1 在循环中发现的活性化 IL-1,其在炎症和组织修复中发挥有不可忽视的作用,IL-1 通过介导黏附分子的表达参与免疫反应发生,内皮细胞黏附分子表达增多,导致前列腺内皮细胞上的白细胞黏附也相应增多,从而导致前列腺组织发炎性反应。Alexander 等也发现,在慢性非细菌性前列腺炎患者的精浆中 IL-1 与 TNF-a 与健康对照组比较,其水平呈显著增离,并且精浆中 IL-1 与 TNF-a 的水平呈正相关,杨进益等对 34 例慢性前列腺炎患者应用 ELISA 法对其 EPS 中 IL-1 与 TNF-a 进行检测,发现 EPS 中 WBC 较高组的 IL-1 与 TNF-a 指标水平高于正常组及 EPS 中 WBC 较低组,推断比 IL-1 与 TNF-a 在伴有 WBC 计数增高的慢性前列腺炎患者的 EPS 中也相应明显增高。郭辉等应用 ELISA 法对 36 例慢性细菌性前列腺炎(Ⅱ型)、43 例ⅢA 型慢性前列腺炎患者、46 例ⅢB 型慢性前列腺炎患者及 25 例健康志愿者精浆中检测到慢性细菌性前列腺炎患者比 IL-1 与 TNF-a 明显高于对照组,认为 IL-1 能够作为 CP/CPPS 分型诊断指标。

(3)IL-8。Hochreiter 等检测了慢性前列腺炎患者精浆中细胞因子 IL-8 的水平,发现患者精浆中 IL-8 的水平与健康对照组相比,显著升高,慢性前列腺炎患者精浆和前列腺液中确实存在细胞因子水平的变化,提示细胞因子可能参与慢性前列腺炎的发病。

Khadra 等也发现前列腺炎患者 IL-8 与症状评分呈正相关。Paulis 等也在慢性前列腺炎患者及精浆中发现 IL-6、IL-8 在 CBP 与ⅢA 型前列腺炎患者中水平升高,而在ⅢB 型前列腺炎患者及对照组中不升高,其推断 IL-6、IL-8 可作为诊断及评价慢性前列腺炎患者的指标。研究发现,NF-κB 活化促进 IL-8 的产生,ⅢA 型 CP/CPPS 患者较ⅢB 型患者精浆中的 IL-8 水平要高,而 IL-8 升高水平与患者症状评分相关。IL-8 是前列腺炎发病过程中的重要炎症介质,IL-8 不仅可作为 CP 诊断、评价治疗效果的可靠指标,而且还可作为ⅢA 型与ⅢB 型的分型鉴别依据。但是也有相关研究显示 IL-8 在慢性非细菌性前列腺炎患者的前列腺液中增高,而在ⅢA 和ⅢB 中无差别。

(4)CXCR8 是中性粒细胞的趋化因子,并能激活中性粒细胞的其他功能,如黏附和杀菌,对活化的 T 淋巴细胞亦有趋化活性,在内皮 T 淋巴细胞转移至表皮炎症损伤处及单核与内皮细胞的黏附具有重要的调控作用;chreiter 等在研究中发现在ⅢA 型及Ⅳ型前列腺炎患者 EPS 中化 CXCR-8 水平显著高于对照组及ⅢB 前列腺炎患者组。

(5)IFN-γ 主要由 Th1 细胞分泌,其介导与细胞毒和局部炎症有关的免疫应答,参与细胞免疫和迟发型发性超敏反应。高菊兴等在前列腺按摩液中测定 IFN-Y 发现,慢性前列腺炎组 EPS 中 IFN-F 浓度明显高于对照组,且分别在 CP 组、CPPS EIA 组、CPPS IEB 组 EPS 中呈下降趋势,其认为 IFN-r 浓度对于 CPPS 面的诊断与分型亦具有重要价值。协刚等应用双抗体夹心法分别对 20 例ⅢA 及ⅢB 前列腺炎患者及 10 例健康对照组患者前列腺按摩液中 IFN-Y 及 TGF 进行测定,研究结果显示ⅢA 及ⅢB 前列腺炎患者 EPS 中 IFN-Y 及 TGF-明显高于正常对照组,而在ⅢA 及ⅢB 之间无显著差异,其认为前列腺液中细胞因子 IFN、TGF-在 CP/CPPS 的病理学改变中可能起重要作用,可作为 CP/CPPS 的诊断依据之一。

**2. 抗炎性因子**

(1)IL-6 是炎症反应的发展发生中具有重要作用的免疫因子,其由单核巨噬细胞、内皮细胞、成纤维细胞等分泌的具有多种生物活性的细胞因子,IL-6 在炎性反应中可促进 B 细胞分化产生抗体,从而促进 T 细胞增殖和 IL-2 的产生,另外 IL-6 还可下调 IL-1 和 TNF-a 等前炎症细胞因子的合成,并且 IL-6 还可抑制 GM-CSF、IFN-Y 等前炎症细胞因子的产生。李响等用电化学发光免疫分析法分别对 52 例ⅢA 前列腺炎患者、38 例ⅢB 前列腺炎患者及 36 例健康志愿者的精浆中 IL-6 的含量进行检测分析,得到 IL-6 在ⅢA 型ⅢB 型前列腺炎患者精浆中显著高于正常健康对照组,并分析结果显示 IL-6 与症状评分呈正相关,其认为检测精浆中 IL-6 含量可作为 CP/CPPS 分型诊断指标,并有望作为评价慢性非细菌性前列腺炎病情程度的分子生物学指标。Stancik 等对 109 例 CP/CPPS 患者分别在治疗前后测定精浆中 IL-6 指标,其发现治疗后 IL-6 指标较治疗前显著降低。且何雄平等也发现 IL-6 在 CP 患者血清中治疗前较治疗后水平高,认为血清中 IL-6 水平也可作为评价 CP 病情及预后的指标。同时 Korrovits 等也发现在Ⅳ型前列腺炎患者精浆中 IL-6 水平较健康对照组水平高,差异显著,IL-6 的测定对了解患者的情况具有重要意义。

(2)IL-4 被人们称为 B 细胞生长因子,是一种可活化的由细胞产生的细胞因子,IL-4 可活化细胞毒性 T 细胞,并对 T 淋己细胞及 B 淋巴细胞的发育及介导体液免疫反应和产生抗体十分重要。张磊等对 76 例阻型前列腺炎患者 EPS 进行监测分析发现化 IL-4 与疼痛症状评分呈正相关。且罗向阳等对 64 例前列腺炎患者与 52 例正常健康人血清中发现 IL-4 水平存在显著差异,前列腺炎患者血清中 IL-4 显著高于对照组,认为 IL-4 对前列腺炎的发生发展其一定作用。而杨士杰等发现在前列腺炎患者前列腺按摩液中 IL-4 水平与对照组无明显统计学差异,其认为 IL-4 在前列腺的炎性反应中可能参与其中,但并不占主要地位。

(3)IL-10 在人体内主要来源单核巨髓细胞和 T 辅助细胞,是一种具有多效应的细胞因子,IL-10 可作用于不同细胞,可产生免疫抑制、免疫刺激和抗炎效应。有关研究发现,患者前列腺分泌物中 IL-10 水平显著高于无症状前列腺炎和正常的健康男性,同时发现减少促炎症因子 IL-6 及增加抗炎症因子 IL-10 后前列腺炎症状会明显好转,认为前列腺炎症状的转归和细胞因子的变化关系密切。有学者发现患者精浆中 IL-10 的水平与患者的疼痛程度呈正相关,夫妻生活可降低精浆中 IL-10 的表达水平,疼痛程度也随着减弱,原因也许是 NGF 与疼痛密切相关,而 IL-10 能够引起 NGF 激活。孙文东等应用 ELISA 法对前列腺炎患者及健康对照组的前列腺液进行测定,研究中发现在 Ⅱ 型及 Ⅲ A 型 CP 患者组中 IFN-Y 和 IL-10 水平分别较正常对照组高,差异显著,而 Ⅲ B 型 CP 患者组 IFN-F 和 IL-10 含量较正常对照组差别无明显统计学意义。

**3. 炎性调节因子**

IL-2 主要由活化的 T 淋巴细胞分泌,其可促进 B 细胞分化,提升其分泌抗体的能力及促进 NK 细胞活性,是免疫调节中的关键细胞因子。段志国等在应用 ELISA 法测定 31 例 CP 患者前列腺液中 IL-2、IL-8 及 IL-10 的水平试验中,其发现 CP 组与对照组比较,IL-2 和 IL-10 含量显著降低。其认为前列腺液中 IL-2、IL-8 及 IL-10 在 CP 的起病过程中炎性反应的发展与发生起重要作用,对诊断 CP 具有重要价值。

他克莫司是一种免疫抑制剂,该免疫抑制剂能竞争性结合支配钙离子内流的碱性磷酸酶,使 T 细胞内 $Ca^{2+}$ 内流减少,进而抑制 T 细胞活性,减少 IL-10、IL-2 等炎性因子的分泌。袁道彰等研究 6 组 CNP 大鼠模型,在接受不同剂量[0.2 mg/(kg·d)、0.8 mg/(kg·d)]及疗程(2 周、4 周)的他克莫司(干扰素)灌胃后,对前列腺形态及 IL-2 表达方面的影响。2 种不同剂量喂食的大鼠,2 周、4 周时前列腺炎症外观都有所改善,精浆及前列腺液 IL-2 表达量皆较未用他克莫司的减少,剂量差异并未对 IL-2 表达量造成影响,但会影响炎症恢复情况。袁道彰认为该药物可以用来治疗 CP。

李树平也发现在 CP 患者中比 IL-2、IL-8、TNF 均有升高,差异显著,同时也认为 IL-2、IL-8、TNF 水平可能在 CP 发生发展过程中起作用,对 CP 的辅助性诊断和分型有一定应用价值。

**(三)T 细胞**

临床研究发现,CP/CPPS 患者 EPS 中具有细胞毒性 T 细胞,此种淋巴细胞不是抗微生物免疫反应的典型细胞,而是经常出现于自身免疫性炎症,或者是损伤组织重塑过程中;来自 CP/CPPS 患者 T 细胞对来自正常无症状男性或精囊闭锁患者精液抗原具有增殖反应,但是对来自精液捐献的抗原却无反应。

有研究发现,14 名 CP/CPPS 患者中有 5 名患者 T 淋巴细胞对前列腺特异性抗原有增殖反应,而对照组 T 细胞则无增殖反应;且患者 T 细胞对 β-微精蛋白和前列腺酸性磷酸酶无增殖反应;除对来自其他男性精浆具有反应外,患者 T 细胞对自身的精浆亦有增殖反应(与对照组比较);34% 的 CP/CPPS 患者有明显的针对前列腺抗原的细胞免疫反应,且淋巴细胞能够对已知的前列腺抗原如 PSA、PAP 有增殖反应;另外,淋巴细胞培养上清液中抗原特异性水平上升,说明 CP/CPPS 患者有 Th 细胞调节的抗原特异性免疫反应,如上研究结果说明 CP/CPPS 可能与自身免疫反应有关。

Dimphy 等研究鉴定出与 CP/CPPS 有关的自身免疫反应抗原 MAD-PRO-34,62 例患者中有 6 例鉴定出此种抗原,而对照组 71 例无一例鉴定出此种抗原,此种抗原是一种核仁自身抗原。另外一种抗原 NY-CO-7 在患者组中鉴定出 7 例,对照组中 3 例,上述两种抗原均被认为是自身抗原 NY-CO-7 是在大肠癌患者血清中发现的,MAD-PRO-34 在间质性膀胱炎和前列腺癌血清中发现,这些都说明 CP/CPPS 与自身免疫性反应有关。

前列腺按摩后细胞学分析,在无感染证据情况下,发现单核巨噬细胞、T 细胞、B 细胞;在 CP/CPPS 患者前列腺液中可以测到活化的巨噬细胞无论精液及 EPS 中有无白细胞存在,CP/CPPS 患者的生殖道分泌物内 TNF、IL-1、IL-6 升高;同时,TNFa、IFN 能够在精浆中检测到,说明精浆局部存在针对前列腺的特异性免疫反应,因为精浆含有丰富的前列腺液可以假定,这部分前列腺炎由针对生殖道自身抗原的适应性免疫反应调节。CP/CPPS 患者细胞因子多态性研究报道,CP/CPPS 患者有低 IL-10 基因型;健康男性循环中有不分泌 IFN 的特异性的前列腺特异反应细胞分泌 IL-10,作为调节性细胞因子;患者具有 Th1 细胞型免疫反应倾向,伴随 T 细胞增殖反应和前列腺特异的 IFN-r 分泌,后者与在啮齿类 EAP 研究中的发现类似,这一结果支持 CP/CPPS 的自身免疫机制,并增强了这些模型在研究人类 CP/CPPS 中的可靠性。CP/CPPS 体液免疫研究发现,EPS 前列腺组织内总 IgA、IgG 和未知的特异性微生物升高;前列腺外周带 IgM 沉积增加。

在 CP/CPPS 患者精浆和血浆中检测到针对前列腺的特异性抗体,但是患者组和对照组之间无显著性差异。在其他一些研究中,有细胞免疫反应,但是针对前列腺的特异性抗体却不能检测到;CP/CPPS 患者前列腺组织病理学检测显示只有 33% 有白细胞存在;CP/CPPS 患者前列腺组织免疫组化检测发现,腺泡内浸润的 T 细胞主要为细胞毒性 T 淋巴细胞;而且发现,浸润状况与精液中炎症因子相关,再次提示前列腺内存在自身免疫性炎症反应,可以在精液中检测到,但是并不是所有的 CP/CPPS 患者均有自身免疫反应,而是仅仅部分患者被证实有自身免疫因素参与。CP/CPPS 患者群是一个非均质的群体,所有具有慢性前列腺炎症状而且没有感染证据的患者均属于 CPPS,因而患者可能具有不同的病因。

T 淋巴细胞作为机体免疫系统功能的重要方面,介导的细胞免疫反应是机体免疫系统具有识别、活化、辅助、抑制和杀伤功能的一大细胞群发生的反应,在机体的细胞免疫和体液免疫诱导中均有重要作用。辅助性 T 细胞(CD3$^+$、CD4$^+$)和胞毒性 T 细胞(CD3$^+$、CD8$^+$)是细胞免疫中的主要组成部分,且 CD4/CD8 的比值是反映机体免疫功能的一项重要指标,CD4/CD8 的比值偏低则代表患者免疫功能低下。T 淋巴细胞可分为不同的亚群,CD4$^+$ 代表辅助性 T 淋巴细胞,有协助 B 淋巴细胞产生抗体和辅助其他 T 淋巴细胞亚群的功能;

$CD8^+$、杀伤性 T 淋巴细胞,有抑制淋巴细胞产生抗体和抑制其他淋巴细胞的功能。相关研究显示,$CD4^+$ T 细胞在自身免疫性前列腺炎中可能起着重要作用,可引起免疫反应,导致前列腺组织的免疫性损伤。T 淋巴细胞可分为不同的亚群,其中 $CD4^+$ 代表的是辅助性 T 淋巴细胞,其具有协助 B 淋巴细胞产生抗体并同时辅助其他 T 淋巴细胞亚群的功能;$CD8^+$ 则是一类具有抑制、杀伤性的 T 淋巴细胞,其具有抑制淋巴细胞产生抗体并同时抑制其他淋巴细胞的功能。

$CD4^+/CD8^+$ 的比值是评估机体免疫状态的一项重要依据,Siiri 及其同事在实验性 CP 动物模型中发现 $CD4^+$ 细胞在前列腺炎的发展中起到重要作用,$CD4^+$ 活化后不仅具有抑制 $CD4^+$ 和 CD8 细胞的活化和增殖的功能,同时还具有可抑制组织内由于 T 细胞免疫杀伤过度所致的免疫性损伤的功能,因此 $CD4^+CD25^+$ 具有下调及抑制免疫的功能。孙涛等在热淋清对 Wistar 大鼠检测 $CD4^+$、$CD8^+$ 在自身免疫性慢性前列腺炎前列腺组织内的影响中发现在低剂量热淋清治疗后,Wistar 大鼠前列腺组织内 $CD4^+/CD8^+$ 细胞比例较模型组较低,$CD4^+/CD8^+$ 细胞降低可减轻大鼠前列腺炎反应。另有学者的实验结果显示 $CD4^+$ 及 $CD4^+/CD8^+$ 在治疗后较治疗前降低,$P<0.05$,且治疗后症状好转显著,其原因可能是当调节前列腺炎患者全身免疫情况下致使局部的免疫强度降低并趋于正常,使长期因免疫损害的前列腺的症状得到缓解。韦超等应用免疫组化法检测慢性前列腺炎大鼠模型,发现实验组前列腺组织中 CD4 细胞及比 IL-6 细胞因子较对照组高,由此推断 CD4 淋巴细胞所介导的自身免疫反应可能在慢性非细菌性前列腺炎发病的机制中起到重要作用。$CD4^+$ T 淋巴细胞参与大多数由自身免疫引起疾病的发生,其基本作用是 $CD4^+$ 在组织中释放一些细胞因子,致使组织的血管通透性增高,导致该部位组织发生炎性反应,造成组织损伤。SuH 及其同事在实验性 CP 动物模型中发现 $CD4^+$ 在介导机体外周免疫反应和保持自身免疫耐受中起了关键的作用,$CD4^+$、$CD2^+$、Tr 活化后不仅能抑制 $CD4^+$ 和 $CD8^+$ 细胞的活化和增殖,还可抑制组织内由于 T 细胞免疫杀伤过度所致的免疫性损伤,因此 $CD4^+$、$CD25^+$ 是具有下调及抑制免疫的功能。

**(四)其他**

(1)一些病原微生物与免疫反应有关。例如,沙眼衣原体能够诱导 T 细胞释放干扰素,促使抗精子抗体的产生;大肠杆菌感染泌尿生殖道后能引起机体产生抗精浆免疫抑制物抗体(SPIM-Ab),SPIM-Ab 能与 SPIM 形成免疫复合物,激活补体系统,对精子和受精卵产生免疫损伤,干扰生育。

(2)前列腺分泌一种分子量为 94kD 的 Fc 受体结合蛋白,它具有耐热特性。该蛋白能影响抗体介导的杀伤作用和巨噬细胞的吞噬作用。它是调节女性生殖道免疫应答,保护精子免遭破坏的因子。

(3)Koadak 等人通过体外细胞实验,发现 PSA 能通过诱导 CD14 单核细胞分泌某种可溶性物质,进而使 NK 细胞释放 IFN。活化 PSA 能有效降解层粘连蛋白、明胶、纤维蛋白原和巢蛋白等细胞外基质(ECM)成分,从而有利于免疫炎症细胞透过黏膜、血-前列腺屏障等而发生浸润,发生免疫炎症反应的过程。

研究发现,慢性前列腺炎患者血清 PSA 较正常组升高,并与前列腺液中白细胞计数正相关,可能原因是 PSA 的蛋白酶活性导致 ECM 降解及组织损伤,导致 PSA 入血增加。这些都提示了前列腺液中 PSA 与慢性前列腺炎相关。

(4)IgG 在患者前列腺组织及血清和 EPS 中分布密集,CD64 既为 Fc 段受体。CD64 与 Fc 段的结合可促使体液免疫和细胞免疫相互协调,根据需要转变为相应的免疫模式。CD64 在具有抗原加工、传递作用的细胞(APC)(如树突状细胞、单核细胞)表面存在较多,健康状态下极少在白细胞表层出现,且在中老年、青少年男性中的表达无明显差别。中性粒细胞 CD64 对细菌感染反应敏锐,嗜碱性粒细胞释放的 IL-10、IL-12、γ-干扰素、补体裂解产物等会对中性粒细胞产生刺激,其表面的 CD64 会显著增多。新近产生的 CD64 与其对应受体结合,加速细胞吞噬、细胞因子的产生与释放、细胞溶解、细胞毒作用等免疫反应进程。4~6 h 便可观察到此现象。利用 CD64 可迅速增多的特点,临床可以依此来界定细菌感染的有或无。

(5)上皮生长因子(EGF)在 CP 患者中也有致不育的作用。EGF 在精浆中的含量在行输精管结扎术前后没有明显的差别,说明 EGF 来源于前列腺。精液中 EGF 的含量与锌的含量存在密切的关系。Fuse 等人认为,EGF 是前列腺功能的一个可信指标,EGF 可能是通过影响精浆中的含锌量导致不育,但具体机制仍不清楚。

## 二、机制研究

### (一)AsAb 的影响

(1)CP 患者产生 AsAb 的可能机制为:局部组织屏障遭到破坏,导致精子抗原与免疫系统接触,从而产生 AsAb。人精子可能与 CP 患者的病原体如大肠埃希菌、解脲脲原体等存在交叉抗原。AsAb 包括 IgG、IgA、IgM 三种类别,其中 IgM 主要作用于精子头部,封闭顶体位点,阻碍顶体酶释放,抑制顶体反应,从而使精子不能穿越卵子外包裹的各层屏障。

(2)AsAb 可从多个方面影响生育:影响精子运动,阻止精子获能;阻止精子向宫颈管迁移;阻止顶体反应;阻止精子穿入并溶解卵透明带;阻止精卵结合。参与细胞免疫的主要是炎症细胞产生的细胞因子,除了非炎性骨盆疼痛综合征外,其他各型 CP 患者的前列腺液中都可有炎症细胞,主要是多形核白细胞、淋巴细胞、巨噬细胞、炎症细胞能产生多种细胞因子。细胞因子可能直接或间接影响精子的功能而影响生育:作为递质进行信号传导,激活 STAT 蛋白并使之磷酸化,从而影响精卵结合。细胞因子和 ROS 通过相互作用来介导炎症的毒性反应。细胞因子的前体物质增加精子细胞膜的脂质过氧化。TNFa 产生细胞免疫和内皮损伤,诱导 AsAb(特别是 IgA)的产生。

(3)关于 CP 患者 AsAb 升高的原因,目前的解释为:①可能是 CP 时,前列腺小管关闭不全,在射精时造成精液反流,诱发 AsAb 产生;或由于炎症病灶的存在引起免疫屏障破坏,精子抗原暴露,在体液中出现相关免疫抗体。②病原体感染时,局部生殖道产生针对病原体膜上糖类的抗体形成,后者与精子表达的糖类起交叉反应,以及 CP 局部细胞免疫力下降、体液反应升高,有利于 AsAb 的产生。③CP 患者前列腺局部细胞免疫功能降低,体液免疫反应增强,可以促进 AsAb 的产生。

(4)AsAb 导致不育的具体机制详见第二十一章内容。

### (二)自身免疫反应

临床和动物实验研究均证实,在 CP 发病中,自身免疫机制起着重要作用。Nickel 认为,慢性前列腺炎可能是继发于某些未知的抗原或与自身免疫反应相关的炎症反应。研究发现,ⅢB 型患者血清和精液中白细胞介素、补体和免疫球蛋白的浓度升高,前列腺活检组织中发现腺泡内 T 细胞浸润和相关炎症反应。

国内学者研究表明,CP 以明显的 Th1 细胞优势分化为特征,Th1/Th2 向 Th1 偏移,并认为 CP 是主要以 Th1 细胞为主介导的自身免疫疾病。Shortliffe 检测 CP 患者的前列腺按摩液中的 IgA、IgG 含量,发现其含量明显高于正常对照组,说明 CP 可能与免疫功能失调有关。Ponniah 等研究发现,CP 患者存在着正对 PSA 的增殖性 CD4T 淋巴细胞反应,推测前列腺产生的 PSA 可作为自身抗原性物质,刺激机体产生抗体,进而进一步对前列腺组织造成损害。范治路等研究 CAP 患者的精液和前列腺液中的免疫球蛋白表达情况,发现 IgG、IgA、IgM 表达水平增高,而免疫抑制因子(IAP)在 CP 患者前列腺液中表达明显低于正常对照人群,说明 CP 患者存在着免疫功能失调。Batstone 等研究 CP 患者和正常对照组外周血 T 细胞对精浆蛋白增殖反应,发现 CP 患者对同种或自体精浆 T 细胞增殖反应发生率明显高于正常对照组的增殖反应,这项研究有力地支持了自身免疫学说。陈国宏等学者成功使用免疫法诱导大鼠 CP 模型成功,并测定了 IL-1β、IL-6、趋化性细胞因子巨噬细胞炎性蛋白(MIP)、环氧化酶-2(COX-2)和一氧化氮合成酶(iNOS)合成的炎性基因在不同时期的表达,发现很大差异,这就从动物模型角度说明 CP 可能是与自身免疫相关的疾病。

Motrich 等研究 Ⅱ 型前列腺炎和 Ⅲa 型前列腺炎患者,发现 Ⅲa 型患者存在针对 PSA 或 PAP 的 T 淋巴细胞增殖反应,伴 IFN-γ 水平明显升高,并且这些患者精浆中 IL-1β、TNF-α 水平明显升高,认为这些细胞因子参与了 Ⅲa 型前列腺炎局部炎症反应。高菊兴等在研究 EPS 中 IFN-γ 与慢性前列腺炎之间的关系,发现 CP 患者 EPS 中 IFN-γ 浓度明显高于正常对照组,并且按 CBP 组、CAPⅢa 组、CAPⅢb 组的顺序依次呈现下降趋势,说明 IFN-γ 在 CP 的发病过程中起了重要作用,并且可以根据检测 IFN-γ 水平来进一步对 CP 进行分型,对临床 CP 诊断及分型具有重要价值。Motrich 等在研究自身免疫性前列腺炎小鼠模型时,发现敲除 IFN 信号级联转录因子干扰素调节因子-1(IRF-1)、信号转导和转录激活因子-1(STAT-1)的小鼠对自身免疫性前列腺炎具有免疫力,其前列腺组织中 IFN-γ 表达水平较低,组织无白细胞浸润及炎性改变,说明了 IFN-γ 在 CAP/CPPA 的发病过程中发挥重要作用。国内学者研究自身免疫性前列腺炎大鼠前列腺 IFN-γ 水平发现,明显高于正常对照组,予以治疗后 IFN-γ 水平降低。

有学者通过成功构建小鼠慢性自身免疫性前列腺炎,测定其前列腺组织 IL-17 的 mRNA 的表达,发现造模组的 Th17 淋巴细胞明显增多,IL-17 的 mRNA 的表达量明显高于正常对照组,认为 Th17 淋巴细胞及其主要细胞因子 IL-17 参与了免疫性前列腺炎的发病过程。另有学者研究发现,IL-17 在正常前列腺组织极少表达,在研究经尿道前列腺电切术(TURP)切除的前列腺组织中发现在合并前列腺炎的前列腺增生(BPH)中 IL-17 mRNA 表达明显高于单纯 BPH 组。提示 IL-17 可能在前列腺炎的发生发展中发挥重要作用。

### (三)CP 导致免疫反应的表现

CP 患者局部的免疫反应可以明显增强。炎症病灶的存在可以引起免疫屏障的破坏,精子抗原暴露,最终可以在体液中产生相关的免疫抗体和免疫细胞浸润。CP 诱发的自身免疫反应性损伤,主要包括体液免疫和细胞免疫两个方面。

**1. 体液免疫异常**

促进抗精子抗体的产生已经有大量的研究报道,CP 合并不育的患者循环及局部 AsAb 阳性率及抗体滴度明显高于一般的不育患者。研究证实,CP 不育者 AsAb 滴度升高且以精浆中为主,主要为 IgA。而 CP 不育组中,精浆 AsAb 阳性患者的精子活力明显低于阴性患者。精浆 AsAb 阳性率在 CP 不育组中高于 CP 生育组,更高于正常生育组,但在 3 组的血清 AsAb 阳性率无明显差别,提示精浆 AsAb 与不育的关系密切而血清中的 AsAb 与不育关系不大。

**2. 细胞免疫异常**

30%～60% 的非感染性慢性前列腺炎患者体内存在一些针对自身前列腺抗原的细胞免疫反应,PSA 和前列腺酸性磷酸酶等抗原能够激发淋巴细胞的增殖反应,并同时增加培养上清液内的 IFN 水平。Motrich 对 44 例 CP 患者检测前列腺和精囊标志物、抗精子抗体(AsAb)、炎症促进细胞因子(TNF、IL-1),结果发现最严重的精液质量异常出现在非感染、但有自身免疫反应者,并且在精浆中出现高水平的炎症促进细胞因子,结论认为:存在针对自身前列腺抗原细胞免疫反应,以及炎症过程造成了 CP 患者精液质量明显异常,并降低男性的生育能力。

细胞免疫异常主要表现在细胞因子含量的变化方面。细胞因子是睾丸内各种不同细胞间繁杂的局部调节和信号传导的重要因素,以自分泌、旁分泌或内分泌形式直接或者间接影响睾丸内环境,对精子的发生和功能具有重要意义。正常条件下生殖系统内的免疫细胞、间质细胞、支持细胞及生殖细胞可以分泌 IL-1、IL-2、IL-6、IL-10、IL-11、IL-12、TNF 及 TGF 等,它们具有胞内信号的传导作用,能够调节生殖细胞的生长与分化,对生殖系统的神经内分泌、睾丸功能乃至精子发生都有重要的调节作用,同时也维持调节着睾丸局部的微循环。在生殖系统内的细胞因子可以实现相互调节,其中 TNF 及 TGF 可调节激素生成、生精及精子功能,而 IL-10、TGF 可为精子提供免疫庇护。新近又发现精浆中 IL-10、IL-12 等水平与精子总数呈正相关。

致病因素诱发 CP 后,可以活化机体防御系统,局部免疫细胞活化,使得各种细胞因子分泌增加,参与 CP 的发生发展和转归,并可能对精子产生一定的不良影响。CP 者经常出现的细胞因子水平的改变包括 IL-1、IL-6、IL-8、IL-10、TNF 等。IL-8(早期)趋化 WBC;IL-6(中晚期)抑制炎症反应。Everaert 研究发现,细菌、病毒、白细胞、Ros、细胞因子、免疫异常等应该被看作是诱发男性不育的共有因素,即使在清除了病灶之后,感染、损伤等因素均可以造成持久的前列腺或盆底组织器官的炎症,并可以通过细胞因子的作用影响男性的生育能力。

细胞因子对精液质量的影响,文献报道结果并不一致。研究证明,白细胞产物如干扰素/肿瘤坏死因子、淋巴因子等对精液质量有明显的影响。生殖道感染时,巨噬细胞分泌 IL-1、IL-6 和 TNF 增多,可通过多个层面影响男性生殖功能,IL-1 可干扰鼠下丘脑和垂体促性腺激素和类固醇的分泌；IL-1 和 TNF 能直接抑制小鼠睾酮合成所需的两种细胞色素酶 P450oscc 和 P450c17，降低血清睾酮水平；TNF 可以体外调控培养的睾丸支持细胞的芳香酶活性，导致睾丸内雄雌激素比例改变，影响生精功能；IL-1 和 TNF 还能激发人精子活性氧的产生，导致精子膜脂质穿孔。白文俊等发现成熟精子能够合成分泌 IL-1 和 TNF，并可能通过自分泌作用对自身发挥效应。CP 患者精子中 TNF-mRNA 表达显著低于正常生育者，与此相关 CP 患者的精液量、精子活动百分率及精子正常形态百分率均显著低于正常生育者。推测精子活动能力下降与炎症存在时免疫细胞因子增多及精子本身 TNF 合成减少有关，其发生机制及意义有待于进一步研究。

### 三、慢性前列腺炎对生育能力的影响

研究结果多数认为，慢性前列腺炎对男性的生育能力具有明显的不良影响，并可通过多种机制来影响男性的生育能力，但近年来的一些研究结果却产生了不同的结果，目前争论还在持续，尚无结论性意见。

国内外学者在 CP 患者致精液质量异常的报道不完全一致。王强等报道，68 例慢性细菌性前列腺炎的精液分析结果，精液量、精子密度、精子活动率均降低。程怀瑾对 106 例婚前检查的男子前列腺液（EPS）内 WBC≥10/HP 者共 31 例，这些男子的精液液化时间延长、pH 值增高、精子密度降低、精子存活率显著降低。在 Schoor 的综述性文章中，许多国外研究者都认为精液质量异常与（主要是感染性病因的）慢性前列腺炎有关。Leib 等发现，慢性非细菌性前列腺炎（CP）可以引起精子形态和活力改变；Menkveld 等也证明，CP 患者可以出现显著的精子形态异常；Henkel 等发现，无论是ⅢA 型或ⅢB 型前列腺炎，都可能通过活性氧（ROS）的破坏作用或精浆抗氧化能力的降低等机制来影响精子的顶体功能。但是 weidner 等报道，在 CP、前列腺痛及健康对照者中的精液质量无显著性差异，他们观察 32 例 11 型 CP、102 例ⅢA 型 CP、142 例ⅢIB 型 CP、42 例健康志愿者，在精子密度、形态、活动力方面均无差别。Pasqualott 等比较了正常组与前列腺炎组患者的精液，没有发现两组人群总精子数及精子形态的差别。

Ludwig 等分析 112 例具有临床症状的慢性骨盆疼痛综合征（CPPS）患者，EPS 和精液内增高的 WBC 作为炎症的直接证据，但是炎症对于精子总数、密度、活动率、活力和形态均没有不良影响。白文俊等的研究发现，尽管 CP 患者的部分精液参数可能较正常生育者明显降低，但尚未发现其对患者的生育能力有明显影响。

因此，与一般人群中的慢性前列腺炎相对比，CP 在男性不育症中相当普遍；有临床症状的少见，且症状轻微；细菌性 CP 少见，与其他类型前列腺炎发生情况相似；CP 可以使精液不液化，从而影响精子活动能力，但 CP 对精液的其他参数影响不明显。

### 四、总结

综上所述，免疫机制参与了慢性前列腺炎的发生、发展，并且对慢性前列腺的分型、症状及疗效的评估有临床意义，也为联合使用免疫调节药物治疗慢性前列腺炎打开了一条新思路，慢性前列腺炎的发生是一个复杂的过程，多个指标可能都参与到炎症的发生，综合深入

研究 CP/CPPS 的起病原因和发病机制对 CP/CPPS 的治疗有助于更深刻地理解。

# 第二节　慢性前列腺炎的诊断和治疗

## 一、诊断

包括详细询问病史和临床症状、体格检查、尿液与前列腺液分析,依据现代检查手段进行必要的选择性辅助检查。对于慢性前列腺炎的诊断,尽管可以通过临床症状而初步推断,但必须在进行广泛的检查并排除其他的泌尿系统疾病与异常后才能够确定,因此往往是排除性或缺陷性诊断,分类诊断系统的依据也是排除方法,即缺乏其他类型前列腺炎的阳性特点。

### (一)临床表现

慢性前列腺炎的临床症状复杂,受到社会背景、医疗条件、医生的经验及患者心理因素等多方面影响。

(1)排尿异常和局部疼痛是主要和常见症状。排尿异常主要表现为时轻时重或反复发作的尿道灼热或疼痛,排尿不适、尿频、尿急、尿痛、尿等待、尿滴沥及排便。排尿后出现"滴白"现象,多饮水后尿量多时症状可减轻。前列腺周围区域的疼痛是主要症状,并显著地降低了患者的生活质量。NIH 的慢性前列腺炎症状指数(NIH-CPSI)在临床上广泛使用,一共有 9 个问题,可以研究前列腺炎的 3 个重要症状:疼痛、排尿异常和对生活质量的影响,具有客观、简单、方便、快速为患者接受等特点。

(2)多数患者可表现为性心理异常,同时伴有性欲降低、性功能减退;有些患者可发生不同程度的痛性勃起和射精痛、频繁遗精、勃起功能障碍、早泄,偶尔出现血精现象。尽管前列腺炎可通过多种途径和机制影响男性的生育能力,但因前列腺炎直接导致的不育还不多见,两者的关系有待深入研究。

(3)一些患者存在明显的精神心理负担和人格特性的改变,可有失眠、多梦、头晕、记忆力减退、注意力不集中、疲乏无力、焦虑、精神抑郁、情绪波动等。

### (二)体格检查

(1)全身检查主要了解患者的一般情况,并进行鉴别诊断或对伴发疾病的诊断。

(2)局部检查主要是进行前列腺的直肠指检(DRE)。前列腺触诊常采用经直肠指检法,进行 DRE 时,应该注意前列腺的大小、质地或硬度、温度。中央沟有无变浅或消失、表面是否光滑、有无结节波动感、触痛及其程度、表面充血情况。正常成年男性的前列腺如栗子般大小、边界清楚、质地中等、表面光滑无结节、无触痛,中间呈沟形,两侧的肌肉韧带无触痛和张力。

慢性前列腺炎患者的前列腺通常可有不同程度的增大和充血感,质地可以软或坚硬;存在严重的感染时,可有前列腺明显或剧烈的触痛;对于病程较长或采用不适当局部治疗的慢性前列腺炎患者,前列腺可以不大或一定程度的缩小、质地硬、形状不规则等;多数慢性前列腺炎患者直肠指检时触及肛门、前列腺侧韧带和肌肉可能引起患者不适,但前列腺一般无明显压痛或仅有局限性压痛;触诊的前列腺疼痛、肿胀或硬度并不一定存在对称性,在疼痛明显的一侧或双侧前列腺上往往可触及一个或多个结节,结节疼痛的情况明显重于其周围的前列腺组织。

### (三)辅助检查

**1. 实验室检查**

对前列腺炎的客观诊断要依据前列腺特异性分泌物的化验及培养结果。但与无症状的对照人群相比,实验室检查的许多重要参数(细菌培养和白细胞的定位诊断等)与患者症状的持续、频度和严重程度并无明显的相关性,而且这些参数不能准确地区分两者,使得检验诊断面临尴尬。因此,对诸多实验诊断方法的重要性还没有得到充分肯定,需要重新评价,同时要不断探索新的诊断策略。

(1)前列腺按摩液检查:挤压前列腺分泌物(EPS)的细胞学检查是最常用的诊断方法,主要通过 EPS 内的卵磷脂小体、红细胞、白细胞或脓细胞的数量判断前列腺是否发生炎症及其程度,协助对前列腺炎的临床诊断。EPS 外观呈现乳白色稀薄液体,内含的卵磷脂小体≥30 个/HP、白细胞数<10 个/HP、无脓细胞、无或偶见红细胞,并可见到少量的上皮细胞、精子或淀粉样颗粒,表示前列腺未发生微生物感染或不存在前列腺的炎症,认为是正常的 EPS。慢性前列腺炎患者内的卵磷脂小体明显减少、白细胞数>10 个/HP、脓细胞增加,表示前列腺存在炎症反应。

(2)尿液检查:尿液检查对急性细菌性前列腺炎的诊断具有参考价值。由于发现在慢性前列腺炎患者的分段尿液、按摩前列腺后尿液及精液中部存在明显的炎症,因此拓宽了人们对该病的认识,并通过对分段尿液白细胞计数判断炎症和感染病原体的可能来源部位,尤其当 EPS 难以获得时,分析前列腺按摩后尿液可以作为诊断慢性前列腺炎的可靠指标。

(3)精液检查:前列腺液是精液的重要组成部分,精液是研究泌尿生殖系统疾病时较易获得的体液,前列腺病理生理变化可以影响精液的某些成分,从而可以通过分析精液中某些成分的变化诊断和鉴别诊断前列腺疾病,尤其是在提取 EPS 比较困难时,对精液的检查可以起到重要的补充作用。

**2. 影像学检查**

影像学检查对前列腺炎的诊断具有一定的辅助作用,主要用于鉴别诊断,其中的超声检查具有简单、经济等特点,应用较多。有条件的医疗机构最好应用经直肠超声,其诊断符合率较高。

## 二、鉴别诊断

由于前列腺炎的临床表现错综复杂,且不具备特征性的临床症状,因此与相关疾病容易混淆而误诊,应做好鉴别诊断。鉴别诊断的主要内容就是要排除前列腺的其他疾病和前列腺外的疾病,包括泌尿生殖系统其他部位来源的感染、非特异性尿道炎、间质性膀胱炎、表浅性膀胱肿瘤、前列腺肿瘤、前列腺增生、慢性附睾炎、神经官能症等。

### 三、治疗

治疗是慢性列腺炎的重点和难点,尽管慢性前列腺炎的治疗方法众多,但多是经验性的治疗,与循证医学的要求相去甚远,治疗结果并不令人满意,目前尚没有统一、规范的治疗方案。由于可能存在多种病因和发病机制,在选择前列腺炎治疗方法时多倾向于根据病情及个体化的原则,同时选择多种疗法的综合治疗措施。治疗过程中还要不断地复查和定期随访,根据病情变化采取相应的措施,预先告知患者该病的预后,使其能够对自身疾病及其转归有一个清醒的认识。

#### (一)全身治疗

**1. 抗生素**

目前普遍接受的抗生素治疗规范化原则包括:①慢性前列腺炎的急性发作。②慢性细菌性前列腺炎。③细菌培养阴性的慢性炎症性前列腺炎患者存在临床、细菌学或免疫学证据支持感染存在。④对于急性前列腺炎、慢性细菌性前列腺炎的急性发作期或发热的慢性前列腺炎患者,可以立即应用抗生素,否则应该首先进行全面详细的检查,明确诊断后再启动抗生素治疗。⑤抗生素治疗的最短时间是 2～4 周,如果症状没有改善,则应该停止治疗而重新考虑诊断和治疗方案;如果症状改善,则应该至少继续进行 2～4 周的治疗以取得临床治愈并有望彻底清除病原体。⑥抗生素治疗时间不应该超过 6～8 周。⑦根据抗菌谱及药动学特点,推荐应用喹诺酮类抗生素,磺胺类药物也可以应用,但由于后者的不良反应而限制了其广泛应用。

**2. 肾上腺素能受体阻滞药**

选择性作用于后尿道、膀胱颈、前列腺部的肾上腺素能受体阻滞药,能解除膀胱颈及前列腺部尿道痉挛,增加尿流率,促进膀胱排空,减低尿道闭合压,防止前列腺内尿液反流;同时作用于盆底交感神经,解除盆底肌痉挛,缓解会阴及盆底紧张性肌痛。肾上腺素能受体阻滞药包括哌唑嗪、特拉唑嗪、多沙唑嗪、盐酸坦索罗辛等。一般起效时间在 1～5d。多数患者对药物治疗都反应良好,但中断用药后症状易复发,所以持续用药是必要的,国外主张连续服用 6 个月以避免症状反复。肾上腺素能受体阻滞药对前列腺和血管系统具有相似的选择亲和性,因此使用肾上腺素能受体阻滞药可能会对血管系统和膀胱颈产生一定影响,要注意直立性低血压和射精障碍的发生。

**3. 抗感染治疗**

抗炎药治疗慢性前列腺炎的疗效令人鼓舞,是短期二线治疗的合理选择。无论是短效的非甾体类抗炎药(NSAIDs)或是环氧合酶-2(COX-2)抑制药,在改善前列腺炎症状中都越来越显示出优势,且不良反应轻微。虽然塞来昔布、罗非昔布和伐地考昔等药物有心血管危险,但在尚未出现更加安全有效的药物前提下,COX-2 抑制药仍应该继续谨慎用于最合适的患者,并注意监测和随访,它毕竟比传统的 NSAIDs 能够带来更多的益处。

**4. 镇痛治疗**

尽管使用镇痛药治疗前列腺炎的临床和基础研究缺乏,但部分医生和患者仍然乐于接受镇痛药治疗,尤其是对于以疼痛为主要症状的前列腺炎患者。对神经损伤或中枢敏感的患者,神经性镇痛药、三环类抗抑郁药可能有帮助。对盆底肌紧张性肌痛患者应用肌肉松弛药(地西泮等)类药物有一定疗效。平滑肌松弛药(黄酮哌酯)也可缓解症状。

**5. 精神心理治疗**

由于相当数量的患者伴有明显的情绪障碍,可以配合调整精神紧张和抗焦虑的药物,甚至可能成为主要治疗手段。然而,在前列腺炎患者中广泛推荐使用抗抑郁药物的时机还不成熟,该类药物的不良反应也限制其使用。所以,对药物治疗无效或具有明显心理问题的患者,最好与心理或精神科医生联合进行心理治疗,可能获得较好的效果。

**6. 功能整体医学和互补替代医学**

通过身心医学咨询、饮食改善、生活习惯调整、植物药治疗、维生素与矿物质供给、营养成分补充等手段来预防和辅助治疗慢性前列腺炎,取得了一定的效果,但其治疗经验有待总结,目前还不属于传统医学或主流医学范畴。互补替代医学主要包括饮食、营养补充(草药制剂、维生素、矿物质、氨基酸),也包括减轻紧张焦虑的方法(瑜伽等)、针灸、运动疗法等。近年来植物药疗法治疗前列腺炎得到广泛关注,并受到患者的普遍欢迎,较盛行的植物药包括锯叶棕、舍尼通、戊聚糖多硫酸钠、槲皮酮等。经验性地应用抗氧化剂或自由基清除剂可能会有一定的疗效。补充微量元素锌的疗法也获得了一定的效果。

**7. 激素类药物**

(1)抗雄激素治疗:使用 5a 还原酶抑制药阻断雄激素,可减轻前列腺的水肿和压力从而减轻症状及减少前列腺腺管内的尿液反流、缩小前列腺组织的体积而使炎症局限化,尤其对合并良性前列腺增生者更为有利。

(2)小量雄激素制剂:睾酮可能对前列腺功能具有直接的保护作用,补充睾酮可以提高性欲、改善性功能、增强机体的一般抗病能力和各个系统器官的功能,还可以增加附属性腺的分泌,因而可以加速前列腺内新陈代谢,改善内环境,促进引流和局部炎症消退。

(3)抗雌激素治疗:雌激素活性可以触发巨噬细胞和白细胞迁移到炎症部位,并因此扩大了组织损伤程度,是阻断雌激素作用来对抗前列腺炎症的依据。

**8. 其他疗法**

(1)M 受体拮抗药/抗胆碱能神经药物:舍尼亭(酒石酸托特罗定)是一种新型、强效的M 受体拮抗药,用来治疗膀胱过度活动症,在改善慢性前列腺炎患者的排尿症状方面具有明显效果。

(2)降低尿酸:具有降低血清和尿液内尿酸作用的别嘌醇对前列腺炎具有一定的治疗作用

(3)类固醇激素与免疫抑制药:由于某些食物和药物可能成为致敏原而诱发前列腺炎症状,对这类患者同时应用抗过敏药物可能有一定的效果。

**(二)局部治疗**

局部治疗可作为全身用药治疗效果不佳的又一种选择,包括局部用药、前列腺热疗、生物反馈、前列腺按摩等在内的多种微创疗法。

**1. 前列腺按摩**

适用于因性活动减少造成的前列腺淤积者,尤其是经过经超声检查前列腺存在明显充血水肿者,但是对前列腺具有广泛钙化的患者治疗效果不佳。按摩的力量在患者可以忍受的范围内逐渐加大,但是操作应该轻柔谨慎,避免破坏前列腺腺泡的完整性,以免加重炎症。一般每周 2～3 次,持续 1～2 个月或更长时间。

**2. 生物反馈**

生物反馈是应用功能调节和训练的方法达到改善和协调局部肌肉和脏器功能状态的一种自然疗法,经常用来治疗慢性前列腺炎并取得了一定效果。

**3. 局部用药**

(1)前列腺内直接注射:经直肠、经会阴、经耻骨后和膀胱镜下经尿道的四种途径都可选择,各有利弊,治疗时要因人而异,根据操作者的技术熟练程度和患者意愿选择,治疗药物应该根据患者的病情而有所不同,做到治疗方案个体化。一般每周 1～2 次,连续 4 次为 1 个疗程,1 个疗程不应超过 10 次,每次前列腺两侧叶可同时注药,亦可交替注入。多数患者能够耐受注射时的轻微疼痛,个别患者出现穿刺局部不适,但多为一过性,无须特殊处理,极少发生严重并发症。

(2)经尿道加压注药法:三腔双囊或四腔双囊导管是一种硅橡胶制品,可以使尿道内、外口闭死,在导管与前列腺开口的接触部位开数个小孔,当注入药物时,靠一定的压力,促使药液反流入前列腺导管内,继而进入腺体内。适用于病程较长、症状明显的顽固性前列腺炎患者。灌注用的抗生素种类选择不宜统一,可根据药敏试验结果决定。每 1～2 d 1 次,连续 8～10次为 1 个疗程。主要不良反应是尿道灼痛或刺痛,个别患者可以出现血尿及排尿疼痛。

(3)经输精管给药法:具有给药直接、药物浓度高,并能促使精囊内感染的潴留物排出等优点,适用于顽固性前列腺炎、慢性前列腺炎同时合并附睾炎、输精管炎或精囊炎者。

(4)经直肠途径给药:经直肠抗菌药物离子导入治疗慢性细菌性前列腺炎有一定的疗效,但多数学者采用中药制剂进行保留灌肠。根据患者的具体情况,辨证施治,将不同配方的中药水煎,纱布过滤去渣,并浓缩至 100 ml 保留灌肠,1～2 次/d,每次保留 30～120 min,连续 10～20d 为 1 个疗程。也有将纯中药制剂制成栓剂(前列安栓等)进行直肠内给药的。

(5)前列腺热疗:包括微波、短波与超短波及红外线或中波遇热疗法、射频、磁疗、药物直流电导入法、经尿道针刺消融及激光治疗等。热疗方法所使用的仪器种类繁多,准确评价其疗效往往很难,可以作为综合治疗方法之一,选择性地慎重应用于临床,但不能成为主导疗法。选择具体治疗方法时,主要根据患者的疾病严重程度、临床类型、经济能力及医院所具有的技术条件。每天进行热水坐浴或会阴部热敷是最简单、方便、经济的局部热疗手段,可促进前列腺的血液循环,使临床症状得以部分缓解,但由于热水坐浴可能对睾丸产生不良影响,对未婚和未育者应该禁止。

## (三)手术治疗

由于外科手术治疗对人体具有较大的创伤,并且常可造成某些严重的后果,如性功能和生殖功能部分或完全丧失等,手术的实际疗效与患者的想象有较大的出入。因此,外科手术治疗不能成为前列腺炎治疗的常规方法。只有对长期采用常规治疗手段不能或难以控制,而临床症状又十分严重的慢性前列腺炎患者,尤其是同时合并前列腺结石、严重影响排尿的梗阻型前列腺增生、前列腺癌、严重的前列腺结核、严重的前列腺疼痛、尿道狭窄等的患者，在万不得已的情况下才考虑进行外科手术治疗。

常用的手术治疗方法包括尿道扩张术、脓肿引流手术，微创手术（球囊扩张、介入消融术）、经尿道前列腺切除术等。

## 四、治愈标准与预后

### (一)慢性前列腺炎的治愈标准

自觉症状消失或明显减轻、触诊时前列腺正常或明显改善。定位分段尿试验正常、EPS常规检查正常（细菌培养阴性），并需要进行连续 2 次以上、间隔不少于 1 个月的客观检查，结果均阴性才可以使治愈的确定更可信。但由于 EPS 内的白细胞、细菌等检测指标与前列腺炎的临床症状之间缺乏明确的相关性，而人们更加关注前列腺炎带给患者的不适、临床症状的轻重，治疗目的已经由根治前列腺炎转化为控制或消除临床症状、改善生活质量。因此，现代的治愈标准仅局限在自觉症状消失或明显减轻上。

### (二)慢性前列腺炎的预后

目前对前列腺炎的自然病程和疾病的转归还不十分清楚，尤其是慢性前列腺炎久治不愈的危险因素还有待探讨。药物治疗慢性前列腺炎的疗效判断较为困难，临床症状的完全缓解率在 30%～40%，余下的患者将带有不同程度的前列腺炎症状，长期治疗者治愈率为50%，但仍有治疗超过 1 年以上仍然没有任何效果，部分患者主动放弃治疗。对于许多慢性前列腺炎患者来说，并不是因为强化的治疗过程让他们获得痊愈。即使是最恰当合适的治疗方法，单纯使用也是不够的，往往需要有生活方式、饮食习惯和精神心理方面的配合调节。因此，如何保护前列腺是治疗过程中和疾病治愈后始终要注意的问题。尽量避免一切有害因素，将有助于疾病的康复并防止复发或再感染。而时间似乎对疾病转归的影响更加明显，多数患者症状的自然转归被认为会随着时间的推移而逐渐减轻。

### (三)治愈后的注意事项

前列腺炎患者在治愈后通常多数可完全恢复各器官生理功能，包括食欲、睡眠、记忆力、排便及性功能等。因此，治愈者应该尽快恢复正常的日常生活和夫妻生活。只有通过加强营养、提高机体的免疫力、保持身体的卫生状况、恢复和建立正常的生理与心理功能，才能够有效地抵抗病原体的再次感染和盆底组织器官的功能障碍。

# 第三节　精囊腺炎免疫反应与男性不育

精囊位于前列腺双侧的上外方，膀胱后下与直肠之间，它的解剖位置与前列腺、输精管、输尿管、膀胱及直肠接近，所以精囊炎的发生，常常继发于泌尿生殖系统其他器官的炎症，尤其是常常和前列腺炎同时发生。

人类精囊能分泌一种精子的免疫抑制物（sperm motility inhibitor，SPMI）到精浆中，这些 SPMI 具有很强的免疫原性,能够保证精子作为异物进入女性生殖道内,避免发生免疫排斥反应杀灭精子,促进精卵细胞的结合。精浆的免疫抑制活性可能是多种物质的综合反应,这些物质包括妊娠血浆蛋白 A(PAPP-A)、丝氨酸蛋白酶、前列腺素、多胺氧化酶等。此外,精囊分泌的一些抗原物质,如 IgG-Fc 受体Ⅲ成分,也能保护精子和受精胚胎免受女性生殖道内免疫系统的攻击。

早前的研究表明,精囊也分泌滋养层-淋巴细胞交叉反应抗原(trophoblast-lymphocyte cross-reactine,TLX)。母体正是通过识别同种异源的 TLX 形成对同种异源胎儿的免疫耐受。先天性精囊缺如或发育不全的患者精浆中缺乏 TLX,从而间接证明了该抗原来源于精囊的观点。

近期研究表明,白细胞介素 1β(IL-1β)随时间和剂量的增加导致 TLX 的表达和人类海马区神经前体细胞增殖减少,但该调节通路是否与精囊中分泌的 TLX 抗体及相关生殖免疫有关需要进一步研究探讨。当人体精囊发育不良或者精囊功能低下时,精囊分泌到精浆中的 TLX 不足,或者滋养层淋巴细胞交叉反应调控机制紊乱,使得精子进入女性生殖道后作为异物被排斥杀灭,则可能导致不孕不育。

# 第四节　慢性精囊腺炎的诊断和治疗

## 一、诊断

### (一)临床表现

绝大多数慢性精囊炎发生在 25~40 岁,常伴有慢性前列腺炎,且不易区别,因为症状非常相似。注意特异性症状血精。如有反复发作的慢性附睾炎时应考虑病因是慢性精囊炎,应详细检查。

(1)血精是慢性精囊炎的特征,患者自诉性交后发现精液呈红色血性,常以安全套盛精液就诊。外观精液呈粉红色或暗红色,严重者可有屑状陈旧性血凝块。患者发生血精后常不易自止,而在每次射精时出现,并能延续数月。由于患者欲了解血精是否已停止,常频繁地增加性交次数,致使充血加重,血精更加不易自止。因此患者精神紧张,思想负担加重,甚至引起恐惧。

(2)尿路症状:患者常感觉排尿不适、烧灼感,伴尿急、尿频、会阴部疼痛等。

(3)性功能障碍:如频发遗精、早泄等。

(4)神经系统症状:如头痛、头晕、乏力等,且常不易治愈。

### (二)体格检查

肛门指检及精囊分泌物检查:炎性精囊较正常精囊易触及,单侧或双侧精囊不规则,变硬、增大或压痛。有周围粘连时精囊界限不清,采集精囊的分泌物时,按摩应避免触及前列腺,检查分泌物或按摩后尿液中有白细胞增多或脓细胞。

**（三）实验室检查**

（1）尿三杯试验：常为第一杯和第三杯尿液浑浊，有白细胞增多或脓细胞。

（2）精液及前列腺分泌物检查：精液中果糖减少提示有慢性精囊炎，因为果糖是由特定的精囊内膜细胞产生。

（3）尿道镜和膀胱镜检查：对确诊有一定帮助，可看到脓性分泌物从射精管中排出，精阜呈颗粒状、肉芽肿、充血、水肿，并有炎性纤维素存在。膀胱三角区及后尿道有慢性炎症改变。也可用导尿管检查精囊有无管腔狭窄。

（4）X线精囊造影：通过射精管或阴囊段输精管切口插管做精道造影，可以看到输精管壶腹和精囊的特征性炎症改变。

（5）精囊镜微创技术：镜囊镜可以看到精囊内部的具体形态，有利于血精的诊治。

## 二、治疗

慢性精囊炎与慢性前列腺炎一样，是临床医生非常棘手的问题之一，治疗效果常又不能令人满意，因此目前主要采用全身与局部中西医结合的综合治疗方法。

**（一）精神心理疗法**

此法对减轻患者思想负担十分必要。与慢性前列腺炎一样，常引起一系列类似神经官能症状，特别是患者对"血"非常敏感，而精液中有血更是一个严重的问题。因此，解释病情，消除患者不必要的顾虑及对某些症状（血精）的误解是非常重要的，这样可以调动患者积极性，增强战胜疾病的信心。

**（二）一般支持治疗**

注意生活规律，劳逸结合，适当参加体育锻炼或劳动，避免久坐，以防止盆腔充血，加重炎症。炎症较重时应停止性生活。对有射精痛、后尿道有刺激症状、性功能障碍者，可用解痉、镇痛药及中药等治疗。生活上忌烟酒及辛辣刺激性食物，保持排便通畅。

**（三）局部治疗**

目的是增进前列腺及精囊血液循环，促进炎症吸收和消退。精囊前列腺按摩：每周 1～2 次，连续 4 周。热水坐浴：每日 2 次，每次 15 min，水温保持在 37℃。

**（四）全身治疗**

（1）激素的应用：口服己烯雌酚和泼尼松可减轻精囊和前列腺充血、水肿。己烯雌酚 1 mg、泼尼松 5 mg，3 次/d，有一定疗效。

（2）抗生素的应用：可选用复方新诺明，其为一种脂溶性药物，易弥散入前列腺及精囊分泌液中，增强抗菌能力。

（3）中药治疗：一般采用清热解毒药，不论急性期或慢性期均可采用。

**（五）手术治疗**

对非特异性慢性精囊炎不主张手术治疗，但是若合并精囊周围炎、输尿管下段梗阻、与精囊炎有关的功能障碍性神经炎、动脉炎时可考虑精囊切除。

（夏伟）

# 第二十二章　男性免疫性不育

在我国,环境污染,不健康生活方式等因素导致男性不育发病率呈明显上升趋势,已达育龄期夫妇10%～36%。研究发现,10%～20%的男性不育患者的病因不能明确,免疫因素占较大比重。男性的自身免疫抗体可使精子的凝集而致精子不活动,导致不育,其发病率为15%。抗精子抗体(AsAb)的产生,与生殖系感染、外科损伤等原因有关。抗精子抗体已被列入男性不育的确定指标之一。

## 第一节　定　义

男性免疫性不育是指由男性自身对抗精子的自身免疫反应所引起的不育症。结合实验室的检查结果提示血清 AsAb 阳性结果,就可以诊断免疫性不育症。

正常情况下,由于血-睾屏障和精液中存在一些免疫抑制物,男性体内并不产生抗精子抗体。但当血-睾屏障被破坏,附睾功能出现异常,将会导致抗精子抗体产生。医学界已公认较高浓度的抗精子抗体能引起不育,免疫因素是世界卫生组织(WHO)男性不育标准化病因分类诊断之一。2010 年世界卫生组织的男性免疫性不育诊断标准如下:性及射精功能正常,在至少一份精液标本中,混合抗球蛋白反应试验(MAR)或免疫珠试验有不少于 50% 活动精子表面被覆抗体。目前原因不明的不育夫妇中,约 10% 为免疫因素所致,而抗精子抗体是免疫性不育的重要原因之一。

## 第二节　发病机制的研究进展

在正常情况下,免疫系统对抗原先要有识别的过程,先识别自己,继而耐受己体,这是在胚胎时期发育过程中逐渐形成的,所以机体不会对自身的体液、器官或组织出现排斥现象。但精子在胚胎时期的发育尚未完成,如果在青春发育期后精子一旦出现在睾丸以外的体液或组织中,就会被认为是"异己"而被排斥,受到抗体的攻击,导致抗精子抗体产生,引起不育。

### 一、AsAb 引起不育的机制

20 世纪初,有学者发现精子具抗原性,能引起自身或异体免疫反应。存在于不育症夫妇体内及生殖道内的抗精子抗体,其产生往往是由于机体正常防御机制的破坏或不平衡引起,即与生殖道的损伤、梗阻或间质细胞通透性增加等因素有关。精子属隐蔽抗原,其复杂的抗原成分暴露免疫系统下将导致相应抗体产生。

### (一)血-睾屏障(blood-testis barrier,BTB)异常

多数学者认为,血-睾屏障开放调节异常,导致精母细胞、精子细胞、精子与机体免疫系统接触发生自身免疫应答,生成多种类型的抗精子抗体,从而导致男性免疫性不育。

#### 1. 概述

分隔睾丸内精子和体液的结构即为血-睾屏障,血-睾屏障位于间质毛细血管腔和曲细精管腔之间,两腔之间有毛细血管、淋巴管的内皮细胞和基底膜、肌样细胞、曲细精管基底膜和支持细胞等结构,它是动物睾丸中血管和精细管之间的物理屏障。这一屏障是由曲细精管支持细胞(sertoli cell)之间的紧密连接形成。血-睾屏障的主要功能是阻止某些大分子物质经血液、淋巴等途径进入曲细精管管腔,调节生物活性物质在生精上皮内的浓度,同时具有免疫屏障作用。血-睾屏障可将睾丸内的精子与体液分隔开来,其中以支持细胞为主的一种疏松而封闭的联结,使生精细胞可与体液完全隔离开,并在支持细胞群间构成的狭缝中成长,使免受精子抗体的攻击。血-睾屏障和支持细胞的功能与结构在生精细胞的发育过程中起着至关重要的作用,近年来的研究证实,支持细胞内多种细胞骨架成分与血-睾屏障重要生理功能的实现密切相关。支持细胞骨架成分受损或发生异常改变将导致血-睾屏障被破坏,最终将导致精子形成的内环境改变和生精细胞受损。而任何破坏血-睾屏障即血-生精小管屏障的因素,即任何损伤均可引起抗精子抗体的产生,导致男性免疫性不育。

#### 2. 临床上常见的血-睾屏障破坏原因

(1)输精管结扎术:占男性免疫性不育的70%。可能与术时精液漏出的原始抗体触发作用,术后精子肉芽肿、附睾炎的因素有关;术后也可能在血-睾屏障薄弱处漏出精子抗原,巨噬细胞进入残留管道吞噬精子,并在局部淋巴结处传递抗原信息,以致发生免疫应答。

(2)输精管吻合术:实施输精管结扎术后再实施吻合术或附睾输精管吻合术后,可出现高滴度的抗精子抗体。这可能是由于第一次手术后产生抗体的部位经再次手术而得到加强的缘故,犹如再次免疫接种所引起的免疫应答增强。术后抗精子抗体呈现高滴度,表明了吻合部位不断有单核巨噬细胞渗出、吞噬精子所致,也可能因为生殖道对抗原的通透性增加引起抗原外溢。

(3)输精管道梗阻:输精管道的梗阻可促进抗精子抗体形成,因为梗阻性无精子症患者的精子及其破坏产物进入全身循环后,可产生体液和细胞免疫反应。

(4)生殖器官的各种损伤、破坏:有研究显示,睾丸发生创伤后,会出现抗精子抗体,少部分患者在治疗后可恢复生精功能。青春期后睾丸严重损伤而不切除,可由于免疫反应造成对侧睾丸永久性损伤;睾丸活检可能检测到抗精子抗体,但有时检测不到或较低,一侧睾丸扭转后很难检测到抗精子抗体,可能是由于扭转后精子抗原不能进入免疫系统,没有发生免疫反应有关。

(5)隐睾:有66%的隐睾患者能检测到AsAb的产生,可能是腹腔内温度较高,使血-睾屏障通透性增加,引起精子抗原暴露,引发免疫反应。

(6)生殖道炎症:生殖道感染如前列腺、精囊腺、附睾、睾丸的炎症,以及腮腺炎后继发睾

丸炎者,血清 AsAb 的形成概率可能增加。前列腺炎可影响抗体的渗出和局部抗体形成,并促使出现早期过敏反应,使精液质量下降,影响男性生育能力。

(7)精索静脉曲张患者,由于局部血液淤积,使局部一氧化氮(NO)浓度增加,使血-睾屏障异常开放,使精子抗原暴露于免疫系统下,引发 AsAb 的产生。

### (二)淋巴细胞异常

在免疫应答中,T 淋巴细胞各亚群的作用和代表的意义各不相同:CD3 代表外周血 T 淋巴细胞的总数目;CD4 代表 T 辅助性淋巴细胞(Th)的情况,在免疫应答中发挥调节性作用,能激活并辅助 B 细胞产生抗体;CD8 代表 T 抑制性淋巴细胞(Ts),能抑制细胞免疫反应,阻止抗体的产生。

只有当外周血总 T 细胞、T 辅助性淋巴细胞、T 抑制性淋巴细胞、T 辅助性淋巴细胞/T 抑制性淋巴细胞的各数值比例协调时,机体才能处于一种正常免疫状态。睾丸网(精曲小管结合成精直小管,进入睾丸纵隔交织成睾丸网)暴露于与体液接触的地方,此处没有支持细胞,因而也不存在血-睾屏障,该处保护精子免受攻击是依赖 T 抑制淋巴细胞(Ts)。T 抑制淋巴细胞能清除和抑制漏出的精子抗原,从而避免了自身免疫反应。

人们发现,正常男性生殖道内免疫细胞都是 T 淋巴细胞,T 淋巴细胞大部分于附睾、输精管及前列腺中存在,在睾丸网、精囊、输精管壶腹中的含量较少。B 淋巴细胞主要在前列腺间质集中,前列腺上皮内 T 淋巴细胞呈分隔化分布,主要为抑制性 T 淋巴细胞(Ts/c)亚群,生殖道其他部位也可见此现象,抑制性 T 淋巴细胞也在附睾、输精管及精囊腺的固有膜中可见;而辅助性 T 细胞(Th/i)主要存在于间质结缔组织。男性生殖道上皮和固有膜内的抑制性 T 淋巴细胞在功能上可形成一个免疫屏障,正常时制止自身体液或细胞的抗精子免疫反应。

若免疫失衡,机体免疫抑制的功能发生障碍,精子即被自身抗体攻击,产生抗精子抗体,引起男性不育。Mathur 等人发现精子与 T 淋巴细胞有共同的抗原,并能发生交叉反应,抗精子抗体与 T 淋巴细胞发生交叉反应后可以损伤 T 细胞免疫反应的抑制能力。而精浆内补体物质活性明显下降、B 淋巴细胞比例增加,T 辅助性淋巴细胞/T 抑制性淋巴细胞的比例也增加也可导致男性产生抗精子抗体,引起不育。

免疫性不育患者外周血 CD3[+] T 细胞较正常对照组显著升高,表明免疫性不育的发病与 T 淋巴细胞介导的细胞免疫有密切关系。进一步分析 T 淋巴细胞亚群,发现 CD8[+] T 细胞数显著升高,CD4[+] T 细胞数显著降低,免疫性不育者 CD4[+] T/CD8[+] T 比值下降并发生倒置,提示免疫性不育患者存在 T 淋巴细胞亚群失调。

男性免疫性不育可能同样涉及 Th 极化,使免疫应答向 Th1 细胞方向偏离,具有促进 Th1 细胞应答、抑制 Th2 细胞活性的特点。免疫性不育患者机体确实存在 Th 细胞向 Th1 方向分化偏移和极化的现象。Th1 极化使得 Th1 细胞分泌更多的 IFN-γ 和 IL-2 等细胞因子,IFN-γ 可激活巨噬细胞分泌更多的 IL-2,同时上调 IL-2R 在新近激活的 CD4[+] T 细胞及 Th1 细胞上的表达,增加 Th1 细胞对 IL-2 的敏感性,从而增加 Th1 表型细胞,使 T 细胞倾向于 1 型细胞因子反应。免疫性不育的发病可能与 T 细胞功能紊乱及其分泌较多的 Th1 样细胞因子有关。

补体介导的细胞毒作用:补体通过黏膜破损处渗出到生殖道,AsAb 与精子结合后补体系统被激活,引起活化补体及抗体依赖性细胞毒活性,造成局部炎症加重,进而加重输精管堵塞,即可引起不育。

### (三)免疫抑制物质的异常

正常的男性精液中均含有免疫抑制物质如前列腺素、酸性磷酸酶等,这些物质被统称为"男性免疫抑制物质"。男性免疫抑制物质在男性生殖道内能抑制自身免疫系统对精子发生免疫反应,减少抗精子抗体产生的概率,且随精子进入女性生殖道内时,能抑制局部和全身免疫应答,使精子和受精卵免遭排斥,保障受精卵着床发育。

国内外研究者都观察到精液在体外对免疫系统仍有抑制作用。Kelly 等研究了精浆对抗体依赖淋巴细胞(K 细胞)及自然杀伤细胞(NK 细胞)活性的影响,发现正常生育男性自然杀伤细胞的活性受到前列腺素 PGE 抑制,其抑制程度与两者的含量相关。免疫抑制物质主要由附属性腺产生,当精液由睾丸网输入附睾管后,由于附睾上皮产生一种唾液酸,来覆盖精子抗原,具有免疫抑制的功效,可保护精子免受攻击;此外,附睾上皮本身不带有负电荷;而且还能分泌唾液酸蛋白,附着到精子表面,唾液酸是带负电荷的。而淋巴细胞也带有负电荷,相互排斥,使精子在附睾管内运行,最后能避开淋巴细胞的攻击,使精子能顺利到达输精管和精囊腺,保护了由睾丸网到输精管这段精子最易遭受自身抗体攻击的运输途径。以上是精液在机体内一种自然的排除自身免疫的机制。

当在生殖道炎症或附属性腺先天缺如等病理情况下,免疫抑制物质的减少将有利于抗精子抗体的产生。Lord 等发现在一些男性患者中,由于精浆中缺乏免疫抑制物质,能使他们正常的精子在生殖道内发生免疫反应。Ferberg 发现抗精子抗体的形成与 HLAA-28 抗原有关。精子表面抗原的改变可增强精子的免疫原性,表面没有唾液酸的精子可被机体免疫活性细胞识别并攻击,故不能到达受精地点,导致免疫性不育;任何一种能去除精子表面唾液酸的致病因子,均能引起免疫反应,如细菌或病毒感染时,常因这些病原微生物唾液酸酶的作用,而引发抗体反应;有些患者先天性缺乏唾液酸转移酶造成自身免疫性不育。

### (四)遗传

免疫性不育的发生,最重要的原因是机体的自身反应。然而并不是所有免疫性不育的男性患者都会发生免疫反应。有学者认为,其原因可能为机体受到某种遗传因素的影响。有研究表明机体对精子是否发生免疫反应及免疫反应的强弱,免疫应答基因起着一定的作用。已证实在精子抗原的自身免疫反应中,部分是受一种单一显性染色体或 α-连锁基因控制。临床上还发现特发性身免疫性不育,其机制不清,找不到抗精子抗体产生的原因,可能是由于先天遗传所致。

### (五)对精子功能的影响

#### 1. 影响精子的生成

抗精子抗体沉积在生精小管的基底膜和生精细胞上,会影响睾丸的生精功能,抗精子抗体还可增强人体巨噬细胞间接杀精作用而致不孕。临床上表现为少精子、无精子症。此外,当抗精子抗体渗入生殖道的同时,补体成分会一起进入男性生殖道的分泌物中,补体链的激活、巨噬细胞的调理等作用导致一系列的免疫现象,产生抗生殖的作用。

**2. 对精子运行的影响**

抗精子抗体能使精子发生凝集和制动,影响精子活动力,进而影响精子运送和受精功能。Friberg 等学者研究报道,当男性患者血清中具有高效价抗体时,其精液将会有自身凝集现象,妨碍精子活率及活动力,从而影响其穿透宫颈黏液,减少受精概率。检测精子抗体的精子—宫颈黏液接触试验(SCMA)中,可观察到精子的"颤动现象",其实质就是精液或宫颈黏液中抗精子抗体的 F(ab)2 段与精子主尾段表面抗原结合,而抗体的 Fc 段黏附于宫颈黏液的蛋白分子团上使精子运行受到限制。Kremer 等研究发现,不孕女性宫颈黏液中的精子凝集素与精子结合于黏液丝上有关,从而抑制了精子的穿透力。

存在于女性生殖道局部(特别是宫颈黏液)的抗精子抗体能够通过抑制作用、凝集作用或颤动现象防止精子穿透宫颈黏液而导致不孕。有研究进一步认为,IgA 类抗精子抗体 可严重阻碍精子穿透宫颈黏液从而降低生育力。Pagidas 等人报道的临床资料显示,精子上结合有抗精子抗体时体外受精(IVF)的受精率显著降低,可能与精子缺乏足够的前向运动能力或受精后免疫系统持续发挥作用等因素有关。

国外研究发现,AsAb 与精子结合后,使得精子活力下降并出现精子凝聚现象,继而阻止精子穿透宫颈黏液及在女性生殖道的运行,影响精子的运输和受精,继而导致不孕。另一研究显示,男性精液中与 AsAb 结合的精子与精子总数之比>70%时,明显降低精子的穿透能力,无法穿透宫颈黏液。此外,当 AsAb 沉积在睾丸曲细精管的基底膜时,可对精液的产生造成影响,使精子数量下降,甚至精子畸形。

**3. 干扰精子获能**

Korot 等研究认为,AsAb 可通过干扰顶体反应而阻碍精子获能。精子主要在女性子宫和输卵管内获能,精子核前部的顶体内含有多种与受精有关的酶,而 AsAb 可抑制酶的活性,影响精子与卵子结合,从而干扰受精过程。Chin 等研究发现,AsAb 通过抑制精子表面分子及顶体外膜上颗粒的活动而阻碍精子获能,抑制精子释放透明质酸酶而抑制顶体反应,从而影响精卵结合。

抗精子抗体抑制精子获能、顶体反应,使其在阴道内不能活动或丧失穿透宫颈黏液的能力,干扰精卵结合而降低受孕能力。实验证实,精子单克隆抗体可与参与顶体反应的位点结合而阻止顶体反应。Kaplan 报道抗 FA-1 抗体能够在溶液中阻止人精子细胞的获能及顶体反应(自发顶体反应)。而赵忠文等也提出了有关顶体酶活性与精子活率、精子活力正相关的研究报告提示顶体酶活性与精子质量有关,而抗精子抗体可降低精子顶体酶活性。

**4. 对精卵融合的影响**

在人精子—透明带相互作用实验中证实抗 FA-1 抗体可明显减少精子与透明带的结合从而影响精卵融合,其机制可能是由于 FA-1 具有透明带受体活性而其抗体阻止了这种活性。另有报道抗精子蛋白(SP-10)组织特异性单克隆抗体(MHS-10)亦可通过使精子凝集而影响精子穿过去透明带(仓鼠卵透明带穿透实验)进而减少精卵结合。

**5. 对受精卵的影响**

抗精子抗体有破坏着床作用,并在补体存在下可作用于受精卵使之溶解或早期胚胎使之死亡。对自然流产患者血清中抗精子抗体的研究,证实了抗精子抗体是引起早期流产的原因之一。

总而言之,不论男性或女性,只要存在高滴度的抗精子抗体,均可由于免疫反应的发生而导致不孕不育。抗精子抗体是导致不育的原因之一,目前抗精子抗体已作为不明原因不育患者的重要临床检验指标。

## 二、AsAb 对男性生育的影响

### (一)抗体的分类

抗精子抗体对生育的影响取决于其抗体的量、抗体的类型、抗体与精子特殊部位的亲和力及有关抗体在生育中所起的作用。按抗体的类型分 3 类。

(1)IgA 型 AsAb:IgA 型 AsAb 为精子的凝集性抗体,主要分布于生殖道的分泌液内,使精子穿透宫颈黏液的能力大大减退,当要穿过宫颈黏液时精子会出现"震颤现象",使精子穿透宫颈黏液的能力大大减退。

(2)IgG 型 AsAb:IgG 型 AsAb 为精子的制动抗体,结合 IgG 型 AsAb 的精子在女性生殖道内游动速度明显减慢,同时还抑制精子质膜的流动性而阻断精子获能,有研究表明与其他类型的抗精子抗体相比,IgG 型 AsAb 能更显著地降低女性受孕率。

(3)IgM 型 AsAb:IgM 型 AsAb 为固定补体的抗精子抗体,介导精子溶解,促进精子凝集,从而影响精子功能。

### (二)主要影响

主要体现在影响精液的密度、精子活动率,并使精子畸形率增高。柯世怀等研究结果表明,AsAb 阳性患者的精子活率明显低于生育组,血清与精浆 AsAb 同为阳性组的精子活率明显低于单纯血清或精浆 AsAb 阳性组。周作民等研究发现当抗精子抗体滴度>1:16 时,可明显地降低精子的前向运动速度,且在制动试验阳性的患者降低更为明显,精确而有力地证明了抗精子抗体对精子运动的抑制作用,抗精子抗体与顶体蛋白酶活性则无明显关系。鲍鑫等研究发现 AsAb 对精子活动率及畸形率有明显影响。秦庆等研究认为,血清 AsAb 阳性的男性不育症患者由于抗体的影响使精子密度、精子活动率及 a+b 级活动精子率明显降低,同时精子畸形率明显增高,从而导致精子质量变差,使精子通过女性生殖道到达受精部位的能力变差,影响精子穿透各种屏障与卵子结合而使女性受孕率下降,甚至引起不孕。马德佳等研究认为 AsAb 影响精液的主要参数为精液量、精子密度、精子活动率、精子活动力、异形精子率,从而使精液质量下降,受精能力下降导致男性不育。杨大干等研究认为,精液中的 AsAb 主要结合于精子的头部,并以 IgA 和 IgG 为主。其中,IgA 是精子凝集抗体,可破坏顶体结构,IgG 是精子制动抗体,可非特异的损害精子膜。AsAb 和精子的抗原抗体反应,引起患者精子的锥形头、不定型头、颈中段增粗等异常形态的增多,从而可能导致患者的不育。任明等报道在 AsAb 阳性组中锥形头明显增高。

# 第三节　诊断和治疗

## 一、男性免疫性不育的诊断

对于男性免疫性不育的诊断,需要以病史、体检、实验室检查等综合分析判断。这既需要实验室检查来确立诊断、了解其程度、观察和转归,又需要以病史、体检和其他辅助诊断检查来判断免疫性不育的原因,进行必要的对因治疗,并对预后做出一定的评估。

### (一)详细了解病史

生殖道炎症、损伤、梗阻是产生抗精子抗体的主要原因,因此应该详细询问有关病史。如是否得过流行性腮腺炎并发睾丸炎、单纯睾丸炎、附睾炎、附睾囊肿、附睾结核、精索炎、精索结核、精囊炎、急慢性前列腺炎、尿道炎等病史;阴囊、睾丸、精索、输精管、射精管、前列腺、腹股沟疝等外伤和手术史;隐睾、精索静脉曲张、无精子症、衣原体、支原体、弓形虫感染等。

### (二)细致的体格检查

全面彻底的临床检查对诊断十分重要,除了一般的全身检查外,对男性生殖器官及其邻近部位应仔细检查。检查项目包括:阴囊有无瘢痕、窦道、粘连;睾丸的大小、形态、质地、弹性、有无压痛;附睾的大小、质地,有无压痛、有无结节、囊样肿块、缺如;精索是否增粗、粘连、包块、精索静脉曲张;输精管有无增粗,单个结节、串珠状结节或节段性变硬,是否有缺如或部分缺如;阴茎有无糜烂、溃疡、瘢痕,包皮有无包茎、粘连;尿道口有无红肿、粘连、分泌物;前列腺有无增大、压痛、结节、前列腺沟是否变浅或消失;精囊能否扪及,有无压痛;腹股沟部有无手术瘢痕、淋巴结肿大。

进行上述细致的体格检查是为了了解有无可能产生抗精子抗体的疾病或损伤的存在,以决定是否一开始就进行精子免疫检查,或在检查出抗精子抗体阳性和滴度增高后回头去追寻和确认病因,以利于治疗。

### (三)辅助检查

#### 1. 抗精子抗体的检查

(1)抗精子抗体检查的指征　对有前述病史者,宜进行抗精子抗体检查。其检查方法请参见"抗精子抗体检测"。

近年研究认为,解脲支原体感染、慢性前列腺炎与抗精子抗体的产生有着密切的联系,因此对病史中有解脲支原体感染、慢性前列腺炎者应检测 AsAb;反之亦然,对已检出 AsAb 的男性不育症者,宜追寻是否存在解脲支原体感染及慢性前列腺炎等病因。对与免疫性不育有关的其他病史者的对待和处理,亦依此类推。

对男性不育症患者免疫学检查的指征如下:①少精子症,精子存活率低、活力低、精子凝集超过 10%,精液液化异常,精子畸形率增高等。②生殖系感染、损伤史,或有感染的症状、体征或实验室依据。③非生精功能障碍的无精子症。④性交后试验异常。⑤精子穿透试验异常。⑥输精管再通,已证实梗阻解除后仍不育者。⑦长期不明原因不育。

(2)AsAb 检查的原则:①丈夫和妻子的血清都要检测。②应同时做精子凝集试验和精子制动试验。③性交后试验异常的要做宫颈黏液的 AsAb 检查。④精子自发凝集超过 10% 和(或)精子活力低下者应作精液的 ASAb 检查。⑤不能用未稀释的血清作 ASAb 检查,以防止非特异性因素引起阳性结果。⑥对阳性患者要重复检查。

**2. 与免疫性不育相关的检查**

(1)支原体感染的检查:越来越多的资料表明,免疫性不育与解脲支原体(ureaplasoau-realyticum,UU)感染有关。阮衍泰等对 150 例男性不育患者进行了精浆 AsAb 检测与解脲支原体培养,发现 AsAb 阳性组解脲支原体检出率为 66.7%,AsAb 阴性组解脲支原体检出率为 40.2%,两组间存在显著性差异。刘卫林等报道不育男性解脲支原体检出率为 66.1%,显著高于生育男性 23.6%,且 AsAb 阳性组 UU 检出率为 71.5%,高于抗精子抗体阴性组 57.1% 的检出率。同时,UU 检出率随精子数减少和精子活动力下降而 AsAb 阳性率升高。彭桉平等人报道,不育症患者男性 UU 感染组和未感染组 ASAb 阳性率分别为 25.58% 和 4.76%,认为 UU 感染可增加 AsAb 的产生。有研究表明,血清 AsAb 阳性的精液标本感染 UU 的比例大于 AsAb 阴性的标本。

(2)前列腺液的检查:前列腺液常规化验检查是诊断前列腺炎的简便、快捷、可靠的方法。若前列腺液涂片检查白细胞或脓细胞≥10 个/HP,或卵磷脂小体同时减少,可诊断为前列腺炎。对有炎症存在者,特别是 AsAb 持续不转阴或滴度持续不降时,能进行细菌培养和药物敏感试验为好。因为有研究显示,男性附属性腺感染时 ASAb 的检出率达 47%,明显高于非感染者。此外,某些微生物与人精子有共同抗原,如人精子膜多糖抗原与细菌的细胞壁多糖抗原、酵母菌型脂多糖抗原间能发生交叉反应,这些致病微生物感染时可导致 AsAb 的产生。很多资料表明,免疫性不育与慢性前列腺炎有关。

**(四)抗精子抗体检测结果分析**

AsAb 滴度水平的高低,对男性生育影响的大小密切相关。精子出现包被抗体是免疫不育的典型特征。精液中的精子抗体几乎全部属于 IgA 和 IgG 两类免疫球蛋白。IgA 抗体的临床意义可能比 IgG 更重要。IgM 抗体因为其相对分子质量大,在精液中极为罕见。

男性的 AsAb 检查常规应包括精液中的局部抗体和血清中的循环抗体。虽然局部抗体对配子功能的影响更重要,但血清中的循环抗体表明问题的严重性,而且在治疗过程中还可以作为一个重要的指标来观察。有研究表明,男性免疫性不育 AsAb 阳性由精浆引起的占 51%,由血清引起的占 30.0%,由血清和精浆同时引起的占 19.0%。

临床上常用的抗精子抗体检测方法的结果分析如下。

**1. 精子凝集试验**

浅盘凝集试验(TAT)凝集滴度≥1∶8 视为阳性,但只有当滴度高于 1∶16 时才认为有临床意义,才有必要治疗。一般认为,当 AsAb 滴度在 1∶16 时对生育有一定影响,在 1∶32 时有较大影响,在 1∶64 时有明显影响,滴度越高影响越大,当滴度≥1∶512 时,在未施行卵细胞质内单精子注射(ICSI)前,认为多半绝对不育。

**2. 精子制动试验(SIT)**

经补体依赖法精子制动试验测得精子制动值≥2时,为精子制动抗体阳性。只要精子制动抗体出现阳性,对生育的影响就明显,滴度越高则影响越大。在临床上,当精子制动抗体阳性时,精子凝集抗体往往也伴随着阳性,而且精子凝集抗体滴度常常较高。

**3. 混合抗球蛋白反应试验(MAR)**

通过该试验计数黏附有乳胶颗粒的活动精子百分率。当50%或更多的活动精子同颗粒黏附时,可以诊断为免疫性不育;当10%～49%的活动精子与颗粒黏附时,为可疑免疫性不育。MAR试验的正常参考值为附着粒上的活动精子少于10%。

**4. 免疫珠试验(IBT)**

直接免疫珠试验检测精子结合抗体,间接免疫珠试验检测加温灭活的血清、精浆或菠萝蛋白酶溶解的宫颈黏液的AsAb。如果结合仅见于精子尾,则无临床意义;如果50%或更多的活动精子包裹上免疫珠,则具有临床意义。IBT试验的正常参考值为附着珠上的活动精子少于50%。

## 二、男性免疫性不育的治疗

### (一)病因治疗

**1. 生殖系感染的治疗**

某些患前列腺炎、精囊炎、附睾炎的患者可能产生ASAb,但感染治愈后,该抗体可能自然消失。因此,对男性生殖系炎症应积极、彻底治疗,特别是对不育患者中那些隐性的、亚临床型的感染,也不能忽视。对支原体感染应积极治疗。抗生素对于可能有感染因素引起的抗精子抗体阳性患者,全身或局部的感染或炎症,如某些患精囊炎、前列腺炎、输精管炎、附睾炎的患者可能产生抗精子抗体,一般认为感染治愈后,有助于减少抗精子抗体的产生,促进抗精子抗体消失。

**2. 外科治疗**

精液囊肿、附睾囊肿、单侧睾丸萎缩、严重睾丸损伤等伴有AsAb阳性者都宜手术治疗,术后有利于AsAb的消失。一侧附睾结核也宜切除。精索静脉曲张宜行手术。输精管、附睾管阻塞可争取显微外科吻合,射精管口阻塞可经尿道镜将射精管口切开,尽力将精道疏通。

### (二)免疫抑制疗法

因为AsAb形成是自身免疫现象,故免疫性不育可采用免疫抑制剂治疗。

**1. 类固醇激素的应用**

糖皮质激素具有阻止细胞因子和淋巴生长因子的释放,减少抗体产生,弱化抗体抗原结合,阻碍炎性细胞趋化性,影响体液免疫和细胞免疫的作用。

临床上常采用糖皮质激素低剂量持续疗法。糖皮质激素较大剂量长期使用将会出现一些严重并发症,如库欣综合征的临床表现,向心性肥胖、满月脸、水牛背等。中剂量周期性疗法等,由于时间长、剂量也较大,副作用较大,临床应用较少。大剂量疗法虽然用药时间比较短,但剂量较大,在用药期间有时也会引起较为严重的并发症,临床也相对较少使用。现在临床较常用的一般为小剂量长期疗法,副作用小,配合其他药物治疗,疗效确切。

糖皮质激素治疗免疫性不育的机制至今尚未完全明了,但下列作用是肯定的:①阻止细胞因子和淋巴生长因子释放。②减少抗体产生。③弱化抗体抗原结合。④阻碍炎性细胞趋化性。⑤影响体液免疫和细胞免疫。

迄今,尽管对糖皮质激素有许多临床研究,但目前对其给药途径、剂量、给药间歇及持续用药时间等尚未定出统一的标准。

糖皮质激素的应用有多种方案,有在短期内用大剂量的,也有在较长期内用小剂量的。大剂量短期用药的意图是使 AsAb 滴度迅速降低而增加受孕机会,减少糖皮质激素的副作用,但报道有引起股骨头坏死的危险。小剂量较长期用药是为了减少身体对糖皮质激素的不良反应。

(1)低剂量持续疗法。

1)波尼松:每天 15 mg,分 3 次口服。连续服 3～12 个月,可使抗体滴度下降,也可提高免疫性不育男子的精子质量,最后可能妊娠。

2)地塞米松:0.75 mg,每日 3 次,口服。未孕则每月可复查一次,抗体未转阴且无明显的、不能耐受的副作用时可继续使用,最长可达 9 个月。

3)倍他米松:每次 0.5 mg,每日 3 次,口服。用 1 周停 1 周,3 个月为 1 个疗程。效果较好,患者能耐受。

4)泼尼松龙(prednisolone):每次 5 mg,每日 3 次,口服。可达 3～12 个月的疗程。

(2)高剂量类固醇激素的应用。此法对那些低剂量类固醇激素治疗无效者尤其可试用,具体应用可分为大剂量冲击疗法、大剂量短程间歇疗法和周期疗法等。但是仍然需要注意类固醇激素的副作用。

1)泼尼松:每天 60 mg,分次口服,用药 7 d。Alexander 治疗一组受孕率为 45%(11/24),而对照组的受孕率为 12%(3/25),经统计学处理两组的受孕率有显著性差异。另有报道服用泼尼松每天 20～40 mg,在几个月后可使不育男子血清或精液中的 AsAb 降低或消失。

2)泼尼松龙:每天 40 mg,分次口服,2 周为 1 个疗程。Hendry 报道治疗免疫性男性不育,丈夫在妻子月经周期的第 1～10 天每天服泼尼松龙 40 mg,如抗精子抗体滴度不降,日剂量可增加到 80 mg,如此持续使用 9 个月经周期,33% 的妻子获得妊娠。他称这种方法为"周期疗法"。

3)甲泼尼龙(methylprednisolone):每天 96 mg,分 3 次口服,连用 3～5 d,每月一个疗程。Shulman 用此量以 3～4 d 为 1 个疗程,妊娠率 20%。采用 5 d 疗法,一般抗体滴度下降出现在 3 周后,根据研究表明治疗后 3 周内 IgG 和 IgA 受到最大的抑制,故可于妻子月经周期的第 21～28 天服药。因此临床上多采用 7 d 疗法。每日剂量仍为 96 mg。Shulman 的观察认为,连用 7 d 为 1 个疗程比 3～5 d 为 1 个疗程的效果好。在治疗期间,每周查血清、精液和宫颈黏液的抗体变化,一般 3 周后 AsAb 滴度逐渐降低。如果抗体滴度降低而未妊娠,可重复使用该法。治疗可连续使用 3 个疗程,妊娠率为 22%～44%。如抗体无变化,则放弃这种治疗方法。

**2. 其他免疫抑制剂的应用**

(1)环孢素:是强有力的治疗免疫性不育的药物。环孢素能抑制 T 淋巴细胞、抑制体液免疫反应、阻碍细胞分裂。其剂量是 10 mg/(kg·d),连续 6 个月。但要注意对肾脏的毒性反应,治疗中应予注意。对遗传基因、后代是否会产生影响,还有待于进一步的研究,故在临床上现已很少应用于免疫性不育的患者。

(2)硫唑嘌呤:该药抑制淋巴细胞增殖,阻止抗原敏感淋巴细胞转化为免疫母细胞,产生免疫抑制作用。开始剂量每日 100 mg,治疗 1~3 个月,可降低抗精子抗体滴度,然后逐渐减少到每日 50 mg,直至女方怀孕。

### (三)免疫调节疗法

左旋咪唑作用于巨噬细胞和淋巴细胞,能使老年小鼠免疫功能低下状态恢复到正常,能使免疫缺陷或免疫抑制的宿主恢复其免疫功能,可以提高宿主对细菌和病毒感染的抵抗力。Luisi 报道了一组 AsAb 滴度在 1:32~1:512 的不育患者使用安慰剂或左旋咪唑治疗的临床随机对照研究,7 例服用左旋咪唑的患者分别在服药期间至停药后 2 个月内抗精子抗体消失,并获得怀孕。左旋咪唑的一般服用方法是每次 50 mg,每日 3 次,连服 3 d,停服 11 d 为 1 个疗程。然后再进行下一个疗程。可持续应用 6 个月。

### (四)维生素类及微量元素

维生素 E 又名为生育酚,可减少抗原的产生,加速抗体的消除。腺嘌呤核苷三磷酸(adenosine triphosphate,ATP)对抗精子抗体阳性的弱精症有明显的疗效。硫酸锌、亚硒酸钠对抗精子抗体阳性的少精症也有一定的疗效。如 Akmal 等报道了维生素 C 对男性特发性不育的治疗作用;Keskes-Ammar 等报道了维生素 E 和硒对免疫性不育的治疗作用;但此疗法均为辅助治疗,联合应用可能加快抗体的消退,其原理有待进一步研究。

### (五)睾酮治疗

如果去掉精子抗原的刺激,AsAb 滴度将降低,甚至恢复正常。大剂量睾酮可抑制精子产生,引起无精子症。有报道,用睾酮 250 mg 2 周,所有患者均出现无精子症,治疗的 6~12 个月期间,全部患者 AsAb 滴度均下降,治疗停止后,AsAb 和精子又恢复到治疗前水平。有一部分患者在一段时间内未出现 AsAb 而致孕,但 1 年后又重新出现 AsAb。Schoysman 治疗 29 例血清 AsAb 凝集滴度在 1:64~1:512 的患者,用睾酮治疗造成无精子症后,17 例的滴度降到 1:32 以下,在生精作用恢复后,15 例中的 7 例精子凝集滴度仍低于 1:32,这 7 例中 5 例配偶怀孕。

曾经有体内注射大量的雄性激素,利用性腺轴反馈调节,使垂体分泌 FSH、LH 的量大大减少,甚至达到 0 的水平,最后达到无精子化。在无精子持续情况下,保持一段时间后使抗精子抗体消失,从而达到治疗免疫性不育的目的。但副作用大,可能会使睾丸玻璃样变,丧失造精功能,引起永久性无精子症,造成终身不育,故临床上已经很少应用。

### (六)中医药治疗

中医治疗的优势是个体化治疗,调节人体免疫平衡、标本兼治、副作用小、疗程较短、疗效较确切。但其治疗统计数据标准化有待完善,其药物的确切成分及作用机制仍有待进一步研究。中药在治疗治疗免疫性不育方面疗效显著,可以消除超敏反应与有害的自身免疫反应,还可以提高患者减弱的免疫功能,在不同机制和治疗环节上发挥功效。

徐福松等报道用中药精泰来治疗男性免疫性不育 132 例,并以 2∶1 随机的 66 例泼尼松组作对照。精泰来主要成分由生地、泽泻、野菊花、蒲公英、生蒲黄、益母草、天花粉、赤芍八味组成,每次冲服 10 g,每日 3 次。对照组每次服泼尼松 5 mg,每天 3 次。两组均每 2 个月为 1 个疗程,未孕者继续治疗直到 3 个疗程结束,并随访 6 个月。从治疗开始到 12 个月末,配偶妊娠率精泰来组 48.7%,泼尼松组 18.5%;AsAb 转阴率精泰来组 83.2%,泼尼松组 64.8%,两组结果有显著性差异。其机制可能是从细胞免疫和体液免疫两个方面对机体产生影响。

胡德宝等采用中药免疫 1 号治疗免疫性不育 79 例,并设泼尼松治疗 30 例作对照。中药成分由黄芪、白术、甘草、仙灵脾、覆盆子、何首乌、土牛膝、地肤子、蛇床子、秦皮、水蛭等药物组成,每包含生药 20 g,每次服 1 包,每日 3 次。泼尼松组服泼尼松 5 mg,每日 2 次。1 个月为 1 个疗程,每疗程结束后复查 AsAb,一般用 2~3 个疗程。痊愈率中药组为 39.2%,泼尼松组为 10%,两组有明显差异。AsAb 转阴率中药组 87.3%,泼尼松组为 73.3%,两组无显著性差异。同时观察精子密度、存活率、前向运动精子率,中药组有改善占 88.9%,泼尼松组有改善占 62.5%,两组有显著性差异。

### (七)中西医结合治疗

孙册等对 85 对血清 AsAb 阳性,而其他检查结果基本正常的不育夫妇进行了中西医结合治疗。他们使用泼尼松 5 mg,每天 2 次口服,中药三棱、莪术、山甲、皂角等对 AsAb 阳性的一方进行活血化瘀、破气利水等综合辨证施治,3 个月为 1 个疗程。若男女双方都是 AsAb 阳性,在同房时加用避孕套;有炎症时用抗生素;精液黏度较高时用大剂量维生素 C。结果 85 对中妻子受孕 35 例,受孕率 47%。

陆宁等收集 AsAb 阳性男性患者 78 例,随机分为未治疗组 27 例,中药治疗组 51 例,再将中药治疗组疗效不显著者 35 例改为综合治疗组。中药治疗主要分为肝肾阴虚型用六味地黄汤、桃红四物汤加减,肺脾气虚型用参苓白术散、桃红四物汤加减。综合治疗加用泼尼松口服,并采用精子洗涤法等去除 AsAb,然后宫腔内人工授精。结果表明,综合治疗组疗效显著。

### (八)辅助生殖技术

免疫性不育患者采用传统治疗手段效果不佳,又根据在射精精子中抗精子抗体附着精子的表面所占的比例、部位及患者经济状况选择不同的辅助生育技术,但主要缺点是成功率不高,价钱较贵;对后代遗传疾病的情况不能肯定,还有待于解决。

**1. 去除 AsAb 行人工授精**

许多研究者认为,精液中大多数的 IgG 和 IgA 是随前列腺液一起进入后尿道的,直到射精时才与精子混合。因此,将射出的精液立即稀释、离心、去掉精浆,这样可以去掉许多 As-Ab。为了减少射精后精子与 AsAb 结合,有学者建议在医院里取精,精液直接收集在缓冲培养液中,再行密度梯度离心。有多种技术可从精子表明或精浆去除 AsAb,但其结果是有差别的。用快速稀释的洗涤法可以去除精浆中的游离抗体,但不能去除与精子表明紧密结合或与之呈高度亲和力的抗体。行 IUI 前必须对精液进行洗涤,去除精浆中的前列腺素成分,防止前列腺素导致的子宫强直性收缩。在人工授精前对精子进行获能培养,除可以筛选高活力精子进行人工授精外,还可以使附着在精子头部的 AsAb 脱落。

**2. 体外授精—胚胎移植**

克服 AsAb 的干扰,体外授精-胚胎移植(IVF-ET)和配子输卵管内移植(GIFT)可用来治疗免疫性不育,但 AsAb 也对上述辅助生殖技术有不利的影响,以致这些手段治疗免疫性不育时往往成功率低。有学者认为在 IVF 中表面结合 AsAb 的精子明显影响受精率和早期卵裂,对胚胎质量和临床妊娠率也有一定的影响。在治疗免疫性不育,尤其是严重的病例和当精子头受累时,ICSI 技术是首选的治疗方法。当精子表面有 AsAb 抑制或减少受精时,利用 ICSI 技术将受损精子注入卵细胞质可以提高受精率。Nagy 等观察经 MAR 检测 AsAb,附着粒上的活动精子≥80% 的 37 例 55 个 ICSI 周期,平均受精率 75.7%,胚胎移植率 96.4%,(53 个周期),妊娠率 26.4%(14 例)。其结果显示 ICSI 后受精率、胚胎发育和妊娠率不受 AsAb 的严重程度、抗体在精子不同结合部位和抗体类型的影响。在男性不育患者,ICSI 后受精率和妊娠率在 AsAb 阳性组和阴性组是相当的。因此他们认为,ICSI 对精液中存在高滴度 AsAb 的不育患者的治疗应作为主要的选择。

(夏伟)

# 第二十三章　病原微生物与免疫性不孕不育

不孕症是妇产科疾病中较为常见的一种多因素疾病,近年来,女性不孕的发生率呈现出逐年上升的趋势,大量科学研究表明,这与女性生殖道病原微生物感染及其对免疫功能的影响有着密切关系。

人类生殖道常见许多微生物,可分为病原性、非病原性、条件机会性的细菌、病毒、支原体、衣原体、真菌等。这些微生物与人体健康关系非常密切。生殖道感染可由多种微生物引起,而一种微生物也可引起多器官感染。有些微生物感染导致性传播疾病,如梅毒螺旋体可引起梅毒,淋球菌引起淋病等。研究发现,生殖道病原微生物感染是导致不孕不育的重要原因之一。大多数因感染所致的不育与性传播疾病有关,如梅毒、淋病、白色念珠菌病、衣原体、支原体、疱疹病毒、滴虫及结核杆菌等感染。研究这些感染性疾病的病原学特性和致病机制,有助于提高不孕不育的诊断与治疗水平。

## 第一节　常见的生殖道病原微生物及其特点

世界卫生组织(World Health Organization,WHO)人类生殖特别规划署报告:世界范围内不孕症患病率高达15%～20%,成为继癌症和心血管疾病外的第三大疾病。数据显示,世界范围内受不孕症影响的夫妇逐年递增,发达国家不孕症的患病率为5%～8%,发展中国家一些地区不孕症的患病率可高达30%。在男性,因生殖道感染引起男性不育的患者约占15%。女性不孕症中,有报道因输卵管因素导致的不孕高达30%～53.85%,以生殖道感染致慢性盆腔炎症导致输卵管阻塞为主。女性不孕的发病率随着盆腔炎发作的次数增多而增加。

### 一、生殖道感染与不孕不育

正常情况下,女性下生殖道存在着不同种类及数量的菌群。当各种原因导致的生殖道黏膜损伤、宿主抵抗力下降、大量使用抗生素或侵袭性操作时阴道内微生态平衡被打破,致病菌群定植、增殖,引起阴道炎、宫颈炎。病原菌若上行蔓延,则会导致子宫内膜炎、输卵管炎及盆腔腹膜炎等。生殖道感染可引炎症病灶组织粘连、形成瘢痕,造成起输卵管阻塞或管壁僵硬,影响输卵管对卵子的输送功能,降低对受精卵的运送功能。

男性生殖道感染可发生在男性生殖道或生殖器官的任一部位,常引起睾丸炎、附睾炎等。精子在发育、成熟及运输的不同阶段都可能受到感染的影响而造成不育。男性生殖道感染主要影响性腺的正常分泌及睾丸的生精功能,造成精子形态、活力的改变及存活时间缩短,失去受精能力;造成输精管管道的狭窄甚至梗阻,影响精子的通过;还可引起免疫功能异常,发生免疫反应,产生抗精子抗体,使精子失活,造成少精和无精,阻止精卵结合,从而引起男性不育。

引起生殖道感染常见微生物有细菌(大肠杆菌、金黄色葡萄球菌、加德纳菌等)、真菌、病毒(单纯疱疹病毒、乳头瘤病毒等)、支原体、衣原体、滴虫等。

## 二、女性生殖道的微生态

常居菌群主要种类有乳酸杆菌、消化链球菌、肠球菌、葡萄球菌、阴道加德纳菌、拟杆菌、脆弱类杆菌、解脲脲原体、人型支原体等。其中乳酸杆菌为女性阴道内健康生态系统中的优势菌,对维持阴道的微生态平衡起着非常重要的作用。

乳杆菌为革兰染色阳性、无芽孢杆菌。呈球杆状或杆状,单个、成双或链状排列,微需氧,兼性厌氧,在厌氧环境下生长更好,最适宜生长温度为 $35\sim38℃$。健康女性阴道分泌物中乳杆菌的浓度为 $107\sim108CFU/g$,生殖道检出的乳杆菌共有卷曲乳杆菌、詹氏乳杆菌、格式乳杆菌、惰性乳杆菌等十三种菌种。乳杆菌通过以下几个方面维持阴道内环境的稳定。

(1)维持阴道黏膜免疫稳定:乳杆菌能够黏附和穿透黏膜层,这种有利于其在阴道黏膜上皮定植。乳杆菌表面的肽聚糖、脂磷壁酸、核酸及 S-层蛋白等能够与抗原递呈细胞上的多种受体,如 NOD 样受体、C 型凝集素受体和 TOLL 样受体等相互作用,诱导集合淋巴小结分泌多种细胞因子,如 IL-10、IL-12、INF-γ 等来诱导 T 细胞增殖分化行成多种效应 T 细胞;刺激上皮下的淋巴滤泡内浆细胞合成分泌型 IgA 参与黏膜免疫系统的调控,以维持阴道黏膜免疫自稳。

(2)合成细菌素、类细菌素等物质,维持乳杆菌自身在阴道菌群中的优势地位,细菌素在核糖体合成,经过修饰形成具有抗菌活性的蛋白质。类细菌素抗菌范围比细菌素广,对革兰阳性菌、阴性菌及某些真菌都有一定的抑制作用。

(3)乳杆菌通过糖酵解供给能量,有机酸为其代谢的终产物。有机酸一方面可以维持健康女性阴道的酸性环境,同时可以增加细菌素的活性,抑制某些微生物的过度生长,也有利于减少细胞表面负电荷和去除覆盖于细胞受体表面的糖基,促进乳杆菌的黏附;另一方面,通过细胞内酸化实现对病原体的非特异性抑制。

(4)过氧化氢亦是由乳杆菌代谢产生的非特异性抗菌物质,其活性与被动扩散通过细胞膜的能力有关。过氧化氢通过芬顿反应与细胞内的铁发生作用,起到对其他微生物的抗菌作用。在一些情况下,过氧化氢依赖于细菌素等抗菌活性物质的累积效应增强自身的杀伤力,并通过诱导多种形式的细胞应激反应,协同作用,杀死微生物。

## 三、常见的致病微生物及其特点

引起生殖道炎性病变的病原体包括细菌、病毒、真菌及原虫等。可由单一病原体或多种病原体混合感染引起。

**1. 细菌**

属于原核生物,没有核膜,核质暴露在胞质中。细菌性阴道病(bacterial vaginosis,BV),

是育龄期妇女常见的阴道炎症性疾病，由于阴道内微生物菌群与宿主、环境之间所构成的动态平衡遭到破坏，导致菌群失调而引起的一组阴道黏膜炎表现的症候群，其中常见的致病菌为阴道加德纳菌。阴道加德纳菌(gardnerella viginalis，GV)为革兰阴性菌，或染色不定的杆菌，或变异的球菌样小杆菌，两端圆形，呈多态性排列，大小为 0.4～2 μm，无鞭毛、荚膜及芽孢。在人或兔血琼脂平板出现 P 溶血环。阴道加德纳菌可形成生物膜，紧密黏附于阴道上皮，不能为抗生素或人体免疫系统有效清除，因此治疗后仍会持续感染或者再次复发。加德纳菌多于性行为活跃妇女阴道分泌物可中检测出来。

由阴道加德纳菌引起的阴道炎症状较轻，其急性期白带明显增多，有鱼腥味或氨臭味，伴有外阴瘙痒、阴道灼热感及性交疼痛。妇科检查可见外阴红肿，阴道黏膜充血红肿，呈现灰红色，阴道分泌物为灰白色，有时可呈现为乳黄色或类绿色，稀薄均质性，味腥臭。此时阴道 pH 值为 5～－5.5。有时白带量少，仅有很薄一层，像膜样覆盖在阴道壁上。孕妇感染有可能造成流产或产后子宫内膜炎，感染较重者也可能形成败血症、尿道感染、肾周脓肿或膀胱炎等。

阴道加德纳菌可通过性生活传染给性伴侣，引起一系列男性泌尿生殖道的疾病。

**2. 大肠杆菌**

大肠杆菌(escherichia coli，E. coli)，为革兰阴性短杆菌，大小 0.5 μm×(1～3) μm。有鞭毛，能运动，无芽孢。代谢类型为异养兼性厌氧型，能发酵多种糖类产酸、产气，为肠道中的正常栖居菌。大肠杆菌的抗原成分复杂，可分为鞭毛抗原(H)、菌体抗原(O 和表面抗原(K)，后者有抗机体吞噬和抗补体的能力。依据菌体抗原的不同，将大肠杆菌分为 150 多型，致病性大肠杆菌有 16 个血清型。大肠杆菌基因组 DNA 为拟核中的一个环状分子，可以有多个环状质粒 DNA。细胞中的拟核有 1 个 DNA 分子，长度为 4 700 000 个碱基对，在 DNA 分子上分布着大约 4 400 个基因，每个基因的平均长度为 1 000 个碱基对。

大肠杆菌菌毛能使细菌轻易地黏附在尿道黏膜上皮细胞上，从而导致睾丸炎、附睾炎、输精管炎、前列腺炎等泌尿生殖系统的炎症。引起机体产生抗精浆免疫抑制物抗体，该抗体能与精浆免疫抑制物形成免疫复合物，激活补体系统，对精子和受精卵产生免疫损伤，影响生育。当细菌浓度达到一定数量时可引起精子凝聚，使精子活动力下降。

**3. 支原体(mycoplasma)**

支原体是一种类似细菌但不具有胞壁的原核微生物，为目前发现的最小的最简单的原核生物，支原体结构较简单，仅有 3 层结构的细胞膜，无细胞壁，具有高度多形性，多数呈球形，此外也有棒状、长丝状及哑铃状等。细胞大小变化较大，球体直径0.1～0.8 μm。菌丝长度可达 50～100 μm，部分菌体可通过滤菌器。

基因数量为 480。其基因组多为双链 DNA，但 DNA 散布在整个细胞内，没有形成核区或拟核。此外细胞内还含有 RNA、多种蛋白质及上百种酶，细胞内唯一的细胞器为核糖体。

支原体具有以下特性：①高度多形性。②能够通过除菌滤器。③在固体培养基中形成"油煎蛋状"菌落。④对低渗敏感，对青霉素不敏感。

革兰染色阴性，不易着色，Giemsa 染色法呈淡紫色。电镜下观察，支原体无细胞壁，有厚度 7.5～10 nm 的 3 层膜结构的细胞膜，内外两层为蛋白质和多糖，中间层为富含胆固醇的脂质成分。在细胞膜中,胆固醇含量占到36%,较高的胆固醇比例对保持细胞膜的完整性起到重要的作用,也使得细胞膜较其他的原核生物的膜更为坚韧。细胞膜含有大量的长链脂肪酸,与代谢相关的酶相连接,是多种代谢反应的场所。细胞膜内的胆固醇和类胡萝卜素对维持细胞膜的完整性,抵抗外部的渗透压方面起到类似于细菌细胞壁的作用。对渗透压敏感,皂素、两性霉素B及洋地黄苷等可以作用于胆固醇相的物质,可引起支原体膜的破坏而致使支原体死亡。但因其无细胞壁,故对抑制细胞壁合成的抗生素不敏感。此外,支原体对紫外线、低渗、干燥及热敏感,55℃,15 min即可灭活血清中的支原体,易被脂溶剂和常用的消毒剂杀灭,支原体胞质中含有70S核糖体,因此对可以抑制活影响蛋白质合成及作用于核糖体的抗生素(红霉素、四环素等)敏感。

支原体是能够在无生命培养基中繁殖的最小的原核细胞生物,营养要求高,需添加人或者动物血清、酵母浸液、核酸提取物、辅酶等才可以生长,一般支原体生长的pH值为7.6～8.0,但解脲脲原体的适宜pH值为6.0～6.5。支原体生长缓慢,培养后形成的菌落小,在固体培养基表面呈特有的"油煎蛋"状。解脲脲原体菌落最小,直径为15～50 $\mu$m,被称为"T"株,使用相差显微镜观察,解脲脲原体呈单个或者成双排列,直径为0.3～0.5 $\mu$m,较少观察到丝状体,解脲脲原体具有尿素酶,因此可以分解尿素,产生氨,不能分解葡萄糖和精氨酸,通过补体结合试验、代谢抑制试验、生长抑制试验等方法将解脲脲原体分为14个血清型,其中以血清4型致病频率最高。

解脲支原体(ureaplasma urealyticum,UU)、人型支原体(M. humenis,MH)和生殖器支原体(M. genitalium,MG)均可引起生殖道感染,但主要相关的是解脲支原体和人型支原体两种。是非淋菌性尿道炎及宫颈炎的第二大致病菌。

### 4. 衣原体(chlamydia)

衣原体是一类严格真核细胞内寄生的具有独特发育周期,能够通过细菌滤器的原核型微生物,依据衣原体的抗原结构。细胞内包涵体、对药物的敏感性及所致疾病,将其分为4类:①沙眼衣原体(chlamydia trachomatis,CT)。②鹦鹉热衣原体(chlamydia psittaci,CP)。③肺炎衣原体(chlamydia pneumoniae,CPN)。④兽类衣原体(chlamydia pecorum)。

沙眼衣原体为细胞内寄生的微生物,人类是沙眼衣原体的自然宿主,依据致病力计其生物学特性,可将衣原体分为3个变种:鼠变种(biovar mouse)、沙眼生物变种(biovar trachoma)和性病淋巴肉芽肿变种(biovar lymphogranuloma venereum,LGV)。沙眼生物变种及性病淋巴肉芽肿变种与人类疾病相关。

沙眼衣原体具有特殊的染色性状,不同的发育阶段其染色有所不同。成熟的衣原体经Giemsa染色为紫色,而宿主细胞浆为蓝色,对比明显。网织体Giemsa染色呈蓝色。革兰染色一般为阴性。包涵体致密,在上皮细胞浆内,Giemsa染色,则呈深紫色,由密集的颗粒组成。其基质内含有糖原,Lugol液染色为棕褐色斑块。

衣原体具有以下共性:①严格细胞内寄生,二分裂方式繁殖,形成包涵体,具有独特的发育周期,从原体—中间体—网织体—原体,原体具有感染性。②含有DNA及RNA两种类型核酸。③自身不能合成ATP,需要依靠宿主提供所有能量,含有核糖体及复杂的酶类。④对多种抗生素敏感。

使用微量免疫荧光试验,沙眼衣原体可分为 18 个血清型。沙眼生物变种分 A、B、Ba、C、D、Da、E、F、G、H、I、Ia、J、K 共十四个血清型,LGV 生物变种 L1、L2、L2a 及 L3 四个血清型。

沙眼衣原体可经过性接触传播,由沙眼生物变种 D～K 血清型引起,男性可引起非淋病性尿道炎,如治疗不及时,不经治疗可缓解,但多数转变成慢性,周期性加重,并可合并副睾炎、直肠炎等。女性接触感染的性伴侣后可引起宫颈炎、子宫内膜炎及输卵管炎,该血清型有时也能引起沙眼衣原体性肺炎。

沙眼衣原体不耐热,对热及常用消毒剂敏感,在室温下迅速丧失其传染性,50～60℃,能存活 5～10 min,75% 酒精 1 min 就能杀灭,0.1% 的甲醛及 0.5% 的苯酚均可将其杀灭。对谱抗生素敏感,阿奇霉素、四环素、红霉素等对它有抑制作用。衣原体耐寒,-70℃ 下环境能存活数年至数十年。

**5. 淋病奈瑟菌(neisseria. gonorrhoeae,NG)**

又称淋球菌,属于奈瑟菌属,是人类淋菌性尿道炎的病原菌。为严格的人体寄生菌,常存在于急性尿道炎与阴道炎的脓性分泌物的白细胞中。形状为一对卵圆形或咖啡豆样的双球菌,革兰染色阴性,菌体直径为 0.6～0.8 μm,常成对排列,相对两个面扁平或稍凹陷,无鞭毛,不形成芽孢,有菌毛,新分离的菌株有荚膜。

奈瑟淋球菌为专性需氧菌,不能发酵麦芽糖,仅分解葡萄糖,产酸不产气,产生过氧化氢酶和氧化酶。普通培养基上不能生长,需用营养丰富的培养基来培养,常用的为巧克力血琼脂培养基,最适宜的温度为 37℃,初次分离需要 5%～10%CO_2。次代菌落变大而且粗糙。

淋病奈瑟菌的抗原构造多样且复杂,包括脂寡糖抗原、蛋白抗原及菌毛抗原。奈瑟菌的脂聚糖抗原与其他革兰阴性菌的脂多糖比缺少了 O 抗原成分,为淋病奈瑟菌致病的重要毒力因子,在细菌的黏附与侵入过程中起到辅助性作用,并且可以诱导宿主产生杀菌性抗体。蛋白抗原主要起到细菌间、细菌与人类白细胞及上皮细胞间相互黏合的作用。菌毛可黏附于人类上皮细胞,具有抗吞噬作用。单个菌株可具有多个抗原不同的菌毛,菌毛抗原易变异,因此不断变化的菌毛抗原可以使菌体逃避机体的免疫攻击,人体无法产生有效的免疫力,易发生重复感染。人类对淋球菌无自然免疫力,易感,感染后免疫力不强,不能防止再感染。亦无特异的预防感染方法。

人是淋病奈瑟菌唯一自然宿主,该菌引起的淋病主要经性接触传播,是目前发病率较高的性传播疾病。在男性可引起尿道炎,女性引起尿道炎和子宫颈炎,若未及时彻底的治疗,可扩散至生殖系统。胎儿在自然分娩经过产道感染时会造成新生儿淋病性急性结膜炎。NG 为严格的人体寄生菌,人类是它的唯一自然宿主。

**6. 真菌(epiphyte)**

可引起生殖道感染的真菌,主要为白假丝酵母菌,形态为圆形或者卵圆形,直径 3～6 μm,以出芽方式繁殖,形成孢子,孢子延长形成假菌丝。假菌丝长短不一,不分枝,假菌丝收缩断裂又成为芽生的菌丝。革兰染色为阳性,但着色不均。在沙保培养基上可以很好地生长,需氧,室温或者 37℃ 培养 2～3 d 即可看见典型的类酵母菌落,呈灰白色或奶油色,表面光滑并带有酵母气味。白假丝酵母菌菌落无气生菌丝,具有向下生长的营养假菌丝。白假丝酵母菌可分解葡萄糖、麦芽糖产酸产气,不发酵乳糖。正常情况下一般为酵母相,致病时转化为菌丝相。好发于免疫力低下患者,当机体的正常防御功能受损导致内源性感染,如创伤、抗生素应用及细胞毒药物使用致菌群失调或黏膜屏障功能改变、皮质激素应用、营养失调、免疫功能缺陷等。白假丝酵母菌为双相菌,白假丝酵母菌通过以下几个方面致病:①细胞壁糖蛋白的黏附作用。②芽管、假菌丝的插入作用。③产生的各种毒性酶类。④在代谢过程中产生的抑制机体免疫活性细胞产物的趋化作用。

### 7. 阴道毛滴虫

属毛滴虫目(trichomonadida)的动鞭毛虫,有 3～6 根鞭毛,细胞呈梨形,单核或多核,进行分裂生殖。

毛滴虫属(Trichomonas)是很多动物消化道的普通寄生虫。有 3 种毛滴虫寄生于人体:寄生于阴道内的阴道毛滴虫(*T. vaginalis*)、寄生于口腔的口腔毛滴虫(*T. buccalis*)、内寄生于肠道人毛滴虫(*T. hominis*)。

女性感染滴虫性阴道炎时,症状表现为外阴瘙痒,白带增多,白带为黄绿色泡沫状,稀薄并有腥臭,若合并伴有细菌感染则呈现臭味脓样白带。瘙痒部位主要在阴道口及外阴,可伴灼痛、性交痛。阴道检查可见阴道黏膜及宫颈红肿、出血、"草莓样斑点"、阴道触痛等。少数患者可有腰骶部酸痛和月经不调。阴道毛滴虫如寄生在尿道和膀胱内可产生滴虫性尿道膀胱炎,患者有尿频、尿急、尿痛、间歇性血尿、尿线中断、尿潴留和尿道红肿等症状。男性感染毛滴虫时,症状表现轻微,多为不同程度的尿道刺痒和不适感,排尿时加重,可出现排尿困难、尿道潮红和有黄白色脓性分泌物流出,严重时出现后尿道炎及膀胱炎。

### 8. 人乳头瘤病毒(human papillomavirus,HPV)

属乳多空病毒科中的乳头瘤病毒属,为致瘤 DNA 病毒,HPV 病毒为球形无胞膜的环形 DNA 病毒,直径为 52～55 nm。生殖器感染主要经由性交传播,该病毒感染不经血流传播,局限在局部主要类型为 HPV1、HPV2、HPV6、HPV11、HPV16、HPV18、HPV31、HPV33 及 HPV35 型等,HPV16 和 HPV18 型长期感染可能与女性宫颈癌的发生有关。

HPV 湿疣是由人类乳头瘤病毒(HPV)感染引起的一种性传播疾病。该病毒只侵犯人类,对其他动物无致病性,人体一旦感染会终生携带。

(宋苏)

## 第二节　病原微生物与女性不孕

支原体与衣原体是两种最常见的导致女性不孕的病原微生物,它们可以激活非特异性免疫、体液免疫、细胞免疫等多种免疫应答方式,产生免疫逃避或造成生殖免疫损伤。其他病原微生物,如细菌、病毒、寄生虫等,也可在一定程度上引起女性不孕症的发生。

### 一、支原体感染与女性不孕

#### (一)支原体感染导致不孕的机制

UU 感染导致患者不孕不育的原因包括以下几点:①UU 感染导致女性患者生殖道产

生炎症,可使输卵管的纤毛运动力低下。②女性体内的 UU 会影响精子运动功能,导致精子与卵子结合程度差。③UU 与精子膜的抗原体相同,容易导致不孕。

### (二)支原体感染的免疫性

生殖道支原体感染对机体免疫功能的影响及其所致女性不孕近年来成为国内外学者们研究的热点之一。支原体感染是非特异性免疫、体液免疫及细胞免疫应答共同参与的免疫过程。支原体可通过有丝分裂原促进有丝分裂,在非特异性免疫过程中,刺激 T、B 淋巴细胞增殖,增强细胞活力,同时动员机体产生体液及细胞免疫应答。

#### 1. 体液免疫

(1)IgA 蛋白酶:支原体能与非特异性抗体结合,阻止吞噬细胞对支原体的破坏。有些支原体如 UU 能产生 IgA 蛋白酶降解 IgA,抑制或改变 IgA 抗体的功能,导致炎症加重,这可能是支原体导致不孕症的重要原因之一。已有研究发现生殖支原体(MG)可引起猴类输卵管炎症,MG 在组织培养中可吸附人体输卵管上皮细胞引起输卵管性不孕,实验证明非淋球菌等感染的急性盆腔炎患者中约占 1/3 的人抗 Mg 抗体滴度增加 4 倍,提示支原体感染可诱导机体产生相应的抗体。

(2)脲酶:女性感染支原体后,一方面因解脲支原体(UU)分解尿素、人型支原体(MH)分解精氨酸,通过代谢尿素产生能量,分泌的氨以 $NH_4^+$ 的形式存在于机体,破坏了作为天然屏障的弱酸性环境,促使其他病原微生物易于定植、感染而不利于精子存活,同时损伤细胞间质和纤毛,导致黏膜细胞坏死,输卵管纤毛运动停滞;另一方面由于孕期激素水平的增加使支原体毒性增强,诱发免疫性损伤,破坏母体的自身免疫耐受机制,损伤子宫内膜的代谢和生理功能,干扰和破坏胚胎的发育,最终促进组织胚胎丢失、造成流产及不孕。

(3)MBA(multiple banded antigen)超级家族:作为表面蛋白家族成员之一,MBA 是 UU 血清型分型的主要依据表面抗原,它由一个 N-端保守结构域和一个 C-端可变结构域组成。保守结构域含有一个信号肽、脂蛋白结合位点和跨膜结构域。可变结构域中含有许多重复序列。MBA 可以被 1、2、6 Toll 样受体(toll-like receptors,TLR)识别,诱导产生细胞因子、NF-κB 和抗体。而 UU 为逃避机体的这种免疫反应,很可能通过 MBA 基因的重复序列的数量或者其他形式来改变 MBA 的可变结构域。另外,MBA 可以随着邻近基因而变化。它在体外经历高频变异,在侵袭性强的菌株体外还展现出大小的变异,提示抗原大小的变异可能是 UU 逃避宿主防御的机制之一。UU 的血清型中有多个 MBA 基因,有些含有一种 MBA 类型的多种拷贝。这些研究表明,MBA 和 MBA 同源基因可能是 UU 最主要的致病因子之一。

以上结果提示支原体感染可诱导机体产生多种致病因子,除对抗支原体本身以外,还可以引起女性机体局部和全身的免疫反应。

#### 2. 细胞免疫

输卵管妊娠感染支原体时,支原体可引起机体局部细胞免疫的改变。输卵管的病理组织学和免疫荧光扫描电镜显示:UU 侵犯的组织内有多形核白细胞聚集,并伴有巨噬细胞或单核细胞浸润,从而证实细胞免疫系统参与了抗 UU 感染的免疫过程。

目前认为 NK 细胞与生殖免疫具有相关性。NK 细胞在妊娠过程中的主要作用是抗原递呈和杀伤靶细胞。支原体感染可激活 NK 细胞,导致 NK 细胞数量增加或活性增强,产生杀细胞效应而导致种植失败和不孕。不孕妇女外周血中 NK 细胞的水平高于正常妇女,提示 NK 细胞水平的异常与不孕有相关性。研究发现支原体感染的患者 NK 细胞水平较无感染患者水平高,提示支原体感染可引起 NK 细胞水平升高。

辅助性 T 细胞(Th)和抑制性 T 细胞(Ts)作为免疫调节的中心枢纽,也与免疫性不孕存在一定相关性。Th 和 Ts 细胞之间的平衡决定了机体细胞免疫与体液免疫的平衡,一旦这种平衡状态被破坏,将导致病理妊娠、流产甚至不孕。T 淋巴细胞亚群的改变与不明原因的习惯性流产有关,Th、Ts 细胞的数量和比例发生改变时,也可以引起不孕及种植失败。由此可见,在支原体感染引起的女性不孕症中,细胞免疫起到了重要作用。

**3. 细胞因子**

细胞因子在生殖免疫中也占有极其重要的地位。其机制具体可以归结为:①作用于抗原呈递细胞,使得血清中 γ 干扰素水平增强,诱导主要组织相容性复合体Ⅱ类(MHC-Ⅱ)抗原分子表达,提高将抗原呈递给局部 T 细胞的效率,放大迟发型超敏反应(DHSR)。②诱导输卵管上皮细胞膜异常表达 MHC-Ⅱ类抗原,从而以组织特异性方式把自身抗原呈递给自身反应性 T 细胞,启动自身免疫。③抑制支原体增殖,激发细胞免疫反应引起自身组织损伤。④对支原体感染和非感染细胞有毒性作用,加重组织损伤。⑤促使其他细胞因子产生,共同发挥细胞毒性作用。

通过检测不孕妇女、有复发性流产史的妇女及正常妇女外周血的细胞因子水平发现在复发性流产及不孕妇女中,以 TH-1 相关细胞因子升高为主,如 IL-1、IL-2、IL-6、INF、TNF-α 等,而在正常妇女中则表现为降低。将可分化为巨噬细胞的人单核细胞株 TPH-1 暴露于 UU 抗原 24 h 后,发现该细胞中 TNF、IL-6 等细胞因子明显提高,支持 UU 可诱导巨噬细胞产生炎性细胞因子而造成组织损伤。由此可以推测细胞因子在支原体感染引起的女性不孕中占有很重要的地位。

## 二、沙眼衣原体感染与女性不孕

### (一)沙眼衣原体感染导致不孕的机制

沙眼衣原体感染生殖道首先累及宫颈的柱状上皮,引起炎症,然后上行依次侵犯子宫内膜、输卵管上皮,破坏纤毛运动,同时又可通过诱发变态反应引起输卵管阻塞、粘连,发生不可逆的损害。沙眼衣原体导致不孕的机制包括:①急性 CT 感染导致的急性生殖道炎症破坏了正常的生殖道环境,导致不孕。CT 感染激活多种炎性细胞分泌白细胞介素、肿瘤坏死因子等细胞因子,破坏细胞的正常代谢。②CT 感染后多种 CT 特异性抗原、抗体对妊娠均有不利影响,如 CT 感染导致生殖道局部抗精子抗体(AsAb)升高,并通过细胞调理和补体介导而干扰精卵结合、受孕、着床等。③慢性 CT 感染和反复 CT 感染会造成输卵管炎症和输卵管瘢痕形成,最终影响输卵管运动功能和通畅性,而导致输卵管性不孕。

### (二)沙眼衣原体的免疫性

沙眼衣原体是一种较强的免疫原,根据细胞壁的不同成分,抗原可分为属、种、型、亚型特异抗原：①属特异抗原，包括脂多糖(LPS)和衣原体糖脂外抗原(GLXA)，是衣原体属的共同抗原。位于胞壁，为脂多糖，类似革兰阴性菌的脂蛋白-脂多糖复合物。②种特异抗原，包括主要外膜蛋白和热休克蛋白。③型特异抗原，为不同亚种的主要外膜蛋白抗原中的特异性成分，依据氨基酸可变区的顺序变化进行分型。④亚种特异性抗原(抗原变异)，主要外膜蛋白抗原表位已发生变异，并易形成新的亚种。

在沙眼衣原体感染中，非特异性免疫、特异性免疫、体液免疫和细胞免疫均有涉及。在原发性感染，非特异性免疫起着重要的作用，主要是局部炎症反应。感染24～48 h后，中性粒细胞、单核细胞等在感染部位浸润，通过释放髓过氧化物酶(myeloperoxidase，MPO)，其利用过氧化氢和氯离子产生对微生物的毒性作用。在感染20～24 h后，受感染的上皮细胞产生细胞因子IL-1、IL-6、IL-8、IL-10。这些分泌型细胞因子可以趋化和激活中性粒细胞、单核细胞和T细胞，并刺激分泌急性期蛋白和巨噬细胞释放其他促炎因子，随后巨噬细胞和T细胞迁移到感染部位。衣原体感染的初期在大多数患者的免疫反应主要为IgA的中和作用，限制炎症扩散，但不能杀灭微生物。慢性感染的特点是继续维持在宿主细胞中的生存与繁殖，通过抗原激活特异性的Th1淋巴细胞，在24～48 h开始启动迟发型超敏反应(DTH)和Arthus反应(Ⅲ型超敏反应)。Arthus反应中免疫复合物可以导致上皮细胞损伤和感染器官的纤维化、瘢痕。

感染衣原体的患者体内产生的热休克蛋白(cHSP60)可诱导显著的IL-10分泌，说明衣原体感染期间cHSP60在调节免疫反应中起特异作用，并且影响随后的免疫病理作用。生殖道被衣原体感染的细胞内产生一系列化学反应，在局部产生高水平的cHSP60，这种重要的白细胞抗原通过信号传导激活白细胞，增生、释放炎症因子Th1和Th2因子，诱导了炎性免疫反应，导致输卵管的纤维化和管腔闭塞。而持续的反复的感染宿主细胞引起的免疫应答反应可导致永久的不可逆的输卵管的损伤。

**1. 非特异性免疫**

机体感染衣原体后，首先反应为巨噬细胞、淋巴细胞、浆细胞等的浸润，随后发生中性粒细胞反应。原发感染多仅引起轻微的组织损伤，再次感染则会迅速引发严重的炎症反应。

中性粒细胞(polymorph nuclear leukocytes，PMNL)/单核巨噬细胞系统：生殖道发生CT感染后导致广泛的中性粒细胞浸润，最早在感染后第3天出现，到感染被完全清除后仍然存在。在抗原特异性免疫反应出现以前，中性粒细胞浸润对控制感染起重要作用，感染后期可能又与持续的免疫应答和反复感染有关。中性粒细胞在炎性部位浸润后，可诱导单核巨噬细胞向炎症部位浸润。巨噬细胞具有吞噬功能，并能释放多种细胞因子参与特异性免疫反应。当巨噬细胞的功能过度激活时，释放大量的细胞因子介导迟发型超敏反应，这可能与CT感染后所导致的免疫病理损伤有关。另外，有研究发现，树突状细胞在固有免疫应答中起到直接抑制病原体复制及活化免疫细胞的双重作用，可以表达B7-1和细胞黏附分子，在衣原体感染后可分泌IL-1β、IL-6、IL-8、IL-12、P70、IL-18和TNF-α，从而加强细胞免疫反应。

**2. 细胞免疫(cell-mediated immunity，CMI)**

研究表明CD4$^+$ T细胞和CD8$^+$ T细胞在针对CT的获得性免疫中都起到了重要的作

用。其主要效应是通过分泌 γ 干扰素而实现的。通过抗原提呈细胞(antigen presenting cell,APC)特别是树突状细胞对各种 CT 特异性抗原的处理和提呈,激活 CD4$^+$ T 细胞和 CD8$^+$ T 细胞。激活的 CD4$^+$ T 细胞和 CD8$^+$ T 细胞通过多种机制来发挥作用,现在认为最为重要的机制就是分泌 γ 干扰素。γ 干扰素对于抑制 CT 感染表现出多种活性。主要体现在:①γ 干扰素能直接上调单核巨噬细胞系统功能。②γ 干扰素能上调 APC 表面 MHC 分子表达水平,这直接导致将微生物抗原提呈给 CD4$^+$ T 和 CD8$^+$ T 细胞功能的加强。γ 干扰素还能通过至少 3 条途径抑制 CT 的复制和增殖。①γ 干扰素能介导吲哚胺 2,3 加双氧酶(indoleamine 2,3-dioxygenase,IDO)的表达,IDO 是一种能够下调细胞色氨酸水平的酶,CT 本身没有合成能力,IDO 的表达可以直接抑制 CT 的生长。②γ 干扰素能够上调氮氧合酶(nitric oxide synthase,iNOS)的表达,iNOS 能促进各种活性氮氧化合物的合成,特别是一氧化氮(NO)。NO 被认为是一种重要的防御物质,而且在体外模型中 NO 已经被证实了对 CT 生长的抑制作用。③γ 干扰素能下调转铁蛋白受体分子在宿主细胞表面的表达,导致宿主细胞内铁水平的下降,这同样的影响 CT 的生长。

### 3. 体液免疫(humoral immunity,HM)

虽然细胞免疫在抗 CT 免疫中占主导地位,但体液免疫特别是抗体的作用在抗 CT 免疫中的作用也是非常重要的。传统免疫学观点认为体液免疫特别是抗原抗体反应主要针对细胞外抗原和毒素,而诸如 CT 感染这样的细胞内免疫和抗肿瘤免疫主要依赖 CD8$^+$ T 细胞的细胞毒作用。然而较新一些的研究表明,抗体对于细胞内免疫和抗肿瘤的作用也是不可或缺的。研究表明,在 Fcγ 受体敲除小鼠上发生的 CT 感染比正常小鼠严重得多。抗衣原体抗体一方面通过抗体依赖细胞介导的细胞毒作用激活巨噬细胞和 CD8$^+$ T 细胞杀死被感染的上皮细胞;另一方面,抗衣原体抗体通过增强 Fcγ$^{+/+}$ 小鼠的 Th1 细胞反应来发挥保护性免疫作用。微生物感染时,女性生殖道内环境发生变化,固有免疫屏障遭到破坏,体内独特型抗体和抗独特型抗体的网络功能紊乱。精子可通过女性破损的生殖道黏膜与机体免疫系统接触,精子抗原刺激 B 淋巴细胞进一步产生抗精子抗体,而支原体、衣原体等病原体与精子具有相同的抗原表位,可刺激机体发生交叉免疫应答,导致不孕症的发生。

### 4. 细胞因子

(1)干扰素(IFN):IFN 是清除衣原体感染最主要的细胞因子,它是通过减少网状体复制来达到清除衣原体的目的。IFN 可阻止 Th2 细胞的增殖,而 CT 的清除则主要依靠 CD4$^+$ Th1 细胞分泌的 IFN-g;中、低剂量的 IFN-g 通过抑制被感染细胞的凋亡和干扰衣原体在细胞内正常生长,使衣原体逃逸宿主的免疫清除而导致持续感染,病程的迁延反复过程造成免疫损伤。

(2)肿瘤坏死因子(TNF):CT 感染可能激活巨噬细胞分泌白细胞介素(IL)、肿瘤坏死因子(TNF)等细胞因子,破坏细胞的正常代谢。TNF2a 对抵抗机体内感染有重要的作用。当发生 CT 感染时,宿主细胞分泌 TNF2a 增加,从而诱导敏感细胞凋亡,其促凋亡作用不仅针对黏膜上皮,也作用于浸润的炎症细胞。通过衣原体感染的巨噬细胞诱导 T 细胞凋亡,可以逃逸 T 细胞的杀伤作用,有利于 CT 在细胞内生存并维持感染状态。

### 三、细菌、病毒、寄生虫与女性不孕

阴道内正常乳杆菌与病原细菌之间的平衡被打破后容易诱发细菌性阴道病,这是女性生殖道常见感染性疾病之一。细菌性阴道病的持续感染带来的影响可贯穿于妇女的整个生育年龄段。淋病奈瑟菌是导致女性不孕的主要细菌。人类是淋病奈瑟菌唯一的自然宿主,主要通过性接触传播。淋病奈瑟菌主要侵犯人类泌尿生殖道的柱状上皮,引起泌尿生殖道及多种附属器官和组织的急性或慢性化脓性感染,如尿道炎、宫颈炎、子宫内膜炎、输卵管炎、盆腔炎等。淋病奈瑟菌的主要外膜蛋白 PI 具有抗原性,可以刺激机体产生特异性免疫反应,是淋病奈瑟菌表面的主要免疫攻击靶位,可以激活宿主的 T 细胞和 B 细胞,通过一系列免疫应答,影响女性正常的生殖功能。

人巨细胞病毒(human cytomegalovirus,HCMV)为 DNA 双螺旋病毒,属疱疹病毒科 β 亚科,是宫内病毒感染最重要的病原。HCMV 具有潜伏再活化的生物学特性。HCMV 一旦侵入人体将长期或终生存在于体内,在绝大多数免疫正常个体常呈无症状感染。一旦免疫功能低下,潜在的病毒很可能引起子宫颈、子宫内膜炎和输卵管黏膜炎,或多次人流均可诱发病毒上行性感染输卵管,在输卵管黏膜有大量白细胞和巨噬细胞感染浸润,黏膜肿胀造成慢性炎症改变,引起输卵管进行性损害,导致输卵管粘连、阻塞以致不孕。

弓形虫病是一种由弓形虫感染引起的人畜共患病,有可能是导致输卵管性不孕的原因之一。慢性弓形虫感染的患者病理报告显示为慢性炎性增生组织。其炎症反应包括血管充血,浆液性纤维素渗出及炎性细胞浸润,主要是淋巴细胞和巨噬细胞。

(黄东晖　李娜)

## 第三节　病原微生物与男性不育

如前所述,生殖道感染是导致男性不育的重要因素之一。病原生物感染时可以改变男性精子的数量及形态,影响精子的活力,损害附属性腺的分泌功能,并可导致抗精子抗体的产生,由此影响男性生育能力,甚至造成男性不育。

### 一、对精子数量及形态的影响

男性生殖系统一些器官的急性和/或慢性感染可以引起精子的生成障碍或运输受阻,从而使排出的精子数量减少。如急性睾丸炎时,睾丸实质被广泛破坏而致睾丸生精功能减退或消失。而附睾的急性感染一方面可使输精管道梗阻而引起可逆性的排精障碍,同时也可波及相邻的睾丸使其实质萎缩,造成不可逆的生精障碍。急性前列腺炎和精囊炎也可造成射精管水肿、受压而导致完全或不完全梗阻,从而出现一过性的少精子症或无精子症,经抗生素治疗后这种梗阻大多可恢复通畅。

生殖道的慢性感染是否可以引起精子数量的减少目前尚无定论,有研究发现,慢性感染且支原体培养阳性者精液量多,但是精子数少,用多西环素治疗后随着精液中支原体转阴,

大多数患者的精子数量也增多。

生殖系统的感染亦可能会影响精子的正常形态。近年研究显示,生殖系有细菌感染者其精液中正常形态的精子百分数减低。而在支原体和衣原体感染情况下,正常形态的精子数量减少,大量精子呈现尖头及尾部呈卷曲状或绒毛状。

## 二、对精子活力的影响

### (一)支原体感染

电镜观察证实,支原体能附着在感染患者的精子上。而体外试验中,将支原体悬液加入到新鲜精液中,可见精子活动受抑制,可能是支原体通过吸附于精子表面而干扰其正常代谢过程,影响精子的流体动力学而使其活动减低或丧失。

### (二)衣原体感染

免疫电镜观察显示衣原体感染后能附着于精子,并且穿透试验显示精子可携带衣原体前进,提示衣原体可能会影响精子的活动。

### (三)细菌感染

研究显示,在精子活动异常及精子凝集而致不育的患者中,查出 64% 有细菌感染。目前揭示细菌感染能影响精子活力的报道多集中于革兰阴性杆菌及肠球菌,如体外试验观察到大肠埃希菌可通过使精子凝集而降低其活动,并可能对精子有致死作用,而大肠埃希菌产生的一种可透析性物质也可引起精子制动。

### (四)病毒感染

到目前为止,病毒感染对生育力的影响还无定论,但疱疹病毒感染时有精液 pH 值升高及精子数减少现象,而黏液病毒可使人及动物的精子发生凝集,影响精子活力。

### (五)滴虫感染

临床统计资料显示,男性不育患者的精液标本中,滴虫阳性率明显高于正常对照组。而与正常男性精液相比,滴虫阳性患者的精液黏稠度及细胞碎片增加,精子活力下降,畸形精子数升高。这些均提示滴虫感染可能是引起男性不育的一个重要因素。目前对滴虫影响生育的可能机制也有了一系列报道:陈文列等报道应用电子显微镜观察到体外阴道毛滴虫吞噬、消化人精子全过程的超微结构变化,说明滴虫可通过吞噬作用杀伤精子;John 等研究发现,滴虫与精子共同孵育,当滴虫的浓度在 $10^9/L$ 以上时精子活力明显降低;而将滴虫的代谢产物与精子在体外作用,发现能明显抑制精子活动。

## 三、对精浆生化的影响

男性生殖道感染多数可影响附属性腺的分泌功能,改变精液的成分,而这些都可能是造成生育力降低和不育的原因。如前列腺感染时,其特征性产物锌、钙、镁、枸橼酸、酸性磷酸酶等都可降低,而目前认为锌/果糖比值可作为评估慢性前列腺炎患者生育力的重要参数,该比值在无生育力的慢性前列腺炎患者明显减低。此外,精囊腺分泌的促精液凝固因子具有对抗前列腺分泌的液化因子的作用,由于感染而影响精囊腺及前列腺的分泌功能时,凝固因子与液化因子间会失去平衡而使凝固因子占优势,从而容易导致精液不液化,已有资料显示:前列腺炎时精液不液化及黏稠度高的发生率明显增加。附睾感染时其分泌的肉毒碱和α-糖苷酶都可降低,可能会影响精子的成熟和精子形态学。

### 四、男性生殖道感染与精液抗精子抗体产生

前期研究发现,抗精子抗体的产生与生殖道感染具有显著相关性。生殖道感染时(如睾丸炎、附睾炎和前列腺炎等),抗精子抗体在精液中的检出率(47%)明显高于非感染者(5%)。男性生殖道感染以睾丸炎为例引起免疫反应的可能机制是:病原微生物感染可以引起血-睾屏障破坏,导致精子细胞及其抗原进入睾丸间质,被睾丸间质内的免疫细胞所识别,从而介导免疫应答诱发抗精子抗体产生。感染时生殖道局部对病原生物的免疫反应,会导致针对病原体膜上的蛋白质或糖类的抗体产生,这种抗体能与精子表面的蛋白质或糖类起交叉反应,如已发现人精子膜与 UU 存在多种共同抗原成分。

抗精子抗体产生后,一方面,它可直接作用于精子,降低其活力,发生精子自身凝集等;另一方面,形成的抗原抗体复合物若沉积在睾丸组织上,将导致生精小管破坏,精子发生异常。这些作用都有可能降低生育能力或引起不育。

(段永刚)

# 第二十四章　免疫相关疾病与不孕不育

## 第一节　抗磷脂抗体综合征

### 一、抗磷脂抗体综合征

抗磷脂抗体(antiphospholipid,aPL)是机体产生的一大类针对细胞膜上带负电荷的磷脂或磷脂蛋白复合物产生的自身抗体,主要包括狼疮抗凝物(lupus anticoagulant,LA)、抗心磷脂抗体(anticardiolipin antibody,aCL)、抗 $\beta_2$-糖蛋白 I 抗体( $\beta_2$-glycoprotein I, $\beta_2$-GPI)、抗磷脂酰丝氨酸等,有 IgM/IgG/IgA 等各种亚型。机体的细胞和细胞膜,包括血细胞和血管内壁上均有磷脂存在。当抗磷脂抗体攻击磷脂时,细胞会受到损伤,而这些损伤会导致体内的动脉和静脉内皮,导致血栓形成。正常人体内能检测抗磷脂抗体,1%～5%可检测到 aCL,0%～4%可检测到 LA。而在 SLE 患者 LA 阳性率为 11%～22%,aCL 阳性率为 12.3%～44%,抗 $\beta_2$-GPI 抗体阳性率为 10.1%～18.6%,50%～70%SLE 或 aPL 阳性患者 5 年后可发展成为抗磷脂抗体综合征患者。

抗磷脂抗体综合征(antiphospholipid syndrome,APS)是一组与抗磷脂抗体有关的自身免疫性疾病,临床上主要表现为动脉、静脉血栓形成,病理妊娠(如妊娠早期流产和中晚期死胎等)和血小板减少等,上述症状可以单独或多个共同存在。育龄期女性中复发性流产(recurrent miscarriage,RM)发生率约 1%,其中 10%～15%的 RM 患者体内可检测到 aPL,提示 aPS 是导致 RM 的重要因素,Ruffatti 等提出高滴度 aPL 和 3 项 aPL 阳性的 APS 患者发生复发性流产风险更高。与病理妊娠相关的 APS,即产科抗磷脂抗体综合征(obstetrical APS,OAPS),经过对症治疗后超过 70%的 OAPS 患者能获得活产。因此,对于反复多次流产或中晚期宫内死胎等患者,排除遗传、感染等常见因素后,建议进行 aPL 检测。

不明原因不孕指夫妇双方同居,性生活正常,未避孕未孕 1 年或以上,找不到明确病因,发病率为 10%～20%。aPL 可直接结合至细胞磷脂层逐渐导致血栓形成和胎盘梗死,与妊娠丢失密切相关。aPL 可影响胎盘发育和功能,也可能影响胚胎种植而导致不孕的发生。aPL 持续中高滴度是导致病态妊娠发生的重要因素,且 aPL 可直接结合到蜕膜组织抑制滋养细胞增殖,那么 aPL 是否影响胚胎的种植导致不明原因不孕症的发生,aPL 是否影响 IVF 妊娠结局。近年来,辅助生育技术治疗的女性患者 aPL 阳性对其 IVF 妊娠结局是否存在负面影响,仍具有较大争议。

20世纪80—90年代,动物模型研究中发现aPL可降低大鼠繁殖能力,使胚胎退化加快,降低临床妊娠率和胚胎种植率,并提出其可能作用机制为aPL对蜕膜血管形成的不良影响。有研究指出aPL可直接结合到胚胎上,导致胚胎发育缓慢和形态异常。Azem在人体上也发现了这一现象:胚胎形态异常的IVF患者中有50%aCL阳性,而胚胎形态正常的只有20%。但这些机制并不能解释母体中检测到的自身免体如何影响体外培养的胚胎。因此,有学者提出假设:卵泡液中含有母体内的自身抗体可能结合在卵子上,从而影响胚胎发育,影响IVF妊娠率。1987年El-Roeiy等在26名IVF治疗的患者血清和卵泡液中检测到自身抗体包括抗心磷脂抗体和抗磷脂酰丝氨酸抗体,其中9名aPL阳性患者临床妊娠率为10%,而aPL阴性患者临床妊娠率为37.5%,但此结果无显著统计学意义。但目前已有研究得出相反结论。

另一个假设是aPL对子宫内膜容受性的影响。有学者指出aPL对女性不孕及IVF治疗的影响,可能机制为:影响滋养细胞增殖及分化而导致着床失败;胎盘形成障碍;早期胚胎血管建立异常。临床研究提出LA或任意aPL阳性与反复妊娠丢失有关,也可能与不孕症、IVF失败有关。研究发现不明原因不孕症与IVF患者aPL阳性率高于对照组正常生育女性。但也有学者提出IVF妊娠率主要与胚胎质量、染色体非整倍的发生有关,IVF患者即使血清中检测到任意一项aPL阳性,治疗与否不影响其妊娠结局。美国生殖医学协会执行委员会从一项荟萃分析得出结论:aPL阳性不能影响IVF患者的临床妊娠率或活婴出生率。该荟萃分析中分析16项关于aPL与IVF妊娠结局研究,共2 053名患者,其中34%的患者血清中检测到至少一项aPL阳性。aPL阳性患者总体临床妊娠率和活婴出生率分别为57.0%和49.2%,而aPL阴性患者分别为46.0%和42.9%,且没有一项研究结果具有统计学意义,故指出IVF治疗患者没必要常规检测aPL。

多项研究中指出,aPL在不孕症患者中的阳性为15%～49%,差异较大,造成这种差异的发生,可能由于以下影响因素:aPL检测缺乏标准化;入选了aPL一过性阳性的患者;不孕症及aPL阳性诊断标准不一致等。另外,由正常人体内可检测到aPL,但只有中高滴度且持续存在的aPL,才可能导致血栓形成或不良妊娠的发生。除了APS中涉及的aCL、抗$\beta_2$-GPI抗体、LA,未纳入诊断标准的aPL可能与不孕症有关。McIntyre JA认为抗磷脂酰乙醇胺抗体(aPE)可能干扰了胚胎早期形成细胞分裂而影响了胚胎种植。血清学阴性APS对妊娠的影响,逐渐被重视,2014年抗磷脂抗体国际会议上亦提出未纳入常规检测的aPL对妊娠的不良影响,但目前相关研究仍未能证实aPL可影响胚胎种植或IVF妊娠结局,因此,aPL是否作为不孕症患者或IVF治疗常规检查仍有待进一步探究。

## 二、抗磷脂抗体综合征的分类

抗磷脂抗体综合征主要分为原发性抗磷脂抗体综合征(primary APS,PAPS)和继发性抗磷脂抗体综合征(secondary APS,SAPS)。PAPS是指没有或非继发于感染、肿瘤、药物和系统性红斑狼疮(systemic lupus erythematosus,SLE)等自身免疫性疾病。SAPS指继发于

APS、类风湿性关节炎、系统性红斑狼疮和干燥综合征等自身免疫性疾病及肿瘤、药物、感染等。无论原发或继发的 APS,其临床表现和实验室检查的特征并无明显差别。另外,抗磷脂抗体可同时作用于多个器官血管,如无明显诱因下,aPL 阳性的患者在短期内出现进行性大量血栓形成,累及至少 3 个或以上器官或血管,如心脏、中枢神经系统、肺脏、肾脏等重要器官并造成器官功能衰竭乃至死亡,称之为恶性抗磷脂抗体综合征(catastrophic APS,CAPS),其表现为皮下网状青斑、恶性高血压、心脏动脉血栓形成、中枢神经系统症状、呼吸困难、肾血管梗死等,此类型 APS 较为少见,但病情较为重。

## 三、抗磷脂抗体综合征的发病机制

APS 的发生主要与持续存在体内的 aPL 有关,可能为:①aPL 主要是通过与 $\beta_2$GPI 在细胞表面结合而影响血管内皮细胞。②aPL 可上调内皮细胞和血液中单核细胞上的组织因子(tissue factor,TF)的表达,并促进内皮细胞的黏附,细胞因子的释放及前列腺素 E2(PGE2)的合成。③aPL 通过抑制抗凝血系统的激活,影响纤维蛋白溶解和取代膜联蛋白 A5(annexin A5)与阴离子的层结合,而干扰了凝血级联的血液成分。

aPL 引起 RM 的发病机制仍不明确,但其最主要的致病机制与 aPL 介导的胎盘功能损伤有关。目前认为 OAP 其发病机制可能:①活化经典补体途径。aPL 与胎盘结合后,活化经典的补体途径,产生 C5a,从而招募并活化中性粒细胞,单核细胞和血小板,释放促炎介质,包括氧自由基,蛋白水解酶和细胞因子,趋化因子和补体因子,诱发胎儿宫内死亡或生长受限。②aPL 直接与蜕膜细胞结合,诱发炎症反应。③aPL 与滋养层细胞结合,抑制细胞的增殖、分化并诱导其凋亡。

aPL 导致女性不孕的发病机制目前亦不明确,其可能的机制为:①aPL 可直接结合到胚胎上,导致胚胎发育缓慢和形态异常。②aPL 结合到滋养层细胞,影响其增殖和分化。③aPL 影响胚胎着床早期蜕膜血管形成。

## 四、抗磷脂抗体综合征的临床表现

典型的 APS 患者临床表现可见血栓栓塞性疾病、流产或血小板减少等,但部分患者可无临床症状。恶性 APS 可表现为多脏器损伤、恶性高血压、中枢神经系统症状、皮肤网状青斑等。随着研究的深入,发现 APS 的临床表现越多,其与抗体的相关性,目前仍有待探究。临床最常见的表现如下。

(1)血栓症:动静脉血栓的形成,静脉血栓栓塞、中风或短暂性缺血发作、偏头痛、心血管疾病等;

(2)产科并发症:反复流产、胎儿宫内生长受限、先兆子痫、宫内死胎及新生儿低 Appar 评分等;

(3)血小板减少:APS 患者出现出血症状是常常与患者存在血小板较少、血小板功能减低有关。

## 五、抗磷脂抗体综合征的诊断标准

APS 的诊断标准中必须具备以下至少一项临床标准和一项实验室标准。

### (一)临床标准

(1)血管血栓(任何组织或器官的动、静脉或小血管血栓)。

(2)妊娠病变:①≥孕 10 周,≥1 次不能解释的形态学正常的死胎。②≤孕 34 周,≥1 次形态正常的早产儿。③≤孕 10 周,3 次以上不能解释的自发性流产。

### (二)实验室标准

间隔至少 12 周以上 2 次阳性。

(1)狼疮抗凝物(LA)阳性。

(2)抗心磷脂抗体(aCL):IgG 和/或 IgM 型抗体阳性,中高滴度(滴度>40GPL 或 MPL 或>第 99 百分位数)。

(3)抗 $\beta_2$-糖蛋白抗体(抗 $\beta_2$-GPI):IgG 和/或 IgM 型抗体阳性,中高滴度(滴度>第 99 百分位数)。

上述诊断标准即为悉尼标准,悉尼标准制定的初衷为规范临床研究的标准化,减少过度分类和诊断。但临床应用中,该标准并非完全适用。部分患者出现 APS 典型的临床表现,但反复检测其周围血中的 aPL,却是阴性,因此,提出了血清学阴性 APS。血清学阴性 APS 是指符合 APS 临床标准,但不符合 APS 实验室标准的患者,即体内未能检测到 LA、aCL(IgM/IgG)、anti-$\beta_2$GPI(IgM/IgG)。

## 六、抗磷脂抗体综合征的治疗

APS 的主要治疗为抗血栓及免疫抑制治疗。OAPS 患者治疗的最终目标是提高活婴出生率,降低孕产妇血栓事件发生率,将已知妊娠并发症(母体血栓形成、妊娠丢失、先兆子痫、胎盘功能不全和胎儿宫内生长受限等)发生风险降到最低。Guillermo Ruiz-Irastorza 等根据有无血栓病史提出 OAPS 的治疗建议。

### (一)无血栓病史

(1)反复早期妊娠丢失(胚胎前期或胚胎期):小剂量阿司匹林单药或联合普通肝素(UFH)(5 000~7 500 IU,每12 h 1 次)或低分子肝素(low molecular weight heparin,LMWH)预防剂量。

(2)妊娠 10 周以上宫内死胎,或是严重先兆子痫或胎盘功能不全导致妊娠 34 周前的早产:小剂量阿司匹林联合 UFH(妊娠第一阶段,7 500~10 000 IU,每 12 h 1 次;第二阶段,10 000 IU,每 12 h 1 次,或每 8~12 h 1 次,调节 aPTT 在正常平均值的 1.5 倍);小剂量阿司匹林联合 LMWH(预防剂量)。

### (二)有血栓病史

小剂量阿司匹林联合:UFH(每 8~12 h 1 次,调节 aPTT 或肝素浓度在有效血药浓度

（抗 Xa 因子活性）或 LMWH（常规治疗剂量，如依诺肝素 1 mg/kg，或达肝素 100 U/kg，每 12 h 1 次；或依诺肝素 1.5 mg/kg 或达肝素 200 U/kg，每天 1 次）。

抗血栓形成治疗需延续至患者产后 4～6 周，有血栓病史患者产后需重新使用华法林治疗。肝素和华法林在哺乳期使用安全。

上述治疗后 70%～80% 的 OPA 患者妊娠结局得到了改善，但仍有 30% 的患者再次遭受妊娠失败。针对高滴度 aPL，小剂量糖皮质激素和免疫球蛋白（intravenous immunoglobulin，IVIG）的治疗具有降低 aPL 滴度、改善妊娠结局作用，但有学者提出，抗血栓治疗同时辅以糖皮质激素或免疫球蛋白治疗，对妊娠结局改变无显著统计学意义。近年来，许多学者提出新的治疗方法：硫酸羟氯喹（hydroxychloroquine，HCQ）；抗血小板聚集药物联合治疗（小剂量阿司匹林联合双嘧达莫或氯吡格雷）；口服抗 Xa 因子活性药物（利伐沙班、阿哌沙班）；凝血酶抑制剂（达比加群）；他汀类（氟伐他汀、瑞舒伐他汀）；B 细胞抑制剂（利妥昔单抗）等。在非抗血栓形成药物中，HCQ 在自身免疫性病中广泛应用且疗效确切，尤其在 SLE 的治疗中能够缓解狼疮活动和损伤而提高存活率，目前备受关注，在第 14 届抗磷脂抗体国际大会上提出 HCQ 可用于难治性 APS 治疗中，并取得较好疗效。HCQ 是一种抗疟疾药物，但因其具有抗血栓形成作用而被应用于 APS 治疗中，尤其是继发于 SLE 的 APS 患者。研究发现，HCQ 可能是通过以下机制发挥作用：直接抑制抗 $\beta_2$-GPI 抗体复合物与磷脂层结合；抑制血小板聚集；保护磷脂层 annexin V5 形成的保护膜避免受到 aPL 的攻击。

OAPS 治疗中所使用药物，是否对胎儿或新生儿具有不良影响及分娩过程中失血过多等，是妇产科医生最为关注的问题，妊娠期药物剂量的调整及相关指标的监控，可能是减少药物毒副作用及出血风险的重要方法。

目前研究中，由于 aPL 阳性的不孕症或经历多次 IVF 失败的患者的作用机制尚不明确，使用阿司匹林联合低分子肝素或小剂量糖皮质激素或免疫球蛋白治疗结论亦不统一，由于研究设计的不完善，aPL 检测缺乏标准化，目前尚不能确定抗血栓治疗和免疫抑制剂是否能改善不孕症或 IVF 的妊娠结局。

# 第二节　亚急性甲状腺炎

亚急性甲状腺炎（subacute granulomatous thyroiditis，SAT）由 De Quervain 于 1940 年首先描述，又称为 De Quervain 甲状腺炎、巨细胞性甲状腺炎、肉芽肿性甲状腺炎，是一种具有自限性的甲状腺非细菌感染性疾病，多认为是病毒感染后引起的变态反应，包括流感病毒、柯萨奇病毒、腮腺炎病毒等，临床以短暂疼痛的破坏性甲状腺组织损伤伴全身炎性反应为特征，可导致甲状腺功能减退和甲状腺功能亢进。多发于女性，伴有季节性。多数学者认为 SAT 与病毒感染后起的自身免疫功能紊乱有关。10%～20% 的病例在疾病的亚急性期发现甲状腺自身抗体，疾病缓解后这些抗体消失，推测它们可能继发于甲状腺组织破坏。

广义的亚急性甲状腺炎包括亚急性肉芽肿性甲状腺炎和亚急性淋巴细胞性甲状腺炎。

亚急性淋巴细胞甲状腺炎又包括产后甲状腺炎和偶发无痛性甲状腺炎。亚急性淋巴细胞甲状腺炎(也叫偶发无痛性甲状腺炎)的临床表现和发病机制与产后甲状腺炎相似,但不是妊娠所导致的,主要与自身免疫有关。甲状腺有淋巴细胞浸润,这与桥本氏甲状腺炎相似,但没有纤维化、Askanazy 细胞和大量淋巴滤泡形成。多发于女性,女：男为 4：1,生在缺碘地区的人们患病风险高于其他地区。约 50% 的亚急性淋巴细胞甲状腺炎患者甲状腺轻微肿大。亚急性淋巴细胞甲状腺炎与 SAT 的主要区别是没有甲状腺疼痛和压痛。

产后甲状腺炎是与妊娠有关,主要发生在分娩、自然流产或人工流产后一年内,临床表现为短暂或持续甲状腺功能异常。妊娠期间母体处于免疫耐受,产后甲状腺功能紊乱是妊娠结束后的免疫功能的反弹。产后甲状腺炎与桥本氏甲状腺炎一样,血清中可检测到抗甲状腺过氧化物酶抗体(antithyroid peroxidase antibody,aTPO),但临床表现更复杂。在免疫介导下,甲状腺组织受到破坏,导致甲状腺激素释放至血液中,表现为甲状腺功能亢进,通常发生在产后 6 个月,并持续 1～2 个月。随着甲状腺激素的耗竭和释放甲状腺激素的细胞损伤加重,可出现一过性或持续甲状腺功能减退,一般发生在分娩后 4～8 个月,可持续 4～6个月。

## 一、发病机制

甲状腺滤泡上皮细胞的破坏和失去滤泡的完整性是亚急性甲状腺炎的主要病理改变。甲状腺球蛋白(thyroglobulin,TG)、甲状腺激素和其他碘化化合物的大量释放至血液中,导致血清甲状腺素(throxine,T4)和三碘甲状腺氨酸(triiodothyronine,T3)浓度升高而抑制了促甲状腺素(thyroid-stimulating hormone,TSH)的释放。炎症反应破坏了甲状腺滤泡并释放出储存在滤泡中的激素,所谓"甲状腺毒症阶段",此时 TSH 被抑制,血清中游离 T4 升高,一般持续 3～6 个月至储存的 TG 耗竭或进入修复状态。由于低水平 TSH 形成的负反馈使甲状腺碘摄取和新的激素合成暂时停止,此时处于"甲状腺功能减退阶段",即 TSH 升高,游离 T4、T3 降低,持续 6～12 个月。通常又在 6～12 个月回到甲状腺亢进期。但有10%～15% 的患者停留在甲状腺功能减退阶段,需要长期给予左甲状腺素片治疗。

## 二、临床特点

甲状腺轻、中度肿大。甲状腺区发生明显疼痛,可放射至耳郭,吞咽时疼痛加重,可伴有全身不适、食欲减退、肌肉疼痛、发热等症状。亚急性淋巴细胞甲状腺炎临床表现无甲状腺区疼痛感,查体无压痛。亚急性甲状腺炎病情发展一般是短暂的甲状腺功能亢进(甲状腺毒症期)和随后的甲状腺功能减退阶段(甲减期)直到甲状腺功能恢复正常状态(恢复期)需要数周至数月,临床可出现甲状腺功能亢进和甲状腺功能减退的临床症状。

## 三、实验室检测指标

(1)血清 T3、T4、TSH 水平:甲状腺毒症期血清 T3、T4 升高,TSH 降低,[131]I 摄取率低(24 h<2%),这是甲状腺激素水平和甲状腺摄碘能力的"分离现象",是本疾病的主要特征;

甲减期血清 T3、T4 逐渐降低至正常水平以下,TSH 回升至高于正常值,$^{131}$I 摄取率逐渐恢复;恢复期血清 T3、T4、TSH 和 $^{131}$I 摄取率恢复至正常。产后甲状腺炎血清中游离 T3/T4 比率降低,因甲状腺炎和甲状腺组织的破坏,甲状腺直接分泌游离 T4,故血液中游离 T4 较 T3 高。

(2)抗甲状腺过氧化物酶抗体(aTPO):约 50% 的亚急性淋巴细胞甲状腺炎可检测到 aTPO 阳性,而 SAT 患者在甲状腺毒症期可检测到甲状腺抗体,但恢复期体内甲状腺抗体消失。

(3)放射性碘摄入(radioactive iodine uptake,RAIU)明显减少,甲状腺毒症期。

(4)红细胞沉降率(erythrocyte sedimentation rate,ESR)升高。

(5)C 反应蛋白升高。

## 四、治疗

SAT 具有自限性。轻度炎急性甲状腺炎可给予非甾体抗炎药如阿司匹林、布洛芬等,缓解甲状腺疼痛,一般开始治疗到疼痛完全缓解需要 5 周。中到重度者,如使用非甾体抗炎药后一周内症状没有改善,可每天予 40～60 mg 糖皮质激素,能显著缓解甲状腺疼痛,8～10 d 后开始逐渐减量,维持治疗 4～6 周。针对一过性甲减者,可适当给予左甲状腺素替代治疗,罕见发生为永久性甲减。

偶发无痛性甲状腺炎的治疗与产后甲状腺炎治疗一样。产后甲状腺炎早期甲状腺功能亢进主要是因甲状腺组织受破坏后甲状腺激素释放到血液中,故使用抗甲状腺药物是无效的,如明显甲亢症状,可予普萘洛尔治疗,不影响正常哺乳。大部分产后甲状腺炎可恢复正常甲状腺功能,但部分血清 TSH 高于 10 mIU/L 或介于 4～10 mIU/L 伴有临床症状或有生育要求的女性,建议左甲状腺素治疗,每 4～8 周复查甲功。有生育要求女性,可维持治疗,并控制 TSH 水平在 2.5 mIU/L 以下。

## 五、亚急性甲状腺炎与不孕

甲状腺疾病好发于女性,对于育龄期女性而言,可能影响生育或不良妊娠结局。亚急性甲状腺炎对不孕症的发生,研究甚少。但亚急性甲状腺炎引起体内甲状腺素波动,导致甲状腺功能亢进或甲减的发生,可导致女性患者月经紊乱,如月经过多、月经过少或闭经,甚至不孕。其中,甲减与女性生殖关系密切。严重甲减还可导致排卵功能障碍,主要是甲状腺激素与女性生殖系统相互作用所致。促甲状腺素释放激素(thyrotro-pin-releasing hormone,TRH)升高导致泌乳素(PRL)分泌增加,影响正常排卵,同时 1%～3% 的患者伴有高泌乳素血症。另一个假设是下丘脑中多巴胺的合成和分泌减少,导致 PRL、LH 和 FSH 失去了多巴胺的抑制作用而急剧下降。这一假设在一项研究中得到证实:在年轻的重度甲减女性患者体内输注多巴胺能制剂后,急剧下降的 PRL、LH 和 FSH 上升至正常范围。卵泡正常发育和正常排卵过程,依赖于垂体脉冲式分泌促性腺激素释放激素(gonadotropin-releasing hormone,GnRH)的分泌,而甲减可通过影响 GnRH 的分泌,使 LH 分泌异常,从而影响排卵。

甲状腺激素受体可在人卵母细胞上表达,其与黄体生成素/人绒促性腺激素受体具有协同作用,在卵泡刺激素调节下,可直接影响颗粒细胞分泌功能和滋养层细胞的分化,进一步影响性腺功能和妊娠的维持。因此,甲状腺功能不足时,可能增加不孕症和流产的风险。

另外,甲状腺素和促性腺激素是维持正常受精率和囊胚形成率的重要激素。Gramer 等研究发现促排卵过程中高水平 TSH 可导致受精失败,因此,TSH 可能是预测 IVF 治疗不良结局的指标。2017 年美国甲状腺协会发布关于妊娠和产后甲状腺疾病诊疗指南中指出,对于育龄期女性,备孕前及早期妊娠阶段,尤其伴有 aTPO 阳性者,建议调控血清 TSH 水平至 2.5 mIU/L。

女性体内雌激素的代谢亦受甲状腺激素影响。性激素结合球蛋白(sex hormone binding globulin,SHBG)及其结合减少,周围血中雌激素代谢异常,可能导致异常负反馈至垂体。在无排卵状态下,卵巢高活性雄激素产生的增加。上述激素的变化,进一步导致排卵障碍和多毛症。除了体内激素水平的改变,凝血功能异常可导致月经量过多,可能与凝血因子 VII、VIII、IX 和 XI 减少有关。

亚急性甲状腺炎早期一过性甲状腺功能亢进表现与 Grave's 病不一样,尽管两者血清中 TSH 升高,而 FT3、FT4 降低,其治疗方法亦不同。甲状腺功能亢进对生育的影响目前尚不明确。其同样导致月经紊乱,但一般不影响正常排卵。与甲减相反,甲状腺功能亢进阶段患者体内膜 SHBG 升高,雌激素代谢亦受影响,但体内雄激素更多转化为雌激素,使体内刺雌激素水平升高,GnRH 促使性腺激素释放增加,基础性腺激素水平一般较高,故不影响正常排卵。

亚急性甲状腺炎主要与感染相关,但近年研究发现,其与自身免疫有关,尤其是亚急性淋巴细胞甲状腺炎,血清中检测到阳性 aTPO,甲状腺组织上有大量淋巴细胞浸润。甲状腺免疫状态异常的女性出现不孕的风险较正常女性高 2 倍。淋巴细胞中 TRH 促进 TSH 分泌,已被证实 TSH 在骨髓造血干细胞、脾脏树突状细胞、T 细胞和 B 细胞中产生。因此,各免疫细胞数量和功能异常,可影响免疫系统,进而影响甲状腺功能。甲状腺免疫状态异常导致不孕症和妊娠丢失的作用机制可能为:甲状腺免疫功能异常患者更容易出现 T 细胞功能异常,T 细胞被活化后,分泌促炎 Th1 型因子如 TNF-α、IFN-γ 增加,使 Th1/Th2 偏向 Th1,TSH 对 NK 毒性的共刺激作用,使 NK 细胞活性及数量增加,均不利于妊娠;甲状腺免疫功能异常患者体内多克隆 B 细胞被激活,产生非器官特异性自身抗体,可引起不孕和妊娠丢失;甲状腺抗体与甲状腺以外的抗原结合如胎盘抗原可影响胎盘功能,导致妊娠丢失的发生;与卵母细胞透明带交叉反应,可影响卵子发育、优质胚胎的形成和降低妊娠率。另外,有学者提出维生素 D 缺乏、子宫内膜异位症等也与甲状腺免疫功能紊乱有关。上述免疫机制对育龄女性生育的影响仍存在争议,需进一步研究,加以证实。

# 第三节　系统性红斑狼疮

系统性红斑狼疮(systemic lupus erythematosus,SLE)是一种多系统损害的慢性自身免疫性疾病,其血清具有以抗核抗体为代表的多种自身抗体,以女性多见,尤其是 20～40 岁育龄期女性,可能是育龄期女性体内雌激素对免疫系统的影响。SLE 的发病机制主要是外来抗原(如病原体、药物等)引起人体 B 细胞活化,易感人群因免疫耐受性减弱,B 细胞通过交叉反应与模拟外来抗原的自身抗原相结合,并将抗原递呈给 T 细胞,使之活化,在 T 细胞活化刺激下,B 细胞得以产生大量不同类型的自身抗体,造成大量组织损伤。SLE 的主要病理改变为炎症反应和血管异常,可表现在身体任何器官。SLE 目前尚不能根治,肾上腺皮质激素联合免疫抑制剂是其主要治疗方案,经过合理治疗后患者可达到长期缓解。研究发现,确诊为 SLE 的年轻女性更容易出现不孕和产科不良妊娠结局,尤其在疾病的活动期。全球不孕症发生率约 9%,其中 1%不孕症继发于 SLE。目前并无确凿证据提示疾病本身可降低女性生育力。但 SLE 患者疾病的活动期和细胞毒性治疗可能对其生殖系统造成影响而导致不孕症的发生。

## 一、雌激素与 SLE

最新研究生数据显示,雌激素在 SLE 的免疫发生机制中发挥重要作用。雌激素与免疫系统之间的对话,使女性更容易患 SLE。在儿童中,性激素的影响较小,男女患病比例为1:3。而在成年人中,尤其是育龄期女性,男女患病比例从 1:7 到 1:15 不等。而绝经期女性,男女患病比例则为 1.4:8。研究发现女性初潮早、使用口服避孕药物或绝经期激素替代治疗女性,患 SLE 的风险显著升高。那么,雌激素如何影响 SLE 患者的免疫系统? SLE 的发病特点是自身免疫耐受失衡和大量高亲和的自身抗体的产生导致炎性反应发生及脏器损伤。雌激素可通过降低调节性 T(regulatory T,Treg)细胞数量,抑制其发挥免疫耐受功能。雌激素可诱导 Th2 细胞因子分泌并激活 B 细胞产生自身抗体,改变 Th1/Th2 比率,破坏Th1 与 Th2 平衡,使体液免疫的发挥优势作用。雌激素还可延长淋巴细胞寿命,降低 T 细胞和 B 细胞的凋亡,而增殖的 T 细胞亚群可辅助 B 细胞产生更多的高亲和力自身免疫抗体,刺激炎性因子的释放,活化 Th17 细胞的自体免疫功能。虽然雌激素对免疫系统具有影响,但并不是所有女性都发展成为自身免疫性疾病患者。雌激素只是影响因素之一,自身免疫性疾病的发生还有取决于遗传、表观遗传和环境因素等。

## 二、SLE 与女性不孕

SLE 可影响育龄期女性生育力,主要与疾病的活动、高剂量糖皮质激素治疗、肾功能不足和烷基化类细胞毒性药物的影响有关。SLE 女性常常表现月经不调,如闭经、月经过多等,主要与 SLE 疾病的活动和治疗药物有关。血小板减少、抗磷脂抗体和糖皮质激素、非甾体抗炎、抗凝药物可导致月经过多。而 SLE 慢性炎性反应状态可能影响下丘脑-垂体-卵巢轴（HPO），血清中泌乳素升高，同时伴有 FSH 升高，LH 降低，从而影响正常排卵，导致闭经及不孕症。一项关于青少年 SLE 研究中发现，青少年 SLE 患者平均 FSH 显著高于对照组，而 LH 显著降低，提示这些患者卵巢储备功能下降。另一个评估卵巢储备功能的指标抗苗勒氏管激素（AMH），在 SLE 患者中也显著降低，但与疾病的活动与否无关。尽管部分学者提出自身抗体对卵巢的损伤，可导致卵巢储备功能下降，但普遍认为 SLE 本身并不直接导致女性不孕。SLE 患者卵巢储备功能下降与烷基化类细胞毒性药物如环磷酰胺的使用密切有关。

中度和重度狼疮肾炎、脉管炎、肺泡出血和中枢神经系统受累是免疫制剂的使用适应证，如麦考酚酯（MMF）、硫唑嘌呤、环磷酰胺等，其中环磷酰胺对卵巢损伤最大。环磷酰胺有两种活性产物：磷酰胺氮芥和丙烯醛，磷酰胺氮芥是破坏卵泡发育的主要物质，它可诱导卵泡和颗粒细胞凋亡从而影响卵巢储备功能。育龄女性卵巢损伤后的临床表现不一：暂时性月经不调、不孕症和卵巢储备功能不足，主要与使用剂量和年龄有关。年龄越大、使用剂量越大，卵巢功能影响越大，治疗后恢复正常月经或卵巢功能可能性越小。但不能以月经情况最为治疗对卵巢的影响程度，目前评估卵巢功能的指标主要是：窦卵泡数、AMH、FSH，治疗期间可对这 3 个指标进行监控，以了解治疗后卵巢储备情况，但作为对卵巢储备功能影响的预测指标，仍有待商榷。美国一项多种族队列研究亦表明，疾病的活动、德克萨斯州的西班牙裔及环磷酰胺治疗中预测卵巢功能衰竭、性腺衰竭指标为环磷酰胺的使用和年龄。因此，SLE 治疗药物的选择，剂量的使用，均需考虑患者是否有生育要求，在疾病得到控制后，尽早调整用药方案，以免损伤卵巢而影响其后期生育。

其他免疫抑制剂：甲氨蝶呤是治疗 SLE 的另一种化疗药物，可有效移植 SLE 活动，降低糖皮质激素剂量，改善狼疮关节炎和皮肤红斑等症状。甲氨蝶呤也具有卵巢毒性，但大剂量使用才能损伤卵巢。另外 MMF、硫唑嘌呤和钙调神经磷酸酶抑制剂治疗后，血清 AMH 与对照无显著性差异，提示这些免疫抑制剂对卵巢储备功能影响小。

根据患者病情需要，有时无法避免使用细胞毒性药物治疗，那么如何改善这些患者的生育力呢？在 SLE 治疗过程中，需要考虑患者是否有生育要求，对于育龄期女性（尤其年龄≥35 岁）尽量避免使用细胞毒性较强的药物，或者酌情缩短疗程及药物剂量。病情允许的情况下，可配合使用毒副作用较小免疫抑制剂，已减少细胞毒性药物的使用时间及剂量。另外，欧洲风湿病防治联合会（EULAR）提出的指南中指出，医生在治疗前需与患者做好沟通，告知治疗的风险如月经不调、卵巢功能衰竭和不孕等，缓解患者焦虑不安情绪。对于病情较重患者，必须使用细胞毒性药物时，需同时考虑如何保护患者卵巢功能。关于卵巢保护措施如下。

**1. 促性腺激素释放激素激动剂**

在环磷酰胺治疗前 10～14 d 注射促性腺激素释放激素激动剂使体内雌孕激素水平急剧下降以保护卵巢功能。有学者认为 SLE 患者治疗后卵巢功能衰竭的风险由 30% 降至 5%。但目前并没有随机临床研究可证实促性腺激素释放激素激动剂可保护化疗药物对卵巢的保护作用，这一方法仍存在较大争议。

### 2. 卵子或胚胎冻存

未婚患者,可环磷酰胺治疗前先进行超促排卵,取出可用卵子并使用玻璃化冷冻技术冻存。随着辅助生育技术水平的提高,近年来玻璃化冷冻卵子复苏后受精率及胚胎形成率、优胚率和继续妊娠率均与新鲜卵子组比较均无差异,但活产率仍较低。那么,冷冻多少卵子才能确保获得一个活婴?一项纵向队列多中心研究提供的答案是:冷冻大于 8 个卵子有46.4%可获得一个活婴。但年龄超过 38 岁的患者,获得可以利用卵子数少,获得活婴概率也较低。另外,冷冻卵子是否会增加后代先天畸形率?美国疾病控制和预防中心报告指出与正常人相比,先天性异常率没有明显增加。对于已婚患者,获取卵子后可行体外受精,形成胚胎后再冷冻,小于 35 岁的患者冷冻胚胎复苏移植临床妊娠率约 30%。但促排卵药物的使用可使机体处于高雌激素状态,可能加剧 SLE 病情。约 30%的 SLE 患者可检测 aPL 阳性,或者继发 APS,可能增加血栓形成风险。因此,卵子或胚胎冻存以保存患者生育力,并不适合所有 SLE 患者,且患者可能因延迟治疗引起病情变化而影响后期治疗效果。对于 SLE 患者,超出排卵方案的选择亦需考虑,以免因过度刺激卵巢,导致疾病活动,且增加血栓形成风险。

### 3. 卵巢组织冻存

卵巢组织冻存是癌症患者保存生育能力的唯一选择,因其抗癌治疗紧迫,且无法进行超出排卵冷冻卵子或胚胎,但其活产率较卵子和胚胎冻存低。目前,卵巢组织冻存是青春期前的女孩进行细胞毒性化疗而用于保存生育能力的唯一方法。Donnez 等报道第一例卵巢组织冷冻复苏后在 2004 年成功分娩活婴的病例。证实卵巢组织冻存复苏是可行的。因此,对于青春期前和青春期女孩因爆发性 SLE 需尽快使用环磷酰胺治疗的情况下,可考虑卵巢组织冻存。

## 三、SLE 与妊娠

育龄期 SLE 女性患者病情处于缓解期达半年以上,无中枢神经系统、肾脏或其他器官严重损害,口服泼尼松维持低剂量(每天 10 mg),一般能安全妊娠,并可获得活婴出生。非缓解期的患者容易出现自然流产、早产和死胎,发生率为 30%。妊娠可诱发 SLE 活动,特别是妊娠早期和产后 6 周内,因此,SLE 患者妊娠需密切监测病情变化,及时对症处理。约 30%的 SLE 患者血清可检测到 aPL,APS 患者出现 SLE,则为继发性 APS,有反复自然流产病史或 aPL 阳性者,妊娠期间建议服用阿司匹林或根据病情需要应用低分子肝素治疗。

(连若纯　曾勇)

# 第二十五章　生殖相关抗体检测的原理与方法

## 第一节　抗 核 抗 体

抗核抗体(antinuclear antibody,ANA)传统定义是指抗细胞核抗原成分的自身抗体的总称,现定义是指细胞内所有抗原成分的自身抗体的总称,对 ANA 靶抗原的理解已从传统的细胞核扩大到整个细胞,包括细胞核、细胞浆、细胞骨架、细胞分裂周期等。自 1948 年发现红斑性狼疮细胞以来,对抗核抗体进行了广泛、深入的研究,但由于核抗原的多样性和复杂性,因此有关它的免疫特性、检查方法及临床意义等问题尚未完全解决。

### 一、常见抗核抗体类型

#### (一)抗 SSA 抗体

1981 年,SSA 认为是一种核糖核蛋白——包含最小的富含尿苷核酸,称为 hY1、Hy3、hY4 和 hY5。"hY"缩写代表的是人细胞质。主要蛋白是 60 kD 分子,SSA 颗粒包含 1 mol 蛋白质和 1 mol hY RNA。

有关抗 SSA 抗体在人类疾病中致病作用的证据来源于几个方面。第一,ELISA 法检测的抗 SSA 抗体差不多主要出现在 SLE 相伴随的亚型:亚急性皮肤红斑狼疮、新生儿红斑狼疮、C2 和 C4 纯合子的缺少、SS 血管炎、ANA 阴性的系统性红斑狼疮(SLE)、肺间质病和光敏感性红斑。第二,SLE 和 SS 患者受累器官的酸洗出液中富含抗 SSA 抗体。第三,含有抗 SSA 抗体的人 IgG 可在新生兔心脏诱导复极化异常。

现已知抗 SSA 抗体的临床相关性,在一些亚型中,常能检测到该抗体,且凝胶扩散法检测的自身抗体为高滴度。在许多 SLE 或 SS 患者中,该抗体可能是仅能检测到的自身抗体。

#### (二)抗 La/SS-B 抗体

抗 La/SS-B 自身抗体的靶抗原是 408 个氨基酸组成的磷酸化蛋白——与 RNA 聚合酶Ⅲ转录的小分子 RNAs 相关的 La/SS-B 自身抗原,其功能是保护 RNAs 不被核酸外切酶降解,并调控核酸下游加工。La/SS-B 亦可与病毒 RNAs(如腺病毒 VA、EB 病毒 EBER),病毒和人 RNAs 的 IRES(内部核糖体进入部分)和端粒酶复合物中 RNA 成分等结合。

抗 SSB 抗体直接参与新生儿狼疮综合征的发病,以短暂皮肤红斑、肝脏、血液和胎儿心脏传导异常为特征。新生儿母亲有抗 SSA 抗体和抗 SSB 抗体时,会发生这种罕见疾病。现在认为,母亲体内相关 IgG 抗体通过胎盘进入胎儿血液循环,造成心脏和皮肤的组织损伤。

此外,抗 SSB 抗体与舍格伦综合征密切相关,舍格伦综合征中,SSB 参与受累外分泌腺的局部自身免疫反应:①患者唾液中可检测到抗 SSB 抗体。②唾液腺有 B 细胞浸润时,细胞质内免疫球蛋白有抗 SSB 抗体活性。③观察到腺泡上皮细胞 SSB mRNA 产物增加。④舍格伦综合征患者结膜上皮细胞,可观察到 SSB 蛋白分布的变化,并且,蛋白可定位在细胞膜上。

抗 SSB 抗体可在舍格伦综合征中抗体的检测率高于 SLE。而且,抗 SSB 抗体在类风湿因子阳性,多克隆的高丙种球蛋白血症和冷球蛋白血症的患者中也可检测到,抗 SSB 抗体与自身免疫疾病不相关。

### (三)抗 Sm 抗体

Sm 是核内小核糖体蛋白(SuRNP),含有除 u3RNA 外的所有 u 族 RNA。抗 Sm 抗体的蛋白多肽较高特异性的为 B 和 D 带。抗 Sm 抗体是诊断 SLE 的特异性抗体,与抗 dsDNA 抗体一起是 SLE 的诊断指标,抗 Sm 抗体对早期、不典型的 SLE 或经缓解后 SLE 回顾性诊断有很大帮助,但其阳性率在 SLE 中仅为 30% 左右。

### (四)抗 RNP 抗体

RNP 抗原是可提取性核抗原组成之一,属于小核糖核蛋白家族。与 Sm 蛋白不同,RNP 抗原对核糖核苷酸酶和胰蛋白酶敏感且预热会失活。RNP 抗原由多种蛋白组成,但通常说的抗 RNP 抗体仅能沉淀其中的 U1 部分,故又称为抗 U1 核糖核蛋白抗体(U1RNP)。

抗 U1RNP 抗体可在多种结缔组织病中出现,如混合性结缔组织病、系统性红斑狼疮、硬皮病、干燥综合征、类风湿关节炎和多发性肌炎。但最密切相关的是混合性结缔组织病,特别是当患者该抗体滴度表现出高滴度而其他一些抗体阴性时。由于在其他接地组织病中阳性率低且滴度低,抗 U1RNP 抗体是区分结缔组织病和非结缔组织病的有利指标,高滴度的抗 U1RNP 抗体是混合性结缔组织病的标志,在诊断和鉴别上有重要意义,但与疾病的活动及稳定无关。有研究发现 SLE 患者可出现抗 RNP 抗体阳性,若同时伴有 dsDNA 和抗 Sm 抗体,则发生狼疮性肾炎的可能性较大,病情严重,预后也较差。

### (五)抗拓扑异构酶Ⅰ抗体(抗 Scl-70 抗体)

1979 年,系统性硬化症(SSc)患者中抗体所针对的一个基本的热标记、染色质相关的非组蛋白 70 kD 蛋白质被确认,是用生物学和免疫学方法从大鼠肝细胞核中分离得到。随后研究发现这个 70 kD 蛋白质所属条带是一条蛋白质水解片段,与拓扑异构酶Ⅰ(Topo-Ⅰ)的 C 末端催化功能对应。

Topo-Ⅰ 是 765 个氨基酸组成的核酶,其通过短暂地将单链 DNA 断裂和降解来调节催化 DNA 拓扑形式的转换,用以解开 DNA 超螺旋使其发挥细胞功能,如复制、重组、转录和 DNA 修补。这个抗原不能被脱氧核糖核苷酸酶或核糖核苷酸酶灭活,但可被蛋白水解酶灭活。DNA Topo-Ⅰ 有 4 个主要功能区,包括 NH-2 末端区、球核心、小链接区和 COOH-末端区。球核心和 COOH-末端区负责分子的催化活性。来自 SSc 患者的抗 Topo-Ⅰ 自身抗体识别蛋白中心和 C 末端部位的表位。这提示 70 kD(Scl-70)片段被抗原提呈细胞处理,启动针对 Topo-Ⅰ 片段的免疫反应。

目前临床数据表明,在 20%~60% 的弥散性硬化症患者和少于 10% 的皮肤局限型 SSc

患者、39%～80%弥散性皮肤受累的患者和 46%～58%肺部受累的患者中可检测到抗 To-po-Ⅰ抗体。弥散型皮肤受累常与肺部受累相关，但抗 Topo-Ⅰ阳性与肺部受累相关的原因尚不明确。

### (六)抗 Jo-1 抗体

1980 年首次报道在多发性肌炎(PM)患者的血清中发现了抗组胺酰 tRNA 合成酶(HRS)抗体。该患者的名字为 John，由此该抗体被命名为抗 Jo-1 抗体。Jo-1 是由 2 个 50 000的多肽链组成的同型二聚体。Jo-1 相对分子质量为 150 000，低浓度胰酶可破坏 Jo-1 的抗原活性。Jo-1 主要存在于细胞质中，Jo-1 也可在细胞质、细胞核、核仁内等部位出现。

有研究者发现抗 Jo-1 抗体阳性的患者血清中包含抗去蛋白化的 tRNA，证明自身抗体可与 tRNA 直接反应，表位位于 D 环与 T 环的折叠部，但发现该抗体只存在于抗 Jo-1 抗体阳性血清中，推测该表位的出现可能是表位扩展的结果。

抗 Jo-1 抗体在多发性肌炎(PM)与皮肌炎(DM)患者中常见，但两者的病理特点及发病机制并不相同，DM 是以血管周围 B 细胞，$CD4^+$ T 细胞浸润为主和膜攻击免疫复合物诱导的血管/血管周围的炎症反应；PM 是肌内膜($CD4^+$ 和 $CD8^+$)T 细胞浸润并介导了肌细胞的溶解和功能失调。Jo-1 抗原存在复杂的多克隆抗原谱，抗 Jo-1 抗体不是一个分子模拟理论的产物，肌炎患者血清抗 Jo-1 抗体滴度与疾病活动度平行，推测抗 Jo-1 抗体在抗合成酶综合征的病理机制中起到重要作用。

### (七)抗 DNA 抗体

可分为单链(变性)DNA 抗体和双链(天然)DNA 抗体。抗单链 DNA 抗体在多种疾病及正常人血清中存在，因此特异性不大，临床上不进行检测。抗 DNA 抗体可与纯 DNA 或与蛋白质，如组蛋白结合的 DNA 反应。抗 DNA 抗体识别的靶点有 DNA 序列和骨架决定簇。抗 DNA 自身抗体的实际结合位点仅需包含大约 6 个核苷，但大多数抗 DNA 抗体与 DNA 结合时，需要 40 到数百碱基对长度的稳定结合。然而，所需长度在不同抗体中差别很大，这些发现提示，抗 DNA 抗体 Fab 段与 DNA 分子中散在的抗原位点通过一一配对相互作用而发生稳定的结合。

现在认为，抗 DNA 抗体在 SLE 疾病特点的形成中发挥重要作用，SLE 红斑出现前通常有抗 DNA 抗体水平的升高。在病情恶化过程中，抗体急剧下降。特别是狼疮肾炎与高亲和力抗 DNA 抗体相关。

在 SLE 患者治疗中，所用治疗方案对抗 dsDNA 水平有不同的影响。因抗 DNA 参与狼疮肾炎的形成，免疫抑制治疗实际上可抑制抗 DNA 的产生从而减少肾脏损伤。虽然血浆置换最初可迅速降低抗 dsDNA 水平，但发现与未置换相比，最后两者治疗效果无差别。

### (八)抗组蛋白抗体(AHA)

组蛋白是阳离子蛋白，在真核细胞的细胞核中与 DNA 形成核小体。AHA 针对的靶点有组蛋白 H2A、H2B、H3、H4 和 H1/H5 或更复杂的核小体亚颗粒。利用组蛋白肽段，现已确定组蛋白中主要的线性自身表位。它们主要位于 4 个核心组蛋白的 N 末端和 H3、H1 的 C 末端，包括这些组蛋白翻译后修饰的绝大多数位点，特别是暴露在染色质上位点。

抗组蛋白抗体常出现在一些系统性和器官特异性自身免疫病中，如系统性红斑狼疮、类风湿性关节炎、青少年慢性关节炎、原发性胆汁性肝硬化、自身免疫性肝炎等。在药物诱导的红斑狼疮、精神疾病和一些感染性疾病中可检测到抗组蛋白抗体阳性。与抗核小体抗体不同,抗组蛋白抗体在发病中不发挥作用,并且患者血清中的抗组蛋白抗体阳性水平不具有任何诊断或预后价值。

### (九)抗着丝点抗体(ACA)

着丝点是真核细胞染色体中姐妹染色单体紧密连在一起的主要位点,着丝点表面的 3 层结构称为"着丝粒"。3 个主要着丝点/着丝粒相关蛋白可被人自身免疫血清识别,被称为"CENPs"(着丝点相关蛋白)。CENP-A 是 17 kD 组蛋白 H3 的相关蛋白,是着丝点/着丝粒成分聚集多需;CENP-B 与着丝点特异性人 α-卫星 DNA 的 CENP-B 盒的 17bp 基序结合;CENP-C 是与 DNA 相结合的 140 kD 大小的基本蛋白质,有自相关性,为染色体分离所需。

ACA 最常见于皮肤局限型 SSc 患者,弥散型 SSc 中罕见。常规实验室筛查 ACA 阳性的患者临床相关存在很大差别,健康人群中 ACA 阳性很罕见。除 SSc 外,ACA 也可见于其他疾病,包括类风湿性关节炎、系统性红斑狼疮、原发性舍格伦综合征和原发性胆汁性肝硬化(PBC)。PBC 患者中 ACA 阳性常伴有结缔组织病。原发性雷诺现象患者若 ACA 阳性,提示以后很可能发展成结缔组织病。

## 二、镜下抗核抗体核型

### (一)均质型

细胞核均匀着染荧光,有些核仁部位不着色,分裂期细胞染色体可被染色出现荧光(图25-1,彩图见附录1-6)。与均质型相关的自身抗体主要有不溶性 DNP,抗组蛋白抗体,抗 ds-DNA 抗体也可产生均质性。高滴度均质型主要见于 SLE 患者,低滴度均质型可见于 RA、慢性肝脏疾病、传染性单核细胞增多症或药物诱发的红斑狼疮患者。

### (二)颗粒型(斑点型)

细胞核内出现颗粒状荧光,分裂期细胞染色体无荧光显色(图 25-2,彩图见附录1-7)。与斑点型相关的自身抗体涉及抗核糖体核蛋白颗粒抗体,如抗 Sm、抗 RulRNP、抗 SSB/La等抗体。高滴度的斑点型常见于 MCTD,同时也见于 SLE、硬皮病、SS 等自身免疫性疾病。

### (三)核周(核膜)型

又称周边型,荧光着色主要显示在细胞核的周边形成荧光环,或在均一的荧光背景上核周边荧光增强;分裂期细胞染色体区出现荧光着色(图 25-3,彩图见附录1-8)。相关抗体主要为 dsDNA 抗体。高滴度的周边型几乎仅见于 SLE,特别是活动期 SLE,其他自身免疫疾病很少见于周边型,因此周边型对 SLE 的诊断价值极大,且提示病情活动。

### (四)核仁型

荧光着色主要在核仁区,分裂期细胞染色体无荧光着色(图 25-4,彩图见附录1-9)。相关抗体是抗核仁特异的低分子量 RNA,抗 RNA 聚合酶-1、抗 U3RNP、抗 PM-Scl。核仁型在硬皮病中出现率最高,尤其是高滴度核仁型对诊断硬皮病具有一定特异性,但核仁型也见于雷诺现象者,偶尔见于 SLE。

### (五)着丝点型

着丝点位于着丝点板的内外两侧,荧光模型由间期细胞中分散的核点组成,其与分裂期细胞浓缩的染色体相关(图 25-5,彩图见附录 1-10)。着丝点型与局限型硬化症有关,主要表现病情温和、病程较长。抗着丝点抗体在 PBC 患者中较常见。

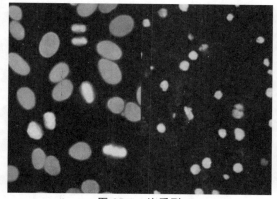

图 25-1　均质型

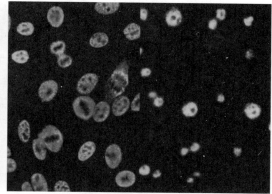

图 25-2　颗粒型(斑点型)

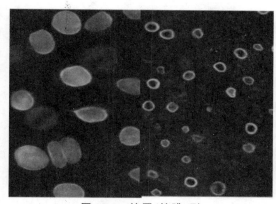

图 25-3　核周(核膜)型

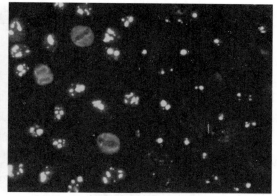

图 25-4　核仁型

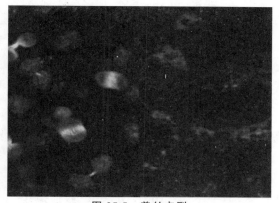

图 25-5　着丝点型

### 三、抗核抗体检测方法

由于 ANA 的复杂性及多样性,故测定方法繁多。ANA 常用的测定方法有免疫荧光法(IFA)、放射免疫法(RIA)、ELISA、免疫双向扩散、对流免疫电泳及免疫印迹技术等(表 25-1)。

表 25-1　自身抗体常用检测方法优缺点对比

| 方法 | 优点 | 缺点 |
| --- | --- | --- |
| 放射免疫法 | 成本低,可检测小分子半抗原 | 放射性污染;试剂盒有效期短;手工操作较复杂 |
| 免疫印迹法 | 分析量大,敏感性高,特异性强 | 易造成误差和假阳性;构像依赖的表位抗体易漏检 |
| 酶联免疫吸附法 | 高度的敏感性和特异性,操作简单可自动化,以及试剂稳定,无污染 | 局限性;包被抗原要求纯度高、抗原完整性好或抗体要求特异性好、效价高、亲和力及性质均一;手工操作复杂 |
| 免疫荧光法 | 高度特异性、敏感性及直观性,操作较简单 | 易受血清和其他生物样品中的背景荧光干扰、会出现假阳性结;需要专业技术人员 |

#### (一)放射免疫法

该法常用于检测抗 DNA 抗体,有 Farr 法及过滤法。①Farr 法的原理为用同位素标记 DNA,被标记的 DNA 和被检血清的抗 DNA 抗体结合,经 50% 硫酸铵饱和液沉淀,然后比较沉淀物和上清液中的放射活性,从而得出 DNA 结合活性,一般结合率大于 20% 为阳性。②过滤法是在分离结合物时用纤维素酯薄膜滤器(孔径为 $0.45\mu m$)进行过滤,游离的 DNA 被滤去而与抗体结合的复合物被阻留在滤膜上。

近年来,由于非放射标记免疫(如发光免疫分析)飞速发展和广泛普及,同时放射标记技术存在放射性污染、试剂盒有效期短等缺陷,放射免疫技术逐渐被发光免疫技术取代的趋势。但是,因放射标记免疫在小分子半抗原(甾体激素)测定方面的优势,加之检测成本较低,同时发光免疫试剂和仪器均依赖进口的今天,放射免疫技术在今后的一段时间内仍会发挥一定作用。

#### (二)免疫印迹(immunoblotting)

先将混合抗原作凝胶电泳,分离开不同的区带,然将这些带转印到硝酸纤维素膜上,最后用酸标抗体或放射性同位素标记抗体进行检测和分析。由于该试验不需纯化的单个抗原,可在同一固相上作多项分析检测,灵敏度高,特异性强。故已广泛用于自身免疫病患者血清中多种自身抗体的检测,如检测抗 Sm 抗体、抗 RNP 抗体、抗 SS-A 抗体及 SS-B 抗体等。

这种方法可以确定血清中所有相关的多肽抗体,但是不如 ELISA 方法敏感,且操作复杂。目前,免疫印迹法在临床应用中存在一定的局限性。虽然蛋白分子量不同,但由于其带电荷不同,在电场中泳动速度仍可相同,从而使不同分子量的蛋白质出现电泳距离一致的条带,因此分子量相同的条带并不一定提示为抗某种单一蛋白的抗体;由于一条硝酸纤维膜上有数种成分显示,有些条带距离相近,加上每次电泳时蛋白区带在凝胶中迁移的速率均有不同,给这些条带的识别带来一定困难,很容易造成误差和假阳性。因此免疫印迹法主要用于实验研究,有时也用于明确或验证复杂血清中的抗体。

### (三)ELISA 法

ELISA 使用纯化的靶抗原包被酶标反应板,加入待测血清后孵育,使用酶标的抗人免疫球蛋白抗体可以检测出与抗原结合的抗体,随后使用合适的酶底物显色。

该法用于测定 ANA 时操作方便,不需要特殊设备,适合基层医院及标本量较多的实验室进行筛查。由于 ELISA 法检测的影响因素较多,而且采用的是生物提取的抗原作为实验基质,在制备过程中抗原位点可能会少部分人为暴露,从而产生非特异性反应,造成假阳性。而免疫荧光法因为操作相对复杂,需要价格较高的荧光显微镜,在许多基层医院难以推广,也不太适用于标本量较多的实验室。所以 ELISA 可用于大量标本 ANA 的筛查,对于阳性结果及临床不符的阴性结果用免疫荧光法进行复查,以减少假阳性的产生。

### (四)免疫荧光法

该法是检测血清总 ANA 最常用的方法是荧光免疫组化法。利用动物组织细胞或人类组织培养细胞中的核抗原作为底物,与稀释的血清进行反应,然后加入荧光素标记的二抗,反应完全后,在荧光显微镜下见到的细胞核有荧光着色为阳性反应。如将患者血清先进行不同比例的稀释,可以做大致的定量试验,在 1:80 稀释仍然呈阳性时,对 SLE 的诊断有较大的参考价值。在油镜下观察结果,可以将 ANA 阳性的荧光现象分成 4 种主要的荧光核型,核型的确定对临床诊断有进一步的参考价值。①周边型表示抗 DNA 抗体存在。②均质型表示有抗 DNP 抗体。③斑点(颗粒)型多为抗 ENA 抗体。④核仁型多为抗核小体抗体。SLE 患者常出现周边型、匀质型或混合型,斑点型多见于混合结缔组织病,而硬皮病多为核仁型;周边型对 SLE 有较高的特异性。

免疫荧光法测定自身抗体结果解释必须结合临床症状与体征。在报告结果中需要说明荧光模型、阳性抗体的滴度,甚至加上本实验室所采用的底物情况。抗核抗体阴性时不能排除高度怀疑的自身免疫病,这就根据临床的试剂情况,选择其他特异性实验或者重复检测。

## 四、多重微珠免疫法

### (一)检验原理(图 25-6)

整个检测步骤主要包括两步温育过程:①待测血清与复合悬浮微珠在孔中温育。复合悬浮微珠为不同荧光编码的聚苯乙烯微粒(polystyrene microspheres),不同颜色的微粒上结合不同的抗原。如果待测血清中含有自身抗体,一种或多种自身抗体就会分别和不同颜色的微粒特异性结合,温育(30±10)min 后清洗微球,去除不反应的血清蛋白。②加入荧光素(phycoerythrin,PE,藻红蛋白)标记的羊抗人 IgG 继续进行温育。标记抗体会与通过上一步反应固定在微粒表面的自身抗体结合。用相应仪器 AtheNA Multi-Lyte 系统对微粒悬浮液进行分析。仪器可以辨认出不同颜色的微粒，并测量出每个颗粒上的荧光强度（PE）。利用孔内校正技术，内对照颗粒上的荧光信号可以将读到的荧光强度转换成浓度结果。

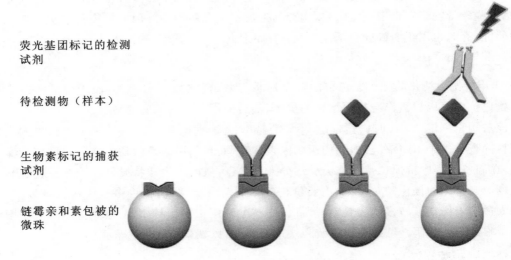

荧光基团标记的检测试剂

待检测物（样本）

生物素标记的捕获试剂

链霉亲和素包被的微珠

图 25-6　多重微珠免疫法检验原理

## （二）实验材料及试剂

实验材料主要包括活性成分（表 25-2）与非活性成分（表 25-3），所有活性成分都含有浓度为 0.1%w/v 的叠氮钠作为防腐剂。

表 25-2　试剂盒活性成分

| 试剂名称 | 数量或浓度单位 | 成分 |
| --- | --- | --- |
| 复合悬浮微珠 | 5.5 ml | 悬浮液中包含可辨识的 5.6 μm 的聚苯乙烯颗粒，表面结合自身抗体。可被 AtheNA Multi-Lyte 抗核抗体检测系统识别 |
| 结合剂 | 15 ml，琥珀色瓶 | 即用型，荧光素标记羊抗人 IgG |
| 阳性血清对照 | 0.2 ml/管，3 管 | 人血清，即用型 |
| 阴性血清对照 | 0.2 ml | 人血清，即用型 |
| 样本稀释液 | 50 ml | 磷酸缓冲液，即用型，样本稀释液加入血清后会变色，可指示已加入血清稀释 |
| 10×浓缩洗涤液 | 50 ml | 含磷酸缓冲盐，使用时按 1 份浓缩洗涤液加 9 份蒸馏水或去离子水稀释 |

表 25-3　试剂盒非活性成分

| 材料名称 | 数量 |
| --- | --- |
| 96 孔过滤板 | 1 份 |
| 96 孔稀释板 | 1 份 |
| 数据标签 | 2 张 |
| 使用说明书中文版、英文版 | 各 1 份 |
| 校正 CD(包括所有批间特异性的试剂盒校正值,用于标本分析和质量控制) | 1 张 |

### (三)样本要求

患者血清经新鲜沉降或冷藏处理,标本在室温保存不得超过 8 h。如果 8 h 内不进行检测,应把血清保存在 2～8℃最多 48 h。如时间更长,应把检测标本放在－20℃或更低环境中保存。不要反复冻融标本以免造成抗体活力降低并影响最终结果。

### (四)检验步骤

(1)室温平衡。把各成分从储存条件中取出使其回复至室温(20～25℃)。确定试验所需对照和标本总的数量。每次试验都应设 1 个阴性对照和 3 个阳性对照。

(2)稀释样本。在 96 孔稀释盘上将阴阳性对照和标本用样本稀释液 1：21 进行稀释,充分混匀。

(3)计算试验所需微孔数,取出抽滤板,向各孔内加入 50 μl 微珠悬浮液,再将已稀释的样本各取 10 μl 依次加入到微孔板的各孔内,充分混匀。

(4)室温(20～25℃)温育(30±10)min。

(5)洗涤。将 10×浓缩液以蒸馏水或去离子水 10 倍稀释成 1×洗涤液后:①将抽滤盘放在真空抽滤泵的托盘上,打开真空抽滤泵,移除孔内溶液,只剩下微珠在板的底部。②关闭真空泵,向抽滤盘的各孔加入 1×洗涤液 200 μl。③重复①、②步骤,重复 3 次。

(6)放置。让过滤板空气干燥 3～5 min。

(7)每孔加入 150 μl 结合剂,充分混匀。

(8)室温温育(30±10)min。

(9)读数。60 min 内通过仪器读取结果,读数之前振荡微孔板大约 15 s。

### (五)结果判读

宙斯公司抗核抗体检测系统设备应用的是孔内校正技术。该技术利用微珠悬浮液形成一多点标准曲线,试验时的每个孔都会自动进行校正,标准曲线对患者标本和对照血清做唯一的自我调整。内标的校正值由宙斯公司提供,该校正值有批间特异性并标于每批产品的校正 CD 中。

通过孔内校正技术,AtheNA Multi-Lyte 系统自动计算结果。孔内校正技术对内标做回归分析,并通过附加标准和血清标本特征值调整计算出来的单位值。

### (六)实验质量控制

阴性对照和 3 个阳性对照对非特异性和对照抗原的微球结果应为阴性。阴性对照对多重微珠悬浮液中每个指标都应有阴性,每个阳性对照对 ANA 结果应为阳性。除了该定性结果,每个阳性对照的结果值应符合先前确定的范围,这些范围值在校正 CD 中。任何一个标准不符合,整个试验就应判为无效。标本检测的有效性取决于校正微珠及其与患者血清的反应情况,通过孔内校正技术可以对各参数自动调整。任一标准不符合即可视为试验无效需重复。如果发生此类情况,数据报告会发出提示。

### (七)检验方法的局限性

此类试剂盒不能作为唯一的诊断依据,试验结果应结合临床评价和其他诊断方法结果进行病情判断。

溶血、脂血等血清标本会影响结果的判读,另外标本中 IgG 浓度异常也会对实验造成影响。

(谢楠玉)

# 第二节 抗磷脂抗体

磷脂普遍存在于动物体内,形成脂类双分子层骨架,是合成机体细胞膜的主要成分,也是构成胎盘绒毛膜的必需成分。磷脂在着床过程中作为黏着分子起修饰的作用。带负电荷的磷脂是抗磷脂抗体的靶抗原,它与中性磷脂类不同,一般位于细胞膜脂质双层的内层。在生理状态下带负电荷的磷脂并不暴露于细胞膜外表,从而不能被机体的免疫系统识别,只有在病理状态下带负电荷的磷脂才暴露于细胞膜的外表,一旦暴露于机体免疫系统即可产生抗磷脂抗体(anti-phospholipid antibody,aPL)。目前,对于抗磷脂抗体的解释是一种以血小板和内皮细胞膜上磷脂为靶抗原,能识别并与含有磷脂结构的抗原物质发生特异性反应的自身抗体,主要由抗心磷脂抗体(anti-cardiolipin antibody,ACA)、抗 $\beta_2$ 糖蛋白 I 抗体(anti-$\beta_2$-glycoprotein-I,a-$\beta_2$-GP I)和抗磷脂酰丝氨酸抗体(anti-phosphatidylserine antibody,aPS)等组成。

## 一、常见抗磷脂抗体种类

最初认为 aPL 只识别带负电荷的磷脂,后研究证实,aPL 可针对不同性质的抗原,如磷脂、磷脂结合蛋白、磷脂蛋白结合物等,根据其靶抗原的特异性,将 aPL 分为以下 4 类:①阴性磷脂,如心磷脂。②中性磷脂,如磷脂酰胆碱。③两性磷脂,如磷脂酰乙醇胺。④磷脂结合蛋白,如膜联蛋白、$\beta_2$ 糖蛋白 I 等。如表 25-4 所示。

表 25-4　常见抗磷脂抗体及其临床相关性

| 抗磷脂抗体 | 临床相关性 |
|---|---|
| 抗心磷脂抗体 | 与血栓形成有关 |
| 抗 $\beta_2$ 糖蛋白Ⅰ抗体 | 与血栓形成及病态妊娠有关 |
| 抗膜联蛋白Ⅴ抗体 | 与病态血栓相关性尚未完全明确 |
| 抗磷脂酰丝氨酸抗体 | 与血栓及病态妊娠相关 |
| 抗磷脂酰乙醇胺抗体 | 与血栓及早期流产相关性尚未完全明确 |
| 抗溶血磷脂酸抗体 | 临床价值尚不明确 |
| 狼疮抗凝物 | 与血栓及病态妊娠相关 |
| 抗心磷脂复合物抗体 | 与反复血栓形成及病态妊娠相关性尚未完全明确 |
| 抗蛋白 S 抗体 | 与严重的血栓性疾病相关 |
| 抗蛋白 C 抗体 | 与严重的血栓性疾病相关 |

### (一)抗心磷脂抗体

抗心磷脂是一种具有抗原性的磷脂,其在哺乳动物心肌中含量最高,而 ACA 是一组异质性抗体,主要与心磷脂的分子中带负电荷的磷酸二酯基团结合,但这种结合必须有心磷脂分子中的甘油酯部分,如果苄环取代引甘油酯部分,则心磷脂的抗原性消失。目前对 ACA 异质性的本质,作用的靶抗原及其致病机制仍未十分清楚,有研究表明,ACA 可与血管内皮细胞的磷脂成分结合,破坏血管内皮细胞的结构和功能,也可与血管内皮细胞的磷脂结合形成免疫复合物,激活补体系统,从而造成其损伤。由于带负电荷的磷脂是肝细胞膜的主要构成成分,因此,在肝功能异常的 HBV 感染者中 ACA 阳性率较高,可能是 ACA 与肝细胞膜的磷脂结合,从而破坏肝细胞的结构和功能,也可能与肝功能异常者免疫调节功能紊乱有关。

ACA 的免疫学分型有 IgG、IgM 和 IgA 三类,它的发生率在性别上无明显差异。研究证实,许多因素均可导致 ACA 的产生,常见的原因有:①自身免疫性疾病,如系统性红斑狼疮。②病毒感染,如水痘病毒、风疹病毒等。③口服某类药物,如服用氯丙嗪、吩噻嗪等。④少数无明显器质性疾病的正常人,老年人较常见。

### (二)抗 $\beta_2$ 糖蛋白Ⅰ抗体

$\beta_2$-GPⅠ又称载脂蛋白 H,由肝细胞合成,在血浆中与脂蛋白结合。在生理条件下,$\beta_2$-GPⅠ与带负电荷的磷脂结合力较弱,因此不具备抑制磷脂依赖的凝血反应的能力,但在抗磷脂抗体存在时,$\beta_2$-GPⅠ可介导抗磷脂抗体结合到细胞膜/磷脂膜上,导致细胞黏附分子表达增加,促进凋亡细胞的清除,对抗磷脂抗体的发病机制具有重要意义。

多数研究显示,a-$\beta_2$-GPⅠ与血栓、妊娠疾病相关,但目前为止有关 a-$\beta_2$-GPⅠ是否直接致病仍不明确。体外研究发现,a-$\beta_2$-GPⅠ可干扰活化蛋白 C 灭活因子 V;可活化内皮细胞、加速单核细胞黏附;可促进巨噬细胞摄取氧化的低密度脂蛋白;可与血小板结合活化血小板等。用 $\beta_2$-GP I 免疫动物,可以同时诱导出 a-$\beta_2$-GP I 和 ACA,后者可同时识别 $\beta_2$-GP I 和 CL。直接以人 $\beta_2$-GP I 免疫小鼠,虽可诱导出 a-$\beta_2$-GP I,但未出现血栓形成症状。模型实验结果提示血栓与 ACA,而不是与 a-$\beta_2$-GP I 相关,因此 a-$\beta_2$-GP I 是否直接致病尚需要更多的研究。

### (三)抗磷脂酰丝氨酸抗体

多项研究发现,反复自然流产的妇女相比自然流产的妇女 aPS 的阳性率较高,在 IVF 反复早期流产中也有很大的致病性,aPS 和所有抗磷脂抗体一样,可以影响凝血功能,造成血液高凝状态,导致胎盘的诸多病理改变而发生流产。研究认为,aPS 通过妨碍合体滋养层的正常生成而影响胎盘的生长发育,其也可与母体血中淋巴细胞直接接触的滋养层细胞反应,导致这些细胞损伤。aPS 还参与细胞融合机制,其相应抗体干扰胎盘形成和发育过程中滋养层细胞通过融合作用,向合体滋养层细胞的转化,从而造成胎盘发育不良。

### (四)抗膜联蛋白 V 抗体

目前的观点认为,抗膜联蛋白 V 抗体(a-ANX)与膜联蛋白 V 作用后可能导致胎盘血栓形成,甚至诱导自然流产。国外有学者发现,对 ACA 阴性的不明原因习惯性流产患者中继续进行 3 种磷脂相关蛋白抗体 a-$\beta_2$-GP I、Apt(抗凝血酶原抗体)、a-ANX 的血清学检测,在至少一种阳性的患者中,a-ANX-IgG 抗体阳性率甚至高于 a-$\beta_2$-GP I 与 Apt,由此看来,a-ANX 可能有助于自身免疫流产的诊断,或者在 ACA、a-$\beta_2$-GP I 等常见自身抗体阴性的情况下将 a-ANX 作为补充诊断是非常有意义的。

## 二、抗磷脂抗体相关病理

aPL 广泛存在于全身各大器官及系统,有研究表明,aPL 可引起病理妊娠,主要是通过形成血栓、过度激活补体系统、打乱自身免疫状态、使滋养细胞受损等方面造成死胎、胎儿窘迫、胎儿生长受限等。

### (一)aPL 与血栓形成

aPL 促进血栓形成主要体现在与血浆磷脂结合蛋白的结合、促进血管内皮细胞的活化、改变凝血酶调节蛋白的功能与活性干扰抗凝系统及降低纤溶系统。aPL 与血浆磷脂结合蛋白结合,主要是与膜黏蛋白 V、$\beta_2$-GP I、APC 等结合,不同的磷脂蛋白表达于不同细胞表面,例如 $\beta_2$-GP I 表达于绒毛滋养细胞表面,使滋养细胞成为 aPL 攻击的靶细胞,两者结合以后干扰 APC 的抗凝作用,同时抑制 $\beta_2$-GP I 自身的抗凝作用,促进了血栓的形成,导致胎盘功能异常、孕妇病理妊娠。

### (二)aPL 与血管内皮细胞

正常生理情况下,血管内皮细胞会释放多种活性物质,有调节血栓的作用。血管内皮细胞可表达 $\beta_2$-GP I 受体,与 aPL 结合后诱导细胞活化,从而上调促凝因子,释放凝血蛋白,促进血液凝固,影响胎盘绒毛血管内皮细胞的正常功能,导致胎盘血流灌注不足,胎儿生长发育受限。同时,aPL 与血管内皮细胞结合会影响前列腺素 $I_2$(prostaglandin $I_2$,PGI2)的释放,$PGI_2$ 是血管舒张剂同时也是血小板聚集抑制剂,当 $PGI_2$ 释放减少,易引起血管痉挛、缺血及血栓形成,导致胎盘供血障碍。

### (三)aPL 与抗凝系统

凝血酶调节蛋白的功能与活性受 aPL 的影响,使凝血酶调节蛋白在内皮细胞表面表达降低,干扰活化蛋白 C(activated protein C,APC)的活化,引起获得性 APC 抵抗,从而引起血栓形成。

### (四)aPL 与纤溶系统

内皮细胞可分泌组织纤溶酶原激活物,纤溶酶原可被其激活为纤溶酶溶解沉淀的纤维蛋白从而抑制血栓产生。aPL 与内皮细胞结合后使纤溶酶原激活物合成、释放、活性均降低,抗凝能力下降,血栓形成概率增高。

## 三、抗磷脂抗体检测

目前 aPL 实验室检测方法学的准确性和临床应用价值仍存在很多争议,即不同试剂盒方法学对 aPL 的影响性较大,因此,迫切需要实现 aPL 检测的标准化。

有学者提出 aPL 检测标准化的重点有以下几个方面:①外部质控品的评价。单克隆抗体作为标准品并不能完全反映患者样本中 aPL 的异质性,并且这些单克隆抗体通常用蛋白浓度作为单位,与国际通用单位之间的关系未得到交叉验证。此外,标准品的生产过程对其稳定性影响较大,因此确认标准品的制备、评估和稳定性。②国际通用单位体系的建立。目前 ACA 已有国际标准单位,但 a-$\beta_2$-GP Ⅰ尚未有国际标准单位。③设立室间质量评价体系。目前美国的病理家学会(college of American pathologists,CAP)和澳大利亚皇家病理学会等机构设立了 aPL 检测检测的室间质控。根据室间质控规则,CAP 以 80% 以上的实验室的一致结果作为参考结果。然而,每年均有质评样本不能满足 80% 以上的一致率。目前国内尚未出现相应的室间质控项目。因此,迫切需要建立国内的 aPL 室间质量评价体系以提高国内实验室 APL 检测的整体水平。④新的 aPL 检测方法的引入。随着化学发光技术及免疫微球技术的引入,APL 的检测不再局限于传统的 ELISA 法。新方法的自动化程度高,重复性好,敏感度和特异度均较高,且可大大降低室间差异,有利于 aPL 检测的标准化。

目前国内对 aPL 的检测方法有凝集法、固相放射免疫实验法及酶联免疫法(ELISA)等,由于 ELISA 法可对检测抗原或抗体进行定位、定性或定量的测定,并且具有特异性强、操作简便的优点。国内大多数实验室均采用 ELISA 法检测抗体。

但最新报告显示,ELISA 方法虽然操作简单,但是结果易受到实验室环境和操作人员主观操作影响。目前根据北京协和医院及卫生部临检中心对 $\beta_2$-GP Ⅰ及 ACA 抗体的质量评估表明,国内大多数实验室在此项目检测差异较为明显,回报结果不合格数量较多,而主要原因是相关检测国内外商业化试剂良莠不齐,ELISA 方法学受制于抗原来源及制备,酶效价的稳定性,定标品溯源性及检测线性范围窄等,给临床的诊断带来了非常大的困扰。

目前国内外最新研究方法为化学发光免疫分析方法,是在放射免疫分析和酶联免疫分析两种方法基础上改进的一种新方法,无放射性和致畸物质,且具有灵敏度高(达 10~22 mol/L)、较宽的线性动力学范围(发光强度在 4~6 个量级之间与测定物质浓度间呈线性关系)、光信号持续时间长(光信号持续时间可达数小时甚至一天)、分析方法简便快速及结果稳定、误差小等特点。

针对我国大多数实验室仍以 ELISA 方法检测抗磷脂抗体,下面对 ELISA 方法学作具体介绍。

### (一)实验原理

对于常见抗磷脂抗体,如 ACA、a-$\beta_2$-GP I、aPS 及 a-ANX 的检测,一般采用间接酶联免疫吸附法,属非竞争性结合试验。其原理是将抗原包被在固相载体上,加入待测样本,使样本中待测抗体与固相载体上的抗原结合形成固相抗原-待测抗体复合物。经温育洗涤后,加入酶标记抗抗体(亦称为酶标二抗)。它是针对待测抗体的抗体,临床常用酶标记羊抗人 IgG,经温育洗涤后,在固相载体上形成固相抗原-待测抗体-酶标二抗复合物,加入底物后根据显色的深浅确定待测抗体的含量。

下面以 ACA 为例作具体介绍:间接酶联免疫吸附法首先于固相载体上包被人心磷脂定标液 IgG,然后与患者血清在一定条件中孵育,结合了患者血清中的心磷脂抗体,就会和过氧化物酶标记的抗人 IgG 或 IgM 第二抗体结合,加入底物后产生颜色反应,所形成的色度的深浅和检测的抗体的浓度/抗原亲和力成正比。加入终止液后,颜色由蓝色转变为黄色,通过酶标仪光信号差异反应患者血清中抗心磷脂抗体的含量。

### (二)实验材料及试剂

目前,大多数实验室采用对应抗体检测的 ELISA 试剂盒进行抗磷脂抗体检测,下面以 HUMAN 试剂公司检测 ACA 试剂盒为例做具体介绍(表 25-5)。

表 25-5　ACA 试剂盒主要组成成分

| 试剂名称 | 数量或浓度单位 | 成分 |
| --- | --- | --- |
| 微孔条 | 12 条 | 8 孔可拆分微孔条,即用型包被心磷脂和纯化的人 $\beta_2$ 糖蛋白 |
| 定标液 | 1~5 | 人血清,不同浓度梯度,即用型 |
| (IgG/IgM) | 5×1.5 ml(U/ml) | 抗心磷脂浓度 31.25(1)、62.5(2)、125(3)、250(4)、500(5) |
| 阳性质控血清 | 1.5 ml | 人血清,即用型 |
| 阴性质控血清 | 1.5 ml | 人血清,即用型 |
| 20×洗涤缓冲液 | 50 ml | 浓缩液可配制 1 L,TRIS 缓冲液,pH 值 6.9±0.2 |
| 稀释缓冲液 | 100 ml | 磷酸缓冲液,即用型,pH 值 7.3±0.2 |
| 结合物溶液 | 15 ml | 抗人 IgG/IgM HRP 结合物,即用型 |
| TMB 溶液 | 15 ml | 即用型,pH 值 9.7±0.2 |
| 终止液 | 15 ml | 硫酸,0.5 mol/L,即用型 |

### (三)样本要求

患者血清。使用新鲜收集的或−20℃保存的标本。仅冻融一次。不要使用经过 56℃热处理的标本。放置使标本平衡至室温(30 min)。用稀释缓冲液以 1∶101 稀释。

**(四)检验步骤**(图 25-7)

(1)吸取 100 μl 的稀释的样本、定标液、阳性质控血清、阴性质控血清分别加入到微孔条中,用稀释缓冲液做空白代替样本空白,并用胶条封印微孔条。

(2)在室温下孵育 1 h。

(3)甩弃微孔条中的液体,每孔用 300 μl 洗涤缓冲液(将 1 份 20×洗涤缓冲液以 19 份蒸馏水稀释,洗涤缓冲液可于 2～8℃保存 6 周)洗涤微孔条 3 次。

(4)甩弃洗涤缓冲液并在滤纸或干净的布上叩干。

(5)加入 100 μl 的抗人 IgG/IgM HRP 结合物,用胶条封印微孔条。

(6)在室温下孵育 30 min。

(7)甩弃微孔条中液体,每孔用 300 μl 洗涤缓冲液洗涤 3 次。

(8)甩弃洗涤缓冲液并在滤纸或干净的布上叩干。

(9)每孔加入 100 μl TMB 溶液孵育 10 min,在 25℃以上的室温所需的孵育时间可以缩短,但不可少于 5 min。

(10)每孔加入 100 μl 终止液。

(11)停止反应 10 min 内,用酶标仪 450 nm 读取吸光度。双波长色谱仪建议使用参考波长为 620～690 nm。

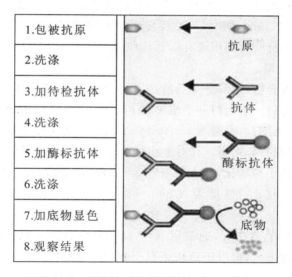

**图 25-7 间接酶联免疫吸附法原理及操作**

**(五)结果判断**

以吸光度和定标液 1～5 浓度做半对数。通过插值绘制的测量点,获得校准曲线,从中患者样品中的抗心磷脂抗体的浓度才能确定。由此标准曲线可以直接确定血清的抗体浓度。

### (六)检验方法的局限性

阳性结果必须结合临床观察和诊断。实验中获得的结果仅仅只是一个辅助诊断。没有临床疾病症状的人的血清也可能包含抗体。如果患者样本含有的免疫复合物或其他免疫球蛋白凝血物水平提高,不能排除非特异性结合假阳性结果。

### (七)试剂盒性能指标

(1)准确性:阳性质控品应在靶值范围内;阴性质控应 IgG<48 U/ml,IgM<44 U/ml。

(2)IgG 和 IgM 线性范围为 31～500 U/ml,r≥0.99。

(3)精密度:批内重复性 CV≤12%;批间重复性 CV≤15%。

(4)稳定性:到有效期的试剂盒符合准确度和分析灵敏度的要求。

(5)定标液稳定性:到有效期定标液吸光度差值 ΔOD<50%。

(6)分析灵敏度:IgG≤10 U/ml,IgM≤70 U/ml。

(7)定标液:IgG 溯源到 HCAL 嵌合抗体,IgM 溯源到 EY2C9 单克隆抗体。

## 四、相关治疗

### (一)一般原则

对原发性的抗磷脂抗体综合征的治疗主要是对症治疗、防止血栓和流产再发生。一般不须用激素或免疫抑制剂治疗,除非对于继发性抗磷脂抗体综合征。抗凝治疗主要应用于 APL 阳性伴有血栓患者,或抗体阳性又有反复流产史的孕妇。对于症状的抗体阳性患者不宜进行抗凝治疗。常用抗凝药物用法有以下几种。

**1. 肝素及低分子肝素**

肝素是未分层的混合物,相对分子质量在 3 000～57 000,低分子肝素是指用化学和酶学方法将肝素裂解并提纯的一组相对分子质量在 4 000～6 000 的葡胺糖。低分子肝素与肝素相比有以下特点:①半衰期长,肝素为 1 h(0.4～2.5 h),而低分子肝素是肝素半衰期的 2 倍。②抗血栓的作用强,而抗凝作用弱。③对血小板作用小。④不易引起骨质疏松。

近年来肝素用量趋小剂量化,成人每日用量<15 000 U,临床上静脉或皮下注射使用。低分子肝素可以皮下注射,剂量为 2 500～3 000 U,一般每日 1 次,剂量较大时亦可1次/12 h。

监测肝素治疗的实验室指标,通常用 APTT,使肝素计量控制在健康对照的 1.5～2.0 倍为宜。肝素过量引起出血,可以用鱼精蛋白中和,1 mg 鱼精蛋白可中和 100U 肝素,鱼精蛋白宜缓慢滴注。

**2. 华法林**

华法林的抗凝剂是抑制维生素 K 依赖的凝血因子的合成,因此华法林过量引起的出血,可以用维生素 K 拮抗治疗。本药有致畸作用,孕妇禁止使用。本药半衰期是 33 h,一般要服用 12～24 h 才能起作用,要从小剂量逐渐增加,初期给 2.5～5 mg/d,维持量因人而异,一般<10 mg/d,平均 4～6 mg/d。

华法林用 PT 检测,用国际标准比率(INR)评估。INR=患者 PT/标准 PT。

**3. 抗血小板用药**

抗血小板药物能抑制血小板的黏附,聚集和释放功能,防止和抑制血栓形成。可以选用:①阿司匹林抑制血栓素 $TXA_2$ 的产生,用法 $50\sim300$ mg/d,或磺吡酮 0.2 g,每日 3 次。②双嘧达莫抑制 $Ca^{2+}$ 活性,增加血小板内 cAMP 的浓度,可与阿司匹林合用,用法 $25\sim50$ mg,每日 3 次。③噻氯匹定通过 ADP 受体抑制血小板和纤维蛋白原连接,用法 0.25 g,每日 $1\sim2$ 次。④氯吡格雷可以抗血栓形成和纤维溶解,与阿司匹林、肝素、非甾体解热镇痛药和华法林等药物同时使用存在协同,需谨慎。剂量 75 mg/d,每日 1 次。

**4. 羟氯喹**

可以减少 APL 的生成,有抗血小板聚集作用,有研究显示它可以保护患者不发生血栓。不良反应有头晕、肝功能损伤、心脏传导系统抑制、眼底药物沉着等,但不良反应比氯喹轻,发生率低。用法 $0.2\sim0.4$ g/d。

**(二)急性期治疗**

急性期血栓可行取栓术,静脉血栓在 72 h 内手术,动脉血栓在 $8\sim12$ h 行取栓术或血管旁路术。有手术禁忌者可以溶血栓,国内常用的药物有尿激酶、链激酶,溶栓后用肝素或华法林抗凝治疗。但是临床经验提示溶栓药物对抗磷脂抗体综合征无助,因为很快能发生再栓塞。

**(三)慢性期治疗**

在慢性期以口服抗凝治疗为主,长期抗凝治疗会降低血栓的复发率,但亦会增加出血机会,应特别注意。抗凝治疗应监测 INR,对动脉血栓应控制在 $2.5\sim3.0$,静脉血栓则宜在 $2.0\sim3.0$。一般认为经良好抗凝治疗仍有血栓发生的患者,可加用羟氯喹。

**(四)妊娠期治疗**

目前对抗磷脂抗体阳性的孕妇分为两种治疗方法:①以肾上腺皮质激素或大量免疫球蛋白治疗,或减少抗磷脂抗体及去除抗磷脂抗体。②肝素或阿司匹林治疗,以防止血栓形成,保持血液流动性。

**1. 孕早期抗磷脂抗体治疗**

(1)肝素。抗磷脂抗体综合征中,高凝状态显然不能解释所有流产,有研究标明直接由抗体介导的对滋养细胞的损害,目前认为这种机制在早孕起着重要作用。研究表明,肝素能减弱 caspase-3 活性,阻止早孕绒毛滋养细胞凋亡。

(2)免疫球蛋白。研究发现,小剂量免疫球蛋白的使用可调节 NK 细胞的数量及活性,同时可调节细胞因子的产生及活性。而大剂量免疫球蛋白的使用可增加外周血细胞因子水平,降低 Th1/Th2 淋巴细胞比值,有利于成功妊娠。

(3)免疫抑制剂。肾上腺皮质激素(如泼尼松)有免疫抑制作用,抑制抗磷脂抗体产生,减少血小板破坏,但激素可以导致库欣综合征、产道感染和胎儿生长受限,所以对于治疗时间及剂量仍有争论。

**2. 孕中晚期抗磷脂抗体治疗**

(1)阿司匹林。小剂量阿司匹林能有效抑制 $TXA_2$ 的合成,而不影响 $PGI_2$ 的合成,使

$TXA_2/PGI_2$（T/G）平衡趋向于 $PGI_2$，从而抑制血小板活性，预防微血栓形成，改善局部血液循环，达到治疗流产的目的。

（2）肝素。肝素抗血栓主要是通过抑制各凝血因子活性，尤其对凝血酶的抑制作用；增加细胞表面负电荷，促进血管内皮细胞的修复生长，还能抑制血小板聚集，增强抗聚集作用，防止血管损伤，预防血栓形成等，从而对于抗磷脂抗体导致的血栓形成、胎盘微循环阻塞、胚胎或胎儿缺血缺氧具有明显的抑制作用。

（谢楠玉）

# 第三节　封闭抗体

在前面章节，我们已经了解到自身免疫性抗体如抗磷脂抗体、抗核抗体、抗甲状腺抗体、抗精子抗体对人类妊娠的影响。这一节我们将介绍一种更富有争议性的抗体——封闭抗体，又称抗丈夫淋巴细胞抗体（APLA），属于同种异体免疫抗体。

## 一、封闭抗体的发展历史

1953 年彼得·梅达沃提出胚胎是同种半异体移植物，为什么正常妊娠中母体不会排斥胎儿？让人们关注到同种异体免疫与妊娠的关系。1976 年 Rocklin 首次将 APLA 缺失与妊娠联系在一起，1980s 年 Alan Beer 和 Taylor 等人针对 APLA 阴性的复发性流产患者开创了淋巴细胞免疫治疗（LIT）。后来很多学者认为夫妇间 HLA 相容性太高，可导致胎儿无法刺激母体产生针对父方抗原的保护性抗体，使复发性流产概率升高，可以通过 LIT 疗法来获得这种抗体。

20 世纪 90 年代，初淋巴细胞免疫治疗传入中国，如今已在国内各大医院妇产科得到普及。万方大数据平台显示封闭抗体相关研究逐年增长。近 10 年中国针对淋巴细胞免疫治疗的临床治疗和研究方兴未艾。然而，由于缺乏大样本随机对照研究数据，淋巴细胞免疫治疗的疗效依然是一个富有争议性的问题。

## 二、封闭抗体的定义

封闭抗体的定义如今还没有得到统一，这可能也是它富有争议的原因之一。封闭抗体有以下各种定义。抗独特型抗体（anti-idiotypic antibodies），封闭母体辅助 T 细胞受体。HLA-DR 抗体（HLA-DR antibodies），可抑制混合淋巴细胞反应。滋养层和淋巴细胞抗体（trophoblast and lymphocyte antibodies，TLX），识别滋养层及淋巴细胞共同抗原。Fc 受体封闭抗体（Fc-receptor blocking antibodies），识别丈夫 B 淋巴细胞上的 Fc 受体，$\beta_2$ 微球蛋白，细胞表面免疫球蛋白，La 抗原等。总之封闭抗体内涵广泛，但均与 HLA 相关。

APLA 本质上是一种 $IgG_3$ 抗体，通过与丈夫淋巴细胞和胎儿滋养层细胞的交叉抗原结合，封闭父方来源的胎儿组织相容性抗原（HLA），从而使胎儿得以逃脱免疫系统的攻击。APLA 还可以抑制凝集素诱导的母体自身淋巴细胞的有丝分裂。APLA 具有以下特点：

①APLA主要存在于孕产妇的血清中,从妊娠初期开始产生,3个月时达最高水平,以后逐渐下降,在未妊娠女性中常为阴性,在正常妊娠中妇女常为阳性,在已妊娠妇女中可为阴性也可为阳性,且APLA的水平随着妊娠次数增加而不断升高。在妊娠状态下,不明原因的复发性流产患者可能比正常妊娠对照组更缺乏APLA。②目前对APLA的缺乏有很多的治疗方法,包括免疫球蛋白的被动免疫治疗,丈夫或第三方的淋巴细胞主动免疫治疗。有学者研究发现,接受淋巴细胞主动免疫治疗而APLA未转阳的患者其妊娠结局并非失败,通过主动免疫治疗后APLA转阳的患者仍有再次流产的风险,因此关于淋巴细胞的主动免疫治疗的疗效,不同学者持有不同的意见。③APLA的活性可被丈夫的B淋巴细胞灭活。

### 三、淋巴细胞免疫治疗

淋巴细胞免疫治疗采集患者丈夫或第三方(供者)肝素抗凝血,直接分离淋巴细胞,注射到患者皮内或皮下。

关于供体选择,丈夫或第三方淋巴细胞免疫治疗,均能显著提高APLA的表达水平,只是丈夫淋巴细胞免疫治疗被认为有更高的效率。在第三方的选择上,与丈夫有血缘关系的供体优于与双方均无血缘关系的供体优于与妻子有血缘关系的供体,男性供体优于女性供体。关于注射方式,有皮下注射、皮内注射、肌肉注射和静脉注射。目前采用较多的通常是皮内注射和皮下注射,皮肤中的抗原提呈细胞包括表皮朗汉细胞和真皮中的CD1a$^+$细胞和CD14$^+$细胞。皮下注射仅能刺激到真皮层的抗原提呈细胞,皮内注射不仅能刺激真皮抗原提呈细胞,还能刺激表皮朗汉细胞,因而更有效。目前还有经过培养和细胞因子刺激的淋巴细胞免疫治疗,和传统免疫治疗相比,能更有效地提高APLA的阳性率。

### 四、目前封闭抗体的主要检测方法

目前临床上检测封闭抗体主要有3种方法:流式细胞术法(FCXM)、酶联免疫法(ELISA)和单向混合淋巴细胞反应封闭实验,下面逐一介绍。

#### (一)流式细胞术法(FCXM)

**1. 实验原理**

取供者丈夫(第三方)肝素抗凝外周血,Ficoll分离PBMC后洗涤一次,去除自身血浆和分离液,调整细胞浓度为$1×10^6/ml$。用促凝管取女方外周血后分离血清,56℃/30 min灭活血清补体。两者混合37℃孵育30 min,如果女方有抗丈夫(第三方)淋巴细胞抗体就会结合到供者淋巴细胞上,加抗人IgG F(ab)2抗体,结合到APLA,再加抗CD3抗体、抗CD19抗体,用流式细胞仪检测就可以区别供T、B细胞,并检测它们分别结合的IgG的量。

**2. 实验材料**

Ficoll分离液、PBS、流式抗体:抗人IgG F(ab)2抗体、抗CD3抗体、抗CD19抗体、流式细胞仪、三分类计数仪、孵育箱、水育箱、离心机、离心管、一次性滴管、流式管、计时器、供者(通常为丈夫)新鲜肝素抗凝血、妻子新鲜促凝血。

**3. 实验步骤**

(1)Ficoll分离供者PBMC,用PBS洗涤一次。

(2)供者 PBMC 调整细胞数为 $1×10^6/ml$。

(3)女方血清 56℃灭活 30 min。

(4)供者 PBMC 与女方血清共孵育 30 min。

(5)PBS 洗涤掉未结合血清,去除未结合抗体。

(6)离心去上清后加入流式抗体。

(7)PBS 洗涤。

(8)重悬上机检测。

## (二)酶联免疫法(ELISA)

下面以美国莱姆德公司封闭抗体试剂盒为例介绍 ELISA 法检测封闭抗体的步骤。

**1. 标本采集及处理**

血清样本,用无抗凝剂红管抽取被检测者外周血 3 ml,3 000r/10 min 分离血清。

**2. 实验步骤**

(1)样品孔或质控孔加入样品稀释液 40 $\mu$l,然后加样品或质控物 10 $\mu$l。

(2)空白孔不加任何东西。

(3)标准孔加入标准液 50 $\mu$l。

(4)轻轻摇匀,用内附封口纸封板,37℃孵育 30 min。

(5)将浓缩洗液 30 倍稀释,按说明书对洗板机编程,洗板 5 次。

(6)用酶标板脱水仪甩干。

(7)每孔加入酶标抗体 50 $\mu$l,37℃孵育 30 min,重复上述洗板甩干步骤。

(8)加入底物 A 和 B 各 50 $\mu$l,混匀,避光保存 15 min。

(9)最后每孔加终止液 50 $\mu$l。

(10)以空白孔调零,在酶标仪 450 nm 处读数,OD≥0.23 为阳性,否则为阴性。

## (三)单向混合淋巴细胞反应封闭实验

以王明雁、李大金、王文君等改良单向混合淋巴细胞实验为例介绍此方法。

标本采集和处理:黄体期血清。

实验步骤:

(1)男方细胞用丝裂霉素处理后洗涤 3 次。

(2)取 320 $\mu$l($1×10^6/ml$)与 160 $\mu$l 女方待测血清于 37℃水浴 1 h。

(3)离心收集与女方血清反应的男方细胞作为待测孔。

(4)未与女方血清反应的男方细胞作为对照孔。

(5)待测孔和对照孔均加入女方细胞作为反应细胞,在 25% 正常 AB 血清中,5%$CO_2$ 培养 6 d。

(6)培养结束前 18 h 加入 $^3$H-TdR,按下式计算封闭效率(BE)。

$$BE=(1-待测孔\ MLR\ 平均\ cpm/对照孔\ MLR\ 平均\ cpm)×100\%$$

总之,封闭抗体的检测方法较多,以免疫学检测方法(如 ELISA、流式法)临床应用最为广泛,其优点是检测时间短,检测步骤较为简便,适应临床检测的要求。ELISA 检测法应注意试剂盒的选择,有研究指出目前国内试剂盒质量良莠不齐,所以开展临床检测前,最好选择几个试剂盒做临床对比实验后,再进行使用。单向混合淋巴细胞反应封闭实验属于功能性检测更能反映封闭抗体的实际功能,但检测时间相对较长,更适合作为科研实验方法,临床推广有难度。

（谢楠玉　曾勇）

# 第二十六章 淋巴细胞亚群及功能检测

淋巴细胞包括许多不同的免疫功能子集,按照功能不同,淋巴细胞包括了 T 淋巴细胞、B 淋巴细胞和自然杀伤细胞这四种细胞,它们的功能各不相同。T 细胞主要是对免疫反应、杀伤靶细胞起着辅助或者诱导的作用,还能调节局部炎症反应和细胞免疫,清除细胞病原体;B 细胞能产生特异性抗体,介导体液免疫;NK 细胞则能识别和杀伤某些异常细胞。准确反映淋巴细胞的功能,往往需要对淋巴细胞或其亚群数量进行测定,以及进行淋巴细胞功能检测。

## 第一节 淋巴细胞亚群检测

人类淋巴细胞并不是功能单一的群体,但其在光学显微镜下的形态基本是一致的。要进行进一步分类和观察,主要依靠对其表面白细胞分化抗原(CD)的检测。目前主要包括对 T、B、NK 细胞及其亚群的表面标志检测,根据表面标志分类建立相应细胞的计数方法,借以判断机体的免疫水平。

然而目前看来,通常无法只通过一个 CD 抗原就将某一类功能一致和单一的细胞指示出来,CD 抗原指示出来的淋巴细胞亚群多是相对特异的。因此需要引入表面标志亚群和功能亚群的概念。表面标志亚群是通过一个或几个 CD 抗原定义出来的细胞亚群,可以反映功能亚群但不等于功能亚群;功能亚群是根据淋巴细胞某项功能定义的亚群,在没有明确的鉴定表面标志时常常只能作为理论存在。

淋巴细胞亚群分析是检测细胞免疫和体液免疫功能的指标,它反映机体当前的免疫功能、状态和平衡水平,并可以辅助某些疾病诊断,如自身免疫病、免疫缺陷病、恶性肿瘤、血液病、变态反应性疾病、妊娠不良疾病等。对分析发病机制、观察疗效及检测预后有重要意义。但由于研究不深入、理解的局限和免疫系统的多因素性,淋巴细胞亚群分析结果,除在血液系统肿瘤发挥比较大作用外,一般情况下对疾病的诊断和鉴别无特异性。

### 一、淋巴细胞的生长发育

继胚胎早期卵黄囊、胎肝造血后,骨髓是胚胎和出生后主要的造血器官。骨髓不仅提供了所有免疫细胞的来源,而且是许多免疫细胞分化成熟的场所,是机体重要的中枢免疫器官。在骨髓,初级多能造血干细胞分化为次级多能干细胞,包括髓样干细胞和淋巴样干细胞。淋巴样干细胞向下分化为 T 细胞、B 细胞、NK 细胞。淋巴细胞在分化发育和激活过程中,其表面标志不断发生变化,这是淋巴细胞亚群检测的理论基础(表 26-1)。

表 26-1　免疫细胞表型特征

| 细胞群体 | 表型特征 | 细胞群体 | 表型特征 |
|---|---|---|---|
| 造血干细胞 | $Lin^-$、$CD34^+$、$CD38^-$ | NK 细胞 | $CD3^-$、$CD56^+/CD16^+$ |
| T 淋巴细胞 | $CD3^+$ | 单核细胞 | $CD14^+$ |
| $CD4^+$ T 淋巴细胞 | $CD3^+$、$CD4^+$ | 巨噬细胞 | $CD11b^+$ |
| $CD8^+$ T 淋巴细胞 | $CD3^+$、$CD8^+$ | 粒细胞 | $CD16b^+$ |
| 调节性 T 细胞 | $CD4^+$、$CD25^+$ | 树突状细胞 | $C11c^+$ |
| B 淋巴细胞 | $CD19^+$ 或 $CD20^+$ | | |

　　T 细胞是参与机体细胞免疫反应并起主导调节作用的一组免疫细胞,由于它在胸腺发育成熟,故称为 T 细胞。$TCR\alpha\beta$(95%)主要位于外周血,属于适应性免疫细胞;而 $TCR\gamma\delta$ 亚群,主要是定居在组织上皮、黏膜中,属于固有免疫细胞。抗原提呈细胞(APC)或靶细胞加工蛋白抗原,通过 MHC 提呈线性表位的短肽抗原,供 $TCR\alpha\beta$ 识别,而 $TCR\gamma\delta$ 主要识别 CD1 等类 MHCI 类分子提呈的脂类、多糖抗原。识别抗原后,TCR 通过 CD3 三聚体向胞内传递活化信号,所以一般认为成熟的 T 细胞均有共同的特异性标志性抗原 CD3。T 细胞在胸腺分化,经历了双阴性($TCR^- CD3^- CD8^- CD4^-$)、双阳性($TCR^+ CD3^+ CD8^+ CD4^+$)、单阳性($TCR^+ CD3^+ CD8^+ CD4^-$ 或 $TCR^+ CD3^+ CD8^- CD4^+$)三个时期后,成熟的 T 细胞按表型可分为 $CD8^+ CD4^-$ T 细胞和 $CD8^- CD4^+$ T 细胞;按功能可分为细胞毒性 T 细胞(CTL,Tc)、辅助性 T 细胞(Th)和调节性 T 细胞(Treg)。一般认为 CTL 发挥对靶向细胞的杀伤作用,为 $CD8^+ CD4^-$ T 细胞,CD8 是 MHC-Ⅰ受体,可以与 MHC-Ⅰ非多态区结合,识别 MHC-Ⅰ与内源性抗原的复合物;Th 辅助 T、B 细胞应答,调节细胞免疫和体液免疫的方向,为 $CD8^- CD4^+$ T 细胞,CD4 是 MHC-Ⅱ受体,可以与 MHC-Ⅱ非多态区结合,识别 MHC-Ⅱ类抗原与外源性的复合物;Treg 发挥免疫抑制作用,为 $CD4^+ CD25^+ Foxp3^+$ T 细胞,按来源分为 nTreg 和 iTreg,nTreg 由胸腺分化而来,iTreg 由外周 $CD4^+$ T 经抗原和 TGF-β 诱导而来。但事实上表型分类与功能分类并不是完全一致的。所以后来人们又使用了其他分类方法,如根据分泌的细胞因子来对 T 细胞进行功能分类,这部分内容请将在下一章《Th 细胞因子检测》进行详细说明。

　　T 细胞和 B 细胞都在骨髓发生,后来 T 细胞迁移到胸腺发育,而 B 细胞仍继续在骨髓分化成熟。然而 B 细胞的"B"并非骨髓的意思,而来源于鸟类的法氏囊。若新生期摘除法氏囊,禽类表现为体液免疫功能缺陷,但细胞免疫功能正常。BCR 是特异表达于 B 细胞表面的膜型免疫球蛋白(mIg)。CD19、CD21、CD81 相连形成 B 细胞共受体复合物,增强 BCR 信号。CD19 被认为是 B 细胞表面的特异性标志,起放大 BCR 信号作用;CD21 又称 CR2,是补体活化片段 C3d 的受体,也是 EB 病毒受体。B 细胞的主要作用是产生抗体介导体液免疫,包括中和作用,通过抗体与抗原的中和作用阻断病原体与靶细胞的结合;调理作用,通过抗原抗体复合物 Fc 段与巨噬细胞 Fc 受体结合，使抗原被吞噬；抗体介导的细胞毒作用（AD-CC），通过 Fc 段诱导 NK 对靶细胞的杀伤；抗原抗体复合物通过经典途径激活补体溶解细胞或细菌，此外 B 细胞还可以向 T 细胞提呈可溶性抗原。B 细胞识别抗原无须 MHC 参与，抗原包括多肽、多糖、脂多糖和有机化合物。特别对于可溶性抗原肽，巨噬细胞和树突状细胞均不能有效摄取，B 细胞在此发挥着重要的抗原提呈作用。

自然杀伤（NK）细胞是一类可非特异性直接杀伤肿瘤和病毒感染细胞的固有免疫淋巴细胞。其功能主要包括 ADCC 直接杀伤和分泌 IFN-γ 和 TNF-α 等细胞因子参与免疫调节，最近研究表明 NK 细胞还有促进血管生成的功能。NK 不表达特异性抗原受体，一般认为 NK 细胞表型为 $TCR^- mIg^- CD56^+ CD16^+$。根据 CD16、CD56 的抗原表达密度可将 NK 细胞进行分类，外周血 NK（pNK）主要为 $CD56^{dim} CD16^{bright}$ 亚群，主要发挥杀伤功能，而子宫内膜 NK（uNK）主要为 $CD56^{bright} CD16^{dim}$ 亚群，主要发挥分泌细胞因子参与免疫调节，诱导血管生成。与 T、B 细胞不同，NK 不主要存在于外周血，外周血 NK 只占总 NK 的 5%～15%；脾内占 3%～4%；子宫内膜、肺脏等组织量多。NK 表面有两种不同受体：杀伤细胞活化受体（KAR），是指能与正常细胞的 NCR-L 结合，激活杀伤作用的受体，包括 NKp30、NKp46、NKG2D；杀伤细胞抑制受体（KIR），指能与正常细胞的 MHC 分子结合，抑制杀伤活性的受体，包括 CD158a、CD158b、NKG2A。正常情况下，激活信号和抑制信号互相平衡。异常细胞，如肿瘤可能会丢失 MHC 分子，缺乏抑制信号，从而激活 NK 细胞，发挥杀伤作用。

## 二、实验方法

淋巴细胞亚群表面标志的检测方法有流式细胞技术和免疫组织化学染色技术，在外周血中通常用流式细胞技术。下面以 BD Multite 6-color TBNK 混合抗体和 BD Trucount Tubes 绝对计数管为例，详细介绍外周血淋巴细胞亚群流式检测技术。BD Trucount Tubes 包含冻干颗粒，在样本制备过程中可释放出数量已知的微球，该微球用特定的荧光标记，在流式图中可以和细胞区别开来。

Multite 6-color TBNK 混合抗体，包括 CD3、$CD16^+$、CD56、CD45、CD4、CD19、CD8，共 6 种荧光，7 种抗体。CD16 和 CD56 被认为是 NK 的表面标志，用同种荧光素标记。

往 Trucount Tubes 定量加入 50 μl EDTA 抗凝血，20 μl 混合抗体，混匀避光孵育 15 min，加入溶血素 450 μl 混匀避光孵育 10 min，即可上机检测。

检测后根据荧光标志，对细胞进行分群，用 CD45 和 SSC 设门，圈 CD45 强阳性，SSC 较小的细胞群为淋巴细胞，在淋巴细胞门内，T 细胞为 $CD3^+$，B 细胞为 $CD19^+$，NK 细胞为 CD56、$CD16^+$，Tc 细胞为 $CD3^+ CD4^- CD8^+$，Th 细胞为 $CD3^+ CD4^- CD8^+$。如果使用 BD 绝对计数自动分析软件则可自动算出各群细胞比例和浓度。

## 三、实验注意事项

（1）加血样时为保持精确度应反向加样，吸嘴不要碰到管底微球珠，以免带出微球，造成微球量不准确，管壁不要沾到血液。

（2）裂解完成后避光,尽快上机检测。

（3）标本不能在 4℃ 下放置,常温放置不超过 24 h。

（4）使用前应观察到 Trucount Tube 微球珠完整。

（5）抗凝效果不佳可能影响实验结果。

（6）Trucount Tube 应保持干燥,使用后应尽快把剩余计数管放回冰箱并密封。

（7）相对计数公式:外周血淋巴细胞相对计数（比例）应首先根据以下 3 个基本公式进行评估。

公式 1:$CD3^+\% + CD19^+\% + CD56/CD16^+\% = 100\% \pm 5\%$

公式 2:$CD4^+\% + CD8^+\% = CD3^+\%$

公式 3:$CD4^+/CD8^+$ 比值$>1$（$1.5 \sim 2.0$,新生儿期可达 $4.0$）

①公式 1 不符合,提示检测系统异常或存在明显淋巴细胞亚群异常。

②公式 2 不符合,提示存在双阳性或双阴性 T 淋巴细胞亚群。

③公式 3 不符合,提示 T 淋巴细胞亚群异常,一般情况下 $CD4^+/CD8^+$ 比值$>1$,并且年龄越小,比值越大。

一般先根据绝对数进行判断,因为一种淋巴细胞的增加,可能引起其他细胞相对比例下降。再根据相对计数公式进行评估。

$CD4^+/CD8^+ < 1$ 多见于免疫抑制状态,多由于感染,特别是病毒感染所致,如急性巨细胞病毒感染,艾滋病患者显著降低,多在 $0.5$ 以下,也包括 SLE 肾病、传染性单核细胞增多症、骨髓移植恢复期、再生障碍性贫血、白血病、其他恶性肿瘤。

$CD4^+/CD8^+$ 比值升高（$>2.5$）,生理状态多见于儿童,病理状态多见于免疫活跃状态,易出现自体免疫反应,见于类风湿性关节炎、1 型糖尿病,若移植后比值较移植前明显增加,则提示可能发生排斥反应。

B 细胞增多,见于一些淋巴瘤和细菌病毒感染;B 细胞减少见于 B 细胞缺陷病、部分白血病和 EB 病毒感染,使用利妥昔单抗者。

NK 细胞增多见于 NK 白血病、淋巴瘤、某些病毒感染或化学品、药物中毒等;NK 细胞减少十分罕见,见于 NK 细胞缺陷者。

虽然越来越多的证据显示,机体免疫功能的改变是导致复发性流产,不孕不育的原因之一。但有关淋巴细胞亚群检测在妊娠不良疾病中的应用仍然不甚明确,各医院方案和标准不一致,我们尝试建立流式细胞术分析外周血淋巴细胞亚群在妇产科的临床应用共识,主要从以下 6 个方面建立实验室检测标准:①生殖免疫常规检测项目和报告内容。②标本采集和运输标准。③检测对象选择标准。④建立参考值范围。⑤结果判读。⑥检测项目结果变化和临床应用。

这仍然是值得探索的领域,希望有兴趣的读者加入到外周血淋巴细胞亚群应用临床共识的建立中来。

（林嘉音）

## 第二节　Th 细胞因子检测

上一节我们提到淋巴细胞亚群检测,将 T 细胞分为 CD8⁺ 和 CD4⁺ 两大类,这种分类对区分 T 细胞的异质性有一定作用。但随着对 T 细胞功能研究的不断深入,人们发现 T 细胞的功能主要由其所分泌的细胞因子介导,上述分类没有确切反应 T 细胞的功能群体。1986年,Mosman 等首先提出根据小鼠的 CD4⁺ T 细胞分泌细胞因子的不同,将 CD4⁺ T 细胞分为 Th1 和 Th2 两种类型,随后研究证实人体内也存在相应的 Th1 和 Th2 亚型,并且 CD8⁺ T 细胞也存在相应的 Tc1 和 Tc2。除此之外,根据细胞因子的表达 Naïve T 还可以分化为 Th17 和 Treg。不同细胞因子可以诱导 CD4⁺ CD45⁺ Naïve T 细胞分化为不同亚群,IFN-γ 和 IL-12 主要诱导向 Th1 方向分化;IL-4 主要诱导向 Th2 方向分化;TGF-β 和 IL-2 诱导向 Treg 方向分化、TGF-β 和 IL-6 诱导向 Th17 方向分化(图 26-1)。

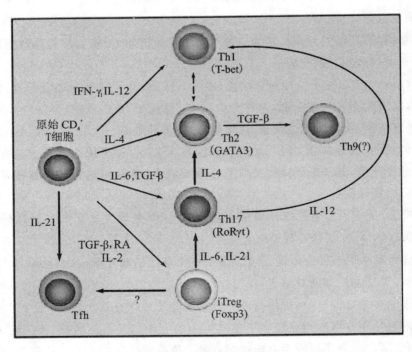

图 26-1　Th 细胞分化类型

Th 存在交互的负反馈作用,Th1 分泌 IFN-γ 抑制 Th2 方向分化,而 Th2 分泌 IL-10 抑制 Th1 方向分化,Th1、Th2 分泌 IFN-γ、IL-4、IL-2 抑制 Th17 分化,Th17 分泌 IL-6 抑制 Treg 分化(图 26-2)。

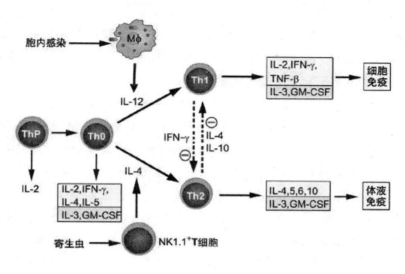

图 26-2 Th1 与 Th2 细胞的相互作用

## 一、Th 亚群分类的临床意义

Th1/Th2 亚群的比例随着年龄的增长而增高但与性别无关。机体 Th1/Th2 失调与肿瘤免疫逃逸和微生物感染密切相关。抗病毒与抗肿瘤以 Th1 介导的免疫应答为主,一旦 Th1 向 Th2 偏移,造成免疫抑制,预后差;移植物排斥与 Th1 激活有关,移植物耐受与 Th2 维持有关;I 型变态反应表现为 Th2 应答亢进;HIV 感染早期以 Th1 应答为主导,有利清除病毒,晚期以 Th2 介导的体液为主导,产生大量抗体,但除抗 GP120 的中和抗体有抗病毒作用外,大部分抗体对宿主无保护作用。在自身免疫性疾病中,Th1 亚群与甲状腺炎和胰岛素依赖性糖尿病等器官特异性自身免疫性疾病相关,多发性硬化患者血清的 IL-2、IFN-γ 增高、TGF-$\beta_1$ 降低,而 Th2 亚群与血液病和狼疮样疾病相关。

## 二、Th 亚群分类与妊娠的关系

蜕膜免疫微环境是母胎间的连接枢纽,细胞因子则是母体与胎儿之间的交流语言。

### (一)种种证据表明正常妊娠可能是一种 Th2 偏移现象

目前普遍认为正常妊娠有 Th1 向 Th2 的偏移,以便母体对胚胎这个同种异体移植物,产生母胎免疫耐受。在上一章,我们已经了解到类风湿性关节炎是细胞免疫介导为主的自身免疫性疾病,而系统性红斑狼疮是体液免疫介导为主的自身免疫疾性病。临床上发现70%的类风湿性关节炎孕妇,在妊娠期症状会得到缓解,而系统性红斑狼疮,特别是孕前疾病活动的孕妇,在妊娠期症状则进行性加重。普遍认为是妊娠的 Th2 偏移,使 Th1 型的疾病加重,Th2 型的疾病减轻。

Krishnan 等用硕大利什曼原虫(leishmania major,LM)感染小鼠,普通小鼠体内产生强烈 Th1 反应使感染得以控制,孕鼠却感染经久不愈,甚至死亡。结果表明,孕鼠体内的 IFN-γ 和 TNF-α 低下,而对 LM 无抗感染作用的 Th2 型细胞因子增高。胞内感染如杜利氏曼、弓形虫——需 Th1 介导细胞免疫抗感染的疾病,往往对妊娠有严重的不良作用。大多数学者认为,是妊娠期母体的 Th2 偏移,导致它们不善于应付 Th1 型反应的微生物感染。

### (二)Th1 细胞因子在早孕期发挥重要作用

似乎种种证据都表明正常妊娠是一种 Th2 偏移现象,但是有些学者却有不同观点。在研究未孕和早孕 C57BL/6J 大鼠的子宫内膜、肝、脾中 NK 细胞分泌细胞因子的情况,他们发现,在未孕子宫内膜中 IFN-γ 和 TNF-α 的表达少于肝、脾,但在早孕子宫内膜中,由于 NK 细胞的增加使得 IFN-γ 和 TNF-α 的表达显著增加。同时,他们还发现,内膜中 IL-4、IL-5 的表达并未发生明显变化。可见,早孕时 Th1 型细胞因子表达并不一定有害。只要 Th1 型细胞因子表达在合适的时机、恰当的孕周和表达适当的浓度,它在妊娠中也能起到正性作用。适量浓度的 TNF-α 可刺激细胞滋养细胞合成和分泌孕酮及 hCG。孕酮和 hCG 在维持蜕膜稳定,抑制 T 淋巴细胞活性及防止母体对胎儿的免疫排斥方面有重要作用。并且,适量的 TNF-α 能促进分解代谢为胎儿提供营养,参与胎儿及胎盘的生长及分化调节。IFN-γ 还可触发子宫血管形状的适应性改变,同时促进蜕膜生长和 NK 细胞成熟,抑制滋养层的过度侵蚀。IL-2 和 IL-12 能刺激 NK 细胞产生 IL-10。由此可见,Th1 型细胞因子不仅调节胚胎植入和胎盘生长,而且有助于促进后期的 Th2 型细胞因子的免疫应答。

### (三)促炎细胞因子对分娩有重要作用

临产时血清 IL-8、IL-6 与 IL-2 升高,并且与前列腺素(PG)相关。人蜕膜细胞是 PGE2 的主要来源。PGE2 能促进子宫收缩,使宫颈肌松弛,舒张支气管平滑肌,降低通气阻力,利于胎儿娩出。自然临产时 PG 水平明显高于未临产时,且随产程进展而升高。研究发现,随着孕期进展,血清 IL-8 水平明显升高,并与宫颈 Bishop 评分呈直线正相关($r = 0.763, P < 0.001$),其含量于分娩前达到高峰。IL-8 能趋化中性粒细胞和淋巴细胞至宫颈处,中性粒细胞产生的酶消化宫颈间质,导致宫颈组织结构重塑,顺应性强,使宫颈成熟并且刺激 PG 合成和更多的白细胞集聚。可见,细胞因子表达增加或失衡易诱发早产。

妊娠的不同时期对细胞因子的需求可能是不同的。研究细胞因子与妊娠的关系时,需考虑孕周的影响。相比于妊娠中晚期,妊娠极初始阶段可能有更高的 Th1 细胞因子参与,出现短暂的"拟炎症"反应,用于募集或促进 NK 细胞成熟,促进血管生成和滋养层细胞的侵袭。紧接着是建立以 Th2 为主的局部免疫耐受。到临产时,原来认为有促炎作用的细胞因子又重新升高,这些细胞因子能增加蜕膜 PG 合成酶的活性,升高 PG 启动分娩。然而需要注意的是不管任何时期,Th1 或 Th2 细胞因子都不是越高越好,它们需要达到一定平衡,既能促进血管生成和滋养层细胞的侵袭,排斥外来微生物和异常胚胎细胞,又能维持母胎免疫耐受,保护正常的胚胎细胞。局部免疫激活过低,免疫细胞未动员,NK 细胞未成熟,血管生成因子未分泌,可使胚胎定位和黏附过程中,子宫内膜无法适当应答;局部免疫过高,过度活化 NK 细胞,过高的促炎细胞因子可导致胚胎排斥和子宫内膜细胞过度凋亡。有学者对复发性流产患者和正常对照组的细胞因子进行分析,发现复发性流产患者免疫激活过高或过低,而正常组孕妇则有更窄、更稳定的免疫激活范围。说明适度的免疫激活才是正常妊娠需要的。

## 三、Th 细胞因子的检测

目前细胞因子的检测方法主要有免疫学检测、分子生物学检测、生物活性检测。

### (一)免疫学检测法

本章主要介绍免疫学检测法,免疫学检测法是指利用细胞因子的蛋白抗原特性,定量或定性检测细胞因子的水平。目前常用的方法主要有胞内细胞因子流式检测、CBA(cytometric beads array)流式检测、酶联免疫吸附法(ELISA)、Luminex-液相芯片分析系统等,下面逐一介绍。

**1. 胞内细胞因子流式检测**

胞内细胞因子流式检测是指通过体外激活剂,如佛波酯(PMA)和离子霉(ionomycin,IS)或特定的抗原激活细胞,同时用莫能霉素(monensin,MN)或布雷菲德菌素 A(brefeldin A,BFA)阻断胞内高尔基体介导的蛋白质转运,抑制细胞因子释放到细胞外,从而使产生的细胞因子在细胞质内蓄积,信号增强。经多聚甲醛固定和皂角苷破膜增加细胞膜的通透性后,用抗细胞因子的抗体与细胞内特定的分子相结合,通过使用非相关特异性同型匹配的抗体作为对照,以确定静止的与无细胞因子分泌的细胞的最小荧光背景。这样就可用 FCM 检测不同细胞亚群分泌的细胞内细胞因子。

T 细胞激活剂有 anti-CD3 和 anti-CD28 单克隆抗体,各种有丝分裂原,如植物血凝素(PHA)、刀豆素 A(CoA)、美洲商陆(PWM)和 PMA、IS 等。PWM、PMA 对 T、B 细胞的增殖均有刺激作用(表 26-2)。

表 26-2 常用活化人淋巴细胞的有丝分裂原

| 有丝分裂原 | 增殖反应 | |
|---|---|---|
| | T 细胞 | B 细胞 |
| 植物血凝素(PHA) | ++ | — |
| 刀豆素 A(ConA) | ++ | — |
| 美洲商陆(PWM) | ++ | + |
| 葡萄球菌 A 蛋白(SPA) | — | + |
| 脂多糖(LPS) | — | +(小鼠) |

PHA(CoA)是植物血凝集素类多克隆刺激剂,通过细胞表面的 CD3-TCR 复合物作用于 T 细胞。临床上常用 PHA 刺激人外周血 T 细胞,观察 T 细胞增殖程度,称淋巴细胞转化实验。PHA 适合刺激人的 T 细胞增殖,CoA 则对小鼠 T 细胞的作用更强些。它们诱导细胞活化、增殖后都会在培养 72 h 后发生 AICD(活化诱导的细胞死亡),并且这类刺激剂是 APC 依赖的,不能诱导纯化的 T 细胞增殖。

anti-CD3＋anti-CD28 可以诱导纯化的 T 细胞增殖,模拟生理刺激,因为 anti-CD28 已经提供了共刺激信号,所以不需要 APC 的参与。由于要用抗体,CD3 需要提前包被,相对昂贵和繁复。

PMA＋IS 作为多克隆刺激剂,也是 APC 非依赖性的。与以上两类不同,它们是进入细胞内,作用于活化信号通路中下游的,因此作用最快,2 h 就能检测到活化相关蛋白质的从头合成。这三类刺激剂均不需要加 IL-2 即可诱导 T 细胞增殖(调节性 T 细胞除外),额外加入 IL-2 可使增殖更强或维持时间更长,因为大量细胞活化后,IL-2 饥饿也可诱导细胞凋亡。三者比较 PMA＋IS 最快,PHA(ConA)次之,anti-CD3＋anti-CD28 的作用更柔和和缓慢。但 CFSE 染色可见 48/72 h 后 PHA 较 PMA＋IS 分裂代数更多。考虑到检测的时效性,目前细胞因子胞内检测使用最多的刺激剂是 PMA 和 IS,下面详细介绍这类刺激剂的作用机制。

乙酸肉豆蔻佛波脂(PMA)是二酯酰甘油(DAG)的类同物,可以自由进入细胞膜,是蛋白激酶 C(PKC)的激活物。PKC 是丝氨酸/苏氨酸蛋白激酶,可激活下游众多的蛋白激酶磷酸化,形成级联反应,导致许多蛋白的表达,进而引起 T 细胞的活化。

离子霉素(Ionomycin,IS)是一种与二价阳离子,如钙、镁离子有亲和力的离子载体,可以使 $Ca^{2+}$ 从胞外或胞内内质网钙库转运进细胞溶胶,从水相提取到有机相,形成 IS：$Ca^{2+}$＝1：1 的复合物。

PMA 和 IS 模拟生理状态下 APC 激活的 Th 细胞活化。生理状态下,T 细胞 TCR 可变区与 APC MHC-Ⅱ分子多态区的抗原肽结合,邻近的 CD4 锚定结合 MHC-Ⅱ非多态区,CD28 与 APC 的 B7 结合产生 T 细胞活化的第二信号,各种黏附分子聚集形成免疫突触,CD3 把信号传递至细胞内。然后引发 4 个相互交联的早期活化反应:①胞膜、胞质酪氨酸磷酸化。②质膜中的肌醇磷酸酶水解。③胞质钙离子浓度增高。④蛋白激酶 C(PKC)活力增强。

T 细胞活化信号途径中膦酸酯酶(PLC)将膜上的脂酰肌醇 4,5 二磷酸(PIP2)分解为 DAG 和三磷酸肌醇(IP3),IP3 启动 $Ca^{2+}$ 从内质网释放到细胞溶胶,DAG 在 $Ca^{2+}$ 协同下激活 PKC,引发下游磷酸化反应,最终使 T 细胞激活。PMA 是 DAG 的类同物,IS 模拟 IP3 提高细胞溶胶 $Ca^{2+}$ 浓度的功能,所以能够激活 PKC,PKC 通过磷酸化丝氨酸/苏氨酸,使下游蛋白激活,活化转录因子 NF-κB,活化的 T 细胞,各种蛋白包括细胞因子合成增加(图 26-3)。

Jung 与 Picker 发明了布雷非德菌素 A(brefeldin A,BFA)与莫能霉素(monensin,MN)预孵检测胞内细胞因子的方法,阻断胞内高尔基体介导的蛋白转运。

BFA 是一种大环内酯类抗生素,由布雷正青霉菌(penicilliunbrefeldianum)等真菌组织产生。最初是作为抗病毒药物被分离出来,现在的主要作用是在细胞生物学中研究蛋白质的转运。它能通过阻止 COPII 被膜小泡的形成,来抑制从内质网到高尔基体的蛋白转运。

MN 是一种离子载体,可以结合单价阳离子,如 $Li^+$、$Na^+$、$K^+$,并把这些阳离子转移到细胞膜内。MN 可以破坏高尔基体,抑制细胞内的蛋白转运,常作蛋白转运抑制剂。由于其

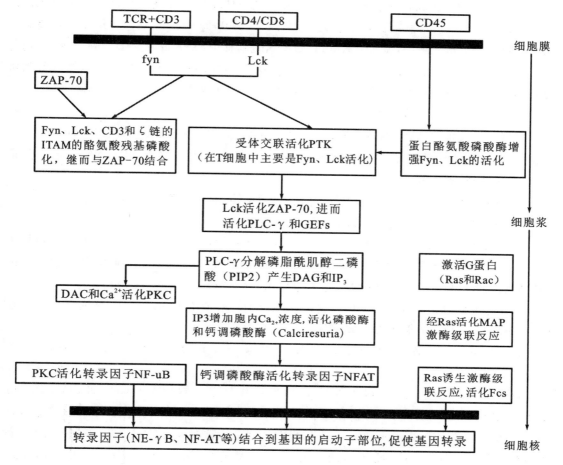

**图 26-3　BFA 和莫能霉素的区别**

蛋白抑制功能 MN 也常被用做抗菌抗疟药物。

MN 是一种能透过高尔基体的抑制剂,而 BFA 则是抑制蛋白质在内质网和高尔基体的转运。为了评价两者对蛋白分泌抑制的效能,Nylander 等检测了一种淋巴细胞和中性粒细胞上的早期活化标志:CD69 分子。结果发现:BFA 能完全抑制体外 PMA 和 IS 刺激的鼠脾细胞上 CD69 的表达,而 MN 则不能;MN 比 BFA 更有毒性,导致 CD4$^-$ 细胞的死亡增多,而是 CD4$^+$ T 细胞的相对数量增加;BFA 用于检测 TNF-α 效果最好,而在用 LPS 作为激活剂检测人 PBMC 分泌的 IL-10 时应该用 MN,否则将检测不到 IL-10。

实验方法如下。

(1)标本采集及制备。

1)血液标本:用肝素抗凝管采集人静脉血(必须用肝素抗凝,不可用肝素锂、EDTA 或枸橼酸钠)1~2 ml。

2)PBMC(外周血单个核细胞)标本:①肝素抗凝管采集静脉血至少 2 ml,采集后 4 h 内使用。②加入等体积的 HBSS(Hank 平衡盐缓冲液,pH7.2~7.4)稀释血液。③取与稀释后血液等体积的淋巴细胞分层液(Ficoll 液)加入离心管中。④将稀释血液小心地加到淋巴细胞分层液上,注意保持两者界面清晰。⑤室温下,2 000 r/min,离心 20 min。⑥用毛细吸管轻轻吸出单个核细胞层,加入含有 5 ml HBSS 的试管中,充分混匀。⑦1 500 r/min,离心 10 min,弃上清后,再洗一次。⑧弃上清,用 RPMI 1 640(含 10%热灭活 FBS)重悬单个核细胞,用台酚蓝染色计数活细胞数(应在 95%以上)。⑨调节细胞浓度为 $2 \times 10^6$ 细胞/ml。

(2)实验试剂、耗材和设备。

1)试剂与耗材:TNF-α APC、IFN-γ FITC、CD3 PerCP、CD8 APC-Cy7、BFA、PMA、Ionomycin、10×FACS 溶血剂、FACS Permeablizing Solution 2、EDTA、PBS、NBS;24 孔培养板、无菌移液管、流式管。

2)实验设备:Canto Ⅱ 流式细胞仪、离心机、培养箱、超净工作台、天平、计时器。

(3)预实验检测刺激和破膜染色效果。

1)全血标本:取 250 μl 全血标本,用 RPMI 1640(不含小牛血清-FBS)1:1 等体积稀释到 500 μl。PBMC 标本:用 RPMI 1640(含 10%热灭活 FBS)重悬单个核细胞,用台酚蓝染色计数活细胞数(应在 95%以上);调节细胞浓度为 $2 \times 10^6$ 细胞/ml,取 500 μl。

2)在标本中加入 PMA/IS/BFA,混匀,使得 PMA 终浓度 10 ng/ml、IS 终浓度 1 μg/ml、BFA 终浓度 10 μg/ml(第 1 管不加 BFA)。

3)37℃,5% $CO_2$ 培养箱培养 4 h,期间注意相隔 1~2 h 混匀一次,加入 50 μl EDTA 终止活化。

4)取 2 管各 100 μl 样本,用含 NBS 的 PBS 封闭:①第 1 管加入人 CD3 和 CD69 PE(用量详见说明书),室温孵育 20 min(全血样本溶血)后,用含 NBS 的 PBS 洗一遍。300 g 离心 5 min,弃上清,用 PBS 重悬至 200 μl,上机检测。②第 2 管加入人 CD3,室温孵育 20 min(全血样本溶血)后,用含 NBS 的 PBS 洗一遍。300 g 离心 5 min,弃上清,加入 FACS Permeablizing Solution 2 孵育 10 min,洗涤后,加 CD69-PE 室温孵育 30 min 用含 NBS 的 PBS 洗一遍,300 g 离心 5 min,弃上清,用 PBS 重悬至 200 μl,上机检测。

5)第 1 管:CD3$^+$ 细胞中,CD69 的阳性率应达到 90%以上,说明刺激效果合格。第 2 管:CD3$^+$ 细胞中,CD69 的阳性率应达到 90%以上,抑制分泌和破膜染色效果合格。刺激和破膜效果合格,方可进行下一步正式实验。

(4)正式实验。

1)全血标本:取 250 μl 全血标本,用 RPMI 1640(不含小牛血清-FBS)1:1 等体积稀释到 500 μl。PBMC 标本:用 RPMI 1640(含 10%热灭活 FBS)重悬单个核细胞,用台酚蓝染色计数活细胞数(应在 95%以上);调节细胞浓度为 $2 \times 10^6$ 细胞/ml),取 500 μl。

2)在标本中加入 PMA/IS/BFA,混匀,使得 PMA 终浓度 10 ng/ml、IS 终浓度 1 μg/ml、BFA 终浓度 10 μg/ml。

3)37℃,5%$CO_2$ 培养箱培养 4 hh,期间注意相隔 1~2 h 混匀一次,加入 50 μl EDTA 终止活化。

4)取 100 μl 样本,用含 NBS 的 PBS 封闭。加入人 CD3 PerCP、CD8 APC-Cy7(用量详

见说明书),室温孵育 20 min(全血样本溶血)后,用含 NBS 的 PBS 洗一遍。300 g 离心 5 min,弃上清,加入 FACS Permeablizing Solution 2 孵育 10 min,洗涤后,加 TNF-α APC、IFN-γ FITC 室温孵育 30 min 用含 NBS 的 PBS 洗一遍。300 g 离心 5 min,弃上清,用 PBS 重悬至 200 μl,上机检测。

5)在 CD3$^+$CD8$^-$ 的 Th 门内,分析 TNF-α APC、IFN-γ FITC 占 Th 的比例。

(5)注意事项。

1)使用肝素抗凝血,不使用 EDTA 或 ACD 等螯合钙的抗凝剂,以免影响活化效果。

2)BFA 可以下调 CD4 的表达,所以常采用 CD8 反向设门来圈 Th 细胞,BFA 还能抑制大多数 CD3 的表达。

3)加入荧光检测抗体前封闭 Fc 受体,许多细胞如单核、巨噬、NK、B、粒细胞及血小板表达 Fc 受体,会非特异结合检测抗体的 Fc 段造成强荧光背景。可用血清或与荧光抗体来源相同。

4)BFA 和 MN 有时间-剂量依赖毒性,MN 处理超过 12 h,可对细胞产生毒性。若长时间刺激细胞,可在激活的最后阶段(检测前 4~5 h)加入蛋白分泌抑制剂。

5)PMA+IS 一般刺激 4~6 h,超过 24 h 死亡细胞数增多,死亡的细胞可释放 DNA 链,诱导其他细胞形成细胞团,干扰后续分析。

6)刺激后加入 EDTA,目的是螯合钙终止活化和去粘连。

7)孵育 4 h 后 EDTA 加入前应在室温平衡 30 min 以上。

8)标本有血凝块可能影响检测结果。

9)血液室温放置,8 h 内必须进行检测,否则需弃用。

10)PMA、IS、BFA 按说明书浓度用 DMSO 或无水乙醇分装保存于 -20℃,使用前用 1640 培养基配成工作液。

11)CD69 是 T 细胞的早期活化标志,用以检测 T 细胞的活化效果,在 BFA 不存在的情况下 CD69 在细胞表面表达,在 BFA 存在的情况下,CD69 被阻碍在胞内,需破膜方可染色。

**2. CBA(cytometric beads array)流式检测**

CBA 的实验原理是 CBA 是用来检测溶液中可溶性抗原的,每一种荧光微球用以检测一种细胞因子。为了区分各类微球,每种微球包被了同一通道不同荧光强度的荧光染料,在流式细胞仪的 650 nm 波长通道上显示出不同的平均荧光强度(MFI),通过不同 MFI 实现微球的区分。为了达到俘获细胞因子的目的,每种微球包被一种高亲和力性和高特异性的细胞因子抗体(俘获抗体),和待测样品混合后,微球上的特异性俘获抗体与相应的细胞因子(抗原)结合,形成"微球-俘获抗体-抗原"复合物,加入荧光标记的检测抗体,形成"微球-俘获抗体-抗原-检测抗体-荧光"复合物,即三明治双抗夹心复合物。由于微球的数量和浓度是一定的,在一定线性范围内,每个微球的荧光强度与细胞因子的浓度成正比,可以被流式细胞仪检测出来。用已知标准品制作标准曲线,参照标准曲线就可以得出样品浓度。

实验步骤如下。

(1)按比例倍比稀释标准品,在相应的 10 个流式管中加入 50 $\mu$l 稀释后的标准品。

(2)在相应流式管加入 50 $\mu$l 待测样品,样品为可溶性细胞因子蛋白溶液,如刺激培养上清液,有些高敏 CBA 试剂盒宣称了测出生理浓度的细胞因子,可用于血清样本。

(3)将多种微球涡旋混匀后,取相应用量于一根流式管内,加入 Capture Bead Diluent 洗液 500 $\mu$l,200 g/5 min 洗涤一遍,加入 Capture Bead Diluent for Serum/Plasma 重悬混匀,室温避光孵育 15 min。

(4)在样品和标准品管中,每管加入 50 $\mu$l 孵育后充分混匀的混合微球,混匀,室温避光孵育 1 h;每管加入 50 $\mu$l 检测抗体,加盖,涡旋混匀,室温避光孵育 2 h。

(5)每管加入 1 ml 洗液,200 g 离心洗涤 5 min;每管加入 300 $\mu$l 洗液重悬微球,上机检测。

### 3. 酶联免疫吸附法(ELISA)

ELISA 根据实验设计的不同可以选择夹心法、竞争法或间接法。生物素、亲和素引入酶标测定系统后,极大地提高了 ELISA 法的灵敏度,目前多数 ELISA 试剂盒可测定近生理浓度的细胞因子。目前还有一些新型的 ELISA 法,如酶联免疫斑点法(enzymelinked immunospot assay,ELISPOT)。传统 ELISA 通过显色在酶标仪上测定吸光度,与标准曲线对比,可以得出可溶性蛋白的浓度。ELISPOT 也是通过显色,在细胞分泌的这种可溶性蛋白相应的位置显现清晰可辨的斑点,可直接在显微镜下观察,也可通过计算机辅助分析系统对斑点进行计数,一个斑点代表一个阳性细胞,可确定产生细胞因子的阳性细胞频率。ELISPOT 是单细胞水平检测,比 ELISA 更灵敏,可以从 20 万~30 万细胞中检测出 1 个分泌该蛋白的细胞。

ELISPOT 的实验设计是在 96 微孔培养盘底部披覆 PVDF 薄膜,用来吸附抗体,细胞经分离处理后分配到微孔中,刺激培养,分泌出的细胞因子会被 PVDF 膜上特异性抗体俘获。细胞被移除并清洗后,加入生物素标记二抗,之后再以结合酶的链霉亲和素与之作用,加入酶素基质使其呈色。有分泌作用的细胞会留下 10~20 mm 斑点。在双色标记系统中,可同时检测两种细胞因子。

### 4. Luminex-液相芯片法

基于 xMAP 专利技术,Merck Millipore 提供 Milliplex 系统为同时从一份样本进行多种生物标志物(蛋白、核酸)的检测方案。液相芯片的核心技术是微球。微球分别被不同比例红光及红外光染色剂染色,制成 100 种不同颜色的微球,然后把针对不同检测物的寡核苷酸或蛋白探针共价交联到不同颜色微球上。检测时,使单个微球通过检测通道,并使用双色激光对微球进行检测,红的激发光激发的是微球上的红色分类荧光,根据微球的不同色彩编号,可将微球分类。绿色激光激发的是绿色报告荧光,目的是确定微球上结合的报告荧光分子,从而确定微球上结合的目的分子的数量。可在同一细胞内同时检测多种细胞因子,也可根据细胞免疫表型区分分泌细胞因子的细胞亚群。

**5. 各种免疫学方法的特点如表 26-3 所示。**

表 26-3　各种免疫学方法的特点实验方法

| 胞内细胞 | 因子检测 | CBA | 传统 ELISA | ELISPOT | Luminex-液相芯片 |
|---|---|---|---|---|---|
| 检测的抗原位置 | 胞内细胞因子 | 可溶性抗原 | 可溶性抗原 | 可溶性抗原 | 可溶性抗原 |
| 能否同时检测多种细胞因子 | 能 | 能 | 不能 | 少数几种 | 能 |
| 灵敏度 | 单细胞水平,需刺激剂刺激 | 一般敏度高达 pg/ml 级别,高灵敏度 Flex Set 可达 0.2 pg/ml | 较低 | 单细胞水平,刺激后可以从 20 万~30 万细胞中检测出 1 个分泌该蛋白的细胞 | 灵敏度最高,可达 0.01 pg/ml |
| 价格 | 中等 | 高 | 低 | 中等 | 中等 |
| 需要标本量 | 1 ml 以内 | 少 50 μl | 多 | 较少 | 极少 10 μl |
| 优点 | 可检测到分泌该细胞因子的细胞,胞内外多种抗原分子,可对阳性细胞进行分群;比 CBA 价格低;可同时检测多种细胞因子;培养时间短;全血检测可保留细胞和生化微环境 | 与传统的 ELISA 技术比,CBA 可以同时检测一个样本的多项指标,所需样本量小。灵敏度高,检测范围达 0~5 000 pg/ml,重复性好所有分析只需一组标准曲线。根据抗体的荧光强度对目的蛋白定量,排除了 ELISA 反应中酶联放大产生的假阳性 | 价格便宜,操作简单 | 能提供非常类似体内的实验环境,在各种机制研究中发挥重要作用。操作较简便,比传统 ELISA 法更灵敏,能检测单细胞水平,在双色标记系统中,可检测两种细胞因子 | 高通量:10 μl 样本,最多可检测多达 100 个指标;操作简便,无须洗涤;高速度:10 000 测试/h;低成本:试剂用量小;重复性好,线性范围广;检测范围达到 4~6 个数量级 |
| 缺点 | 没有活细胞质控品,质控难以进行 | 除非分选细胞后培养得上清液,否则不知细胞因子来源何种细胞,价格昂贵 | 不知细胞因子来源,灵敏度较低,需标本量多,不能同时检测多个项目 | 生物素放大系统可能产生假阳性 | Luminex-液相芯片系统普及度没有流式细胞仪高,需购买该仪器。 |

## （二）分子生物学检测法

分子生物学检测法是测定细胞因子 mRNA 的表达水平,主要包括以下几种方法。

（1）分子杂交试验。首先制备出细胞因子的基因探针,通过分子杂交检测细胞因子 mR-

NA 的表达水平。

(2)反转录 PCR(RT-PCR)。灵敏度高,操作简便,可快速同时检测同一样本中多种细胞因子的 mRNA。

(3)实时荧光定量 PCR。其原理是在 PCR 反应体系中加入荧光基团,如用荧光标记的 DNA 探针与 PCR 产物特异性结合,在 PCR 过程中实现均相、实时、定量检测,同时也适用于多通道检测。LUX(light upon extention)引物是利用荧光标记的引物实现定量的一项新技术。目标特异的引物对中,一个引物的 3′末端用荧光基团标记,在没有单链模板的情况下,该引物自身配对形成发卡结构,荧光淬灭,在有目标片段的时候,引物与模板配对,发卡结构打开,产生荧光信号。

### (三)生物活性检测法

生物活性检测法是根据某些细胞因子特点的生物学效应,应用相应的指示系统和标准品来反映待测标本中某种细胞因子的活性水平,一般以活性单位来表示。

生物活性检测的方法大致包括以下方面。

(1)集落形成法。通过不同细胞因子形成特定细胞集落的特点,通过对集落形态学、酶学鉴定,计算出不同种类集落形成的数量和比例,反映待测标本中集落刺激因子(CSF)的种类和水平。

(2)直接杀伤靶细胞。细胞因子中的 TNF-α 和 TNF-β 具有直接杀伤肿瘤的作用,利用 TNF 敏感株,如小鼠成纤维细胞株 L929 检测 TNF 水平。

(3)干扰病毒感染。干扰素可保护细胞免受病毒攻击,常用水疱性口炎病毒(VSV)、喉癌上皮细胞株 Hep2,通过干扰素(IFN-α、IFN-β、IFN-γ)抑制病毒致细胞病变的程度,从而计算出样品 IFN 的活性单位。

### (四)免疫学检测法、分子生物学检测法和生物活性检测方法比较

我们对目前免疫学检测法、分子生物学检测法和生物活性检测方法进行了归纳总结,如表 26-4 所示。

表 26-4　3 种细胞因子检测方法的比较

| 实验方法 | 免疫学检测法 | 分子生物学检测法 | 生物活性检测法 |
|---|---|---|---|
| 检测细胞因子的层面 | 利用蛋白质抗原特性,定量或定性检测蛋白 | 定量或定性检测 mRNA | 蛋白质的功能,活性单位 |
| 优点 | 这类方法的优点是实验周期短,一次能检测大量标本,简单、重复性好,较易标准化,利用抗原抗体结合的特异性,较少受到相似生物因子和抑制物影响 | 这种技术是目前最敏感的细胞因子检测技术 | 生物活性法生物活性检测法敏感性较高,直接显示细胞因子生物活性水平 |

续表

| 实验方法 | 免疫学检测法 | 分子生物学检测法 | 生物活性检测法 |
|---|---|---|---|
| 缺点 | 多数情况下敏感度不高,无法区分单体分子和聚合分子,所得结果不能完全代表细胞因子具有的生物活性 | 结果只能代表细胞因子mRNA 的表达水平,而不能提供细胞因子的浓度和活性,只能作机制探讨 | 需要长期培养依赖性细胞株,步骤繁杂,实验周期较长,较难掌握,影响因素多,易受细胞培养中,血清、pH 值、药物等因素的影响,易受待测样本中,生物活性相似的其他因子和抑制物的干扰,不能区分细胞因子的型与亚型,不同指示细胞对一因子敏感不同,结果难以标准化 |

分子生物学检测法是从 mRNA 层面来检测细胞因子;免疫学检测法是从蛋白质"量"的层面来检测细胞因子;生物活性法是从蛋白质功能的层面来检测细胞因子。3 种方法的结果不一定是完全对等的。有时细胞表达细胞因子的 mRNA,但并不表达其蛋白;有时只产生细胞因子的一条肽链而导致细胞因子活性较弱或丧失;有时细胞因子和其可溶性受体同时产生也可能影响其活性。3 种方法不能取代,它们分别从不同角度反映细胞因子的存在,联合使用较好。

(林嘉音)

# 第三节　NK 细胞功能检测

## 一、NK 细胞的分布

自然杀伤(NK)细胞是与 T、B 细胞并列的第 3 类细胞。其数量较少,在外周血中占 5%～15%,在脾内有 3%～4%,子宫内膜、蜕膜、肺脏、肝脏和肠黏膜含量较多,但在胸腺、淋巴结和胸导管中罕见。

## 二、NK 细胞的来源

NK 细胞来源于骨髓。骨髓造血干细胞分化为髓样干细胞和淋巴样干细胞,后者分化为 B 淋巴细胞和 NK 祖细胞(Pro-NK),NK 祖细胞分化为 T 淋巴细胞和 NK 前体细胞(pre-NK),NK 前体细胞依次分化为不成熟 NK(iNK)、CD56$^{bright}$ NK 和 CD56$^{dim}$ NK。NK 细胞的分化图谱和表型如图 26-4 所示。

传统观点认为,NK 细胞是一类可非特异性直接杀伤肿瘤和病毒感染细胞的固有免疫淋巴细胞,但现在我们了解到 NK 细胞既有固有免疫细胞的属性,又有特异性免疫细胞的属性。

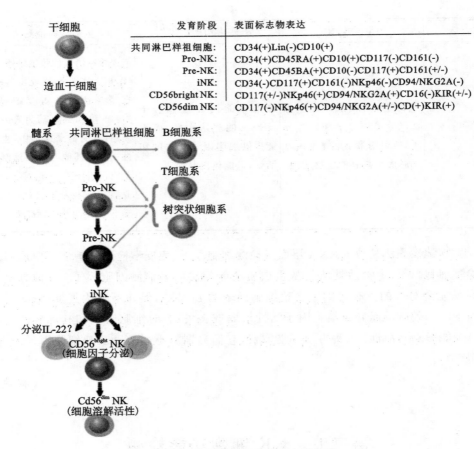

| 发育阶段 | 表面标志物表达 |
|---|---|
| 共同淋巴样祖细胞: | CD34(+)Lin(-)CD10(+) |
| Pro-NK: | CD34(+)CD45RA(+)CD10(+)CD117(-)CD161(-) |
| Pre-NK: | CD34(+)CD45BA(+)CD10(-)CD117(+)CD161(+/-) |
| iNK: | CD34(-)CD117(+)CD161(-)NKp46(-)CD94/NKG2A(-) |
| CD56bright NK: | CD117(+/-)NKp46(+)CD94/NKG2A(+)CD16(-)KIR(+/-) |
| CD56dim NK: | CD117(-)NKp46(+)CD94/NKG2A(+/-)CD(+)KIR(+) |

**图 26-4 NK 细胞分化和表型图谱**

## 三、NK 细胞的功能

NK 细胞的主要功能:杀伤功能、分泌细胞因子、抗原提呈功能、调节免疫应答。

### (一)杀伤功能

自然杀伤是指无 MHC 限制,不依赖抗体的,对靶细胞(肿瘤细胞、病毒感染细胞、自身组织细胞、寄生虫等)进行杀伤。释放穿孔素、颗粒酶、TNF 等杀伤介质造成靶细胞的多种水解酶外漏,膜磷脂代谢异常,糖代谢改变、组织中 pH 值降低,以及核酸内切酶活化,降解基因组 DNA。而 NK 细胞依赖抗体介导的细胞毒作用(ADCC),主要是通过 B 细胞分泌的 IgG1 和 IgG3 抗体与靶细胞相应的抗原特异性结合后,NK 细胞借助其低亲和力 FcγRⅢ(CD16)与已结合在靶细胞上的 IgG Fc 段结合;活化 NK 细胞释放穿孔素、颗粒酶等细胞毒物杀伤靶细胞,使靶细胞凋亡(图 26-5,彩图见附录 1-11)。

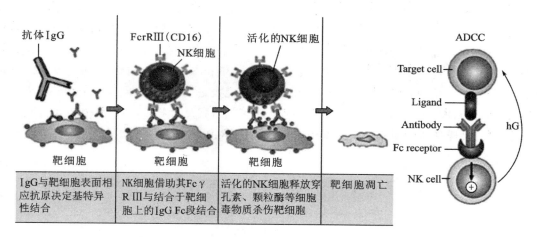

**图 26-5　NK 细胞介导的抗体依赖性的细胞毒作用**

## （二）分泌细胞因子

CD56$^{bright}$NK 细胞在单核细胞因子的作用下产生大量的 IFN-γ、TNF-β、GM-CSF、IL-10 和 IL-13,以调节固有免疫。在妇女妊娠和非妊娠状态 NK 细胞分泌的细胞因子是有所差异的,妊娠状态 NK 细胞分泌更多的 IL-10 和更少的 TNF-α(图 26-6,彩图见附录 1-12),可能与妊娠免疫耐受相关。

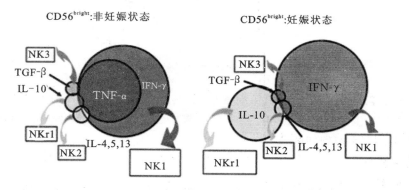

**图 26-6　CD56$^{bright}$ NK 细胞通过分泌细胞因子影响妊娠**

## （三）抗原提呈功能

NK 活化后表达 HLA-DR,上调共刺激分子 CD80、CD86、OX40L、CD70,可将感染病毒的靶细胞裂解获得处理后的抗原提呈给 CD4$^+$ T 细胞。

## 四、NK 细胞表面受体（NKCR）

NK 不同于 T、B 淋巴细胞,不表达特异性抗原识别受体,可表达多种表面标志 CD16、CD56、CD57、CD59、CD11b、CD94 和 LAK-1 等。临床上常用 TCR$^-$ mIg$^-$ CD56$^+$ CD16$^+$ 鉴定 NK 细胞。

　　NK 细胞受体按结构可分为两大类：免疫球蛋白超家族（IgSF）和 C 型凝集素样家族（图 26-7）。①免疫球蛋白超家族的 NK 细胞表面受体（NKCR）包括杀伤细胞抑制受体（KIR：KIR2D、KIR3D）、自然细胞毒性受体（natural cytotoxicity receptors，NCR：NKp30、NKp44、NKp46）、淋巴细胞受体复合物（leukocyte receptor complex，LRC）、白细胞免疫球蛋白样受体（leukocyte immunoglobulin-like receptor，LIR）、免疫球蛋白样转录物（immunoglobulin-like transcript，ILT）。②C 型凝集素样家族包括 NK 细胞复合物（NK cell complex，NKc）、杀伤性凝集素样受体（killer lectin-like receptors，KLR：NKG2、CD94）。

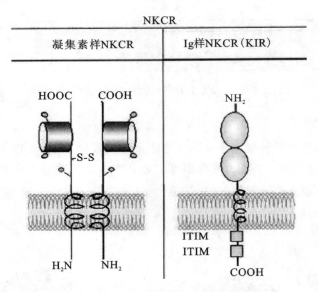

**图 26-7　NK 细胞表面受体分类和结构**

　　NK 细胞受体按功能分类：①杀伤细胞活化受体（killer cell activating receptors，KAR）使 NK 细胞活化产生自然杀伤效应。②杀伤细胞抑制受体（killer cell inhibitory receptors，KIR）保护正常的自身组织细胞不被破坏。

　　**（一）活化受体**

　　杀伤细胞活化受体（KAR）是指能与正常细胞的 NCR-L 结合，激活杀伤作用的受体，包括 NKp30、NKp46、NKG2D。

　　**（二）抑制受体**

　　杀伤细胞抑制受体（KIR），指能与正常细胞的 MHC 分子结合，抑制杀伤活性的受体，包括 CD158a、CD158b、NKG2A。

　　正常情况下，激活信号和抑制信号互相平衡。异常细胞，如肿瘤或感染可能会丢失或下调 MHC 分子，缺乏抑制信号，刺激和抑制性受体信号的平衡被打破，从而激活 NK 细胞，发挥杀伤作用（图 26-8，彩图见附录 1-13）。

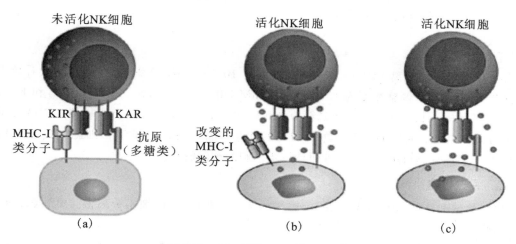

**图 26-8　uNK 细胞 KIR 和 KAR 的作用**

(a)正常组织细胞：KAR(杀伤细胞活化受体)与自身细胞上多糖类抗原结合产生活化信号,同时 KIR(杀伤细胞抑制受体)与 MHC-Ⅰ类分子结合,产生抑制信号且占主导地位,NK 细胞不能被激活,自身组织细胞不被破坏;(b)异常细胞；某些异常细胞表面 MHC-Ⅰ类分子发生改变,KIR 不能与之结合产生抑制信号,结果 KAR 的作用占主导地位,从而使 NK 细胞活化产生杀伤效应;(c)异常细胞。某些异常细胞表面 MHC-Ⅰ类分子减少或缺失,亦影响 KIR 与之结合,而不能产生抑制信号,从而表现为 NK 细胞活化,产生杀伤效应。

## 五、外周血 NK 细胞(pNK)

外周血 NK 细胞 90%～95% 为 CD56$^{dim}$CD16$^+$ NK,主要发挥细胞毒性作用;10% 为 CD56$^{bright}$CD16$^{dim}$NK,主要发挥分泌细胞因子的作用,如产生 IFN-γ、TNF-β、IL-10、IL-13、GM-CSF。外周血 NK 杀伤能力明显高于子宫内膜 NK。

外周血 NK 细胞毒性过高,可能把胎儿细胞当成靶细胞进行杀伤,从而导致不良妊娠结局,临床上常用 K562 细胞与女性患者外周血 NK 细胞共培养,通过 K562 细胞的的死亡比例检测 NK 细胞的杀伤毒性。

## 六、子宫内膜 NK 细胞(uNK)

子宫内膜 NK 细胞在增生期较少,分泌期特别是黄体中期开始升高,到早孕期可达 70%。子宫内膜 NK 高表达 CD56、CD57、CD94、CD16、CD9、HLA-DR、CD69,低表达 L-selectin、CD158b 和 NKB1(KIR receptors)。

## 七、蜕膜 NK 细胞(dNK)

蜕膜中 CD56$^{bright}$CD16$^-$细胞占淋巴细胞的 50%～90%,高表达 CD94/NKG2,特异性表达 CD9、CD151。dNK 具有较低的细胞毒性,能分泌 IL-8、SDF-1、IP-10 等参与组织重塑、滋养层迁移。

### 八、NK 靶细胞攻击试验

#### (一)实验原理

肝素抗凝外周血分离 PBMC,调整细胞浓度为 $10^7$/ml。K562 细胞为靶细胞,在对数生长期收集 K562 细胞,调整浓度为 $10^6$/ml,用 3 mM DIO 标记靶细胞。调整 PBMC 和 K562 的细胞比例为 50:1、25:1、12.5:1,孵育 4 h 后加入 PI(10 μg/ml),上机检测。DIO 发绿色荧光,PI 发红色荧光,利用双参数(FL1、FL2)直方图可清楚地了解靶细胞中的活细胞($DIO^+PI^-$)和死细胞($DIO^+PI^+$),进而计算靶细胞的被溶解率。

#### (二)实验材料

(1)实验试剂。RPMI 1640 培养基、胎牛血清、PI 染料、淋巴细胞分离液、PBS 缓冲液、K562 细胞。

(2)实验耗材。培养瓶、离心管、96 孔板、一次性滴管、流式管。

(3)实验仪器。流式细胞仪、离心机、三分类细胞计数仪、37℃孵育箱、37℃水浴箱、移液管、移液枪、超净工作台、普通天平。

#### (三)实验标本

新鲜肝素抗凝静脉血。

#### (四)操作步骤

**1. 靶细胞标记 DIO**

(1)从 4℃冰箱拿出 RPMI 1640 培养基、胎牛血清、PBS 于室温平衡 30 min。

(2)配制含 10%FBS 的 RPMI1640 培养液。

(3)37℃水浴预热含 10%FBS 的 1640 培养液和 PBS 30 min。

(4)收集 K562 细胞:显微镜下观察 K562 细胞生长情况,选取细胞大小均一,异性细胞少,细胞膜完整性好,碎屑少的一瓶细胞,用移液管吸取细胞培养基轻轻吹刷瓶底 3 次,轻轻左右晃动摇匀瓶里的液体,吸出一定量到 50 ml 离心管,加入 10 ml 预热的 PBS,旋转充分混匀,1 000 rpm 离心 6 min。

(5)−20℃拿出 DIO 染料于室温避光复温。

(6)DIO 染 K562:离心完,直接倒掉上清,加入 1 ml PBS,轻吹底部沉淀至充分混匀,吸 20 μl 计数;调整细胞数为 $10^6$/ml,按细胞数 $10^6$/ml 加入 10 μl 3 mM DIO 染料,加入染料的同时轻轻晃动悬液同时吸吹 3 次吸头上的染料,充分混匀;37℃孵箱孵育 20 min,每隔 5 min 摇匀一次,摇匀的力度见管底液体旋转起来即可。

(7)离心洗涤:染色结束后,直接倒入 10 ml 预热的 FBS 培养基,盖好盖子,旋转离心管将液体悬起来,观察液面是否漂浮染料析出物,用移液枪将析出物出掉,1 000 r/min 离心 6 min。离心结束后,轻轻拿起离心管,观察底部沉淀多少,是否着色,直接倒掉上清,加入 1 ml NBS,轻轻吸吹底部直至悬液混匀,倒入培养基,再洗涤一遍。

(8)上机检测染色效果:准备两根流式管,分别标号 DIO、PI,PI 管加入 10 μl PI 染料,室温避光。离心结束后,轻轻拿起离心管,观察底部沉淀,直接倒掉上清,估算底部残留液体量,再补加预热的胎牛血清(FBS)培养基至总体积 1 ml,计数,调整细胞数为 $2\times10^5$/ml 轻轻吸吹混匀,吸 200 $\mu$l 加到两根流式管,流式细胞仪上机检测染色情况和死亡率。

**2. 靶细胞与 PBMC 共培养**

(1)已知染色后 K562 细胞数调整为 $2\times10^5$/ml。

(2)10~15 ml 肝素抗凝外周血,分离 PBMC,加 5~10 ml PBS 洗涤一遍,加 FBS 培养基洗涤一遍,离心,调整细胞数为 $10^7$/ml。

(3)取 96 孔板,先种 Ctrl 6 孔,每孔加 100 $\mu$l K562 细胞,100 $\mu$l FBS 培养基,混匀,孵育 4 h。每个检查者种 12.5∶1、25∶1、50∶1 三个比例,每个比例 3 个复孔,每孔先加 100 $\mu$l K562 细胞。12.5∶1 组取 25 $\mu$l $1\times10^7$/ml PBMC,加 75 $\mu$l FBS 培养基。25∶1 组取 50 $\mu$l $1\times10^7$/ml PBMC,加 50 $\mu$l FBS 培养基。50∶1 组取 100 $\mu$l $1\times10^7$/ml PBMC,不加培养基,混匀孵箱孵育 4 h。

**3. 上机检测 K562 死亡率**

4 h 后,从板孔里吸吹混匀液体再加到相应标记的流式管,每管预先加入 PI 10 $\mu$l,流式细胞仪上机检测。

## (五)注意事项

(1)实验前培养基和 PBS 要预温,否则会影响细胞染色效果。

(2)K562 细胞大小要均一,细胞状态良好,数量浓度足够(大于 $3\times10^5$/ml),这是染色好的前提条件。

(3)整个染色过程中,处理细胞动作要轻柔、操作速度快。

(4)染色 20 min,每隔 5 min 摇匀一次,以免细胞与染料接触不充分而导致染色不好。

(5)注意无菌操作。

(6)血液抗凝效果不好,可能影响实验结果。

(7)最好使用新鲜血液检测,血液标本应在常温下保存,保存时间小于 24 h。

# 九、NK 细胞表面受体(活化受体和抑制受体)检测

## (一)实验材料

(1)实验试剂:CD3-Percp、CD56-PE-Cy7、NKP30-PE、NKP46-APC、NKG2D-FITC、CD158a-FITC、CD158b-PE、FBS、PBS 缓冲液、10×FACS 裂解液、去离子水。

(2)实验耗材:流式管、一次性吸头、移液管。

## (二)实验标本

肝素抗凝外周血。

## (三)操作步骤

(1)分别吸 100 $\mu$l 全血到两支流式管中,标记 NK KAR 和 NK KIR。

(2)向 NK KAR 标记的流式管中加入 3 $\mu$l CD3-Percp、5 $\mu$l CD56-PE-Cy7、5 $\mu$l NKp30-PE、5 $\mu$l NKp46-APC、5 $\mu$l NKG2D-FITC。向 NK KIR 标记的流式管中加入 3 $\mu$l CD3-Percp、5 $\mu$l CD56-PE-Cy7、10 $\mu$l CD158a-FITC、10 $\mu$l CD158b-PE;加入抗体后点震混匀,室温避

光孵育 15 min。

（3）10×FACS 裂解液，按 1∶9 的比例加入去离子水，配成 1×FACS 裂解液。两支流式管中加入 2 ml 1×FACS 裂解液，涡旋混匀，室温避光孵育 10 min，5 min 混匀 1 次。

（4）两支流式管加入 2 ml 3％FBS PBS，混匀。

（5）300 g 离心 6 min，弃上清。

（6）加入 2 ml PBS，300 g 离心 6 min。

（7）加入 200 μl PBS，涡旋混匀，流式细胞仪检测。

### （四）NK 细胞毒性颗粒实验

（1）吸 100 μl 全血到两支流式管中。

（2）流式管中加入 3 μl CD3-Percp、5 μl CD56-PE-Cy7，点震混匀，室温避光孵育 15 min。

（3）10×FACS 裂解液，按 1∶9 的比例加入去离子水，配成 1×FACS 裂解液。向流式管中加入 2 ml 1×FACS 裂解液，涡旋混匀，室温避光孵育 10 min，5 min 混匀 1 次。

（4）向流式管加入 2 ml 3％FBS PBS，混匀，300 g 离心 6 min，弃上清。

（5）加入 BD FACS permeabilizing Solution 2 溶液 500 μl 孵育 10 min。

（6）向流式管加入 2 ml 3％FBS PBS，混匀，300 g 离心 6 min，弃上清。

（7）加入 3 μl Perforin-APC、5 μl granzyme B-PE、5 μl granulysin-Alex 488，避光孵育 30 min。

（8）加入 2 ml PBS，300 g 离心 6 min。

（9）加入 200 μl PBS，涡旋混匀，流式细胞仪检测。

## 十、妊娠与 NK 细胞的关系

NK 细胞对于妊娠是一把双刃剑，既能分泌一些有用的细胞因子，促进妊娠的发展，促进母胎界面血管的重建，帮助母胎抵抗外来病原体的侵袭，也能在一些病理状态下攻击滋养层细胞，造成流产。目前对于外周血 NK 细胞的数量是否会对妊娠产生影响仍存在争议，有些研究结果表明与正常对照组相比，RM 中 pNK 数量具有升高趋势。而另外一些研究结果却显示 pNK 数量与妊娠结局无关。这可能跟不同实验室对 NK 细胞采用的检测标记不一致有关，有些实验室采用 CD56 标记，有些认为凡是 CD16 和 CD56 有一个阳性的就是 NK 细胞。正如上文我们所提到的，pNK 有两种亚型，且不同亚型的杀伤能力是有区别的。所以 pNK 的数量检测需要细化亚群分析。

蜕膜 NK 细胞（dNK）可以促进滋养层细胞迁移，诱导免疫耐受。NK 与 dCD14$^+$ 作用后产生 IFN-γ，INF-γ 促进 dCD14$^+$ 产生 IDO。dNK 与 dCD14$^+$ T 相互作用，发挥免疫抑制的调节作用——诱导 CD25$^{bright}$ 和 FOXP3$^+$ 的 Treg 产生。另外 dNK 细胞还可以分泌血管生成因子 VEGF、PLGF、Ang1、Ang2 参与新生血管和胎盘的形成，对妊娠有重要意义。

妊娠期间，蜕膜 NK 的细胞因子分泌与外周血 NK 显著不同。各种孕期激素会影响子宫 NK 的细胞因子分泌。dNK（CD56$^{bright}$）按其分泌的细胞因子不同可分为：NK1 分泌 IFN-γ 和 TNF-β；NK2 分泌 IL-4、IL-5、IL-6、IL-13；NK3 分泌 TGF-β；NKr1 分泌 IL-10。催乳素和可溶性 HLA-G1 可以诱导 dNK 向 NK3 方向分化，使之分泌 TGF-β；hCG 可以诱导 dNK 向 NKr1 的方向分化，使之分泌 IL-10（图 26-9，彩图见附录 1-14）。孕期子宫内膜 IL-10 与

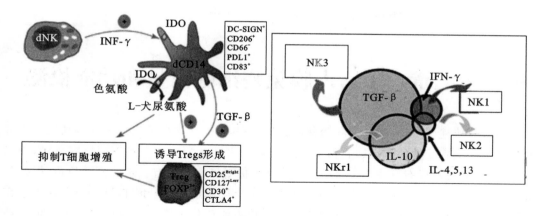

**图 26-9 妊娠早期蜕膜 CD56$^{bright}$ NK 细胞介导的免疫调节作用**

TGF-β 分泌显著增多,可能与母胎免疫耐受相关。但在某些流产患者中 dNK 释放大量的细胞毒性颗粒,诱导滋养层凋亡。总之,NK 细胞与妊娠有千丝万缕的关系,NK 细胞功能检测可能给妊娠不良疾病提供诊断和治疗依据。

(林嘉音 曾勇)

# 第二十七章　子宫内膜免疫细胞数量和功能检测

如第二章所述,子宫内膜作为胚胎种植的位点,其容受性的高低是影响妊娠结局的关键因素。子宫内膜容受性的研究一直倍受生殖领域专家学者的关注。多年的研究显示,子宫内膜的厚度、血流及形态等作为子宫内膜容受性指标对妊娠结局有一定的预测价值,但是其特异性较低。近年来,随着对子宫内膜中四大类免疫细胞(NK、MΦ、T 和 DC)在妊娠过程中重要作用的认识,专家学者开始探讨子宫内膜免疫细胞作为容受性评估指标的价值。国内外多个研究团队及临床中心采用了不同的取样时间、检测方法及分析形式来探讨子宫内膜免疫细胞数量及功能检测对生殖障碍患者妊娠结局的预测价值。

## 第一节　取样时间

子宫内膜作为女性生殖系统中的重要组成部分,对雌孕激素具有高度反应性。因此,随着月经周期的变化发生着显著的形态及功能学变化。并且,一旦受精卵形成,其将随着女性体内激素的变化转化为蜕膜,为胚胎的着床及后期的继续妊娠做好准备。免疫细胞作为内膜细胞的重要组成成分,在妊娠前后处于不同的状态发挥不同的作用。因此,种植前及早孕期成为子宫内膜免疫细胞研究中两个常用的取样时期。

### 一、黄体中期

如前所述,黄体中期,即种植窗期的子宫内膜容受性最好。研究表明,NK 细胞数量在黄体中期急剧上升;MΦ 细胞数量在整个月经周期中无明显波动;T 细胞数量自增殖晚期开始呈下降趋势;DC 细胞在黄体中期呈上升趋势。由此可见,免疫细胞的数量变化与容受性发育具有密切关系。在黄体中期取样进行子宫内膜免疫细胞数量检测可以较为准确地反映良好的容受性内膜所应具备的免疫状态。因此,自然周期在黄体生成素(LH)后 7~9 d,替代方案在黄本酮(P)后 3~5 d 进行活检取样。

虽然,黄体中期是评估子宫内膜容受性最好的时期,但是在临床应用中却存在着不可忽视的弊端。子宫内膜作为胚胎着床的位置,其在试孕周期或移植周期内不能受到损伤,所以只能选择前一个周期的内膜进行取样检测。但是,不同月经周期的子宫内膜容受性及免疫状态是否一致还存在争议。大部分研究显示,正常情况下,每个月经周期呈规律性变化,具有较高的一致性。部分学者表明不同月经周期的黄体中期内膜免疫细胞数量存在差异。因此,前一周期的黄体中期内膜免疫细胞数量对试孕周期或移植周期内膜容受性的预测价值还有待进一步探讨。

　　此外,黄体中期内膜检测结果反映的是种植前的状态,而妊娠后内膜转化为蜕膜,其中的免疫细胞数量和状态也随其发生变化。因此,有学者在早孕期进行蜕膜免疫细胞数量的检测,进而评估其在复发性流产等不良妊娠中的作用。

## 二、早孕期

　　早孕期蜕膜免疫细胞检测是复发性流产免疫因素研究中的重要方向。复发性流产患者蜕膜免疫细胞的检测可提示其是否存在内膜免疫异常等潜在危险因素,为下一步干预策略的制定提供线索。研究表明,复发性流产患者与正常妊娠选择流产患者的早孕期蜕膜相比,其免疫细胞偏活化状态。

　　虽然,早孕期蜕膜的检测可以更接近不良妊娠发生的时机,但是,该时期免疫状态是导致流产的原因还是流产物引起的炎症反应还无法清晰界定。此外,早孕期检测只能在流产后进行,不能在试孕或移植前给予医生进行预测和干预的机会。因此,其在临床试验中的应用并不常见。

　　综上所述,每个取样时间均存在不同的优缺点,但是,黄体中期取样已经开始在临床试验中得到应用。对于复发性流产患者,两个取样时间的结合也许会有更高的效益。早孕期蜕膜的结果提示其可能存在的危险指标,黄体中期对危险指标进行监测并给予相应的干预,两者的结合可以为复发性流产患者的诊疗提供更多的诊疗思路和手段。但是,其有效性仍需大量的大样本临床试验进行确证。

# 第二节　数　量　检　测

　　子宫内膜免疫细胞检测方法的可行性和可靠性是影响其临床应用和推广的两个重要方面。目前基础研究及临床中用于子宫内膜免疫细胞数量的检测方法主要包括流式细胞术、免疫组织化学染色及免疫荧光染色三种方法。并且,即使是同一种方法,不同的实验室采用了不同的方式报告结果。每种方法各有优缺点,需根据实验目的谨慎选择最适实验方法。

## 一、流式细胞术

### (一)实验原理

　　流式细胞术(flow cytometer,FC)是对悬液中的单细胞或者其他生物粒子,通过检测标记的荧光信号,实现高速、逐一的细胞定量分析和分选的技术。其原理为当一股流体在流动室内流动时,一束激光照到流体上,两个检测器接收发射光进行检测,其中一个和激光在同一直线上,接收到的信号为前散射(FSC),另一个和激光垂直,接收到的信号为侧散射(SSC)。此外,还包括多个荧光检测器接收荧光信号。当每个悬浮颗粒通过激光束时会按某种方式产生散射光,同时所带的荧光化合物发射出低于激发光频率的荧光。这些散射光和荧光的数据被检测器记录,根据各检测器亮度的波动可推算出每个颗粒的物理和化学性质。前散射为细胞体积,而侧散射为细胞内结构的均一性。此外,不同荧光素在其特定波长的激光照射下可以发射出特定波长的荧光,进而被检测器接收并转化为电信号。当细胞表面或内部多个分子同时标记上不同荧光抗体时,其可以在不同激光的照射下检测到多个分子,进而可以根据多个分子对细胞进行分析。

## (二)实验步骤

如上所述,流式细胞术的检测对象为单细胞或者其他生物粒子,因此,子宫内膜组织必须经过前期制备形成子宫内膜细胞悬液之后才能进行流式细胞术的检测。实验步骤如下。

(1)无菌状态下刮取子宫内膜组织,放入盛有生理盐水的皿中,尽快送到实验室。

(2)将子宫内膜组织去除血渍和杂质,再用无菌剪刀将其剪成糊状。

(3)加入 5~10 倍体积的含有 I 型胶原蛋白酶(浓度为 1 mg/ml)的 RPMI 1640 培养基,37℃水浴消化 40 min。

(4)利用微量移液器吹打未消化的组织块,将其先后转移到 100 目和 400 目的网筛,收集下层容器中的液体。

(5)用一次性吸管将收集的细胞悬液沿着管壁缓缓地加入分装有分离液的离心管中,使其平铺在分离液面上形成清晰的分层液面(比例为 2∶1)。

(6)已加好细胞悬液的离心管放入离心机,800 g,17 min。

(7)吸出单个核细胞层于流式管中。

(8)加入 2 ml PBS,300 g,6 min,去掉上清。

(9)加入多种针对细胞表面标记物的荧光抗体,室温,避光孵育 15 min。

(10)加入 2 ml PBS,300 g,6 min,去掉上清。

(11)采用流式细胞仪进行检测。

## (三)检测指标

Ulrike Kämmerer 教授是较早开展子宫内膜免疫细胞流式检测的著名生殖免疫专家。在其研究中,白细胞(CD45)、NK 细胞(CD56、CD16)、单核细胞(CD14)、T 细胞(CD3、CD4、CD8、αβT、γδT、CD25)、DC 细胞(HLA-DR、DC-SIGN)和 B 细胞(CD19)均进行了检测。通过加入不同荧光标记的抗体,一次性将多种细胞进行定量分析。

## (四)结果分析

子宫内膜免疫细胞的流式分析在多项基础及临床研究中较为一致,常采用各免疫细胞的百分比进行结果呈现和比较。多数分析中采用 CD45 作为白细胞的表面标记物,仪器将根据细胞表面 CD45 的荧光强度区分并计算出子宫内膜所有免疫细胞的百分比。其余免疫细胞将根据各自的表面分子进行识别,并计算出其在子宫内膜白细胞中的比例。文献报道,Lorenz Rieger 教授根据 CD56 和 CD16 识别出 NK 细胞,并计算出 CD56$^{bright}$CD16$^-$ NK 为 29.9%,CD56$^{dim}$CD16$^+$ 为 4.1%。

虽然,流式细胞术分析在圈定细胞门,阴阳性的判别等过程中会存在一定的主观性,但是,由仪器将所采集的荧光信号转换为电信号并以图像展示可以最大限度地保证以相对一致的标准呈现不同样本的结果,提高分析结果的稳定性及可重复性。但是,子宫内膜免疫细胞的流式分析只能显示整个目标群体的平均特征,不能反映其在子宫内膜中的分布状况及特点,因此,可能会丢失部分对妊娠具有潜在预测价值的信息。

### (五)注意事项

(1)内膜组织的血渍要尽力清除干净,否则会影响检测结果。

(2)在吸取单个核细胞层时一定要缓慢,不能破坏界面。

(3)在流式检测过程中需加入阴性对照和同型对照,避免出现假阳性结果。

## 二、免疫组织化学染色

### (一)检测原理

免疫组织化学(immunohistochemistry,IHC)是利用抗原抗体特异性结合的原理,通过化学反应使标记抗体的显色剂(荧光素、酶、金属离子、同位素)显色来确定组织细胞内抗原,对其进行定位、定性及定量研究的一种技术方法。该技术由 Coons 首创于 1950 年,经历了4 个发展阶段:方法的建立和发展阶段,推广及普及阶段,临床病理诊断及广泛应用阶段,标准化、规范化及质量控制阶段。目前免疫组化技术具有很高的特异性、灵敏性、简便性,能将形态和功能代谢相结合,定性、定位和定量相结合。因此,免疫组织化学技术已成为生命科学和医学各个领域中广泛应用于研究和诊断的重要手段。

子宫内膜免疫细胞的评估采用免疫组织化学技术进行检测。将固定的组织脱蜡、抗原修复及封闭非特异性位点后,在组织片上滴加抗原特异性的一抗。孵育后,加入辣根过氧化物酶(HRP)标记的二抗,然后加入 HRP 底物二氨基联苯胺(3,3'-diaminobenzidine,DAB)。DAB 在 HRP 降解作用下产生棕黄色的产物,由此可以对阳性细胞进行定位、定性及定量分析。

### (二)实验步骤

(1)将组织进行固定、梯度酒精脱水、石蜡包埋、切片。

(2)将贴有组织的玻片进行二甲苯脱蜡、梯度酒精水化。

(3)将贴有组织的玻片用 $3\%H_2O_2$ 进行酶灭活,PBS 清洗。

(4)将玻片进行微波修复(枸橼酸盐或 EDTA),冷却至室温后清洗。

(5)加入 $5\%$BSA 封闭非特异抗原,PBS 清洗。

(6)加入一抗工作液,37℃水浴箱孵育,PBS 清洗。

(7)加入二抗工作液,37℃水浴箱孵育,PBS 清洗。

(8)加入二抗底物 DAB,显微镜下观察细胞的颜色变化,当阳性细胞着色明显而背景颜色不深时,用蒸馏水洗涤玻片终止反应。

(9)将玻片进行复染、分化、脱水及透明化处理。

(10)封片。

### (三)检测指标

虽然,目前免疫组织化学的双染及多染技术在基础研究中非常广泛,但是,稳定性差及分析复杂等原因使其无法在临床应用中广泛推广。因此,目前在子宫内膜免疫细胞检测领域多采用免疫组织化学单染技术,即选用较为特异的表面分子作为一种细胞的标记物用于计算其数量。综合文献所述,常用的表面分子如表 27-1 所示。

表 27-1　子宫内膜免疫细胞检测常用表面分子

| 表面分子 | 细胞类型 |
|---|---|
| CD45 | 白细胞 |
| CD56 | NK 细胞 |
| CD14 | 单核巨噬细胞 |
| CD68 | 巨噬细胞 |
| CD163 | 组织巨噬细胞 |
| CD3 | T 细胞 |
| CD4 | Th 细胞 |
| CD8 | Tc 细胞 |
| Foxp3 | Treg 细胞 |
| CD1a | imDC 细胞 |
| CD83 | mDC 细胞 |

### (四)结果分析

子宫内膜免疫细胞的免疫组织化学分析结果存在多种方式,其中包括阳性细胞数/视野、阳性细胞数/mm²、阳性细胞数/基质细胞数和阳性细胞数/子宫内膜细胞等。并且,视野数的选择在不同研究中同样有所不同,包括 20 个不重叠的 200× 视野、10 个不重叠的 400× 视野及 5 个不重叠的油镜视野。此外,Najat Mariee 教授针对如何选择合适的视野数进行了一项实验(图 27-1)。实验中以 CD56⁺ uNK 为例,计算其占子宫内膜所有基质细胞的百分比。实验从一个视野开始,每次分析多增加一个视野,直至连续 3 次的结果变异度在 5% 以内,即认为此时的视野数足以代表该组织切片的结果。

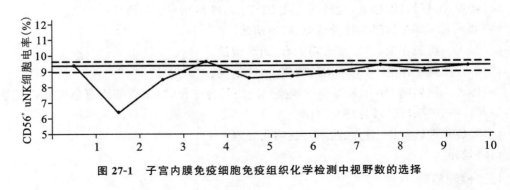

图 27-1　子宫内膜免疫细胞免疫组织化学检测中视野数的选择

除了结果呈现方式和视野数的选择不同外,免疫组织化学分析存在受主观因素影响大的缺点。以往研究中,组织切片完成染色后,分析者在显微镜下进行视野的选择,然后用肉眼识别并对当前视野中的阳性细胞数进行计数。因为,肉眼对颜色的识别与实际的信号存在偏差,并且不同分析者之间对同一信号的识别同样存在偏差,这些差异造成了免疫组织化学分析结果的重复性差等特点。为了降低这些因素的影响,许多实验室采用多人核对机制,即一张组织切片采用盲法让两个分析者进行分析,达到一致时方能出具报告。

此外,近年来,图片数字化分析软件的应用也使免疫组织化学的分析方法有了进一步的提高。分析者在选择视野后,使用显微镜对选中视野进行图片采集并保存。然后在图片数字化分析软件中打开图片,对图片中的阳性信号进行识别及定义,软件将根据分析者的定义标准对整张图片进行分析,计算出阳性信号数。该方法保证了软件采用统一的标准对所有的图片进行识别和分析,提高了结果的可重复性。

但是,以上的分析仍然是显微镜对组织切片进行 RGB 形式的图片采集,最终采集的为混合色图片,这将影响软件对不同着色信号(如核为蓝色,阳性信号为黄色)的拆分识别。因此,数字化图片采集软件的应用势必成为将来免疫组织化学分析的趋势。其模拟了荧光拍照的模式,使用波长范围较宽的光对切片中的每个像素点进行扫描,不同颜色信号会在不同的波长光的照射下呈现不同的光谱,从而定义出每种着色信号的光谱。然后软件根据光谱对组织切片进行信号拆分,并计算出每种信号的数目及百分比。该方法可以最大程度的从图片采集到图片分析采用一致的标准,并进行批量分析,使得免疫组织化学的分析更高效、更稳定。

### (五)注意事项

(1)一抗和二抗的量应充足,必须完全覆盖组织。

(2)DAB 显色时间不宜过长,避免背景色产生。

(3)一般试剂生产厂家都会对试剂给出一定的使用范围,但是由于使用者的标本来自各种组织,处理过程也不尽相同,所以应参照使用范围,对所使用的一抗进行梯度测试,找出最佳的使用浓度。

(4)检测二抗必须和一抗匹配。如一抗是兔来源的抗体,二抗一定要用抗兔的二抗来匹配,或一抗是小鼠的 IgM 一抗,二抗必须是山羊/兔抗小鼠的 IgM 二抗。

## 三、免疫组织荧光染色

### (一)检测原理

免疫荧光染色(immunofluorescence,IF)的基本原理与免疫组织化学染色类似,区别在于:前者是采用荧光标记的二抗或者一抗对组织上待检测抗原进行间接或者直接的标记,形成带有荧光素的抗原抗体复合物,并在荧光显微镜下观察;而后者如上所述,是指酶标抗体与组织细胞原位抗原形成复合物,然后在酶底物的作用下发生化学反应进行呈色,并在普通显微镜下观察。此外,两种检测方法在切片制备方面也存在差异,免疫组织化学染色多采用石蜡切片;但是,石蜡切片存在自发荧光的现象,所以免疫组织荧光染色多采用冷冻切片。

### (二)实验步骤

(1)将子宫内膜组织分割成小块,经过 10%~30% 梯度蔗糖脱水。

(2)将水吸干净,使用冷冻包埋剂在冷冻切片机中进行组织包埋。

(3)调整刀片角度,制备切片,放入冷丙酮等固定液中固定 5~10 min。

(4)用油笔圈出有效的组织区域。

(5)0.3%Triton×100,室温,通透 15 min,PBS 洗 3 次,5 min/次。

(6)5%BSA 封闭,室温,1 h。

(7)加入一抗工作液,室温湿盒避光敷育,PBS 清洗。

(8)加入荧光标记的二抗,室温湿盒避光敷育,PBS 清洗。

(9)加入 DAPI(1∶5 000),室温湿盒避光敷育,10 min,PBS 清洗。

(10)抗淬灭剂封片。

### (三)检测指标

目前,子宫内膜免疫细胞的免疫荧光染色还均应用于基础研究中,并未见其在临床试验或者临床常规检测中作为应用方法。因此,其检测指标均根据研究者的研究目标而自行选择。

### (四)结果分析

子宫内膜免疫细胞的免疫荧光分析和免疫组织化学分析面临着同样的问题(见第二节)。此外,免疫荧光的分析过程中受到更多的因素的影响,如拍照的时间和曝光强度等都会影响免疫荧光的分析结果。这些特点使其很难完成不同批次间的结果对比,因此,其在临床检测中的常规应用仍然任重道远。

### (五)注意事项

(1)实验开始前,需提前启动冷冻切片机,使其温度降到−15~20℃。检测指标和待检组织不同时,需要不同的切片温度。因此,需根据实验进行调整和优化切片温度。

(2)在切片机启动前需提前安置切片,使切片同样降低到与组织同样的温度,可以更好地进行切片。

(3)玻片不需放置冰箱或切片机内进行预冷。当处于低温的组织切片附在室温状态下的玻片上,两者之间的温度差可以使其产生黏附力,从而使切片与载玻片牢固地黏附在一起。

## 四、3 种检测方法的比较

流式细胞术(FC)、免疫组织化学染色(IHC)和免疫荧光染色(IF)三种技术在子宫内膜免疫细胞数量的检测中各有优缺点,使其在临床应用的推广过程中需多方比较。表 27-2 将展示 3 种检测方法各自的特点。

表 27-2　3 种检测方法各自的特点

| | FC | IHC | IF |
|---|---|---|---|
| 所需样本量 | 多(>$10^5$) | 少 | 少 |
| 样本类型 | 单细胞悬液 | 组织切片 | 组织切片 |

续表

| | FC | IHC | IF |
|---|---|---|---|
| 样本处理 | 剪切、胰酶消化等步骤影响抗原 | 固定步骤使抗原封闭,但后期处理可实现抗原修复 | 冷冻切片能够较为完整地保存抗原 |
| 样本的回溯 | 同样的样本不易保存多份,问题出现时不易回溯 | 组织切片可进行连续切片,多次实验进行结果的确证 | 组织切片可进行连续切片,多次实验进行结果的确证 |
| 信号检测方法 | 客观:抗体激发荧光后被探测器识别转化为电信号 | 主观:化学显色,显微镜拍照观察 | 主观:抗体激发荧光后,荧光显微镜拍照观察 |
| 检测指标 | 可同时检测多个参数 | 一般检测一个参数,多参数时降低准确性和稳定性 | 可检测多个参数,但是,背景会相应增强,影响结果 |
| 结果揭示信息 | 细胞群体特征分布,无法进行定位分析 | 可进行指标的定位分析,揭示细胞内部结构信息 | 可进行指标的定位分析,揭示细胞内部结构信息 |
| 结果呈现 | 较为单一和确定,多为阳性细胞百分比或者目标群的平均荧光强度 | 形式不统一,存在多种分析方式,如阳性细胞数/mm²、阳性细胞/白细胞 * 100%、阳性细胞/基质细胞 * 100%、阳性细胞/所有内膜细胞 * 100% | 多采用阳性细胞数/mm² |
| 样本的保存 | 检测结束后即作为废液处理,无法保留原始样本 | 石蜡切片可以进行长期保存,并可以在实验室间传输进行质控分析 | 冰冻切片可保存,但是荧光信号容易淬灭,无法长期保存 |

# 第三节　功能检测

　　虽然,妊娠期子宫内膜免疫细胞的数量变化提示其在正常妊娠及不良妊娠中可能发挥重要的作用。但是,数量变化只是其中一个参考指标,其最终还是通过不同的功能在其中发挥作用。研究表明,不良妊娠可能与子宫内膜免疫细胞的数量变化相关;但是,当其数量无变化时,其在特定的环境下可能发生功能学改变进而影响了妊娠结局。但是,由于子宫内膜免疫细胞功能学的检测对实验平台及技术的要求更高,因此,目前均处于基础研究阶段,还并未开始相关的临床试验。本节将简单介绍 3 种不同维度的子宫内膜功能学检测方法。

## 一、免疫组织化学检测

　　免疫细胞的活化状态是评估子宫内膜是否发挥功能的一个最常用指标。因此,有研究对子宫内膜组织进行连续切片,分别用 CD45 和 CD69 作为免疫细胞及其活化状态的代表分子,检测 CD45 和 CD69 阳性细胞数,计算表达活化分子 CD69 的细胞百分比,并在正常妊娠和不良妊娠人群间进行比较分析(图 27-2,彩图见附录 1-15)。

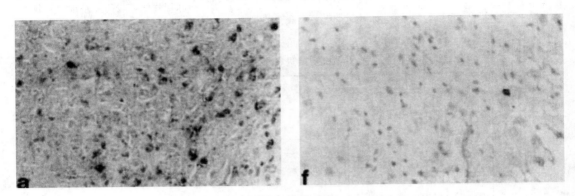

**图 27-2　子宫内膜免疫细胞及其活化分子的免疫组织化学检测**

此类研究虽然已经开始关注子宫内膜免疫细胞功能学的检测,但是连续切片的免疫组织化学单染方法并不能确定真正双阳性的细胞,因此结果与实际情况存在偏差。

## 二、免疫荧光双染检测

为了准确识别发挥活性的子宫内膜免疫细胞,部分研究开始采用免疫荧光双染的技术检测子宫内膜免疫细胞中功能分子的表达水平。研究表明,巨噬细胞对滋养层细胞的异常杀伤可能会导致不良妊娠结局。因此,Sabine Guenther 教授以 CD68 作为巨噬细胞表面分子,以 FasL 作为其发挥凋亡功能的代表分子,采用免疫荧光双染的技术检测具有启动凋亡功能的巨噬细胞比例(图 27-3,彩图见附录 1-16)。

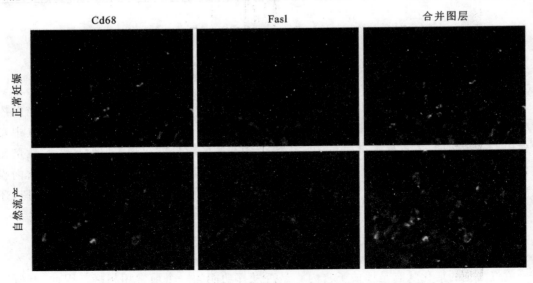

**图 27-3　免疫荧光双染技术检测具有启动凋亡功能的巨噬细胞的比例**

此类研究在免疫组织化学单染技术的基础上,提高了目标细胞识别的准确性,可以通过双阳细胞明确具有功能的子宫内膜免疫细胞的比例。但是,该技术同样存在上一章中所阐述的免疫荧光技术所面临的瓶颈问题。

## 三、流式细胞术检测

上述两种方法主要是通过检测免疫细胞中功能性分子的表达水平来评估具有功能的免疫细胞水平,但是,免疫细胞的每一种功能均由多个分子,多个途径协同调控,所以,单一功能性分子表达水平的检测对子宫内膜免疫细胞功能的预测具有局限性。因此,有研究开始将子宫内膜免疫细胞通过磁珠分选或者流式细胞仪分选技术进行纯化,然后再进行后续的功能学研究。Tatjana Bogovic Crncic 教授通过磁珠分选的方式进行子宫内膜 NK 细胞的纯化,然后将其与不同的靶细胞在不同比例的情况下进行共培养,通过流式细胞术检测靶细胞的死亡情况,进而评估子宫内膜 NK 细胞的杀伤功能水平(图 27-4)。

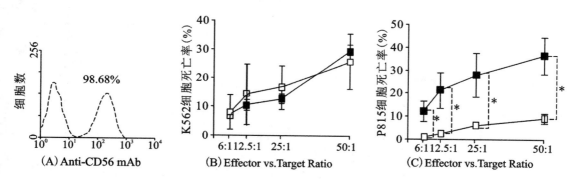

图 27-4 流式细胞术检测子宫内膜 NK 细胞的杀伤功能

此类检测将子宫内膜免疫细胞的最终作用效果作为检测指标,更直接地反映了细胞的免疫学状态。但是,该类检测方案步骤烦琐,影响因素繁多;因此,良好的质控体系是该类检测方法在临床上得以推广的重要保障。

## 四、结语

黄体中期子宫内膜及早孕期蜕膜数量和功能学的检测与研究已经引起基础研究者及临床医师的广泛关注。不同的研究团队以不同的检测方法、不同的视角对子宫内膜免疫细胞在正常妊娠及不良妊娠中的作用进行探讨与阐述。检测方法的优化及质控体系的建立将使此领域的研究更加细化与深入。流式细胞术、免疫组织化学染色与免疫荧光染色三种方法各具优缺点。对于功能学研究,流式细胞术的应用更加广泛,而对于数量的检测,免疫组织化学染色除了可以定量之外,还可以提供免疫细胞在子宫内膜中的分布情况,随着分析软件的开发,该项技术在子宫内膜免疫细胞数量检测方面必将占据更大的优势。

随着基础研究的发展,临床医师开始根据检测技术的特点进行子宫内膜免疫细胞数量变化的临床试验。Siobhan Quenby 及 Nathalie Ledee 教授已经采用免疫组织化学染色的方法进行了子宫内膜 NK 细胞的临床试验,针对 NK 细胞的异常制定了相应的治疗策略,在一定程度上提高了复发性流产及反复种植失败患者的成功妊娠率。因此,子宫内膜免疫细胞的实验室检测对临床诊疗存在重大的潜在价值,随着检测技术的优化,其有望成为此领域公认的临床检测指标。

但是,无论技术如何发展和优化,各个实验室必须做好室内及室间质控,这样才能保证检测结果的可靠性及可重复性。免疫学检测受试剂、平台及环境的影响较大,因此,每个实验室必须根据自己实验室的情况制作各检测指标的相应参考范围,并与其他实验室进行沟通确定实验的正确性及精准性。

(黄春宇　曾勇)

# 第二十八章　男性免疫性不育精液实验室检测

男性免疫性不育精液实验室检测方法主要包括对精液中白细胞数量和亚群分析、抗精子抗体检测及精浆细胞因子等检测，关于生殖道感染的病原微生物学检测在此不再赘述。

## 第一节　精液白细胞的检测

精液中的细胞成分有精子、生精细胞、白细胞及生殖道上皮脱落细胞。其中精液中的白细胞主要包括粒细胞、树突状细胞、单核细胞、巨噬细胞、T淋巴细胞和B淋巴细胞。精液中的白细胞仅占正常生育男性的射精细胞总数的一小部分$[(1\times10^4\sim5\times10^4)/ml]$，其中多形核（PMN）粒细胞占精液白细胞总数的$50\%\sim60\%$，巨噬细胞占$20\%\sim30\%$，T淋巴细胞占$5\%$。目前常见检测精液白细胞的方法有巴氏染色、邻甲苯胺染色、免疫细胞化学染色和流式细胞术等方法。

根据WHO定义，射出精液中白细胞密度大于$1\times10^6/ml$即可诊断为白细胞精子症，其发生率在$10\%\sim30\%$。白细胞精子症可以在没有炎症症状或者精液细菌感染的情况下发生。白细胞精子症对男性生育的影响已有广泛报告，研究表明，白细胞精子症会产生过多活性氧（reactive oxygen species，ROS），进而引发氧化应激（oxidative stress，OS），影响精液质量，造成男性不育，甚至会影响接受辅助生殖技术（ART）治疗患者的妊娠结局。目前就精液中白细胞的来源及其具体的功能尚未完全清楚。精液中白细胞的检测对改善男性不育患者的精子质量有重要意义。

### 一、邻甲苯胺染色法

#### （一）原理

计数人精液中白细胞（粒细胞）的最经典方法是用组织化学方法鉴定粒细胞所特有的过氧化物酶，该方法在临床男科实验室一种快速、廉价而又实用的粒细胞初筛方法。

#### （二）试剂

（1）磷酸盐缓冲液，67 mmol/L，pH值6.0。9.47 g $Na_2HPO_4$溶于1 000 ml纯水和9.08 g $KH_2PO_4$溶于1 000 ml纯水。混合两液，调pH值至6.0（大约12 ml $Na_2HPO_4$溶液混于

88 ml KH$_2$PO$_4$ 溶液中)。

(2)饱和 NH$_4$Cl 溶液:250 g NH$_4$Cl 溶于 1 000 ml 纯水。

(3)148 mmol/l Na$_2$EDTA 液:每 1 000 ml 磷酸盐缓冲液中加入 50 g Na$_2$EDTA。

(4)底物:将 2.5 mg 邻甲苯胺溶于 10 ml 的 0.9%(9 g/L)生理盐水中。

(5)30%过氧化氢(H$_2$O$_2$)。

(6)工作液:向 9 ml 邻甲苯胺底物中加入 1 ml 饱和 NH$_4$Cl 溶液、1 ml 148 mmol/L Na$_2$EDTA 液、10 μl 30%过氧化氢溶液,充分混匀。此溶液配制后可使用 24 h。

### (三)步骤

(1)混匀精液标本。

(2)将 0.1 ml 精液与 0.9 ml 工作液混合。

(3)振荡摇匀 10 s,室温孵育 20~30 min。

(4)重复以上操作,制作第二份过氧化物酶染色标本,注意需在加液前先重新混匀精液标本。

### (四)在血细胞计数板上检测过氧化酶阳性细胞的数目

(1)孵育 20~30 min 后重新混匀精子悬液,制备的两份标本分别血细胞计数池评估。

(2)将血细胞计数池平放于室温保持计数板湿润(防止风干)至少 4 min,以便精子及细胞散布均匀。

(3)以相差显微镜×200 或×400 倍观察。

(4)为达到最低样本误差,两份涂片至少各观察 200 个过氧化物酶染色阳性的细胞。过氧化物酶阳性细胞被染为棕色,过氧化物酶阴性细胞不着色。

(5)按计数池中方格依次观察并计数至少 200 个过氧化物酶阳性细胞,应将计数池中所有方格都观察到,不得遗漏。

(6)将计数池中的计数方格编号,另一张涂片也要计数相同编号方格中的过氧化物酶阳性细胞至少 200 个。

(7)应用实验室计数器统计过氧化物酶阳性细胞数目及计数方格数目。

(8)同法观察第二张涂片,注意按第一张涂片相同计数方格计数过氧化物酶阳性细胞(可能此计数方格过氧化物酶阳性细胞数不足 200 个)。

(9)统计两张涂片过氧化物酶阳性细胞总数和差值。

(10)查表得知可接受的样本误差率。

(11)如果样本误差可接受,计算浓度。如果样本误差太高,取样重做两张涂片重新评估。

(12)按两张涂片过氧化物酶阳性细胞平均浓度出报告。

(13)计算每次射出精液过氧化物酶阳性细胞总数。

图 28-1(彩图见附录 1-17)为人精液中过氧化物酶阳性和过氧化物酶阴性细胞。过氧化

物酶阳性粒细胞(标记为 P,染为棕色),过氧化物酶阴性圆细胞(标记为 N)。图中标尺为
10 μm。

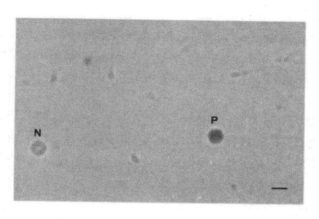

图 28-1　人精液中过氧化物酶阳性和阴性细胞

### (五)精液中过氧化物酶阳性细胞浓度的计算

精液中过氧化物酶阳性细胞密度为阳性细胞数目(N)除以计数方格所占的容积(每一
计数方格的容积为 100nl,计数细胞总数以 n 表示),再乘以稀释比。

如为 1∶10 稀释,密度为 C=(N/n)×(1/100)×10=(N/n)×(1/10),单位:个/nl(×
$10^6$个/ml)。

评估每张计数池的 9 个计数方格后,过氧化物酶阳性细胞总数除以两张计数池的总容
积(1.8μl),乘以稀释比(10)也能得到精液中过氧化物酶阳性细胞密度,单位:个/μl(×$10^3$
个/ml)。

### (六)参考值

目前没有正常可生育男性精液过氧化物酶阳性细胞浓度统计。根据 WHO 指南建议,
将过氧化物酶阳性细胞浓度的临界值定为 $1.0×10^6$/ml。

### (七)注意事项

虽然这种技术有相对易于操作的优点,但是它不能检测以下情况:①已经激活并释放其
颗粒的多形核粒细胞。②其他不含过氧化物酶的白细胞类型,如淋巴细胞、巨噬细胞、单核
细胞和树突状细胞等。

## 二、全细胞(CD45)免疫细胞化学染色法

### (一)原理

所有类型的人白细胞均表达一个特异性抗原(CD45),它可被相应的单克隆抗体检测出
来。通过改变一抗的特性,这个常规的检测方法可用于检测各种白细胞,如巨噬细胞、单核
细胞、中性粒细胞、B 细胞或 T 细胞及树突状细胞等。

## (二)试剂

(1)Dulbecco's 磷酸盐缓冲液(DPBS)。

(2)Tris-缓冲液(TBS),pH 值 8.2。

(3)四咪唑-HCl(左旋咪唑):1.0 ml/L,将 2.4 g 左旋咪唑溶解于 10 ml 纯水中。

(4)底物:向 9.7 ml 的 TBS(pH 值 8.2)中加入 2 mg 的萘酚 AS-MX 磷酸、0.2 ml 二甲基甲酰胺及 0.1 ml1.0 mol/L 的左旋咪唑。使用前加入 10 mg 快红(fast red TR salt)并过滤(0.45 $\mu$m 孔径)。

(5)固定:单用丙酮或丙酮/甲醇/甲醛,95 ml 丙酮加入 95 ml 纯甲醇、10 ml37%(v/v)甲醛。

(6)一抗:小鼠抗人白细胞抗原(编码 CD45)的单克隆抗体。

(7)二抗:兔抗小鼠免疫球蛋白。根据抗体的滴度及来源选择稀释剂。

(8)碱性磷酸酶:抗碱性磷酸酶复合物(APAAP)。

(9)Harris's 苏木精染液(作为复染剂)。

## (三)步骤

### 1. 精液的准备

(1)充分混匀精液。

(2)将一滴约 0.5 ml 的精液与约 5 倍体积的 DPBS 混合。

(3)500 g 离心 5 min,除去上清,将精子沉淀重悬于 5 倍体积的 DPBS。

(4)500 g 离心 5 min。

(5)重复这一操作一遍并将精子沉淀重悬于 DPBS 中,使终浓度达到 $50 \times 10^6$/ml。

### 2. 精子涂片的准备

(1)分别在两张清洁的玻片上滴加 5 $\mu$l 精子悬液并制成涂片并自然晾干。

(2)固定风干的细胞:纯丙酮固定 10 min 或丙酮/甲醇/甲醛固定 90 s。

(3)用 TBS 染两次后自然晾干。

(4)处理后的玻片可直接染色或用铝箔包裹后置于−70℃冰箱,待用。

### 3. 抗体孵育

(1)在每张玻片上用油性笔标记出固定细胞的位置(一个约 1 cm 直径的圈),并在上面加上 10 $\mu$l 单抗。

(2)将玻片水平置于湿盒中,室温孵育 30 min(如可在培养皿中放上吸了水的吸水纸制成湿盒)以防止玻片干燥。

(3)用 TBS 洗片两次,自然风干。

(4)在相同的位置上加上 10 $\mu$l 二抗,湿盒中室温孵育 30 min。

(5)用 TBS 洗片两次,自然风干。

(6)在相同的位置加上 10 $\mu$l APAAP。

(7)湿盒中室温孵育 1 h。

(8)用 TBS 洗片两次,自然风干。

(9)在 10 $\mu$l 磷酸萘酚中温盒室温孵育 20 min。

**4. 复染和封片**

（1）如果见玻片变红，用 TBS 洗片。

（2）用苏木精复染几秒钟，并用流水冲洗。用水溶性封片剂封片。

**（四）计数 CD45 阳性细胞**

（1）用×200 或×400 倍的明场显微镜检查整个染色区。CD45 阳性细胞（白细胞）被染红。

（2）为了将误差控制在可接受的范围内，每次须至少计数 200 条精子。同时记录看到的 CD45 阳性细胞数。

（3）用计数器记录精子和 CD45 阳性细胞数。

（4）用同样的方法分析第二张涂片（至少计数 200 条精子）。

（5）计算两次计数的 CD45 阳性细胞数的总数和误差。

（6）如果误差是在可以接受的范围，计算阳性细胞浓度。如果误差过高，重新计算每次检测的玻片。

（7）报告 CD45 阳性细胞的平均浓度，保留两位有效数字。

（8）计算一次射精平均 CD45 阳性细胞总数。

**（五）计算精液中 CD45 阳性细胞的浓度**

根据每张玻片上的精子浓度计算 CD45 阳性细胞浓度。如果 N 是每张玻片上计数 400 条精子时计数到的 CD45 阳性细胞数，S 是精子密度（$10^6$/ml），CD45 阳性细胞的浓度（C）（$10^6$/ml）可从公式 $C = S \times (N/400)$。

**（六）参考值**

目前没有源自健康生育男性精液 CD45 阳性细胞的参考数值，目前被广泛接受的观点是过氧化物酶阳性细胞的临界值为 $1.0 \times 10^6$/ml。它提示精液中总白细胞的浓度和数量较高，因为并非所有白细胞都是过氧化酶阳性的粒细胞。

图 28-2（彩图见附录 1-18）为红色是含有 CD45 的细胞（白细胞）。

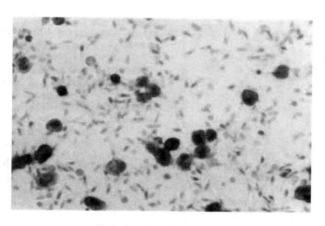

**图 28-2　精液中的白细胞**

### 三、流式细胞术

流式细胞术(flow cytometry,FCM)是 20 世纪 70 年代发展起来的一种单细胞快速定量分析技术。概括说来,FCM 就是对处于快速直线流动状态中的细胞或生物颗粒进行多参数的快速定量分析和分选的技术。目前利用 FCM 可以检测精子质量如精子质膜完整性、顶体状态、染色质结构完整性、线粒体功能、细胞凋亡状态及精液中白细胞数量和亚群分布等。随着新的荧光探针、染色方法的不断开发和改进,FCM 为精液质量检测提供了一种快速、客观、多指标、高通量的检测手段,应用前景极其广阔。

#### (一)原理

目前临床上根据白细胞膜上不同 CD 系列特异性抗体,既可以测定全白细胞(CD45)数量,又可以通过设门结合相关特异性抗体进一步分析巨噬细胞、树突状细胞、CD4$^+$ 和 CD8$^+$ T 细胞及 NK 细胞等不同白细胞亚群的数量和分布情况。有意思的是,精液中白细胞亚群分布与外周血既有相似又有不同,特别是炎症条件下,精液中白细胞亚群分布具有很大不同。

#### (二)实验步骤

以检测精液中自然杀伤 T 细胞(NK T 细胞)为例,步骤简述如下:用 PBS 缓冲液将精液洗涤并离心,弃去上清液后将细胞成分稀释在 PBS 缓冲液中。取 100 $\mu l$ 精液标本(精子数目为 $1 \times 10^6$)在加入异硫氰酸荧光素(FITC)标记的小鼠抗人 CD3 抗体(Clone UCHT1,IgG1,BD 生物公司)及藻红蛋白(PE)标记的小鼠抗人 NK T 细胞抗体(Clone 6B11,IgG1,BD 生物公司)在 4℃下孵育 20 min 作为实验组。另取 100 $\mu l$ 精液标本加入 FITC 标记的 mAb IgG1 或者 PE 标记的 mAb IgG1(BD 生物公司)在 4℃下培养 20 min 作为相应的同型对照(Isotype control)。孵育后,在样品中加入 PBS 缓冲液,离心洗涤,然后使用 CellQuest 软件(BD 生物公司)在 BD FACSCalibur™ 流式细胞仪(BD 生物公司)进行上机检测。用 FlowJo 软件(美国 Tree Star 公司)对所获得数据进行分析。

#### (三)结果

由于巨噬细胞、树突状细胞、CD4$^+$ 和 CD8$^+$ T 细胞及 NK 细胞等不同亚群的细胞特异性表面标记物有很大不同,因此一方面须单独鉴定某一亚群细胞的数量和分布;一方面各亚群的分布比例的变化,对提示生殖道炎症与感染的状态亦有重要的临床提示意义。

#### (四)实验举例

我们前期实验工作发现,采用以 CD3 设门。通过选取 NK T 细胞特征分子—恒定 TCR 链(invariant Vα24-JαQ TCR chain)应用流式细胞仪上机检测,结果显示 CD3$^+$ T 细胞在正常精液对照组中阳性率为 4.5%,NK T 细胞未能检测到其表达。与正常对照组相比,CD3$^+$ T 细胞阳性率显著增高($P < 0.01$)。有意思的是,NK T 细胞只在部分生殖道炎症患者精液中数目显著增多($n = 20$)但并非全部炎症患者($n = 40$)。故此,根据 NK T 细胞占 CD3$^+$ T 细胞的百分比将患者分为高表达组($> 5\%$,$n = 20$,$35.99\% \pm 2.33\%$)和低表达组($< 5\%$,$n = 20$,$0.98\% \pm 0.20\%$)。本结果提示罹患生殖道炎症患者精液中 NK T 细胞的表达具有明显差异性,而且其高表达可能依赖于局部特殊的免疫微环境及炎症进展特殊阶段(图 28-3,彩图见附录 1-19)。

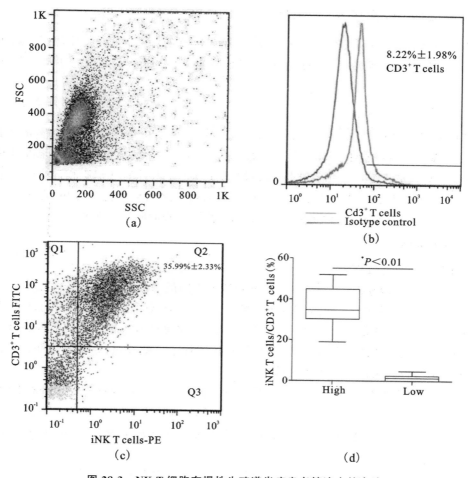

**图 28-3　NK T 细胞在慢性生殖道炎症患者精液中的表达**

(a)流式细胞散点图：SSC,侧向角散射；FSC,前向角散射。(b)在慢性生殖道炎症患者精液中 CD3$^+$ T 细胞显著增多（CD3$^+$ T 细胞 8.22％±1.98％,蓝线表示 CD3$^+$ T 细胞,红线表示 Isotype control）。(c)流式细胞散点图：Q2 区即为 CD3$^+$ invariantNKT$^+$ 区域。(d)根据 NK T 细胞占 CD3$^+$ T 细胞的百分比在慢性生殖道炎症患者精液的表达不同,将患者分为高表达组（＞5％,$n=20$,35.99％±2.33％)和低表达组（＜5％,$n=20$,0.98％±0.20％)

# 第二节　抗精子抗体的检测

　　抗精子抗体（AsAb）可以存在于体液或血液中,也可结合在精子表面。检测 AsAb 的方法很多,检测精子表面 AsAb 的方法主要有混合抗球蛋白反应（MAR）试验和免疫珠（IB）试验。而 ELISA 法可测定体液中的 AsAb,方法具有灵敏度高、可标准化等优点,已成为临床检测 AsAb 的常规方法；免疫印迹法可检测针对不同分子量的精子膜抗原的 AsAb,方法较烦琐,但特异性高。以下简介混合抗球蛋白反应试验、免疫珠法和 ELISA 法。

## 一、混合抗球蛋白反应试验

混合抗球蛋白反应（MAR）是一项低廉、快速和敏感的筛查试验，主要适用于新鲜精液标本，而免疫珠（IB）主要采用洗涤过的精子，故 MAR 试验所提供的信息少于直接免疫珠试验。

### （一）原理

在 MAR 试验，"桥连"抗体（抗 IgG 或抗 IgA）将包被了抗体的微珠去与精液中未洗涤的精子表面露出的 IgG 或 IgA 相接触。直接 IgG 和 IgA 的 MAR 试验，是用未经处理的新鲜精液标本，与包被人 IgG 或 IgA 的乳胶颗粒（微珠）或处理过的红细胞相混合。向悬浮液中加入特异性的抗人 IgG 或抗人 IgA。颗粒与活动精子之间形成混合凝集，提示精子表面存在 IgG 或 IgA 抗体（微珠之间的凝集作为抗体-抗原识别的阳性对照）。

### （二）实验步骤

（1）将精液标本充分混匀。

（2）重复取出几滴精液（每滴 3.5 μl），分别置于不同的载玻片上。

（3）每张玻片同时加入 1 滴 ASAb 阳性精液和 1 滴 ASAb 阴性精液（3.5 μl）作为每个检测的内参。作为对照的精液应来自：①那些已知携带\没有携带抗精抗体的男性。②它们在先前的 MAR 试验中被证实含有\未含有抗精抗体的标本。此外，将精子与已知含有抗体的精浆共孵育也可得到用作对照的阳性精子。

（4）将 3.5 μl 含有包被有 IgG 的胶乳颗粒（小珠）的试剂分别加待测标本及对照物中，并用加样枪混匀。

（5）将 3.5 μl 含有包被有 IgG 抗血清试剂分别加待测标本及对照物中，并用加样枪混匀。

（6）盖上盖玻片（22 mm×22 mm），使悬液保持约 20 μm 的深度。

（7）将玻片在湿盒中室温水平放置 3 min（例如可以放在一个合盖的皮氏培养皿中，同时放入吸满水的滤纸），以避免前述悬液被蒸发干。

（8）3 min 后，在放大倍数为 ×200 或 ×400 相差显微镜中观察湿片；10 min 后再观察 1 次。

（9）使用 IgA 的试剂重复上述步骤检测相应的抗体是否存在。

### （三）结果

如果精子表面含有抗体，乳胶珠将会黏附在上面。最初，可观察到活动精子带着几颗或者一小簇乳胶颗粒四处游荡。最后，凝集块越来越大，最后精子的活动也因此变得很困难。而没有抗体的精子在颗粒间自由游动。

检测的目的是判断被小珠黏附的活动精子占总活动精子的百分率。最常见的假阳性精子就是精子与小珠很靠近，但实际上并未与之黏附在一起。为了确定精子是否与珠子发生黏附可以用一个小枪头轻敲盖玻片，珠子发生漂移，而真正的黏附就很容易被辨别出来。

（1）仅计数活动的精子，算出至少被两粒小珠黏附的活动精子占总活动精子数的百分比。不计数尾尖被黏附的情况。

（2）为了获得可接受的低样本误差，每次至少计数 200 条活动精子。

（3）计算出被黏附的活动精子占总活动精子数的百分率。

（4）记录检测抗体的种类及精子被小珠黏附的具体位置（头部、中部和尾部）。忽略尾尖被黏附的情况。

### （四）参考值

目前暂时没有正常生育男性精子 MAR 实验参考值。根据 WHO 指南建议，将 50％ 活动精子有颗粒附着作为阈值。需要注意的是：当 50％ 或更多的活动精子被小珠黏附时精子宫颈黏液穿透能力和 IVF 受精率可能受影响。但若只有尾尖被黏附的情况也出现在生育力正常的男性中，不影响生育力。

## 二、免疫珠法检测抗精子抗体

### （一）原理

在直接免疫珠试验（IB）中，共价连接有兔抗人免疫球蛋白 IgG 或 IgA 的小珠与洗过的精子直接混合。活动精子与 IgG 或 IgA 小珠黏附在一起提示精子表面含有 IgG 或 IgA 抗体。这项检测比 MAR 费时，但 IB 中精子经过洗涤，除去了精浆中可能对检测结果造成影响的物质。

### （二）实验步骤

在每个检测中，必须同时含有 ASAb 阳性的精子和 ASAb 阴性的精子作为对照。精液应该分别取自于带有和不带有抗精子抗体的男性，先前用直接免疫珠实验检验过这些精液。

（1）将 5 μl 洗过的精子悬液加入载玻片。

（2）在另外两张载玻片上分别加入 5 μlASAb-阳性精子和 5 μlASAb-阴性精子。

（3）向每个精液小滴中加入 5 μl 抗 IgG 免疫珠悬液。

（4）用枪头轻轻地混匀抗 IgG 免疫珠和精液。

（5）将 22 mm×22 mm 盖玻片盖在每个小滴上，使每个小滴的深度在 20 μm 左右。

（6）将载玻片水平放置于一个湿盒中，室温反应 3～10 min（如可以将浸水的吸水纸放入皮氏皿中制成湿盒）。等待阅片的时间不要超过 10 min。因为在孵育的过程中，与免疫珠的结合可显著降低精子的活动力。

（7）用放大倍数为×200 或×400 的相差显微镜读片。

（8）只计数被一粒或多粒免疫珠结合的活动精子。

（9）结果的解释见相关章节。

（10）使用抗 IgA 免疫珠悬液重复上述操作。

### （三）参考值

目前对于 IB 检测，尚无抗体结合的正常参考值。由于缺乏新的证据，本手册仍保留之前公认的"50％活动精子被黏附"作为阈值。

### 三、ELISA 法检测抗精子抗体

#### (一)原理

通过对精子低渗处理及 NP-40 破膜,制备精子膜抗原。以碱性缓冲液稀释精子膜抗原,包被在固相载体上,然后与待检标本反应,如果标本中存在 AsAb,则可与固相上的精子膜抗原结合;再加入酶标二抗,与 AsAb 反应,以酶底物显色,颜色的深浅与标本中 AsAb 的量成正比。当选用不同的酶标抗体(抗 IgG、抗 IgM、抗 IgA 等)则可鉴定 AsAb 的免疫球蛋白类别。

#### (二)实验步骤

(1)精子膜抗原制备:取 20 份正常生育的男性精液,液化后用 PBS 洗 5 次(1 000 r/min,10 min),将洗涤后的精子按 1∶9 的比例加入 0.5% NP-40 溶液,4℃反应 1 h,高速离心30 min,取上清测定蛋白浓度,即为精子膜抗原。

(2)ELISA 检测:以 pH9.5、0.05 mol/L 碳酸盐缓冲液稀释精子膜抗原至 1～10μg/ml,加至酶标板内,每孔 100 μl,4℃包被过夜,次日用 PBS 洗涤液洗 3 次;每孔加 200 μl 1% BSA-PBS,室温下封闭 2 h,洗 3 次;加待检标本,每孔 100 μl,同时设实验对照,37℃孵育1.5 h,洗 3 次;每孔加 100 μl 酶标二抗,37℃孵育 1 h,洗 3 次;每孔加 100 μl 底物溶液,显色20 min,加 50 μl $H_2SO_4$(2 mol/L)终止反应;测 A 值。

(3)结果判断:以 P/N≥2.1 为阳性。

#### (三)临床意义

血清中 AsAb 以 IgG 和 IgM 型为主。生殖道分泌液中 AsAb 以 IgA 型为主,亦可见IgG 或 IgE 型。不育者血清中 AsAb 阳性率在 10%～30%,阻塞性无精症患者 AsAb 阳性率可达 60%。10%～30% 原因不明不孕症患者与 AsAb 产生有关。

# 第三节　精浆细胞因子的检测

人类精浆中可以检测到各种细胞因子,包括白介素、可溶性受体、粒细胞和单核巨噬细胞集落刺激因子、趋化因子等。这些细胞因子和免疫调节因子主要源于睾丸的体细胞及附属性腺中各种免疫细胞。关于精浆细胞因子的详细介绍请参考第 9 章第 1 节内容。精浆细胞因子的检测方法主要包括酶联免疫吸附试验(ELISA)、蛋白质电泳和应用流式细胞术的流式微球捕获芯片技术(cytometric beads array,CBD)等方法,其中 ELISA 方法为检测精浆细胞因子的最经典方法,本节内容主要介绍 ELISA 方法检测精浆细胞因子。

## 一、基本原理

(1)使抗原或抗体结合到某种固相载体表面,并保持其免疫活性。

(2)使抗原或抗体与某种酶连接成为酶标的抗原或抗体,这种酶标抗原或抗体既保留其

免疫活性,又保留酶的活性。

在测定时,把受检标本(测定其中的抗体或抗原)和酶标抗原或抗体按不同的步骤与固相载体表面的抗原或抗体起反应。用洗涤的方法使固相载体上形成的抗原抗体复合物与其他物质分开,最后结合在固相载体上的酶量与标本中受检物质的量成一定的比例。加入酶反应的底物后,底物被酶催化变为有色产物,产物的量与标本中受检物质的量直接相关,故可根据颜色反应的深浅刊物定性或定量分析。由于酶的催化频率很高,故可极大地放大反应效果,从而使测定方法达到很高的敏感度。

## 二、ELISA 方法类型和试验步骤

ELISA 可用于测定抗原,也可用于测定抗体。在这种测定方法中有 3 种必要的试剂:①固相的抗原或抗体。②酶标记的抗原或抗体。③酶作用的底物。根据试剂的来源和标本的性状及检测的具备条件,可设计出各种不同类型的检测方法。

### (一)间接法(Indirect ELISA)

间接法是检测抗体最常用的方法,其原理为利用酶标记的抗抗体以检测已与固相结合的受检抗体,故称为间接法。应用此方法可以检测免疫性避孕中抗体的浓度、效价和滴度。其主要操作步骤如下。

(1)将特异性抗原与固相载体连接,形成固相抗原:洗涤除去未结合的抗原及杂质。

(2)加稀释的受检血清:其中的特异抗体与抗原结合,形成固相抗原抗体复合物。经洗涤后,固相载体上只留下特异性抗体。其他免疫球蛋白及血清中的杂质由于不能与固相抗原结合,在洗涤过程中被洗去。

(3)加酶标抗抗体:与固相复合物中的抗体结合,从而使该抗体间接地标记上酶。洗涤后,固相载体上的酶量就代表特异性抗体的量。例如欲测人对某种疾病的抗体,可用酶标羊抗人 IgG 抗体。

(4)加底物显色:颜色深度代表标本中受检抗体的量。

本法只要更换不同的固相抗原,可以用一种酶标抗抗体检测各种与抗原相应的抗体。

### (二)双抗夹心法(Sandwich ELISA)

双抗体夹心法,属于非竞争性结合,是检测抗原最常用的方法,适用于检测分子中具有至少两个抗原决定簇的多价抗原,例如 HBsAg、HBeAg、AFP 等,而不能用于小分子半抗原及小分子单价抗原的检测,因其不能形成两位点夹心。其操作步骤如下。

(1)将特异性抗体与固相载体连接,形成固相抗体:洗涤除去未结合的抗体及杂质。

(2)加受检标本:使之与固相抗体接触反应一段时间,让标本中的抗原与固相载体上的抗体结合,形成固相抗原复合物。洗涤除去其他未结合的物质。

(3)加酶标抗体:使固相免疫复合物上的抗原与酶标抗体结合。彻底洗涤未结合的酶标抗体。此时固相载体上带有的酶量与标本中受检物质的量正相关。

(4)加底物:夹心式复合物中的酶催化底物成为有色产物。根据颜色反应的程度进行该抗原的定性或定量。

根据同样原理,将大分子抗原分别制备固相抗原和酶标抗原结合物,即可用双抗原夹心法测定标本中的抗体。

### (三)竞争法(Competitive ELISA)

竞争法可用于测定抗原,也可用于测定抗体。以测定抗原为例,受检抗原和酶标抗原竞争与固相抗体结合,因此结合于固相的酶标抗原量与受检抗原的量呈反比。例如,通常利用竞争抑制酶标免疫分析法来测定标本中孕激素水平。其操作步骤如下。

(1)将特异抗体与固相载体连接,形成固相抗体。洗涤。

(2)待测管中加受检标本和一定量酶标抗原的混合溶液,使之与固相抗体反应。如受检标本中无抗原,则酶标抗原能顺利地与固相抗体结合。如受检标本中含有抗原,则与酶标抗原以同样的机会与固相抗体结合,竞争性地占去了酶标抗原与固相载体结合的机会,使酶标抗原与固相载体的结合量减少。参考管中只加酶标抗原,保温后,酶标抗原与固相抗体的结合可达最充分的量。洗涤。

(3)加底物显色:参考管中由于结合的酶标抗原最多,故颜色最深。参考管颜色深度与待测管颜色深度之差,代表受检标本抗原的量。待测管颜色越淡,表示标本中抗原含量越多。

## 三、ELISA 方法实验注意要点

(1)洗涤过程非常重要,不充分的洗涤易造成假阳性。

(2)一次加样的时间最好控制在 5 min 内,如标本数量多,推荐使用排枪加样。

(3)每次测定的同时须做标准曲线,最好做复孔。

(4)如标本中 T3 含量过高,请先稀释后再测定,计算时最后乘以稀释倍数。

(5)底物请避光保存。

(6)温育反应过程中请帖粘胶板。

(7)样品应尽早检测,贮存时间长,内含被检测物的活性将损失。

## 四、试验举例

段永刚等通过收集男性不育患者精液标本 60 例,健康生育男性精液标本 20 例作对照组。每份标本按照世界卫生组织《人类精液检验与处理实验室手册》第 5 版标准进行分析处理,同时行白细胞 CD45 染色、精子染色质结构完整性实验及采用酶联免疫吸附实验(ELISA)方法检测精浆 PMN Elastase、IL-6 和 IL-23 表达水平。结果发现精浆 IL-6、IL-23 与精子总数、存活率、活力具有显著负相关性,并且 IL-6 与精子 DNA 碎片化指数呈显著相关性($P<0.01$)。精浆 IL-6、IL-23 在两组之间具有显著性差异,且二者之间呈正相关。精浆 PMN Elastase 表达水平与精液量、精子密度呈负相关性($P<0.05$)。结果提示精浆炎症因子 PMN Elastase、IL-6 和 IL-23 对诊断慢性生殖道炎症具有提示意义,并且精浆 IL-6 和 IL-23 可能对精液质量影响更大。

## 五、ELISA 方法目前所存在的问题

### （一）基质效应

基质效应是指干扰抗原和抗体间反应，但与分析物本身无关的非特异因素。基质效应与测定模式和抗体选择有较大关系。因此，其对不同免疫测定的影响方式也有所不同。基质效应通常由蛋白、盐、磷脂、补体、抗免疫球蛋白抗体（类风湿因子和人抗鼠抗体）、药物和可能污染样本的物质引起。这些效应可通过仔细的实验设计来减少，例如使用一定亚型的高亲和力抗体或抗体片段、降低样本对总测定体积的比例、在测定缓冲液中加入免疫球蛋白、理想的温育温度和较长的温育时间。

### （二）抗原的不均一性和交叉反应性

由于 ELISA 所用的抗原大部分还是混合的可溶性抗原，所以对同一微生物寄生虫或者其他不同部位的抗原还没有分开。蛋白激素显然是不均一的，其在血液循环中除了有生物学活性形式外，还有前激素、片段和亚单位。例如甲状旁腺素（PTH）、ACTH 及其前体、催乳素和促胃液素的大的形式及生长激素的拼接变异体等均可引起测定问题。如果使用单克隆抗体的两位点双夹心测定大大改善测定的特异性，例如使用抗绒毛膜促性腺激素的 α 和 β 亚单位的单抗建立的双夹心方法将不会测定游离的亚单位。使用针对 ACTH 或 PTH 的氨基和羧基末端部分的两个抗体建立的双夹心方法则不会测定无生物学活性的片段。一般情况下，所希望测定的是具有生物学活性的成分，但有时为了某些特定的临床目的，则需要有特异的试验来测定降解产物，如 hCG 的核心成分。因此，为保证测定的特异性，就不仅要有具有生物学活性的激素标准品，而且要有临床上相关的降解产物的标准品。

### （三）实验设计的问题

固相载体的质量常不统一，主要是原料及制备工艺还不一致，致使不同批号的固相载体有时本底值较高，有时吸附性能差，影响实验结果。同时，各个试剂公司生产的试剂并不统一，因其标准还不能统一。最后，对 ELISA 方法的非特异性评价资料尚不够完善，因此，对出现一些非特异性反应的时候，往往不易解释。

（段永刚）

# 第二十九章 实验室室内质控

## 第一节 概 述

21 世纪作为"质量的世纪",人们对周围事物的质量要求越来越高。临床实验室作为一个利用实验室技术,对疾病进行诊断、筛查、监测及观察患者对治疗的反应提供信息的单位或机构,其质量的可靠性尤为重要。临床实验室要获得可靠的测定结果,需要建立一个全面的质量管理体系。室内质量控制是临床实验室质量保证体系中的重要组成部分,控制着自收取样本至获得测定结果并对结果进行分析的整个测定过程,是保证高质量操作的必要措施。向患者提供报告的所有定量测定项目的实验室必须开展室内质量控制,绘制质量质控图,出现质量失控现象时,应当及时查找原因,采取纠正措施,并详细记录。

### 一、定义

实验室室内质量控制(internal quality control,IQC)是指由实验室工作人员,采用一定的方法和步骤,连续评价实验室工作的可靠程度,旨在监控本实验室常规工作的精密度、准确度,提高本实验室常规工作中批内、批间样本检测的一致性,以确定实验结果是否可靠,可否发出报告的一项工作。

### 二、相关要求

实验室室内质量控制绝不仅仅是检测过程的控制,而是贯穿实验室全部质量活动的始终。主要包括对以下几个方面的要求。

#### (一)组织与管理

实验室或所在的组织应是一个能够承担法律责任的实体。良好的管理、职责分工明确。

#### (二)人员

具有从事相应工作的教育、培训、经验,相符合的素质和技能。

#### (三)设施和环境

符合标准/规程的要求、特殊精密仪器设备的需要及人员本身的需要。

#### (四)仪器设备

应有标识,记录、日常维护和控制,有操作指导书,定期的校准和检定,常年处于受控状态。

### (五)样品管理

应保证样品的完整性和安全性。

### (六)标准操作程序

校准和检测方法要文件化,处于完全受控状态。

### (七)数据管理

数据的处理、记录要及时、完整、可溯。

### (八)外部支持和服务

实验室所寻求的服务与供应品的采购应实施控制,符合相关要求才可以投入使用。

## 三、方法与措施

实验室室内质量控制主要包括检验前、检验中、检验后的质量保证。

### (一)检验前质量控制

检验前为整个检验过程中的一个重要环节,包括检验申请、患者准备、标本采集、标本运输等,因检验前大部分是在实验以外由医生、护士完成,实验室工作人员很难控制,也是最容易出问题的环节。为保证检验前质量,建立减少检验前变异的措施至关重要。基本措施包括标本采集指南或规范、落实责任制、培训、建立严格的标本验收制度和不合格标本的拒收制度等。

### (二)检验中质量控制

检验中的质量控制是检验过程中的关键环节,影响因素也非常多。所以实验室应建立相应检验中质量控制措施。

(1)要有标准的操作规程(SOP),实验人员应严格按照 SOP 执行。

(2)仪器设备要定期校准、校正。

(3)实验所用试剂、水、质控品及校准品的质量符合要求。

(4)实验室测定平台(方法)的准确度、精密度等技术性能良好。

(5)选择合适的室内质量控制方法,如质控图的选择和绘制(图 29-1,彩图见附录 1-20)、失控规则,以及失控时的原因分析和采取相应的处理措施,质控数据的管理等。

(6)对于有多台检测仪器的实验项目,应做室间比对实验。

### (三)检验后质量控制

检验后质量控制是指对检验结果进行分析、审核、规范格式和解释、授权发布、结果报告、结果传递、检验后标本的处理、保存等活动。检验报告直接关系到患者能否得到正确和及时地诊断和治疗,因此保证检验报告的正确和及时是检验后阶段的质量保证工作的核心。

为此,检验后必须对检测系统是否完整、有效进行评审,结合患者有关信息,保证发出检验结果的正确、完整、及时,并做好后续咨询、解释工作。

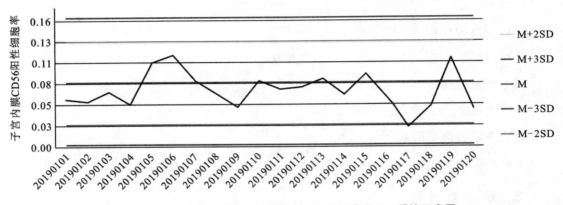

**图 29-1　2019 年 1 月份子宫内膜 CD56 阳性细胞率 L-J 质控示意图**

（陈聪　许健　陈伟洪）

# 第二节　实验室室内质控策略应用案例

## 一、流式细胞术质控策略及应用案例

流式细胞术(flow cytometry,FCM)是一种对液流中排成单列的细胞(或其他微粒)逐个进行快速定量分析或分选的技术。1934 年 Andrew Moldavan 首次报道了悬浮的红细胞放置在显微镜载物台上的玻璃毛细管的细胞自动计数方法。1956 年 Coulter 和其他研究者利用细胞在导电溶液中的电阻变化进行细胞计数和测定细胞体积。1965 年和 1967 年,Kamentsky 和 Melamed 制成了多参数流式细胞检测仪,其很大程度上类似于当今的流式细胞仪。现今的流式细胞仪经历了无数次的技术革新,已经非常成熟,能够测定每个细胞的 DNA 含量、细胞体积、蛋白质含量、酶活性、细胞膜受体和表面抗原等,也被广泛地运用于各个研究领域,涵盖了细胞生物学、微生物学、免疫学、血液学、肿瘤学、药理学、遗传学及临床检验等,并且发挥着非常重要的作用。

流式细胞仪的基本工作原理:细胞(或其他微粒)经特定的荧光染料标记后制成样品悬液,在流式细胞仪的液流和压力控制下,被鞘液包裹在液流中间排成单个的细胞流,从流动池的喷嘴在高压下喷出,形成细胞液柱,并与入射激光束相交。形成前向散色光和侧向散色光,带有荧光标记的细胞则被激发而产生荧光,由放在与入射的激光束和细胞液流成 90°处的光学系统收集。这些光信号经过光电转换、放大及计算机分析系统等处理后以流式分析特有的数据格式储存起来。流式细胞仪采集到成千上万甚至上百万个细胞的散射光和荧光信号后,还需要通过相应的分析软件读取分析这些数据,并最终形成流式分析报告(图 29-2)。

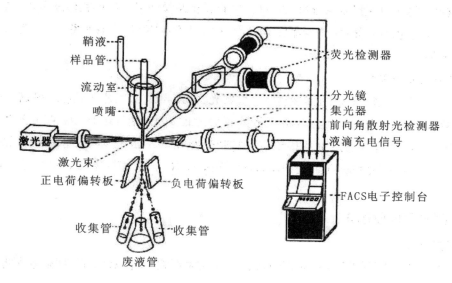

**图 29-2　流式细胞仪原理示意图**

### (一)实验前质量控制

**1. 仪器的校准**

流式细胞仪最常用的校准方式是利用标准微球进行监控,根据不同仪器配置的不同选择不同荧光的微球进行校准,校准微球则是由不同大小的聚苯乙烯小球标记上特定的荧光抗体,当微球通过激光束时,被激发出特定波段的散射光被电子系统接收将其转换为数字信号显示于我们电脑,这样我们可以通过荧光强度评估仪器的流路的稳定性、光路的稳定性、多色标记荧光颜色补偿、光电倍增管转换的线性和稳定性等参数。

**2. 实验标本的选择**

用于流式分析的样本种类很多,包括外周血细胞、穿刺液、活检组织、细菌藻类微生物,聚苯乙烯微球等。每种样本都有不同的采集和保存运输制备要求。通常用于流式细胞仪分析的都是单个的悬液。因此对于液体标本首先要选对抗凝剂,血液标本和穿刺液标本要求无严重溶血和凝块,较多的红细胞碎片和血红蛋白进行样本检测时会出现噪点,影响结果的准确性,有凝块的标本中细胞被活化的同时会释放细胞因子,影响检测结果的准确性。

活检组织标本则要先将其制备成细胞悬液。最常用的方法有机械分离和酶消化两种方法。根据不同的实验需求选择不同的处理方法。

对于需要进行膜抗原标记的,不仅要获得足够的单细胞悬液,还要尽量保证细胞结构的完整性和抗原性,因此机械法较适用。用剪刀将组织剪碎成 $1\sim 2\ mm^3$ 小组织块,用锋利的解剖刀剁碎组织,用眼科剪剪碎或者研磨组织块,最后根据不同组织细胞的大小选择不同规格的筛网过滤细胞得到单细胞悬液。

若只需进行细胞周期或 DNA 分析的,可将组织块剪小用酶消化法,使细胞间结合处蛋白降解,这时细胞在自身内部细胞骨架的张力作用下成为球形,从而使细胞分开,操作需要注意的是掌握消化的时间,酶本身就是消化蛋白的,而细胞膜富含各种膜蛋白,消化过度会对细胞造成损伤。

### 3. 标记抗体的选择

首先要了解仪器配置,包括仪器型号、激发光、探测器及滤光片等信息。根据仪器的基本配置选择相匹配的荧光素。选择荧光素除了要考虑荧光强度,还要考虑荧光素之间的补偿是否容易调节、染料本身特性等因素。其次根据蛋白表达水平及荧光素的强度搭配荧光素,强表达抗原,选弱荧光素;弱表达抗原,选强荧光素;对于未知抗原的表达情况,通常选择最强的荧光素。

### (二)实验中质量控制

### 1. 阴性对照

阴性对照的作用是调节各荧光探测器适合的放大倍数,将仪器归零,即确定待测标本的基础荧光阈值。

(1)免疫球蛋白同型对照:使用同型抗体进行平行实验,能反映待测标本对抗体非特异性结合的水平。

(2)封闭抗体对照:目的是阻断待测标本对特异性荧光抗体的非特异吸附作用,降低待测标本的基础荧光阈值。

(3)阴性细胞对照:即用已知不表达某种抗原的细胞(阴性细胞)进行平行实验,通常用于确定抗体的特异性。

(4)正常血清或者 IgG 对照:对于某些检测的样本,这些二抗与样本非特异性结合比较高,可能造成其基础荧光阈值比较高,从而影响结果的精确性和灵敏度。

### 2. 阳性对照

阳性对照即用已知表达某种抗原的阳性细胞进行平行实验,通常用于检测抗体是否有问题或确定实验方法的稳定性、准确性。如果阳性对照呈阴性或阳性对照减弱,提示抗体的滴度、特异性可能有问题,也可能是实验方法的问题,如试剂、操作不当等。

### 3. 空白对照

空白对照即不进行标记的细胞。有些细胞内物质会同样被激发产生自发荧光,如肿瘤细胞、含颗粒较多的细胞或长期培养的细胞等有相对较强的自发荧光。空白对照主要用于确定待测标本的基础荧光阈值或检测染色方法是否成功。

### 4. 补偿对照

由于荧光光谱的重叠,对于多色分析样本必须设置补偿对照。补偿对照主要用于多色分析时荧光光谱重叠的补偿调节。补偿对照是将用于多色标记的各种荧光抗体分别与样本反应,一一进行单色标记,以测定荧光信号的重叠并作适当调节。

**5. 荧光扣除对照**

荧光扣除对照是指在实验方案中少加一种指定荧光素,而其他的荧光素正常添加,即特意扣除指定荧光素。较多应用在多色配色方案中,对于分群不明显的检测指标的设门尤为重要。荧光扣除对照能够排除其他荧光素对该通道的影响,准确地划分阴性群体,从而有效避免由设门不准导致的实验重复性降低、统计方差升高等问题。荧光扣除对照还能够对抗体的稳定性进行监测,特别是耦合荧光素抗体,以避免因抗体荧光衰退造成假阴性。

**(三)数据分析质量控制**

流式细胞仪的数据显示方式包括单参数直方图、二维点图、二维等高图、假三维图和列表模式等。

**1. 单参数直方图**

单参数直方图是一维数据用得最多的图形显示形式,既可用于定性分析,又可用于定量分析。横坐标可以是线性标度或对数标度,单位用"道数"来表示,实质上是代表所测的荧光或者散射光的强度。纵坐标是横坐标某一特定荧光强度的细胞频数,一般为细胞的相对数,而非绝对数。看图技巧:①先看横坐标、纵坐标,了解检测目的,纵坐标代表细胞数。②看图形分布,直方图的峰形越往右移,代表其荧光强度越强。③根据阴性对照细胞的基础荧光阈值,峰形右移,荧光信号大于基础荧光阈值表示阳性。④数据统计时,检测目的物一般用各选定区的细胞所占百分比或用平均荧光强度表示。⑤几个直方图比较,关键看选定区的位置及细胞数。

**2. 二维散点图**

二维散点图能够显示两个独立参数与细胞相对数之间的关系,横坐标和纵坐标分别代表与细胞有关的两个独立参数,平面上每个点表示具有相应坐标值的细胞。散点图是一种双变量描述,可被分为四象限,可以产生至少 4 种可能的结果来明确区分阴性和阳性。其结果用整个散点图中出现的特定象限的细胞占全部细胞的百分率来表示,每个点表示一个独立事件(一个细胞或一个微粒),能反映流式细胞仪所测量的和记录该事件的多种性质。看图技巧:①必须先看 X 轴、Y 轴,了解 X 轴、Y 轴各代表的参数意义。②再看其 4 个象限,并了解各象限意义。③比较几个散点图时,关键看四象限划分区间的位置及各象限散点的密度。④数据统计时,检测目的物一般用各象限区内的细胞数占门内细胞数百分比或用平均荧光强度表示。

**3. 二维等高线图和密度图**

二维等高线图类似于地图上的等高线表示法,它是为了克服二维点图的不足而设置的显示方法。等高图上每一条连续曲线代表具有相同细胞的相对数或绝对数,越在里面的曲线代表细胞数越多。二维等高线图与密度图用于分析的重点不是每个象限的细胞百分率,而是不同的细胞整体的活性带型,其可以提供对图中任一团点的位置的定性评价,不仅能判定细胞的阴性、阳性,还可以区分所代表的参数的相对强度。另外,还可以通过着色处理,使其轮廓水平或强度水平易于分辨,使图形更容易观察和理解。

**4. 三维图和假三维图**

三维图可以任意选取 3 个参数充当 X、Y、Z 轴,可以是细胞的物理参数,也可以是细胞的荧光参数,对自己想要的重点参数可以更明确直观地显示。假三维图是利用计算机技术把细胞数这一参数在二维图上体现出来,假三维图可以旋转成不同的方向,多方位观察细胞聚集的"峰"和"谷"的细节结构,对于数据分析来说可以起到更加直观的帮助。

**(四)应用案例**

以贝克曼库尔特 DxFLEX 流式细胞仪为例介绍 TH 细胞因子的检测。实验原理:利用体外刺激剂刺激活化 T 细胞产生细胞因子,阻断细胞因子分泌到细胞外途径,使其在细胞质内蓄积,通过检测结合在细胞流式荧光抗体细胞因子水平以评价免疫功能。

**1. 根据仪器配置选择适当的荧光标志抗体(表 29-1)**

表 29-1　实验所用抗体及相应荧光标志

| 抗体名称 | CD3 | CD8 | IFN-γ | TNF-α | IL-4 | IL-17a |
|---|---|---|---|---|---|---|
| 荧光标志 | PerCP | APC-CY7 | FITC | APC | PE | Brilliant Violet 421 |

**2. 设计电压调节、补偿调节及实验样本管(表 29-2)**

表 29-2　实验设计

| | | | |
|---|---|---|---|
| 电压调节 | 1 | 空白细胞管 | 不标记抗体管 |
| | 2 | 同型对照管 | 各颜色标记分别设置同型对照 |
| 补偿调节 | 3 | CD3PerCP | 5μ |
| | 4 | CD8 APC-CY7 | 5μ |
| | 5 | IFN-γ FITC | 5μ |
| | 6 | TNF-α APC | 5μ |
| | 7 | IL-4 PE | 5μ |
| | 8 | IL-17aBrilliant Violet 421 | 5μ |
| 实验样本 | 9 | 所有荧光 | 根据单染管的试剂量加实验样本管 |

**3. 实验步骤(图 29-3)**

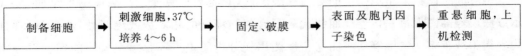

制备细胞 → 刺激细胞,37℃ 培养 4～6 h → 固定、破膜 → 表面及胞内因子染色 → 重悬细胞,上机检测

图 29-3　实验步骤

#### 4. 流式检测

（1）检测空白对照管。获取标本的基础荧光阈值,同时确定细胞是否会自发荧光。

（2）分别检测单染管各荧光初步设门（图 29-4,彩图见附录 1-21）。

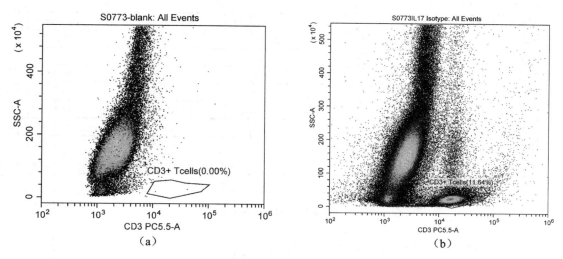

**图 29-4　单染管设门**

(a)空白对照管;(b)单染 CD3$^+$ 抗体管

（3）检测同型对照管,根据同型对照的细胞位置设门（图 29-5,彩图见附录 1-22）。

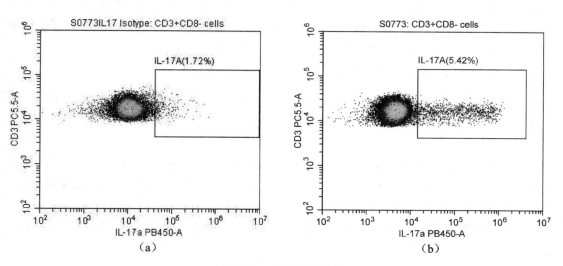

**图 29-5　同型对照设门**

(a)IL-17A 同型对照;(b)IL-17A 阳性比例

（4）检测样本管,适当调整圈门位置获取数据（图 29-6）。

　　随着流式细胞仪的不断革新进步,流式细胞术的应用也将越来越广泛,做好一个流式实验除了要好好操作仪器,合理搭配荧光调试号电压,样本的处理也非常重要。只有不断探索和改进,才能让实验日趋完美。

试管名称：S0773
样本ID：

| 群体 | 颗粒数 | %总数 | %父群 |
|---|---|---|---|
| ● All Events | 300 000 | 100.00% | 100.00% |
| ● TNF-a | 12 105 | 4.04% | 60.04% |
| ● IFN-r | 3 583 | 1.19% | 17.77% |
| ● P2 | 260 363 | 86.79% | 86.79% |
| ● P3 | 22 408 | 7.47% | 7.47% |
| ● Cd3+ Tcells | 33 248 | 11.08% | 11.08% |
| ● Cd3+CD8-cells | 20 162 | 6.72% | 60.64% |
| ● IL-4 | 492 | 0.16% | 2.44% |
| ● IL-17A | 1 093 | 0.36% | 5.42% |

图 29-6 数据示意图

## 二、免疫组织化学质控策略及应用案例

免疫组织化学是应用免疫学和组织化学原理,对组织切片中抗原成分进行原位的定位、定性、定量研究的一种技术,在病理科工作中对疑难病例的诊断和分型有重要作用,并对指导临床治疗,了解肿瘤预后发挥着重要作用,已广泛应用于各种生命科学领域。但因其反应步骤繁多,影响因素复杂,免疫组化的标准化和质量控制显得越来越重要,也是保证结果可靠性、重复性的重要前提。免疫组织化学质控策略主要有以下几个方面。

### (一)免疫组化检验前质量控制

正确的取材、脱水、浸蜡十分重要,组织材料处理是获得良好结果的前提,必须保证要检测的细胞或组织取材新鲜、固定及时,形态保存良好。

**1. 取材**

取材是病理标本的第一步,也是做好免疫组化的第一步。取材不规范,厚薄不匀,往往会引起组织固定、脱水、浸蜡不佳,最终导致难以切出好的切片,影响免疫组化结果的判断。所以,取材医师应注意以下几点。

(1)取材用刀要锋利,避免来回拖拉和挤压组织,对于像子宫内膜类的组织,要掌握刮取的方法。

(2)所取组织要大小、厚薄适宜,一般厚度为 0.2～0.3 cm,大小以 1.5 cm×2.0 cm 为好,有利于组织均匀固定、脱水。

(3)注意组织的走向,比如在切取纤维结缔组织时,应注意纤维的走向,尽可能与纤维的走向平行。

**2. 标本处理**

(1)标本接收:接收组织标本必须有严格的查对和签收制度,如申请单内容与送检标本

的信息是否相符。对异常标本有权拒收,如标本发生严重自溶、腐败、干涸、量少等,应立即与临床医师联系,拒收退回或作相应的处理。

(2)标本固定:固定是标本处理最重要的一步,也是整个制片过程中最无法补救的一步。所谓"固定"就是组织离开机体后,采用各种办法使其细胞内的物质尽可能接近其生活状态时的形态结构和位置的过程,防止其自溶、腐败,使细胞内各成分保持原有的结构。所以,以下几点值得注意。

1)及时固定,组织离体 30 min 内必须立即固定,不然组织自溶,抗原减退。

2)根据不同组织类型选择合适的固定液,常用的固定液是 4% 甲醛或 4% 中性缓冲甲醛液。

3)固定液的量必须大于组织体积的 4~10 倍。

4)固定时间要适当,根据组织的大小及固定液的种类、浓度、温度而定。组织块越大,固定时间越长,反之越短。一般应在 6~48 h,固定时间不足,会造成抗原丢失,可导致组织表面抗原为阳性表达,中央为阴性表达,固定时间超过 72 h 会使抗原不可逆性破坏,无法修复,而产生阴性表达。

(3)标本脱水:脱水是利用脱水剂将组织内的水分置换出来。目前最常用的脱水剂是乙醇。脱水的原则是从低浓度乙醇到高浓度乙醇(梯度之间一般不超过 15%),原因是低浓度的乙醇渗透力强,细胞收缩小,逐步到高浓度,有利于组织内水分的置换和细胞形态的保存。现在一般有条件的医疗机构都在使用全自动组织脱水仪,脱水、透明、浸蜡都在一起,只要做到正确设计浓度,定期更换试剂,规范化操作,一般都能得到很好的效果。

(4)切片:应用新刀切片,尽可能避免刀痕及组织过厚,特别是淋巴结等细胞密集组织,厚度以 4 μm 为佳。摊片时水槽温度应在 42~45℃,温度不够,组织易产生褶皱且极易造成脱片。捞片时不可选取含有气泡的组织切片,气泡处 DAB 易沉积,产生非特异性着色。

(5)烤片:烤片的目的是使组织平展,与载玻片充分黏合,防止脱片。烤片时温度不能过高,60℃烤 1 h 或在 45℃烤箱内过夜即可进行染色。烤片时间过短易造成脱片,温度过高或过长可破坏抗原。

### (二)免疫组化检验中质量控制

**1. 抗体及检测系统的选择**

免疫组织化学染色的抗体分为特异性一抗和标记二抗,抗体质量的好坏是完成免疫组化工作的关键。目前供免疫组化研究和诊断用的抗体种类繁多,相同的抗体不同厂家间价格、包装及抗体的最佳工作浓度差异性较大,给临床质量控制也增加了难度。目前绝大多数实验室使用的检测系统均为辣根过氧化物酶(HRP)检测系统,DAB 显色。所以在选购和使用时,应注意选购有信誉、质量管理体系完善、产品质量有保证且具有良好售后服务的著名厂商的试剂。在每次购入免疫组织化学试剂时,都必须验证试剂的有效性。

**2. 操作步骤标准化**

因为免疫组化染色过程繁多,手工操作会因为不同实验者的手法不同,即使是相同的试剂、方法及步骤,也会出现不同的染色效果。而仪器的自动化操作使用标准化的系列试剂,最大限度地减少了人工操作造成的技术误差,以标准化的技术流程完成大量的标本检测,实验结果重复性良好,免疫组化染色的自动化终将代替手工操作。但相对高昂的自动化设备和试剂消耗是目前影响免疫组化自动化普遍应用的主要因素,条件不足的基层医疗机构或科研机构仍以手工方法为主。每个实验室应根据自有的条件制定相应的标准操作,以下主要是介绍本实验室手工标准操作步骤。

(1)脱蜡:将贴有组织的玻片放入二甲苯中脱蜡。二甲苯Ⅰ 10 min→二甲苯Ⅱ 5 min→无水酒精:二甲苯(V:V,1:1)中浸泡 3 min。可用 TO 透明剂替代二甲苯。

(2)水化:将玻片依次放入梯度酒精水化。100%酒精 2 min→95%酒精Ⅰ 2 min→95%酒精Ⅱ 2 min→80%酒精 2 min→蒸馏水 2 min→PBS 3 min 备用。

(3)灭活内源性酶:将玻片上的液体甩掉,将玻片放入 3% $H_2O_2$ 中浸泡 15 min,以灭活内源性酶。PBS 洗 3 次,3 min/次。

(4)抗原修复(根据项目要求选择不同修复方法)。①枸橼酸盐修复:预先用微波炉"高火"煮沸 0.01M 枸橼酸盐缓冲液→玻片浸入缓冲液中,继续加热至沸腾→调至"中低火"处理,开始计时 15 min→放置室温冷却 20 min→放入预先盛好的冷水中计时 10 min,平衡至室温 →PBS 洗 3 次,3 min/次。②EDTA 修复:预先用微波炉"高火"煮沸 1 mM EDTA 溶液(总体积 500 ml)→ 玻片浸入缓冲液中,继续加热至沸腾→调至"低火"处理,开始计时 20 min→放置室温冷却 20 min→放入预先装好的冷水中计时 10 min,平衡至室温 →PBS 洗 3 次,3 min/次。

(5)封闭:用免疫组化笔在玻片上圈定组织,每张玻片中加 200 $\mu l$ 5% BSA,使溶液覆盖组织,室温封闭 20 min(封闭和孵育时,要保持玻片周围空气湿润)。

(6)一抗:甩去玻片上的 BSA,滴加稀释好的一抗至玻片,使溶液覆盖组织,37℃水浴箱孵育 60 min,PBS 洗 3 次,3 min/次。

(7)二抗:PBST 洗 1 次,3 min/次,加 50 $\mu l$ 即用型二抗至玻片,使溶液覆盖组织,37℃水浴箱孵育 30 min。PBS 洗 3 次,3 min/次。

(8)DAB 显色:滴加稀释好的 DAB 显色液至玻片(DAB 显色液 1:50 稀释,现配现用),使溶液覆盖组织。显微镜下观察细胞的颜色变化,当阳性细胞着色明显而背景颜色不深时,用蒸馏水洗涤玻片终止反应。

(9)复染:苏木素复染 7 min,自来水冲洗 1 min。

(10)分化:1%盐酸酒精分化 10 s,自来水冲洗 1 min。

(11)返蓝:1%氨水中浸 1 min,自来水冲洗 1 min。

(12)脱水:将玻片依次放入梯度酒精脱水。70%酒精 2 min→80%酒精 2 min→95%酒精 2 min→100%酒精 2 min。

(13)透明:TO 透明剂Ⅰ 3 min→TO 透明剂Ⅱ 10 min→TO 透明剂Ⅲ 5 min。

(14)中性树脂封片。

**3. 抗原的暴露和修复**

随着免疫组化的广泛应用,免疫组化正面临着标准化和精确量化的挑战,例如不孕患者子宫内膜容受性的评估,对各种免疫细胞用药前后的变化需要一个精确的量化,而抗原的暴露和修复是免疫组织化学最为关键又最不稳定的一步,所以欲实现免疫组化的质量控制,必须对抗原的暴露和修复这一关键步骤进行控制。

(1)原理及方法:目前所进行的常规石蜡切片均用甲醛固定,由于形成醛键或蛋白之间发生交联而使抗原决定簇隐蔽,因此有些抗原需要先进行抗原修复或暴露。常用的有酶消化法和加热抗原两种修复方法。酶消化法是最早的抗原修复方法,常用的酶有胰蛋白酶、胃蛋白酶等,现已很少应用,只有少数的抗体可以选择酶消化法。加热抗原修复法处理后,免疫组化染色的敏感度大大提高,其机制还不十分清楚。推测可能是加热打开了因甲醛固定引起的抗原决定簇的交联。常用的加热方法有水浴法、微波法和高压法。水浴修复,温度为 96 ℃,时间为 40 min;微波修复,温度为 100 ℃,时间为 15～20 min;高压修复,温度为 120 ℃,时间为 2 min 。

(2)影响因素:抗原修复的影响因素很多,但最主要的影响因素还是温度和抗原修复液的 pH 值。加热抗原修复液有柠檬酸盐缓冲液、Tris、EDTA 等,其中修复液的 pH 值直接影响修复效果,一般修复液的 pH 值为 6.0 或 8.5。目前首选柠檬酸盐缓冲液,其优点是染色背景清晰,适合于大多数抗体,后两种对部分抗原修复效果好,但染色背景加深。总之,抗原的暴露和修复还应根据组织固定时间、抗原表达强弱做出相应调整,如固定时间长、抗原表达弱,可以适当延长修复时间和用高 pH 值修复液修复。

(3)制定抗原修复方案:要想获得可靠、满意的抗原修复效果,必须结合各种抗体的生物学特征,了解被检测抗原在组织细胞内的精确定位,检查标本的临床资料,制定一个合理、科学的抗原修复方案,具体原则如下:①明确不是所有的抗原检测都需要用抗原修复。②不是所有的由甲醛固定引起的抗原结构改变都适合于常规抗原修复,应该在调查研究的前提下制定一个最佳的抗原修复流程。③对于少量蛋白,用高温不能检测到阳性结果,可采用较低温度的热处理,或与其他抗原修复的方法相结合,例如热修复和酶消化、热修复与细胞穿透剂,以获得最佳染色效果。

**4. 阴性、阳性对照设立**

一张好的免疫组化染片应该是特异性好、定位准确、阳性反应与阴性背景对比清晰、细胞结构显示良好的。然而,免疫组化染色步骤繁多,影响染色结果的因素也较多,会造成假阴性或假阳性的结果,从而干扰对染色结果的判断,所以,对于免疫组织化学染色的室内质量控制来说,应设立阴性、阳性对照。只有设立阴性对照和阳性对照,才能确保免疫组织化学染色过程的准确性、抗体及相关试剂的有效性,并可以确认染色结果的真实性,检测是否存在假阳性或假阴性结果。

阴性对照是指证实不含靶抗原或缺少免疫试剂的同步处理和标记染色的免疫组化染色对照,包括阴性组织对照和阴性试剂对照两类。阴性对照主要是为了排除阳性结果是否存在非特异性染色,在日常工作中,最常用的方法是用缓冲液代替一抗。

阳性对照是指用已证实含靶抗原的标本片与待检标本片同时做相同处理的组织对照,包括自身对照和阳性片对照。自身对照是指被检组织内存在已知抗原的正常组织,自身对照结果阳性,说明本次实验过程是正确的,使用的抗体也是正确的,但抗体的稀释比例是否合适还应做相应的梯度试验。阳性对照在每一批免疫组化染色都不可缺少,且对同一批的不同靶抗原也应分别设置,而且应注意对照的切片最好是现切现用,或 1 周内使用,因为随着时间的推移,有些组织的抗原表达有减弱的现象。

### （三）免疫组化检验后质量控制

免疫组化技术具有特异性强、敏感性高及定位准确等优点，随着免疫组化在多领域的广泛应用，免疫组化染色结果判读的准确性日益重要，因此，掌握以下几点原则非常重要。

**1. 设立染色对照片**

每批染色都必须设立阴性、阳性对照片，要以特异性的阳性对照和阴性对照为基础，才能对染色结果做出正确的判断。

**2. 阳性表达物定位准确**

阳性表达必须在细胞和组织的特定部位才能视为阳性，如 ER（雌激素受体）、PR（孕激素受体）为细胞核表达，一些淋巴细胞表面标志（CD3、CD4、CD8、CD56）为细胞膜或细胞质内表达。不在抗原所在部位的阳性表达一概不能视为确切的阳性结果，而只能作为阳性着色。难以确定或存在争议的阳性分布还必须由对照染色结果加以证实（图 29-7，彩图见附录1-23）。

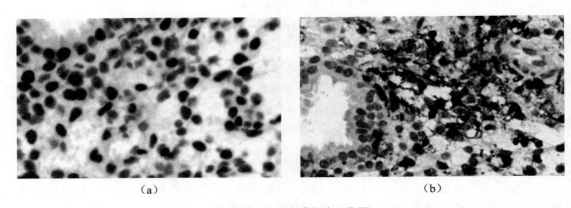

（a） （b）

**图 29-7 子宫内膜免疫组化图**

（a）为 ER（雌激素受体）在子宫内膜中阳性信号表达情况，定位于细胞核；（b）为 CD56 分子在子宫内膜中阳性信号表达情况，定位于细胞质或细胞膜表达，当阳性信号不在指定的位置表达时，不能视为确切的阳性结果

**3. 注意事项**

尽量避开出血、坏死及切片刀痕和界面边缘容易出现非特异性染色的地方。

**4. 建立人员判读分析标准**

因为每个人的视觉不同，对一些弱颜色的感觉不同，在对一些弱着色的判读上会出现差异，所以需要建立标准，减少人为的误差。

### （四）仪器设备管理

由于现代化的病理制片设备已经较为普遍地应用于病理技术工作中，因此确保仪器设备处于良好的工作状态是保证技术工作质量的重要环节。对于自动组织脱水机、染色机，应建立使用记录，记录每种试剂的更换时间及处理或染色的标本数量，以便控制脱水和染色的质量。

### （五）人员管理

要想制成良好的免疫组化切片，应当首先提高病理技术人员的素质，建立相应的培训制度，除了培训技术人员的专业水平外，还应培养技术人员的敬业精神、强烈的责任心，执行规范化操作的良好工作习惯。建立质量控制组织是保证免疫组化切片良好的有效手段，质控至人控再到控人，这个链条的中心是人，而技术组长在科主任和病理医生的支持和理解下充分发挥技术人员的积极性和主观能动性是根本。

### （六）应用案例

案例1　图 29-8（彩图见附录 1-24）为同一块组织的连续切片（这说明组织处理保存没有差异），作为子宫内膜 CD56 的阳性对照片，图 29-8（a）阳性细胞数表达量明显比图 29-8（b）的少和弱，本实验室采用的是 PE 公司多光谱组织分析仪，能分析出相同单位面积内阳性细胞数量占总细胞数的百分比，是一种定量分析的方法。

分析可能原因：①一抗的稀释度不正确。②一抗效价已经降低。③抗原修复方法不正确或温度不够、时间不足。④抗原修复液没有配准确或 pH 值没有校正。⑤切片上留的水太多，稀释了抗体。⑥抗体孵育的时间太短或温度不够等。

分析两批实验的相同点和不同点，包括试剂、实验条件、人员等，排除相同的地方，最后我们发现两批实验所用的抗原修复液 pH 值不同，前一批的 pH 值为 5.6，后一批是 6.0，从而导致 CD56 阳性细胞数量减少。

解决办法：每批抗原修复液的 pH 值必须进行校正，不重复使用。

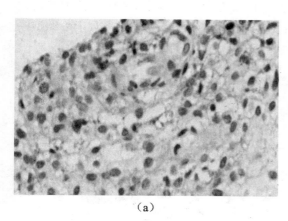 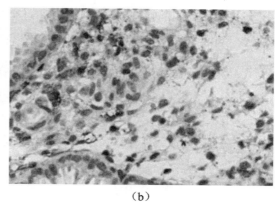

（a）　　　　　　　　　　　　　　　　（b）

**图 29-8　子宫内膜 CD56 阳性信号强弱对比图**

（a）是经 pH 值为 5.6 的抗原修复液修复后，子宫内膜 CD56 阳性信号的表达情况；（b）是经 pH 值为 6.0 的抗原修复液修复后，子宫内膜 CD56 阳性信号的表达情况

案例2　图 29-9（a）（彩图见附录 1-25）为子宫内膜 CD163 免疫组化染色，切片在完成染色后，由于在后续脱水过程所用的乙醇中含有从 HE 染色切片中洗脱的伊红染料，因此造成切片有点偏红，影响对信号的识别。

解决方法：免疫组化染色试剂必须和 HE 染色试剂分开，单独使用。图 29-9（b）为分开后染色效果。

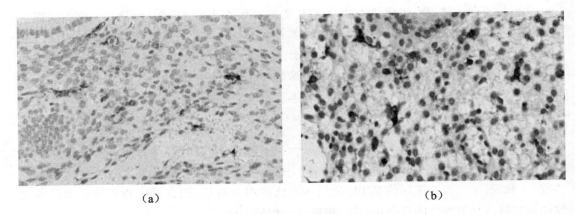

（a）　　　　　　　　　　　（b）

**图 29-8　子宫内膜免疫组化背景对比图**

（a）为子宫内膜 CD163 分子染片在经含有伊红染料的脱水试剂后，背景色偏红；（b）为脱水试剂不含伊红染料，背景干净

**案例3**　图 29-10（a）（彩图见附录 1-26）中的子宫内膜 ER 阳性信号为弱表达，图 29-10（b）为正常表达。

分析可能原因：①显色时间短，导致显色时间不足。②DAB 效价下降。③一抗工作浓度偏低。

解决方法：由于 DAB 存放久了会发生自然氧化，显色结果会减弱，造成阳性细胞定们差，所以 DAB 应该现配现用。根据阳性对照片的效果，适当延长显色时间。对于浓缩型一抗，进行浓度梯度摸索，寻找最适宜工作浓度。

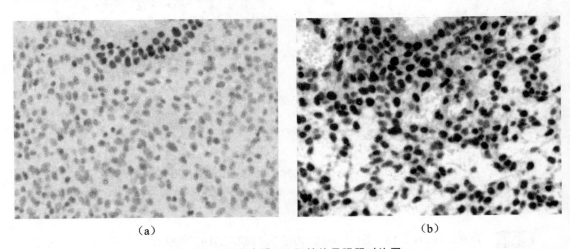

（a）　　　　　　　　　　　（b）

**图 29-9　子宫内膜 ER 阳性信号强弱对比图**

（a）为弱表达的子宫内膜 ER（雌激素受体）；（b）为强表达的子宫内膜 ER（雌激素受体）

### 三、ELISA 实验质控策略及应用案例

酶联免疫吸附试验又称酵素免疫分析法（enzyme-linked immunosorbent assay, ELISA），简称酶联法，是一种酶标固相免疫测定技术。其基本原理是把抗原或抗体结合到某种固相载体表面，并保持其免疫活性，并将抗原或抗体与某种酶连接成酶标抗原或抗体，它既保留了免疫活性，又保留了酶的活性。测定时，将受检样品（含待测抗原或抗体）和酶标记抗原或抗体按一定程序与结合在固相载体上的抗原或抗体反应，形成抗原抗体复合物，用洗涤的方法将固相载体上形成的抗原抗体复合物与其他物质分开，结合在固相载体上的酶量与标本中受检物质的量成一定的比例，加入底物后，底物被固相载体上的酶催化变成有色产物，通过定性或定量检测有色产物即可确定样品中待测物质含量。

ELISA 是一种敏感性高、特异性强、重复性好的实验诊断方法，由于其试剂稳定、易保存、操作简便、结果判断较客观，以及既适宜于大规模筛查试验又可以用于少量标本的检测，既可以做定性试验也可以做定量分析等优点，已广泛应用于微生物学、寄生虫学、肿瘤学和细胞因子等领域。ELISA 的影响因素较多，加强质量管理才能充分发挥其方法学的优点。实验室的最终目的是要获得一个可靠的实验结果，通过运用实验室室内质控法可以监测实验结果的有效可控状态，从而保证实验结果的连续可靠性。全面的实验室质控内容主要包括标本的分析前、分析中和分析后的 3 个主要过程的质控。只有检测和控制这三个过程中的各环节的误差，才能保证实验室检测结果的质量。

#### （一）ELISA 分析前质量控制

**1. 实验操作员**

质量控制工作人员必须接受过适当的教育和机构内培训，有一定的经验，熟练掌握本专业的技术知识，如 ELISA 的基本原理、灵活的检测技巧，了解易出差错的环节及难点、熟悉检测试剂盒性能、熟悉检测仪器的原理及性能，具备数据处理的能力和掌握质量控制知识、检测项目的临床意义。

**2. 试剂盒选择**

检测试剂盒是具有国家医疗器械注册证且国家检验合格的产品。对检测试剂盒灵敏度、特异性、精密度、稳定性、安全性及经济性做出全面的评价，选出符合本实验室需求的试剂盒。

（1）灵敏度：选择试剂盒时要考虑试剂盒的检出限，需涵盖被检出物的最低值和最高值。另外，所选择的试剂盒阳性检测率应符合被检人群的阳性检测率，或与文献报道的阳性率相符。

（2）特异性：指试剂正确检定不存在的被检物质的能力（无假阳性），取决于包被抗原（体）及标记抗原（体）的纯度及特异性。

（3）精密度：在一定条件下进行多次测定时，所得结果的符合度。ELISA 试剂一般指其批内 CV，其值应小于 15%。定量试剂应同时考察线性范围。

（4）稳定性：试剂在规定条件下能储存的时间，同批号试剂盒间或不同批号试剂盒间的

差异性较小,同一质控品在相同条件下试验,差异应落在可允许差值范围内。

(5)安全性及经济性:指试剂对操作者和环境安全无害,无传染性;试剂盒价格与实验室收费定位合适,市场价格比较合理。

**3. 仪器质控**

实验中使用的移液枪、洗板机、酶标仪都具有完整的使用标准操作程序(SOP)。为使仪器保持最佳工作状态,应建立维护和校正仪器的标准操作程序。常使用的移液枪每半年或一年应该送到所在地的计量质量检测研究院或国家高新技术计量站做校准实验,保证ELISA实验加样准确。按照洗板机保养要求,定期对其进行管道清洗、疏通保养工作。要经常维护酶标仪的光学部分,防止其滤光片霉变,定期检测校正,使其保持良好的工作性能。

**4. 标本的采集和保存**

(1)ELISA检测的标本十分广泛,体液(如血清、血浆)、分泌物和排泄物(尿液)均可作为其检测的对象,但大部分实验室检测一般使用血清。血清标本的要求:采集时应尽量避免溶血(血红蛋白可干扰判读的结果)、脂血(甘油三酯)、黄疸(胆红素),这些都可能对结果产生影响,造成假阳性。

(2)标本若不能及时检测,应保存在 $4 \sim 8 ℃$ 冰箱中,并且在 $5 \sim 7 d$ 完成检测,若需保存一周以上,则要在 $-20 ℃$ 以下保存,融解时充分混匀,同时避免气泡,再进行检测。

**5. 质控品选择**

质控品成分应与检测患者样本的基质相似或者一样。质控品应该均一和稳定,在合适的时间和空间范围内保持应有的稳定性,以保证实验室室内质控工作的连续性。质控品间的变异性应小于分析系统的变异。本实验室质控品是实验室可以自制的质控品,对患者血清进行多次重复实验和对比实验筛选出符合要求的患者血清,有规律、有计划地对质控血清进行分装,密封保存在 $-80 ℃$ 冰箱中,每次实验前 30 min 拿到实验室复温。

(二)ELISA 分析中质量控制

**1. 实验项目操作程序**

ELISA实验的步骤包括加样、孵育、洗涤、显色、酶标仪读数,这些均会对ELISA检测的最终结果产生影响。我们以 $\beta_2$-GP I 抗体(欧蒙试剂盒)检测来举例。每次实验都带一个自制质控血清 R4007。具体操作步骤如下:

(1)血清稀释:将冷冻血清复温,以 1:201 稀释,在 1 ml 样本缓冲液中加入 5 $\mu l$ 样品血清进行稀释并充分涡旋混匀,自制质控血清按样品稀释方法稀释。

(2)加样:按加样方案向相应微孔分别加 100 $\mu l$ 标准品、阴性对照、阳性对照、稀释后的样本及自带的质控品,室温(18~25℃)温育 30 min。

(3)洗板:①按照试剂盒要求配置洗液,将反应板条数配成双整排数。②在洗板机上选择洗板程序后,对洗板机进行预清洗(PRIME)。③垂直甩掉反应板中的液体,将反应板放在洗板机上,注意要把反应板放平,确保洗板机上的每个放液和吸液管一致地插入孔底。④按START开始洗板。⑤清洗完毕后在洁净无粉的纸巾上叩干。

(4)向各微孔内加 100 $\mu l$ 酶结合物,室温温育 30 min。

（5）垂直甩掉微孔板内液体，重复洗板步骤。

（6）向各微孔内加 100 $\mu$l 底物液，室温避光温育 15 min 后加入 100 $\mu$l 终止液终止反应。

（7）在伯腾 H1 全功能微孔板检测仪上以波长 450 nm 进行比色，测定其 OD 值，根据标准品测定 OD 值，在仪器软件上换算出标准曲线，并将样品及质控品的 OD 值代入标准曲线中计算出相应浓度。

（8）对自制血清 R4007 重复检测 20 次后，将结果汇总，计算出平均值、标准差。

在实验过程中，要按照试剂盒温度、湿度条件进行试验，或者在自身实验室摸索出最合适的温度、湿度进行实验。温度过高会使非特异性反应增加，出现实验结果的假阳性，温度过低会降低抗原抗体的反应活性，出现假阴性。另外，ELISA 洗板时的质量也至关重要，所以在洗板时要严格按照试剂盒洗板说明操作，避免假阳性或假阴性结果的发生。欧蒙 $\beta_2$-GP I 抗体试剂盒被认为清洗后遗留在微孔板中的残液大于 10 $\mu$l 时可干扰底物反应导致吸光度值偏低；清洗不充分（如清洗少于 3 次、清洗液太少或者清洗时间太短）可能导致吸光度值偏高。

**2. 室内质控和结果分析**

（1）质控判断标准：①首先试剂盒自带的阴阳性对照检测结果符合试剂盒要求。试剂盒自带的阴阳性质控品是跟随试剂盒运输、保存的，是验证试剂盒从出厂到实验室使用的质量保证。②自制质控品质控图的制作方法：将质控品从冰箱取出，平衡至室温状态，与检测样品一起检测，连续测定 20 次，得出 20 次质控血清的结果，绘制 Levey-Jennings 质控图对 20 个数据按 Levey-Jennings 质控分析法计算出平均数（$\overline{X}$）和标准差（$\overline{S}$），定出警告限（$\overline{X} \pm 2S$）和失控限（$\overline{X} \pm 3S$）。每次实验所测得的质控数值在质控图上显现出来，从而判断此次实验结果可否被接受。图 29-11（彩图见附录 1-27）为欧蒙 $\beta_2$-GP I IgM 自制质控品 R4007 的质控图。

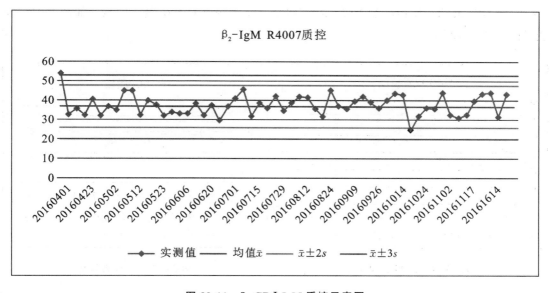

**图 29-11　$\beta_2$-GP I IgM 质控示意图**

1)$1_{2s}$控制规则:质控品测量值超过$\overline{X}\pm2s$控制限但未达到$\overline{X}\pm3s$,对此次实验发出"警告"信号,即应采用其余各条规则对质控图进行全面检查,若符合其中一条规则,就应该把该批分析测定的结果判为"失控";若未符合其余规则,则认为该批分析测定的结果"在控"。如图29-12(彩图见附录1-28)所示。

2)$1_{3s}$控制规则:质控品测量值超过$\overline{X}\pm3s$控制限,则判断该分析测定结果为"失控"。这一规则主要对随机误差敏感,但也对大的系统误差产生影响。如图29-13(彩图见附录1-29)所示。

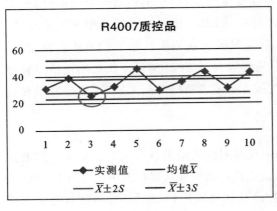

图29-12 $1_{2s}$控制规则

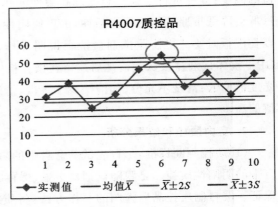

图29-13 $1_{3s}$控制规则

3)$2_{2s}$控制规则:当两个连续的质控品测定值同时超过$\overline{X}+2s$或$\overline{X}-2s$的控制限,则判断为"失控",这一规则对发生在整个检测分析范围的系统误差敏感。如图29-14(彩图见附录1-30)所示。

4)$4_{1s}$控制规则:当4个连续的质控品测值超出了$\overline{X}+1s$或$\overline{X}-1s$的控制限,则判断为"失控"。其要求单个质控品的连续4次测量值。这一规则对系统误差敏感。如图29-15(彩图见附录1-31)所示。

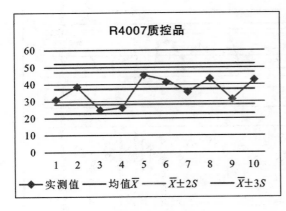

图29-14 $2_{2s}$控制规则

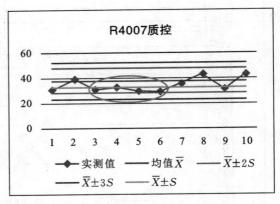

图29-15 $4_{1s}$控制规则

5)5 $\overline{X}$ 控制规则:质控品测量值连续 5 次在均值的一侧,该规则是系统误差的表现。如图 29-16(彩图见附录 1-32)所示。

6)质控测定值出现连续 5 次渐升或者渐降,出现此种情况说明试剂盒或者仪器性能已发生变化。如图 29-17(彩图见附录 1-33)所示。

7)95%的质控品数据应落在 $\overline{X}\pm2s$ 内。

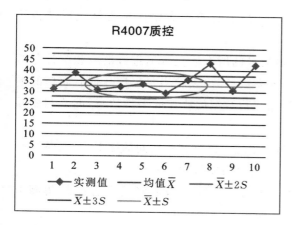

图 29-16　5 $\overline{X}$ 控制规则

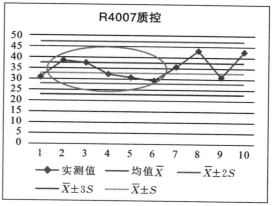

图 29-17　质控测定值出现连续 5 次结果渐升或者渐降

(2)失控原因分析:失控原因的查找并无固定模式。一般原则是由易到难。检测人员如发现质控数据违背了质控规则,应简单迅速回顾整个操作过程,分析查找最可能发生误差的原因,对于处于"报警"的质控值可以逐项排查实验各个环节,若未查找到明显的报警原因,可以发出该批次检测报告,并继续跟踪下一批次实验质控,做好相应报警记录。若下一批次实验质控再次出现 12s,则违背 22s 规则,该批次实验按照失控处理。对于处于"失控"的质控值应填写失控报告单,上报实验室负责人,经分析发现的影响因素若影响到患者标本的检验结果,则需同时重新检测质控品和患者标本。

(3)失控原因的纠正:失控原因主要由试剂、质控品、仪器、人为因素引起,因此常规操作中应注意各环节的质量控制。由于试剂引起失控的处理方法:①更换或添加试剂时,检查有效期,注意不同批号的试剂不能混用。②严格按要求保存试剂,防止试剂变质,使用符合要求的蒸馏水配制试剂,严格执行标准操作规程。由于质控品引起失控的处理方法:①每天实验前,常规确认质控品的批号、有效期、种类、规格。②质控品不能反复冻融。③溶解后的质控品应放在 2~8℃保存,使用应少于 7 d,防止污染。由于仪器设备引起失控的处理方法:①严格执行仪器设备的使用及维护规程。②经大型维修或维护后的仪器设备,使用前应进行确认,保证性能达到预期要求。③仪器设备应定期校准。由于人为操作因素引起失控的处理方法:①加强考核,提高实验室人员的工作责任心。②加强培训,提高工作人员的业务素质。③设置 Cotoff 公式错误,或选择比色波长不正确,未超过比色时间,可纠正错误后重新比色,不必对质控品进行复检;如果超过了比色时间,则应重新进行实验。

### （三）ELISA 分析后质量控制

分析后质量控制的主要内容包括实验结果的报告、室内质量的数据管理、参与室间评质及投诉调查与反馈。

（1）实验结果报告应包括实验室名称及地址、患者姓名、病历号（ID 号或独一无二识别号）、医生姓名、标本类型、标本采集时间、报告发送日期、实验结果、参考范围、结果单位、影响结果的因素、责任声明、联系方式、审核人签名等，有异议或者错误报告修正后需备注复核。

（2）室内质量的数据管理：每个月的月末，对当月的所有质控数据进行汇总和统计分析处理，算出每月测定质控的平均数、标准差和变异系数；算出去除当月失控数据后质控的平均数、标准差和变异系数；最后再算出同一质控品累积数据的质控的平均数、标准差和变异系数。并将每月质控数据归档保存。

（3）参与室间评质的主要目的是在室内控制的基础上进行实验室间的比对，观察各实验室结果的准确性、一致性并采取一定的措施，使各实验室结果渐趋一致。

（4）投诉调查与反馈：定期开展患者对检验报告的投诉调查，及时修正不足之处，提高患者满意度，同时听取临床信息的反馈，提升服务的质量。

## 四、细胞分离质控策略及应用案例

随着现代医学的发展，越来越推崇个体化医疗和精准化医疗的医疗模式。为了更好地了解患者的基础生理状态和应激生理状态，将细胞从血液、体液或者组织中分离出来，在体外条件下模拟体内生长环境进行检测、培养、试验，更能够客观反映机体的免疫状态和指导临床医生的用药方案。

对于免疫性不孕的妇女，通常我们分离其血液中的免疫细胞或者子宫内膜组织来评价其个体的免疫状态。

### （一）不同细胞分离前质量控制

#### 1. 血液抗凝剂的选择

分离外周血标本可采用 EDTA、ACD 或肝素抗凝。EDTA 盐对血细胞和血小板形态影响很小，但影响血小板聚集和白细胞吞噬功能，不利于细胞培养时体现细胞最真实的状态。ACD 会通过改变 pH 值而影响细胞活性。肝素作抗凝剂容易引起白细胞聚集但对细胞的功能影响较小。因此根据实验培养的不同目的选择合适的抗凝剂才能使实验顺利开展。

#### 2. 血液样本的要求

观察样本外观，如果有严重溶血、凝块脂血的样本应弃用。进行培养用的血液样本在采血和运输过程中一定要注意无菌隔离。除了采血前常规认真消毒患者的皮肤外，采血管在采血前的进针处也需要用沾有碘附的棉签进行两次消毒，并用无菌干棉签擦干碘附，以免造成血液的污染或溶血。血液污染细菌将直接导致培养实验的失败。血液样本有凝块也视为不合格样本，血样有凝块会激活血液中细胞的生物活性，不能客观反映机体的真实状态。严重溶血和脂血的标本则影响细胞分离的效果,使得细胞的得率显著降低。

**3. 血细胞分离方法的选择**

分离外周血常用的方法有离心法、免疫磁珠分离法、细胞电泳分离法,还有流式分选法。

(1)离心法中最常用也最经济快捷的是密度梯度离心法,主要根据不同颗粒之间存在沉降系数差时,在一定离心力作用下,颗粒各自以一定速度沉降,在密度梯度不同区域上形成区带的方法,最常用于分离外周血中的单个核细胞。

(2)免疫磁珠分离法:在特制的磁蛋白珠上连接一种细胞表面抗原表位的特异性抗体,将悬浮细胞与磁蛋白珠混合后通过磁性分离柱,与磁珠结合的细胞会贴到柱子的侧壁上,未结合磁珠的细胞会流过柱子,从磁场移开,磁柱细胞可以从柱子上释放下来。免疫磁珠法分为阳性分离法和阴性分离法。磁珠分离系统分离的细胞纯度可以达到80%～99%,得率60%～90%,可以更精确地分离目的细胞,仅次于流式细胞仪的分选效率,但实验过程耗时较长。

(3)细胞电泳法:基于各种细胞或处于不同生理状态的同种细胞荷电量有所不同,故在一定的电场中细胞的泳动速度不一致,就能将不同电荷的细胞区分在不同区带上。但是细胞电泳法将细胞置于低离子强度的介质中细胞容易损伤且细胞回收率较低,不利于细胞分离后无菌培养实验。

(4)流式细胞仪分选:根据任何能检测到的粒子(如细胞体积)荧光散射度的差异来分选细胞,并且可以应用于各种细胞类型的分选,分选纯度达99.9%。分选流式细胞仪是一个功能极强大的仪器,需要专职技术人员进行操作,花费较高。

**4. 子宫组织取材质量控制**

取材的时候要先了解患者子宫内膜处于哪个时期,根据不同的实验需求刮取指定时期的子宫内膜样本。搔刮取材时建议手术医生尽量多个部位取材,避免局部取材的细胞不能全面反映内膜的状态,并且不要刮取过多的血块。一般情况下,组织细胞一经离体应尽快分离,如果不能立即分离,应放在盛有无菌生理盐水的培养皿中盖上盖子于4℃保存,但不要超过10 h,以防止细胞发生自溶现象。将组织块分离成细胞悬液的方法有多种,最常用的是机械解离细胞法、酶学解离细胞法及螯合剂解离细胞法。

**(二)分离操作的质量控制**

**1. 无菌操作观念**

每位进行分离实验操作的工作人员必须接受一段时间的严格训练,正确地使用无菌技术是细胞在体外环境培养的第一步。实验操作前用75%乙醇充分擦拭工作台面,工作台面只摆放针对本次实验需要的物品,拿取位置容易,拿取其他物品时不能跨越物品。分离培养用的物品需严格无菌,在进入培养室前外包装要用75%乙醇擦拭消毒,然后紫外光照射消毒。

**2. 认真操作提高得率**

(1)密度梯度离心法:分离细胞时为了获得纯度更高的细胞,在血样加入分离液前与无菌生理盐水以 1∶1 的比例稀释,降低血液的黏稠度。基于分离液是密度梯度离心的原理,当加入稀释血时按压胶头力度宜轻柔,以免把血液和分离液混在一起改变了分离液原本的密度,严重影响分离效果。分离时使用直径较小的离心管分离细胞(15 ml 离心管)会比直径较大(50 ml离心管)的细胞丢失利率少。为保证实验的质量,实验操作人员需严格遵循无菌操作。

(2)免疫磁珠分离法:分选细胞前用缓冲液润洗柱子 2 次,除了使柱子保持湿润利于细胞分选外,另一个目的是两次的润洗使得在柱子制作过程中残留在柱子上的物质被洗去。当把结合磁珠的细胞悬液加进柱子后,再吸 1ml 的缓冲液洗细胞与磁珠的反应管,然后再加到分选柱子上,尽可能将黏在管上的细胞收集起来,减少细胞损失。阴选分离时,柱子从磁场取下加缓冲液打下细胞时,一定要注意动作轻柔缓慢,力度过大易使细胞机械损伤。打完液体立即移开,以免将泡沫打入细胞中,泡沫的破裂会损伤细胞。

(3)将组织块分离成细胞悬液的方法有多种,最常用的是机械解离细胞法、酶学解离细胞法及螯合剂解离细胞法。酶消化法消化细胞要根据不同酶的特性来选择,常用的胰蛋白酶 pH 值在 8.0、温度在 37℃ 时作用最强。分离子宫内膜组织时,为了获取更多数量的细胞,一般采用机械研磨法和密度梯度离心分离法联合应用。机械研磨法分离细胞时,取无菌细胞培养皿加入生理盐水,把子宫内膜组织放到 200 目的不锈钢筛网上置于盛有生理盐水的培养皿上进行研磨。研磨采用同一方向(如从左到右研磨),切忌来回研磨细胞造成细胞机械损伤,并且研磨过程都要浸到生理盐水中完成。由于机械研磨分离法分离的细胞纯度较低,会采用分离完成后再进行密度梯度离心纯化细胞。

### (三)分离后质量控制

血液细胞分离的操作都是在缓冲溶液或者细胞分离液中进行,细胞缓冲液的作用主要是调整细胞渗透压,保持细胞内环境稳定。缓冲液和细胞分离液都不含细胞正常代谢的营养成分,细胞处于一种饥饿状态。因此分离操作要干脆,不能拖沓,分离完成后要尽快将细胞转移到配置好的培养基中或者进行下一步的实验。

细胞的体外培养和体内环境存在一定的差异。分离完后进行培养实验的细胞在培养过程中尽量模拟体内环境,pH 值、温度、渗透压、$O_2$ 和 $CO_2$ 等理化环境控制精准。每天监测培养箱温度、湿度以防失控。培养过程中尽量不添加任何抗生素,这就要求操作者有较强的操作技术与知识水平,懂得培养系统的要求及发生问题时能知道问题所在。

人体组织细胞分离或培养细胞过程中被污染的可能性很高。子宫是半封闭的器官,子宫内膜组织分离后,细胞需要进行培养而配置的培养基需要添加抗生素,以免造成细菌污染。在培养过程中也要密切留意细胞状态,防止支原体污染。进行培养的培养箱尽量单独使用。不和细胞株、细胞系或者血液分离细胞一起共用培养箱。如果子宫内膜组织分离后细胞进行再处理实验的,后续实验如果不能在 1 h 内操作完成,需要在实验缓冲液中添加抗生素,防止细胞被污染后产生自溶现象。

在专用培养室内工作要保持整洁、有序和无菌,不要与他人或其他实验合用或共用培养基、试剂及其他物品。培养细胞的培养瓶、培养皿或者培养板要根据细胞生长状态定期更换。装有培养基或试剂的瓶子开启后尽快用完,每次没用完要用封口膜封好放置冰箱。时间过久的培养基瓶或试剂瓶应弃用,重新启用新瓶配制新的培养基。培养用液多采用过滤除菌法,因培养液中有不少物质性质不稳定,经过高温高压容易产生变性。

每位实验室的操作人员都要经过一段时间的严格培训再上岗,但是每人操作手法还是有一些细微差别,因此每一次的实验操作尽量由同一名操作人员完成,避免不同人员之间操作手法差异造成细胞损失或者污染。

### (四)应用案例

以子宫内膜单个核细胞分离及 NK 细胞检测为例。

#### 1. 实验目的

很多研究发现 NK 细胞能调节子宫内膜微环境,分泌有利于胚胎种植的细胞因子。因此对于习惯性流产或反复胚胎种植失败的妇女,可检测分泌晚期子宫内膜的 NK 细胞数目,评价其子宫内膜微环境的免疫状态,给予习惯性流产或反复种植失败的妇女适当的临床治疗。

#### 2. 实验步骤

(1)用 75% 的消毒乙醇擦拭净化工作台面,打开紫外灯消毒 20 min,打开风机吹 10 min。

(2)取一个无菌培养皿加 10 ml 无菌生理盐水。

(3)将取到的子宫内膜组织放入盛有盐水的培养皿中,用无菌小镊子清理干净内膜上的血块。

(4)把组织夹到 1.5 ml 的离心管中,用眼科剪剪碎组织块。

(5)用吸管将剪碎的组织转移到 300 目的筛网中,把筛网放到盛有 8 ml 无菌生理盐水的新培养皿中,用玻璃注射器的活塞向同一方向轻轻研磨组织块。

(6)研磨完成,收集所有细胞悬液,加到装有 4 ml 淋巴细胞分离液的 15 ml 离心管中,离心 800 g,20 min,分离单个核细胞。

(7)收集单个核细胞层的细胞,并添加 PBS 后离心 300 g,5 min 洗涤。

(8)倒去上清在干净纸巾沥干,加入相应荧光抗体 CD45 APC-CY7、CD3 PerCP 各 5 ul,CD16 FITC、CD56 PE 各 20 μl。

(9)室温避光 15 min,加 PBS 离心 300 g,5 min,然后倒去上清加 200 μl PBS 上流式检测。

#### 3. 注意事项

(1)机械法分离子宫内膜组织纯度较低,因此在机械分离后再进行密度梯度离心,分离纯度更高的淋巴细胞。

(2)实验建议用机械研磨法分离子宫内膜组织,酶消化对细胞表型会有一定影响。

(3)研磨时要注意研磨方向一致,切忌来回研磨损伤细胞。

(4)加入抗体以后的操作都尽量做到避光。

(5)抗体标记条件为 18~25℃,如果温度过低或过高都有可能影响实验结果。

**4. 结果解读**

很多研究显示,子宫内膜自然杀伤细胞不表达 CD16 和 CD3 分子。在非孕期的子宫内膜中,其自然杀伤细胞随月经周期改变,分泌晚期有 40% 的 CD56 表达。如图 29-18(彩图见附录 1-34)所示。

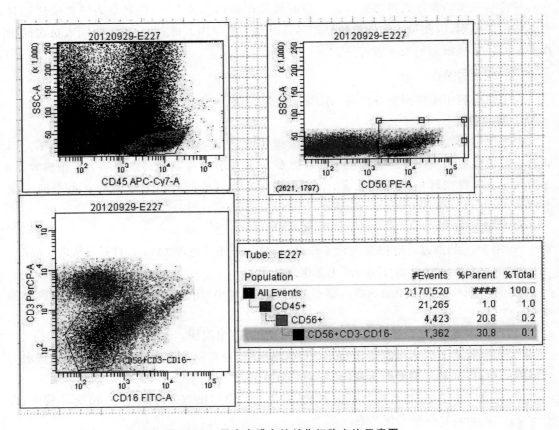

**图 29-18  子宫内膜自然杀伤细胞占比示意图**

在子宫内膜细胞中我们先设门框出 CD45⁺ 的 T 细胞,然后根据 CD56⁺ 信号获得子宫内膜 CD56 阳性的细胞,再进一步根据荧光设门,框出需要获得的 CD56⁺CD3⁻CD16⁻ 的细胞群。

（张谞  陈聪  许健  刁梁辉）

# 参 考 文 献

[1] ABDOLMOHAMMADI—VAHID S, DANAII S, HAMDI K, et al. Novel immunotherapeutic approaches for treatment of infertility[J]. Biomed Pharmacother, 2016,84:1449-1459.

[2] MACHADO A P, SILVA L R, ZAUSNER B, et al. Undiagnosed celiac disease in women with infertility [J]. J Reprod Med, 2013,58(1-2):61-66.

[3] SHOENFELD Y, CARP H J, MOLINA V, et al. Autoantibodies and prediction of reproductive failure [J]. Am J Reprod Immunol, 2006,56(5-6):337-344.

[4] TERSIGNI C, CASTELLANI R, DE WAURE C, et al. Celiac disease and reproductive disorders:meta-analysis of epidemiologic associations and potential pathogenic mechanisms [J]. Hum Reprod,2014, 20(4):582-593.

[5] BARRIENTOS G, TIRADO-GONZALEZ I, FREITAG N, et al. CXCR4(+) dendritic cells promote angiogenesis during embryo implantation in mice [J]. Angiogenesis,2013,16(2):417-427.

[6] BROWN MB, VON CHAMIER M, ALLAM AB, et al. M1/M2 macrophage polarity in normal and complicated pregnancy [J]. Frontiers in immunology,2014,24(5):606-607.

[7] DU MR, GUO PF, PIAO HL, et al. Embryonic trophoblasts induce decidual regulatory T cell differentiation and maternal-fetal tolerance through thymic stromal lymphopoietin instructing dendritic cells [J]. Journal of immunology ,2014,192(4):1502-1511.

[8] ERLEBACHER A. Immunology of the maternal-fetal interface [J]. Annu Rev Immunol,2013,4(31): 387-411.

[9] FIGUEIREDO AS, SCHUMACHER A. The T helper type 17/regulatory T cell paradigm in pregnancy [J]. Immunology,2016,148(1):13-21.

[10] GUZMAN-GENUINO RM, DIENER KR. Regulatory B Cells in Pregnancy:Lessons from Autoimmunity, Graft Tolerance, and Cancer [J]. Frontiers in immunology,2017,17(8):172-173.

[11] MIRAVET-VALENCIANO JA, RINCON-BERTOLIN A, VILELLA F, et al. Understanding and improving endometrial receptivity [J]. Curr Opin Obstet Gynecol,2015,27(3):187-192.

[12] MITTRUCKER HW, VISEKRUNA A, HUBER M, et al. Heterogeneity in the differentiation and function of CD8(+) T cells [J]. Arch Immunol Ther Exp(Warsz),2014,62(6):449-458.

[13] SAIFI B, REZAEE SA, TAJIK N, et al. Th17 cells and related cytokines in unexplained recurrent spontaneous miscarriage at the implantation window[J]. Reproductive biomedicine online, 2014, 29 (4):481-489.

[14] TELES A, ZENCLUSSEN AC. How cells of the immune system prepare the endometrium for implantation [J]. Seminars in reproductive medicine, 2014,32(5):358-364.

[15] BORZZETTI A, ALIMOHAMMADI M, MORELLI S, et al. Italian Addison Network. Autoantibody response against NALP5/MATER in primary ovarian insufficiency and in autoimmune Addison's disease[J]. J Clin Endocrinol metab,2015,100(5):1941-1948.

[16] JACOB S,KOC M. Autoimmune oophoritis:a rarely encountered ovarian lesion[J]. Indian J Pathol

Microbiol,2015,58(2):249-251.

[17] KOBAYASHI M,NAKASHIMA A,YOSHINO O,et al. Decreased effector regulatory T cells and increased activated CD4(+) T cells in premature ovarian insufficiency [J]. Am J Reprod Immunol,2019,11:e13125.

[18] LA M A,BROZZETTI A,SIGHINOLFI G,et al. Primary ovarian insufficiency:autoimmune causes [J]. Curr Opin Obstet Gynecol,2010,22(4):277-282.

[19] OTSUKA N,TONG Z B,VANEVSKI K,et al. Autoimmune oophoritis with multiple molecular targets mitigated by transgenic expression of mater[J]. Endocrinology,2011,152(6):2465-2473.

[20] SILVA CA,YAMAKAMI L Y,AIKAWA N E,et al. Autoimmune primary ovarian insufficiency[J]. Autoimmun Rev,2014,13(4-5):427-430.

[21] BARBOSA B F,LOPES-MARIA J B,GOMES A O,et al. IL10,TGF beta1,and IFN gamma modulate intracellular signaling pathways and cytokine production to control Toxoplasma gondii infection in BeWo trophoblast cells [J]. Biology of reproduction,2015,92(3):82-83.

[22] CLARK D A,BLOIS S,KANDIL J,et al. Reduced uterine indoleamine 2,3-dioxygenase versus increased Th1/Th2 cytokine ratios as a basis for occult and clinical pregnancy failure in mice and humans [J]. American journal of reproductive immunology,2005,54(4):203-216.

[23] DAVOODI S,COOKE R F,FERNANDES A C,et al. Expression of estrus modifies the gene expression profile in reproductive tissues on Day 19 of gestation in beef cows [J]. Theriogenology,2016,85(4):645-655.

[24] GAO Y,WANG P L. Increased CD56(+) NK cells and enhanced Th1 responses in human unexplained recurrent spontaneous abortion [J]. Genetics and molecular research :GMR,2015,14(4):18103-18109.

[25] LEE S H,KIM B J,KIM U H. The critical role of uterine CD31 as a post-progesterone signal in early pregnancy [J]. Reproduction,2017,154(5):595-605.

[26] LYNCH K F,LEE H S,TORN C,et al. Gestational respiratory infections interacting with offspring HLA and CTLA-4 modifies incident beta-cell autoantibodies [J]. Journal of autoimmunity,2018,86:93-103.

[27] MANNELLI C,SZOSTEK A Z,LUKASIK K,et al. Bisphenol A modulates receptivity and secretory function of human decidual cells:an in vitro study [J]. Reproduction,2015,150(2):115-125.

[28] QUINN K E,PROSSER S Z,KANE K K,et al. Inhibition of chemokine (C-X-C motif) receptor four (CXCR4) at the fetal-maternal interface during early gestation in sheep:alterations in expression of chemokines,angiogenic factors and their receptors [J]. Journal of animal science,2017,95(3):1144-1153.

[29] SU N,WANG H,ZHANG B,et al. Maternal natural killer cell immunoglobulin receptor genes and human leukocyte antigen-C ligands influence recurrent spontaneous abortion in the Han Chinese population [J]. Experimental and therapeutic medicine,2018,15(1):327-337.

[30] TAO Y,LI Y H,PIAO H L,et al. CD56(bright)CD25$^+$ NK cells are preferentially recruited to the maternal/fetal interface in early human pregnancy [J]. Cellular & molecular immunology,2015,12(1):77-86.

[31] BENIRSCHKE K,BURTON G J,BAERGEN R N. Pathology of the Human Placenta[M]. Berlin:Springer Berlin Heidelberg,2012.

[32] ATHANASSAKIS I, AIFANTIS Y, MAKRYGIANNAKIS A, et al. Placental tissue from human miscarriages expresses class Ⅱ HLA-DR antigens[J]. American Journal of Reproductive Immunology, 1995, 34(5):281-287.

[33] BEER A E, SIO J O. Placenta as an immunological barrier[J]. Biology of Reproduction, 1982, 26(1):15-27.

[34] BISCHOF P. Pregnancy-associated plasma protein-A: An inhibitor of the complement system[J]. Placenta, 1981, 2(1):29-34.

[35] CROSS J C, WERB Z, FISHER S J. Implantation and the placenta: key pieces of the development puzzle[J]. Science, 1994, 266(5190):1508-1518.

[36] FAULK W P, TEMPLE A. Distribution of beta 2 microglobulin and HLA in chorionic villi of human placentae[J]. Nature, 1976, 262(5571):799-802.

[37] GALBRAITH R M, KANTOR R R S, FERRARA G B, et al. Differential Anatomical Expression of Transplantation Antigens Within the Normal Human Placental Chorionic Villus[J]. American Journal of Reproductive Immunology, 1981, 1(6):331-335.

[38] GAUSTER M, MOSER G, ORENDI K, et al. Factors Involved in Regulat-ing Trophoblast Fusion: Potential Role in the Development of Preeclampsia[J]. Placenta, 2009, 30 (Suppl A):S49-S54.

[39] GENBACEV O, JOSLIN R, DAMSKY C H, et al. Hypoxia alters early gestation human cytotrophoblast differentiation/invasion in vitro and models the placental defects that occur in preeclampsia[J]. The Journal of Clinical Investigation, 1996,97(2):540-550.

[40] GOODFELLOW P N, BARNSTABLE C J, BODMER W F, et al. Expression of HLA system antigens on placenta. [J]. Transplantation, 1976, 22(6):595-603.

[41] JONES H N, POWELL T L, JANSSON T. Regulation of placental nutrient transport review [J]. Placenta, 2007, 28(8-9):763-774.

[42] KAUFMANN P, BLACK S, HUPPERTZ B. Endovascular trophoblast invas-ion: implications for the pathogenesis of intrauterine growth r-etardation and preeclampsia[J]. Biology of Reproduction, 2003, 69(1):1-7.

[423] KAWATA M, PARNES J R, HERZENBERG L A. Transcriptional control of HLA-A,B,C antigen in human placental cytotrophoblast isolated using trophoblast-and HLA-specific monoclonal antibodies and the fluorescence-activated cell sorter[J]. Journal of Experimental Medicine, 1984, 160(3):633-651.

[44] KRABCHI K, GROS-LOUIS F, YAN J, et al. Quantification of all fetal nucleated cells in maternal blood between the 18th and 22nd weeks of pregnancy using molecular cytogenetic techniques[J]. Clinical Genetics, 2001, 60(2):145-150.

[45] LYALL F. Mechanisms regulating cytotrophoblast invasion in normal pregnancy and pre-eclampsia [J]. Australian & New Zealand Journal of Obstetrics & Gynaecology, 2006, 46(4):266-273.

[46] LO Y M, LO E S, WATSON N, et al. Two-way cell traffic between m-other and fetus: biologic and clinical implications[J]. Blood, 1996, 88(11):4390-4395.

[47] MONCADA S, PALMER R M, HIGGS E A. Nitric oxide: physiology, pathophysiology, and pharmacology[J]. Pharmacological Reviews, 1991, 43(2):109-142.

[48] REGNAULT T R, GALAN H L, PARKER T A, et al. Placental development in normal and compromised pregnancies--a review[J]. Placenta, 2002, 23 Suppl A(4):S119-S129.

[49] ROSSANT J, CROSS J C. Placental development:lessons from mouse mutants[J]. Nature Reviews Genetics, 2001, 2(7):538-548.

[50] BLOIS SM, ALBA SOTO CD. Lineage, maturity, and phenotype of uterine murine dendritic cells throughout gestation indicate a protective role in maintaining pregnancy [J]. Biol Reprod, 2004, 70: 1018-1023.

[51] CHAI J, YEUNG WY, LEE CY, et al. Live birth rates following in vitro fertilization in women with thyroid autoimmunity and/or subclinical hypothyroidism [J]. ClinEndocrinol (Oxf), 2014, 80: 122-127.

[52] CHAOUAT G, LEDEE-BATAILLE N. Th1/Th2 paradigm in pregnancy:paradigm lost? Cytokines in pregnancy/ early abortion:reexamining the Th1/Th2 paradigm [J]. Int Arch Allergy Immunol, 2004, 134(2):93-94.

[53] CHOI YK, KWAK-KIM J. Cytokine gene polymorphisms in recurrent spontaneous abortions:a comprehensive review [J]. Am J Reprod Immuno, 2008, 60(2):91-92.

[54] HE H, JING S, GONG F, et al. Effect of thyroid autoimmunity per se on assisted reproduction treatment outcomes:a meta-analysis [J]. Taiwan J Obstet Gynecol, 2016, 55:159-165.

[55] KWAK-KIM J, GILMAN-SACHS A. Clinical implication of natural killer cells and reproduction [J]. Am J Reprod Immunol, 2008, 59:388-400.

[56] KAMMERER U, EGGERT AO, KAPP M, et al. Unique appearance of proliferating antigen-presenting cells expressing DC-SIGN (CD209) in the decidua of early human pregnancy [J]. Am J Pathol, 2003, 162(3):887-896.

[57] MONTELEONE P, PARRINI D, FAVIANAN P, et al. Female infertility related to thyroid autoimmunity:the ovarian follicle hypothesis [J]. Am J ReprodImmunol, 2011, 66:108-114.

[58] PLAKS V, BIRNBERG T, BERKUTZKI T, et al. Uterine DCs are crucial for decidual formation during embryo implantation in mice [J]. J Clin Invest, 2008, 118(12):3954-3965.

[59] ROBERTSON S A. GM-CSF regulation of embryo development and pregnancy [J]. Cytokine Growth Factor Rev, 2007, 18(3-4):287-298.

[60] SHIROTA K, NAGATA Y, HONJOU K, et al. Involvement of anticentromere antibody in interference with oocyte meiosis and embryo cleavage [J]. Fertil & Steril, 2011, 95(8):2729-2731.

[61] SOMERSET D A, ZHENG Y. Normal human pregnancy is associated with an elevation in the immune suppressive $CD25^+CD4^+$ regulatory T-cell subset [J]. Immunology, 2004, 112:38-43.

[62] TAKAHATA Y, NOMUTA. $CD25^+CD4^+$ T cells in human cord blood:an immunoregulatory subset with naïve phenotype and specific expression of forkhead box p3 (Foxp 3) gene [J]. Exp Hematol, 2004, 32(7):622-629.

[63] TAN S, DIETERLE S, PECHLAVANIS S, et al. Thyroid autoantibodies per se do not impair intra-cytoplasmic sperm injection outcome in euthyroid healthy women [J]. Eur J Endocrinol, 2014, 170: 495-500.

[64] TAYADE C, HILCHIE D, HE H, et al. Genetic deletion of placenta growth factor in mice alters uterine NK cells [J]. J Immunol, 2007, 178(7):4267-4268.

[65] TICCONI C, ROTONDI F, VEGLIA M, et al. Antinuclear autoantibodies in women with recurrent pregnancy loss [J]. Am J Reprod Immuno, 2010, 64:384-392.

[66] YING Y, ZHONG YP, ZHOU CQ, et al. Antinuclear antibodies predicts a poor IVF-ET outcome:

Impaired egg and embryo development and reduced pregnancy rate [J]. Immunol Invest, 2012, 41: 458-468.

[67] YING Y, ZHONG YP, ZHOU CQ, et al. A further exploration of the impact of antinuclear antibodieson in vitro fertilization-embryo transfer outcome. Am J Reprod Immuno, 2013, 70(3):221-229.

[68] ZHONG YP, YING Y, WU HT, et al. Relationship between antithyroid antibody and pregnancy outcome following in vitro fertilization and embryo transfer [J]. Int J Med Sci, 2012, 9:121-125.

[69] BRINSTER R L. Germline stem cell transplantation and transgenesis [J]. Science, 2002, 296(5576): 2174-2176.

[70] CHEN Q, DENG T, HAN D. Testicular immunoregulation and spermatogenesis [J]. Semin Cell Dev Biol, 2016, 59:157-165.

[71] DENG T, CHEN Q, HAN D. The roles of TAM receptor tyrosine kinases in the mammalian testis and immunoprivileged sites [J]. Front Biosci (Landmark Ed), 2016, 21:316-327.

[72] DUAN Y G, YU C F, NOVAK N, et al. Immunodeviation towards a Th17 immune response associated with testicular damage in azoospermic men [J]. Int J Androl, 2011, 34(6 Pt 2):e536-545.

[73] FIJAK M, BHUSHAN S, MEINHARDT A. Immunoprivileged sites:The testis[J]. Methods Mol Biol, 2011, 677:459-470.

[74] FIJAK M, SCHNEIDER E, KLUG J, et al. Testosterone replacement effectively inhibits the development of experimental autoimmune orchitis in rats:evidence for a direct role of testosterone on regulatory T cell expansion [J]. J Immunol, 2011, 186(9):5162-5172.

[75] JACOBO P, GUAZZONE V A, JARAZO-DIETRICH S, et al. Differential changes in CD4+ and CD8+ effector and regulatory T lymphocyte subsets in the testis of rats undergoing autoimmune orchitis [J]. J Reprod Immunol, 2009, 81(1):44-54.

[76] KEIR M E, BUTTE M J, FREEMAN G J, et al. PD-1 and its ligands in tolerance and immunity [J]. Annu Rev Immunol, 2008, 26:677-704.

[77] LI N, WANG T, HAN D S. Structural, cellular and molecular as-pects of immune privilege in the testis[J]. Front Immunol, 2012,3:152-153.

[78] MOK K W, MRUK D D, CHENG C Y. Regulation of Blood-Testis Barrier (BTB) Dynamics during Spermatogenesis via the "Yin" and "Yang" Effects of Mammalian Target of Rapamycin Complex 1 (mTORC1) and mTORC2 [J]. Int Rev Cell Mol Biol, 2013, 301:291-358.

[79] PHILLIPS D J, DE KRETSER D M, HEDGER M P. Activin and related proteins in inflammation: not just interested bystanders [J]. Cytokine Growth Factor Rev, 2009, 20(2):153-164.

[80] ROTHLIN C V, GHOSH S, ZUNIGA E I, et al. TAM receptors are pleiotropic inhibitors of the innate immune response [J]. Cell, 2007, 131(6):1124-1136.

[81] SHANG T, ZHANG X, WANG T, et al. Toll-like receptor-initiated testicular innate immune responses in mouse Leydig cells [J]. Endocrinology, 2011, 152(7):2827-2836.

[82] SUN B, QI N, SHANG T, et al. Sertoli cell-initiated testicular innate immune response through toll-like receptor-3 activation is negatively regulated by Tyro3, Axl, and mer receptors [J]. Endocrinology, 2010, 151(6):2886-2897.

[83] ZHANG X, WANG T, DENG T, et al. Damaged spermatogenic cells induce inflammatory gene expression in mouse Sertoli cells through the activation of Toll-like receptors 2 and 4 [J]. Mol Cell Endocrinol, 2013, 365(2):162-173.

[84] ZHANG Y, LI N, CHEN Q, et al. Breakdown of immune homeostasis in the testis of mice lacking Tyro3, Axl and Mer receptor tyrosine kinases [J]. Immunol Cell Biol, 2013, 91(6):416-426.

[85] ZHU W W, ZHAO S T, XUE S P, et al. Immune privilege and innate immunity in the testis (in Chinese)[J]. Chin Sci Bull (Chin Ver), 2014, 59:2652-2662

[86] WALTER K H, KRAUSE. Immune infertility [M]. Berlin:Springer Verlag,2009.

[87] ELLIS P J, YU Y, ZHANG S. Transcriptional dynamics of the sex chromosomes and the search for offspring sex-specificantigens in sperm[J]. Reproduction,2011,142(5):609-619.

[88] ITO C, TOSHIMORI K. Acrosome markers of human sperm[J]. Anat Sci Int, 2016,91(2):128-142.

[89] PLOSKONOS M V, NIKOLAEV A A. Effect of Chlamydia trachomatis lipopolysaccharides on sperm apoptosis and development of male infertility[J]. Urologiia,2014,1:84-87.

[90] ROLLAND A D, LAVIGNE R, DAULY C, et al. Identification of genital tract markers in the human seminal plasma using an integrative genomics approach[J]. Human Reprod,2013,28:199-209.

[91] BALANDYA E, SHETH S, SANDERS K, et al. Semen protects CD4$^+$ target cells from HIV infection but promotes the preferential transmission of R5 tropic HIV [J]. J Immunol, 2010, 185(12): 7596-7604.

[92] CAMUS C, MATUSALI G, BOURRY O, et al. Comparison of the effect of semen from HIV-infected and uninfected men on CD4$^+$ T-cell infection [J]. AIDS, 2016, 30(8):1197-1208.

[93] CASTIGLIONE R, SALEMI M, VICARI LO, et al. Relationship of semen hyperviscosity with IL-6, TNF-alpha, IL-10 and ROS production in seminal plasma of infertile patients with prostatitis and prostato-vesiculitis [J]. Andrologia, 2014, 46(10):1148-1155.

[94] CELIK O, KUTLU O, TEKCAN M, et al. Role of TNF-related apoptosis-inducing ligand (TRAIL) in the pathogenesis of varicocele-induced testicular dysfunction [J]. Asian J Androl, 2013, 15(2): 269-274.

[95] FRACZEK M, KURPISZ M. Cytokines in the male reproductive tract and their role in infertility disorders [J]. J Reprod Immunol, 2015, 108:98-104.

[96] FRACZEK M, SANOCKA D, KAMIENICZNA M, et al. Proinflammatory cytokines as an intermediate factor enhancing lipid sperm membrane peroxidation in in vitro conditions [J]. J Androl, 2008, 29(1):85-92.

[97] FRACZEK M, SZUMALA-KAKOL A, DWORACKI G, et al. In vitro reconstruction of inflammatory reaction in human semen:effect on sperm DNA fragmentation [J]. J Reprod Immunol, 2013, 100 (1):76-85.

[98] GALDIERO F, TUFANO MA, DE MARTINO L, et al. Inhibition of macrophage phagocytic activity by SV-IV, a major protein secreted from the rat seminal vesicle epithelium [J]. J Reprod Immunol, 1989, 16(3):269-284.

[99] HAJIZADEH MALEKI B, TARTIBIAN B. Moderate aerobic exercise training for improving reproductive function in infertile patients:A randomized controlled trial [J]. Cytokine, 2017, 92:55-67.

[100] JIANG L, ZHENG T, HUANG J, et al. Association of semen cytokines with reactive oxygen species and histone transition abnormalities [J]. J Assist Reprod Genet, 2016, 33(9):1239-1246.

[101] KOKAB A, AKHONDI MM, SADEGHI MR, et al. Raised inflammatory markers in semen from men with asymptomatic chlamydial infection [J]. J Androl, 2010, 31(2):114-120.

[102] LEISEGANG K, BOUIC PJ, HENKEL RR. Metabolic syndrome is associated with increased semi-

nal inflammatory cytokines and reproductive dysfunction in a case-controlled male cohort [J]. Am J Reprod Immunol, 2016, 76(2):155-163.

[103] MARTINEZ P, PROVERBIO F, CAMEJO MI. Sperm lipid peroxidation and pro-inflammatory cytokines [J]. Asian J Androl, 2007, 9(1):102-107.

[104] MASSON P, BRANNIGAN RE. The varicocele [J]. Urol Clin North Am, 2014, 41(1):129-144.

[105] METAFORA S, ESPOSITO C, CAPUTO I, et al. Seminal vesicle protein IV and its derived active peptides:a possible physiological role in seminal clotting [J]. Semin Thromb Hemost, 2007, 33(1):53-59.

[106] NIKOLAEVA MA, BABAYAN AA, STEPANOVA EO, et al. The relationship of seminal transforming growth factor-beta1 and interleukin-18 with reproductive success in women exposed to seminal plasma during IVF/ICSI treatment [J]. J Reprod Immunol, 2016, 117:45-51.

[107] PEREZ CV, SOBARZO CM, JACOBO PV, et al. Loss of occludin expression and impairment of blood-testis barrier permeability in rats with autoimmune orchitis:effect of interleukin 6 on Sertoli cell tight junctions [J]. Biol Reprod, 2012, 87(5):122-123.

[108] PILATZ A, HUDEMANN C, WOLF J, et al. Metabolic syndrome and the seminal cytokine network in morbidly obese males [J]. Andrology, 2017, 5(1):23-30.

[109] SHARKEY DJ, TREMELLEN KP, BRIGGS NE, et al. Seminal plasma transforming growth factor-beta, activin A and follistatin fluctuate within men over time [J]. Hum Reprod, 2016, 31(10):2183-2191.

[110] VAZQUEZ L, MARIN B, VEAUTE C. Antisperm antibodies:invaluable tools toward the identification of sperm proteins involved in fertilization [J]. Am J Reprod Immunol, 2014, 72(2):206-218.

[111] CHIU W, CHAMLEY. Clinical associations and mechanisms of action of antisperm antibodies [J]. Fertil Steril, 2004, 82(3):529-535.

[112] LEE R. Value of serum antisperm antibodies in diagnosing obstructive azoospermia [J]. J Urol, 2009, 181(1):264-269.

[113] RESTREPO B, CARDONA M. Antisperm antibodies and fertility association [J]. Actas Urol Esp, 2013, 37(9):571-578.

[114] LU J C, HUANG Y F, LU N Q. Antisperm immunity and infertility [J]. Expert Rev Clin Immunol, 2008, 4(1):113-126.

[115] HENDERSON TA, SAUNDERS PT, MOFFETT-KING A, et al. Steroid receptor expression in uterine natural killer cells [J]. J Clin Endocrinol Metab, 2003, 88(1):440-449.

[116] HIGUMA-MYOJO S, SASAKI Y, MIYAZAKI S, et al. Cytokine profile of natural killer cells in early human pregnancy [J]. Am J Reprod Immunol, 2005, 54:21-29.

[117] KARAMI N, BOROUJERDNIA MG, NIKBAKHT R, et al. Enhancement of peripheral blood CD56dim cell and NK cell cytotoxicity in women with recurrent spontaneous abortion or in vitro fertilization failure [J]. J Reprod Immunol, 2012, 95(1-2): 87-92.

[118] KATANO K, SUZUKI S, OZAKI Y, et al. Peripheral natural killer cell activity as a predictor of recurrent pregnancy loss:a large cohort study [J]. Fertil & Steril, 2013, 100(6):1629-1634.

[119] KOPCOW HD, ALLAN DSJ, CHEN X, et al. Human decidual NK cells form immature activating synapses and are not cytotoxic [J]. PNAS, 2005, 102: 15563-15568.

[120] LEDEE N, PETITBARAT M, CHEVRIER L, et al. The uterine immune profile may help women

with repeated unexplained embryo implantation failure after in vitro fertilization [J]. Am J Reprod Immunol, 2016, 75:388-401.

[121]  QUENBY S, NIK H, INNES B, et al. Uterine natural killer cells and angiogenesis in recurrent reproductive failure [J]. Hum Reprod, 2009, 24(1):45-54.

[122]  SESHADRI S , SUNKARA SK. Natural killer cells in female infertility and recurrent miscarriage:a systematic review and meta-analysis [J]. Hum Reprod Update, 2013, 20(3):429-438.

[123]  TANG AW, ALFIREVIC Z, TURNER MA, et al. A feasibility trial of screening women with idiopathic recurrent miscarriage for high uterine natural killer cell density and randomizing to prednisolone or placebo when pregnant [J]. Hum Reprod, 2013, 28(7):1743-1752.

[124]  TUCKERMAN E, LAIRD SM, PRAKASH A, et al. Prognostic value of the measurement of uterine natural killer cells in the endometrium of women with recurrent miscarriage[J]. Hum Reprod, 2007, 22(8):2208-2213.

[125]  TUCKERMAN E, MARIEE N, PRAKASH A, et al. Uterine natural killer cells in peri-implantation endometrium from women with repeated implantation failure after IVF [J]. J Reprod Immunol, 2010, 87(1-2):60-66.

[126]  ASTON K I,UREN P J,JENKINS T G,et al. Aberrant sperm DNA methylation predicts male fertility status and embryo quality[J]. Fertility and Sterility,2015, 104(6):1388-1397.

[127]  COMBA C,BASTU E,DURAL O,et al. Role of inflammatory mediators in patients with recurrent pregnancy loss[J]. Fertility and sterility,2015,104(6):1467-1474.

[128]  GARRIDO-GIMENEZ C, ALIJOTAS-REIG J. Recurrent miscarriage:causes,evaluation and management[J]. Postgraduate medical journal,2015,91(1073):151-162.

[129]  KIRKPATRICK G,REN H,LIEHR T,et al. Meiotic and sperm aneuploidy studies in three carriers of Robertsonian translocations and small supernumerary marker chromosomes[J]. Fertility and Sterility,2015,103(5):1162-1169.

[130]  KOVAC J R,LIPSHULTZ L I. Sperm morphology and reproductive success[J]. Asian J Androl, 2016, 18(3):402-403.

[131]  KUON RJ,STROWITZKI T,SOHN C,et al. Immune profiling in patients with recurrent miscarriage[J]. Journal of reproductive immunology,2015,108:136-141.

[132]  MAXWELL S M,COLLS P,HODES-WERTZ B,et al. Why do euploid embryos miscarry? A case-control study comparing the rate of aneuploidy within presumed euploid embryos that resulted in miscarriage or live birth using next-generation sequencing[J]. Fertility and Sterility,2016,106(6): 1414-1419.

[133]  MOORE G E,ISHIDA M,DEMETRIOU C,et al. The role and interaction of imprinted genes in human fetal growth[J]. Philos Trans R Soc Lond B Biol Sci,2015,370(1663):20140074.

[134]  OLSZEWSKA M,BARCISZEWSKA M Z,FRACZEK M,et al. Global methylation status of sperm DNA in carriers of chromosome structural aberrations[J]. Asian J Androl,2017, 19(1):117-124.

[135]  QURESHI OS,ZHENG Y,NAKAMURA K,et al. Trans-endocytosis of CD80 and CD86:a molecular basis for the cell-extrinsic function of CTLA-4[J]. Science,2011,332 (6029):600-603.

[136]  RAMOS L,DAINA G,DEL R J,et al. Comprehensive preimplantation genetic screening and sperm deoxyribonucleic acid fragmentation from three males carrying balanced chromosome rearrangements [J]. Fertility and Sterility,2015,104(3):681-687.

[137] WILAND E,FRACZEK M,OLSZEWSKA M,et al. Topology of chromosome centromeres in human sperm nuclei with high levels of DNA damage[J]. Sci Rep,2016, 6:31614.

[138] WU L,LUO LH,ZHANG YX,et al. Alteration of Th17 and Treg cells in patients with unexplained recurrent spontaneous abortion before and after lymphocyte immunization therapy[J]. Reproductive biology and endocrinology:RB&E,2014,12:74-75.

[139] YU B,ZHOU H,LIU M,et al. Epigenetic Alterations in Density Selected Human Spermatozoa for Assisted Reproduction[J]. PLoS One,2015, 10(12):e0145585.

[140] YUAN J,LI J,HUANG S Y,et al. Characterization of the subsets of human NKT-like cells and the expression of Th1/Th2 cytokines in patients with unexplained recurrent spontaneous abortion[J]. Journal of reproductive immunology,2015,110:81-88.

[141] ZIDI-JRAH I, HAJLAOUI A, MOUGOU-ZERELLI S, et al. Relationship between sperm aneuploidy,sperm DNA integrity,chromatin packaging,traditional semen parameters,and recurrent pregnancy loss[J]. Fertility and Sterility,2016,105(1):58-64.

[142] BOBAK L,BOBAKOVA D,VACZY Z,et al. Incidence of antibodies in women after failure of assisted reproduction[J]. Bratisl Lek Listy,2014,115( 3) :145-149.

[143] COUGHLAN C,LEDGER W, WANG Q,et al. Recurrent implantation failure:definition and management [J]. Reprod Biomed Online,2014,28(1):14-38.

[144] IDETA A,SAKAI S,NAKAMURA Y,et al. Administration of peripheral blood mononuclear cells into the uterine horn to improve pregnancy rate following bovine embryo transfer[J]. Anim Reprod Sci,2010,117 (1/2):18-23.

[145] KANYO K,ZEKE J,KRISTON R,et al. The impact of laser-assisted hatching on the outcome of frozen human embryo transfer cycles [J]. Zygote,2016,24(5):742-747.

[146] OKITSU O, KIYOKAWA M, ODA T,et al. Intrauterine administration of autologous peripheral blood mononuclear cells increases clinical pregnancy rates in frozen /thawed embryo transfer cycles of patients with repeated implantation failure[J]. J Reprod Immunol,2011,92(1/2):82-87.

[147] RUIZ-ALONSO M,BLESA D,DIAZ-GIMENO P,et al. The endometrial receptivity array for diagnosis and personalized embryo transfer as a treatment for patients with repeated implantation failure [J]. Fertil Steril,2013,100(3):818-824.

[148] SAFARI S,FARAMARZI A,AGHA-RAHIMI A,et al. Live birth in a woman with recurrent implantation failure and adenomyosis following transfer of refrozen-warmed embryos [J]. Clin Exp Reprod Med,2016,43(3):181-184.

[149] BROWNM B,VON C M,ALLAM A B,et al. M1/M2 macrophage polarity in normal and complicated pregnancy[J]. Front Immunol,2014,5:606-607.

[150] FAAS M M,SPAANS F,DE V P. Monocytes and macrophages in pregnancy and pre-eclampsia[J]. Front Immunol,2014,5:298-299.

[151] GIAGLIS S,STOIKOU M,GRIMOLIZZI F,et al. Neutrophil migration into the placenta:Good,bad or deadly? [J]. Cell Adhesion & Migration,2016,10:208-225.

[152] LIU Z Z,SUNG Q,HU X H,et al. The transdifferentiation of regulatory T and Th17 cells in autoimmune/inflammatory diseases and its potential implications in pregnancy complications[J]. Am J Reprod Immunol,2017,78(2):1-7.

[153] PRABHU D M,BONNEY E,CARON K,et al. Immune mechanisms at the maternal-fetal interface:

perspectives and challenges[J]. Nature immunology,2015,16(4):328-334.

[154] RUOCCOM G,CHAOUAT G,FLOREZ L,et al. Regulatory T-cells in pregnancy:historical perspective,state of the art,and burning questions[J]. Front Immunol,2014,5:389-390.

[155] SICA A,ERRENI M,ALLAVENA P,et al. Macrophage polarization in pathology[J]. Cell Mol Life Sci,2015,72(21):4111-4126.

[156] TSAOF Y,WU M Y,CHANG Y L,et al. M1 macrophages decrease in the deciduae from normal pregnancies but not from spontaneous abortions or unexplained recurrent spontaneous abortions[J]. J Formos Med Assoc, 2018,117(3):204-211 .

[157] WANGY Q,WURTZP,AURO K,et al. Metabolic profiling of pregnancy:cross-sectional and longitudinal evidence[J]. BMC Med,2016,14(1):205-206.

[158] WEINBERG S E,SENAL A,CHANDEL N S. Mitochondria in the regulation of innate and adaptive immunity[J]. Immunity,2015,42(3):406-417.

[159] ZHOU D,HUANG C,LIN Z,et al. Macrophage polarization and function with emphasis on the evolving roles of coordinated regulation of cellular signaling pathways[J]. Cell Signal, 2014,26(2): 192-197.

[160] ALFADHLI E M. Gestational diabetes mellitus[J]. Saudi Med J,2015,36(4):399-406.

[161] AMERICAN DIABETES ASSOCIATION. 2 Classification and Diagnosis of Diabetes[J]. Diabetes Care,2016,39 (Suppl 1):S13-22.

[162] GUO C C,JIN Y M,LEE K K,et al. The relationships between HLA class II alleles and antigens with gestational diabetes mellitus:A meta-analysis[J]. Sci Rep,2016,6:35005.

[163] HOD M,KAPUR A,SACKS D A,et al. The International Federation of Gynecology and Obstetrics (FIGO) Initiative on gestational diabetes mellitus:A pragmatic guide for diagnosis,management,and care[J]. Int J Gynaecol Obstet,2015,131( Suppl 3):S173-211.

[164] KAMPMANN U,MADSEN L R,SKAJAA G O,et al. Gestational diabetes:A clinical update[J]. World J Diabetes,2015,6(8):1065-1072.

[165] LENG J,SHAO P,ZHANG C,et al. Prevalence of gestational diabetes mellitus and its risk factors in Chinese pregnant women:a prospective population-based study in Tianjin,China[J]. PLoS One, 2015,10(3):e0121029.

[166] LIANG H L,MA S J,XIAO Y N,et al. Comparative efficacy and safety of oral antidiabetic drugs and insulin in treating gestational diabetes mellitus:An updated PRISMA-compliant network meta-analysis[J]. Medicine (Baltimore),2017,96(38):e7939.

[167] SCHOENAKER D A J M,MISHRA G D. Association Between Age at Menarche and Gestational Diabetes Mellitus:The Australian Longitudinal Study on Women's Health[J]. Am J Epidemiol, 2017, 185(7):554-561.

[168] ZHANG C,BAO W,RONG Y,et al. Genetic variants and the risk of gestational diabetes mellitus:a systematic review[J]. Hum Reprod Update,2013,19(4):376-390.

[169] ZHOU Z,XIANG Y,JI L,et al. Frequency,immunogenetics,and clinical characteristics of latent autoimmune diabetes in China (LADA China study):a nationwide,multicenter,clinic-based cross-sectional study[J]. Diabetes,2013,62(2):543-550.

[170] ZHU W W,YANG H X,WEI Y M,et al. Evaluation of the value of fasting plasma glucose in the first prenatal visit to diagnose gestational diabetes mellitus in china[J]. Diabetes Care,2013,36(3):

586-590.

[171] AHN S H,EDWARDS A K,SINGH S S,et al. IL-17A contributes to the pathogenesis of endometriosis by triggering pro-inflammatory cytokines and angiogenic growth factors [J]. Journal of Immunology,2015,195(6):2591.

[172] BROWN J,FARQUHAR C. An overview of treatments for endometriosis [J]. Jama,2015,313(3):296-297.

[173] DING D,LIU X,DUAN J,et al. Platelets are an unindicted culprit in the development of endometriosis:clinical and experimental evidence [J]. Human Reproduction,2015,30(4):812-832.

[174] KOHL SCHWARTZ A S,WÖLFLER M M,MITTER V,et al. Endometriosis,especially mild disease:a risk factor for miscarriages [J]. Fertility & Sterility,2017,108(5):806-814.

[175] HAN S J,JUNG S Y,WU S P,et al. Estrogen receptor β modulates apoptosis complexes and the inflammasome to drive the pathogenesis of endometriosis [J]. Cell,2015,163(4):960-974.

[176] MCKINNON B D,KOCBEK V,NIRGIANAKIS K,et al. Kinase signaling pathways in endometriosis:potential targets for non-hormonal therapeutics [J]. Human Reproduction Update,2016,22(3):382-403.

[177] SIGNORILE P G,BALDI A. New evidence in endometriosis [J]. International Journal of Biochemistry & Cell Biology,2015,60:19-22.

[178] UPSON K,SATHYANARAYANA S,SCHOLES D,et al. Early-life factors and endometriosis risk [J]. Fertility & Sterility,2015,104(4):964-971.

[179] VERCELLINI P,SOMIGLIANA E,FEDELE L. Endometriosis:pathogenesis and treatment [J]. Nature Reviews Endocrinology,2014,10(5):261-275.

[180] VETVICKA V,LAGANà A S,SALMERI F M,et al. Regulation of apoptotic pathways during endometriosis:from the molecular basis to the future perspectives [J]. Archives of Gynecology & Obstetrics,2016,294(5):897-904.

[181] VINCENZA S,MARTIN G,ANTONIO SIMONE L,et al. Correlation between dioxin and endometriosis:an epigenetic route to unravel the pathogenesis of the disease [J]. Archives of Gynecology & Obstetrics,2015,292(5):973-986.

[182] ZHANG T,CAROLIS CD,MAN GCW,et al. The link between immunity,autoimmunity and endometriosis:a literature update [J]. Autoimmunity Reviews,2018,17(10):945-955.

[183] ZHANG T,ZHOU JH,MAN GCW,et al. MDSCs drive the process of endometriosis by enhancing angiogenesis and are a new potential therapeutic target [J]. European Journal of Immunology,2018,48(6):1059-1073.

[184] HAN SJ,JUNG SY,WU SP,et al. Estrogen receptorβmodulates apoptosis complexes and the inflammasome to drive the pathogenesis of endometriosis [J]. Cell,2015,163(4):960-974.

[185] SANTORO N F,COOPER A R. Primary Ovarian Insufficiency:A Clinical Guide to Early Menopause[M]. Switzerland:Springer International Publishing,2016.

[186] EBRAHIMI M,AKBARI ASBAGH F. The role of autoimmunity in premature ovarian failure[J]. Iran J Reprod Med,2015,13(8):461-472.

[187] GOLD E B,CRAWFORD S L,AVIS N E,et al. Factors related to age at natural menopause:longitudinal analyses from SWAN[J]. Am J Epidemiol,2013,178(1):70-83.

[188] HAYASHI K,SAITOU M. Generation of eggs from mouse embryonic stem cells and induced pluri-

potent stem cells[J]. Nat Protoc,2013,8(8):1513-1524.

[189] JANKOWSKA K. Premature ovarian failure[J]. Prz Menopauzalny,2017,16(2):51-56.

[190] KAWAMURA K,CHENG Y,SUZUKI N,et al. Hippo signaling disruption and Akt stimulation of ovarian follicles for infertility treatment[J]. Proc Natl Acad Sci USA,2013,110(43):17474-17479.

[191] KOMOROWSKAB. Autoimmune premature ovarian failure[J]. Prz Menopauzalny,2016,15(4):210-214.

[192] SILVA C A,YAMAKAMI L Y,AIKAWA NE,et al. Autoimmune primary ovarian insufficiency[J]. Autoimmun Rev,2014,13:427-430.

[193] SINGH N,ZANGM O R,KUMAR S,et al. A prospective study on role of dehydroepiandrosterone (DHEA) on improving the ovarian reserve markers in infertile patients with poor ovarian reserve [J]. Gynecol Endocrinol,2013,29(11):989-992.

[194] WU X,CAI H,KALLIANPUR A,et al. Impact of premature ovarian failure on mortality and morbidity among Chinese women[J]. PLoS One,2014,9(3):e89597.

[195] YEUNG T W,CHAI J,LI R H,et al. A randomized,controlled,pilot trial on the effect of dehydroepiandrosterone on ovarian response markers,ovarian response,and in vitro fertilization outcomes in poor responders[J]. Fertil Steril,2014,102(1):108-115.

[196] ZHAI J,YAO G,DONG F. In Vitro Activation of Follicles and Fresh Tissue Auto-transplantation in Primary Ovarian Insufficiency Patients[J]. J Clin Endocrinol Metab,2016,101(11):4405-4412.

[197] AZZIZ R,CARMINA E,DEWAILLY D,et al. Positions statement:criteria for defining polycystic ovary syndrome as a predominantly hyperandrogenic syndrome:an Androgen Excess Society guideline [J]. J Clin Endocrinol Metab,2006,91(11):4237-4245.

[198] BARTHELMESS E K,NAZ R K. Polycystic ovary syndrome:current status and future perspective [J]. Front Biosci (Elite Ed),2014,6:104-119.

[199] CHEN Z J,SHI Y,SUN Y,et al. Fresh versus Frozen Embryos for Infertility in the Polycystic Ovary Syndrome[J]. N Engl J Med,2016,375(6):523-533.

[200] DE LEO V,MUSACCHIO M C,CAPPELLI V,et al. Genetic,hormonal and metabolic aspects of PCOS:an update[J]. Reprod Biol Endocrinol,2016,14(1):38-39.

[201] DU D,LI X. The relationship between thyroid and polycystic ovary syndrome:a meta-analysis[J]. Int J Clin Exp Med,2013,6(10):880-889.

[202] ESCOBAR-MORREALE H F,ROLDáN-MARTíN M B. Type 1 Diabetes and Polycystic Ovary Syndrome:Systematic Review and Meta-analysis[J]. Diabetes Care,2016,39(4):639-648.

[203] HAQQ L,MCFARLANE J,DIEBERG G,et al. Effect of lifestyle intervention on the reproductive endocrine profile in women with polycystic ovarian syndrome:a systematic review and meta-analysis [J]. Endocr Connect,2014,3(1):36-46.

[204] LAMOS E M,MALEK R,DAVIS S N. GLP-1 receptor agonists in the treatment of polycystic ovary syndrome[J]. Expert Rev Clin Pharmacol,2017,10(4):401-408.

[205] PAL L. Polycystic Ovary Syndrome:Current and Emerging Concepts [M]. New York:Springer,2016.

[206] ROQUE M,TOSTES A C,VALLE M,et al. Letrozole versus clomiphene citrate in polycystic ovary syndrome:systematic review and meta-analysis[J]. Gynecol Endocrinol,2015,31(12):917-921.

[207] ROTTERDAM ESHRE/ASRM-SPONSORED PCOS CONSENSUS WORKSHOP GROUP. Re-

vised 2003 consensus on diagnostic criteria and long-term health risks related to polycystic ovary syndrome[J]. Fertil Steril,2004,81(1):19-25.

[208] SIRMANS S M,PATE KA. Epidemiology,diagnosis,and management of polycystic ovary syndrome [J]. Clin Epidemiol,2013,6:1-13.

[209] WANG F,PAN J,LIU Y,et al. Alternative splicing of the androgen receptor in polycystic ovary syndrome[J]. Proc Natl Acad Sci USA,2015,112(15):4743-4748.

[210] AGARWAL A,ALLAMANENI SS. Role of free radicals in female reproductive diseases and assisted reproduction [J]. Reprod Biomed Online,2004,9(3):338-347.

[211] COCUZZA M,SIKKA SC,ATHAYDE KS,et al. Clinical relevance of oxidative stress and sperm chromatin damage in male infertility:an evidence based analysis [J]. Int Braz J Urol,2007,33(5): 603-621.

[212] DE ALMEIDA JL,CAMPOS LM,PAIM LB,et al. Renal involvement in Henoch-Schonlein purpura: a multivariate analysis of initial prognostic factors [J]. J Pediatr (Rio J),2007,83(3):259-266.

[213] ESTEVES SC,SCHNEIDER DT,VERZA S,JR. Influence of antisperm antibodies in the semen on intracytoplasmic sperm injection outcome [J]. Int Braz J Urol,2007,33(6):795-802.

[214] FIJAK M,MEINHARDT A. The testis in immune privilege [J]. Immunol Rev,2006,213:66-81.

[215] GUAZZONE VA,JACOBO P,THEAS MS,et al. Cytokines and chemokines in testicular inflammation:A brief review [J]. Microsc Res Tech,2009,72(8):620-628.

[216] HEDGER MP,MEINHARDT A. Cytokines and the immune-testicular axis [J]. J Reprod Immunol, 2003,58(1):1-26.

[217] JACOBO P,GUAZZONE VA,THEAS MS,et al. Testicular autoimmunity [J]. Autoimmun Rev, 2011,10(4):201-204.

[218] LU Y,BHUSHAN S,TCHATALBACHEV S,et al. Necrosis is the dominant cell death pathway in uropathogenic Escherichia coli elicited epididymo-orchitis and is responsible for damage of rat testis [J]. PLoS One,2013,8(1):e52919.

[219] MA W,LI S,MA S,et al. Zika Virus Causes Testis Damage and Leads to Male Infertility in Mice [J]. Cell,2016,167(6):1511-1524.

[220] MACIVER H,HORDON L. An unusual case of testicular pain [J]. Clin Rheumatol,2009,28(3): 351-352.

[221] MASARANI M,WAZAIT H,DINNEEN M. Mumps orchitis [J]. J R Soc Med,2006,99(11): 573-575.

[222] RIVAL C,GUAZZONE VA,THEAS MS,et al. Pathomechanism of autoimmune orchitis [J]. Andrologia,2005,37(6):226-227.

[223] SHEFI S,TUREK PJ. Definition and current evaluation of subfertile men [J]. Int Braz J Urol,2006, 32(4):385-397.

[224] SHIBAHARA H,KORIYAMA J,SHIRAISHI Y,et al. Diagnosis and treatment of immunologically infertile women with sperm-immobilizing antibodies in their sera [J]. J Reprod Immunol,2009,83(1-2):139-144.

[225] SHIRAISHI Y,SHIBAHARA H,KORIYAMA J,et al. Incidence of antisperm antibodies in males with systemic autoimmune diseases [J]. Am J Reprod Immunol,2009,61(3):183-189.

[226] SILVA CA,COCUZZA M,BORBA EF,et al. Cutting-edge issues in autoimmune orchitis [J]. Clin

Rev Allergy Immunol,2012,42(2):256-263.

[227] SOARES PM,BORBA EF,BONFA E,et al. Gonad evaluation in male systemic lupus erythematosus [J]. Arthritis Rheum,2007,56(7):2352-2361.

[228] STREET EJ,JUSTICE ED,KOPA Z,et al. The 2016 European guideline on the management of epididymo-orchitis [J]. Int J STD AIDS,2017,28(8):744-749.

[229] ALTUNTAS CZ,DANESHGARI F,VEIZI E. A novel murine model of chronic prostatitis/chronic pelvic pain syndrome (CP/CPPS) induced by immunization with a spermine binding protein (p25) peptide[J]. Am J Physiol Regul Integr Comp Physiol,2013,304(6):R415-22.

[230] BOROVSKAYA T G,FOMINA T I,KSENEVA S I,et al. Simulation of category ⅢB prostatitis[J]. Bull Exp Biol Med,2015,158(3):385-7.

[231] BRESER ML,MOTRICH RD,SANCHEZ LR. Expression of CXCR3 on specific T cells is essential for homing to the prostate gland in an experimental model of chronic prostatitis/chronic pelvic pain syndrome[J]. J Immunol,2013,190(7):3121-33

[232] DONE JD,RUDICK CN,QUICK ML. Role of mast cells in male chronic pelvic pain[J]. J Urol, 2012,187(4):1473-82.

[233] LEE S W,LIONG M L,YUEN K H,et al. Acupuncture and immune function in chronic prostatitis/chronic pelvic pain syndrome:a randomized,controlled study[J]. Complement Ther Med,2014,22 (6):965-9.

[234] MOTRICH R D,BRESER M L,SANCHEZ L R,et al. IL-17 is not essential for inflammation and chronic pelvic pain development in an experimental model of chronic prostatitis/chronic pelvic pain syndrome[J]. Pain,2016,157(3):585-97.

[235] MURPHY S F,SCHAEFFER A J,DONE J,et al. IL17 Mediates pelvic pain in experimental autoimmune prostatitis (EAP)[J]. PLoS One,2015,10(5):e0125623.

[236] MURPHY S F,SCHAEFFER A J,Thumbikat P. Immune mediators of chronic pelvic pain syndrome [J]. Nat Rev Urol,2014,11(5):259-69.

[237] QIAN L,LI S B,ZHOU Y,et al. Determination of CD64 for the Diagnosis of Bacterial Chronic Prostatitis[J]. Am J Reprod Immunol,2015,74(4):309-12.

[238] SCHWARTZ E S,XIE A,LA J H,et al. Nociceptive and inflammatory mediator upregulation in a mouse model of chronic prostatitis[J]. Pain,2015,156(8):1537-44.

[239] YAMAMICHI F,SHIGEMURA K, ARAKAWA S,et al. CD-163 correlated with symptoms (pain or discomfort) of prostatic inflammation[J]. Int J Clin Exp Pathol,2015,8(3):2408-14.

[240] Zhang ZY,Schluesener HJ. HDAC inhibitor MS-275 attenuates the inflammatory reaction in rat experimental autoimmuneprostatitis[J]. Prostate,2012,72(1):90-9.

[241] BELLONI V,SORCI G,PACCAGNIN E,et al. Disrupting immune regulation incurs transient costs in male reproductive function[J]. PLoS One,2014,9(1):e84606.

[242] BOZHEDOMOV V A,LIPATOVA N A,ALEXEEV R A,et al. The role of the antisperm antibodies in male infertility assessment after microsurgical varicocelectomy[J]. Andrology,2014,2(6):847-855.

[243] CHEN Q,DENG T,HAN D. Testicular immunoregulation and spermatogenesis[J]. Semin Cell Dev, Biol,2016,59:157-165.

[244] CHEN S J,DUAN Y G,HAIDL G,et al. Predomination of IL-17-producing tryptase-positive/chy-

mase-positive mast cells in azoospermic chronic testicular inflammation[J]. Andrologia,2016,48(6): 617-625.

[245] CUI D, HAN G,SHANG Y,et al. Antisperm antibodies in infertile men and their effect on semen parameters:a systematic review and meta-analysis[J]. Clin Chim Acta,2015,444:29-36.

[246] FRACZEK M,KURPISZ M. Cytokines in the male reproductive tract and their role in infertility disorders[J]. J Reprod Immunol,2015,108:98-104.

[247] MUSHA M,HIRAI S,NAITO M,et al. The effects of adjuvants on autoimmune responses against testicular antigens in mice[J]. J Reprod Dev,2013,59(2):139-144.

[248] PELLICCIONE F, DANGELI A, CINQUE B,et al. Activation of the immune system and sperm DNA fragmentation are associated with idiopathic oligoasthenoteratospermia in men with couple subfertility[J]. Fertil Steril,2011,95(8):2676-2679.

[249] RESTREPO B,CARDONA M W. Antisperm antibodies and fertility association[J]. Actas Urol Esp,2013,37(9):571-578.

[250] RUSSI R,GARCIA M I,VIGNATTI P,et al. Immune mediators associated to male infertility in a mouse model of DNA immunization with the sperm protease proacrosin[J]. J Reprod Immunol, 2016,118:28-35.

[251] ZHAO S,ZHU W,XUE S,et al. Testicular defense systems:immune privilege and innate immunity [J]. Cell Mol Immunol,2014,11(5):428-437.

[252] ABREU M M,DANOWSKI A,WAHL D G,et al. The relevance of "non-criteria" clinical manifestations of antiphospholipid syndrome: 14th International Congress on Antiphospholipid Antibodies Technical Task Force Report on Antiphospholipid Syndrome Clinical Features[J]. Autoimmunity Reviews,2015,14(5):401-414.

[253] ALEXANDER E K,PEARCE E N,BRENT G A,et al. 2017 Guidelines of the American Thyroid Association for the Diagnosis and Management of Thyroid Disease During Pregnancy and the Postpartum[J]. Thyroid,2017,27(3):315-389.

[254] ANDREOLI L,BERTSIAS G K,AGMONLEVIN N,et al. EULAR recommendations for women's health and the management of family planning,assisted reproduction,pregnancy and menopause in patients with systemic lupus erythematosus and/or antiphospholipid syndrome[J]. Annals of the Rheumatic Diseases,2017,76(3):476-485.

[255] ANTONELLI A,FERRARI S M,CORRADO A,et al. Autoimmune thyroid disorders[J]. Autoimmunity Reviews,2015,14(2):174-180.

[256] CATUREGLI P,DE R A,ROSE N R. Hashimoto thyroiditis:Clinical and diagnostic criteria[J]. Autoimmunity Reviews,2014,13(4-5):391-397.

[257] CHEN X,MO M L,HUANG C Y,et al. Association of serum autoantibodies with pregnancy outcome of patients undergoing first IVF/ICSI treatment:A prospective cohort study[J]. Journal of Reproductive Immunology,2017,122:14-15.

[258] CHIGHIZOLA C B,DE JESUS G R. Antiphospholipid antibodies and infertility[J]. Lupus,2014,23 (12):1232-1238.

[259] COLICCHIA M,CAMPAGNOLO L,BALDINI E,et al. Molecular basis of thyrotropin and thyroid hormone action during implantation and early development[J]. Human Reproduction Update,2014, 20(6):884-904.

[260] COOPER G S,DOOLEY M A,TREADWELL E L,et al. Hormonal and reproductive risk factors for development of systemic lupus erythematosus:results of a population-based,case-control study[J]. Arthritis & Rheumatology,2014,46(7):1830-1839.

[261] HABIB P,DREYMUELLER D,ROSING B,et al. Estrogen serum concentration affects blood immune cell composition and polarization in human females under controlled ovarian stimulation[J]. The Journal of Steroid Biochemistry and Molecular Biology,2018,178:340-347.

[262] MARDESIC T,ULCOVA-GALLOVA Z,HUTTELOVA R,et al. The influence of different types of antibodies on in vitro fertilization results[J]. American Journal of Reproductive Immunology,2015, 43(1):1-5.

[263] MCINTYRE J A. Antiphospholipid antibodies in implantation failures[J]. American Journal of Reproductive Immunology,2015,49(4):221-229.

[264] MESEN T B,MERSEREAU J E,KANE J B,et al. Optimal timing for elective egg freezing[J]. Fertility & Sterility,2015,103(6):1551-1556.

[265] MINTZIORI G,KITA M,DUNTAS L,et al. Consequences of hyperthyroidism in male and female fertility:pathophysiology and current management[J]. Journal of Endocrinological Investigation, 2016,39(8):849-853.

[266] MOREL N,BACHELOT A,CHAKHTOURA Z,et al. Study of anti-Müllerian hormone and its relation to the subsequent probability of pregnancy in 112 patients with systemic lupus erythematosus, exposed or not to cyclophosphamide[J]. Journal of Clinical Endocrinology & Metabolism,2013,98 (9):3785-3792.

[267] OKTEM O,GUZEL Y,AKSOY S,et al. Ovarian function and reproductive outcomes of female patients with systemic lupus erythematosus and the strategies to preserve their fertility[J]. Obstetrical & Gynecological Survey,2015,70(3):196-210.

[268] SCHREIBER K,RADIN M,SCIASCIA S. Current insights in obstetric antiphospholipid syndrome [J]. Current opinion in obstetrics & gynecology,2017,29(6):397-398.

[269] TALAAT R M,MOHAMED S F,BASSYOUNI I H,et al. Th1/Th2/Th17/Treg cytokine imbalance in systemic lupus erythematosus (SLE) patients:Correlation with disease activity[J]. Cytokine, 2015,72(2):146-153.

[270] WEGHOFER A,HIMAYA E,KUSHNIR V A,et al. The impact of thyroid function and thyroid autoimmunity on embryo quality in women with low functional ovarian reserve:a case-control study [J]. Reproductive Biology & Endocrinology,2015,13(1):43-44.

[271] DIAO LH,LIANG PY,LI GG,et al. Lymphocyte immunotherapy regulates cytokine alteration from IL-17A to IL-10 dominant of peripheral blood in patients with recurrent miscarriage [J]. Am J Reprod Immunol,2013,69(S2):53-54.

[272] PANDEY MK,THAKUR S,AGRAWAL S. Lymphocyte immunotherapy and its probable mechanism in the maintenance of pregnancy in women with recurrent spontaneous abortion [J]. Arch Gynecol Obstet,2004,269:161-172.

[273] TAYLOR CG,FAULK WP,MCLNTYRE JA. Prevention of recurrent spontaneous abortions abortions by leukocyt transfusions [J]. J R Soc Med,1985,78(8):623-627.

[274] HENDERSON TA,SAUNDERS PT,MOFFETT-KING A,et al. Steroid receptor expression in uterine natural killer cells [J]. J Clin Endocrinol Metab,2003,88(1):440-449.

[275] HIGUMA-MYOJO S,SASAKI Y,MIYAZAKI S,et al. Cytokine profile of natural killer cells in early human pregnancy [J]. Am J Reprod Immunol,2005,54:21-29.

[276] KARAMI N, BOROUJERDNIA MG, NIKBAKHT R, et al. Enhancement of peripheral blood CD56dim cell and NK cell cytotoxicity in women with recurrent spontaneous abortion or in vitro fertilization failure [J]. J Reprod Immunol,2012,95(1-2): 87-92.

[277] KATANO K,SUZUKI S,OZAKI Y,et al. Peripheral natural killer cell activity as a predictor of recurrent pregnancy loss:a large cohort study [J]. Fertil & Steril,2013,100(6):1629-1634.

[278] KOPCOW HD,ALLAN DSJ,CHEN X,et al. Human decidual NK cells form immature activating synapses and are not cytotoxic [J]. PNAS,2005,102: 15563-15568.

[279] LEDEE N,PETITBARAT M,CHEVRIER L,et al. The uterine immune profile may help women with repeated unexplained embryo implantation failure after in vitro fertilization [J]. Am J Reprod Immunol,2016,75:388-401.

[280] QUENBY S,NIK H,INNES B,et al. Uterine natural killer cells and angiogenesis in recurrent reproductive failure [J]. Hum Reprod,2009,24(1):45-54.

[281] SESHADRI S, SUNKARA SK. Natural killer cells in female infertility and recurrent miscarriage:a systematic review and meta-analysis [J]. Hum Reprod Update,2013,20(3):429-38.

[282] TANG AW,ALFIREVIC Z,TURNER MA,et al. A feasibility trial of screening women with idiopathic recurrent miscarriage for high uterine natural killer cell density and randomizing to prednisolone or placebo when pregnant [J]. Hum Reprod,2013,28(7):1743-52.

[283] TUCKERMAN E,LAIRD SM,PRAKASH A,et al. Prognostic value of the measurement of uterine natural killer cells in the endometrium of women with recurrent miscarriage[J]. Hum Reprod,2007, 22(8):2208-2213.

[284] TUCKERMAN E,MARIEE N,PRAKASH A,et al. Uterine natural killer cells in peri-implantation endometrium from women with repeated implantation failure after IVF [J]. J Reprod Immunol, 2010,87(1-2):60-66.

[285] CRNCIC T B,LASKARIN G,FRANKOVIC K J,et al. Early pregnancy decidual lymphocytes beside perforin use Fas ligand (FasL) mediated cytotoxicity [J]. J Reprod Immunol,2007,73(2):108-117.

[286] GUENTHER S,VREKOUSSIS T,HEUBLEIN S,et al. Decidual macrophages are significantly increased in spontaneous miscarriages and over-express FasL:a potential role for macrophages in trophoblast apoptosis [J]. Int J Mol Sci,2012,13(7):9069-9080.

[287] LEDEE N,PETITBARAT M,CHEVRIER L,et al. The Uterine Immune Profile May Help Women With Repeated Unexplained Embryo Implantation Failure After In Vitro Fertilization [J]. Am J Reprod Immunol,2016,75(3):388-401.

[288] MARIEE N,TUCKERMAN E,ALI A,et al. The observer and cycle-to-cycle variability in the measurement of uterine natural killer cells by immunohistochemistry [J]. J Reprod Immunol,2012,95(1-2): 93-100.

[289] QUACK K C,VASSILIADOU N,PUDNEY J,et al. Leukocyte activation in the decidua of chromosomally normal and abnormal fetuses from women with recurrent abortion [J]. Hum Reprod,2001, 16(5):949-955.

[290] QUENBY S,BATES M,DOIG T,et al. Pre-implantation endometrial leukocytes in women with recurrent miscarriage [J]. Hum Reprod,1999,14(9):2386-2391.

[291] RIEGER L,SEGERER S,BERNAR T,et al. Specific subsets of immune cells in human decidua differ between normal pregnancy and preeclampsia—a prospective observational study [J]. Reprod Biol Endocrinol,2009,7:132-133.

[292] RUSSELL P,SACKS G,TREMELLEN K,et al. The distribution of immune cells and macrophages in the endometrium of women with recurrent reproductive failure. III:Further observations and reference ranges [J]. Pathology,2013,45(4):393-401.

[293] RUSSELL P,ANDERSON L,LIEBERMAN D,et al. The distribution of immune cells and macrophages in the endometrium of women with recurrent reproductive failure I:Techniques [J]. J Reprod Immunol,2011,91(1-2):90-102.

[294] TANG A W,ALFIREVIC Z,TURNER M A,et al. A feasibility trial of screening women with idiopathic recurrent miscarriage for high uterine natural killer cell density and randomizing to prednisolone or placebo when pregnant [J]. Hum Reprod,2013,28(7):1743-1752.

[295] TREMELLEN K P,RUSSELL P. The distribution of immune cells and macrophages in the endometrium of women with recurrent reproductive failure. II:adenomyosis and macrophages [J]. J Reprod Immunol,2012,93(1):58-63.

[296] ATASSI F,SERVIN AL. Indicidual and co-operative roles of lactic acid and hydrogen peroxide in the killing activity of enteric strain Lactobacillus johnsonii NCC933 and vaginal strain Lactobacillus gasseri KS 120. Lagainst enteric,uropathogenic and vaginosis-associated pathogens [J]. FEMS Microbiol Lett,2010,304(1):29-38.

[297] BRON PA,VAN BAARLEN P,KLEEREBEZEM M. Emerging molecular insights into the interaction between probiotics and the host intestinal mucosa [J]. Nat Rev Microbiol,2011,10(1):66-78.

[298] BUCK B L,ALTERMANN E,SVINGERUD T,et al. Functional ananlysis of putative adhesion factors in Lactobacillus acidophilus NCFM [J]. Appl Environ Microbiol,2005,71(12):8344-8351.

[299] DOHE GR,COLPI GM,HARGREAVE TB,et al. EAU guidelines on male infertility [J]. Eur Urol,2005,48:703-711.

[300] HARATA G,KAWASE M,HOSONO A,et al. Differentiated implication of Lactobacillus GG and L. gasseri TMC0356 to immune responses of murine Peyer's Pacth [J]. Microbiol Immunol,2009,53(8):475-480.

[301] LEBEER S,VANDERLEYDEN J,KEERSMAECKER SC. Host interactions of probiotic bacterial surface molecules:comparison with commensals and pathogens [J]. Nat Rev Microbiol,2010,8(3):171-184.

[302] WANG H,HUANG Z,WU Z,et al. An epidemiological study on vaginitis in 6,150 women of reproductive age in Shanghai [J]. New Microbiol,2017,40(2):113-118.

[303] 李凡,徐志凯. 医学微生物学[M]. 北京:人民卫生出版社,2013.

[304] 王蕊,王群. 沙眼衣原体的病原生物学研究进展[J]. 中国医学文摘(皮肤科学),2016,33(3):270-278.

[305] 孙莉,武军驻. 抗精子抗体引起不孕不育的机制研究[J]. 检验医学与临床,2014,11(1):109-110.

[306] 李莉,黄丽丽. 树突状细胞与生殖道黏膜免疫[J]. 国际妇产科学杂志,2011,38(5):402-406.

[307] 陈曦,刘朝晖. 生殖道感染与不孕不育关系的研究进展[J]. 中国妇产科临床杂志,2016,17(6):565-567.

[308] 连方,杜晓. 1186 例女性不孕症病因分析[J]. 中国优生与遗传杂志,2010,18(2):110-112.

[309] 肖珊,吴献青.解脲支原体感染的研究进展[J].中国医药指南,2012,10(20):75-78.

[310] 郑静,卓越,李彩玉,等.巨细胞病毒感染与女性不孕的相关性研究[J].滨州医学院学报,2012,35(1):25-26.

[311] 周颖,徐营,郭燕君.沙眼衣原体感染致输卵管性不孕的研究进展[J].生殖与避孕,2012,32(11):777-782.

[312] 周献,庞成,何电,等.我国不孕症研究进展[J].中国计划生育学杂志,2011,19(7):445-450.

[313] 黄珺,张钧,宋铁军,等.解脲支原体的致病性研究进展[J].浙江大学学报(医学版),2013,42(4):464-471.

[314] 李力,乔杰.实用生殖医学[M].北京:人民卫生出版社,2012.

[315] 邬元曦,吴克明.免疫性不孕发病机制研究进展[J].辽宁中医药大学学报,2010,12(2):111-113.

[316] 张妙,程泾.免疫性不孕症中西医研究进展[J].内蒙古中医药,2012,5:92-94.

[317] 徐文莉,李康,罗艺.不孕不育症的实验室研究进展[J].检验医学与临床,2012,9(16):2042-2044.

[318] 李大金.生殖免疫学[M].上海:复旦大学出版社,2008.

[319] 李兢,李萍.女性生殖道黏膜的先天性免疫研究进展[J].临床与病理杂志,2015,35(3):495-499.

[320] 张冬丽,张红霞,田君,等.Th1/Th2细胞因子失衡在瘢痕妊娠中的表达及意义[J].当代医学,2015,21(27):15-16.

[321] 何玲,刘慧萍,张国民,等.Th17/Treg细胞与卵巢早衰的关系[J].中华中医药学刊,2017,35(4):897-899.

[322] 甄秀梅.自身免疫与卵巢早衰[J].中国实用妇科与产科杂志,2015,31(8):709-713.

[323] 蔡东莉,姚晓英.女性生殖道黏膜免疫的激素调节[J].细胞与分子免疫学杂志,2015,31(8):1124-1127.

[324] 丰有吉.妇产科学[M].北京:人民卫生出版社,2015.

[325] 韦相才.生殖免疫学理论与临床新进展[M].北京:科学出版社,2015.

[326] 罗丽兰.生殖免疫学[M].武汉:湖北科学技术出版社,1998.

[327] 张钰,王建梅,顾艳,等.母胎界面趋化因子及其受体的表达与原因不明复发性流产发病的关系[J].中华妇产科杂志,2015,(8):608-613.

[328] 郑加永,张红萍,徐晓敏,等.人类白细胞抗原DQ基因多态性与不明原因复发性流产的关联分析[J].中华医学遗传学杂志,2016,33(1):81-84.

[329] 王惠.免疫性抗体对女性不孕不育检测的临床意义分析[J].中国医药指南,2016,14(28):92-93.

[330] 孙宝义,李君,张纪云.不育症患者精浆IL-2、IL-6、IL-8、TNF-α测定的临床意义[J].放射免疫学杂志,2004,17(2):95-96.

[331] 张大勇,张玮,温海霞,等.IL-2对抗精子抗体大鼠精子顶体酶活力的影响[J].哈尔滨医科大学学报,2003,37(1):34-36.

[332] 赵英健.免疫因素与不孕不育相关性的调查报告[J].中国卫生产业,2015,4:168-169.

[333] 刘会敏.免疫性抗体在不孕不育女性患者诊治中的应用[J].实用妇科内分泌杂志(电子版),2016,10:93-94.

[334] 郭虹,秦柳,王维鹏.抗精子抗体与不孕、不育及反复流产关系的探讨[J].国际检验医学杂志,2013,34(7):779-781.

[335] 丘文君.抗精子抗体与不孕不育及反复流产关系的分析[J].现代诊断与治疗,2014,3:601-602.

[336] 唐洪.抗精子抗体阳性的免疫性不孕症临床治疗体会[J].右江医学,2013,3:386-387.

[337] 宋钰,王海燕.复发性流产合并抗磷脂抗体综合征诊疗进展[J].中国优生与遗传杂志,2016,24(5):

9-13.

[338] 乔杰.复发性流产孕前管理[J].中国实用妇科与产科杂志,2018,34(12):1309-1314.

[339] 顾婕昱,石慧,杨程德.抗磷脂综合征分类标准外的临床表现及抗体研究进展[J].中华生殖与避孕杂志,2018,38(9):768-773.

[340] 谢幸,苟文丽.妇产科学[M].8版.北京:人民卫生出版社,2013.

[341] 闫东芝,杨海澜.PE炎症免疫过度激活的研究进展[J].中国优生与遗传杂志,2016,24(8):136-138.

[342] 李春青,宋姗姗,赵鑫,等.蜕膜NK细胞与妊娠关系的研究进展[J].现代妇产科进展,2016,25(5):378-380.

[343] 郭张燕,郑国旭,温江红,等.HLA-G调控自然杀伤细胞免疫功能的研究进展[J].细胞与分子免疫学杂志,2015,31(6):841-844.

[344] 高洪娟,王永红.PE发病机制的研究进展[J].国际妇产科学杂志,2015,42(6):685-688.

[345] 袁静,李坚.子宫自然杀伤细胞与妊娠关系的研究进展[J].现代妇产科进展,2014,23(3):229-231.

[346] 曹国苹.PE及子痫发病机制和治疗研究进展[J].医学理论与实践,2016,29(9):1146-1148.

[347] 曹莉园,周荣.PE的遗传因素[J].妇产与遗传,2015,5(2):18-25.

[348] 中华医学会糖尿病学分会.成人隐匿性自身免疫糖尿病(LADA)诊疗的共识[J].中华糖尿病杂志,2012,4(11):641-646.

[349] 中华医学会妇产科学分会产科学组,中华医学会围产医学分会妊娠合并糖尿病协作组.妊娠合并糖尿病诊治指南[J].中华妇产科杂志,2014,49(8):561-569.

[350] 苏日娜,朱微微,魏玉梅,等.北京地区妊娠期糖尿病发病情况及妊娠结局的回顾性调查[J].中华围产医学杂志,2016,19(5):330-335.

[351] 中华医学会妇产科学分会绝经学组.早发性卵巢功能不全的激素补充治疗专家共识[J].中华妇产科杂志,2016,51(12):881-886.

[352] 陈子江,刘嘉茵.多囊卵巢综合征——基础和临床[M].北京:人民卫生出版社,2009.

[353] 陈子江.多囊卵巢综合征研究十年的回顾与挑战[J].中华妇产科杂志,2013,48(4):272-275.

[354] 顾方韵,高金金,侯丽辉.多囊卵巢综合征与自身免疫性疾病关系的研究进展[J].中国当代医药.2017,24(4):23-25,41.

[355] 罗丽兰.不孕与不育[M].北京:人民卫生出版社,2009.

[356] 王晓峰,朱积川,邓春华.中国男科疾病诊断治疗指南[M].北京:人民卫生出版社,2013.

[357] 姜辉,邓春华.中国男科疾病诊断治疗指南与专家共识[M].北京:人民卫生出版社,2016.

[358] 王菲,韩代书.感染及免疫相关的男性不育[J].中国科学:生命科学,2017,47(2):180-189.

[359] 左岩,梁长春,梁立彬,等.IL-6在Ⅲ型前列腺炎精浆中的表达及意义[J].河北医科大学学报,2015,36(10):1155-1157.

[360] 李杰,陈挺,蒋悦,等.血清免疫球蛋白IgA、IgG、IgM水平与前列腺炎患者症状及治疗效果的关系[J].中国卫生检验杂志,2017,27(4):554-556.

[361] 何彦东,刘峰,鲁文龙,等.慢性非细菌性前列腺炎大鼠的IFN-γ、TNF-α和IL-10表达分析[J].临床和实验医学杂志,2017,16(5):438-440.

[362] 徐爱明,王增军.精囊的生理功能与男性不育的关系[J].国际生殖健康/计划生育杂志,2014,33(6):465-468.

[363] 杨建华.现代男性不育诊疗学[M].上海:上海科学技术文献出版社,2007.

[364] WHO.人类精液检查与处理实验室手册[M].5 版.北京:人民卫生出版社,2010.

[365] 史波,魏任雄,崔云,等.免疫性不育男性精浆白细胞介素 6 和可溶性细胞黏附分子 1 分析[J].中华男科学杂志,2014,20(12):1098-1102.

[366] 张晓霞,魏任雄,周俊,等.男性免疫性不育患者外周血 T 细胞亚型分布[J].中华临床免疫和变态反应杂志,2016,10(3):242-246.

[367] 王明雁,李大金,王文君,等.改良单向混合淋巴细胞培养在反复自然流产诊疗中应用[J].上海免疫学杂志,1988,18(4):231-234.

[368] 张劲丰,苏荣,庄健海,等.复发性流产诊断中 3 种 ELISA 试剂检测封闭抗体比较[J].广东医学杂志,2013,34(6):925-927.

[369] 熊承良,商学军,刘继红.人类精子学[M].北京:人民卫生出版社,2013.

[370] 申子瑜.临床实验室管理学[M].北京:人民卫生出版社,2008.

[371] 王治国.临床检验质量控制技术[M].北京:人民卫生出版社,2004.

[372] 王华梁,吕元,钟建明.检验医学实验室质量管理指南[M].上海:上海科学技术文献出版社,2014.

[373] 中国国家标准化管理委员会.临床实验室定量测定室内质量控制指南[M].北京:中国标准出版社,2006.

[374] 周建梅.实验室质量控制中的关键环节[J].中国质量技术监督,2012,9:64-65.

[375] 倪灿荣.免疫组织化学实验技术及应用[M].北京:化学工业出版社,2006.

[376] 丁伟.简明病理学技术[M].杭州:浙江科学技术出版社,2014.

[377] 梁智辉,朱慧芬,陈九武.流式细胞术基本原理与实用技术[M].1 版.武汉:华中科技大学出版社,2008.

[378] 刘海霞.免疫组化病理技术质量控制问题分析与对策[J].山西大同大学学报(自然科学版),2016,4:48-50.

[379] 赵洁,魏志敏.免疫组化技术的标准化质控管理[J].青岛大学医学院学报,2009,2:175-176.

[380] 鲁秀仙.免疫组化技术在病理诊断中的应用探讨[J].大家健康(下旬版),2016,10(4):65-65.

[381] 来素琴,陈灵.免疫组化技术在妇科病理诊断中的研究进展[J].兰州大学学报(医学版),2008,3:91-94.

[382] 黄世琪.免疫组织化学技术标准化及常见问题的处理[J].包头医学院学报,2010,6:124-125.

[383] 孟群.免疫组织化学染色要求及注意事项[J].肿瘤学杂志,2011,3:239-240.

[384] 栗娜,黄虎.免疫组织化学染色质控及常见问题分析[J].中国组织化学与细胞化学杂志,2009,1:115-116.

[385] 飞虹,高嵋.研究生应用免疫组化技术的质控与标准化[J].广东医学院学报,2008,2:218-220.

[386] 杭永伦,周明术,唐煌,等.验室信息系统自室内质量控制分析和数据管理中的应用实[J].国际检验医学杂志,2015,36(1):140-141.

[387] 王俊.ELISA 试验室内质控"双质控点法"的应用分析[J].中国现代临床杂志,2007,6(9):8-9.

# 附录彩图

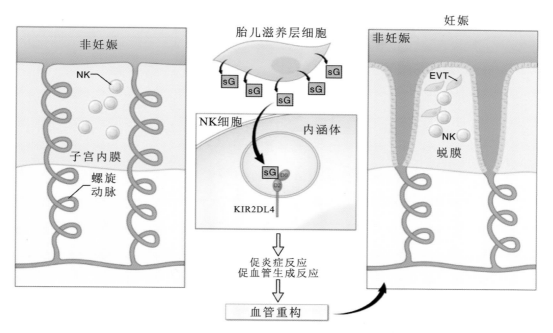

图 1-1　妊娠早期 uNK 细胞对血管重构的调节作用

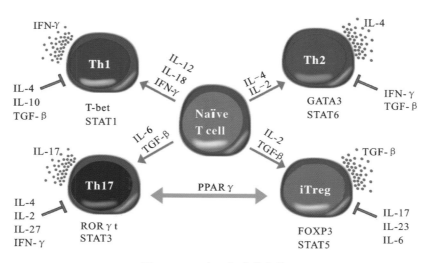

图 1-2　CD4$^+$ T 细胞的分化

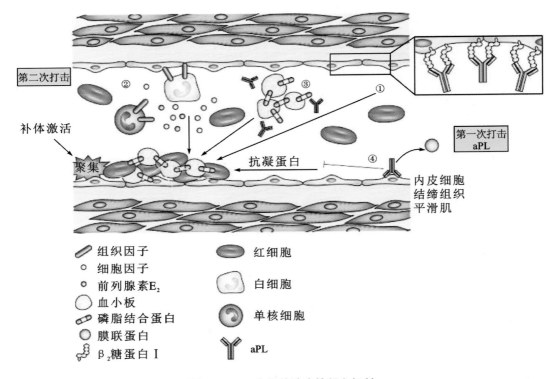

图 1-3　aPL 介导的致病性凝血机制

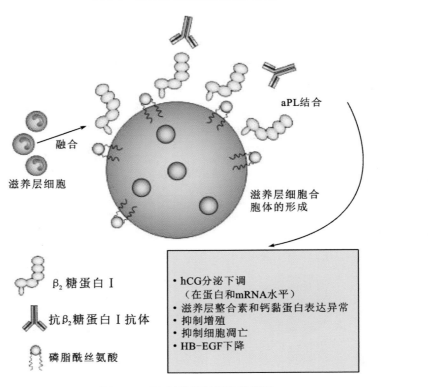

图 1-4　aPL 对滋养层细胞的影响

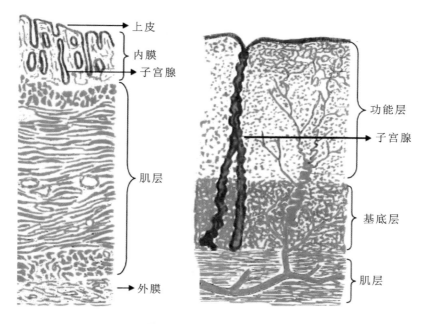

图 1-5 子宫显微镜下分层

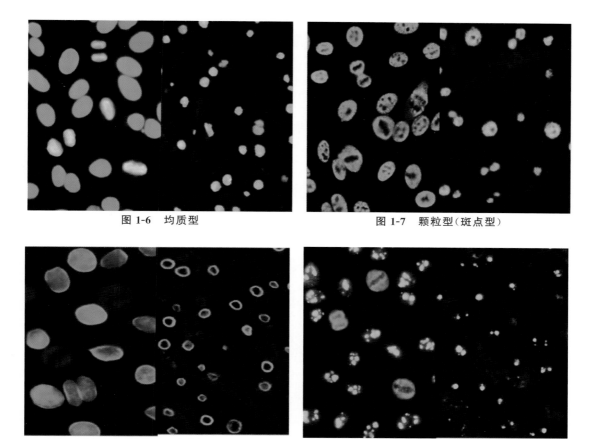

图 1-6 均质型　　　　　　　　　　图 1-7 颗粒型（斑点型）

图 1-8 核周（核膜）型　　　　　　图 1-9 核仁型

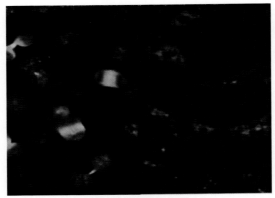

图 1-10  着丝点型

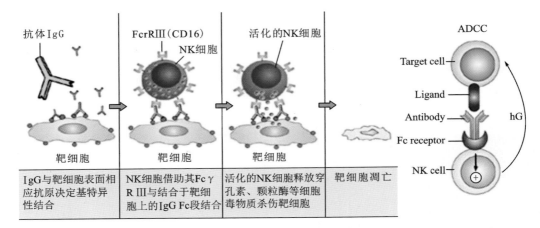

图 1-11  NK 细胞介导的抗体依赖性的细胞毒作用

CD56^{bright}:非妊娠状态          CD56^{bright}:妊娠状态

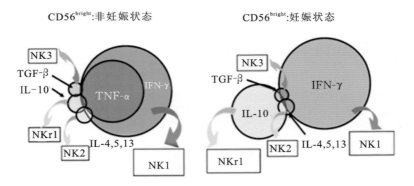

图 1-12  CD56^{bright} NK 细胞通过分泌细胞因子影响妊娠

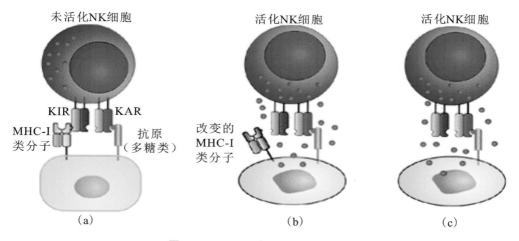

**图 1-13 uNK 细胞 KIR 和 KAR 的作用**

(a)正常组织细胞：KAR(杀伤细胞活化受体)与自身细胞上多糖类抗原结合产生活化信号，同时 KIR(杀伤细胞抑制受体)与 MHC-Ⅰ类分子结合，产生抑制信号且占主导地位，NK 细胞不能被激活，自身组织细胞不被破坏；(b)异常细胞：某些异常细胞表面 MHC-Ⅰ类分子发生改变，KIR 不能与之结合产生抑制信号，结果 KAR 的作用占主导地位，从而使 NK 细胞活化产生杀伤效应；(c)异常细胞。某些异常细胞表面 MHC-Ⅰ类分子减少或缺失，亦影响 KIR 与之结合，而不能产生抑制信号，从而表现为 NK 细胞活化，产生杀伤效应。

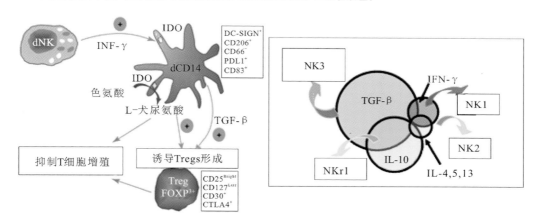

**图 1-14 妊娠早期蜕膜 CD56$^{bright}$ NK 细胞介导的免疫调节作用**

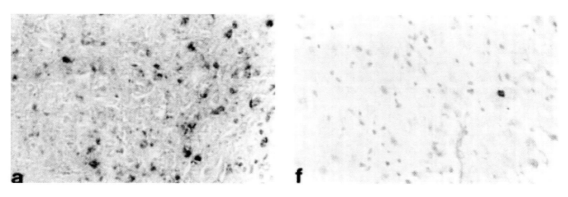

**图 1-15 子宫内膜免疫细胞及其活化分子的免疫组织化学检测**

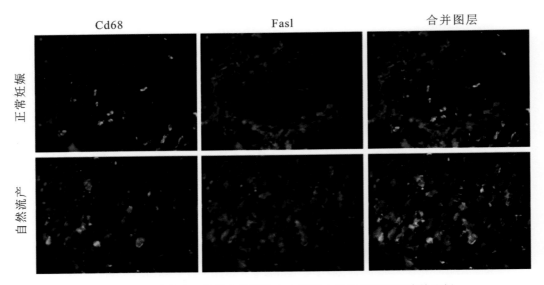

图 1-16　免疫荧光双染技术检测具有启动凋亡功能的巨噬细胞的比例

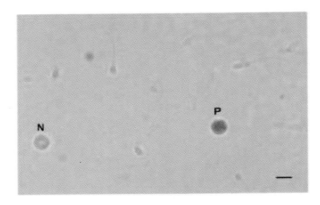

图 1-17　人精液中过氧化物酶阳性和阴性细胞

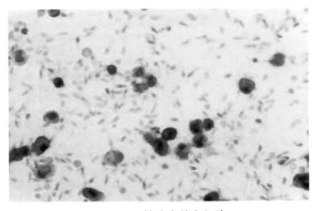

图 1-18　精液中的白细胞

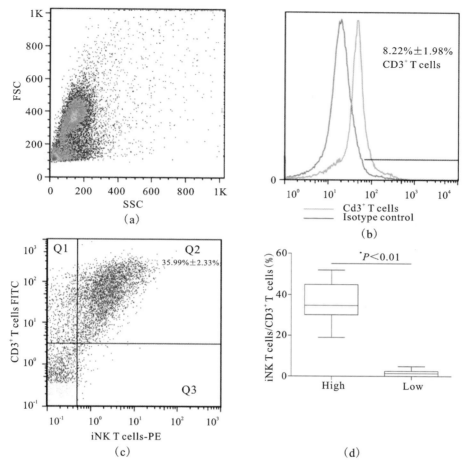

**图 1-19　NK T 细胞在慢性生殖道炎症患者精液中的表达**

(a)流式细胞散点图:SSC,侧向角散射;FSC,前向角散射。(b)在慢性生殖道炎症患者精液中 CD3⁺ T 细胞显著增多
(CD3⁺ T 细胞 8.22%±1.98%,蓝线表示 CD3⁺ T 细胞,红线表示 Isotype control)。(c)流式细胞散点图:Q2 区即为
CD3⁺ invariantNKT⁺ 区域。(d)根据 NK T 细胞占 CD3⁺ T 细胞的百分比在慢性生殖道炎症患者精液的表达不同,将
患者分为高表达组(> 5%,$n$=20,35.99%± 2.33%)和低表达组(< 5%,$n$=20,0.98%± 0.20%)

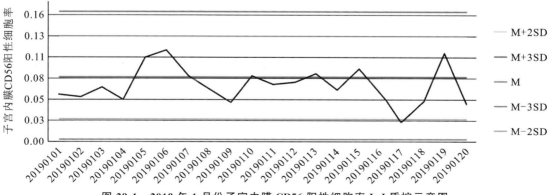

**图 29-1　2019 年 1 月份子宫内膜 CD56 阳性细胞率 L-J 质控示意图**

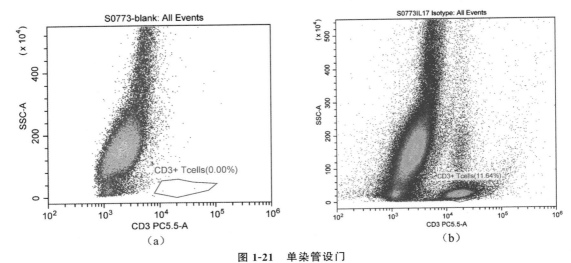

**图 1-21 单染管设门**

(a)空白对照管;(b)单染 CD3+ 抗体管

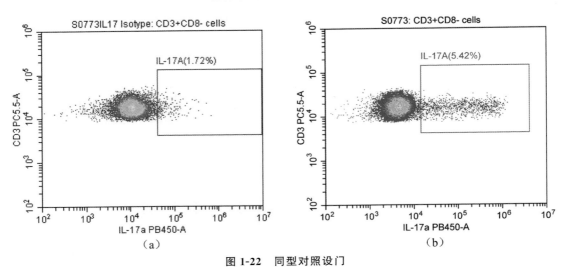

**图 1-22 同型对照设门**

(a)IL-17A 同型对照;(b)IL-17A 阳性比例

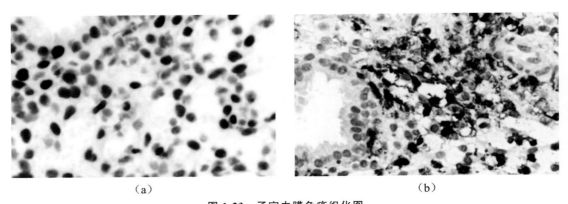

**图 1-23 子宫内膜免疫组化图**

(a)为 ER(雌激素受体)在子宫内膜中阳性信号表达情况,定位于细胞核;(b)为 CD56 分子在子宫内膜中阳性信号表达情况,定位于细胞质或细胞膜表达,当阳性信号不在指定的位置表达时,不能视为确切的阳性结果

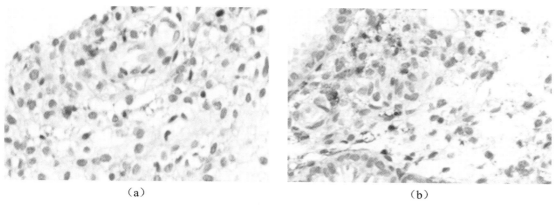

（a） （b）

**图 1-24 子宫内膜 CD56 阳性信号强弱对比图**

（a）是经 pH 值为 5.6 的抗原修复液修复后，子宫内膜 CD56 阳性信号的表达情况；（b）是经 pH 值为 6.0 的抗原修复液修复后，子宫内膜 CD56 阳性信号的表达情况

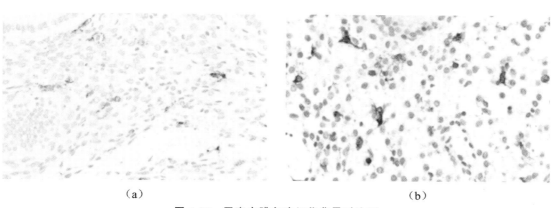

（a） （b）

**图 1-25 子宫内膜免疫组化背景对比图**

（a）为子宫内膜 CD163 分子染片在经含有伊红染料的脱水试剂后，背景色偏红；（b）为脱水试剂不含伊红染料，背景干净

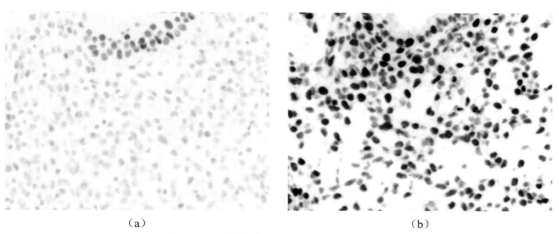

（a） （b）

**图 1-26 子宫内膜 ER 阳性信号强弱对比图**

（a）为弱表达的子宫内膜 ER（雌激素受体）；（b）为强表达的子宫内膜 ER（雌激素受体）

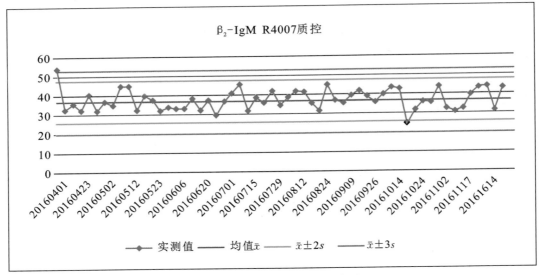

图 1-27　$\beta_2$-GP Ⅰ IgM 质控示意图

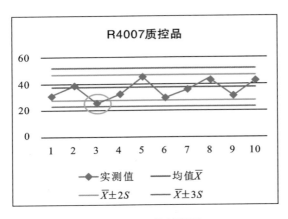

图 1-28　$1_{2s}$ 控制规则

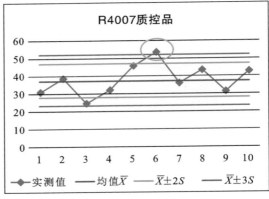

图 1-29　$1_{3s}$ 控制规则

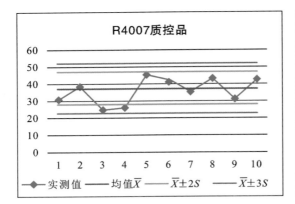

图 1-30　$2_{2s}$ 控制规则

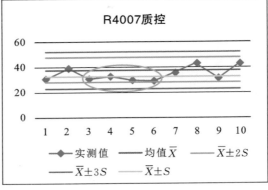

图 1-31　$4_{1s}$ 控制规则

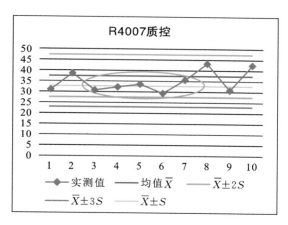

图 1-32　5X 控制规则

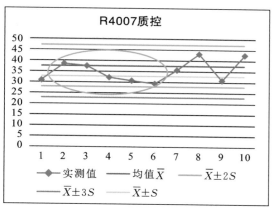

图 1-33　质控测定值出现连续 5 次结果渐升或者渐降

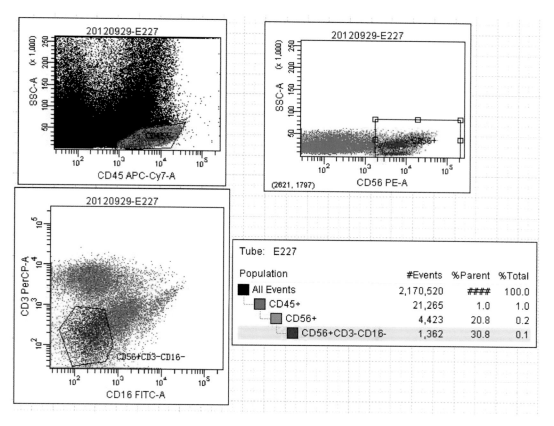

图 1-34　子宫内膜自然杀伤细胞占比示意图

在子宫内膜细胞中我们先设门框出 CD45$^+$ 的 T 细胞,然后根据 CD56$^+$ 信号获得子宫内膜 CD56 阳性的细胞,再进一步根据荧光设门,框出需要获得的 CD56$^+$CD3$^-$CD16$^-$ 的细胞群。